Interdisziplinäre Gastroenterologie

Herausgeber: J. R. SIEWERT und A. L. BLUM

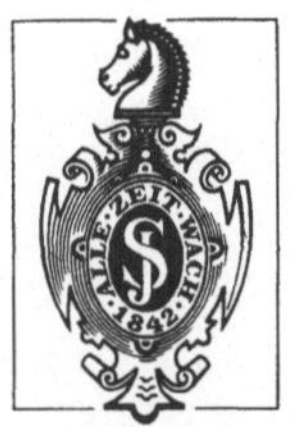

Aktuelle gastroenterologische Diagnostik

Herausgegeben von
A. L. Blum, J. R. Siewert, R. Ottenjann und L. Lehr

Unter Mitarbeit von
J. Altaras, R. Arnold, W. Berges, A. L. Blum,
V. van den Brandt-Grädel, B. Brühlmann, E. Bücheler,
G. Buttermann, M. Classen, S. Domschke, W. Domschke,
K. Ewe, H. Fahrländer, E. H. Farthmann, L. Fiedler,
E. Frimberger, P. Frühmorgen, U. Gerlach, E. Grabbe,
R. Günther, A. H. Hölscher, E. Imschweiler, H. Klann,
K. Klose, H. R. Koelz, H. Koop, W. Kühner, P. G. Lankisch,
L. Lehr, G. Lux, R. Maas, G. A. Martini, S. A. Müller-Lissner,
A. Neumayr, R. Ottenjann, G. Paumgartner, G. Pott,
M. Reiser, G. Rettenmaier, E. O. Riecken, J. F. Riemann,
W. Rösch, M. Rothmund, N. Rupp, J. R. Siewert, E. Stetter,
W. Stremmel, W. D. Strohm, G. Strohmeyer, K. Stuby, T. L. Tio,
G. N. J. Tytgat, Ch. Voeth, H. F. Weiser, W. Wenz, H. Werner,
M. Wienbeck

Springer-Verlag
Berlin Heidelberg New York Tokyo

Prof. Dr. ANDRÉ L. BLUM
Medizinische Klinik, Stadtspital Triemli, Birmensdorferstraße 497,
CH-8063 Zürich

Prof. Dr. JÖRG RÜDIGER SIEWERT
Direktor der Chirurgischen Klinik und Poliklinik der Technischen
Universität München, Klinikum rechts der Isar,
Ismaninger Straße 22, D-8000 München 80

Prof. Dr. RUDOLF OTTENJANN
I. Medizinische Abteilung des Städtischen Krankenhauses
München-Neuperlach, Oskar-Maria-Graf-Ring 51,
D-8000 München 83

Priv.-Doz. Dr. Dr. LEO LEHR
Chirurgische Klinik und Poliklinik, Technische Universität München,
Klinikum rechts der Isar, Ismaninger Straße 22,
D-8000 München 80

Mit 197 Abbildungen und 157 Tabellen

ISBN-13: 978-3-642-70523-6   e-ISBN-13: 978-3-642-70522-9
DOI: 10.1007/978-3-642-70522-9

CIP-Kurztitelaufnahme der Deutschen Bibliothek
Aktuelle gastroenterologische Diagnostik/hrsg.
von A. L. Blum... Unter Mitarb. von J. Altaras...
- Berlin; Heidelberg; New York; Tokyo: Springer, 1985.
(Interdisziplinäre Gastroenterologie)
ISBN-13: 978-3-642-70523-6

NE: Blum, André L. [Hrsg.]; Altaras, Jakob [Mitverf.]

Satz, Druck und Bindearbeiten: Brühlsche Universitätsdruckerei, Gießen
2121/3130-543210

Vorwort

Die ersten sechs Bücher der interdisziplinären Gastroenterologie waren auf therapeutische Probleme ausgerichtet. In der Therapie zeigt sich letztlich, ob ein interdisziplinärer Dialog mehr als ein bloßes Lippenbekenntnis ist. Ein einheitliches diagnostisches Konzept ist indessen für eine interdisziplinäre Gastroenterologie ebenso wünschenswert wie ein gemeinsames therapeutisches Konzept. Drei Punkte sind besonders hervorzuheben:

1) Diagnostik und Therapie beeinflussen sich gegenseitig: Zum einen gilt unverändert der Satz „ohne Diagnose keine gezielte Therapie", zum anderen hat zu gelten, daß die Diagnostik nicht invasiver sein darf als die daraus resultierende Therapie.

2) Diagnostik und Therapie sind im allgemeinen keine im strengen Sinne konsekutiven Ereignisse, sondern laufen im Behandlungsprogramm parallel und gleichzeitig an.

3) Viele diagnostische Maßnahmen haben im Verlauf der letzten Jahre immer mehr therapeutische Aspekte erhalten; ein typisches Beispiel ist die Fiberendoskopie. Umgekehrt ist durch die Entwicklung gezielter therapeutischer Maßnahmen auch eine bessere Diagnose ex juvantibus möglich geworden.

Nicht zuletzt diese Überlegungen haben uns dazu geführt, den vorliegenden Band über gastroenterologische Diagnostik in Angriff zu nehmen.

Das initiale Symposium hat gezeigt, daß sich gastroenterologische Diagnostik in ähnlicher Weise diskutieren läßt wie gastroenterologische Therapie. Die zur Verfügung stehenden Verfahren können auf ihre Tauglichkeit hin geprüft werden, und es kann, ausgehend von den Leitsymptomen, die Wertigkeit verschiedener Verfahren geprüft und ein Untersuchungsprogramm aufgestellt werden. Die Disposition des vorliegenden Buches berücksichtigt diese beiden Aspekte. Die Kapitel über die diagnostischen Techniken enthalten die Definition des Verfahrens, das dem Verfahren zugrunde liegende physikalische Prinzip, die apparativen und personellen Voraussetzungen zur Durchführung, die Beschreibung der technischen Durchführung, das diagnostische Spektrum, Sensitivität und Spezifität, die Gefahren, die praktische Anwendung des Verfahrens und, wo möglich, eine Überlegung zur Kosten-Nutzen-Analyse. In den Kapiteln über die Leitsymptome werden Konzepte entwickelt, die bei der Abklärung von internistischen und chirugischen Patienten befolgt werden können. Wie in früheren Büchern dieser Reihe erlangen diese Konzepte eine besonders Relevanz durch die Tatsache, daß sie von Chirurgen und Internisten gemeinsam entworfen worden sind.

Frühjahr 1985

A. L. BLUM
J. R. SIEWERT
R. OTTENJANN
L. LEHR

Inhaltsverzeichnis

VIII

Mitarbeiterverzeichnis

ALTARAS, J., Prof. Dr.
Zentrum für Radiologie,
Justus-Liebig-Universität,
D-6300 Gießen

ARNOLD, R., Prof. Dr.
Zentrum für Innere Medizin,
Abteilung für Gastroenterologie
und Stoffwechsel, Baldingerstr.,
D-3550 Marburg/Lahn

BERGES, W., Priv.-Doz. Dr.
Medizinische Klinik und Poliklinik D,
Universität Düsseldorf,
Moorenstr. 5,
D-4000 Düsseldorf

BLUM, A. L., Prof. Dr.
Medizinische Universität, Stadtspital
Triemli, Birmensdorferstr. 497,
CH-8063 Zürich

BRANDT-GRÄDEL, V. VAN DEN, Dr.
Inselspital,
Abteilung für Gastroenterologie,
CH-3010 Bern

BRÜHLMANN, W., Priv.-Doz. Dr.
Röntgendiagnostisches Zentral-
institut, Universitätsspital,
Rämistr. 100,
CH-8091 Zürich

BÜCHELER, E., Prof. Dr.
Abteilung Röntgendiagnostik der
Radiologischen Universitätsklinik
Hamburg-Eppendorf, Martinistr. 52,
D-2000 Hamburg 20

BUTTERMANN, G., Prof. Dr.
Nuklearmedizinische Klinik
und Poliklinik
Technische Universität München,
Klinikum rechts der Isar,
Ismaningerstr. 22,
D-8000 München 80

CLASSEN, M., Prof. Dr.
II. Medizinische Klinik, Technische
Universität München, Klinikum
rechts der Isar, Ismaningerstr. 22,
D-8000 München 80

DOMSCHKE, S., Prof. Dr.
Medizinische Universitätsklinik,
Krankenhausstr. 12,
D-8520 Erlangen

DOMSCHKE, W., Prof. Dr.
Medizinische Universitätsklinik,
Krankenhausstr. 12,
D-8520 Erlangen

EWE, K., Prof. Dr.
I. Medizinische Klinik und
Poliklinik, Klinikum der
Johannes-Gutenberg-Universität,
Langenbeckstr. 1,
D-6500 Mainz

FAHRLÄNDER, H., Prof. Dr.
Arnold-Böcklin-Str. 38,
CH-4051 Basel

FARTHMANN, E. H., Prof. Dr.
Chirurgische Universitäts-Klinik,
Hugstetterstr. 55,
D-7800 Freiburg i. Brsg.

FIEDLER, L., Priv.-Doz. Dr.
Chirurgische Universitäts-Klinik,
Hugstetterstr. 55,
D-7800 Freiburg i. Brsg.

FRIMBERGER, E., Dr. med.
I. Medizinische Abteilung,
Städtisches Krankenhaus München-
Neuperlach,
Oskar-Maria-Graf-Ring 51,
D-8000 München 83

FRÜHMORGEN, P., Prof. Dr.
Medizinische Klinik I,
Krankenanstalen Ludwigsburg,
Posilipostr. 49,
D-7140 Ludwigsburg

GERLACH, U., Prof. Dr.
Medizinische Klinik,
Domagkstr. 3,
D-4400 Münster

GRABBE, E., Prof. Dr.
Radiologische Universitäts-Klinik
Hamburg-Eppendorf,
Martinistr. 52,
D-2000 Hamburg 20

GÜNTHER, R., Prof. Dr.
Abteilung Radiologische Diagnostik,
RWTH – Aachen,
Pauwelsstr.,
D-5100 Aachen

HÖLSCHER, A. H., Dr.
Chirurgische Klinik und Poliklinik,
Technische Universität München,
Klinikum rechts der Isar,
Ismaningerstr. 22,
D-8000 München 80

IMSCHWEILER, E., Dr.
Zentrum Radiologie,
Klinikum der Universität,
Robert-Koch-Str. 40,
D-3400 Göttingen

KLANN, H., Dr.
Heuwinkel 4,
D-8390 Passau

KLOSE, K., Dr.
Institut für klinische
Strahlenkunde der
Johannes-Gutenberg-Universität,
Langenbeckstr. 1,
D-6500 Mainz

KOELZ, H. R., Dr.
Abteilung für Gastroenterologie,
Inselspital,
CH-3010 Bern

KOOP, H., Priv.-Doz. Dr.
Zentrum für Innere Medizin,
Abteilung für Gastroenterologie
und Stoffwechsel, Baldingerstr.,
D-3550 Marburg/Lahn

KÜHNER, W., Dr.
I. Medizinische Abteilung,
Städtisches Krankenhaus
München-Neuperlach,
Oskar-Maria-Graf-Ring 51,
D-8000 München 83

LANKISCH, P. G., Prof. Dr.
Zentrum Innere Medizin,
Abteilung Gastroenterologie und
Stoffwechsel, Georg-August-
Universität,
Robert-Koch-Str. 40,
D-3400 Göttingen

LEHR, L., Priv.-Doz. Dr. Dr.
Chirurgische Klinik und Poliklinik,
Technische Universität München,
Klinikum rechts der Isar,
Ismaningerstr. 22,
D-8000 München 80

LUX, G., Prof. Dr.
Medizinische Klinik und Poliklinik,
Universität Erlangen-Nürnberg,
Krankenhausstr. 12,
D-8520 Erlangen

MAAS, R., Dr.
Radiologische Universitäts-Klinik
Hamburg-Eppendorf,
Martinistr. 52,
D-2000 Hamburg 20

MARTINI, G. A., Prof. Dr.
Zentrum für Innere Medizin,
Baldingerstr., Lahnberge,
D-3550 Marburg

MÜLLER-LISSNER, S. A., Priv.-Doz. Dr.
Medizinische Universitäts-
Klinik Innenstadt,
Ziemssenstr. 1,
D-8000 München 2

NEUMAYR, A., Prof. Dr.
I. Medizinische Abteilung,
Krankenanstalt Rudolfstiftung,
Juchgasse 25,
A-1030 Wien

OTTENJANN, R., Prof. Dr.
I. Medizinische Abteilung,
Städtisches Krankenhaus
München-Neuperlach,
Oskar-Maria-Graf-Ring 51,
D-8000 München 83

PAUMGARTNER, G., Prof. Dr.
Medizinische Klinik II der Universität
München, Klinikum Großhadern,
Marchioninistr. 15,
D-8000 München 70

POTT, G., Prof. Dr.
Marienkrankenhaus,
Hannover-Str. 5,
D-4460 Nordhorn

REISER, M., Priv.-Doz. Dr.
Institut für Röntgendiagnostik,
Technische Universität München,
Klinikum rechts der Isar,
Ismaningerstr. 22,
D-8000 München 80

RETTENMAIER, G., Prof. Dr.
Kreiskrankenhaus,
D-7030 Böblingen

RIECKEN, E. O., Prof. Dr.
Abteilung für Innere Medizin,
Medizinische Klinik der FU Berlin,
Klinikum Steglitz,
Hindenburgdamm 30,
D-1000 Berlin 45

RIEMANN, J. F., Prof. Dr.
Medizinische Klinik C,
Städtische Krankenanstalten,
Bremserstr. 79,
D-6700 Ludwigshafen

RÖSCH, W., Prof. Dr.
Medizinische Klinik
am Krankenhaus Nordwest
der Stiftung zum Heiligen Geist,
Steinbacher Hohl 2–26,
D-6000 Frankfurt 90

ROTHMUND, M., Prof. Dr.
Chirurgische Klinik und Poliklinik,
Johannes-Gutenberg-Universität,
Langenbeckstr. 1,
D-6500 Mainz

RUPP, N., Prof. Dr.
Institut für Röntgendiagnostik,
Technische Universität München,
Klinikum rechts der Isar,
Ismaningerstr. 22,
D-8000 München 80

SIEWERT, J. R., Prof. Dr.
Chirurgische Klinik und Poliklinik,
Technische Universität München,
Klinikum rechts der Isar,
Ismaningerstr. 22,
D-8000 München 80

STETTER, E., Dr.
Siemens AG, UB Med.,
D-8520 Erlangen

STREMMEL, W., Dr.
Medizinische Klinik und Poliklinik D,
Universität Düsseldorf,
Moorenstr. 5,
D-4000 Düsseldorf

STROHM, W. D., Priv.-Doz. Dr.
Zentrum Innere Medizin,
Abteilung Gastroenterologie,
Theodor-Stern-Kai 7,
D-6000 Frankfurt/Main 70

STROHMEYER, G., Prof. Dr.
Medizinische Klinik und Poliklinik D,
Universität Düsseldorf,
Moorenstr. 5,
D-4000 Düsseldorf

STUBY, K., Dr.
Stadtspital Triemli,
Birmensdorferstr. 497,
CH-8063 Zürich

TIO, T. L., Dr.
Abteilung für Gastroenterologie
und Hepatologie,
Akademisch Medisch Centrum,
Meibergdreef 9,
NL-1105 AZ Amsterdam

TYTGAT, G. N. J., Prof. Dr.
Abteilung für Gastroenterologie
und Hepatologie,
Akademisch Medisch Centrum,
Meibergdreef 9,
NL-1105 AZ Amsterdam

VOETH, C., Dr.
Institut für Pathologie,
Städtisches Krankenhaus
München-Neuperlach,
Oskar-Maria-Graf-Ring 51,
D-8000 München 83

WEISER, H.F., Priv.-Doz. Dr.
Chirurgische Klinik und Poliklinik,
Technische Universität München,
Klinikum rechts der Isar,
Ismaningerstr. 22,
D-8000 München 80

WENZ, W., Prof. Dr.
Abteilung Röntgendiagnostik,
Klinikum der Albert-Ludwigs-
Universität, Hugstetterstr. 55,
D-7800 Freiburg i. Brsg.

WERNER, H., Prof. Dr.
Abteilung für Medizinische
Mikrobiologie der Universität,
Silcherstr. 7,
D-7400 Tübingen

WIENBECK, M., Prof. Dr.
Medizinische Klinik und Poliklinik D,
Universität Düsseldorf,
Moorenstr. 5,
D-4000 Düsseldorf

Leitsymptome

Kapitel 1

Dysphagie und Sodbrennen

G. N. J. Tytgat, V. van den Brandt-Grädel und T. L. Tio

Dysphagie

Definition

Dysphagie definiert man als die Schwierigkeit, flüssige oder feste Nahrung hinunterzuschlucken. Sie ist Folge einer positionsunabhängigen, zwischen Mundhöhle und Magen gelegenen Passagebehinderung. Dysphagie tritt lediglich während eines Schluckakts auf, d. h. dieses durch die veränderte oder verzögerte Nahrungs- oder Flüssigkeitspassage hervorgerufene Gefühl tritt innerhalb von 10 s nach Beginn des Schluckakts auf. Sobald der Schluckakt in seiner Komplexität gestört ist, wird sich der Patient dieses ansonsten kaum beachteten Prozesses bewußt, und dies wird ihn veranlassen, ärztliche Hilfe zu suchen. Er kann das Gefühl haben, nicht mehr schlucken zu können, weil die Zunge nicht mehr imstande ist, den Bolus in den Hypopharynx zu befördern, weil Flüssigkeit durch die Nase zurückströmt oder in die Lunge aspiriert wird. Andererseits kann die Schluckschwierigkeit aus einem retrosternalen Druck- oder Engegefühl bestehen, wobei die Nahrung entweder nur kurz oder für längere Zeit stecken bleibt. Dysphagie kann mit Schmerzen verbunden sein, sollte aber nicht mit Odynophagie verwechselt werden. Darunter versteht man schmerzhaftes Schlucken ohne Verzögerung der Nahrungspassage.
Dysphagie ist wahrscheinlich eines der spezifischsten und zuverlässigsten Symptome auf gastroenterologischem Gebiet, und man sollte alles tun, um deren Ursache festzustellen.

Pathophysiologie

Normalerweise ist der Schluckakt sehr komplex. Im oropharyngealen Stadium, das etwa 1 s dauert, bewegt sich die Zunge nach oben und hin-

ten, das Tonsillengebiet wird enger, der weiche Gaumen wölbt sich nach oben, der Larynx nach vorn und der M. cricopharyngeus relaxiert, während sich der hintere Schlundschnürer kontrahiert und so den Bolus abwärts, in den Ösophagus befördert. Bedingung für den reibungslosen Ablauf dieses Teils des Schluckakts sind koordiniert verlaufende neuromuskuläre Funktionen im Bereich des Oropharynx.
Der zweite Teil des Schluckakts beginnt, wenn der Bolus in den zervikalen Ösophagus eintritt und dadurch die erste, primäre ösophageale Peristaltikwelle auslöst. Diese primäre Peristaltikwelle besteht aus nacheinanderfolgenden Kontraktionen der Ösophaguswand, welche den Bolus mit einer Geschwindigkeit von 3–4 cm/s nach distal befördern. Wenn die peristaltische Welle den distalen Ösophagus erreicht, ist der untere Ösophagussphinkter bereits teilweise relaxiert, was den Eintritt des Bolus in den Magen ermöglicht. Normalerweise ist der Ösophagus innerhalb von 8 s nach Einsetzen des Schluckakts wieder vollständig entleert.
Dysphagiepatienten können in 2 Kategorien eingeteilt werden:
– Patienten mit präösophagealer oder oropharyngealer Dysphagie,
– Patienten mit ösophagealer Dysphagie.
Die Dysphagie kann ihrerseits auf Grund differentialdiagnostischer Überlegungen in 2 Hauptgruppen unterteilt werden:
– Dysphagie infolge einer neuromuskulären Störung, z. B. fehlende und unkoordinierte Peristaltik oder Versagen der Sphinkterfunktion;
– Dysphagie infolge einer mechanischen Obstruktion inner- oder außerhalb der Speiseröhre. Bei vielen Patienten muß es zum Verlust der Hälfte oder mehr des effektiven Lumendurchmessers gekommen sein, bevor sie über Dysphagie klagen.

Pathogenese

Die Ursachen der präösophagealen und der ösophagealen Dysphagie sind in den Tabellen 1 und 2 zusammengefaßt.
Bei der präösophagealen Dysphagie handelt es sich fast immer um die Folge einer neuromuskulären Erkrankung, wobei vaskuläre Läsionen im Gebiet des Hirnstamms am häufigsten vorkommen. Seltenere Ursachen sind Tumoren des Sinus piriformis oder der Schilddrüse sowie Entzündungen des Pharynx und der Tonsillen. Bei Patienten mit einem Zenker-Divertikel beobachtet man oft eine Koordinationsstörung des M. cricopharyngeus [38].
Die häufigsten Erkrankungen primär neuromuskulären Ursprungs im Bereich des Ösophagus sind Achalasie, Sklerodermie, der idiopathische diffuse Ösophagusspasmus und eine Mischgruppe (Diabetes, Alkoholismus, Chagas-Krankheit und Presbyösophagus).

Tabelle 1. Präösophageale oder oropharyngeale Ursachen der Dysphagie

---

Neuromuskuläre Störungen

  Zerebrovaskuläre Erkrankungen oder Pseudobulbärparalyse
  Krikopharyngeale Dysfunktion
  Myotone Dystrophie
  Myasthenia gravis
  Amyotrophische Lateralsklerose
  Dermatomyositis
  Bulbäre Poliomyelitis
  Parkinson-Krankheit

Tumoren

  Neoplasmen im Bereich des Oropharynx
  Struma (benigne oder maligne)

Entzündliche Läsionen des Pharynx oder der Tonsillen

Zenker-Divertikel

Tabelle 2. Ursachen der ösophagealen Dysphagie

Primär neuromuskuläre Störungen

Achalasie
Sklerodermie oder ähnliche Kollagenosen
Diffuser Ösophagusspasmus oder ähnliche Störungen
Verschiedenes (Diabetes, Alkoholismus, Chagas-Krankheit, Presby-Ösophagus)

Mechanische Obstruktion in oder um den Ösophagus

a) Intraösophageale Ursachen

  Tumoren (maligne, benigne)
  Entzündliche Strikturen (Reflux, Korrosion, Verätzung, chirurgische Naht)
  Ösophagitiden (Herpes, Soor, Medikamente)
  Membranartige Ringe (Schatzki-Ring, Divertikel, Duplikaturzyste)

b) Extraösophageale Ursachen

  Gefäße (Dysphagia lusoria, Ausbuchtung und Elongation der thorakalen Aorta)
  Mediastinale Tumoren oder Lymphknoten
  Periösophageale (mediastinale) Fibrose nach stumpfem Brusttrauma oder nach chirurgischen Eingriffen (Vagotomie, Fundoplikation)
  Fremdkörper
  Zervikale Osteoarthrose

Bei der mechanischen Obstruktion der Speiseröhre gilt es zwischen intra- und extraösophagealen Ursachen zu unterscheiden. Die am häufigsten vorkommenden, innerhalb des Ösophaguslumens gelegenen Ursachen sind maligne oder benigne Tumoren, entzündliche Strikturen durch Reflux oder nach Verätzung, Nahtstrikturen, schwere Ösophagitiden, z. B.

durch Herpes, Candida oder Medikamente, untere ösophageale Ringe, z. B. der Schatzki-Ring, Membranen, divertikelartige Mißbildungen, Duplikaturzysten usw. Bei außerhalb des Ösophagus gelegenen Ursachen einer mechanischen Obstruktion, z. B. der Dysphagia lusoria, handelt es sich um Gefäße, eine ausgeprägte Ausbuchtung und Elongation der thorakalen Aorta, um mediastinale Tumoren und Lymphknoten, um eine periösophageale mediastinale Fibrose, z. B. nach einem stumpfen Bauchtrauma oder nach chirurgischen Eingriffen wie Vagotomie oder Fundoplikatio, um Reaktionen auf Fremdkörper oder um eine ausgeprägte zervikale Osteoarthrose [5, 26].

Peptische Ösophagusstenosen

Bei 10–15% der Patienten mit Refluxösophagitis führt diese zu einer Striktur, da wiederholte Schleimhauterosionen und Ulzerationen eine Vernarbung und nachfolgende Lumenverengung zur Folge haben.
Solche Strikturen sind meistens im distalen Drittel der Speiseröhre, unmittelbar über der Schleimhautgrenze gelegen. Beim Endobrachyösophagus wird jedoch bei 50% der Patienten eine hohe Stenose beobachtet. Die peptischen Stenosen sehen meist glatt aus und sind relativ kurz, sie können aber ausnahmsweise auch ziemlich lang sein. Symptome treten in der Regel erst auf, wenn es zu einer Verringerung des Lumens bis zu einem Durchmesser von 12–13 mm oder weniger gekommen ist. Von diesem Moment an beginnt der Patient bei der Einnahme von fester Nahrung unter Dysphagie zu leiden, während er bei Flüssigkeiten keine Schluckschwierigkeiten empfindet. Wenn ein Nahrungsbrocken stekkenbleibt, führt dies zu Schmerzen. Anfänglich treten solche Episoden schmerzhafter Impaktation intermittierend auf. Das Trinken von heißen oder kalten Getränken sowie Alkohol löst dagegen jedesmal ösophageale Schmerzen aus. Zwischen den Mahlzeiten sind meistens keine Beschwerden vorhanden.
Dysphagie als Folge einer Striktur muß von zervikaler Dysphagie unterschieden werden, ebenso vom Globusgefühl, das hier und da bei einer beginnenden Refluxösophagitis auftritt. Schreitet der Prozeß unkontrolliert weiter, wird schließlich auch die Einnahme von Flüssigkeiten problematisch. Führt die Striktur konstant zu Dysphagie, ist das Sodbrennen meistens verschwunden.

Maligne Ösophagusstenosen

Beim Speiseröhrenkrebs beginnt die Dysphagie allmählich und nimmt ständig zu. Sie tritt erstmalig auf, wenn etwa die Hälfte der Zirkumferenz befallen ist, und am Anfang kommen dabei nicht selten auch diffuse Ösophagusspasmen vor. Zuerst macht sie sich bei Einnahme von fester

Nahrung, z. B. beim Essen von Fleisch, Äpfeln oder Brot bemerkbar, später auch bei der Einnahme von Flüssigkeiten. Da die Durchströmung eines Rohrs proportional zur vierten Potenz des Rohrdurchmessers ist, führt eine weitere kleine Lumeneinengung durch den Tumor zu einer starken Zunahme der Dysphagie. In seltenen Fällen kommt es durch einen steckengebliebenen Nahrungsbrocken plötzlich zu einer totalen Obstruktion. Schmerz ist nicht das im Vordergrund stehende Symptom, außer in späten Stadien, wo es zu lokaler Tumorinfiltration gekommen ist. In der Regel führt das Trinken von heißen Getränken oder Alkohol nicht zu Schmerzen.

Motilitätsstörungen

Ein schleichender Symptombeginn weist auf eine Funktionsstörung, z. B. auf eine Achalasie, obwohl die Beschwerden dabei auch sehr plötzlich einsetzen können. Typischerweise bestehen Schluckbeschwerden gleichermaßen für feste Nahrung wie für Flüssigkeiten, und gewöhnlich nehmen diese über Monate hin nur langsam zu. Neben Dysphagie kommt meist auch Regurgitation von Nahrung vor; der typische, durch steckengebliebene Nahrung verursachte Schmerz fehlt meistens. Dagegen kann es zu spontan auftretendem, nicht an Mahlzeiten gebundenem Schmerz kommen. Der hypertone Sphinkter wird entweder durch den hydrostatischen Druck der eingenommenen Nahrung überwunden, oder er relaxiert plötzlich spontan. Dabei ist zu beobachten, daß durch maligne Infiltration der Kardia ein der Achalasie zum Verwechseln ähnliches Bild entstehen kann [36].

Klassifikation

Der Schweregrad einer Dysphagie kann, wie in Tabelle 3 zusammengefaßt, auf verschiedene Weise klassifiziert werden.

Diagnostik

Die diagnostischen Schritte sind: sorgfältiges Aufnehmen der Anamnese und sorgfältige körperliche Untersuchung, detaillierte Röntgenuntersuchung oder Kinematographie, exakte Endoskopie mit Entnahme von Biopsien oder zytologischem Material und, wenn nötig, Beurteilung der Speiseröhrenmotorik durch Manometrie oder Szintigraphie.

Tabelle 3. Klassifikation der Dysphagie

Grad	Nach Atkinson et al. [1]	Nach Stoller et al. [34]
0	Genuß gewöhnlicher Nahrung möglich	Alle Speisen
1	Genuß bestimmter fester Nahrungsmittel (Fleisch oder Äpfel) nicht möglich	Alle weichen Speisen
2	Nur Genuß von halbflüssiger, weicher Nahrung möglich	Pürierte Speisen
3	Nur Genuß von Flüssigkeiten möglich	Nur klare Flüssigkeiten
4	Aufnahme adäquater Flüssigkeitsmengen unmöglich	Nichts, nicht einmal Speichel

Anamnese

Die Anamnese ist ein sehr wichtiger Pfeiler bei der Abklärung einer Dysphagie und sollte bei über 90% der Patienten zu einem starken Verdacht auf die korrekte Diagnose führen.

Die folgenden Fragen sollten unbedingt gestellt werden [16]:

1) Auf welcher Höhe bleibt der Brocken stecken?

Patienten mit präösophagealer Dysphagie klagen, daß die Nahrung in der Kehle steckenbleibt, während Patienten mit ösophagealer Dysphagie angeben, die Nahrung bleibe irgendwo zwischen dem Xyphoid und dem Beginn des Sternums sitzen. Wenn der Patient das Gefühl hat, daß der Bolus hinter dem Sternum steckenbleibt, korreliert das meist sehr gut mit dem tatsächlichen Platz der Obstruktion. Meint der Patient dagegen, die Obstruktion liege zwischen Kehlkopf und Sternum, stimmt das oft nur schlecht mit der anatomischen Lage der Obstruktion überein. Ausnahmsweise führen sogar Läsionen im unteren Drittel des Ösophagus, z. B. eine beginnende Malignität oder eine Refluxkrankheit zu hohen, suprasternal lokalisierten Dysphagiesymptomen.

Aus der Arbeit von Edwards [13] geht hervor, daß der Platz der Schluckbehinderung meistens falsch angegeben wird, weil es bei Stimulation der Schmerzrezeptoren zu einer Schmerzausstrahlung nach individuell verschiedenen Stellen kommt. Seiner Meinung nach sind die Patienten besser imstande, die Zeit zwischen dem Beginn des Schluckens und dem Steckenbleiben der Nahrung zu schätzen. Eine mechanische Obstruktion im mittleren Ösophagus führt meistens innerhalb von 2–5 s zu Dysphagie, während die Beschwerden bei distaler Obstruktion erst nach 8–10 s auftreten.

2) Bestehen Schluckbeschwerden gleichermaßen für feste Nahrung und Flüssigkeiten?

Besteht die Dysphagie v. a. für feste Nahrung, handelt es sich meist um eine intra- oder extraösophageal gelegene strikturierende Läsion. Gleiche Schwierigkeiten für feste Nahrung und Flüssigkeiten sieht man bei einer Motilitätsstörung.

3) Kommt es auch zu Regurgitation?

Präösophageale Schluckschwierigkeiten, die manchmal mit einer Vorwölbung des weichen Gaumens und Regurgitation von unverdauter Nahrung verbunden sind, weisen auf ein Zenker-Divertikel. Bei Regurgitation und einem Stenosegefühl im mittleren oder unteren Bereich des Sternums handelt es sich wahrscheinlich um eine Achalasie.

4) Wie lange besteht die Dysphagie schon?

Chronische, schon viele Jahre bestehende Dysphagiesymptome weisen hauptsächlich auf eine gestörte Motorik, wie das bei Achalasie vorkommt, hin. Krebs führt meistens zu konstanter, ständig und rasch zunehmender Dysphagie. Benigne Strikturen können sich auf ähnliche Weise präsentieren, eine längere Anamnese ist jedoch typischer.

5) Wie oft kommt es zu Dysphagie?

Dysphagie als Folge einer fibrosierenden Entzündung kann von Mahlzeit zu Mahlzeit verschieden sein, im Gegensatz zu der konstanten Dysphagie bei einem malignen Prozeß. Intermittierende, oft über viele Jahre konstante Dysphagiesymptome mit manchmal langen symptomfreien Intervallen weisen dagegen auf das Vorhandensein eines Rings oder eines „web". Ein „web" ist meistens im proximalen Ösophagus gelegen und kann in den Nacken ausstrahlende Schmerzen verursachen. Ein Schatzki-Ring führt meistens zu Dysphagie, wenn sein Durchmesser auf 13 mm oder weniger abgesunken ist, obwohl es auch ausnahmsweise, z. B. während der Passage eines großen Nahrungsbrockens, zu Dysphagiesymptomen kommen kann, wenn sein Lumen noch weiter ist (Steakhousesyndrom).

6) Ist das Schlucken schmerzhaft?

Schmerzen beim Schlucken können durch Funktionsstörungen der Speiseröhre entstehen. Bleibt ein Fleischbrocken im mittleren oder unteren Ösophagus stecken und verschwinden die dadurch verursachten Schmerzen durch Regurgitation oder Passage des Brockens, weist dies auf diffuse Ösophagusspasmen hin. Auch eine schwere Ösophagitis, z. B. durch Herpes simplex oder Candida kann zu Schmerzen beim Schlucken führen, ebenso Tumorinfiltration des Mediastinums und periösophageal gelegene entzündliche Prozesse. Eine zu wenig bekannte Ursache einer akuten, schmerzhaften Dysphagie ist die ulzerierende Ösophagitis durch Tabletten wie Kaliumchlorid, Tetrazyklin, Quinidin, Eisensulfat, Emepropriumbromid usw. Diese chemischen Substanzen führen bei verzögerter Passage v. a. im Liegen [14] zu chemischer Irritation und Schädigung der Speiseröhrenschleimhaut.

7) Ist das Steckenbleiben der Nahrung schmerzhaft?

Ein Druckgefühl oder ein beklemmender Schmerz weist mehr auf eine entzündliche fibrotische Striktur als auf ein Neoplasma.

8) Treten Brustschmerzen spontan auf?

Bei Störungen der Speiseröhrenmotorik sind oft nicht an die Nahrungseinnahme gebundene Brustschmerzen vorhanden.

9) Bestehen pulmonale Beschwerden?

Husten oder Bronchospasmus deutet entweder auf Stase von Nahrung im Ösophagus und nächtliche Aspiration oder auf schweren gastroösophagealen Reflux hin. In seltenen Fällen klagt der Patient nur oder vor allem über transtracheale Aspiration mit Husten, chronischer Laryngitis, Bronchitis und nächtlichen Asthmaanfällen. Bei Husten oder trockenen Rasselgeräuschen muß auch eine ösophagotracheale Fistel ausgeschlossen werden. Bei chronischer Aspiration kann es zu Lungenfibrose und pulmonaler Insuffizienz kommen.

10) Kam es zu Gewichtsverlust?

Alle Formen von chronischer und rezidivierender Dysphagie können zu Gewichtsverlust führen. Beträchtlicher Gewichtsverlust innerhalb kurzer Zeit ist sehr karzinomverdächtig.

11) Entsteht das Dysphagiegefühl während, am Ende des Schluckakts oder nach der Mahlzeit?

Hat der Patient während des Essens das Gefühl, daß die Speisen in der Speiseröhre steckenbleiben, deutet dies auf eine mechanische Obstruktion, später auftretende Dysphagiebeschwerden auf eine Schmerzausstrahlung.

12) Gingen der Dysphagie Refluxsymptome, z. B. Sodbrennen voraus, oder war Sodbrennen auf andere Weise mit der Dysphagie gekoppelt?

Dysphagie nach einer Periode von schwerem Sodbrennen sieht man bei einer Refluxösophagitis. Es ist dabei nicht ungewöhnlich, daß das Sodbrennen abnimmt, sobald die Refluxkrankheit zu einer entzündlichen Stenose geführt hat. Gelegentlich kann auch eine Achalasie retrosternales Brennen verursachen.

13) Führt die Passage von heißen Getränken oder Alkohol zu retrosternalem Brennen?
Ein brennendes Gefühl heißt Überempfindlichkeit der Schleimhaut und weist auf eine Refluxösophagitis.

14) Bestehen Hautveränderungen?
Die unteren zwei Drittel der Speiseröhre sind bei 80% der Sklerodermiepatienten krankhaft verändert.
Tylose (Hyperkeratosis palmaris et plantaris) ist mit einer höheren Inzidenz von Ösophaguskarzinomen verbunden.

15) Sind in der Mundhöhle pathologische Veränderungen vorhanden?
Xerostomie führt zu verminderter Anfeuchtung des Nahrungsbolus und kommt hauptsächlich beim Sjögren-Syndrom, aber auch bei anderen Kollagenosen vor.

16) Bestehen anamnestisch Hinweise auf eine Herzkrankheit?
Gelegentlich führt ein dilatierter linker Vorhof oder ein großes Aortenaneurysma zu Verdrängung und Kompression der Speiseröhre.

17) Besteht eine neuromuskuläre Erkrankung?
Bei Dermatomyositis kann der proximale Teil der Ösophagusmuskulatur ebenfalls befallen sein, was Dysphagie und Aspiration verursachen kann, außerdem kann diese Krankheit zu einer Atonie des M. cricopharyngeus führen.
Eine krikopharyngeale Koordinationsstörung mit unvollständiger Relaxation oder frühzeitigem Verschluß des oberen Ösophagussphinkters, bevor die Kontraktion des Pharynx zu Ende ist, beobachtet man bei Patienten mit einem Zenker-Divertikel, bei Parkinsonismus, bei der Pseudobulbärparalyse oder bei der Myasthenia gravis.

18) Besteht ein Status nach Oberbauchoperation?
Jede Manipulation am gastroösophagealen Übergang kann zu Dysphagie führen. Diese postoperative Dysphagie kommt sicher nicht selten vor und entsteht bei einer Fundoplikatio durch zu starkes Anziehen der Manschette oder durch ein sog. Teleskopphänomen. Darüber hinaus kommt es nach chirurgischen Eingriffen nicht selten zu einer Fibrosierung rund um das Kardiagebiet, was zu Dysphagie für feste Nahrung führt.
Jede Magensonde kann zu Komplikationen führen, v. a. wenn der Mageninhalt nur teilweise abgesogen wird, was besonders bei bettlägerigen (sehr viel Säure produzierenden?) Patienten der Fall sein kann.

19) Bestehen anamnestisch Hinweise auf eine frühere Laugenverätzung
der Speiseröhre?

Es ist nicht ausgeschlossen, daß eine fibrotische Striktur erst längere Zeit
nach der Laugenverätzung entsteht. Dabei gilt es zu beachten, daß eine
derartige Schädigung der Speiseröhre zur Entstehung eines Speiseröh-
renkrebses prädisponiert.

20) Besteht eine schwere zervikale Osteoarthrose?

Osteoarthrotische Veränderungen der Halswirbelsäule können in seltenen Fällen auf die obere Speiseröhre drücken und eine intermittierende
Dysphagie verursachen, wobei die Beschwerden manchmal von der Stellung des Nackens abhängig sind.

Radiologische Untersuchung [33]

Eine detaillierte Röntgenuntersuchung ist für die Abklärung einer Dysphagie sehr wertvoll. Sie vermittelt einen guten Eindruck über den Nah-
rungstransport vom Mund in den Magen und gibt Aufschluß über bestehende Funktionsstörungen oder Passagehindernisse. Man beachte, daß
selbst bei schwerer Dysphagie dünnflüssige Kontrastmittel mühelos hin-
untergleiten können. Führt eine Untersuchung im Stehen und mit dünn-
flüssigem Bariumsulfat nicht zur Diagnose, muß die Untersuchung unbedingt im Liegen wiederholt werden, um den Einfluß der Schwerkraft
auszuschalten. Um die Passage von halbfester oder fester Nahrung beurteilen zu können, sollte man den Patienten Bariumbrei zusammen mit
Brot oder Fleisch schlucken lassen.
Bei spastischen Kontraktionen ist es sinnvoll, während der Röntgenuntersuchung tonus- oder peristaltikbeeinflussende Medikamente wie Glukagon, Atropin oder Nitroglycerin zu verabreichen, wodurch der Ösophagus weit und atonisch wird.
Die Kinematographie, bei der die Möglichkeit besteht, die gespeicherten
Bandaufnahmen in langsamerem Tempo zu betrachten und durch Dritte
beurteilen zu lassen, vermittelt einen guten Einblick in den zeitlichen Ablauf der Nahrungspassage und ist bei oropharyngealer Dysphagie von
großem Nutzen.
Zur Beurteilung der Funktion des unteren Ösophagussphinkters sowie
subtiler Motilitätsveränderungen im tubulären Ösophagus ist die Manometrie besser geeignet. Der Nachteil dieser Methode besteht jedoch darin, daß sie im Gegensatz zur Röntgendiagnostik an spezielle Zentren gebunden ist. Bei präösophagealer Dysphagie sind während der Röntgenuntersuchung Transportverzögerungen durch Motilitätsstörungen der
Zungen- und Pharynxmuskulatur zu beachten. Eine einseitige Muskel-
schwäche, z.B. nach einem Insult, führt zu seitlichem Abweichen des Bis-
sens. Dabei kann durch die gelähmte Muskulatur ein Pseudotumorbild

entstehen. Bei Muskelerkrankungen des Pharynx mit Befall des oberen Ösophagussphinkters kommt es zu Rückstrom von Bariumsulfat. Das charakteristische Bild einer gestörten Sphinktermotilität besteht aus Restfüllung der Pharynxräume und Aspiration in den Epipharynx oder in die Trachea. Bei gleichzeitiger Hypertrophie des M. cricopharyngeus ist dieser oft als Einkerbung im Lumen des Hypopharynx zu erkennen. Nicht selten beobachtet man dabei auch ein Zenker-Divertikel. Differentialdiagnostisch müssen diese Aussparungsbilder von benignen oder malignen Tumoren der Tonsillen, des Hypopharynx oder des Sinus piriformis unterschieden werden.

Ein „web", eine membranartige, über dem röntgenologisch sichtbaren oberen Ösophagussphinkter gelegene Schleimhautfalte im Hypopharynx, ist meistens unschwer zu erkennen, sofern dieses Gebiet sorgfältig untersucht wird.

Bei ösophagealer Dysphagie ist auf mechanische Passagehindernisse, sowohl durch Druck von außen als auch durch intraluminale Prozesse zu achten, Funktionsstörungen der Speiseröhre sind auszuschließen. Die wichtige Differentialdiagnose zwischen benignen und malignen Stenosen durch Karzinome des Ösophagus und der Kardia kann röntgenologisch sehr schwierig, wenn nicht unmöglich sein. Bei allen strikturierenden Prozessen ist deshalb eine endoskopische Untersuchung mit Biopsien zum Ausschluß eines Karzinoms absolut indiziert, da eine tief liegende peptische Stenose, ein submukös infiltrierendes Karzinom oder eine Achalasie einander zum Verwechseln ähnlich sein können.

Typisch für die peptische Stenose ist neben der axialen Hiatushernie, daß sich die Stenose unmittelbar über der Kardia befindet. Beim Endobrachyösophagus ist meistens auch eine axiale Hiatushernie vorhanden, die Stenose liegt jedoch einige Zentimeter oberhalb der Kardia. Strikturen nach Verätzungen oder längerer Verweildauer einer Magensonde sind meistens langstreckig und befinden sich im mit Plattenepithel ausgekleideten Teil des Ösophagus.

Der Schatzki-Ring ist eine glatte, konzentrische, membranartige Einschnürung, die im Übergangsbereich zwischen Platten- und Zylinderepithel liegt, und kann als Ursache einer intermittierenden Dysphagie leicht übersehen werden, sofern man die Untersuchung der Speiseröhre mit dickem Bariumbrei oder während der Passage von festen Nahrungsbrocken unterläßt.

Beim idiopathischen diffusen Ösophagusspasmus kommt es durch stationäre, simultane Kontraktion der glatten Muskulatur im mittleren und unteren Abschnitt der Speiseröhre zu tiefen, lokalen Einkerbungen und korkenzieherförmiger Deformation. Etwas weniger ausgeprägt führen solche tertiären Kontraktionen zu einer Kräuselung der Ösophaguswand, wie man dies oft bei älteren Menschen, bei Achalasie sowie bei im

Bereich des gastroösophagealen Übergangs gelegenen Stenosen beobachten kann.

Ein durch den stark verminderten Tonus der Ösophaguswand klaffendes Ösophaguslumen, wie es bei Achalasie oder Sklerodermie auftreten kann, ist oft schon an einem lufthaltigen Weichteilschatten oder einem thorakalen Flüssigkeitsspiegel auf der Thoraxaufnahme zu erkennen. Typisch für die Achalasie ist der Verlust propulsiver Ösophaguskontraktionen, eine konstante Engstellung des unteren Ösophagussphinkters, sowie eine fehlende Magenblase. Auf der Höhe des Diaphragmas geht das Lumen des manchmal beträchtlich erweiterten Ösophagus in ein fadendünnes Segment von 1–4 cm Länge über. Manchmal findet man im mittleren Bereich des engen Segments eine kleine ampulläre Erweiterung, die nicht mit einem Divertikel oder einem Ulkus verwechselt werden darf. Nach Verabreichung von Nitraten oder Vagolytika kann es vorübergehend zu einer Passageverbesserung kommen. Man kann auch versuchen, das enge Segment mit 1 mg intravenös verabreichtem Glukagon zu erweitern, um die röntgenologische Beurteilung zu erleichtern und eine mechanische Passagebehinderung auszuschließen.

Endoskopische Untersuchung

Die Endoskopie ist bei der Differenzierung zwischen Karzinomen und anderen obstruierenden Läsionen, wie benignen Tumoren und entzündlichen Prozessen, von großem Nutzen. Um die richtige Diagnose stellen zu können, ist mehrmaliges Biopsieren unentbehrlich. Bei polypösen Tumoren und nekrotischen Läsionen, bei denen der proximale Tumorrand deutlich zu erkennen ist, sind keine Probleme zu erwarten. Bei tangential zum Endoskop gelegenen Läsionen verwendet man am besten eine Biopsiezange, die in der Mitte mit einem Dorn versehen ist. Dabei sollten nicht nur eindeutig maligne Gewebsstrukturen, sondern auch proximal davon gelegene, unregelmäßige Schleimhautpartien biopsiert werden, da es sich dabei nicht selten um intramurale Metastasen handelt.

Bei stark stenotischen Läsionen kommt es zu Problemen. Es ist oft schwierig, wenn nicht unmöglich, hier endoskopisch die richtige Diagnose zu stellen. Bei hochgradigen Strikturen muß die Untersuchung mit einem Kleinkaliberendoskop durchgeführt werden. Meistens kann dieses an der Läsion vorbeigeschoben werden, so daß die Biopsien nicht nur vom oberen Rand, sondern auch im stenotischen Gebiet genommen werden können. Sehr enge Stenosen können auch mit dem dünnsten Endoskop nicht untersucht werden, dann kann nur der obere Stenosenrand gezielt biopsiert werden. Durch das Einführen der Biopsiezange in das stenotische Gebiet und die Entnahme von Biopsien aus tiefer gelegenen Gebieten kann die Treffsicherheit der genommenen Biopsien verbessert werden. In solchen Situationen kann auch die Entnahme von zytologischem Material wertvoll sein. Eine andere Methode besteht darin, daß man die Striktur vorsichtig, bis zu einem Durchmesser von 10–12 mm dilatiert und dann im stenotischen Bereich und im Falle eines Karzinoms vom unteren Rand der Läsion gezielte Biopsien nimmt.

In über 90% der Fälle kann die Diagnose bei der histologischen Untersuchung korrekt gestellt werden, sofern man mehr als 6 Biopsien entnimmt. Die Zytologie hat ebenfalls eine große diagnostische Treffsicherheit. Die beiden Techniken ergänzen sich also. Je besser die Resultate der Biopsieentnahmen sind, desto seltener benötigt man die zytologische Untersuchung zur Ergänzung [37].

Kürzlich haben wir die Treffsicherheit von Röntgenologie und Endoskopie bei 217 Patienten mit einer durch eine mechanische Obstruktion verursachten Dysphagie analysiert. Der Follow-up dauerte 1–9 Jahre, im Mittel 5 Jahre. wie sich im Laufe der Zeit herausstellte, handelte es sich bei 93 Patienten um eine benigne Läsion und bei 154 um ein Neoplasma. Bei der ersten Endoskopie wurden mindestens 8–12 Biopsien genommen; ausnahmsweise waren jedoch viel mehr Biopsien notwendig, um die richtige Diagnose stellen zu können.

Die Treffsicherheit der radiologischen Untersuchung betrug insgesamt nach blinder Revision aller Röntgenbilder 89% (bei den benignen Läsionen 82% und bei den malignen 96%). Demgegenüber betrug die Treffsicherheit der endoskopischen Untersuchung insgesamt 99% (bei den benignen Läsionen 100%, bei den malignen 98,7%). Die Treffsicherheit der Biopsien bei der ersten Biopsie betrug bei benignen Läsionen 100% und bei malignen 94,8%. Bei oft mehrmaligem Wiederholen der Endoskopie stieg die Treffsicherheit der Biopsien auf 98,7% [43]. Aus diesen Resultaten geht hervor, daß man einer ergänzenden Untersuchung von zytologischem Material desto weniger bedarf, je besser die Biopsieresultate sind.

Manometrie [38]

Bei der Achalasie zeigt die Manometrie im tubulären Teil der Speiseröhre simultane, durch Schlucken ausgelöste, nicht peristaltische Kontraktionen. Die Kontraktionen sind oft bi- oder triphasisch oder repetitiv. Häufig sind diese Veränderungen auf die distalen zwei Drittel der Speiseröhre beschränkt. Bei starker Dilatation des Ösophagus ist die Amplitude der Kontraktionen gewöhnlich klein oder gar nicht mehr wahrzunehmen. Der Ruhedruck im unteren Ösophagussphinkter ist bei den meisten Achalasiepatienten erhöht. Typischerweise relaxiert er als Antwort auf den Schluckakt nur unvollständig oder überhaupt nicht, so daß der Druckausgleich mit dem Magen ausbleibt. Dadurch ist eine Druckbarriere vorhanden, die der Entleerung der Speiseröhre entgegenwirkt.

Beim diffusen Ösophagusspasmus stellt die Manometrie das beste diagnostische Hilfsmittel dar, obwohl die Befunde oft nicht klar definiert werden können [39, 40]. Bei solchen Patienten findet man in der Regel eine verschiedengradig verstärkte Motilität mit den folgenden Kennzeichen: repetitive Kontraktionswellen, simultane nichtperistaltische Kontraktionen, abnormal lang dauernde Kontraktion, Kontraktionswellen mit einer hohen Amplitude abwechselnd mit normaler Peristaltik.

Dem Schluckakt folgen Kontraktionswellen mit einer abnormal großen Amplitude, die zudem länger dauern. Die abnormalen Wellen entstehen häufig gleichzeitig über die ganze Länge des unteren Ösophagus. Mindestens 30% der Kontraktionen müssen abnormal sein, um von einem diffusen Ösophagusspasmus sprechen zu dürfen. Als weiteres Diagnosekriterium gelten 7,5 s dauernde primäre Kontraktionen des Ösophagus. Zudem sind repetitive Kontraktionen (2 oder mehrere Kontraktionen als Antwort auf einen einzigen Schluckakt) sehr typisch für den diffusen Ösophagusspasmus. Bei den meisten Patienten, bei denen diese Funktionsstörung zu Symptomen führt, sind der Druck im unteren Ösophagussphinkter und die Relaxation als Antwort auf den Schluckakt normal. Nur bei einer Minderheit findet man eine gestörte Sphinkterrelaxation mit oder ohne erhöhten Ruhedruck im unteren Ösophagussphinkter.

In jüngster Zeit wurde auf eine weitere Funktionsstörung hingewiesen, die durch meistens schmerzhafte, hypertone, breite, aber peristaltische Ösophaguskontraktion mit einer äußerst großen Amplitude von > 26,7 kPa und stark verlängerte Dauer von > 7 s charakterisiert wird. Bei Sklerodermie manifestiert sich der Befall des Ösophagus durch schwache oder fehlende Kontraktion im mit glatter Muskulatur ausgekleideten distalen Teil der Speiseröhre. Die Peristaltik ist gestört oder fehlt überhaupt, und der Druck im unteren Ösophagussphinkter ist vermindert.

Szintigraphie

Die zur Qualifizierung des Speiseröhrentransits verwendeten Isotopentechniken sind eine weitere Methode zur Untersuchung der Speiseröhrenfunktion [30] und könnten bei der Untersuchung einer primären Motilitätsstörung zur Beurteilung der Passage von Nutzen sein. Die Erfahrungen mit dieser Technik sind jedoch noch beschränkt.

Praktische Empfehlungen zur diagnostischen Abklärung von Dysphagiebeschwerden (Abb. 1)

Jeder Arzt, der für die Abklärung und Behandlung von Patienten mit Dysphagie verantwortlich ist, muß über ein vollständiges, den neuesten

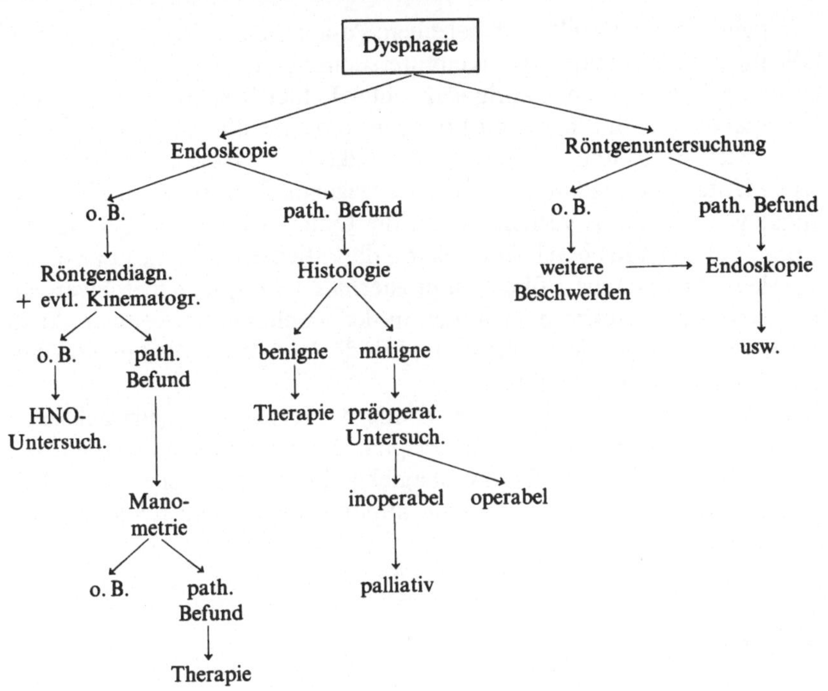

Abb. 1. Abklärung einer Dysphagie

Erkenntnissen angepaßtes Differentialdiagnoseschema verfügen, wenn er Fehldiagnosen vermeiden will.

Bei der diagnostischen Untersuchung dürfen Endoskopie und/oder Radiologie keinesfalls fehlen. Viele Fragen können dadurch schon beantwortet werden. So kann zwischen funktioneller und mechanischer Dysphagie unterschieden werden, die Lokalisation einer Obstruktion wird ersichtlich und die Frage einer evtl. vorhandenen Nahrungsstase wird gelöst.

In der Regel führt man eine sehr genaue endoskopische Untersuchung durch, wobei v. a. zwischen benignen und malignen Ursachen der Dysphagie unterschieden werden muß. Führt dies nicht zur Diagnose, sind Motilitätsstörungen auszuschließen. Die Suche nach einer Achalasie, einem diffusen Ösophagusspasmus usw. geschieht am besten mit Hilfe der Manometrie.

Die klinische Erfahrung lehrt, daß bei der Abklärung einer Dysphagie immer noch Fehler gemacht werden. Jeder Arzt sollte sich im klaren sein, daß eine unvollständige Anamnese irreführend sein kann. Man sollte sehr vorsichtig damit sein, eine Dysphagie als psychogen abzustempeln, und man sollte sich bei einem Patienten mit Dysphagie keinesfalls mit einer normalen Röntgenuntersuchung mit Bariumkontrast zufrieden geben. Ein sehr häufig gemachter Fehler besteht darin, daß der Ösophagus nur im Stehen mit flüssigem Bariumsulfat und nicht mit einem festen Bolus untersucht wird. Auch das Unterlassen einer vollständigen Untersuchung kann sehr schwerwiegende Folgen haben. Die Diagnose wird ebenfalls verfehlt, wenn die Untersuchung auf den oberen Teil des Ösophagus beschränkt bleibt, da Patienten mit einer Läsion im distalen Ösophagus über suprasternale Dysphagiebeschwerden, Schmerzen im Nacken oder hinten in der Kehle klagen können. Auch das Unterlassen von Manometrie und Endoskopie sind nicht ungewöhnliche Ursachen einer Fehldiagnose.

Schließlich müssen sowohl bei Kindern als auch bei Erwachsenen Fremdkörper als Ursache einer Dysphagie ausgeschlossen werden. Bei alten Menschen können die Dysphagiebeschwerden dabei sogar fehlen, und es kann vorkommen, daß sie nur mit Inappetenz reagieren und nichts mehr essen wollen.

Sodbrennen

Definition

Unter Sodbrennen (Pyrosis) versteht man ein versengendes, brennendes Gefühl, das hauptsächlich hinter dem Brustbein lokalisiert ist. Es beginnt meistens im Oberbauch auf der Höhe des Xyphoids und strahlt hinter dem Sternum nach proximal aus. Zu Sodbrennen kommt es meistens 1–2 h nach dem Essen, beim Anspannen der Bauchmuskulatur, z. B. beim Heben von Lasten, in flacher Bettlage, wobei der Patient nicht selten aus dem Schlaf geweckt wird, sowie bei heftigen Gemütserregungen, Streß und nervösen Spannungen. Sodbrennen entsteht in der Regel durch den Kontakt von irritierenden Substanzen (saurem oder alkalischem Magen- bzw. Darminhalt) mit der Ösophagusschleimhaut. Dabei klagt ein typischer „Nachtbrenner" über Sodbrennen, das später von spontanen Regurgitationsepisoden gefolgt wird. Der „Tagrülpser" leidet an Aufstoßen eines sauren Luftgemisches, das von Sodbrennen gefolgt wird.

Es ist schwierig, exakte Angaben über die Häufigkeit des Sodbrennens zu machen, da viele Personen gelegentlich auftretendes Sodbrennen für normal halten und deswegen keinen Arzt aufsuchen. Schätzungsweise wird ungefähr 30% der Bevölkerung mindestens einmal im Monat von Sodbrennen geplagt und vielleicht 10% fast täglich. Während der Schwangerschaft kommt es bei der Hälfte der Frauen gelegentlich und

Tabelle 4. Die 10 typischen Symptome der Refluxkrankheit

	Symptome	Kommentar
Pathognomonisches Symptom	Aufstoßen von Säure ohne Übelkeit	Falls vorhanden, beweisend für Reflux
	Sodbrennen	Charakteristisch und häufig vorkommend bei Refluxkrankheit
	Retrosternales Brennen Pharyngeales Brennen	Ein vom Epigastrium hinter dem Sternum, evtl. bis zum Pharynx aufsteigendes Brennen
	Schmerzen beim Schlucken	Charakteristisch und häufig, speziell bei sauren Getränken
Häufige, oft starke, für die Refluxkrankheit jedoch nicht beweisende Zusatzsymptome	Epigastrischer Schmerz	Häufig und stark, aber nicht beweisend
	Retrosternaler Schmerz	Ausdruck von starkem Sodbrennen
	Retrosternales Engegefühl	Typisches Zusatzsymptom bei nächtlichem Sodbrennen
	Aufstoßen von Luft	Häufig, speziell beim „Tagrülpser"
	Übelkeit, Brechreiz, Erbrechen	Nicht selten Folge einer starken Säureregurgitation

bei 25% täglich zu Sodbrennen. Aus einer Schweizer Enquete [17] folgt, daß etwa 8% der Patienten, die ihren Hausarzt wegen gastrointestinalen Beschwerden aufsuchen, an typischem Sodbrennen leiden, und bei weiteren 20% sind andere, auf gastroösophagealen Reflux weisende Symptome vorhanden. Die hohe Frequenz von Sodbrennen und Refluxproblemen ist möglicherweise eine Folge der durch den modernen Wohlstand bedingten Adipositas und der modernen Lebensgewohnheiten mit ziemlich fettreichen, schlackenarmen Mahlzeiten sowie Nikotin- und Alkoholmißbrauch. Sodbrennen ist oft von Beschwerden begleitet, welche den Verdacht auf gastroösophagealen Reflux oder eine Refluxkrankheit verstärken, was in Tabelle 4 [17] zusammengefaßt ist.
Regurgitation ist das Zurückströmen von saurem oder bitterem Mageninhalt in den Mund, ohne daß dabei Übelkeit besteht. Nicht selten führt dieses typische Refluxsymptom durch Aspiration zu heftigem Husten.
Retrosternalen Schmerz oder Schmerzen im Epigastrium sieht man bei heftigem Sodbrennen häufig. Wahrscheinlich werden diese durch sekundäre Ösophagusspasmen verursacht.
Ein retrosternal gelegenes, beklemmendes Gefühl kommt oft zusammen mit nächtlichem Sodbrennen vor.

Schmerzhafte Schluckbeschwerden sind für die Refluxkrankheit ziemlich charakteristisch und entstehen v. a. beim Trinken von sauren, hypertonen Fruchtsäften, Alkohol sowie heißen oder kalten Getränken. Ab und zu kann dies auch zu einem Gefühl führen, als sei ein Brocken in der Kehle steckengeblieben.

Pathophysiologie

Sodbrennen entsteht nicht nur, wenn saurer Mageninhalt mit einem pH < 4 in die Speiseröhre zurückfließt, sondern auch bei Reflux von alkalischem Material. Sodbrennen ist kein absoluter Beweis für das Vorhandensein von Reflux oder gar einer Refluxösophagitis, da es auch bei Motilitätsstörungen ohne Regurgitation oder Ösophagitis vorkommen kann. Wenn auch nicht pathognomonisch, ist es doch ziemlich suggestiv für Reflux von saurem Material aus dem Magen.
Geringer gastroösophagealer Reflux kommt bei den meisten Menschen vor und ist im Grunde physiologisch. Zu solchen kurzdauernden Refluxepisoden kommt es meistens nach dem Essen. Sie entstehen wahrscheinlich durch eine passagere Relaxation des unteren Ösophagussphinkters [10] oder im Anschluß an den Schluckakt. Normalerweise schlucken wir tagsüber zwischen den Mahlzeiten 70 mal/h. Während des Essens steigt diese Frequenz bis auf 200 mal/h an, während sie nachtsüber auf 7 mal/h abfällt. Während der Nacht kommen weniger Refluxepisoden vor. Wahrscheinlich sind der geringere Druckunterschied zwischen Speiseröhre und Magen im Liegen, die geringere Schluckfrequenz und der höhere Ruhedruck im unteren Ösophagussphinkter dafür verantwortlich. Die physiologischerweise vorkommenden Refluxepisoden sind von kurzer Dauer, und die Speiseröhre wird durch eine Schluckbewegung oder eine sekundäre Peristaltikwelle schnell vom regurgitierten Material gesäubert.
Es ist nicht einfach, eine klare Grenze zwischen physiologischem und pathologischem Reflux zu ziehen. Durch die 24-h-pH-Messung in der Speiseröhre ist es möglich geworden, den Reflux zu klassifizieren. Damit kann nicht nur festgestellt werden, wie oft Reflux von saurem Material mit einem pH < 4 auftritt, sondern zugleich auch, wie oft es zu Reflux von alkalischem Material mit einem pH > 7 kommt. Saurer gastroösophagealer Reflux ist pathologisch, wenn seine Dauer 6% von 24 h überschreitet und wenn innerhalb von 24 h mehr als 3 länger als 5 min dauernde Refluxepisoden auftreten. Darüber hinaus darf seine Dauer in der ersten Stunde nach dem Essen 20% nicht überschreiten, beim nüchteren Patienten nicht mehr als 4% und beim schlafenden Patienten nicht mehr als 2% betragen.

Dodds et al. [12] konnten zeigen, daß es bei Patienten mit einer Refluxösophagitis durch 3 verschiedene Mechanismen zu Reflux kommt. Reflux tritt erstens bei einer passageren Relaxation des unteren Ösophagussphinkters auf, zweitens bei einer plötzlichen Erhöhung des intragastri-
schen Drucks, wodurch dieser den Druck des unteren Ösophagussphinkters übersteigt („stress reflux") und drittens spontan über einem
a- oder hypotonischen unteren Sphinkter.
In der Praxis kann man 3 verschiedene Typen von Refluxpatienten unterscheiden [18]:

a) Patienten mit Reflux im Stehen („Tagrülpser")
Patienten, bei denen es hauptsächlich im Stehen zu Refluxepisoden
kommt, haben einen übertriebenen postprandialen gastroösophagealen
Reflux. Charakteristischerweise ist dies mit einer ausgesprochenen Neigung zu lang anhaltendem Rülpsen und Aufstoßen verbunden. Die begleitende Aerophagie steht dabei im Vordergrund. Obwohl diese Patienten sehr durch Sodbrennen geplagt sind, führt der gastroösophageale
Reflux bei ihnen in der Regel nur selten zu einer schweren Refluxkrankheit. Man findet höchstens Zeichen einer leichten Refluxösophagitis.

b) Patienten mit Reflux im Liegen („Nachtbrenner")
Bei diesen Patienten stehen lange Refluxepisoden beim Liegen im Vordergrund. Man findet bei ihnen eine hauptsächlich für breiige und feste
Nahrung gestörte Magenentleerung. Die Entleerung der Speiseröhre ist
ebenfalls gestört, wodurch das während der Nacht regurgitierte Material
längere Zeit in der Speiseröhre liegen bleibt. In der Regel kommt es bei
diesen Patienten zu einer schweren Refluxkrankheit.

c) Patienten mit kombiniertem oder bipositionellem Reflux
Bei Progression von Stadium b) kommt es sowohl nachtsüber in liegender als auch tagsüber in aufrechter Haltung zu Refluxepisoden. In der
Regel findet man bei diesen Patienten eine sehr schwere Refluxkrankheit, die nicht selten zu einer Strikturierung der Speiseröhre führt.

Pathogenese

Gastroösophagealer Reflux kann durch verschiedene Ursachen zustande kommen, wie dies in Tabelle 5 zusammengefaßt ist [29].

Insuffizienz des unteren Ösophagussphinkters

Einer der wichtigsten Faktoren ist ohne Zweifel ein abnormal funktio-
nierender unterer Ösophagussphinktermechanismus, was hauptsächlich
auf eine primäre Funktionsstörung des unteren Ösophagussphinkters
oder auf eine Verkleinerung des abdominalen Ösophagussegments zu-

Tabelle 5. Pathogenese des gastroösophagealen Refluxes

Primäre Form (primäre Insuffizienz des unteren Ösophagussphinkters)

Idiopathische Insuffizienz des unteren Ösophagussphinkters
Insuffizienz des unteren Ösophagussphinkters bei Presbyösophagus
Einfluß von Pharmaka, u.a. Anticholinergika, Nitroglyzerin und ähnliche Stoffe, welche die
  Herzkranzgefäße erweitern, Kontrazeptiva
Nikotin
Alkohol
Endogene Hormone, u.a. in der Schwangerschaft
Obstipation – starkes Drücken – Hiatusinsuffizienz – Hiatushernie
Adipositas
Psychische Faktoren – Streß (durch Aerogastrie?)

Sekundäre Form

Sklerodermie
Kardiakarzinom
Nach chirurgischen Eingriffen (Gastrektomie, Fundektomie)
Antrum-, Pylorus- oder Duodenumstenose
Exzessives, nicht unterdrückbares Erbrechen (Hyperemesis gravidarum)
Längere Immobilisation
Magensonde

---

rückzuführen ist. Dies stimmt mit dem klinischen Eindruck überein, daß bei vielen Patienten mit schwerem Reflux auch eine Hiatushernie vorhanden ist.

Nach De Meester [8] hängt die Kompetenz des Kardiaverschlußmechanismus von 2 manometrischen Faktoren ab, nämlich der Amplitude der distalen ösophagealen Hochdruckzone und der Länge des abdominalen Ösophagussegments. Bei zunehmender Amplitude der distalen Hochdruckzone und zunehmender Länge der im Ösophagus gelegenen Hochdruckzone, welche den positiven Druck des Abdomens ausgleicht, nimmt die Kompetenz der Kardia zu und die 24-h-pH-Messung im Ösophagus wird normal. Dabei muß die im Ösophagus gelegene Sphinkterzone eine Länge von mindestens 1,5 cm haben, um Reflux adäquat verhindern zu können. Absinken des Sphinkterdrucks auf 0,7 kPa oder weniger sowie Verkürzung des ösophagealen Sphinktersegments auf eine Länge von weniger als 1 cm führen zu Insuffizienz der Kardia. Die Vermutung liegt nahe, daß es zu pathologischem gastroösophagealen Reflux kommt, sobald der im Magen herrschende Druck den geschwächten unteren Sphinkters übersteigt. pH-Messungen bei Patienten mit einer Refluxkrankheit zeigten jedoch, daß die meisten Refluxepisoden ohne Erhöhung des intragastralen oder intraabdominellen Druckes auftreten [42].

Zu Reflux kommt es bei Normalpersonen sowie bei Patienten mit Refluxkrankheit hauptsächlich bei rasch vorübergehenden, 5–35 s dauernden Episoden mit kompletter Sphinkterrelaxation. Diese unterscheiden sich deutlich von Relaxationen, die von normalen Peristaltikwellen ausgelöst werden [10, 11].

Wegen dieser nur kurz dauernden Sphinkterrelaxationsepisoden eignet sich die „Sleevemanometrie" besonders gut zur Diagnostik, da dabei sowohl der Sphinkterdruck als auch der im Ösophagus herrschende pH kontinuierlich gemessen werden [10]. Bei etwa 60% der Patienten kommt es v. a. durch diese kurz dauernden Sphinkterrelaxationsepisoden zum Reflux. Bei den restlichen 40% ist der im unteren Sphinkter herrschende Druck abgeschwächt oder er fehlt überhaupt. Der Ruhedruck des Sphinkters ist nicht nur schwächer, auch seine Antwort auf bestimmte Stimuli, z. B. die Erhöhung des intraabdominalen Drucks oder die Injektion von Gastrin oder Pentagastrin ist vermindert und führt zu weiterer Insuffizienz. Eine effektive Refluxverhütung hängt nicht nur von der Kontraktionsstärke des unteren Ösophagussphinkters, sondern auch von seinem Tonus ab.

Wie es überhaupt zu einer Sphinkterinsuffizienz kommt, ist nicht bekannt. Eine sehr plausible Hypothese ist, daß der nichtcholinergisch, nichtadrenergisch kontrollierte Mechanismus, der zu einer Relaxation des unteren Ösophagussphinkters während des Schluckaktes führt, falsch eingestellt ist. Außerdem kann der Ruhetonus als Folge einer Erkrankung der glatten Muskulatur fehlen.

Motilitätsstörungen der Speiseröhre

Durch die Ösophagusmotorik wird refluiertes Material von der Speiseröhre in den Magen zurückbefördert. Schwerkraft und Speichelfluß stellen dabei wichtige Hilfsfaktoren dar. Die erste ösophageale Peristaltikwelle, welche durch den Eintritt des sauren Bolus ausgelöst wird, entfernt 90% der refluierten Flüssigkeitsmenge. Der intraösophageale pH steigt jedoch nur gering an, und um die Säure vollständig zu entfernen, sind mehrere Schluckbewegungen nötig. Im Speichel enthaltenes Bikarbonat dient zur Neutralisation der H^+-Ionen, welche nach fast vollständiger Reinigung der Speiseröhre von saurem Material noch übrig geblieben sind. Dazu ist im Liegen ein aktiver effektiver Transport des Speichels in den Magen durch die Peristaltik nötig.

Bei den meisten Patienten mit einer Refluxösophagitis kann man Motilitätsstörungen der Speiseröhre feststellen, wodurch die Entleerung der Speiseröhre nur mangelhaft und verzögert erfolgt. Bei fast der Hälfte der Patienten mit einer peptischen Ösophagitis ist die Klärung eines in den Ösophagus gebrachten sauren Bolus signifikant vermindert [11].

Zudem ist die durchschnittliche Verweildauer von saurem Material im Ösophagus nach spontanem Reflux länger als bei Gesunden. Die gestörte Motilität des tubulären Ösophagus, die schädliche Wirkung des refluierten Materials und die Entzündung der Ösophagusschleimhaut selbst schwächen die Peristaltik ihrerseits und führen zu einem Circulus vitiosus [28].

Magenentleerung, Pylorusdysfunktion

Man konnte zeigen, daß die Magenentleerung bei vielen Refluxpatienten v. a. für breiige und feste Nahrung verzögert ist. Hierfür ist wahrscheinlich eine Motilitätsstörung des Antrums verantwortlich [22].

Bei Refluxpatienten kommt es infolge einer Pylorusdysfunktion oder einer antroduodenalen Koordinationsstörung auch zu vermehrtem duodenogastrischen Reflux, wodurch die Konzentration der Gallensäure im Magensaft höher ist als bei Normalpersonen. Wenn der Magensaft, z. B. durch Antazida, neutralisiert wird, führen regurgitierte Gallensalze und Dünndarmenzyme möglicherweise noch zu einer schwereren Schädigung der Speiseröhrenschleimhaut.

Abwehrmechanismen

Zu den Abwehrmechanismen gehört u. a. die Resistenz der Mukosa gegen die regurgitierten aggressiven Säfte. Über die Faktoren, welche den Widerstand der Schleimhaut beeinflussen oder evtl. sogar verstärken, ist noch wenig bekannt.

Klassifikation

Sodbrennen kann auf verschiedene Weise klassifiziert werden (Tabelle 6). Daneben wird v. a. für wissenschaftliche Studien eine sog. „visual analog scale" benutzt, um tags- und nachtsüber auftretendes Sodbrennen zu quantifizieren [2].

Tabelle 6. Klassifikation des Sodbrennens

0	Kein Sodbrennen	Abwesend	
1	Gelegentliches Sodbrennen	Mild	Einmal täglich oder seltener auftretend
2	Sodbrennen, wofür Einnahme von Antazida oder ärztliche Hilfe notwendig ist	Mäßig	Mehr als einmal täglich auftretend, Gebrauch von Antazida mehr als einmal täglich notwendig
3	Sodbrennen dauernd vorhanden, abhängig von der Beschäftigung	Schwer	Mehrmals täglich auftretend, durch Antazida nicht unterdrückbar und/ oder den Patienten im Schlaf störend und/oder bei seinen täglichen Beschäftigungen und im täglichen Leben hindernd

Die Intensität der Beschwerden korreliert nur schwach mit dem endoskopisch feststellbaren Entzündungsgrad. Nicht selten sind heftige Beschwerden vorhanden, während endoskopisch nur eine geringe oder sogar keine Ösophagitis festgestellt werden kann, andererseits können Beschwerden trotz einer schweren ulzerös-erosiven Entzündung fast vollständig fehlen.

Diagnostik

Die Diagnostik dient dazu, die Zusammenhänge von Refluxsymptomen mit der Refluxkrankheit festzustellen. Die Abklärung ist berechtigt, wenn die Symptome mindestens ein paar Wochen bestehen. Bei Patienten mit typischem Sodbrennen wird man bei der 24-h-pH-Registration sehr häufig pathologisch vermehrten gastroösophagealen Reflux feststellen können. Bei Sodbrennen ohne objektivierbaren pathologischen Reflux müssen andere Krankheiten ausgeschlossen werden, bevor die Beschwerden als rein psychisch interpretiert werden dürfen, da Krankheiten im Oberbauch oder im Thorax (Gallensteine, Ulcus pepticum, Dyspepsie, hypokinetisches Magensyndrom, beginnender Speiseröhrekrebs, Motilitätsstörungen in der Speiseröhre oder Erkrankungen der Herzkranzgefäße) zu ähnlichen Beschwerden führen können.
Vorhandensein und Ernst von Sodbrennen ist nur schwach mit Vorhandensein und Ernst der Refluxkrankheit korreliert. So kann man bei Patienten mit unerträglichem retrosternalem Brennen endoskopisch praktisch keine Veränderungen finden, während Patienten mit schwerer ulzerierender Refluxösophagitis nur geringe oder keine Beschwerden haben können. Um die Beschwerden und ihren Ernst auf Reflux zurückführen zu können, sind weitere Untersuchungen notwendig:
a) Nachweis einer Refluxdisposition (Druckmessung im unteren Ösophagussphinkter, Gleithernie);
b) Nachweis von Irritation, Entzündung und Destruktion der Speiseröhrenschleimhaut (Säureinfusionstest, Radiologie, Endoskopie und Biopsie);
c) Nachweis von Ernst und Dauer des Refluxes (Radiologie, Säurerefluxtest, pH-Registration über eine längere Zeit, gastroösophageale Szintigraphie).

Endoskopie

Die Endoskopie ist weitaus die zuverlässigste Untersuchungsmethode, um festzustellen, ob und wie weit es zu einer Schleimhautschädigung gekommen ist. Um den Ernst der Schädigung zu klassifizieren, verwendet man in Europa meistens die Stadieneinteilung nach Savary u. Miller [31].

Stadium 1 wird gekennzeichnet durch 1–1,5 cm oberhalb der Schleimhautgrenze gelegene, erythematöse, ovale Schleimhautveränderungen, die oft als langgezogener Strich auf einem Faltenkamm zu erkennen sind. Auch können einzelne kleine dreieckige Läsionen, die bereits ein feines Exsudat aufweisen, sichtbar sein.

Im Stadium 2 konfluieren die Erosionen und stellenweise ist Fibrinbelag und Exsudat zu finden. Die Ösophaguswand ist jedoch nicht ringsum pathologisch verändert.

Im Stadium 3 ist die ganze Zirkumferenz des Ösophagus von exsudativen Erosionen befallen. Die Ösophaguswand ist entzündlich infiltriert, ohne daß es zu einer Stenose gekommen ist.

Das Stadium 4 ist schließlich gekennzeichnet durch chronische Veränderungen oder Komplikationen, wie ein tiefes Ulkus am Schleimhautübergang oder ein Barrett-Ulkus, eine Stenose, eine ausgedehnte Wandfibrose, sowie ein Endobrachy- oder Barrett-Ösophagus. In diesem Stadium ist eine Restitutio ad integrum nicht mehr möglich.

Bei vielen Patienten kann man endoskopisch eine Hiatushernie nachweisen. Bei einer Gleithernie liegt das gastroösophageale Vestibilum sowohl in In- als Exspiration intrathorakal, also oberhalb des Hiatus oesophageus, der bei prograder Inspektion und in Inversion gut zu erkennen ist. Bei Patienten mit Refluxösophagitis sieht man bei einer ausgedehnten Hernie nicht selten verdickte, hyperämische Magenschleimhautfalten, welche abrupt am Schleimhautübergang enden [19].

Biopsieentnahmen dienen zum Ausschluß von malignen Erkrankungen, zur Objektivierung von endoskopisch nicht eindeutig identifizierbaren kleinen Epitheldefekten sowie zur Diagnose eines Endobrachyösophagus.

Radiologie [25, 35]

Radiologisch läßt sich die Ösophagusmotilität relativ genau beurteilen. Weil sich der Ösophagus beim stehenden Patienten infolge der Gravität entleert, ist es wichtig, die Speiseröhre auch in liegender Haltung zu untersuchen. Sobald gastroösophagealer Reflux zu einer Ösophagitis geführt hat, kann diese zu einer Motilitätsstörung führen. Röntgenologisch ist es auch unter Zuhilfenahme von Doppelkontrastuntersuchungen kaum möglich, eine leichte Ösophagitis zu entdecken, da dabei keine Reliefveränderungen auftreten. Wenn die Ösophagitis ernster wird, ist die Diagnose röntgenologisch leichter zu stellen, da dann Wandödem, Erosionen und flache Ulzerationen zu finden sind. Diese sind an einer feiner Zähnelung der Speiseröhrenwand zu erkennen. Eine peptische Striktur ist der beste Beweis für eine schwere Refluxkrankheit. Die Differentialdiagnose zwischen einer benignen und einer malignen Stenose ist röntgenologisch dagegen nicht immer leicht.

Röntgenologisch läßt sich oft auch nur schwer feststellen, ob eine Hiatushernie vorhanden ist. Die Diagnose ist gesichert, wenn der ösophagogastrische Übergang sichtbar ist, dieser während der Peristaltik deutlich über den Hiatusring hinaussteigt und nachher nicht zu seiner Ruheposition gerade unterhalb der Zwerchfellschlinge zurückkehrt. Bei Patienten mit schwerer Refluxkrankheit findet man fast immer eine Hiatushernie. Zum Nachweis von Reflux eignet sich die Röntgenuntersuchung schlecht, und der Wert der früher gebrauchten Provokationstests ist beschränkt. Spontan auftretender Reflux ist dagegen ein wichtiger Beweis. Die Röntgenuntersuchung ist oft auch nötig, um weitere Oberbauchbefunde auszuschließen [28].

Langzeit-pH-Messung

Die 24-h-pH-Messung oder die pH-Messung über Nacht sind zweifellos sehr wichtige Untersuchungsmethoden. Man führt dazu eine Mikro-pH-Schluckelektrode in die Nase ein und positioniert diese 5 cm über dem unteren Ösophagussphinkter [9, 18]. Mit Hilfe der langdauernden pH-Registration kann eine semiquantitative pH-Messung durchgeführt und durch die Anwendung von automatischen Analysiergeräten die wechselnde Interpretation der Beobachter ausgeschaltet werden. Die langdauernde pH-Registration zeigte, daß saurer gastroösophagealer Reflux auch bei normalen, asymptomatischen Individuen vorkommt, insbesondere in der postprandialen Phase. Bei Patienten mit Refluxbeschwerden und Patienten mit endoskopisch festgestellter Ösophagitis kommt Reflux jedoch häufiger vor als bei Normalpersonen. Die kontinuierliche pH-Registration, die entweder im Krankenhaus oder ambulant durchgeführt werden kann, ist die sensitivste und die spezifischste Untersuchungsmethode und damit der objektivste Test zur Kontrolle einer medikamentösen oder chirurgischen Antirefluxbehandlung.
Gegenwärtig prüft man in verschiedenen Zentren, ob es möglich ist, bei ambulanten Patienten mit Hilfe von stark verkleinerten Registriergeräten in Kassettenform das Vorkommen und die Schwere des Refluxes reproduzierbar nachzuweisen. Allem Anschein nach wird dies in einigen Jahren die Standarduntersuchung bei Reflux sein, vergleichbar mit der 24-h-EKG-Registration, mit der intermittierende Störungen des Herzrhythmus diagnostiziert werden können. Tragbare Bandaufzeichnungsgeräte sind heute in der Lage, diese sehr nützliche Untersuchung für die Praxis brauchbar zu machen [4, 41].

Manometrie

Die Manometrie der Speiseröhre (Durchzug- und Mehrpunktmanometrie) verschafft Informationen über die Speiseröhrenmotorik, die Lokalisation des unteren Ösophagussphinkters und über den dort herrschenden Druck. Die Verschlußkraft des unteren Ösophagussphinkters wird nach seinem Ruhedruck beurteilt. In zahlreichen Studien wurde bei Refluxpatienten ein Sphinkterruhedruck von unter 10 mm Hg (1,3 kPa) beobachtet. Die Streubreite von mehreren, am gleichen Patienten durchgeführten Messungen ist jedoch relativ groß, was den Wert dieser Untersuchung in Frage stellt [6, 23, 27, 28].

Für die Langzeitmanometrie sollte man einen Sleevekatheter nach Dent [10] verwenden.

Die Untersuchung der Kontraktionsamplituden und deren Fortleitung im tubulären Ösophagus vermittelt einen Eindruck vom effektiven Transport eines Bolus durch den Ösophagus. Bei schwerer Refluxösophagitis sind die Kontraktionsamplituden häufig stark abgeschwächt, vergleichbar mit dem bei Sklerodermie gefundenen Bild, woraus man möglicherweise auf eine gestörte Selbstreinigung der Speiseröhre schließen kann.

Gastroösophageale Szintigraphie

Mit dem Isotop ^{99m}Tc-Schwefel-Kolloid ist es möglich, Reflux zu quantifizieren. Das Schwefelkolloid (100–300 μci ^{99m}Tc) wird zusammen mit 300 ml Wasser, physiologischer Kochsalzlösung oder angesäuertem Orangensaft in den Magen gebracht. Während der Patient unter der γ-Kamera liegt, wird der Reflux in Ruhe und während verschiedener Provokationstests gemessen, worauf der Refluxindex mit Hilfe eines Computers bestimmt wird. Refluxszintigraphie als nichtinvasive Untersuchung ist, wie es scheint, v. a. für die Refluxdiagnostik bei Kindern geeignet [15, 21].

Darüber hinaus ist es möglich, bei Ösophagitispatienten mit Hilfe eines mit Isotopen versehenen Bolus einen gestörten ösophagealen Transport nachzuweisen.

Säureperfusionstest (Bernstein-Test)

Mit dem Säureperfusionstest nach Bernstein [3] prüft man, ob die Beschwerden des Patienten tatsächlich durch die Anwesenheit von Säure in der Speiseröhre verursacht werden. Dabei wird die Spitze einer Magensonde auf etwa 25 cm tief (von der Zahnreihe gemessen) in die Speiseröhre gelegt. Anschließend wird abwechselnd, ohne daß der Patient es merkt, entweder eine physiologische NaCl-Lösung oder 0,1molare Salzsäure in die Speiseröhre gespritzt. Werden die Beschwerden des Patienten durch einströmende Säure reproduziert, ist der Test positiv. Meistens mißt man die Zeit bis zum Auftreten von typischem Sodbrennen. Je entzündeter die Ösophagusschleimhaut ist, um so empfindlicher wird diese für die einströmende Säure und um so schneller empfindet der Patient typisches Sodbrennen. Wenn Zweifel über die Ursache des Brustschmerzes bestehen, kann dieser einfache Test von Nutzen sein. Sein Wert wird allerdings erheblich durch die Tatsache eingeschränkt, daß er bei 50% der Refluxkranken normale oder fraglich pathologische Ergebnisse hat und gleichzeitig bei 10% der Gesunden oder Patienten mit Angina pectoris pathologisch ausfällt [28].

Standardsäurerefluxtest

Der Standardsäurerefluxtest dient zum Nachweis von Reflux. Dabei wird nach basaler pH-Messung 300 ml 0,1 molare Salzsäure mit Hilfe einer Sonde in den Magen gebracht. Mit einer 5 cm über den unteren Ösophagussphinkter eingebrachten pH-Elektrode wird der pH in liegender Haltung, auf der linken und rechten Seite und in 20°-Trendelenburg-Lagerung registriert, sowie bei Husten, tiefer Inspiration, Pressen (Valsalva) und Einatmen mit geschlossener Glottis und Nase (Müller). Der Test ist positiv, wenn bei 4 dieser 16 refluxauslösenden Manöver Reflux auch tatsächlich nachgewiesen werden kann [32].

Aussagekraft

Die Aussagekraft dieser Methoden sowie deren Sensitivität und Spezifität sind sehr unterschiedlich, wie das vor kurzem von Richter u. Castell [28] zusammengefaßt wurde (Tabelle 7). Zur Zeit besteht leider kein ein-

Tabelle 7. Diagnostische Tests zum Nachweis von gastroösophagealem Reflux. (Nach Richter u. Castell [28])

	Sensitivität [%]	Spezifität [%]
Tests zum Nachweis von potentiellem Reflux		
– Nachweis einer Gleithernie	?	?
– Manometrische Registration des unteren Sphinkterdrucks (< 10 mm Hg)	58	84
Tests zum Nachweis einer Schleimhautbeschädigung		
– Säureperfusionstest nach Bernstein	79	82
– Endoskopie	68	96
– Schleimhautbiopsie	77	91
– Doppelkontrast-Röntgenuntersuchung	60	93
Tests zum Nachweis von tatsächlich bestehendem Reflux		
– Röntgenuntersuchung	40	85
– Standardsäurerefluxtest		
a) Basal	40	99
b) Nach Füllung des Magens mit Säure	84	83
– Gastroösophageale Szintigraphie	61	95
– Langzeit-pH-Registration	88	98

ziger, als Standarduntersuchung bei gastroösophagealem Reflux akzeptierter Test. Eine nur mäßige Sensitivität zur Feststellung einer Schleimhautschädigung kann bei der Endoskopie erreicht werden, während die Langzeit-pH-Messung, deren Sensivität 88% und deren Spezifität 98% beträgt, der beste Test zur Objektivierung von Reflux darstellt.

Praktische Empfehlungen zur diagnostischen Abklärung (Abb. 2)

Im allgemeinen bereitet die Diagnose einer Refluxkrankheit wegen der typischen Anamnese und des endoskopischen Befundes keine Schwierigkeiten. Die Radiologie ist von zweitrangiger Bedeutung. Funktionstests stellen bei der Mehrzahl der Patienten mit Refluxkrankheit neben Klinik und Endoskopie ein nützliches, aber nicht obligates diagnostisches

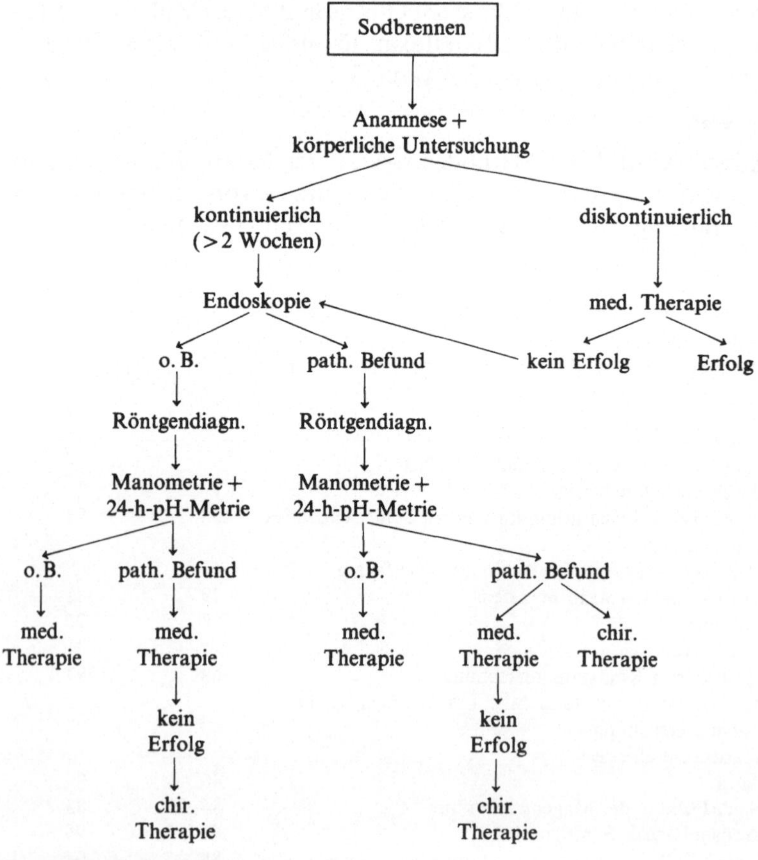

Abb. 2. Diagnostik bei Sodbrennen

Hilfsmittel dar. Die Indikation dazu bleibt i. allg. auf besondere Problemfälle beschränkt, z.B. wenn endoskopisch keine Ösophagitis vorliegt, wenn die Ösophagitis zu Komplikationen geführt hat, wenn man deutliche Motilitätstörungen vermutet oder wenn differentialdiagnostische Schwierigkeiten bestehen. Dabei ist die Langzeit-pH-Registration wesentlich physiologischer und aussagekräftiger als die anderen Untersuchungsverfahren. Indirekt läßt sich eine Aussage über die Verschlußfähigkeit des unteren Ösophagussphinkters und direkt über die Selbstreinigungsfähigkeit der Speiseröhre zu. Dadurch kann die Schwere des Refluxes besser erkannt werden, was vielleicht auch eine Aussage über die Prognose ermöglicht [7].

Im Normalfall benötigt man jedoch mehrere Tests. Die Kombination von Langzeit-pH-Registration und Ösophagusmanometrie ist nach unserer Meinung am aussagekräftigsten, da sich beide Verfahren sinnvoll ergänzen. Vor einer geplanten Antirefluxoperation sind sicher nicht nur Endoskopie und Röntgenuntersuchung, sondern auch Manometrie und Kenntnis über die Selbstreinigungsfunktion der Speiseröhre von Bedeutung, da es nach einer Fundoplikatio zu einer Zunahme der Beschwerden kommen kann, wenn die Selbstreinigung der Speiseröhre erheblich gestört ist.

Literatur

1. Atkinson M, Ferguson R, Ogilvie AC (1979) Management of malignant dysphagia by intubation at endoscopy. J R Soc Med 27:894–897
2. Behar J, Brand DL, Brown FC et al. (1978) Cimetidine in the treatment of symptomatic gastroesophageal reflux. A double blind controlled trial. Gastroenterology 74:441–448
3. Bernstein LM, Baker LA (1958) A clinical test for esophagitis. Gastroenterology 34:760
4. Branicki FJ, Evans DF, Ogilvie AL, Atkinson M, Hartcastle JD (1982) Ambulatory monitoring of esophageal pH in reflux esophagitis using portable radiotelemetric systems. Gut 23:1992–1998
5. Castell DO, Knuff TE, Brown FC, Gerhardt DC, Bruns TW, Gaskins RD (1979) Dysphagie. Gastroenterology 76:1015–1024
6. Cohen S, Harris LD (1970) Lower esophageal sphincter pressure as an index of lower esophageal sphincter strength. Gastroenterology 58:157–162
7. DeMeester TR, Johnson LF, Guy JJ, Toscano JS, Hall AW, Skinner DB (1976) Patterns of gastroesophageal reflux in health and disease. Ann Surg 184:459–469
8. DeMeester TR, Wernly JA, Bryant GH, Little AG, Skinner DB (1979) Clinical and in vitro analysis of determinants of antireflux surgery. Ann J Surg 137:39–46
9. DeMeester TR, Wang CI, Wernly JA et al. (1980) Technique, indications, and clinical use of 24 hour esophageal pH monitoring. J Thorac Cardiovasc Surg 79:656–670
10. Dent J, Dodds WJ, Friedman RH, Sekigushi T, Hogan WJ, Arndorfer RC, Petri DJ (1980) Mechanism of gastroesophageal reflux in recumbent asymptomatic human subjects. J Clin Invest 65:256–257

11. Dodds WJ, Hogan WJ, Helm JF, Dent J (1981) Pathogenesis of reflux esophagitis. Gastroenterology 81:376–394
12. Dodds WJ, Dent J, Hogan WJ, Helm JF, Hauser R, Ganesh KP, Egide MS (1982) Mechanisms of gastroesophageal reflux in patients with reflux esophagitis. N Engl J Med 307:1547–1552
13. Edwards DAW (1976) Discriminating value of symptoms in the differential diagnosis of dysphagia. Clin Gastroenterol 5:49–57
14. Evans KT, Roberts GM (1976) Where do all the tablets go? Lancet II:1237–1239
15. Fisher RS, Malmud LS, Roberts GS et al. (1976) Gastroesophageal (GE) scintiscanning to detect and quantitate GE reflux. Gastroenterology 70:301–308
16. Gambescia RA, Rogers AI (1976) Dysphagia – Diagnosis by history. Postgrad Med 59:211–216
17. Girardi MG, Blum AL (1981) Reflux-krankheit – ein akzeptiertes Krankheitsbild? Ergebnisse einer Umfrage bei praktizierenden Ärzten. In: Blum AL, Siewert JR (Hrsg) Refluxtherapie. Springer, Berlin Heidelberg New York
18. Johnson LF (1981) New concepts and methods in the study and treatment of gastroesophageal reflux disease. Med Clin North Am 65:1195–1222
19. Johnson LF, DeMeester TR, Haggith RC (1976) Endoscopic signs for gastroesophageal reflux objectively evaluated. Gastrointest Endosc 22:151–155
20. Krejs GJ, Seefeld U, Brandli HH et al. (1976) Gastroesophageal reflux disease: Correlation of subjective symptoms with 7 objective esophageal function tests. Acta Hepatogastroenterol 23:130–140
21. Malmud LS, Fisher RS (1980) Gastroesophageal scintigraphy. Gastrointest Radiol 5:195–204
22. McCallum RW, Berkowitz DM, Lerner E (1981) Gastric emptying in patients with gastroesophageal reflux. Gastroenterology 80:285–291
23. Meyer GW, Castell DO (1981) In support of the clinical usefulness of lower esophageal sphincter pressure determination. Dig Dis Sci 26:1028–1031
24. O'Sullivan GC, DeMeester TR, Smith RB, Ryan IW, Johnson JF, Skinner DB (1981) Twenty-four-hour pH monitoring of esophageal function. Its use in evaluation in symptomatic patients after truncal vagotomy and gastric resection drainage. Arch Surg 116:581–590
25. Ott DJ, Wu WC, Gelfand DW (1981) Reflux esophagitis revisted: Prospective analysis of radiologic accuracy. Gastrointest Radiol 6:1–7
26. Phillips MM, Hendrix TR (1971) Dysphagia. Postgrad Med J 47:81–86
27. Pope CE II (1981) Is measurement of lower esophageal sphincter pressure clinically useful? Dig Dis Sci 26:1025–1027
28. Richter JE, Castell DO (1982) Gastroesophageal reflux. Ann Intern Med 97:93–103
29. Rösch W (1981) Spektrum der Oesophagitis. Fortschr Med 5:123–128
30. Russell COH, Hill LD, Holmes ER III, Hull DA, Gannon R, Pope CE II (1981) Radionuclide transit: A sensitive screening test for esophageal dysfunction. Gastroenterology 80:887–892
31. Savary M, Miller G (1977) Der Oesophagus – Lehrbuch und endoskopischer Atlas. Gassmann, Solothurn
32. Skinner DB, Booth DJ (1970) Assessment of distal esophageal function in patients with hiatal hernia and/or gastroesophageal reflux. Ann Surg 172:627–637
33. Stewart ET (1981) Radiographic evaluation of the esophagus and its motor disorders. Med Clin North Am 65:1173–1194
34. Stoller JL, Samer KJ, Toppin DI, Flores AD (1977) Carcinoma of the esophagus: A new proposal for the evaluation of treatment. Can J Surg 20:454–459
35. Treichel J (1981) Anforderungen an die röntgenologische Untersuchung des oberen Gastrointestinaltrakts und des Dünndarms. Röntgenpraxis 34:357–365

36. Tucker HJ, Snape WJ Jr, Cohen S (1978) Achalasia secondary to carcinoma, manometric and clinical features. Ann Intern Med 89:315–318

37. Tytgat GNJ (1982) Diagnostik und Differentialtherapie der malignen Oesophagusstenose. Internist (Berlin) 23:251–256

38. Tytgat GNJ, Bartelsman JFWM (1983) Dysphagia – an overview. In: Salmon P (ed) Advances in gastro-intestinal endoscopy. Chapman & Hold, London

39. Vantrappen G, Hellemans J (1982) Esophageal spasm and other muscular dysfunction. Clin Gastroenterol 11:453–477

40. Vantrappen G, Janssens J, Hellemans J, Coremans G (1979) Achalasia, diffuse esophageal spasm, and related motility disorders. Gastroenterology 76:450–457

41. Weiser HF, Pace F, Lepsien G, Müller-Lissner SA, Blum AL, Siewert JR (1982) Gastroösophagealer Reflux – was ist physiologisch? Dtsch Med Wochenschr 107:366–370

42. Wernly JA, DeMeester TR, Bryant GH, Wang C, Smith RB, Skinner DB (1980) Intra-abdominal pressure and manometric data of the distal esophageal sphincter. The relationship to gastroesophageal reflux. Arch Surg 115:534–539

43. Wesdorp ICE, Bartelsman JFWM, Den Hartog Jager FCA, Tytgat GNJ (to be published) Accuracy of endoscopy in the differential diagnosis of cardial esophageal narrowing

Kapitel 2

Übelkeit und Erbrechen

W. DOMSCHKE und S. DOMSCHKE

Definition

Im allgemeinen geht *Übelkeit* (Nausea) dem *Erbrechen* (Vomitus) voraus oder begleitet zumindest den Brechvorgang. Übelkeit als Prodrom kann fehlen beim psychoneurotischen Erbrechen und beim schwallartigen Vomitus infolge einer Magenausgangsstenose oder intrakranieller Druckerhöhung.

Anders als beim Erbrechen verläuft die *Regurgitation* von Mageninhalt in der Regel ohne Nausea. Infolge einer Insuffizienz des unteren Ösophagussphinkters refluiert Mageninhalt bei gleichzeitiger Relaxation des oberen Ösophagusschließmuskels ohne weiteres in den Mund. Regurgitation kann auch bei ösophagealer Obstruktion auftreten.

Postprandialer retrograder Transport von Mageninhalt ohne begleitende Übelkeit wird als *Rumination* (Meryzismus) bezeichnet, wenn das mundvoll portionierte Refluat erneut gekaut und dann wieder geschluckt wird. Menschen mit dieser Angewohnheit wird ein psychosomatisches Fehlverhalten unterstellt.

Pathophysiologie

Der Brechakt wird durch 2 funktionell unterschiedliche Zentren im Hirnstamm (Medulla oblongata) kontrolliert [14]: das *Brechzentrum* und die dorsal davon, am Boden des 4. Ventrikels gelegene *Chemorezeptorzone*. Zum Brechzentrum gelangen vagale und sympathische Afferenzen vom Gastrointestinaltrakt und anderen Arealen des Körpers (Abb. 1). Vom Brechzentrum gehen auch die Efferenzen aus, die letzten Endes das Erbrechen veranlassen: Über die phrenischen Nerven wird das Diaphragma, über Spinalnerven die Bauchwandmuskulatur zur Kontraktion gebracht, was zu einem drastischen Anstieg des intraabdominellen Druckes führt; gleichzeitig wird über viszerale Nerven eine Re-

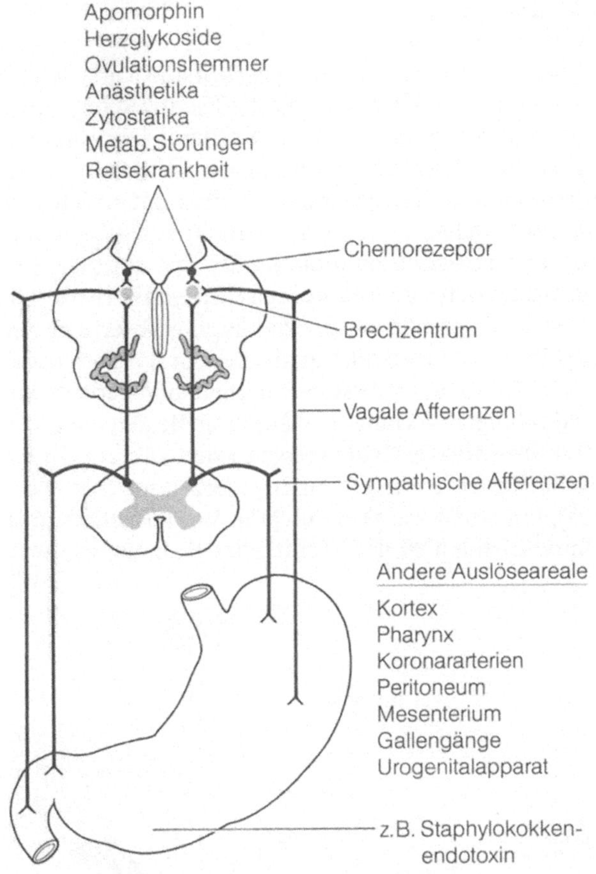

Abb. 1. Medulläres Brechzentrum und Chemorezeptorareal als gekoppelte Kontrollinstanzen des Brechvorgangs (s. Text). (Modifiziert nach Wang und Borison [14])

laxation des Magenfundus und -korpus, der gastroösophagealen Sphinkterregion und des Ösophagus induziert. Da sich außerdem das Magenantrum mehr oder weniger kontrahiert, ergibt sich im Zusammenwirken aller Kräfte das Erbrechen von Mageninhalt. Auf die Chemorezeptorzone können verschiedene Medikamente und metabolische Störungen (z.B. Urämie, Hyperglykämie) und labyrinthische Afferenzen (Reisekrankheit) einwirken und über efferente Impulse zum Brechzentrum Erbrechen veranlassen (Abb. 1). Dagegen kann der Brechakt offenbar nicht von der Chemorezeptorzone direkt ausgelöst werden, d.h. unter Umgehung des Brechzentrums.

Pathogenese

Mögliche Ursachen des Leitsymptoms „Erbrechen" sind in Abb. 2 zusammengestellt. Die diagnostische Richtung muß durch die Koinzidenz
von Leitsymptom und Begleitsymptomen bestimmt werden; denn Erbrechen ist nicht nur ein führendes gastrointestinales Krankheitszeichen,
sondern kann typischerweise im Verein mit anderen, mehr oder weniger
organspezifischen Symptomen auch auf endokrinologisch-metaboli-
sche, kardiologisch-pulmologische, gynäkologische, ophthalmologi-
sche, otologische und neurologisch-psychiatrische Ursachen hinweisen
und eine entsprechende Spezialdiagnostik erforderlich machen. Gelegentlich schwierig zu diagnostizieren ist das sog. psychoneurotische Erbrechen: Es sollte an dieses Krankheitsbild gedacht werden, wenn selbst
bei jahrelanger Verlaufsbeobachtung Begleitsymptome fehlen und das
Erbrechen entweder frühmorgens oder während bzw. unmittelbar postprandial auftritt, vom Patienten jederzeit unterdrückt werden kann, also
nie imperativen Charakter hat [15]. Vom psychoneurotischen Erbrechen
zu unterscheiden ist der Vomitus im Rahmen der Anorexia nervosa: In

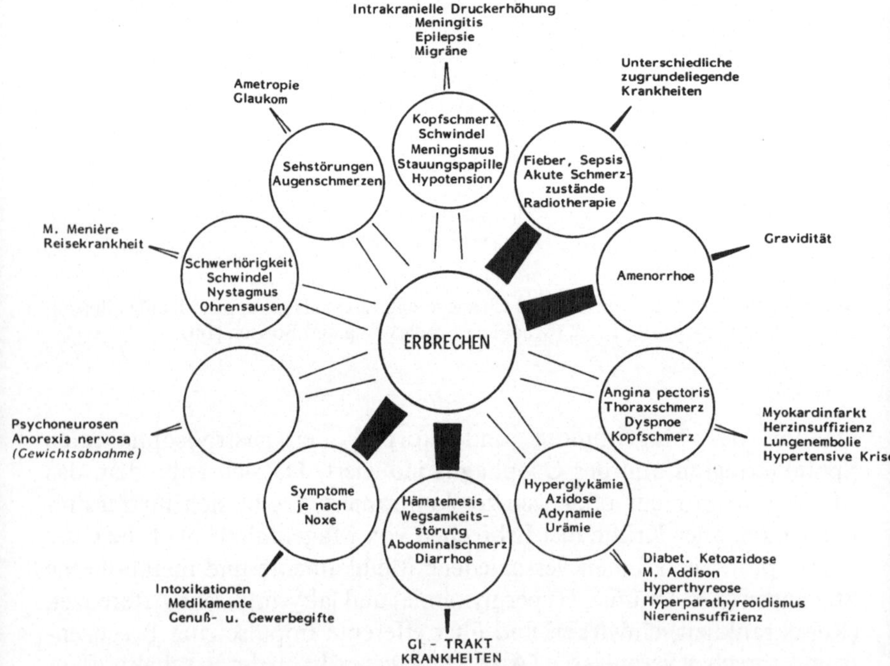

Abb. 2. Leitsymptom „Erbrechen" plus Begleitsymptome – mögliche Pathogenese. *Schwar-
ze Pfeile* weisen auf häufige Zusammenhänge hin

diesen Fällen ist das Erbrechen meist vom Patienten induziert, ebenso wie die in der Regel gleichzeitig bestehende Diarrhoea factitia; als typische Konsequenz findet sich eine extreme Gewichtsabnahme mit sekundärer Amenorrhö [9].

Als häufigste Ursachen des Erbrechens sollte bei differentialdiagnostischen Überlegungen bevorzugt an folgende Möglichkeiten gedacht werden:

- Bei Frauen im gebärfähigen Alter eine Schwangerschaft,
- Krankheiten mit Fieber- und akuten Schmerzzuständen,
- Intoxikationen durch Medikamente (v. a. Digitalispräparate, Antirheumatika, Sulfonylharnstoffe etc., s. Abb. 1),
- Genuß- (Alkohol, Nikotin) und Gewerbegifte (bleihaltige Farben, Lösungsmittel, Pflanzenschutzmittel, z.B. E 605),
- Krankheiten des Magen-Darm-Trakts.

Im folgenden sollen die gastroenterologischen Ursachen des Leitsymptoms Erbrechen gesondert und detailliert dargelegt und differentialdiagnostisch behandelt werden.

Klassifikation

Aus praktischer Sicht erscheint es sinnvoll, Zustände von Erbrechen im Rahmen eines den Patienten vital gefährdenden klinischen Gesamtbildes gegenüber den Zuständen abzugrenzen, die keinen lebensbedrohlichen Charakter haben. Im ersteren Fall müssen umgehend Krankenhauseinweisung und notfallmäßige Diagnostik erfolgen, im letzteren Fall können viele Ursachen bereits vorklinisch geklärt werden.

Erbrechen mit aktuellem Vitalrisiko

1) Hämatemesis bei massiver oberer Gastrointestinalblutung,
2) Erbrechen bei akutem Abdomen,
3) Folgezustände des Erbrechens: Am häufigsten finden sich bedrohliche Elektrolytverluste, insbesondere von Natrium, Kalium und Chlorid, eine metabolische Alkalose, Dehydratation und prärenales Nierenversagen.

Bei bewußtseinseingeschränkten Patienten ist die Aspiration von Mageninhalt gefürchtet (Säureaspirationssyndrom). Wiederholtes schwallartiges Erbrechen führt relativ häufig zu Schleimhauteinrissen am gastroösophagealen Übergang (Mallory-Weiss-Lazerationen), nur in extrem seltenen Fällen zur Ösophagusruptur (Boerhaave-Syndrom).

Erbrechen ohne aktuelles Vitalrisiko

Zustände von Erbrechen vorwiegend assoziiert mit:
1) Zeichen einer gastrointestinalen Passagestörung,
2) Abdominalschmerz,
3) Diarrhö.
Naturgemäß können die genannten Zustände auch einen lebensbedrohlichen Verlauf nehmen mit der zwingenden Konsequenz notfallmäßiger Diagnostik und Therapie.

Leitsymptom Erbrechen – Praktische Diagnostik

Generell gesehen weist das Leitsymptom „Erbrechen" im Verbund mit anderen, begleitenden Krankheitszeichen dem Kliniker die Richtung seiner diagnostischen Bemühungen und ermöglicht so den vernünftigen Einsatz klinisch-chemischer, bildgebender, funktionsanalytischer und mikrobiologischer Untersuchungsverfahren. Im folgenden soll die diagnostische Strategie bei im gegebenen Zusammenhang typischen Symptomenkonstellationen dargelegt werden.

Hämatemesis

In Abb. 3 ist die notfallmäßige Strategie bei der Hämatemesisdiagnostik schematisch dargestellt [5]: Erhebung von Kurzanamnese und Kurzbefund und die Entnahme von Blutproben für die laborchemische Analyse sollen ohne Verzug überleiten zum Kernstück notfalldiagnostischer Maßnahmen, der oberen Panendoskopie. Läßt sich die Blutungsquelle endoskopisch nicht lokalisieren, hängt das weitere Vorgehen von der Blutungsintensität ab. Bei massiver arterieller Blutung muß der Patient

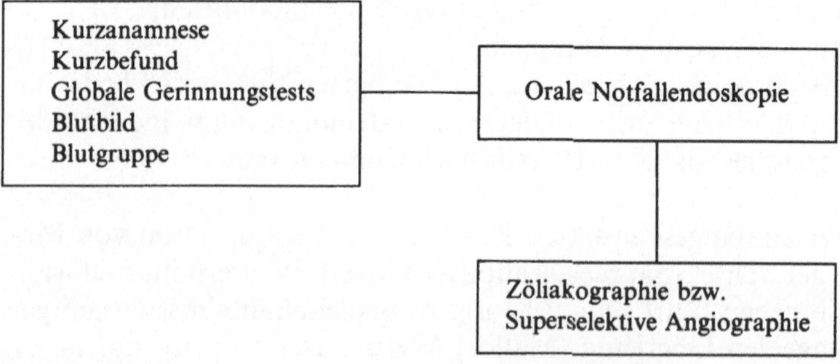

Abb. 3. Notfallmäßige Strategie bei Hämatemesisdiagnostik

ohne weitere Diagnostik umgehend operiert werden. Bei geringerer Blutungsintensität ist – speziell zur Diagnostik pathologischer Gefäßbefunde – der Einsatz der Angiographie zu erwägen, ebenso bei endoskopisch nachgewiesener Hämobilie.

Erbrechen und akutes Abdomen (s. auch Kap. 9)

Dem akuten Abdomen liegt eine chirurgische oder – seltener – nichtchirurgische Peritonitis zugrunde [8, 13]. Die *chirurgische Peritonitis* erfordert in der Regel operative, die nichtchirurgische Peritonitis konservative Therapie. Als Ursachen der chirurgischen Peritonitis sind *präoperativ* v. a. zu erwägen: akute Stadien einer Appendizitis, Cholezystitis bzw. Pankreatitis, mechanischer Ileus, Perforation, Mesenterialinfarkt und toxisches Megakolon. In der *postoperativen* Phase kommen vornehmlich in Frage: Nahtinsuffizienz, infiziertes Hämatom, Abszeß, Durchwanderungs- und Perforationsperitonitiden. Die *nichtchirurgische Peritonitis* ist – v. a. bei Zirrhotikern – häufig Folge einer primären Infektion des Aszites und Peritoneums mit z. B. E. coli bzw. Aerobacter; Gonokokken-, tuberkulöse und Amöbenperitonitiden sind selten. Außerdem ist an das mögliche Vorliegen einer Kollagenosenperitonitis oder Pseudoperitonitis (bei diabetischer Ketoazidose, akuter intermittierender Porphyrie, akuter Bleivergiftung, hämolytischer Krise) zu denken und die entsprechende Diagnostik zu veranlassen.

Klinische und laborchemische Diagnostik

Als diagnostisches Minimalprogramm sind die klinische Untersuchung einschließlich der Bestimmung der Kreislaufparameter (Blutdruck, Pulsfrequenz, zentralvenöser Druck) und die Anfertigung eines EKG anzusehen, außerdem die rektale und axillare Temperaturmessung. Folgende laborchemische Untersuchungen sollten veranlaßt werden: Hämoglobin, Hämatokrit, Leukozyten, Amylase, Elektrolyte, Kreatinin, Blutzucker, Blutgasanalyse, globale Gerinnungstests, Blutgruppe, Schwartz-Watson-Test und evtl. mikroskopische Analyse von Aszites- bzw. Peritonealspülflüssigkeit. Eine weitergehende Klärung der abdominellen Situation ist durch Einsatz bildgebender Verfahren möglich.

Bildgebende Verfahren (Abb. 4)

Abdomenleeraufnahme und Thoraxübersichtsaufnahme sind fester Bestandteil der notfallmäßigen Untersuchung des Abdomens; sie erlauben zusammen mit dem klinischen Bild die Diagnosen „Ergüsse" und „toxisches Megakolon"; darüber hinaus läßt sich der Verdacht auf das Vorliegen einer Perforation (Nachweis freier Luft), eines paralytischen oder

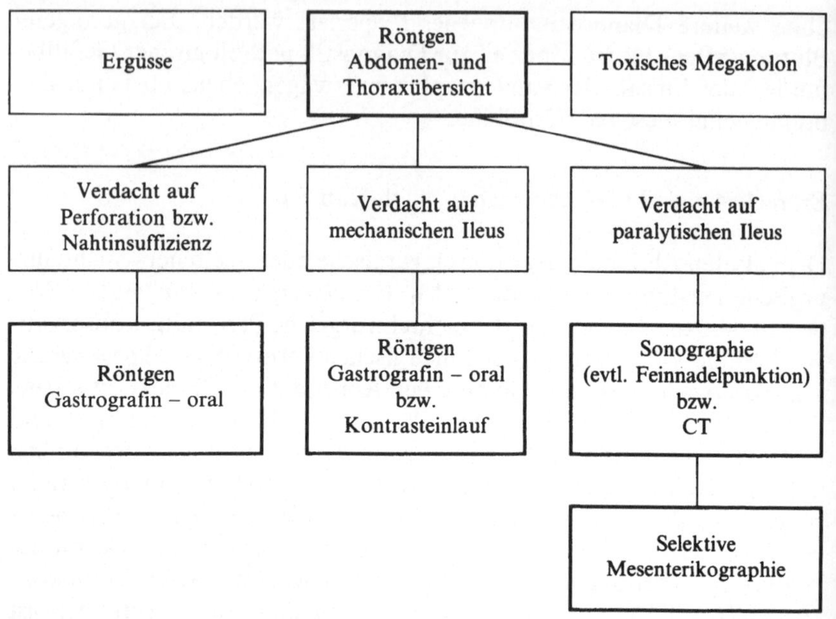

Abb. 4. Erbrechen bei akutem Abdomen. Diagnostischer Einsatz bildgebender Verfahren

mechanischen Ileus (intestinale Spiegelbildung und geblähte Darmschlingen bei abdomineller „Totenstille" bzw. Stenoseperistaltik) substantiieren. Beim Verdacht auf Perforation kann häufig durch enterale (rektale) Applikation von wasserlöslichem Kontrastmittel (z.B. Gastrografin) die Diagnose gesichert und das intestinale Leck lokalisiert werden. Beim Verdacht auf hochsitzenden mechanischen Ileus kann über eine Magen-Dünndarm-Sonde Gastrografin bzw. eine verdünnte Bariumsuspension zur Lokalisation des Hindernisses und zur Beurteilung des Stenoseausmaßes instilliert werden. Eine ähnliche diagnostische Wertigkeit hat der Kontrasteinlauf beim Dickdarmileus (NB: Erbrechen selten!). Beim Verdacht auf paralytischen Ileus leistet die Sonographie wertvolle diagnostische Dienste, indem sich Abszesse, Hämatome und Aszites nachweisen lassen; dabei kann ggf. durch ultraschallgezielte Feinnadelpunktion die Diagnose gesichert werden. Ebenfalls sonographisch nachweisen lassen sich Milzruptur, Chole- und Urolithiasis, Gallenblasenhydrops, akute nekrotisierende Pankreatitis und Cholezystitis. Ein akutes Abdomen während der Schwangerschaft bedeutet immer eine Indikation für die Sonographie [12]. Bei massivem Meteorismus bietet sich die Computertomographie als Alternative zur Sonographie an. Läßt sich mit den vorgenannten bildgebenden Verfahren die akute abdominelle Situation nicht klären, gibt es als nächste diagnostische Möglichkeit zum Nachweis bzw. Ausschluß eines Gefäßprozesses die selektive Mesenterikographie [10].

Erbrechen und gastrointestinale Passagestörung

Auf Erbrechen infolge einer gastrointestinalen Passagestörung weisen 2 klinische Zeichen hin, die – wenn vorhanden – pathognomonisch sind. Bei Magenstase infolge Gastroparese (diabetisch oder als Vagotomiefolge) ist das *Plätscherzeichen (Clapotage)* charakteristisch: Bei Erschüttern der Bauchwand wird ein plätscherndes Geräusch hörbar. *Stenoseperistaltik* (sicht- und palpierbare Peristaltik) ist ein wesentliches klinisches Zeichen bei mechanischem Ileus. Bei Magenausgangsstenose können Plätscherzeichen und Stenoseperistaltik gleichzeitig nachweisbar sein.

Klinische Diagnostik

Bei klinischem Verdacht auf Vorliegen eines Stenoseerbrechens erlaubt häufig das gezielte Fragen nach dem „Zeitpunkt des Erbrechens" und „Aussehen und Geruch des Erbrochenen" eine weitere pathogenetische Abklärung. Tabelle 1 gibt die charakteristischen Antworten für Passage-

Tabelle 1. Stenoseerbrechen. Klinische Charakteristika bei unterschiedlicher Lokalisation des Passagehindernisses

Zeitpunkt des Erbrechens	Passagehindernis	Aussehen und Geruch des Erbrochenen
Bei Nahrungsaufnahme	Ösophaguskarzinom Peptische Ösophagusstriktur Achalasie	Unverdaute Nahrung, alkalisch
Während bzw. rasch nach den Mahlzeiten	Ulcus ad pylorum DD: Psychoneurose	Angedaute Nahrung, sauer
Bis ca. 1 h postprandial	Syndrome der zuführenden und abführenden Schlinge	Angedaute Nahrung, gallig
Intervalle bis ca. 12 h	Postvagotomiestase Magenszirrhus Stenosierendes Magenkarzinom A.-mesenterica-superior-Syndrom	Angedaute Nahrung, gallig-faulig
Intervalle > 12 h	Magenausgangsstenose Diabetische Gastroparese Dünndarmileus	Alte Nahrungsreste, faulig-fäkulent

hindernisse in den verschiedenen Etagen des oberen Gastrointestinaltrakts wieder. Dabei sind auch postoperative Syndrome (z. B. Anastomosenstenose, Syndrome der „zuführenden" und „abführenden" Schlinge, Magenstase nach Vagotomie) zu berücksichtigen [1, 4, 6]. Unter den in Tabelle 1 aufgeführten Stenoseursachen kommt das A.-mesenterica-superior-Syndrom am seltensten vor; man versteht darunter die Stenosierung der Pars ascendens duodeni durch eine extrem spitzwinklig von der Aorta abgehende A. mesenterica superior; das Syndrom tritt v. a. bei bettlägerigen (Rückenlage), kachektischen Patienten auf, begleitende krampfartige Schmerzen im mittleren Oberbauch bessern sich charakteristischerweise in Knie-Ellenbogen-Lage.

Apparative Diagnostik (Abb. 5)

Beim Stenoseerbrechen stehen röntgenologische Untersuchungen meist am Anfang der diagnostischen Sequenz. Mit ihrer Hilfe lassen sich nicht nur stenosierende Hindernisse lokalisieren, sondern die Durchleuchtung erlaubt auch eine Beurteilung normaler und gestörter Funktionsabläufe. Bei Verdacht auf Stenosierung im Bereich des Ösophagus und der anamnestischen Angabe wiederholter Aspiration wird von einzelnen Untersuchern Gastrografin als wasserlösliches Kontrastmittel bevorzugt; der Vorzug eines solchen Vorgehens ist allerdings nicht verständlich, da Gastrografin nach Aspiration im Bronchialsystem sehr viel stärker irritie-

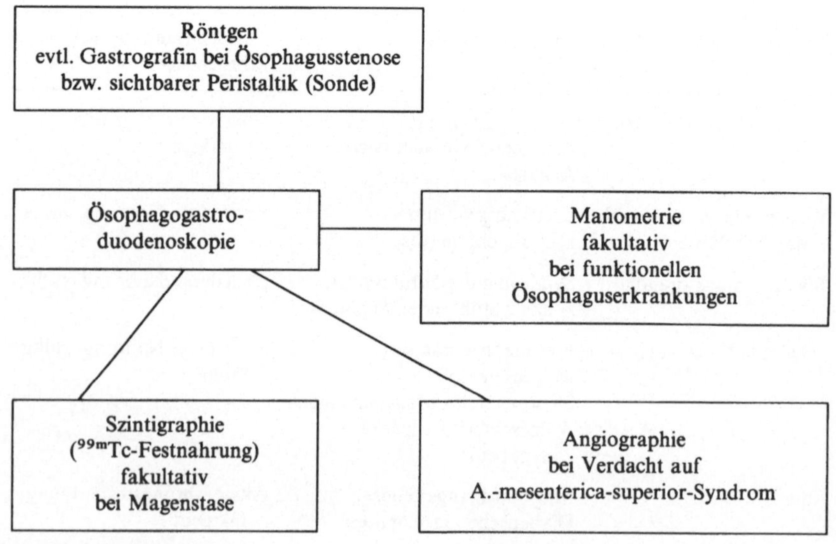

Abb. 5. Stenoseerbrechen. Sequenz apparativer Diagnostik

rend wirkt als verdünnte Bariumsuspension. Bei Stenoseperistaltik infolge eines mechanischen Ileus (entsprechendes Bild in der Abdomenleeraufnahme) wird vorgegangen, wie im Absatz „Erbrechen und akutes Abdomen" dargelegt. Als nächster diagnostischer Schritt schließt sich in der Regel die Ösophagogastroduodenoskopie an, welche durch direkte Inspektion und bioptische Gewebsentnahme die Dignität der die Passagestörung verursachenden Läsion verbindlich beurteilen läßt. Beruht die Passagestörung auf einer Magenstase bei Gastroparese, kann der Befund durch fakultativen Einsatz szintigraphischer Verfahren (Registrierung der Magenentleerung von ^{99m}Tc-markierter Festnahrung) ergänzend gesichert werden. Hat sich röntgenologisch ein Passagestop des Kontrastmittels im Bereich des duodenojejunalen Übergangs ergeben, muß auch an das mögliche Vorliegen eines A.-mesenterica-superior-Syndroms gedacht und die entsprechende angiographische Diagnostik veranlaßt werden. Manometrische Untersuchungen sind im Rahmen der Routinediagnostik nicht obligatorisch und dienen v. a. der ergänzenden Diagnosesicherung funktioneller Ösophaguserkrankungen (Achalasie, diffuser idiopathischer Ösophagospasmus).

Erbrechen und Abdominalschmerz

Klinische Diagnostik

Krankheiten, bei denen die Symptomenkombination „Erbrechen und Abdominalschmerz" typisch ist, sind in Abb. 6 aufgeführt. Durch sorgfältige Anamneseerhebung und klinische Untersuchung ist häufig bereits eine grundsätzliche differentialdiagnostische Orientierung möglich. Besonders zu fragen ist nach durchgemachten Operationen, v. a. Magenresektionen und Cholezystektomien. Leber- und Gallenwegserkrankungen weisen häufig durch das zusätzliche Symptom „Ikterus" die diagnostische Richtung. Erbringt die epidemiologische Exploration, daß mehrere Personen in der Umgebung des Patienten mit gleicher Symptomatik erkrankt sind, so werden Ursachen wie Nahrungsmittelintoxikationen, infektiöse Gastroenteritiden oder Hepatitiden wahrscheinlich. Der Zeitpunkt des Erbrechens erlaubt in gewissem Maße Rückschlüsse auf zugrundeliegende Ursachen: Erbrechen morgens vor dem Frühstück tritt typischerweise häufig auf bei alkoholischer Gastritis, Gallerefluxgastritis, Schwangerschaft und Psychoneurosen; bei akuter Gastroenteritis oder Hepatitis setzt Erbrechen meist unmittelbar postprandial ein; nächtliches Erbrechen findet sich bevorzugt bei Gallenwegserkrankungen. Differentialdiagnostisch hilfreich ist gelegentlich die klinische Erfahrung, daß Erbrechen zur Erleichterung der Beschwerden (Übelkeit, Abdominalschmerz) des Patienten führt bei Gallerefluxgastritis, pepti-

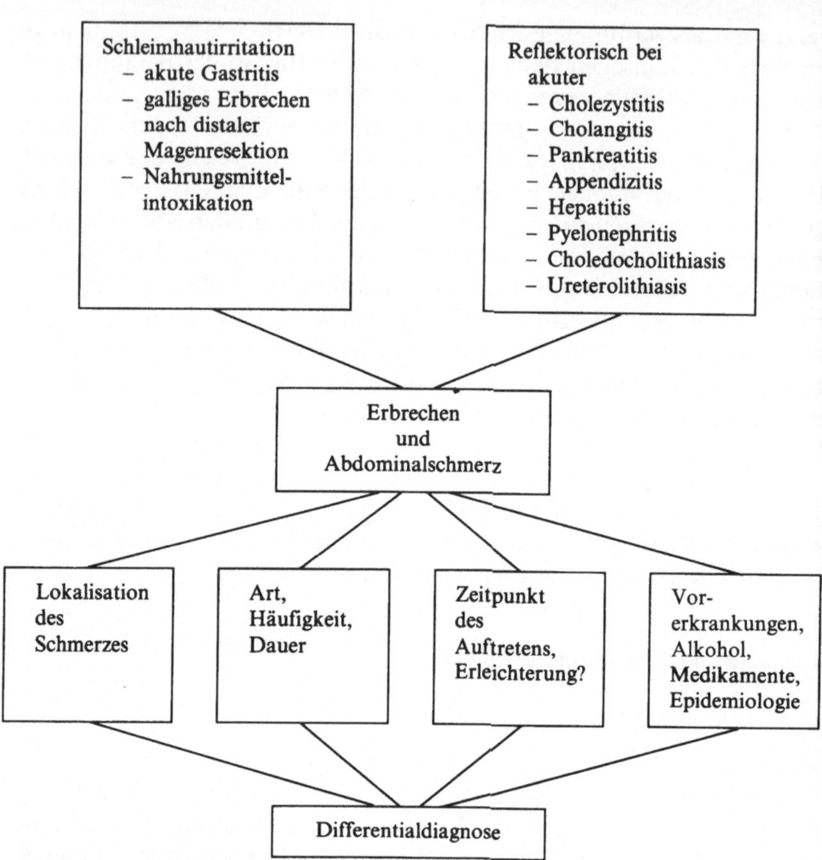

Abb. 6. Erbrechen und Abdominalschmerz. Mögliche Ursachen und klinische Differentialdiagnostik

schem Ulkus und Magenausgangsstenose, nicht aber bei Pankreas- und
Gallenerkrankungen.

Apparative Diagnostik

Bereits durch den klinischen und laborchemischen diagnostischen Zugang läßt sich die Symptomenkombination „Erbrechen und Abdominalschmerz" auf verschiedene zugrundeliegende Krankheiten zurückführen
(Abb. 7). Das weitere diagnostische Procedere wird sich nach dem vorliegenden klinischen Bild richten: Stehen Entzündungszeichen (Fieber,
Leukozytose, Senkungsbeschleunigung) im Vordergrund, bietet sich als
nächster diagnostischer Schritt die sonographische Untersuchung des
Abdomens an. Bei der sonographischen Exploration des harn- und gal-

44

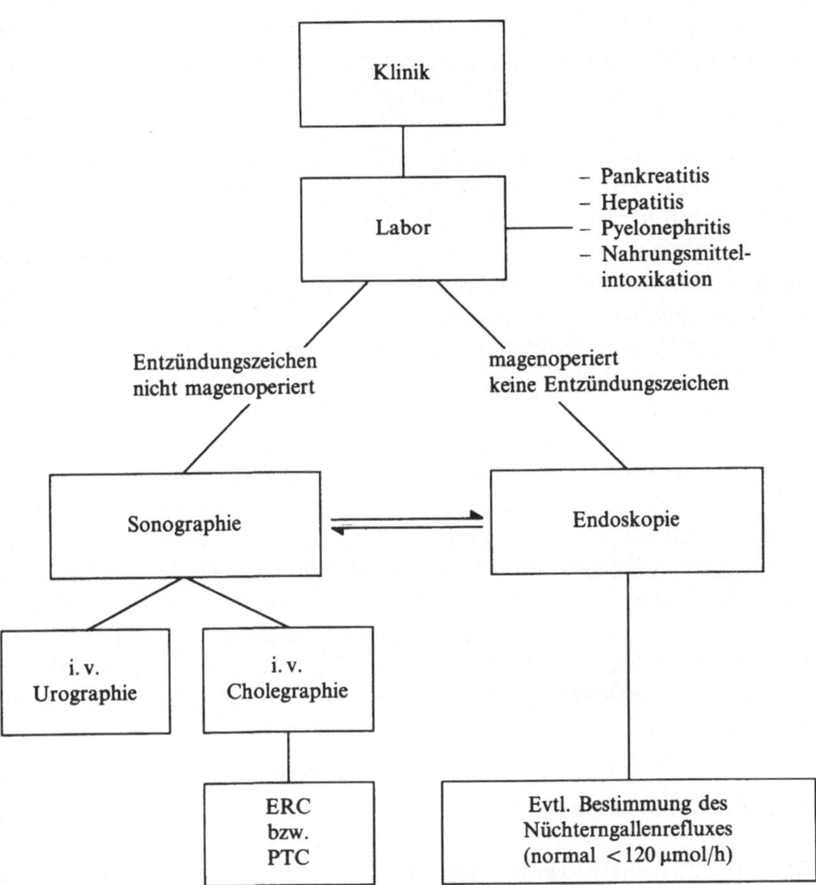

Abb. 7. Erbrechen und Abdominalschmerz. Diagnostische Sequenz

leableitenden Systems lassen sich Uro- und Cholelithiasis sowie Gangdilatationen infolge eines Abflußhindernisses zuverlässig diagnostizieren.
Ein Gallenblasenhydrops wird im Ultraschallbild in Form einer vergrößerten, flüssigkeitsgefüllten, i. allg. schmerzfreien Gallenblase wiedergegeben. Finden sich in einer vergrößerten Gallenblase dichte Bin-
nenechos und läßt sich bei gezielter, auf dem Bildschirm kontrollierter
Palpation der Schmerz genau in die Gallenblasenregion lokalisieren, so
sind das wichtige Indizien für das Vorliegen einer akuten Cholezystitis
bzw. eines Gallenblasenempyems. Als weiterführende diagnostische
Maßnahme wird im Bereich des uropoetischen und harnableitenden Systems die intravenöse Urographie eingesetzt. In der weiteren Diagnostik
des Gallenwegssystems folgt üblicherweise bei Serumbilirubinwerten

68 µmol/l die Infusionscholangiographie, bei stärkerem Ikterus wird zur definitiven Klärung der Situation sofort die endoskopisch-retrograde Cholangiographie (ERC) bzw. die perkutane transhepatische Cholangiographie (PTC) durchgeführt, wobei die ERC bei nachgewiesener Choledocholithiasis in geeigneten Fällen die endoskopische Papillotomie (EPT) mit konsekutiver Steinextraktion einschließt.

Die Symptomenkombination „Erbrechen und Abdominalschmerz" wird beim magenoperierten Patienten ohne systemische Entzündungszeichen zuerst die obere Panendoskopie veranlassen. Auf diese Weise werden möglicherweise zugrundeliegende pathologische Veränderungen (z. B. Anastomosenstenose, ulzeröse und neoplastische Läsionen) am zuverlässigsten erfaßt. Häufiger endoskopischer Befund bei Patienten nach distaler Magenresektion ist die in Form eines Magenerythems auffallende Gastritis, die Folge eines postoperativ ungebremsten enterogastralen Refluxes von Gallensäuren sein soll. Jedenfalls hat sich zeigen lassen, daß galliges Erbrechen und epigastrische Schmerzen fast ausschließlich bei den distal magenresezierten Patienten auftraten, deren Nüchterngallenreflux mehr als 120 µmol Gallensäuren/h betrug [1]. Bei symptomatischen Patienten mit einer Gallerefluxgastritis ist der Wert einer konservativen Therapie umstritten. Ein Therapieversuch kann mit Aluminium-Magnesium-haltigen Antazida durchgeführt werden, dagegen ist der therapeutische Effekt von Colestyramin, Metoclopramid und Domperidon eher fraglich.

Erbrechen und Durchfall

Klinische Differentialdiagnostik (Abb. 8)

Treten Erbrechen und Durchfall gemeinsam akut auf, ist in erster Linie an das Vorliegen einer infektiösen Gastroenteritis oder einer Nahrungsmittelintoxikation zu denken, zumal wenn auch Personen aus der Umgebung des Patienten unter gleicher Symptomatik erkranken. Bei Nahrungsmittelallergien ist das gleichzeitige Auftreten gastrointestinaler (Erbrechen, Durchfall, Bauchkrämpfe), respiratorischer (asthmoide Bronchitis) und kutaner (Ekzeme, Urtikaria) Symptome typisch [7]. Diese Krankheitsäußerungen treten jedesmal akut auf, wenn der Patient mit der zu inkriminierenden Noxe in Kontakt kommt. Die häufigsten Nahrungsmittelallergene sind Kuhmilch, Eiklar, Fisch, Nüsse, Schokolade, Obst und Gemüse. Beim Zollinger-Ellison-Syndrom (gastrinproduzierender Pankreastumor) ergeben sich die klinischen Symptome aus der exzessiven Überproduktion an Magensäure: Erbrechen infolge der großen Magensaftvolumina, wäßrige Diarrhöen und Steatorrhö infolge direkter Gastrinwirkung auf intestinale Absorptionsvorgänge und bedingt

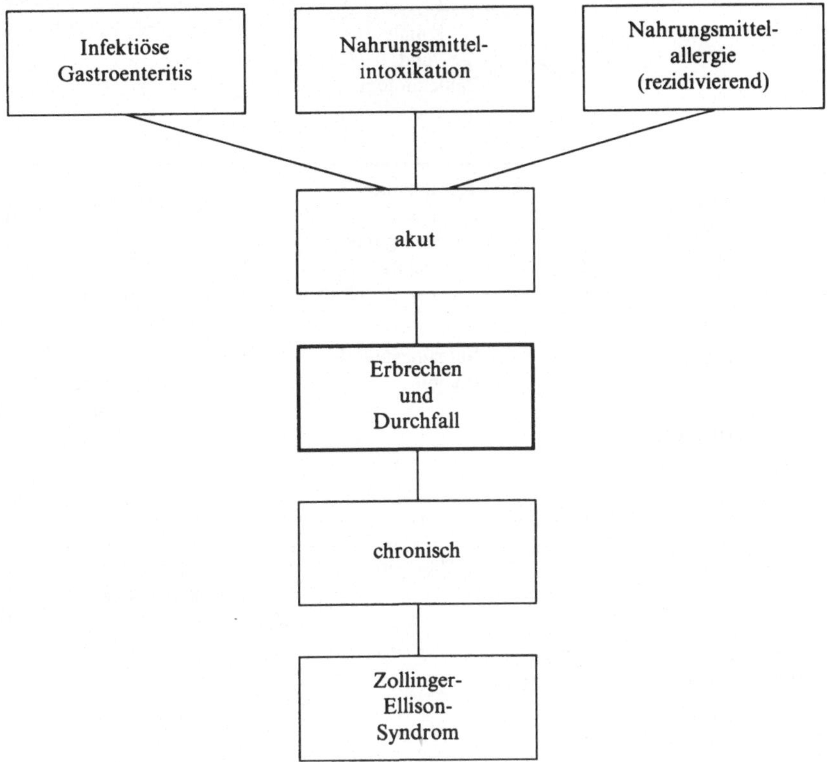

Abb. 8. Erbrechen und Durchfall. Mögliche Ursachen

durch irreversible Inaktivierung der pankreatischen Lipase im stark sauren Duodenalmilieu, außerdem Abdominalschmerzen und ausgedehnte, meist multipel auftretende Gastroduodenalulzera mit häufig atypischer Lokalisation (distaler Ösophagus, postbulbäres Duodenum und oberes Jejunum).

Differentialdiagnostisches Procedere (Abb. 9)

Klinisches Bild und epidemiologische Exploration stellen die Weichen zum weiteren diagnostischen Vorgehen. Bei Verdacht auf Vorliegen einer infektiösen Gastroenteritis kommen als Erreger Bakterien, Viren und Protozoen in Betracht (Tabellen 2–4). Fieber tritt üblicherweise bei Bakterien- bzw. Virusbefall des Gastrointestinaltrakts auf (Ausnahme: Untertemperaturen bei Cholera!), während bei protozoenbedingten Erkrankungen das Symptom „Fieber" in der Regel fehlt (Ausnahme: Amöbenkolitis mit bakterieller Superinfektion bzw. Abszedierung!). Die

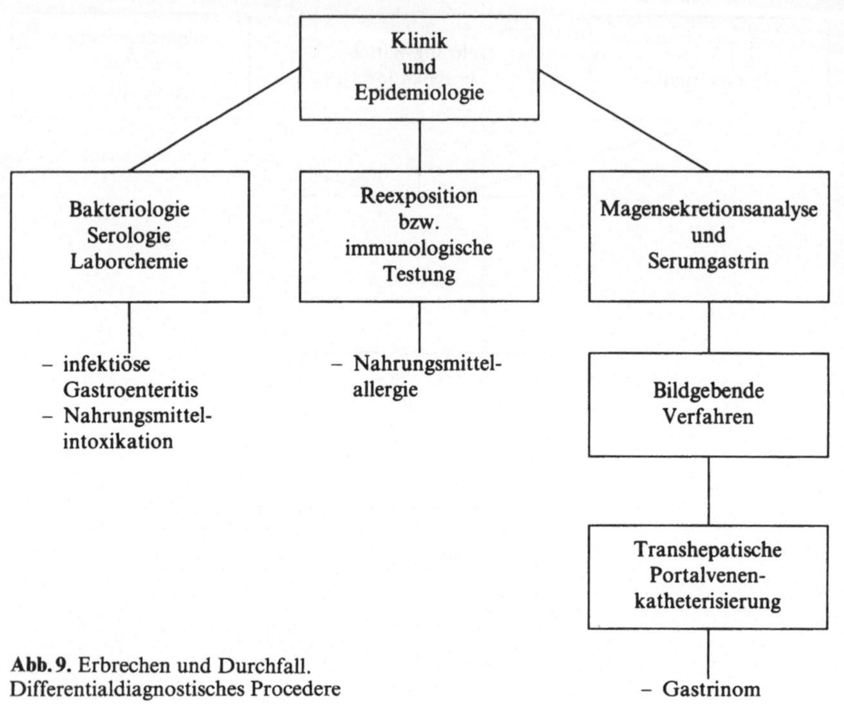

Abb. 9. Erbrechen und Durchfall.
Differentialdiagnostisches Procedere

Tabelle 2. Bakterielle Erreger infektiöser Gastroenteritiden

Erreger	Fieber	Therapie
Salmonella typhi S. paratyphi	Kontinua	Chloramphenicol Trimethoprim/
Andere Salmonellen	+	Sulfamethoxazol
Shigellen	+	Neomycin Paromomycin Trimethoprim/ Sulfamethoxazol
Escherichia coli	+	Symptomatisch
Vibrio cholerae	Untertemperatur	Tetrazykline

Yersinia
  enterocolitica
  pseudotuberculosa
	+ +	Tetrazykline

Campylobacter	+ +	Erythromycin

Tabelle 3. Virale Erreger infektiöser Gastroenteritiden

Erreger	Fieber	Therapie
ECHO-Viren	+	
Rotavirus	+	Symptomatisch
Norwalk-Agent	+	

Tabelle 4. Protozoen als Erreger infektiöser Gastroenteritiden

Erreger	Fieber	Therapie
Giardia lamblia	−	
Entamoeba	−	Metronidazol
histolytica	+	
	Bei bakterieller Superinfektion	Ornidazol
	+ +	Tinidazol
	Bei Abszedierung	
Endolimax nana	−	

jeweilige Diagnose wird durch Keimnachweis im Stuhl bzw. geeignete serologische Untersuchungen gesichert [11]. Die Tabellen 2 und 4 weisen außerdem die empfehlenswerten chemotherapeutischen Maßnahmen bei bakteriellen und Protozoenerkrankungen aus. Dabei sollte noch erwähnt werden, daß sich aufgrund neuester Erfahrungsberichte in der Therapie der Amöbenkolitis zusätzlich zur Gabe von Metronidazol die Medikation von Tetrazyklinen und Chloroquin bewährt hat. Offenbar treten unter einer derartigen Kombinationstherapie weniger Leberabszesse als Komplikation der Grunderkrankung auf. Bei Escherichia-coli- (sog. Reisediarrhö) und viralen Infektionen des Gastrointestinaltrakts sollte nur symptomatisch durch angemessene Substitution von Wasser und Elektrolyten therapiert werden. Akute Nahrungsmittelintoxikationen können durch Aufnahme von Lebensmitteln und Getränken, die mit pathogenen Bakterien oder deren Toxinen kontaminiert sind, entstehen. Als Verursacher kommen in erster Linie Staphylokokkenenterotoxine und Streptokokken in Frage, daneben Clostridium perfringens (meist kein Erbrechen!) und Clostridium botulinum. Außerdem spielen immer wieder Pilzintoxikationen, speziell durch Amanita-Arten, eine Rolle. Bei klinischer Vermutungsdiagnose ist ggf. der Erreger- bzw. Toxinnachweis in Serum, Stuhl, Erbrochenem und/oder Nahrungsresten möglich und evtl. nötig (Botulismus, Amanitin-Vergiftung). Die

Therapie besteht in den meisten Fällen aus Flüssigkeitsersatz und Elektrolytausgleich, bei Verdacht auf Botulismus oder Pilzintoxikation ist die umgehende Klinikeinweisung geboten.

Der Verdacht auf das Vorliegen einer Nahrungsmittelallergie läßt sich im Reexpositionsversuch und durch Intrakutantestung des inkriminierten Allergens verstärken. Eine definitive Bewertung der klinischen Symptomatik ist mit Hilfe des Radio-Allergo-Sorbent-Tests (RAST) möglich [2]; damit lassen sich zuverlässig Antikörper der IgE-Klasse gegen Nahrungsmittel nachweisen.

Die Diagnose „Gastrinom" wird durch folgende Untersuchungen gesichert: 1) Nachweis einer gastralen Hypersekretion (basale Säuresekretion über 15 mmol/h), 2) radioimmunologischer Nachweis einer Nüchternhypergastrinämie (Normalwerte: 20–50 ng/l) trotz Hyperchlorhydrie – beim Zollinger-Ellison-Syndrom können Werte bis zum 20 000fachen der Norm vorkommen – und 3) bei grenzwertig oder mäßiggradig erhöhten Serumgastrinspiegeln (< 500 ng/l) und klinisch nicht eindeutiger Situation muß zur Sicherung der Diagnose ein Provokationstest durchgeführt werden: Als zuverlässigstes Verfahren hat sich dabei die i. v.-Injektion von 2 klinischen Einheiten Sekretin/kg Körpergewicht erwiesen; typischerweise steigt beim Zollinger-Ellison-Syndrom das Serumgastrin in einer paradoxen Reaktion innerhalb der ersten Minuten nach der Injektion deutlich (um mehr als 100% des Basalwerts) an, während es bei anderen Zuständen von Hypergastrinämie entweder wenig ausgiebig reagiert oder abfällt. Im positiven Fall sollte der Versuch einer Gastrinomlokalisation gemacht werden mit Hilfe bildgebender Verfahren (Sonographie, Computertomographie, Angiographie) und durch transhepatische Pankreasvenenkatheterisierung mit Gastrinkonzentrationsbestimmungen in verschiedenen Positionen; denn bei frühzeitig diagnostizierten, nicht metastasierten, intrapankreatisch gelegenen Gastrinomen lassen sich durch Pankreasteilresektionen erstaunlich günstige Resultate erzielen [3]. In den fortgeschritteneren Fällen, und das ist leider die Regel, wird den betroffenen Patienten durch Langzeittherapie mit Histamin-H_2-Rezeptorantagonisten eine erträgliche Lebensführung ermöglicht.

Literatur

1. Alexander-Williams J, Hoare AM (1980) Postgastrektomiesyndrome. In: Siewert JR, Blum AL (Hrsg) Postoperative Syndrome. Springer, Berlin Heidelberg New York, S 113–152
2. Baenkler HW (1979) Immunologische Untersuchungen. In: Domschke W, Koch H (Hrsg) Diagnostik in der Gastroenterologie. Thieme, Stuttgart, S 331–367

3. Burcharth F, Stage JG, Stadil F, Jensen LI, Fischerman K (1979) Localization of gastrinomas by transhepatic portal catheterisation and gastrin assay. Gastroenterology 77:444–450
4. Domschke S, Domschke W (1983) Mangelzustände nach Magenresektion. In: Demling L, Lux G, Domschke W (Hrsg) Therapie postoperativer Zustände des Gastrointestinaltraktes. Thieme, Stuttgart New York, S 161–168
5. Domschke W (1982) Gastrointestinale Blutung: Strategie der Blutungsdiagnostik. In: Siewert JR, Blum AL, Farthmann EH, Lankisch PG (Hrsg) Notfalltherapie. Springer, Berlin Heidelberg New York, S 113–118
6. Domschke W (1983) Störungen nach nichtresezierender Magenchirurgie: Konservative Therapie. In: Demling L, Lux G, Domschke W (Hrsg) Therapie postoperativer Störungen des Gastrointestinaltraktes. Thieme, Stuttgart New York, S 139–148
7. Fahrländer H (1982) Die Nahrungsmittelallergien. Dtsch Med Wochenschr 107:1892–1897
8. Feifel G, Finke U (1982) Diagnostik. In: Siewert JR, Blum AL, Farthmann EH, Lankisch PG (Hrsg) Notfalltherapie. Springer, Berlin Heidelberg New York, S 630–637
9. Fitzgerald O, Walsh N (1977) Functional dysphagia and vomiting (including anorexia nervosa). In: Almy TP, Fielding JF (eds) Clinics in gastroenterology: The GI tract in stress and psychosocial disorder. Saunders, London Philadelphia Toronto, pp 557–568
10. Friedmann G, Wenz W, Ebel K-D, Bücheler E (1982) Dringliche Röntgendiagnostik. Traumatologie und akute Erkrankungen. Thieme, Stuttgart New York
11. Legler F (1979) Mikrobiologische Untersuchungen. In: Domschke W, Koch H (Hrsg) Diagnostik in der Gastroenterologie. Thieme, Stuttgart, S 369–386
12. Lutz H, Ehler R (1979) Akutes Abdomen – Entscheidungshilfen durch Ultraschalldiagnostik. Langenbecks Arch Chir 349:487–490
13. Schuster HP (1982) Nichtchirurgische Peritonitis. In: Siewert JR, Blum AL, Farthmann EH, Lankisch PG (Hrsg) Notfalltherapie. Springer, Berlin Heidelberg New York, S 676–681
14. Wang SC, Borison HL (1952) A new concept of organization of the central emetic mechanism: Recent studies on the sites of action of apomorphine, copper sulfate, and cardiac glycosides. Gastroenterology 22:1–12
15. Wruble LD, Rosenthal R, Webb WL (1982) Psychogenic vomiting: A review. Am J Gastroenterol 77:318–321

Kapitel 3

Obstipation

A. L. Blum *

Definition

Unter Obstipation versteht man das wiederholte Ausbleiben einer Defäkation während mehr als 2 Tagen.

Wir verwenden diese Definition, obwohl sie aus mehreren Gründen problematisch ist.

a) Eine exakte Abgrenzung von der Definition des *Ileus* ist dadurch nicht möglich.

b) Die Häufigkeit der Defäkation ist von kulturellen, geographischen, ernährungsphysiologischen und zahlreichen anderen Faktoren abhängig [7]. Die Angehörigen von Naturvölkern setzen unter einer *faserreichen Kost* (100 g Nahrungsfaser pro Tag) mehrere Stühle pro Tag ab. In Westeuropa ist die Kost faserarm (30 g Nahrungsfaser pro Tag), und es wird im Mittel ein Stuhl pro Tag abgesetzt [4]. Das Defäkationsverhalten unserer Bevölkerung zeigt jedoch große Schwankungen [6]. Individuen, die sich als gesund betrachten, geben Frequenzen von 3 mal ein Stuhl pro Tag bis zu einmal ein Stuhl alle 3 Tage an.

c) Von Obstipation wird oft dann gesprochen, wenn der Patient selbst sein Stuhlverhalten als abnorm bezeichnet. Diese *subjektive Definition* ist unserer Erachtens unbefriedigend, weil sie alle jene Individuen umfassen würde, die sich mit Laxantien behandeln, wenn der tägliche Stuhl gelegentlich ausbleibt.

d) Der amerikanische Gastroenterologe Alvarez spricht von Obstipation, „wenn eine Verzögerung der Defäkation zu *Unwohlsein, Besorgnis oder Abdominalbeschwerden* führt". Wir sprechen beim mehrtägigen Ausbleiben einer Defäkation auch dann von Obstipation, wenn keines der erwähnten Zusatzsymptome auftritt.

---

* Unterstützt durch Schweiz. Nationalfonds, Gesuch Nr. 3.940.0.8

e) Viele Patienten sprechen von Obstipation, wenn die *Intervalle* zwischen den Defäkationen unregelmäßig sind, wenn ein *harter Stuhl* nur nach langem Pressen abgesetzt werden kann, wenn die *Stuhlmenge* nach Ansicht des Patienten zu gering ist und wenn nach Absetzen des Stuhls ein *Gefühl der unvollständigen Defäkation* besteht. Es handelt sich hier um typische, aber fakultative Zusatzsymptome, die unseres Erachtens nicht in die Definition der Obstipation miteinbezogen werden sollten.

Ätiologie und Pathophysiologie der Obstipation

Chronische habituelle Obstipation

Im Rahmen einer Umfrage bezeichneten sich 10 % der gesunden Amerikaner als obstipiert. Knapp die Hälfte davon hatte zusätzlich zur Obstipation Abdominalschmerzen. Diese Umfrage ist repräsentativ für alle Industrieländer; postmenopausische Frauen sind dabei zu einem wesentlich höheren Prozentsatz (mindestens 30%) obstipiert als die übrige Bevölkerung. Die *Häufigkeit der Obstipation* findet ihren Niederschlag im *Verbrauch an Laxanzien*. In der Bundesrepublik Deutschland wurden 1975–1976 Laxanzien im Wert von 47 Mio. DM gekauft. In der Schweiz betrug der Laxanzienkonsum 1982 sogar 18 Mio. sfr, was einem Pro-Kopf-Verbrauch von 3 sfr pro Jahr entspricht.

Die entscheidende Ursache der habituellen Obstipation ist der *Ballaststoffmangel* unserer Kost. Epidemiologische Studien haben gezeigt, daß die habituelle Obstipation nur in Ländern mit ballaststoffarmer Nahrung auftritt. Experimentell wird durch die Reduktion von Ballaststoffen in der Nahrung die Stuhlkonsistenz erhöht und die Stuhlfrequenz gesenkt, während umgekehrt die Zugabe von Ballaststoffen die Stuhlkonsistenz senkt und die Stuhlfrequenz erhöht. Schließlich ist in zahlreichen therapeutischen Studien die günstige Wirkung von Ballaststoffen jeder Art bei der Therapie der habituellen Obstipation gezeigt worden.

Die Zufuhr von oralen Ballaststoffen führt über folgende Mechanismen zu einer Zunahme der Stuhlmasse: Ein Teil der Ballaststoffe wird unverändert mit dem Stuhl wieder ausgeschieden; die Ballaststoffe binden Wasser; ein Teil der Ballaststoffe wird im Kolon durch Bakterien gespalten, bei der Spaltung werden laxierende Fettsäuren gebildet, es kommt zur Gasbildung, und die Bakterienmasse im Kolon nimmt zu.

In zahlreichen Studien ist die Beziehung zwischen dem Ballaststoffgehalt der Nahrung und der *Kolonmotilität* untersucht worden. Im Mittel nimmt der Druck im Kolon bei absinkendem Fasergehalt der Nahrung zu. Dieser Hypertonus des „spastischen Kolons" kann für die Retention des Stuhles verantwortlich sein, Schmerzen verursachen und schließlich

Tabelle 1. Häufige funktionelle Ursachen der chronischen Obstipation

	Diagnose	Irritables Kolon	Dyschezie
Unterschiede	Pathogenese	Stuhlretention im gesamten spastischen Kolon	Stuhlablagerung im hypomotilen Rektosigmoid
	Rektum bei Ballondistension	Hypersensibel	Hyposensibel
	Rektum bei digitaler Untersuchung	Leer	Voll
	Schmerzen	Charakteristisch	Nicht charakteristisch
	Vegetative Zeichen	Charakteristisch	Nicht charakteristisch
	Kolondivertikel	Ja	Nein
Gemeinsames	Psychisch beeinflußt	Ja	Ja
	Therapie mit Ballaststoffen	Günstig	Günstig

zur Entstehung von Kolondivertikeln führen. Umgekehrt sinkt unter der Zufuhr von Ballaststoffen der Kolondruck.

Eine zweite Ursache der habituellen Obstipation ist *psychologischer Natur*. Es handelt sich um die Unterdrückung des Defäkationsreflexes. Dies resultiert in der Ablagerung von Stuhl im hypomotilen Rektosigmoid. Der Zustand mit langer Retention des Stuhls im Rektosigmoid wird Dyschezie genannt. Von einigen Autoren werden fließende Übergänge von Dyschezie zum M. Hirschsprung mit ultrakurzem Segment postuliert [6]. Die Neigung zur Obstipation wird durch die Persönlichkeit beeinflußt: Introvertierte Individuen mit einem schlechten Selbstgefühl neigen eher zur Obstipation, während extrovertierte, optimistische Individuen mit gutem Selbstgefühl häufiger defäzieren [21, 22].

Im Rahmen der chronischen habituellen Obstipation lassen sich somit *2 Extremzustände* unterscheiden [10, 11], die in Tabelle 1 schematisch voneinander abgegrenzt werden. Das spastische Kolon mit Stuhlretention im Rahmen des irritablen Kolons geht charakteristischerweise mit Schmerzen einher [15], während die Dyschezie mit Stuhlablagerung im hypomotilen Rektosigmoid schmerzlos verläuft. Üblicherweise finden sich beim gleichen Patienten Charakteristika beider Formen der Obstipation, und eine Klassifizierung ist deshalb nicht möglich.

Die chronische habituelle Obstipation ist um ein Mehrfaches häufiger als alle anderen im folgenden diskutierten Ursachen zusammen.

Mechanische Ursachen der Obstipation

Bei einer neu auftretenden Obstipation besteht der Verdacht auf eine Lumenverlegung im Kolon. Die wichtigste Ursache ist das *Kolonkarzinom*.

Eine reine Obstipation ist jedoch beim Kolonkarzinom ungewöhnlich. Bei weniger als 10% der Patienten mit Kolonkarzinom ist die Obstipation ein Frühsymptom; bei diesen wenigen Fällen wird i. allg. ein Wechsel zwischen Obstipation und Durchfall beschrieben, und der Patient klagt nicht über „Verstopfung", sondern über „unregelmäßigen Stuhlgang". Weitaus häufigere Frühsymptome des Kolonkarzinoms sind rektale Blutung und Anämie [13]. Eine Obstipation tritt bei Lokalisation des Tumors in Rektum, Sigma und unterem Colon descendens auf, während bei höher gelegenen Tumoren mit einem Subileus zu rechnen ist. Weitere Ursachen einer Lumenverlegung im Kolon sind die *benigne Striktur,* meistens infolge einer Colitis ulcerosa, eines M. Crohn oder einer ischämischen Kolitis, transrektal eingebrachte *Fremdkörper* und die *Intussuszeption.* Bei diesem nicht seltenen, wenig bekannten Krankheitsbild kommt es zur Einstülpung der ventralen Rektumwand in das Rektum während der Defäkation. Dadurch entsteht einerseits ein mechanisches Hindernis, welches die Defäkation behindert, andererseits kommt es zum Gefühl der unvollständigen Defäkation. Es entwickelt sich ein Circulus vitiosus: Die Intussuszeption bewirkt durch Behinderung der Defäkation und ein Fremdkörpergefühl ein verstärktes Pressen, das seinerseits die Intussuszeption verstärkt. Schließlich prolabiert die eingestülpte Schleimhaut durch den Analkanal, im Stadium des manifesten Rektalprolapes wird die Diagnose schließlich gestellt [12].

Neuromuskuläre Ursachen der Obstipation

Bei der *Hirschsprung-Erkrankung mit einem ultrakurzem aganglionären Segment* kann sich die Erkrankung erst im Adolenszenten- oder frühen Erwachsenenalter manifestieren, im Gegensatz zur üblichen Hirschsprung-Erkrankung des Säuglings- und Kleinkindesalters. Die Aganglionose führt typischerweise zu einem Megakolon [8, 16, 20].
Folgende neurogenen Ursachen können ebenfalls zur Ausbildung eines Megakolons führen: *traumatische Läsionen* im Bereich der Nn. pudendi und des Rückenmarks (eine Blasenatonie ist häufig, aber fakultativ damit verbunden [2]); neurologische Erkrankungen wie *M. Parkinson* und *multiple Sklerose; zerebrale Läsionen* mit Ausfall der Defäkationsimpulse; langjähriger Abusus von Laxanzien, speziell Anthrachinonderivaten [14, 18, 19] sowie Stoffwechselstörungen mit *peripherer autonomer Neuropathie,* z. B. Diabetes mellitus und Porphyrie.
Schließlich kann sich ein Megakolon bei muskulären Erkrankungen wie *Sklerodermie, Amyloidose* und bei gewissen *Myotonien* ausbilden.

Medikamentöse und toxische Ursachen der Obstipation

Eine gelegentliche Obstipation ist als Nebenwirkung von fast allen *Medikamenten* beobachtet worden. Bei der Anwendung der folgenden Medikamente (in alphabetischer Reihenfolge) ist häufig mit einer Obstipation zu rechnen: Analgetika, z.B. Aspirin; Antazida, speziell Aluminiumhydroxid; Anticholinergika; Antidepressiva; Antidiarrhoika; Antiepileptika; α-Adrenergika; Antiparkinsonmittel; Ballaststoffe in übermäßiger Dosierung; Bariumsulfat; Colestyramin; koffeinhaltige Medikamente und Getränke; MAO-Hemmer; Opiate; Sedativa; Wismutpräparate. *Toxisch bedingte* Obstipationen werden u. a. bei der Vergiftung mit Schwermetallen (Arsen, Blei und Quecksilber) beobachtet.

Obstipation bei psychiatrischen Erkrankungen

Schwere Obstipationen werden bei der Depression und anderen Psychosen beobachtet, speziell bei hospitalisierten Patienten. Im übrigen bestehen fließende Übergänge zur habituellen Obstipation, deren psychologischen Ursachen bereits diskutiert worden sind (S. 54).

Obstipation bei Stoffwechselstörungen

Schwere Obstipationen entwickeln sich bei *Hypothyreose, Hypophyseninsuffizienz* und *Hyperkalzämien,* z.B. im Rahmen des Hyperparathyroidismus.
Der Laxantienabusus kann zu einer *Hypokaliämie* führen, die ihrerseits die Obstipation verstärkt. Dadurch entwickelt sich ein Circulus vitiosus. Ein zweiter Circulus vitiosus im Rahmen des Laxantienabusus führt über eine Schädigung der Kolonwand zur Verstärkung der Obstipation. Die langjährige Einnahme von Laxantien, speziell von Anthrachinonpräparaten, bewirkteine Schädigung der intramuralen Ganglien. Dadurch entstehen massive und therapierefraktäre Obstipationen.

Schmerzinduzierte Obstipation

Bei jeder Form von Schmerzen tritt eine Obstipation auf. Bei schmerzhaften *Analprozessen,* wie Hämorrhoiden, Analfissuren und Rhagaden durch Einläufe schwächt die schmerzhafte Defäkation den Defäkationsreiz ab. Dies führt zur Eindickung des Stuhls, der nur durch starkes Pressen abgesetzt werden kann. Das Pressen verzögert wiederum die Abheilung der Analprozesse.

Obstipation durch Immobilisation

Alle Obstipationsformen werden durch die Immobilisation des Patienten verstärkt.

Diagnostisches Vorgehen

Falls „anamnestische Alarmzeichen" (siehe unten) fehlen und die folgenden Untersuchungen normal ausfallen, kann auf weitere Abklärungen verzichtet werden.

Anamnestische Befragung

Eine exakte Anamnese ist bei der Obstipation entscheidend.
Folgende anamnestischen Angaben sind *Alarmzeichen* und sprechen für eine organische Ursache der Obstipation: neu aufgetretene Obstipation ohne äußere Ursache wie Änderung des Lebensstils (z. B. Reise oder Eintritt in ein Altersheim, endogene oder reaktive Depression) langsam-stetige Zunahme der Symptome, Gewichtsverlust, Blutbeimengungen zum Stuhl.
Die folgenden Symptome lassen sich dagegen *nicht prognostisch verwerten:* Abwechseln von Obstipation und Durchfall; Meteorismus; Beimengung von Schleim zum Stuhl und subjektives Gefühl einer unvollständigen Defäkation.
Auch das Vorhandensein von *Schmerzen* läßt sich prognostisch nicht verwerten. Eine Differenzierung ist nur bei exakter Erfassung von Art und Zeitpunkt des Schmerzes möglich. Wandernde Abdominalschmerzen ohne Tagesrhythmus sprechen für ein irritables Kolon; umschriebene, d.h. dauernde, stetig zunehmende, durch die Defäkation gebesserte Schmerzen weisen auf eine organische Läsion hin.
In vielen Fällen ergibt die anamnestische Befragung eindeutige *Hinweise auf die Ursache* der Obstipation. Beispiele sind: mechanische Lumenverlegung im Kolon durch M. Crohn, Fremdkörper oder Schwangerschaft; schmerzhafte Analprozesse; endokrine und metabolische Störungen wie Diabetes mellitus und Hypothyreose; neuromuskuläre Läsionen sowie die Einnahme von obstipationsfördernden Medikamenten.

Einfache, in allen Fällen obligate Untersuchungen

Inspektion des Anus

Die Inspektion des Anus einschließlich Untersuchung bei digitaler Spreizung kann Prozesse wie Hämorrhoiden, Fissuren und Analkarzinome zutage fördern.

Digitale Untersuchung des Rektums [3, 9]

Bei dieser Untersuchung ist es wichtig, den Patienten pressen zu lassen. Dabei kann eine Intussuszeption getastet werden.

Inspektion des Stuhls

Folgende Eigenschaften des Stuhls müssen beachtet werden: Menge; Geruch (speziell übelriechend bei Steatorrhö); Farbe (weiß nach Bariumuntersuchungen, grau bei Acholie, schwarz bei Meläna, Kohle-, Eisen-, Wismut- und Lakrizeneinnahme, rot bei Durchmischung mit Blut); Konsistenz (wäßrig, breiig, fest, schafkotartig, Beimischung von Ölseen); spezifisches Gewicht (Spruestuhl schwimmt auf dem Wasser); Beimengungen (Blut, Eiter, Schleim, Nahrungsreste, Parasiten, Fremdkörper, Gallensteine); Haften an der Schüssel (Fettstuhl klebt); Gasgehalt (Spruestuhl ist schaumig).

Durchführung von 3 Haemoccult-Tests

Kleines Labor

Hämoglobin und Blutsenkungsgeschwindigkeit sollten in allen Fällen bestimmt werden.

Weitere diagnostische Tests in ausgewählten Fällen

Abdomenleerbild

Dabei zeigt sich vor allem, ob ein *Megakolon* vorhanden ist. Beim Erwachsenen tritt ein Megakolon infolge von neuromuskulären Erkrankungen, Stoffwechselstörungen, bei gewissen medikamentösen Therapien, bei hospitalisierten Psychiatriepatienten, sowie bei langzeitiger Immobilisation, v. a. bei marantischen Greisen, auf. Das Abdomenleerbild kann auch Hinweise auf eine *mechanische Lumenverlegung* geben.

Test mit röntgendichten Markern

Röntgendichte Marker lassen sich durch Zerschneiden einer röntgendichten Magen- oder Duodenalsonde herstellen. Vier Tage nach Verschlucken von 20 solchen Markern wird ein Abdomenleerbild angefertigt. Abnorm ist die Retention von mehr als 6 Markern. Die Verteilung der Marker gibt Aufschluß auf die Art der Obstipation. Die Ansammlung der Marker im Rektosigmoid spricht für eine Dyschezie; die gleichmäßige Verteilung der Marker im Bereich des ganzen Kolons ist charakteristisch für eine Obstipation im Rahmen des irritablen Kolons. Der Markertest ist v. a. dann indiziert, wenn die anamnestischen Angaben des Patienten unglaubwürdig erscheinen und Zweifel daran bestehen, ob der Patient tatsächlich an einer Obstipation leidet.

Endoskopische Untersuchungen mittels Proktoskopie, Rektoskopie und Koloskopie

Die Indikation besteht v. a. bei Verdacht auf ein *Kolonkarzinom*. Die nur endoskopisch erfaßbare *Pseudomelanose* der Kolonschleimhaut spricht für einen Laxantienabsus.

Bariumkontrasteinlauf

Die Durchführung von Bariumkontrastuntersuchungen bei der Obstipation bringt enttäuschend wenig.

Umfangreiche Bluttests

Zu diesem Programm gehört u. a. die Bestimmung von Serumkalium, Serumkalzium und Blutzucker. Bei entsprechendem Verdacht werden auch die Porphyrine im Urin untersucht. In seltenen Fällen kann die Bestimmung von Blei oder Arsen indiziert sein.

Untersuchungen an spezialisierten Zentren

Durch die *Analmanometrie* läßt sich v. a. beim M. Hirschsprung eine exakte Diagnose stellen (fehlende Erschlaffung des inneren Analsphincters bei Balloninsufflation im Rektum). Die Untersuchung erfordert allerdings große Erfahrung [1]. Bei Patienten mit Stuhlimpaktation ohne Hirschsprung-Erkrankung können falsch-positive Resultate gefunden werden. Charakteristische manometrische Bilder finden sich auch bei sakralen neuralen Läsionen, Sklerodermie, Myotonie, Dermatomyositis und bei schmerzhaften Analerkrankungen. Eine schematische Darstellung findet sich in Abb. 1.

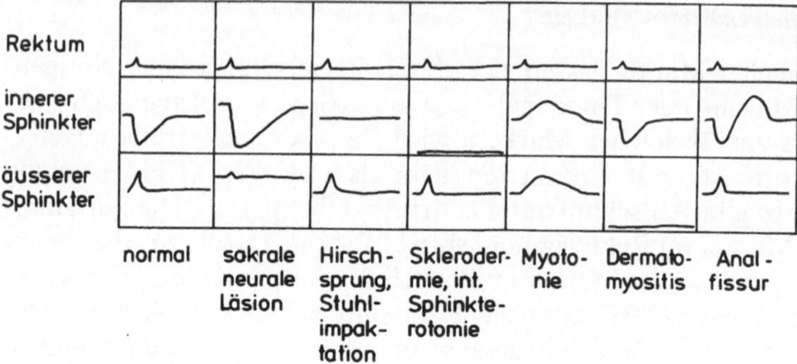

Abb. 1. Analmanometrie. Gezeigt wird die Reaktion von Rektum. Innerem und äußerem Analsphinkter auf Insufflation eines Ballons im Rektum

Diagnose ex juvantibus

Bei vielen Formen der Obstipation wird die Diagnose am einfachsten ex juvantibus gestellt. Das gute und dauerhafte Ansprechen auf eine ballaststoffreiche Kost macht weitere diagnostische Maßnahmen überflüssig.

Praktische Empfehlungen

Die Kunst bei der Abklärung der Obstipation besteht im Vermeiden von überflüssigen Untersuchungen. Wegen der großen Häufigkeit der chronisch-habituellen Obstipation und der relativen Seltenheit von organischen Ursachen sind die Abklärungsuntersuchungen i. allg. unergiebig.

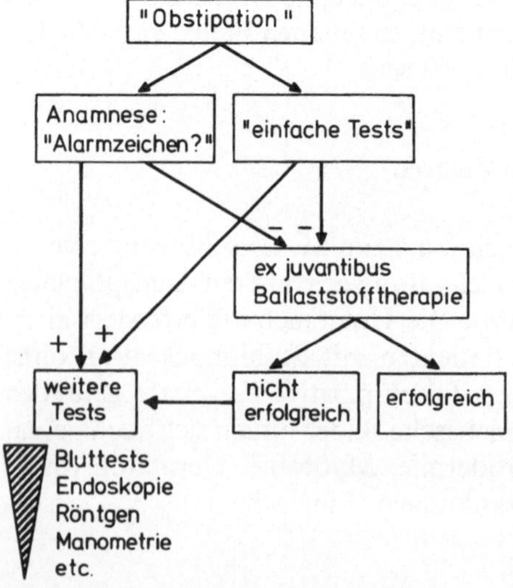

Abb. 2. Abklärung bei Obstipation

Abbildung 2 zeigt ein Abklärungsschema, in dem die exakte Erhebung der Anamnese sowie die Diagnose ex juvantibus mittels Ballaststofftherapie eine zentrale Bedeutung einnehmen.

Literatur

1. Constantinides CG, Nixon HH (1982) Anorectal manometry under anesthesia in the investigation of children with chronic constipation. Dis Colon Rectum 25:125–130
2. Devroede G, Arhan P, Duguay C, Tétreault L, Akoury H, Perey B (1979) Traumatic constipation. Gastroenterology 77:1258–1267
3. Fielding JF (1980) Per rectum examination findings in the follow-up of patients with the irritable bowel syndrome. J Irish Med Assoc 73:97–100
4. Kasper H, Rabast U, Ehl M (1980) Studies of the extent of dietary fiber intake in West Germany. Nutr Metab 24:102–109
5. Martell H, Devroede G, Arhan P, Duguay C (1978) Mechanisms of idiopathic constipation: Outlet obstruction. Gastroenterology 75:623–631
6. Martelli H, Devroede G, Arhan P, Duguay C, Dornic C, Faverdin D (1978) Some parameters of large bowel motility in normal man. Gastroenterology 75:612–618
7. Matzkies F, Berg G (1978) Dietary fiber syndrome as the cause of disease in civilised societies. Acta Hepatogastroenterol (Stuttg) 25:402–407
8. McCready RA, Beart RW (1980) Adult Hirschsprung's disease: Results of surgical treatment at Mayo Clinic. Dis Colon Rectum 23:401–407
9. McNeil NI, Rampton DS (1981) Is the rectum usually empty? A quantitative study in subjects with and without diarrhea. Dis Colon Rectum 24:596–599
10. Meunier P, Marechal JM, Jaubert de Beaujeu M (1979) Rectoanal pressures and rectal sensitivity studies in chronic childhood constipation. Gastroenterology 77:330–336
11. Meunier P, Rochas A, Lambert R (1979) Motor activity of the sigmoid colon in chronic constipation: Comparative study with normal subjects. Gut 20:1095–1101
12. Parks AG, Porter NH, Hardcastle J (1966) The syndrome of the descending perineum. Proc R Soc Med 59:477–482
13. Raftery TL, Samson N (1980) Carcinoma of the colon: A clinical correlation between presenting symptoms and survival. Am Surg 46:600–606
14. Riemann JF, Schmidt H, Zimmermann W (1980) The fine structure of colonic submucosal nerves in patients with chronic laxative abuse. Scand J Gastroenterol 15:761–768
15. Ritchie J (1973) Pain from distension of the pelvic colon by inflating a balloon in the irritable colon syndrome. Gut 14:125–132
16. Smith B, Grace RH, Todd IP (1977) Organic constipation in adults. Br J Surg 64:313–314
17. Taylor I, Darby C, Hyland J, Hammond P (1980) Changes in myoelectrical activity in the irritable colon syndrome with prolonged treatment. Scand J Gastroenterol 15:237–240
18. Thompson GW (1980) Laxatives: Clinical pharmacology and rational use. Drugs 19:49–58
19. Thompson GW (1980) Functional bowel disorders in apparently healthy people. Gastroenterology 79:283–288
20. Todd IP (1977) Adult Hirschsprung's disease. Br J Surg 64:311–312
21. Tucker DM, Sandstead HH, Logan GM et al. (1981) Dietary fiber and personality factors as determinants of stool output. Gastroenterology 81:879–883
22. Whitehead WE, Engel BT, Schuster MM (1980) Irritable bowel syndrome. Physiological and psychological differences between diarrhea-predominant and constipation-predominant patients. Dig Dis Sci 25:404–413

Kapitel 4

Diarrhö

K. Ewe

Definition

Die Diarrhö ist die zu häufige Entleerung eines zu dünnen Stuhls (>3 Entleerungen und >200 ml Stuhlwasser täglich [4]. Damit gehen Stuhlfrequenz und -konsistenz in die Definition der Diarrhö als wesentliche Faktoren ein. Hinzu kommen aber noch andere Charakteristika, die diagnostisch bedeutsam sein können: Blut- oder Schleimbeimengungen, fettiger Glanz und schließlich das Volumen.

Ausmaß, Ursachen und Schweregrad der Diarrhö umfassen ein weites Spektrum von den banalen, akuten, kurzdauernden infektiösen Diarrhöen über die chronischen, ebenfalls harmlosen funktionellen Störungen des irritablen Kolons bis hin zu den lebensbedrohlichen Formen, z. B. der Cholera und des toxischen Megakolons (Tabelle 1). Entsprechend der Komplexität des Leitsymptoms Diarrhö können die diagnostischen Maßnahmen von der einfachen Anamnese bis zu invasiven Eingriffen reichen.

Tabelle 1. Hauptformen der Diarrhö

Akut	*Chronisch*
Infektiös	Funktionell
Toxisch (Allergisch)	Organisch
	– Chronisch-entzündlich
	– Malabsorptiv
	– Endokrin-metabolisch
	– Arzneimittelinduziert

Pathophysiologie

Zum besseren Verständnis der diagnostischen Maßnahmen seien einige Bemerkungen zur Pathophysiologie und Pathogenese vorangestellt.

Die Erhöhung der Stuhlfrequenz und des Flüssigkeitsgehalts im Stuhl weisen auf eine Störung der Motilität und/oder der resorptiv-sekretorischen Funktionen des Darmes hin. Während früher der gestörten Motilität die wesentliche Rolle in der Entstehung der Diarrhö zugewiesen wurde, nimmt in den letzten 10 Jahren die Sekretion von Flüssigkeit in das Darmlumen diese Rolle ein (Abb. 1) [1, 13, 16]. Gegenwärtig vollzieht sich wieder ein Wandel in der Anschauung zugunsten der gestörten Motilität, die jetzt als Teilfaktor neben die Sekretion gestellt wird [22, 26]. Treten diese Störungen im Dünndarm auf, ist das nachgeschaltete Kolon mit einer Resorptionskapazität von ca. 5 l/24 h [7] oft noch in der Lage, dieses Überangebot zu kompensieren. Im Kolon ist kein Kompensationsmechanismus nachgeschaltet. Daraus folgt, daß Störungen des Kolons schneller zu Diarrhö führen können als des Dünndarms.

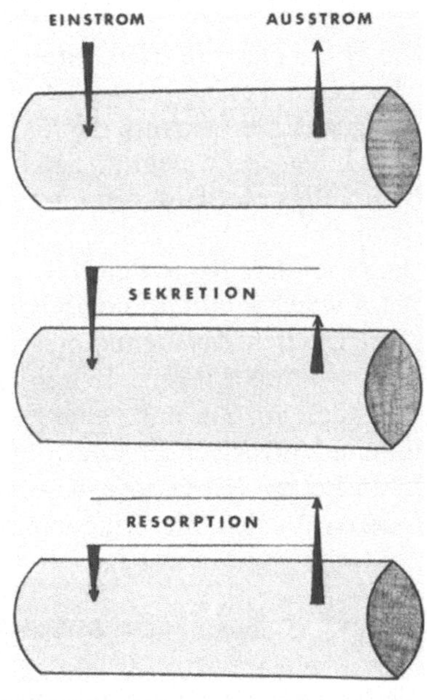

Abb. 1. Intestinale Wasser- und Elektrolytbewegungen. Der Dünndarm ist für Elektrolyte und Wasser in beiden Richtungen durchlässig. Bei Überwiegen einer Komponente resultiert eine Resorption bzw. Sekretion

Praktische Diagnostik der Diarrhö

Das praktische diagnostische Vorgehen bei der Diarrhö ist in Abb. 2 aufgezeichnet. Die anschließende Besprechung der diagnostischen Maßnahmen folgt diesem Flußdiagramm. Für methodische Details wird auf die anderen einschlägigen Kapitel verwiesen.

Akute infektiöse oder toxininduzierte Diarrhö

(Synonyma: akute Gastroenteritis, Sommerdiarrhö, Darmgrippe, Nahrungsmittelvergiftung, Brechdurchfall, Reisediarrhö)

Diese akute Form der Diarrhö ist zahlenmäßig die weitaus häufigste und bestimmt den Alltag des niedergelassenen Arztes. Dieser bekommt meist schon eine Selektion schwerer Verlaufsformen zu Gesicht, da die meisten der an leicht verlaufenden akuten Durchfällen Erkrankten keine ärztliche Hilfe in Anspruch nehmen. Der klinischen Behandlung und Diagnostik bleiben seltene, schwer verlaufende Formen vorbehalten.

Die akute Diarrhö wird durch exogene Noxen, wie invasive Bakterien oder deren Toxine, ausgelöst und sistiert in der Regel nach 1, 2 bis zu 5 Tagen. Eine Diarrhö, die länger als eine, maximal 2 Wochen anhält, zählt i. allg. nicht mehr zu den akuten Diarrhöen.

Die häufigsten Erreger in unseren Breiten sind Bakterien (Salmonellen, Campylobakter, Shigellen, enterotoxinbildende Coli, Yersinien) und Viren, besonders Rotaviren [15].

Die *Anamnese* hilft ätiologisch meist nicht weiter, ätiologische Hinweise können evtl. aus epidemiologischen Angaben (Infektionen in der Umgebung, vorangegangene Reisen) kommen. Die wichtigste Aufgabe der Anamnese im Zusammenhang mit der akuten Diarrhö ist der Hinweis auf einen invasiven Erreger (blutige Durchfälle, Fieber) und die sekundären Folgen (Exsikkose, Komplikationen wie Befall aller Organe) mit anderen Worten: die Erfassung des Schweregrads der Erkrankung.

Leichter Verlauf – keine spezielle Diagnostik

Die leichten oder auch mittelschweren Verlaufsformen ohne Blutbeimengungen zum Stuhl, Fieber oder Exsikkose bedürfen in der Regel keiner speziellen Diagnostik: Sie sind meistens wieder abgeklungen, bevor die Ergebnisse der Tests eintreffen. Durch bakteriologische Stuhluntersuchungen lassen sich überdies im Routinelabor nur ca. 10% der pathogenen Keime nachweisen, und schließlich hat ein positives Ergebnis für

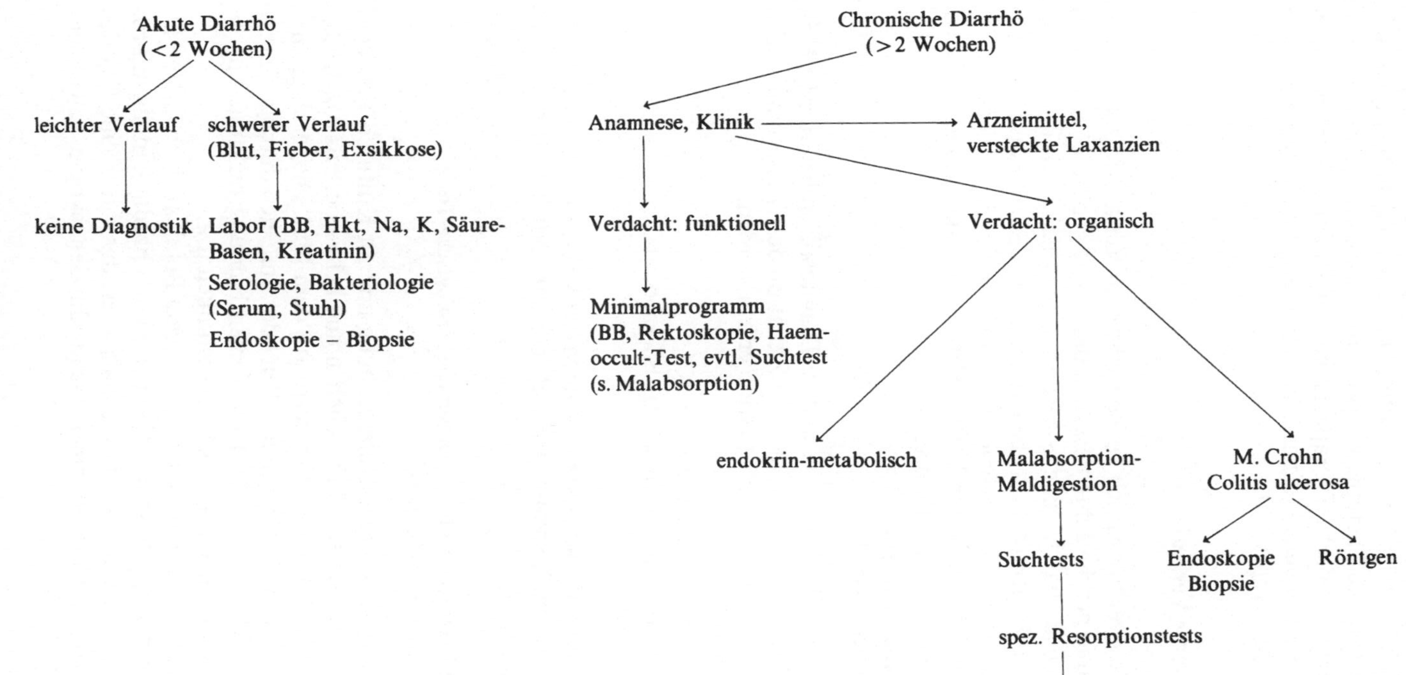

Abb. 2. Praktisch-diagnostisches Vorgehen bei Diarrhö

die leicht verlaufenden akuten Diarrhöen keine therapeutische Konsequenz, da die Therapie symptomatisch und unabhängig vom Erreger ist. Eine antibiotische Therapie ist bei den leichten Formen einer Salmonellose sogar kontraindiziert, da sie zu einer Verlängerung der Keimausscheidung führt [18].

Schwerer Verlauf

Anders verhält es sich bei den schweren Verlaufsformen, wobei Kinder, alte und geschwächte Personen besonders gefährdet sind. Bei der sekretorischen Diarrhö sind es besonders die Elektrolyt- und Wasserverluste, die den Patienten bedrohen können, bei den invasiven Erregern zusätzlich systemische, toxische oder septische Erscheinungen.
Zeichen der schweren Verlaufsformen der akuten Diarrhö sind:
- Zeichen der Exsikkose,
- blutige Diarrhöe,
- Fieber > 38 °C.

In diesen Fällen ist eine weitere Diagnostik indiziert. Mit Hilfe der Serumdiagnostik soll die aktuelle Situation des Wasser- und Elektrolytverlusts und die Kreislaufsituation erfaßt werden:
- Hämatokrit,
- Elektrolyte, besonders Na, K,
- Säure-Basen-Haushalt (pH, Bikarbonat),
- Kreatinin.

Das Blutbild sollte die Frage nach Leukozytose bzw. Leukopenie mit relativer Lymphozytose wie z. B. bei Salmonellen oder Virusenteritiden klären.

Bakteriologische Untersuchungen und serologische Tests
(Einzelheiten s. Kap. 40)

Die bakteriologische Untersuchung umfaßt Kulturen aus dem Darminhalt, selten aus dem Erbrochenen und bei Fieber (als Ausdruck einer Infektion mit invasiven Erregern) aus dem Blut. Die serologische Diagnostik, wie sie z. B. bei Salmonellen oder Shigellen durchgeführt wird (Widal-Reaktion), umfaßt Komplementbindungsreaktion und bei Viren Radioimmunoassays, ELISA-Techniken u. a.
Bei einer *Lambliasis,* die bei massivem Befall auch zu akuten Diarrhöen führen kann, gelingt der Nachweis von Giardia lamblia mikroskopisch einfach und sicher im Duodenalsekret, das durch eine Duodenalsonde oder auch während einer Gastroduodenoskopie gewonnen werden kann.

Die überwiegende Mehrheit der Erreger der *Reisediarrhö,* die immerhin
rund ein Drittel aller Reisenden in subtropische und tropische Gebiete
befällt [24], scheint am häufigsten durch enteropathogene nichtinvasive
E. coli verursacht zu sein, deren Toxin eine intestinale Sekretion und damit die Diarrhö verursacht. Der Nachweis dieses hitzelabilen Kolitoxins
ist Speziallabors vorbehalten. Im übrigen entsprechen die Erreger der
Reisediarrhö den in unseren Breiten üblichen Keimen. Allerdings kommen durch den Tourismus und die Anwesenheit von ausländischen Arbeitern differentialdiagnostisch auch Infektionen in Betracht, die sonst
in unseren Breiten nicht oder nur sehr selten vorkommen, z. B. Amöbiasis und Bilharziose. Für ihre Diagnostik gelten dieselben bakteriologischen, serologischen und endoskopischen Kriterien.

Endoskopie

Bei blutigen Durchfällen kann eine endoskopische Abklärung indiziert
sein, insbesondere wenn die bakteriologisch-serologische Diagnostik im
Stich läßt. Die endoskopischen Veränderungen der infektiösen Kolitis
sind meist nicht pathognomonisch, so daß eine Differenzierung nach den
Erregern oder auch gegenüber einer Colitis ulcerosa, die ja auch einmal
akut beginnt oder rezidiviert, nicht ohne weiteres möglich ist. Die Veränderungen reichen von umschriebenen Hämorrhagien mit gestörter
Gefäßzeichnung über Ödem, vermehrte Verletzlichkeit, Fibrinbeläge bis
hin zu ausgedehnten oberflächlichen Ulzerationen (Salmonellose, Campylobakter, Amöbiasis). Bei der Yersiniose finden sich entzündete
Lymphfollikel mit hämorrhagischem Randsaum, sog. Lymphfollikelko-
karden oder ein pflastersteinähnliches Relief, so daß die Differentialdiagnose zum M. Crohn schwierig sein kann.
Wichtiges differentialdiagnostisches Kriterium der akuten infektiösen
Kolitis gegenüber der Colitis ulcerosa ist die schnelle spontane Heilungs-
tendenz der akuten Formen.

Biopsie

Auch die Biopsie läßt differentialdiagnostisch meist keine ätiopathoge-
netischen Schlüsse zu, da die entzündlichen Infiltrat- und Kryptenabszesse unspezifische Antworten des Kolons auf verschiedene Noxen
sind. Bei Amöbiasis, Bilharziose (Kolon) oder Lambliasis (Dünndarm)
gelingt es jedoch mitunter, den Erreger in der Schleimhaut oder im an-
haftenden Schleim darzustellen und nachzuweisen.

Chronische Diarrhö

Die akuten infektiösen Diarrhöen sistieren innerhalb weniger Tage. Bei einigen Erregern, z. B. Lamblien, Yersinien, kann die Symptomatik jedoch länger anhalten, so daß hier eine „intermediäre Gruppe" zwischen akuter und chronischer Diarrhö besteht.
Während die akute Diarrhö mit und ohne Diagnostik, mit und ohne Therapie in der Regel in kurzer Zeit abheilt, muß bei der chronischen Diarrhö in jedem Fall versucht werden, die Ursache abzuklären, auch wenn sich oft kein pathologischer Darmbefund erheben läßt, da meistens funktionelle Störungen zugrunde liegen. Die Diagnose „funktionelle Diarrhö", „irritables Kolon" ist in jedem Fall eine Ausschlußdiagnose.
Der Anamnese kommt bei der Diagnostik der chronischen Diarrhö eine ungleich höhere Bedeutung zu als bei der akuten Diarrhö. Es gilt hier, die oft schwierige Differenzierung funktioneller, exogener gegenüber organischen, endogenen Ursachen durchzuführen.

Verdacht auf funktionelle Diarrhö

Hinweise auf die funktionelle Ursache der Diarrhö sind folgende Angaben: Langer, wechselnder Verlauf, kleine Stuhlvolumina, keine Blutbeimengungen, evtl. aber Schleim, kein Krankheitsgefühl, keine Gewichtsabnahme.
Als weitere charakteristische Symptome der funktionellen Diarrhö werden angegeben: Morgens zunächst Entleerung eines geformten Stuhls; in kurzen Abständen danach weitere Entleerungen, die immer dünner werden; oftmals noch anschließend Druck im Rektum und das Gefühl der unvollständigen Entleerung. Vorher Schmerzen im Bereich von Sigma und Colon descendens, die durch die Defäkation gebessert werden; evtl. Auftreten weiterer Defäkationen nach dem Essen (Überreaktion auf gastrokolischen Reflex).
Es ist die Symptomatik des irritablen Kolons, zu der nicht selten auch der Wechsel zwischen Diarrhö und Obstipation gehört. Diese Störung ist häufig.
Der körperliche Untersuchungsbefund ist unauffällig, es ergeben sich keine Anzeichen für eine Malabsorption, endokrin-metabolische Störung, Tumor oder chronisch-entzündliche Darmerkrankung. Das gleiche gilt für die Laborbefunde. Trotzdem sollte auch bei Verdacht auf funktionellen Ursprung der Diarrhö ein diagnostisches Minimalpro-

gramm durchgeführt werden. Es muß besonders bei Älteren ein Blutbild, eine Rektoskopie und ein Haemoccult-Test, evtl. auch ein Kolonkontrasteinlauf gefordert werden, da ein Kolonkarzinom auch einmal zu einer ähnlichen Symptomatik führen kann und ausgeschlossen werden muß. Wie weit die Diagnostik getrieben werden soll, wenn man eine chronische Diarrhö funktioneller Genese vermutet, zu deren Ausschluß theoretisch ja alle im folgenden besprochenen Erkrankungen und deren Diagnostik erwogen werden können, muß individuell entschieden werden und hängt auch von den Erfahrungen und Möglichkeiten des Untersuchers ab.

Arzneimittelinduzierte Diarrhöen

Die arzneimittelinduzierten Diarrhoen können allein durch die Anamnese diagnostiziert werden und machen diesbezüglich keine Probleme. Sie werden in der Differentialdiagnose der Diarrhö aber häufig außer acht gelassen. Dies erklärt sich daraus, daß zum einen die diarrhogene Wirkung mancher Drogen nicht allgemein bekannt ist (Tabelle 2) und zum anderen viele Laxanzien sich versteckt in einer Reihe von Medikamenten finden (Tabelle 3). So enthielten beispielsweise von 87 in der Roten Liste 1981 aufgeführten pflanzlichen Cholagoga- und Gallenwegtherapeutika nicht weniger als 64 zusätzliche Laxanzien.

Tabelle 2. Arzneimittelinduzierte Diarrhöen

Antazida	(besonders magnesiumhaltige)
Laxanzien	(oft auch versteckt in Leber-Galle-Mitteln)
Antibiotika	(Überwucherung mit Clostridium difficile)
Zytostatika	
Kardiogene Glykoside	(besonders Meproscillarin)
Antihypertensiva	(Reserpin; α-Methyl-Dopa; Ganglienblocker)
Antikonzeptiva	
Antiepileptika	(Hydantoin)

Tabelle 3. Arzneimittelgruppen mit versteckten Laxanzien

Abmagerungsmittel
Blutreinigungs-, Entschlackungsmittel
Leber-Galle-Mittel
Magen-Darm-Mittel

Auch muß man bei schweren Diarrhöen, die aller Diagnostik trotzen, an einen heimlichen Laxanzienabusus denken, der aus oftmals komplizierten und bizarren psychischen Konstellationen herrührt [5, 6]. In einem wissenschaftlichen, klinisch auf Diarrhöen spezialisierten Zentrum in Dallas/Texas ergab die Analyse von 27 Patienten mit chronischer Diarrhö, die in gastroenterologischen Kliniken bereits voruntersucht und nicht abgeklärt werden konnten, in der überwiegenden Mehrzahl einen Laxanzienabusus, der verschwiegen worden war [21].

Nahrungsmittelallergie und Diarrhö

Echte Allergien als Ursache einer Diarrhö sind selten [14]. In einer kürzlich im *Lancet* erschienenen Analyse von Patienten, die von sich annahmen, sie hätten eine Nahrungsmittelallergie, hatte die überwiegende Mehrzahl keine Allergie, sondern eine psychiatrische Störung [20]. Die Diagnose einer Nahrungsmittelallergie wird gestützt durch das gleichzeitige Auftreten von Urtikaria, pulmonaler Allergiemanifestation und Ekzemdiathese.
Relativ einfach ist die Diagnose, wenn nur ein Allergen für die Erscheinung verantwortlich ist. Meist aber sind 2–5, gelegentlich sogar 10 und mehr Nahrungsallergene beteiligt. Das macht den Nachweis des Allergens durch Eliminationsdiät mit nachfolgender Exposition und damit die Diagnostik außerordentlich schwierig.
Hauttestverfahren sind bei der Nahrungsmittelallergie wenig zuverlässig. Besser scheint das RAST-Verfahren zu sein, durch das der radioimmunologische Nachweis von zirkulierenden IgE-Antikörpern möglich ist. Die notwendigen Testsubstanzen sind aber nur in wenigen spezialisierten Zentren verfügbar. Eine andere Möglichkeit, die Diagnose einer allergeninduzierten Diarrhö zu stellen, bietet die Diagnose ex juvantibus mit Cromoglycinsäure (Colimune), das die Mastzellenentspeicherung und damit die Freisetzung von Histamin, Prostaglandin und anderen potentiellen diarrhogenen Substanzen verhindert. Die Einzeldosis beträgt 100–300 mg.

Verdacht auf organisch verursachte Diarrhö

Haben sich aus Anamnese und Befunden der Verdacht oder der Hinweis auf eine organische Ursache der Diarrhö ergeben, gilt es, die zugrundeliegende Störung zu diagnostizieren. Hierbei sind im wesentlichen 3 Gruppen zu unterscheiden (s. Tabelle 1): Malabsorption/Maldigestion, chronisch-entzündliche Darmerkrankungen, endokrin-metabolische

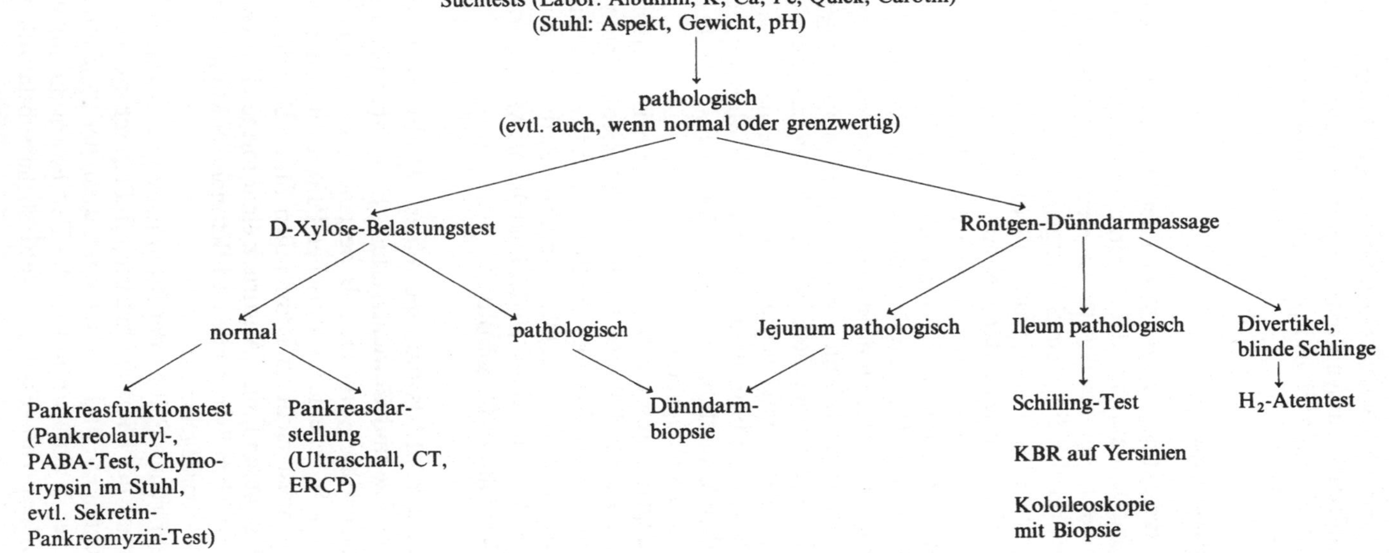

Abb. 3. Diagnostisches Vorgehen bei Verdacht auf Malabsorption

Ursachen. Die weitaus komplexeste und komplizierteste Gruppe sind die Malabsorptionssyndrome. Das praktische diagnostische Vorgehen bei Verdacht auf Malabsorption ist in einem zusätzlichen Schema wiedergegeben (Abb. 3).

Malabsorption

Weitgefaßt liegt allen Formen der Diarrhö letztlich eine Malabsorption zugrunde, dann nämlich, wenn man die unzureichende Resorption von Wasser mit einbezieht. Im engeren Sinne handelt es sich bei der Malabsorption allerdings um Störungen der Resorption anderer Nahrungsbestandteile als Wasser, nämlich Kohlenhydrate und Fette im Dünndarm. Diese können sekundär ebenfalls direkt (Osmose) oder indirekt (Induktion einer Sekretion) zu einem vermehrten Wassergehalt im Darm, im Stuhl und damit zur Diarrhö führen.

Bei den Malabsorptionssyndromen muß allerdings wieder differenziert werden, ob es sich um eine gestörte intestinale Resorption – Malabsorption im engeren Sinn – oder um eine pankreatogene Malabsorption – Maldigestion – handelt. Werden die Nahrungsmittel bei einer Maldigestion nicht richtig verdaut, können sie nicht resorbiert werden. Eine Maldigestion führt damit sekundär zur Malabsorption. Beides wird unter dem klinisch nicht sehr gebräuchlichen Oberbegriff „Malassimilation" zusammengefaßt.

Gelangen durch die Malabsorption gewisse Substanzen in den Dickdarm, wie z.B. Laktose, Gallensäuren, Fettsäuren, so können sie im Kolon die Resorption von Elektrolyten und Wasser hemmen und sogar eine Sekretion induzieren. Der komplexen Pathogenese und den unterschiedlichen Ausgangspunkten der Diarrhö bei Malabsorption entspricht auch die Vielfalt der Diagnostik.

Anamnese. Leitsymptome einer signifikanten Malabsorption sind Durchfälle und Gewichtsverlust. Es sei aber vorausgeschickt, daß eine mäßige Malabsorption, z. B. bei einer Sprue, oder eine geringe Maldigestion, z. B. bei einer chronischen Pankreatitis oder einem Pankreaskarzinom, meist nicht zu Durchfällen führt. Diarrhö und Gewichtsverlust sind in diesen Fällen Ausdruck einer fortgeschrittenen Erkrankung. Die wesentlichen Symptome und Befunde bei Malabsorption sind in Tabelle 4 wiedergegeben.

Im typischen Fall ist der Stuhl massig, breiig und fettig glänzend. Das Ausmaß der Diarrhö wird beeinflußt durch die Nahrungsaufnahme, besonders Fett, und verschwindet, wenn der Patient fastet.

Bei der Malabsorption ist die Fettresorption am störanfälligsten. Mit der Steatorrhö gehen auch fettlösliche Substanzen, wie Vitamin K und

Tabelle 4. Symptome und Befunde bei Malabsorptionssyndrom (nach Caspary)

Klinische Befunde	Pathophysiologie	Laborbefunde
Gewichtsverlust, Diarrhö, Steatorrhö	↓ Resorption ↓ Assimilation von Fett, Kohlenhydraten, Eiweiß	↑ Stuhlfettausscheidung ↓ Serumkarotin
Ödem	↓ Proteinresorption, ↓ -assimilation ↑ intestinaler Eiweißverlust	↓ Serumeiweiß (besonders Albumin) ↑ Gordon-Test, α_1-Antitrypsin
Knochenschmerzen, Osteoporose, Osteomalazie	↓ Resorption von Vitamin D, Kalzium, Magnesium	↓ Serumkalzium, -magnesium, phosphat, ↑ alkal. Phosphatase
Ekchymosen, Petechien	↓ Resorption von Vitamin K	↑ Prothrombinzeit (↓ Quick-Test)
Anämie	↓ Resorption von Folsäure und Vitamin B_{12}	Makrozytose, ↓ Serum-Vitamin-B_{12}, -folsäure, ↓ Schilling-Test
	↓ Resorption von Eisen	Mikrozytose, ↓ Serumeisen, -ferritin
Geblähtes Abdomen, Flatulenz, Borborygmen, wäßrige Durchfälle	↓ Spaltung von Disacchariden, ↓ Resorption von Monosacchariden und Aminosäuren	Pathologischer Laktosetoleranz- oder -H_2-Atemtest, ↓ D-Xylosetest
Polyneuritis, Depression	↓ Vitamin-B_1-Resorption (Thiamin)	–
Konjunktivitis, Glossitis, Cheilose	↓ Vitamin-B_2-Resorption (Riboflavin)	–
Pellagra	↓ Nikotinsäure	–
Ureterkolik, Oxalatsteine	↑ Resorption von Oxalsäure	Hyperoxalurie

D, und durch die Bindung an Fettsäuren auch Kalzium vermehrt verloren, so daß in der Anamnese auch nach hämorrhagischer Diathese (vermehrte Blutungsneigung, Neigung zu Bildung von blauen Flecken, Ekchymosen) und der Störung des Vitamin-D-Kalzium-Stoffwechsels (Osteomalazie/Osteoporose mit Knochenschmerzen, Tetanieneigung) gefahndet werden muß. Wurde durch die Anamnese der Verdacht auf Vorliegen einer Malabsorption weiter gestützt, gliedert sich die weitere Diagnostik in Suchtests, spezielle Resorptionstests und die organspezifische Diagnostik.

Suchtests. Die Suchtests umfassen Serum- und Stuhluntersuchungen. Die *Serumbestimmungen* betreffen Substanzen, die bei der Malabsorption vermindert aufgenommen und bei der Diarrhö vermehrt ausgeschieden werden (Tabelle 5). Ihre Erniedrigung kann erste Hinweise auf eine Malabsorption geben, sie ist aber nicht spezifisch. Ein erniedrigter Wert des Serumeisens beispielsweise kann ebensogut Ausdruck eines vermehrten Blutverlusts sein.

Tabelle 5. Erniedrigung von Serumbestandteilen bei Malabsorptionssyndrom

Substanz	Untere Grenze des Normbereichs		
Albumin	3,2 g-%	(464	µmol/l)
Kalzium	4,5 mäq/l	(2,25	mmol/l)
Magnesium	1,4 mäq/l	(0,7	mmol/l)
Kalium	3,5 mäq/l	(3,5	mmol/l)
Eisen	60 µg-%	(10,7	µmol/l)
Cholesterin	150 mg-%	(3,9	mmol/l)
Karotin	40 µg-%	(0,75	µmol/l)
Prothrombinzeit (Quick-Wert)	70%		

Die *Stuhluntersuchung* (Tabelle 6) schließt die Inspektion ein; die Gewichtsbestimmung (Stuhlgewichte unter 150 g schließen eine klinisch relevante Malabsorption praktisch aus); die qualitative, mikroskopische Stuhlfettbestimmung (sie ist mit großen Fehlerquellen behaftet, wird erst bei einer hohen Stuhlfettausscheidung von > 20 g/Tag sicher positiv [9] und kann deshalb nicht mehr empfohlen werden [17]); die pH-Messung: ein saurer Stuhl von pH 5–6 gemessen mit Lackmuspapier zeigt eine Gärung und damit eine osmotische Diarrhö durch Kohlehydrate an, die ins Kolon gelangt sind.

Tabelle 6. Stuhluntersuchung bei Verdacht auf Malabsorption

Inspektion	Pastenartig
	Fettig-glänzend
	Lehmfarben
Gewicht	< 150 g/24 h unwahrscheinlich
	$\geqq 250$ g/24 h möglich
	> 400 g/24 h wahrscheinlich
pH	$<\quad$ 5 Kohlenhydratmalabsorption
Mikroskopisch	Fett
	Muskelfasern
	Eiweiß

Resorptionstests. Sind die Suchtests pathologisch ausgefallen, muß die Störung diagnostisch weiter eingekreist werden. Dies trifft auch zu, wenn die Suchtests normal oder grenzwertig sind, aber anamnestisch ein hinreichender Verdacht auf Malabsorption besteht.

Im Laufe der Jahre sind weit über 100 Tests für die Untersuchung der Resorption angegeben worden, aber nur wenige haben sich in der klinischen Routine gehalten [11]. Der gebräuchlichste Test für die Resorption im oberen Dünndarm ist der *D-Xylosetest,* für das Ileum der *Vitamin-B$_{12}$-Resorptionstest* (Schilling-Test) entsprechend der Resorptionstopographie beider Substanzen. Einzelheiten der Tests und ihre Durchführung s. Kap. 36.

Als globaler Test für eine Malabsorption und als Referenztest, an dem alle Tests zur Erfassung einer Malabsorption gemessen werden, gilt nach wie vor die *quantitative Stuhlfettbestimmung* nach *van de Kamer,* da bei Erkrankungen der Schleimhaut und des exokrinen Pankreas die Fettresorption am empfindlichsten gestört ist. Dieser Test ist allerdings mit dem quantitativen Sammeln von Stuhl über 3 Tage bei gleichzeitiger Gabe von mindestens 100 g Fett pro Tag und dem Hantieren mit fäkulentem Material belastet [25] (Näheres s. Kap. 36).

Diagnose der Maldigestion. Im Zusammenhang mit der Diagnostik der Diarrhö ist vorauszuschicken, daß die Funktionsreserve im Pankreas außerordentlich groß ist [8] und eine Diarrhö als Folge einer pankreatogenen Maldigestion äußerst selten auftritt. Der Stuhl ist dann ebenfalls voluminös, breiig, übelriechend, hell und fettig glänzend.

Bei der Differentialdiagnose der Malabsorption und Maldigestion können die *Chymotrypsinbestimmung* im Stuhl, der *Pankreolauryl-* und *PA-BA-Test* eingesetzt werden (Einzelheiten s. Kap. 35).

Einen Fortschritt in der Diagnose der Malabsorption stellen die *Atemtests* dar. Während des intermediären Metabolismus resorbierter Kohlenhydrate und Fette entsteht CO_2. Werden diese Substanzen ^{14}C markiert und oral verabreicht, so erscheint ein Teil als $^{14}CO_2$ in der Atemluft (Einzelheiten s. Kap. 36).

Als ^{14}C-Glykocholat-Atemtest [3] kann man diese Methode zur Bestimmung einer Bakterienüberwucherung im Dünndarm benutzen. Sie eignet sich dazu, ein „Blind-loop-Syndrom" zu diagnostizieren, das durch die vorzeitige bakterielle Spaltung von Gallensäuren zu Diarrhö und Steatorrhö führen kann.

Statt des ^{14}C kann auch ^2H in der Atemluft bestimmt werden, welches bei der Kohlenhydratmalabsorption durch bakterielle Fermentation in gesteigerten Mengen gebildet wird. Es ist nicht radioaktiv und kann durch Gaschromatographie gemessen werden. Diese Methode eignet sich besonders zum Nachweis einer Kohlenhydratmalabsorption einschließlich der Laktosemalabsorption [2] (Einzelheiten s. Kap. 36).

Laktosemalabsorption (Milchintoleranz) Die Laktosemalabsorption ist eine relativ häufige Störung, welche zur Diarrhö führen kann. Sie beruht auf einem Mangel an Laktase in der Mukosa. Anamnestisch läßt sich der Verdacht aus der Unverträglichkeit von Milch ableiten, welche instinktiv gemieden wird. Der Laktosegehalt im Joghurt ist geringer, in Milchprodukten wird die Laktose durch die Molke oft ganz entfernt und tritt damit nicht mehr in Erscheinung. (Einzelheiten über die Tests zum Nachweis der Laktosemalabsorption s. Kap. 36).

Organdiagnose. Hat sich die Diagnose einer Malabsorption oder Maldigestion als Ursache der Diarrhö durch die vorangegangene Diagnostik erhärtet, ist der letzte diagnostische Schritt die Organdiagnose, um die zugrundeliegende Erkrankung zu erfassen. Hierzu eignen sich für den Dünndarm radiologische und bioptische Verfahren, für das Duodenum zusätzlich auch die Endoskopie.

Röntgenologisch wird als „Malabsorptionsmuster" im Dünndarm vermehrter Flüssigkeitsgehalt mit „Schneegestöber" durch Ausflocken des Kontrastmittels, ferner Dilatation von Darmschlingen, Segmentation des Kontrastmittels und Faltenödem beschrieben. Bei Maldigestion tritt oft nur die Segmentation in Erscheinung. Ferner lassen sich radiologisch verschiedene Ursachen der Diarrhö nachweisen, wie blinde Schlingen, große Divertikel (Blind-loop-Syndrome), Stenosen, Fisteln, M. Crohn. Die *Dünndarmbiopsie,* die sich während der Endoskopie durchführen oder mit einer Saugbiopsiekapsel (Watson-, Rubin-Kapsel) gewinnen läßt, gibt pathognomonische Befunde bei Sprue, M. Whipple, A-β-Lipoproteinämie und A-γ-Globulinämie. Sie kann diagnostisch beweisend sein bei intestinaler Lymphangiektasie, Amyloidose, M. Crohn (allerdings meist Ileumbefall), eosinophiler Gastroenteritis [2]. (Weitere Einzelheiten s. Kap. 36).

Bei der *Endoskopie* sieht man beim M. Whipple eine typisch gescheckte Veränderung der Duodenalschleimhaut.

Für die Diagnostik der *Maldigestion* als Ausdruck der seltenen pankreatogenen Diarrhö werden die Sonographie, die Radiologie einschließlich Computertomogramm und evtl. gezielter Feinnadelpunktion, sowie die ERCP eingesetzt. Die zugrundeliegenden Erkrankungen, die zur Diarrhö führen und mit diesen Verfahren erfaßt werden sollen, sind im wesentlichen die einheimische Sprue, M. Crohn, M. Whipple, blinde Schlingen, große Divertikel, Fisteln und beim Pankreas die chronische Pankreatitis und das Karzinom.

Chronisch entzündliche Darmerkrankungen (Colitis ulcerosa, M. Crohn)

Das Leitsymptom Diarrhö trifft besonders auch für die chronisch entzündlichen Darmerkrankungen (CEDE) zu: die Colitis ulcerosa und den M. Crohn. Die Pathogenese der Diarrhö ist bei der Colitis ulcerosa und beim M. Crohn ohne ausgedehnte Kolonbeteiligung verschieden [12].

Beim M. Crohn erzeugen die im terminalen Ileum nicht oder nicht ausreichend resorbierten Gallensäuren im Kolon eine „chologene Diarrhö". Die Stuhlausscheidung ist voluminös und enthält in der Regel kein Blut.

Die Colitis ulcerosa befällt dagegen in den meisten Fällen das distale Kolon und erfaßt im Gegensatz zum M. Crohn besonders die oberflächliche Schleimhautschicht. Hieraus resultiert eine stark vermehrte Verletzlichkeit und damit eine vermehrte Ausscheidung von Blut. Die Flüssigkeitsresorption des proximalen Kolons ist intakt. Der Stuhl ist dementsprechend weniger voluminös, aber blutig, schleimig oder eitrig.

Aus dieser Verschiedenheit der Diarrhöen läßt sich daher oft eine Differentialdiagnose zwischen beiden Krankheiten ableiten.

Spezifische Laborbefunde für den Nachweis der CEDE existieren nicht, die Reaktion auf die Entzündung ist unspezifisch, und der Nachweis eignet sich eher zur Erfassung der entzündlichen Aktivität und der Verlaufskontrolle.

Für die *spezifische Diagnostik* ist bei der *Colitis ulcerosa die Rektoskopie* von überragender Bedeutung. Sie ermöglicht die Artdiagnose und die Beurteilung der Aktivität, da ja in der Regel das Rektum am meisten befallen ist. Zur Erfassung der Ausdehnung dient die Koloskopie oder, weniger sicher, auch der Kontrasteinlauf.

Beim *M. Crohn* ist die Rektoskopie von geringerer Bedeutung, da das Rektum meist nicht befallen ist. Die diagnostischen Methoden der Wahl sind *Koloskopie* und *Röntgenuntersuchung des Dünndarms,* evtl. nach der Methode von Sellink (Enteroklysma), ferner auch die Röntgenuntersuchung des Kolons.

Die *Biopsie* vermag zur Differentialdiagnostik von M. Crohn und Colitis ulcerosa beitragen, besonders wenn sie typisch ist.

M. Crohn: Epitheloidzellgranulome und Riesenzellen vom Langhans-Typ, Befall der Submukosa, fokale Entzündung.

Colitis ulcerosa: oberflächliche Entzündung, Kryptenabszesse, Entleerung der Becherzellen.

Die Differenzierung ist aber nicht immer möglich, da sich Epitheloidgranulome beim M. Crohn nur in etwa 20–40% der Fälle nachweisen lassen [23]. Wichtig ist dabei, daß beim M. Crohn auch in einer normal erscheinenden Rektumschleimhaut bei Mehrfachbiopsien in bis zu 20% der Fälle Granulome nachweisbar sind [19].

Endokrin-metabolisch verursachte Diarrhöen

Bei den endokrin ausgelösten Durchfällen handelt es sich um eine heterogene Gruppe mit unterschiedlichen pathophysiologischen Angriffspunkten.

Manche wirken über eine Störung der Motorik, wie Hyperthyreose und Diabetes mellitus, wobei zusätzlich zur motorischen Störung eine bakterielle Überwucherung (Blind-loop-Syndrome) eine Rolle spielen kann, ferner auch das Karzinoidsyndrom.

Andere führen zu einer Na- und Wassermalabsorption, wie der M. Addison mit Fehlen des Aldosterons, oder zu einer Sekretion, wie serotonin- bzw. gastrin- oder VIP-produzierende Tumoren (Tabelle 7) [10].

Diese endokrinen Erkrankungen müssen mit den entsprechenden endokrinologischen Methoden und bildgebenden Verfahren abgeklärt werden.

Tabelle 7. Endokrin und metabolisch bedingte Durchfälle

Hyperthyreose	(in ca. 20% der Fälle; Hypermotilität)
M. Addison	(Aldosteronmangel)
Diabetes mellitus	(Gangliendegeneration im Darm; bakterielle Überwucherung)
Karzinoidsyndrom	(Serotonin; biogene Amine)
Urämie	(urämische Gastroenteropathie)
Ferner:	Zollinger-Ellison- und Verner-Morrison-Syndrom, Hypoparathyreoidismus; medulläres Schilddrüsenkarzinom, Ganglioneurom; paraneoplastische Syndrome

Literatur

1. Binder HJ, Donowitz M (1975) A new look to laxative action. Gastroenterology 69:1001–1005
2. Caspary WF (1982) Das Malabsorptionssyndrom – Diagnose und Therapie. Dtsch Ärztebl 79:32–47
3. Caspary WF, Reimold WV (1976) Klinische Bedeutung des ^{14}C-Glykocholat-Atemtests in der gastroenterologischen Diagnostik bei Erkrankungen mit gesteigerter Dekonjugation von Gallensäuren. Dtsch Med Wochenschr 101:353–360
4. Connell AM, Hilton C, Irvine G, Lennard-Jones JE, Misiewicz JJ (1965) Variation of bowel habit in two population samples. Br Med J II:1095–1099
5. Cooke WT (1977) Laxative abuse. Clin Gastroenterol 6:659–673
6. Cummings JH, Sladen GE, James OFW, Sarner M, Misiewicz JJ (1974) Laxative-induced diarrhea: A continuing clinical problem. Br Med J I:537–541
7. Debognie JC, Phillips SF (1978) Capacity of human colon to absorb fluid. Gastroenterology 74:698–703
8. Di Magno EP, Go VLW, Summerskill WHJ (1973) Relations between pancreatic enzyme outputs and malabsorption in severe pancreatic insufficiency. N Engl J Med 288:813–815
9. Drumney GD, Benson JA, Jones CM (1961) Microscopical examination of the stool for steatorrhea. N Engl J Med 264:85–87
10. Ewe K (1975) Der Einfluß von Hormonen auf intestinale Transportvorgänge von Wasser und Elektrolyten. Arzneimittelforsch 25:499–506
11. Ewe K (1976) Resorptionsprüfungen. In: Rick W (Hrsg) Diagnostische Verfahren. Springer, Berlin Heidelberg New York (Handbuch Innere Medizin, Bd 3, Teil 6: Pankreas, S 459–473)
12. Ewe K (1983) Pathogenese chronisch entzündlicher Darmerkrankungen. Z Gastroenterol [Verh] 18:1–20
13. Ewe K, Wanitschke R (1977) Neue Aspekte in der Pathogenese der Diarrhoe. Leber Magen Darm 7:1–13
14. Fahrländer H (1982) Die Nahrungsmittelallergien. Dtsch Med Wochenschr 107:1892–1897
15. Frühmorgen P (1981) Infektiöse Durchfallerkrankungen. Fortschr Med 99:1598–1605
16. Gaginella TS, Bass P (1978) Laxatives: An update on mechanism of action. Life Sci 23:1001–1010
17. Hämmerli UP, Ammon R (1963) Malabsorptionssyndrome. Moderne Untersuchungsmethoden und Differentialdiagnose. Schweiz Med Wochenschr 93:1517
18. Kindler W, Schappe WD, Briese W (1977) Die Bedeutung der antibiotischen Therapie bei der Salmonellen-Enteritis und bei Salmonellen-Ausscheidern. Dtsch Med Wochenschr 102:1720–17
19. Korelitz BI, Summers SC (1977) Rectal biopsy in patients with Crohn's disease. JAMA 237:2742–2744
20. Pearson DJ, Rix KJB, Bentley SJ (1983) Food allergy: How much in the mind? Lancet I:1259–1261
21. Read NW, Kreijs GJ, Read MG, Santa Ana CA, Marawski G, Fordtran JS (1980) Chronic diarrhea of unknown origin. Gastroenterology 78:264–271
22. Read NW, Miles CA, Fisher D et al. (1980) Transit of a meal through the stomach, small intestine and colon in normal subjects and its role in the pathogenesis of diarrhea. Gastroenterology 79:1276–1282
23. Schmitz-Moormann P, Malchow H, Miller B, Brandes JW (1979) Häufigkeit und Vorkommen epitheloidhaltiger Granulome in Rektum- und Colonbiopsien bei M. Crohn. Z Gastroenterol 17:287–295

24. Steffen R, van der Linder F, Meyer HE (1978) Erkrankungsrisiken bei 10.500 Tropen- und 1.300 Nordamerika-Touristen. Schweiz Med Wochenschr 109:1485–1495
25. Van de Kamer JH, Huinik H, Ten Bokkel H, Weyers HA (1949) Rapid method for determination of fat in feces. J Biol Chem 177:347–355
26. Vantrappen G, Janssen J, Rolemberg S, Hellemans J (1981) Intestinal motility and diarrhea. Clin Res Rev [Suppl 1] 1:83–89

Kapitel 5

Meteorismus

G. A. MARTINI

Definition

Meteorismus heißt zu deutsch Blähsucht. (Das Wort ist abgeleitet von dem griechischen Wort Metéoros, d. h. in der Luft befindlich, oder von Meteorismos = Erhebung, Schwellung. Der Begriff wird medizinisch bereits von Hippokrates verwendet.) Meteoristisch, aufgebläht, bedeutet, daß zuviel Luft im Verdauungskanal vorhanden ist oder beim Patienten die Empfindung vorherrscht, daß sie vorhanden sei, was längst nicht immer der Fall ist. Zuviel Luft kann überall im Verdauungskanal vorkommen, angefangen in der Speiseröhre (z. B. bei Achalasie), im Magen (z. B. Magenektasie bei diabetischer Azidose oder Obstruktion im distaleren Intestinalkanal), im Dünndarm, im Dickdarm (z. B. bei mechanischem oder paralytischem Ileus oder bei Pseudoobstruktion) aber auch im Enddarm, wobei hier häufiger der Begriff *Flatulenz* verwendet wird: zu viel und zu häufiger Abgang von Winden (Flatus). Meteorismus und Flatulenz sind also nicht dasselbe.

Pathogenese

Es kommt zum Meteorismus, wenn das Gleichgewicht zwischen Luftzufuhr in den Darm und Bildung von Gas im Darm, Abgabe der Gase aus dem Darm bzw. Resorption durch den Darm in irgendeiner Weise gestört ist. Zuviel Luft kommt durch Luftschlucken, durch behinderte Passage, durch zuviel Gasproduktion im Darm, durch gestörte Resorption der Darmgase und schließlich durch einen behinderten Abgang von Winden (z. B. bei Obstipation) zustande.

Klagen über zuviel Luft werden unter 3 Beschwerdekreisen vorgebracht:

1) vermehrtes Aufstoßen, „Rülpsen";
2) Völlegefühl, Blähungen, Leibschmerzen mit und ohne Kollern (Borborygmi), Aufgetriebensein, „festgesetzte Blähungen" (Römheld-Symptomenkomplex, wobei es durch Hochdrängen des Zwerchfells zu Herzbeschwerden oder Hiatusinsuffizienz kommen kann);
3) vermehrter Abgang von Winden (Flatulenz).

Die durch Meteorismus hervorgerufenen Beschwerden gehören – neben Schmerzen und Verstopfung – zu den häufigsten überhaupt, soweit sie auf den Verdauungstrakt zu beziehen sind.

Um eine genaue Vorstellung über die Art der Beschwerden zu bekommen, ist es zweckmäßig, klar formulierte Fragen an den Patienten zu stellen nach:
1) Aufstoßen?
2) Völlegefühl?
3) Aufgetriebener Leib, Luft? Nabelbruch, evtl. Leistenbruch? Intraabdominale Druckerhöhung, Aszites?
4) Flatulenz, d. h. häufiger und reichlicher Abgang von Winden?
5) Kollern? Mit oder ohne Abgang von Winden?
6) Echte Auftreibung des Leibes oder Vortreibung (hysterische bzw. Pseudogravidität)?

Wichtig: Sind die Beschwerden schon lange Zeit vorhanden oder erst kurzfristig aufgetreten?

Mnemotechnisch lassen sich die häufigsten Ursachen mit den fünf großen „F" einprägen (Fett, Flatus, Flüssigkeit, Foetus und Fäzes).

Die Pathogenese der Zustände, die mit zuviel Luft oder Gas im Verdauungskanal einhergehen, ist in Tabelle 1 zusammengefaßt.

Tabelle 1. Pathogenese des Meteorismus

1. Aerophagie (Luftschlucken)
2. Vermehrte intestinale Gasbildung durch:
   Verdauungsinsuffizienz
   a) Physiologisch: z.B. CO_2-Bildung bei reichlicher Fettnahrung; Zellulose, Proteinüberschuß
   b) Pathologisch: Enzymmangel, Laktase-, Oligosaccharidasenmangel
3. Gestörter Gasaustausch: Überdehnung des Darmes, venöse Stase, Ileus
4. Gestörte Innervation: z.B. Vagotomie
5. Gestörter Metabolismus: diabetische Azidose, Hypokaliämie, Hyponatriämie

Häufiges Aufstoßen

Das häufige Aufstoßen ist für die Betroffenen und fast noch mehr für die Umgebung lästig. Es gehört wie die belegte Zunge zu den sicheren funktionellen Störungen im oberen Verdauungsabschnitt. Die Betroffenen sind davon überzeugt, daß sie krank sind und daß dem Aufstoßen bzw. Zwangsrülpsen krankhafte Veränderungen mit zu starker Gasproduktion im Verdauungskanal zugrunde liegen.

Die Luft im Magen, die hochgebracht wird, hat dieselbe Zusammensetzung wie die Außenluft und stammt hauptsächlich aus verschluckter bzw. eingesaugter Luft. Ein Teil dieser Luft ist von Natur aus in der Nahrung enthalten, so enthält ein Apfel etwa 20% Luft, oder wird während der Speisenzubereitung hineingebracht, z. B. bei frischem Brot, geschlagenen Speisen wie Soufflé und kohlensäurehaltigen Getränken. Zusätzlich werden zweifellos jeweils einige Milliliter Luft während des üblichen Essens und Trinkens mitverschluckt. Das Volumen der Luftblase übersteigt sowohl im Fastenzustand als auch bei vollem Magen nur selten 50 ml. Bereits wenn etwa 200–500 ml Luft in den Magen gebracht werden, ist die Röntgenkontur der Magenblase viel größer als normal [8–11, 27].

Bei manchen Personen kommt es beim Schlucken von Nahrung oder Flüssigkeit zu falschem Schluckverhalten, zum echten Luftschlucken (Aerophagie). Zahnprothesen oder Rauchen können das Luftschlucken verstärken, ebenso Trinken durch Strohhalme, Kaugummikauen oder Bonbonlutschen. Angst, Erregung und depressive Verstimmungen begünstigen sicher das Luftschlucken. Es tritt nicht selten zusammen mit belegter Zunge und pappigem Mundgeschmack auf und wird dann fälschlich für eine Gastritis gehalten. Es wurde beobachtet, daß Patienten, bei denen ein intravenöses Pyelogramm durchgeführt wurde und die dabei ängstlich und nervös waren, dreimal so viel Luft aspirierten wie andere, die während der Untersuchung entspannt waren. Die Luft wird durch den oberen Ösophagussphinkter eingesaugt, indem bei forciertem Einatmen gegen die geschlossene Glottis ein negativer Druck erzeugt wird. Viele gesunde Personen können das leicht erlernen und dann vorsätzlich rülpsen. Bei einigen scheint das Aufstoßen mit vorübergehender Erleichterung im Magenbereich und mit körperlichem Wohlbefinden einherzugehen. So kann es zur Gewöhnung kommen, und der Patient bemerkt nicht mehr, daß er Luft schluckt, sondern glaubt, daß eine krankhafte Störung bei ihm zu vermehrter Gasproduktion führt. Dieser Aberglaube verstärkt seine Angst und damit die Aerophagie [8, 13].

Die Magenektasie wird bei mechanischer Behinderung (Pylorusstenose) oder aber bei metabolischen Störungen (diabetische Azidose, Hyponatriämie) und nach chirurgischen Eingriffen beobachtet. Historisch ist interessant, daß die zugrundeliegende Atonie Kußmaul zur Erfindung des Magenschlauches gebracht hat. Er war der erste, der durch Einführen des Magenschlauchs die starke Luftansammlung beseitigt und den Magen durch Spülungen mit Natriumchloridlösungen zu tonisieren versucht hat [4, 10, 21, 22].

Darmmeteorismus

Gasvolumen und Leibbeschwerden

Wichtig ist die Klärung der Frage, wie weit die Blähbeschwerden mit dem Gasvolumen im Darm gekoppelt sind. Mit Hilfe einer modifizierten Körperplethysmographietechnik, wie sie für die Lungenvolumina benutzt wird, wurde das Luftgesamtvolumen im Darm bestimmt. Gesunde Personen hatten ein mittleres Gasvolumen von 100 ml im Abdomen. Mit Hilfe von Argon und der intestinalen Auswasch(Washout)-Technik wurden Volumina von 30–200 ml (durchschnittlich etwa 90 ml) festgestellt. Diese Ergebnisse wurden durch Röntgenuntersuchungen erhärtet, die immer dann eine Verdoppelung des intestinalen Gasgehalts anzeigten, wenn etwa 100 ml Luft durch einen Schlauch in den Darm eingeblasen wurden [3, 18, 24, 28]. Bei Personen, die über Völlegefühl und aufgetriebenen Leib klagten und diese Beschwerden auf zuviel Luft im Darm zurückführten, betrug das Volumen 176 ± 28 ml und war damit kaum verschieden von den Werten bei gesunden Kontrollpersonen: 199 ± 31/ml. Ebensowenig bestand ein Unterschied in der Zusammensetzung der Luft. Ähnliche Ergebnisse wurden erzielt, wenn die Untersuchungen 90 min nach einer Standardmahlzeit durchgeführt wurden. Nur der Wasserstoffgehalt war nach dem Essen größer [3, 8, 12, 14, 16, 17, 26].
Jedoch unterschieden sich die Patienten mit Beschwerden von den Gesunden darin, daß mehr von dem Gas, das ins Jejunum geblasen wurde, in den Magen zurückfloß [27]. Auch traten bei den Patienten häufiger Bauchschmerzen auf, wenn das Gas instilliert wurde.
Patienten, die meinen, daß ihre Beschwerden von zuviel Gas im Darm herrühren, haben fast immer normale Volumina. Wahrscheinlich lassen sich die Beschwerden mehr auf Motilitätsstörungen zurückführen, die die normale Passage des Gases durch den Darm behindern. Außerdem haben diese Patienten ein gesteigertes Schmerzempfinden und eine gesteigerte Schmerzantwort auf die Gasausdehnung, die vom Gesunden gut toleriert wird [5, 8, 15, 24].
Patienten mit Luftbeschwerden haben häufige abnorme Kontraktionen im Dickdarm. Bläst man mit einer Ballonsonde Luft ins Rektum, so rea-

gieren Patienten mit irritablem Darm viel öfter als Gesunde mit Schmerzen [15]. Bestimmte Körperhaltungen haben einen Einfluß auf die Luftverteilung im Darm. So gelangt im Liegen Luft schneller aus dem Magen in den Darm als im Stehen.

Zusammensetzung der Darmgase

Die Anteile der 5 wichtigsten Darmgase Stickstoff, Sauerstoff, Wasserstoff, Methan und Kohlenstoff variieren in den verschiedenen Darmabschnitten (Abb. 1). Sie machen zusammen etwa 99%, H_2S, Ammoniak, Indol und Skatol den Rest von 1% der Darmgase aus. Die Zusammensetzung des gesamten intestinalen Gaspools wurde unter Verwendung des Edelgases Argon, das rasch in das obere Jejunum instilliert wurde, gemessen. Argon wäscht die Gase im Intestinum aus, die dann im Rektum gesammelt und anschließend analysiert wurden [8, 16, 18]. 4 h nach dem Frühstück wurden folgende Werte ermittelt: N_2 11–92%, O_2 0–

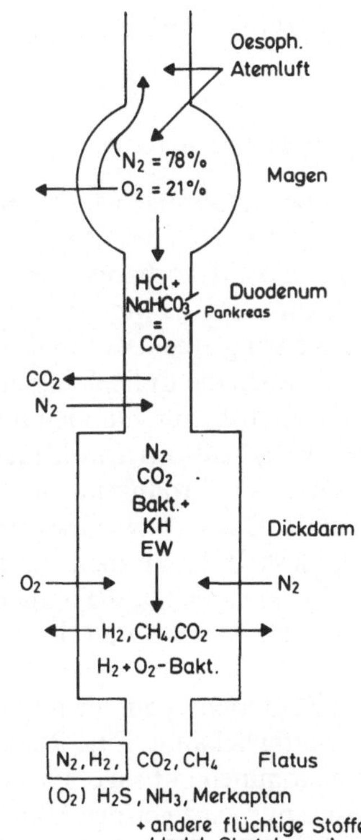

Abb. 1. Zusammensetzung der Darmgase in den einzelnen Abschnitten des Verdauungskanals

11%, H_2 0–69%, Methan 0–56% und CO_2 3–54%. Sauerstoff und Kohlendioxid werden mit dieser Methode zu niedrig gemessen, weil Sauerstoff bei der Passage durch das Kolon durch die Bakterien verbraucht und das CO_2 entlang der Darmwand sehr rasch vom Blut aufgenommen wird. Stickstoff hat i. allg. den höchsten Anteil an der Gesamtheit der Darmgase. O_2 ist nur in niedriger Konzentration vorhanden, und die Konzentration von H_2O, CO_2 und Methan variiert sehr stark. Bei 3 Personen, bei denen die Gaszusammensetzung unter experimentellen Bedingungen bestimmt wurde, machten die 3 Gase H_2O, Methan und CO_2 mehr als die Hälfte aus [8].

Diese Gase kommen in der Atmosphäre nur in geringer Konzentration vor und müssen also im Darm produziert worden sein. Daraus folgt, daß die verschluckte Außenluft längst nicht immer die Quelle der Darmgase ist. Die Ernährungsweise beeinflußt die Zusammensetzung der Darmgase sehr erheblich. Bei Milchdiät steigt der H_2-Anteil auf über 50%; 2 g Milchzucker bilden bis zu 1400 ml H_2. Bei Fleischkost hingegen steigt der Methananteil auf etwa 30%, bei Gemüse auf über 50%. Die 5 wichtigsten Komponenten sind geruchlos. Der üble Geruch der Darmgase stammt von geringen Spuren flüchtiger Beimengungen, wie Schwefelwasserstoff, Merkaptanen, Indol und Skatol [3, 7, 8, 12–14, 16, 18, 23, 26].

Gasproduktion im Darm

Im oberen Darmabschnitt, im Duodenum und oberen Jejunum entsteht CO_2, wenn HCl des Magens oder Fettsäuren durch Bikarbonat, das im Pankreassaft vorhanden ist, neutralisiert wird. Durch Neutralisierung von 1 mmol HCl werden 22,4 ml CO_2 gebildet. Wenn man bedenkt, daß nach einer großen Mahlzeit sich bis zu 150 mmol Säure bildet, so erklärt sich daraus die Entstehung großer CO_2-Mengen. So fand Rune nach einer Mahlzeit im Duodenum pCO_2-Werte von 300–500 mm Hg (40–66,7 kPa) [25]. Im Zwölffingerdarm stammt also die Luft vorwiegend aus der CO_2-Produktion am Ort und nicht so sehr aus verschluckter Außenluft. Das CO_2 wird während der Passage fast vollständig resorbiert und deshalb kaum mehr im Flatus ausgeschieden. Die hohen Konzentrationen von CO_2, die manchmal im Flatus gefunden werden, stammen – wie das Methan und der Wasserstoff – aus dem Bakterienstoffwechsel.

Die Bakterientypen, die im menschlichen Darm H_2 erzeugen, sind nicht eindeutig bekannt. Eine Reihe von aerob oder anaerob wachsenden Keimen kommen in Frage. Fast der gesamte Wasserstoff wird im Kolon erzeugt, nur ganz geringe Mengen im Dünndarm. Im Fastenzustand oder bei bakterienfreien Ratten und Neugeborenen gibt es nur wenig H_2 im

Kolon. Für die H_2 Produktion sind Kohlenhydrate und Eiweiß als Substrate notwendig. Bei Malabsorptionszuständen oder Verdauungsinsuffizienz kommen sonst resorbierte Stoffe in den Dickdarm, z. B. Milchzucker bei Laktasemangel. Beschwerden sind dabei häufig. Auch beim Verdauungsgesunden treten z. B. nach Genuß von Bohnen Blähungen auf. Bohnen und andere Hülsenfrüchte, aber auch Zwiebeln enthalten viele Oligosaccharide, wie Stachyose und Raffinose, für deren Abbau auch der Gesunde keine Enzyme besitzt. Sie werden dann im Kolon von Bakterien abgebaut, wobei H_2 freigesetzt wird. Ebenso führen sogenannte Zuckeraustauschstoffe wie Sorbit, Laktulose und Palatinit zu erheblicher Darmgasentwicklung.

Das Methan stammt ebenfalls aus dem Bakterienstoffwechsel. Die Methanmenge im Flatus ist unabhängig vom Substrat. Auch im Fastenzustand oder nach Genuß schwer resorbierbarer Kohlenhydrate ist der Methananteil etwa gleich. Nur etwa 30% der erwachsenen Bevölkerung scheint die Bakterien zu beherbergen, die das Methan bilden [8, 14, 18]. Diese Fähigkeit scheint familiär aufzutreten, ist aber nicht genetisch bestimmt, sondern durch frühe Umweltbedingungen erworben. Personen, die große Mengen Methan erzeugen, produzieren einen Stuhl, der „schwimmt". Der Methangehalt und nicht der Fettgehalt sind für das Schwimmen des Stuhls auf der Wasseroberfläche verantwortlich. Bei Patienten mit Dickdarmkrebs wurde eine erhöhte Methanbildung festgestellt [19].

Flatulenz

Die Zahl der Windabgänge oder Flatus, die als normal anzusehen ist, wurde bei 7 gesunden Personen mit $13,6 \pm 5,6$ pro Tag ermittelt. Die Luftmenge, die von einem Gesunden abgelassen wird, beträgt etwa 100 ml/h oder 500–1 200 ml/Tag. Diese Menge richtet sich nach der Nahrungsaufnahme bzw. der Nahrungszusammensetzung. Bohnen, Milch und Kohl erhöhen die Gasproduktion. So wurde ermitelt, daß die Flatusmenge auf 168 ml/h anstieg, wenn die Probanden 51% ihrer täglichen Kalorienzufuhr als Bohnen zu sich nahmen [16, 18, 20]. Die Zahl der Windabgänge erhöht sich unter der Zufuhr „blähender Speisen" ebenfalls. In einem einzigartigen Bericht über einen Patienten mit Laktasemangel wurden die Flatusfrequenz unter verschiedener Nahrungszufuhr registriert und Rekorde bis 141 Abgänge/Tag unter Milchdiät (2 l/Tag) ermittelt. Die Gasmenge betrug nach einer Testmahlzeit, die 2 Tassen Milch enthielt, 806 ml in 4 h gegenüber 55 ml in 4 h nach einer Elementardiät ohne Milch und Milchzucker. 50 g Milchzucker allein erhöhten die ausgeschiedene Gasmenge auf 720 ml in 4 h [27].

Die Geschwindigkeit des Abgangs der Winde ändert die Zusammensetzung: Bei langsamem Ablassen überwiegt Stickstoff, bei schnellem Wasserstoff und Kohlendioxid. Hohe CO_2-Konzentrationen gehen nahezu immer mit hohen H_2-Konzentrationen einher. Ihre erhöhte Ausscheidung sollte den Verdacht auf Fehlverdauung (Malabsorption oder Maldigestion) von fermentierbaren Substanzen lenken.

Nahrungsmittel, die reichlich Blähungen hervorrufen, sind: Milch, Milchprodukte, Zwiebeln, Bohnen und andere Hülsenfrüchte, Sellerie, Karotten, Rosinen, Bananen, Aprikosen, Pflaumensaft, Vollkornbrot, Brezeln, Weizenkeimlinge, Kleie, unverdauliche Stärke, Zuckeraustauschstoffe (Sorbit, Lactulose, Palatinit) und Blumenkohl.

Zu den weniger ausgesprochen blähenden Speisen gehören: Kartoffeln, Auberginen, Zitrusfrüchte, Äpfel, Brot und Gebäck.

Als nicht blähend können gelten:

1) Fleisch, Geflügel, Fisch
2) Gemüse: Salate, Gurken, Broccoli, Avocado, Blumenkohl, Tomaten, Spargel, Zucchini, Oliven
3) Früchte, Trauben, Beeren
4) Kohlenhydrate: Reis, Mais, Maischips, Kartoffelchips, Cracker
5) Nüsse
6) Eier, bittere Schokolade (ohne Milchzusatz), Gelee, Fruchtsäfte
7) Wasser

Gasexplosion im Dickdarm

Das Auftreten von Methan und Wasserstoff, die brennbar sind und bei entsprechender Zumischung von Sauerstoff zur Explosion führen können, machen es notwendig, daß auf die Möglichkeit solcher Zwischenfälle geachtet werden muß. Dies gilt insbesondere für die endoskopische Elektrokauterisation. Es ist zweckmäßig, hier zunächst das Gas aus dem Dickdarm zu aspirieren und dann ein nicht explosives Gas wie Kohlendioxid zu instillieren [2, 6].

Der Gastroenterologe muß daran denken, daß neben den funktionellen Ursachen wie Luftschlucken und irritablem Kolon eine Reihe von organischen Veränderungen mit zuviel Luft im Intestinalkanal einhergehen können. Die Schemaskizze in Abb. 2 führt die wichtigsten Zustände auf, die entweder mit Meteorismus einhergehen oder aber einen Meteorismus vortäuschen können. Zu letzteren gehören Fettansammlungen im Bauch, Gravidität, Ovarialtumoren, andere Unterleibstumoren und im Oberbauch Pankreaszysten, Karzinomatose usw.

In diesem Zusammenhang ist es wichtig, an die Möglichkeit der „hysterischen Bauchvortreibung" zu denken, die von Alvarez ausführlich beschrieben worden ist. Dabei handelt es sich um einen Pseudometeoris-

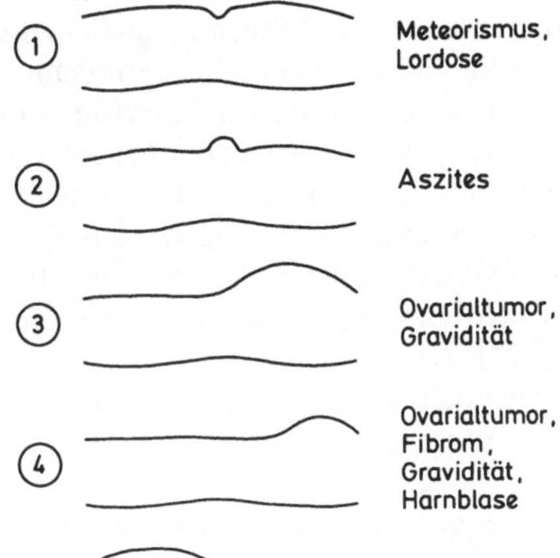

Abb. 2. Ursachen für einen aufgetriebenen Bauch. *X* Xiphoid, *N* Nabel, *P* Schambein (Nach De Gowin [9a])

mus mit Vortreibung des Bauches, Zwerchfelltiefstand, Erschlaffung der Bauchmuskulatur und Lordose. Der Luftgehalt im Bauch ist nicht vermehrt. Diese Zustände sind auch als Pseudogravidität beschrieben worden [1, 13]. Wir hatten Gelegenheit, bei einem passiv homosexuellen Mann, der auf die Möglichkeit einer Schwangerschaft hoffte, einen solchen Zustand zu sehen. In der Narkose bildet sich der Zustand sofort zurück.

Die Differentialdiagnose der mit zuviel Gas im Intestinalkanal einhergehenden Beschwerden muß eine Reihe von organischen Störungen berücksichtigen, wie sie in der Tabelle 2 zusammengestellt sind. In erster Linie ist hier an den Darmverschluß bzw. an jede mechanische oder

Tabelle 2. Ursachen des Meteorismus

1. Darmverschluß: mechanisch, paralytisch
2. Mesenterialthrombose
3. Pneumonie, schwere Intoxikationen
4. Colitis ulcerosa, M. Crohn, Divertikulose
5. Urämie (Uretersondierung), Nierensteine
6. Leberzirrhose
7. Herzinsuffizienz
8. Aerophagie
9. Porphyrien, Myxödem, andere Stoffwechselstörungen (Diabetes)
10. Retroperitoneale Veränderungen (Blutungen, Entzündungen)
11. Vagotomie
12. „Hysterischer" Meteorismus (Alvarez). Pseudoschwangerschaft

funktionelle Veränderung der Darmpassage zu denken. Im Magen ist hier an die akute Magendilatation zu erinnern. Diese tritt ohne organische Behinderung bei schweren metabolischen Störungen, nach Trauma oder nach chirurgischen Eingriffen auf. Diese Dilatation ist fast immer Ausdruck einer Störung der Magenmotilität bei gleichzeitigem vermehrtem Einsaugen von großen Luftmengen. Diese akuten Magendilatationen sind selten geworden, seit das Einlegen einer Magensonde zur Routinemaßnahme geworden ist. Auch die diabetische Azidose bzw. schwere Elektrolytmangelzustände werden nur noch selten beobachtet [4, 8, 10, 21, 22].

Unter den mit vermehrtem Gas im Darm einhergehenden Zuständen sind mesenterial ischiämische Zustände [9], entzündliche Darmerkrankungen, schwere Intoxikations- und Infektionszustände, Stoffwechselstörungen, z. B. Porphyrien, retroperitoneale Veränderungen, Pankreaserkrankungen, Zustände nach Vagotomie und schließlich Herzinsuffizienz und Leberzirrhose (Tabelle 2) zu nennen. Bei der Entstehung dieser Gasansammlungen spielen mechanische Bedürfnisse wie auch die Beschaffenheit der Darmmuskulatur und Dehnung der Darmwand sowie vermehrte Gasbildung durch Bakterien im Darm eine Rolle [8].

Eine durch Ruptur des Zäkums lebensbedrohliche massive Gasansammlung im Dickdarm ist die sog. *Pseudoobstructio coli*. Ihr Entstehungsmechanismus ist unbekannt, meist handelt es sich um senile Patienten mit gravierenden Vorerkrankungen. Jedenfalls ist ein stenosierender Prozeß nie nachweisbar. Ein im Abdomenleerbild 12 cm erreichender Zäkaldurchmesser zeigt die unmittelbar bevorstehende Ruptur an. Die Therapie besteht im koloskopischen Absaugen oder in der chirurgischen Anlage einer Zäkalfistel, trotzdem sterben 20–30% der Patienten, wobei sich der Befund dann bei der Sektion oft nicht mehr objektivieren läßt.

Tabelle 3. Diagnostik des Meteorismus

Klinisch nicht invasiv:	Inspektion
	Perkussion
	Auskultation
Klinisch nicht invasiv:	
– apparativ:	Röntgen
	„Leerbauch"
	Ultraschall
	Endoskopie
– Labor:	u. a. Indikanprobe
	Routine (Hb, Hkt, Elektrolyte usw.)
	Atemtests
Invasive Diagnostik:	Angiographie?
Keine Operationsverzögerung!	

Diagnose

Unter den diagnostischen Maßnahmen sind die nichtinvasiven von den invasiven zu trennen (Tabelle 3). Wichtig sind Inspektion, Perkussion und Auskultation des Bauchraums. Bei der Inspektion ist zu achten auf:

- Narben,
- Venenzeichnung,
- Peristaltik,
- Pulsation (Geräusch?),
- Nabelbruch (Vorwölbung),
- Grey-Turner Zeichen.

Außerdem sind die Zustände zu berücksichtigen, wie sie in der Abb. 2 aufgeführt sind. Dabei ist zu beachten, daß eine gleichmäßige Vorwölbung der Bauchwand bei gleichzeitig vorhandener Tympanie im obersten Teil für Flüssigkeit im Bauchraum und geblähte Darmschlingen spricht. Dabei besteht Flankendämpfung.

Bei Vorwölbung des Bauches nur durch geblähte Darmschlingen ist im Bauchbereich einschließlich der Flanken Tympanie zu hören. Bei Schwangerschaft besteht Flankendämpfung in den Seiten; die Hauptvorwölbung liegt unterhalb des Nabels, der Abstand zwischen Schambein und Nabel ist größer als der Abstand zwischen Nabel und Xyphoid, während bei Aszites der Abstand oberhalb des Nabels und auch der Bauchumfang größer sind.

Bei der Auskultation ist darauf zu achten, ob sog. Metallie zu hören ist. Diese Metallie ist ein wichtiges und frühes Zeichen bei Spiegelbildung im Darmlumen. Durch Luft oberhalb der Spiegel hört man Geräusche, die an der Bauchwand mit zwei Holzspateln erzeugt werden, mit metallischer Klangfarbe. Durch Abhorchen des Bauches und gleichzeitige Perkussion durch einen zweiten Untersucher gelingt es, die Darmschlingen auszumachen, bei denen Spiegelbildung vorhanden ist.

Der apparativen, nichtinvasiven Untersuchung dient die Röntgenübersichtaufnahme, wobei aus der Zahl der Spiegelbildungen, der Weite des Darmlumens und der Beschaffenheit der Darmwand vieles über die Lokalisation des mechanischen Verschlusses ausgesagt werden kann. Auch die Ultraschalluntersuchung und die Endoskopie können entsprechende obstruierende Veränderungen deutlich machen. Der Ultraschall ist besonders dafür geeignet, auch kleinere Mengen von Aszitesflüssigkeit zur Darstellung zu bringen.

Unter den invasiven diagnostischen Maßnahmen steht die Angiographie dann im Vordergrund, wenn es sich um den Verdacht auf eine ischämische Darmerkrankung handelt. Gerade bei den ischämischen Erkrankungen kommt es zunächst zu uncharakteristischen Beschwerden, dann vorwiegend zu Schmerzen und Meteorismus. Jede Verzögerung durch diagnostische Maßnahmen muß unbedingt vermieden werden. Die Frage des operativen Eingriffs ist oft schwierig zu entscheiden.

Unter den Laboratoriumsuntersuchungen ist besonders die Indikanprobe zu erwähnen, die über die Höhe eines vermuteten Darmverschlusses etwas aussagt; die Elektrolytwerte müssen bestimmt werden, um Hyponatriämien oder Hypokaliämien auszuschließen, und Atemtests sind geeignet, eine Malabsorption bzw. Maldigestion verhältnismäßig früh anzuzeigen.

Immer muß bei unklaren, plötzlich aufgetretenen meteoristischen Zuständen die Frage der mechanischen Behinderung und einer evtl. Operationsindikation rasch abgeklärt werden.

Die Analyse der Darmgase kann bei stark ausgeprägter Flatulenz Hinweise auf Maldigestion bzw. Malresorption geben. Dazu ist die Messung der Gasmenge über Rektumschlauch und Spritze und die anschließende chromatographische Gasanalyse notwendig. Wenn der Stickstoff in der Flatusluft vorherrscht, so stammt sie wahrscheinlich aus verschluckter Luft. Wenn H_2 und CO_2 vorherrschen, stammt das Gas aus dem Bakterienstoffwechsel, und eine Diätbehandlung bzw. eine Auswahl der Nahrungsmittel ist angezeigt.

Therapie (Tabelle 4)

Zunächst ist alles Bemühen auf das Ausschalten einer organischen Ursache zu richten. In jedem Fall ist das Legen einer Sonde angezeigt, wenn Verdacht auf Subileus oder paralytischen Ileus besteht.

– Handelt es sich um einen Meteorismus bei Leberzirrhose und drohendem Aszites, so müssen die Grundbedingungen verbessert werden. Zur Verhinderung der Aszitesbildung Kochsalzbeschränkung, Vermeidung von blähenden Speisen zur Verminderung der Gasbildung, Vermeidung auch von Milch und Süßigkeiten.

Tabelle 4. Therapie des Meteorismus

1. Ausschaltung einer organischen Ursache!		
2. Vermeiden der Aerophagie		
3. Ernährung:	Vermeiden von Kohl, Bohnen, evtl. Milch und Süßigkeiten; Fette und Proteine einschränken	
4. Medikamente:	Motilitätsstörung:	Anticholinergika
	Speichelsenkung:	Anticholinergika
	Entfernung von Gas:	Metoclopramid (Paspertin)
	Vermehrte Besiedlung, Bakterien:	Entero-Vioform, Antibiotika
	Obstipation:	Leinsamen, Mucilaginosa, Kleie, Karlsbader Wasser
		Bismuthum subnitricum (Karaya-Bismuth)
		Antischaummittel (Lefax, Spasmocanulase)

- Bei Magenektasie Einlegen einer Magensonde und evtl. Spülung mit Natriumchlorid, physiologischer Kochsalzlösung und bei Hyponatriämie bzw. Hypokaliämie Ausgleich der Elektrolytstörungen.
- Bei psychisch bedingter Aerophagie ist es wichtig, die Verhaltensweise des Patienten zu ändern. Beruhigung des Patienten, daß keine organische Störung vorliegt, Klärung der Störung und Empfehlung von Maßnahmen, die das Lufteinsaugen verhindern sollen, sowie sedierende Maßnahmen sind angezeigt. Unter Umständen ist eine psychotherapeutische Behandlung notwendig, evtl. auch Einsatz von Psychopharmaka und Anticholinergika, wobei deren Sekretionshemmung genutzt wird. Möglichst nach dem Essen nicht gleich hinlegen, weil durch Tieflagerung die Luft schlecht nach oben abgegeben wird.
- Ernährungsempfehlungen: Vermeiden von Milch, Milchprodukten, Kohl, Bohnen und Hülsenfrüchten und zu reichem Fett- und Eiweißverzehr,
- Körperliche Bewegung ist bei starker Blähungsneigung und Flatulenz ebenso wie sportliche Betätigung zu empfehlen.
- Obstipationsbehandlung durch nicht blähende, schlackenreiche Mittel, wie Leinsamen oder Kleie.

Die Entfernung von Gas aus dem Darm gelingt am besten mit Metoclopramid (Paspertin), das den Sphinktertonus herabsetzt und eine bessere Peristaltik und Darmentleerung bewirkt, evtl. auch mit Pyridostigmin [6].
Bei Verdacht auf bakterielle Gasbildung ist Entero-Vioform oder Mexaform angezeigt. Die Behandlung soll nur kurze Zeit, d.h. wenige Tage erfolgen. Bei Fehlbesiedelung sind unter Umständen kurzfristige Antibiotika notwendig.
Immer wenn Motilitätsstörungen wie beim irritablen Darm vermutet werden, ist zunächst eine Kombination von anticholinergischen Mitteln, Kleie und Psychopharmaka, ggf. auch Psychotherapie angezeigt [5].
Bei sehr starker Produktion von CO_2 im Duodenum empfiehlt sich eine Einschränkung des Fettgehalts der Nahrung und die gleichzeitige Gabe von hydroxidhaltigen Antazida, etwa 30 min nach jeder Mahlzeit. Bei Laktasemangel muß eine laktosefreie Kost gegeben werden.

Literatur

1. Alvarez WC (1949) Hysterical type of nongaseous abdominal bloating. Arch Intern Med 84:217–245
2. Becker GL (1953) Prevention of gas explosions in the large bowel during electrosurgery. Surg Gynecol Obstet 97:463

3. Bedell GN, Marshall R, Dubois AB et al. (1956) Measurement of the volume of gas in the gastrointestinal tract. J Clin Invest 35:336–345
4. Berning H, Lindenschmidt T-O (1961) Der paralytische Ileus in der inneren Medizin und Chirurgie. Ergeb Inn Med 16:198
5. Beyme F (1983) Psychotherapie bei Colon irritabile. Hexagon „Roche" 11:11–16
6. Bond JH, Levitt MD (1975) Factors affecting the concentration of combustible gases in the colon during colonoscopy. Gastroenterology 68:1445–1448
7. Bond JH, Levitt MD (1976) Quantitative measurement of lactose absorption. Gastroenterology 70:1058–1062
8. Bond JH, Levitt MD (1978) Gaseousness and intestinal gas. Med Clin North Am 62:155–164
9. Cooke M, Sande MA (1983) Diagnosis and ouctome of bowel infarction on an acute medical service. Am J Med 75:984–992
9a. De Gowin EL (1969) Diagnostik am Krankenbett. Schattauer Verlag, S. 505
10. Gillesby WJ, Wheeler JR (1956) Acute gastric dilation. Am Surg 22:1154
11. Hafter E (1978) Praktische Gastroenterologie, 6. neubearb. Aufl. Thieme, Stuttgart, S 239–242
12. Hickey CA, Calloway DH, Murphy EL (1972) Intestinal gas production following ingestion of fruits and fruit juices. Am J Dig Dis 17:383
13. Janner J (1956) Aerophagie und Meteorismus. Schweiz Med Wochenschr 31:886–891
14. Kirk E (1949) The quantity and composition of human colonic flatus. Gastroenterology 12:782–794
15. Lasser RB, Bond JH, Levitt MD (1975) The role of intestinal gas in functional abdominal pain. N Engl J Med 293:524–526
16. Lasser RB, Levitt MD, Bond JH (1976) Studies of intestinal gas after ingestion of a standard meal (Abstract). Gastroenterology 70:906
17. Levitt MD (1969) Production and excretion of hydrogen gas in man. N Engl J Med 281:122–127
18. Levitt MD (1971) Volume and composition of human intestinal gas determined by means of an intestinal washout technique. N Engl J Med 284:1394–1398
19. Levitt MD, Duane WC (1972) Floating stools-flatus versus fat. N Engl J Med 286:973–975
20. Levitt MD, Lasser RB, Schwartz JS et al. (1976) Studies of a flatulent patient. N Engl J Med 295:260–262
21. Martini GA, Rausch-Stroomann JG (1959) Das Hyponatriämiesyndrom nach kochsalzfreier Kost, erzwungener Diurese und/oder Aszitespunktion bei chronischer Leberinsuffizienz. Hyponatriämie, Hypochlorämie, Hyperkaliämie, Azotämie. Klin Wochenschr 37:385–394
22. Morris CR, Ivy AC, Madrock WG (1947) Mechanism of acute abdominal distention. Arch Surg 55:101
23. Murphy EL, Calloway DH (1972) The effect of antibiotic drugs on the volume and composition of intestinal gas from beans. Am J Dig Dis 17:639–642
24. Ritchie J (1973) Pain from distention of the pelvic colon by inflating a ballon in the irritable colon syndrome. Gut 14:125–132
25. Rune SJ (1972) Acid-base parameters of duodenal contents in man. Gastroenterology 62:533–539
26. Steggerda FR (1968) Gastrointestinal gas following food consumption. Ann NY Acad Sci 150:50–66
27. Sutalf L, Levitt MD (1979) Follow-up of a flatulent patient. Dig Dis Sci 24:652–654
28. Wittenberg J, Levitt MD (1970) Correlation of radiologic appearance and measured volume of intestinal gas. Invest Radiol 5:244

Kapitel 6

Aszites

G. STROHMEYER und W. STREMMEL

Definition

Unter Aszites versteht man die Ansammlung eines großen Flüssigkeitsvolumens in der freien Bauchhöhle. Er wird mit klinischen Mitteln nachweisbar, wenn sich mehr als 500 ml Flüssigkeit im Bauchraum befinden. Die häufigste Ursache ist die portale Hypertension bei Leberzirrhose. Die Entwicklung eines Aszites geht oft mit Hämodilution, Ödemneigung und herabgesetztem Urinvolumen einher, was auf die komplexen Störungen des Elektrolyt-, Wasser- und Proteinstoffwechsels hinweist.

Pathophysiologie

Der Entstehungsmechanismus von Aszites bei Leberzirrhose ist bis heute noch ungeklärt. Die *klassische Hypothese* stellt die Sequestration von Extrazellulärflüssigkeit im Splanchnikusgebiet auf Kosten des „effektiven" zirkulierenden Blutvolumens und eine sekundäre Retention von Wasser und Salz durch die Niere in den Vordergrund. Eine andere Theorie sieht die Hauptursache in einer primären Störung der renalen Rückresorption von Wasser und Salz, welches zum Anstieg des Plasmavolumens führt und durch die portale Hypertension den Übertritt von Extrazellulärflüssigkeit in die freie Bauchhöhle bewirkt *(Overflowtheorie)*. Unbestritten im Sinne beider Konzepte sind lokale Faktoren, die unmittelbar für die Aszitesbildung verantwortlich sind (Abb. 1). Je nach zugrunde liegender Erkrankung bewirkt die prä-, intra- oder posthepatische Widerstandserhöhung einen Druckanstieg in den Lebersinusoiden und Splanchnikuskapillaren (portale Hypertension). Erhöhter Kapillardruck führt über ein gestörtes Starling-Gleichgewicht [30] zur Vermehrung der Extrazellulärflüssigkeit, und es kommt zu Flüssigkeitsaustritt über das Peritoneum in die freie Bauchhöhle. Das Peritoneum stellt allerdings keine einfache semipermeable Membran dar, sondern ist u. a.

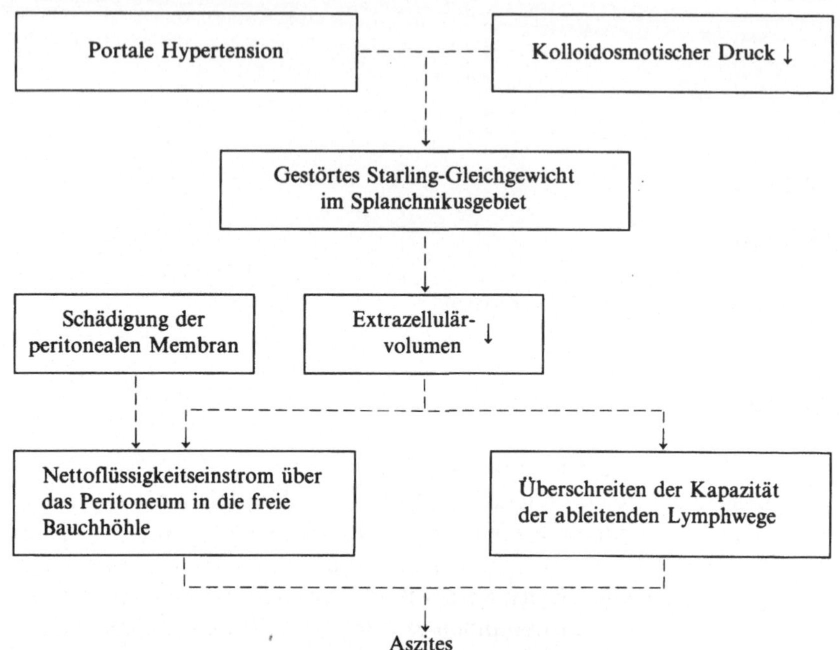

Abb. 1. Lokale Faktoren beim Aszites

aktiv am Wasser- und Elektrolyttransport beteiligt. Dies ist schon daraus zu ersehen, daß stündlich etwa die Hälfte des Aszitesvolumens mit dem zirkulierenden Blutvolumen ausgetauscht wird [5]. Eine Zunahme der Flüssigkeit in der freien Bauchhöhle ist deshalb als Nettoflüssigkeitsverschiebung anzusehen. Die Schädigung dieser dynamischen Membran durch Infektion oder Tumorabsiedelung stört ihre aktive Transportleistung und kann auch allein zur Aszitesentstehung führen.

Zusätzlich wird bei Leberzirrhose durch die vermehrte Extrazellulärflüssigkeit die Kapazität der z. T. durch die hepatische Widerstandserhöhung blockierten ableitenden Lymphwege überschritten [37] und eiweißreiche Extrazellulärflüssigkeit tritt v. a. über lymphatische Leberkapselgefäße in die freie Bauchhöhle aus.

Der Proteinverlust im Aszites (bis zu einem Viertel des gesamten Körperalbumins) zusammen mit einer evtl. verminderten Albuminsynthese bei gestörter Leberfunktion [31] führen zusätzlich zu einer Verminderung des kolloidosmotischen Druckes und verstärken die Aszitesbildung.

Nach der zweiten, sog. *Overflowtheorie* (Abb. 2), kommt es nur dann zur Sequestration von Flüssigkeit in der Bauchhöhle, wenn das zirkulierende Plasmavolumen inadäquat ansteigt und überschüssiges Volumen

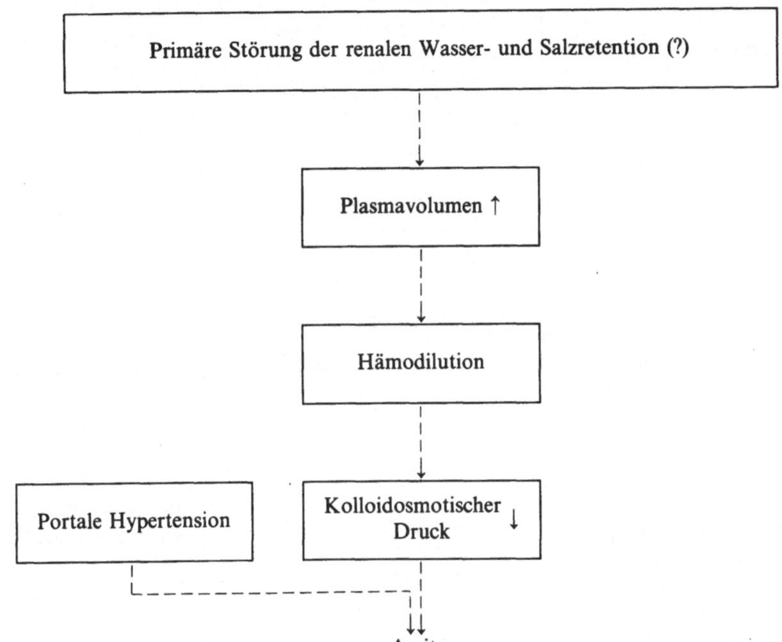

Abb. 2. Overflowtheorie der Aszitesentstehung

durch das „Leck" in der Splanchnikuszirkulation zur Bauchhöhle hin „überläuft" [21–23]. Diese Hypothese stützt sich v. a. auf die Beobachtung, daß das Plasmavolumen bei Patienten mit Leberzirrhose und Aszites normal oder eher hoch ist. Weiter konnte in tierexperimentellen Untersuchungen mit Hunden gezeigt werden, daß es bei Induktion einer Leberzirrhose mit Nitrosamin zunächst zu einer renalen Wasser- und Salzretention kommt mit Vermehrung des Plasmavolumens um 20%. Dieser Zuwachs war besonders deutlich im Splanchnikusgebiet [20]. Allerdings blieb bis heute die Frage nach der Ursache der Wasser- und Salzretention der Niere bei Lebererkrankungen unbeantwortet.

Die *klassische Hypothese* (Abb. 3) zur Erklärung der renalen Wasser- und Salzretention bei Aszites geht im Gegensatz zur Overflowtheorie davon aus, daß es durch Verschiebung von Flüssigkeit in die Bauchhöhle zu einer Verminderung des „effektiven" zirkulierenden Blutvolumens kommt. Dies wird von der Niere als afferenter Impuls zur physiologischen Gegenregulation verstanden. Durch tubuläre Reabsorption von Wasser und Natrium wird das Plasmavolumen wieder aufgefüllt und der Circulus vitiosus mit weiterer Sequestration von Flüssigkeit in die Bauchhöhle setzt sich fort.

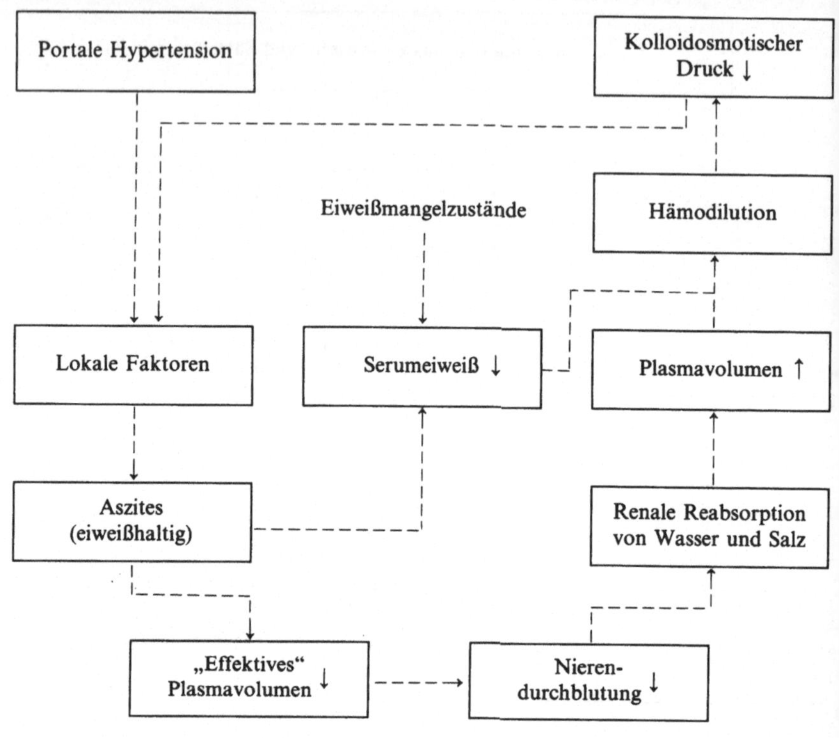

Abb. 3. Klassische Theorie der Aszitesentstehung

Der kritische Punkt an dieser so einleuchtenden Erklärung ist der Begriff des „effektiven" zirkulierenden Blutvolumens, zumal das Plasmavolumen nach beiden Theorien entweder primär oder sekundär durch Gegenregulation normal oder sogar erhöht ist. Die Antwort auf diese Problematik ergab die Analyse hormoneller Parameter, die sich als Stellgrößen des normalen Regelkreises bei Volumenmangel verändern (Abb. 4). So wurde bei Patienten mit Leberzirrhose und Aszites ein erhöhter Vasopressinspiegel gemessen. Dies kann als Folge der Stimulation von Barorezeptoren bei Volumenmangel angesehen werden [29], um durch Steigerung der Wasserpermeabilität im distalen Tubulus und den Sammelröhren dem Volumenmangel entgegenzuwirken [3]. Ebenfalls wurden erhöhte Serumkonzentrationen von Renin [1, 2, 8, 13, 18, 24, 28] und z. T. auch von Aldosteron [11, 12, 14, 17, 19, 26, 32, 35, 36] beschrieben, was auch mit der Vorstellung vereinbar ist, daß der arterielle Gefäßtonus durch mangelhafte Füllung vermindert ist. Erst kürzlich wurde berichtet, daß Noradrenalin als besonders empfindlicher Parameter der peripheren Aktivität des sympathischen Nervensystems bei Patienten mit

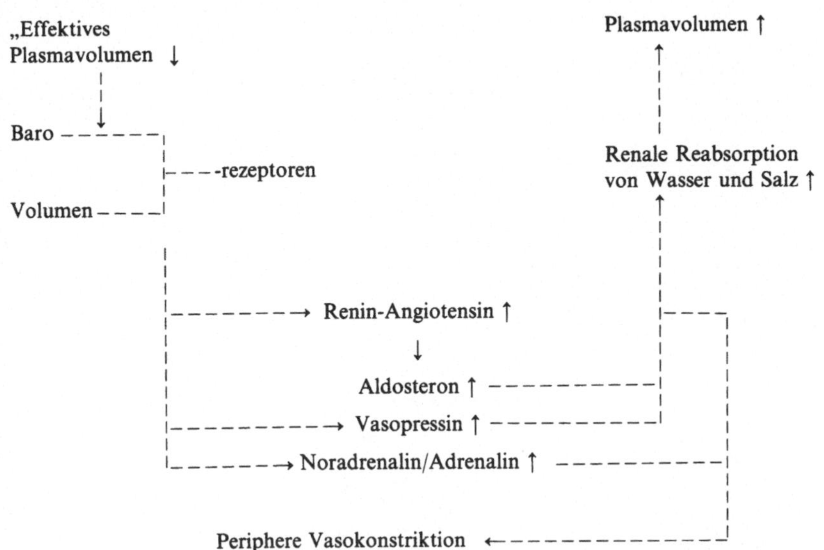

Abb. 4. Gegenregulationsmechanismen bei erniedrigtem „effektiven" Plasmavolumen

Leberzirrhose deutlich erhöht ist, was anderen Volumenmangelzustän-
den entspricht [4]. Ein noch überzeugenderes Argument für die Hypothese, daß die Umverteilung von Flüssigkeit in die Bauchhöhle und nicht
die primäre Wasserretention durch die Niere der auslösende Mechanismus zur Aszitesentstehung ist, waren folgende Beobachtungen: Durch
Relokalisation von Aszitesflüssigkeit mit Hilfe peritoneal-venöser
Shuntoperationen kam es prompt zur Diurese [6] ebenso wie durch ein
einfaches Vollbad [15]. Diese durch Umverteilung bewirkte Ausdehnung
des zentralen Blutvolumens vermindert den Vasopressin- und Plasmare-
ninspiegel, führt zur Natriurese und verbessert die sonst gestörte Fähigkeit, einen Wasserüberfluß auszuscheiden.

Pathogenese

Alle Faktoren, die auf den dargestellten pathophysiologischen Regelkreis (s. Abb. 1 und 3) einwirken, können die Entstehung eines Aszites
begünstigen. In der Regel handelt es sich um eine multifaktorielle Genese, wobei die portale Hypertension der wichtigste Parameter ist. Entsprechend der Lokalisation der portalen Widerstandserhöhung werden eine
post-, intra- und prähepatische Blockierung unterschieden, deren häufigste Ursachen in Abb. 5 aufgelistet sind. Aszites entwickelt sich bei portaler Hypertension meist nur dann, wenn gleichzeitig eine Verminderung

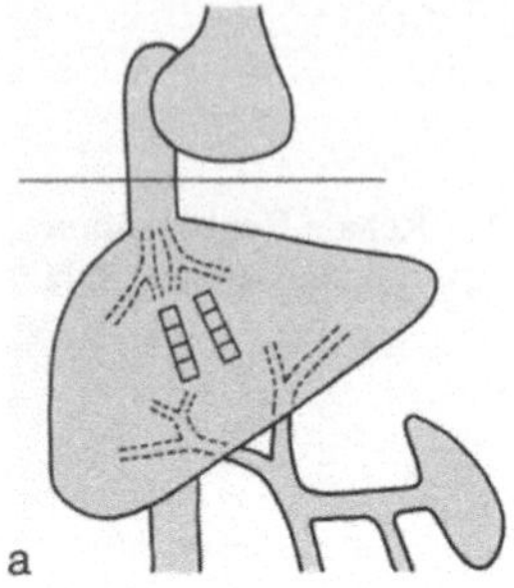

Posthepatisch

A) Kardial (Pericard)

B) V. cava

    Kongenitale Membranen
    Thrombosen
    Tumoren

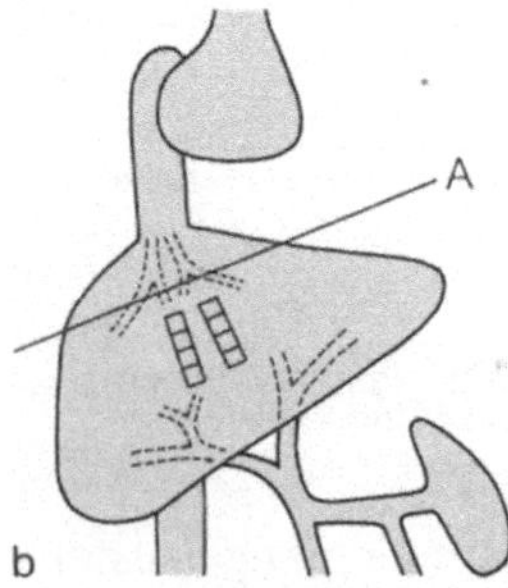

Intrahepatisch

A) Postsinusoidal

    Venookklusiv
    Medikamente
    Alkohol. Sklerose,
    Leberzirrhose

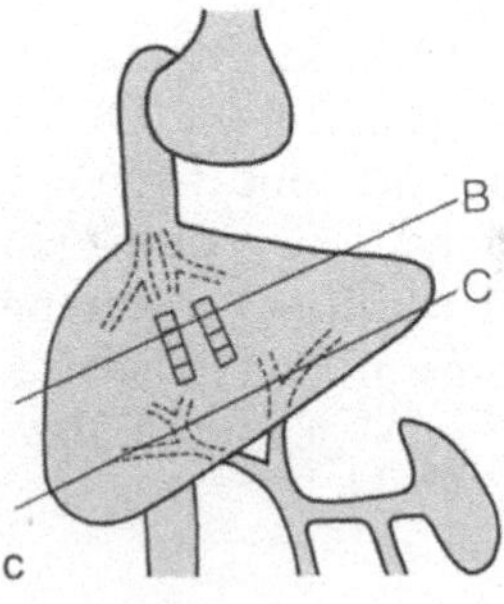

Intrahepatisch

B) Sinusoidal

    Chron. Hepatitis
    Steatose

C) Präsinusoidal

    Sarkoidose
    Primär-biliäre Cl
    M. Wilson
    Andere seltene Ursachen

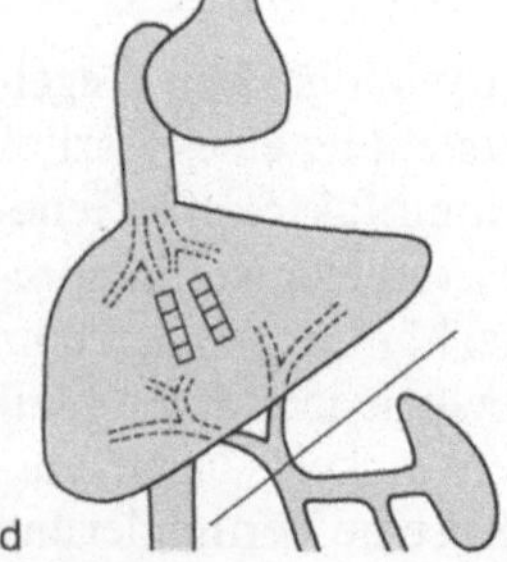

Prähepatisch

Pfortaderthrombose
Primäre portale Hypertension
Arterioportale Fisteln

Abb. 5 a–d. Lokalisation der Widerstandserhöhung bei portaler Hypertension: post- (**a**), intra- (**b, c**) und prähepatische (**d**) Blockierung und deren häufigste Ursachen

Tabelle 1. Häufige Ursachen des Aszites

1. Portale Hyperternsion
   - posthepatisch
   - intrahepatisch *(Zirrhose)*
   - prähepatisch
2. Hypalbuminämie
3. Peritonitis
4. Neoplasma mit peritonealer Aussaat
5. Rechtsherzinsuffizienz

des kolloidosmotischen Drucks des Plasmas besteht [7, 34]. Zweifelsohne ist die Leberzirrhose die Hauptursache eines Aszites, da mit beeinträchtigter Organfunktion auch die Albuminsynthese gestört ist [31] und damit Serumalbumin und kolloidosmotischer Druck erniedrigt sind [10]. Natürlich können auch andere Eiweißmangelzustände, z. B. bei nephrotischem Syndrom oder exsudativer Enteropathie die Entwicklung eines Aszites begünstigen. Nur bei ausgeprägtem Eiweißmangel kann es im Rahmen generalisierter Ödeme auch ohne portale Hypertension, wahrscheinlich durch Nettoflüssigkeitseinstrom über die peritoneale Membran, zur Aszitesbildung kommen. Eine Störung des Wassertransports über diese Membran ist auch Ursache der Aszitesentstehung bei bakterieller Peritonitis und einem Neoplasma mit peritonealer Aussaat. Die posthepatische Druckerhöhung bei Rechtsherzinsuffizienz mit gleichzeitiger Hämodilution ist ebenfalls eine seltene Ursache. Chylöser Aszites, bestehend aus thorakaler oder intestinaler Lymphflüssigkeit, tritt nach Obstruktion größerer Lymphgefäße durch Verletzungen, Tumoren, Tuberkulose oder Filariasis auf. Für die Praxis sind in erster Linie die in Tabelle 1 genannten Ursachen des Aszites zu berücksichtigen.

Auf eine wichtige Komplikation beim hepatischen Aszites sei noch hingewiesen: Insbesondere bei Patienten mit alkoholischer Leberzirrhose und Aszites kann sich eine *akute bakterielle Peritonitis* ohne ersichtlichen Grund entwickeln. Es kommt zu plötzlichem Fieber, Schüttelfrost und generalisierten abdominellen Schmerzen. In der Mehrzahl der Fälle werden gramnegative Keime nachgewiesen. Möglicherweise handelt es sich dabei um eine bakterielle Durchwanderungsperitonitis.

Diagnostik

Die Aszitesdiagnose bei der körperlichen Untersuchung stützt sich auf 5 Zeichen:
1) Vorwölbung der Flanken,
2) gedämpfter Klopfschall über den Flanken,

3) wandernde Dämpfungsbegrenzung bei Lagewechsel,
4) Fluktuationswelle,
5) „puddle sign" (Perkussion in Knie-Ellenbogen-Lage).
Die Kombination aller dieser Untersuchungstechniken erwies sich mit
einer Treffsicherheit von nur 50–60% als erstaunlich gering [9]. Demgegenüber läßt sich mit Hilfe der Sonographie mit fast 100%iger Sicherheit
ein Aszites auch unter 500 ml nachweisen. Darüber hinaus lassen sich
mit der Sonographie auch die Ursachen der portalen Hypertension, z. B.
Leberzirrhose oder Tumoren, diagnostizieren. Bei Blutuntersuchungen
sollte besonders auf den Hämatokrit, die Elektrolyte, harnpflichtige
Substanzen und Serumalbumin geachtet werden.
In der Regel gelingt es, durch den klinischen Untersuchungsbefund zusammen mit der Laboratoriumsdiagnostik und der Sonographie die Ursache der Aszitesentstehung festzustellen [27, 33]. Meistens findet er sich
als Begleiterscheinung oder Komplikation einer Zirrhose, Rechtsherzinsuffizienz, disseminierter Karzinomatose oder eines nephrotischen Syndroms (s. Tabelle 1). Trotz anscheinend eindeutiger Ätiologie muß jedoch darauf geachtet werden, ob nicht noch eine andere Erkrankung zusätzlich besteht. So kann es z. B. vorkommen, daß bei einem Patient mit
kompensierter Zirrhose und minimalem Aszites plötzlich eine deutliche
Zunahme des Aszites zu beobachten ist, die auf Natriumrestriktion und
Diuretikatherapie nicht anspricht. Oft wird eine solche Verschlechterung des klinischen Bildes einer progressiven Lebererkrankung zugeschrieben. Dahinter kann sich jedoch ebenso eine Hepatom, eine portale
Venenthrombose, eine spontane bakterielle Peritonitis oder sogar eine
Tuberkulose verstecken. Deshalb sollte die diagnostische Parazentese
(50–100 ml) routinemäßig durchgeführt werden. Das Punktat sollte neben der makroskopischen Beurteilung seines Aussehens auf Proteingehalt, Zellzahl und zytologische Beschaffenheit sowie mikrobiologisch
und bezüglich seines pH-Werts untersucht werden (Tabelle 2). Bei einigen Erkrankungen, z. B. Zirrhose, entspricht die Aszitesflüssigkeit einem
Transsudat mit einem Eiweißgehalt von weniger als 2,5 g/100 ml und einem spezifischen Gewicht von unter 1,016, bei anderen, z. B. bakterieller
Peritonitis, entspricht sie einem Exsudat. Blutiger Aszites mit einem Eiweißgehalt von über 2,5 g/100 ml ist ungewöhnlich bei unkomplizierter
Zirrhose, wird jedoch häufig bei tuberkulöser Peritonitis oder Neoplasma beobachtet. Trübe Aszitesflüssigkeit mit überwiegend segmentkernigen Leukozyten und Nachweis grampositiver Keime ist typisch für eine
bakterielle Peritonitis, während Überwiegen von Lymphozyten auf eine
Tuberkulose hinweisen kann. Es ist wichtig, die gesamte Palette der vorgeschlagenen Untersuchungen durchzuführen, um diskrete Veränderungen, z. B. eine okkulte gramnegative Peritonitis bei Leberzirrhose und
Aszites, nicht zu übersehen. Um in diesem Fall bei Vorliegen eines

Ursache	Aussehen	Spezifisches Gewicht	Protein [g/100 ml]	Zellzahl		Andere Untersuchungen
				Erythrozyten >10000/mm³	Leukozyten pro mm³	
Zirrhose	Hellgelb oder galleähnlich	<1,016 (~95%)	<2,5 (95%)	1%	<250 (90%) überwiegend endothelial	
Neoplasma	Hellgelb, hämorrhagisch muzinös oder milchig	Unterschiedlich >1,016 (45%)	>2,5 (75%)	20%	>1000 (50%) unterschiedliche Zellarten	Zytologie, Peritoneal-biopsie
Tuberkulose	Klar, trüb, hämorrhagisch oder milchig	Unterschiedlich >1,016 (50%)	>2,5 (50%)	7%	>1000 (70%) >70% Lymphozyten	Kultur, Peritoneal-biopsie, säurefeste Stäbchen
Bakterielle Peritonitis	Trüb oder eitrig	Falls eitrig >1,016	Falls eitrig, >2,5	Selten	Überwiegend segmentkernige Leukozyten	Gramfärbung, Kultur
Herzinsuffizienz	Hellgelb	Unterschiedlich <1,016 (60%)	Unterschiedlich 1,5–5,3	10%	<1000 (90%) meist meso-theliale oder mononukleäre Zellen	
Nephrotisches Syndrom	Hellgelb oder milchig	<1,016	<2,5 (100%)	Selten	<250, mesotheliale, mononukleäre Zellen	Falls milchig, Sudan-färbung, Äther-extraktion
Pankreatogener Aszites (Pan-kreatitis, Pseudozyste)	Trüb, hämorrhagisch oder milchig	Unterschiedlich meist >1,016	Unterschiedlich oft >2,5	Unterschiedlich	Unterschiedlich	Erhöhte Amylase im Aszites und Serum

Transsudats mit nur geringer Leukozytenzahl (300–500/ml) und negativer Gramfärbung die richtige Diagnose zu stellen, ist die mikrobiologische Kulturuntersuchung erforderlich. Ein niedriger pH-Wert (7,25 ± 0,06) wurde erst kürzlich als wertvoller zusätzlicher Parameter bei der Diagnose einer spontanen bakteriellen Peritonitis bei alkoholischer Zirrhose beobachtet [16]. Weiterer Aufschluß über evtl. vorhandene Komplikationen kann im Einzelfall auch mit Hilfe der Laparoskopie gewonnen werden, z. B. durch Nachweis von Tumoren, Metastasen oder einer Tuberkulose.

Chylöser Aszites zeichnet sich durch eine trübe, milchige oder sogar cremeartige Peritonealflüssigkeit aus. Mikroskopisch lassen sich nach Färbung mit Sudanschwarz reichlich Fettpartikel nachweisen. Differentialdiagnostisch muß ein Aszites, der reich an Leukozyten oder Tumorzellen ist, ausgeschlossen werden. Zellulärer Aszites wird nach Alkalisierung heller, während chylöser Aszites nach Ätherextraktion aufklart.

Selten wird auch ein muzinöser Aszites beobachtet, welcher entweder auf ein Pseudomuzinom der Bauchhöhle oder auf ein in das Peritoneum metastasierendes Kolloidkarzinom des Magens oder Kolons hinweist.

Aszites und Fieber können manchmal nach abdominellen Operationen auftreten und sind oft die Ursache einer Fremdkörperreaktion auf den stärkehaltigen Puder, mit welchem Operationshandschuhe beschichtet sind. Bei der Untersuchung der Aszitesflüssigkeit im polarisierten Licht finden sich doppelbrechende Stärkepartikel.

Sollte die Diagnose trotz aller aufgeführten Untersuchungen weiter unklar bleiben, kommen noch eingreifendere Untersuchungsmaßnahmen in Frage, wie Laparoskopie, Splenoportographie oder Laparotomie, wobei allerdings das Risiko des Eingriffs bei dem meist schlechten Allgemeinzustand des Patienten genau abgewogen werden muß.

Therapeutische Konsequenzen

Nach Berücksichtigung des klinischen Untersuchungsbefundes, der Sonographie, Labordiagnostik und Beurteilung des Aszitespunktats kann meist die Ätiologie des Aszites gesichert werden. Wie in Abb. 6 dargestellt, kann sich ein Aszitestranssudat, z. B. bei Herzinsuffizienz oder Eiweißmangelzuständen, nach Behandlung der zugrundeliegenden Erkrankung zurückbilden. Bei ausgeprägtem Aszites ist eine NaCl-arme Diät und Diuretikatherapie oder therapeutische Parazentese [25] erforderlich. Wegen notwendiger Gewichtskontrollen und genauer Überwachung des Elektrolythaushalts, des Blutbildes und der Bestimmung der harnpflichtigen Substanzen sollte die Behandlung stationär durchgeführt werden. Nur wenn der Aszites nach Ausschöpfung aller konserva-

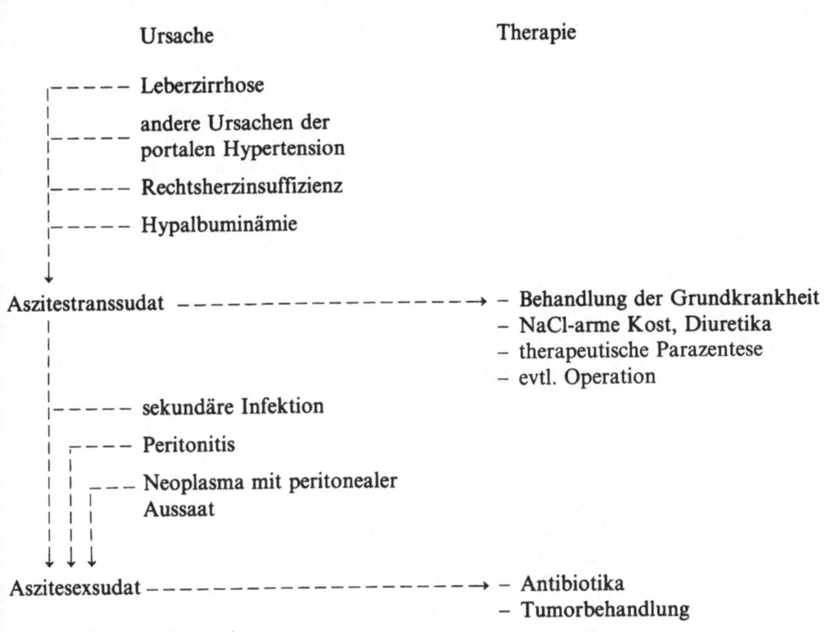

Abb. 6. Therapie des Aszites

tiven Behandlungsmöglichkeiten therapiefraktär bleibt, ist bei etwa 5% der Patienten eine Operation angezeigt. Eine bakterielle Peritonitis als Komplikation oder Ursache eines Aszites muß nach mikrobiologischer Untersuchung antibiotisch behandelt werden. Ein Aszites bei peritonealer Aussaat eines Neoplasmas spricht oft gut auf eine gezielte Chemotherapie an, während die diuretische Behandlung in diesem Fall meist ohne den gewünschten Erfolg bleibt.

Literatur

1. Ayers CR (1967) Plasma renin activity and renin-substrate concentration in patients with liver disease. Circ Res 20:594–598
2. Barnardo DE, Summerskill WHJ, Strong CG, Baldus WP (1970) Renal function, renin activity and endogenous vasoactive substances in cirrhosis. Am J Dig Dis 15:419–425
3. Bichet D, Szatalowicz V, Chaimovitz C, Schrier RW (1982) Role of vasopressin in abnormal water excretion in cirrhotic patients. Ann Intern Med 96:413–417
4. Bichet DG, Van Putten VJ, Schrier RW (1982) Potential role of increased sympathetic activity in impaired sodium and water excretion in cirrhotic patients. N Engl J Med 307:1552–1557
5. Birkenfeld LW, Leibman J, O'Meara MP et al. (1958) Total exchangeable potassium, and total body water in edematous patients with cirrhosis of the liver and congestive heart failure. J Clin Invest 37:687

6. Blendis LM, Greig PD, Langer B, Baigrie RS, Ruse J, Taylor BR (1979) The renal and hemodynamic effects of the peritoneo-venous shunt for intractable hepatic ascites. Gastroenterology 77:250–257

7. Bolton C (1914) The pathological changes in the liver resulting from passive venous congestion experimentally produced. J Pathol Bact 19:258

8. Brown JJ, Davies DL, Leber AF, Robertson JIS (1964) Variations in plasma renin concentrations in several physiological and pathological states. Can Med Assoc J 90:201–206

9. Cattau EL, Stanley BB, Knuff TE, Castell DO (1982) The accuracy of physical examination in the diagnosis of suspected ascites. JAMA 247:1164

10. Cherrick GR, Kerr DNS, Read AE et al. (1960) Colloid osmotic pressure and hydrostatic pressure relationships in the formation of ascites in hepatic cirrhosis. Clin Sci 19:361

11. Conn JW (1956) Aldosterone in clinical medicine-past, present and future. Arch Intern Med 97:135–144

12. Coppage WS Jr, Island DP, Cooner AE, Liddle GW (1962) The metabolism of aldosterone in normal subjects and in patients with hepatic cirrhosis. J Clin Invest 41:1672–1680

13. Cottin S, Miniconi P, Belet J-L, Cadual J-L, Talmant J-C, Bailleux A (1973) Evolution de l'activite renine du plasma chez des cirrhotiques décompensés, sous divers traitements depletifs. Thérapie 28:803–813

14. Epstein M (1978) Renal effects of head-out water immersion in man: Implications for an understanding of volume homeostasis. Physiol Rev 58:529–581

15. Epstein M, Levinson R, Sancho J, Haber E, Re R (1977) Characterization of renin-aldosterone system in decompensated cirrhosis. Circ Res 41:818–829

16. Gitlin N, Stauffer JL, Silvestri RC (1982) The pH of ascitic fluid in the diagnosis of spontaneous bacterial peritonitis in alcoholic cirrhosis. Hepatology 2:408–411

17. Kaufmann W, Steiner B, Meurer KA, Dürr F (1978) Aldosteron bei cardialer und hepataler Hypervolämie. In: Klütsch K, Wollheim E, Holtmeier HJ (Hrsg) Die Niere im Kreislauf. Thieme, Stuttgart, S 45–54

18. Kondo K, Nakamura R, Saito I, Saruta T, Matsuki S (1974) Renin, angiotensin II and juxtaglomerular apparatus in liver cirrhosis. Jpn Circ J 38:913–921

19. Laragh JH, Cannon PJ, Ames RP (1964) Interaction between aldosterone secretion, sodium and potassium balance, and angiotensin activity in man: Studies in hypertension and cirrhosis. Can Med Assoc J 90:248–256

20. Levy M (1978) Observations on renal function and ascites formation in dogs with experimental portal cirrhosis. In: Epstein M (ed) The kidney in liver disease. Elsevier, North-Holland, New York, pp 131–142

21. Lieberman FL, Reynolds TB (1967) Plasma volume in cirrhosis of the liver: Its relation to portal hypertension, ascites and renal failure. J Clin Invest 46:1297–1308

22. Lieberman FL, Ito S, Reynolds TB (1969) Effective plasma volume in cirrhosis with ascites. Evidence that a decreased value does not account for renal sodium retention, a spontaneous reduction in glomerula filtration rate (GFR) and a fall in GFR during drug-induced diuresis. J Clin Invest 48:975–981

23. Lieberman FL, Denison EK, Reynolds TB (1970) The relationship of plasma volume, portal hypertension, ascites and renal sodium retention in cirrhosis: The overflow theory of ascites formation. Ann NY Acad Sci 170:202–212

24. Massanzi ZM, Finkielman S, Worcel M, Agrest A, Paladini AC (1966) Angiotensin blood levels in hypertensive and non-hypertensive diseases. Clin Sci 30:473–483

25. Ouintero E, Arroyo V, Bory F, Viver J, Gines P, Rimola A, Planas R, Cabrera J (1985) Paracentesis versus diuretics in the treatment of cirrhosis with tense ascites. Lancet 8429:611–612

26. Saruta R, Saito I, Nakamura R, Oka M (1978) Regulation of aldosterone in cirrhosis of the liver. In: Epstein M (ed) The kidney in liver disease. Elsevier, North-Holland, New York, pp 271–282
27. Satz N, Ammann RW (1983) Differentialdiagnose des Ascites. Schweiz Rundsch Med (Praxis) 72:183
28. Schroeder ET, Eich RH, Smulyan H, Gould AB, Gabuzda GJ (1970) Plasma renin level in hepatic cirrhosis. Am J Med 49:186–191
29. Siegenthaler W, Werning C (1972) Die Regulation des Wasser- und Elektrolythaushalts. Therapiewoche 22:562
30. Starling EH (1896) On the absorption of fluids from the connective tissue spaces. J Physiol (Lond) 19:312
31. Tavill AS, Craigie A, Rosenoer VM (1968) The measurement of the synthetic rate of albumin in man. Clin Sci 34:1
32. Vecsei P, Dusterdieck G, Jahnecke J, Lommer D, Wolff HPD (1969) Secretion and turnover of aldosterone in various pathological states. Clin Sci 36:241–256
33. Wannagat FJ, Stremmel W, Strohmeyer G (1983) Pathogenese und Therapie des Ascites bei chronischen Lebererkrankungen. Therapiewoche 33:1749
34. Webb L, Sherlocks S (1979) Extra-hepatic portal venous destruction. Q J Med 48:627
35. Wolff HP, Koczorek KR, Buchborn E (1958) Aldosterone and antidiuretic hormone (adiuretin) in liver disease. Acta Endocrinol (Copenh) 27:45–58
36. Wolff HP, Bette L, Blaise H et al. (1966) Role of aldosterone in edema formation. Ann NY Acad Sci 139:285–294
37. Zimmon DS, Oratz M, Kessler R et al. (1969) Albumin to ascites: Demonstration of a direct pathway bypassing the systemic circulation. J Clin Invest 48:2074

Kapitel 7

Chronischer Abdominalschmerz

A. Neumayr

Definition

Unter chronischem Abdominalschmerz versteht man spontane Schmerzen im Abdominalbereich, die über Wochen oder Monate entweder kontinuierlich oder in periodischen Abständen auftreten.

Die Kenntnis der pathophysiologischen und pathogenetischen Grundlagen beim Zustandekommen dieses wichtigen Leitsymptoms in der Medizin ist für seine richtige Deutung außerordentlich wichtig, weil mit einer gezielten Schmerzanamnese die zur endgültigen diagnostischen Abklärung erforderlichen biochemischen und technischen Untersuchungsmethoden wesentlich konzentrierter und sparsamer eingesetzt werden können. Darüber hinaus sind für den Erfahrenen allein durch die Kenntnis der Schmerztopographie und der Schmerzsymptomatik oft schon weitgehende diagnostische Schlußfolgerungen möglich.

Pathophysiologie

Um einen chronischen Abdominalschmerz klinisch richtig deuten zu können, muß man wissen, wie er prinzipiell zustande kommen kann. Hierzu ist die Kenntnis einiger anatomischer Fakten von Wichtigkeit.

Anatomische Vorbemerkungen

Bekanntlich wird das Abdomen in doppelter Weise nervös versorgt (Abb. 1):
a) Aus den Bauchorganen und dem sie überziehenden Peritoneum viscerale entspringen vegetative afferente Fasern, welche dem sympathischen und parasympathischen Anteil des vegetativen Nervensystems angehören, wobei der Sympathikus die Schmerzerregungen vermittelt, während

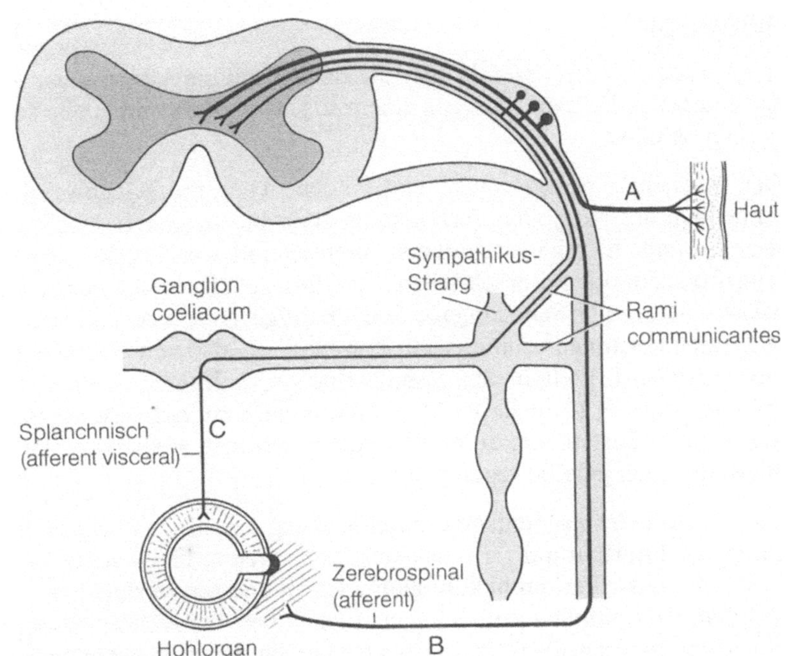

Abb. 1. Diagramm der afferenten splanchnischen (*C*) und zerebrospinalen (*A* und *B*) Schmerzbahnen

die parasympathischen Fasern bestimmte Organempfindungen ins Bewußtsein bringen.

b) Aus der Bauchwand einschließlich dem Peritoneum parietale und den Ansätzen des Mesenteriums entspringen afferente zerebrospinale Fasern, bei denen es sich größtenteils um Interkostalnerven handelt, welche bis zum parietalen Blatt des Bauchfells in die Bauchwand eindringen. Hierher gehört auch der zerebrospinale sensible Anteil des N. phrenicus, welcher die Schmerzimpulse aus dem Zwerchfell und aus dem Serosaüberzug der Leber, der Gallenblase, der Milz und des Magens zum zentralen Nervensystem leitet.

Der im Abdomen gesetzte Schmerzreiz gelangt somit über 2 völlig verschiedene Wege zum Zentrum, nämlich über den vegetativen und über den zerebrospinalen Weg.

Schmerztypen

Je nachdem, ob die viszerale oder die zerebrospinale Afferenz betroffen ist, unterscheidet man zwischen einem sog. viszeralen und einem somatischen Schmerz.

Der *somatische Schmerz* wird empfunden, wenn die Bauchwand einschließlich des parietalen Peritoneums oder die Mesenterialansätze gereizt werden. Er ist meist äußerst intensiv und wird in der Regel als scharf oder brennend beschrieben. Fast immer läßt er sich genau lokalisieren, wobei eine Seitenangabe deshalb möglich ist, weil jede Stelle des parietalen Peritoneums immer nur homolateral, also von einer Seite aus innerviert wird. Es läßt sich deshalb eine 4-Quadranten-Schmerztopographie angeben (Tabelle 1). Der somatische Schmerz wird typischerweise durch Husten oder durch Bewegung verstärkt, weshalb der Patient meist ängstlich jede Bewegung vermeidet.

Der *viszerale Schmerz* entsteht durch Reizung eines Bauchorgans. Er ist kaum lokalisierbar und wird fast stets in der Medianlinie – sei es im Epigastrium, in der Periumbilikalregion oder im unteren Mittelbauch – angegeben, weil nämlich mit wenigen Ausnahmen die Abdominalorgane ihre afferenten sensiblen Fasern aus beiden Seiten des Rückenmarks er-

Tabelle 1. Vierquadrantensystem einer somatischen Schmerztopographie

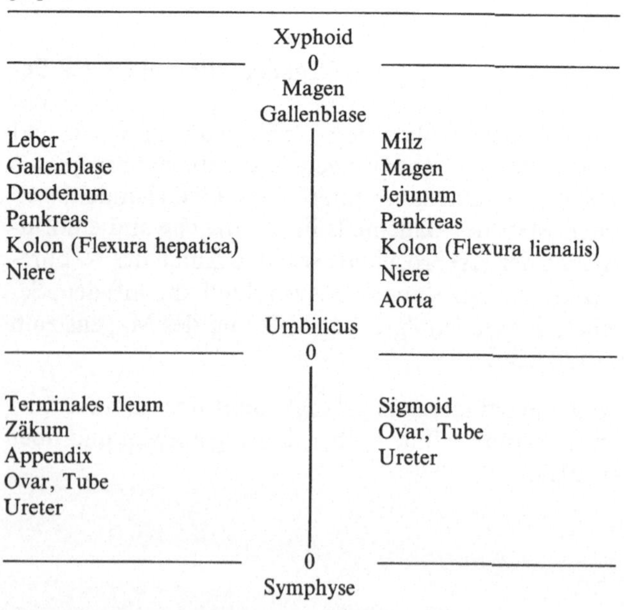

	Xyphoid	
	0	
	Magen	
	Gallenblase	
Leber		Milz
Gallenblase		Magen
Duodenum		Jejunum
Pankreas		Pankreas
Kolon (Flexura hepatica)		Kolon (Flexura lienalis)
Niere		Niere
		Aorta
	Umbilicus	
	0	
Terminales Ileum		Sigmoid
Zäkum		Ovar, Tube
Appendix		Ureter
Ovar, Tube		
Ureter		
	0	
	Symphyse	

halten. Der Schmerz wird meist krampfartig, nagend, stumpf oder quälend empfunden. In der Regel wird dieser viszerale Schmerz von parasympathisch vermittelten vegetativen Allgemeinerscheinungen mit Übelkeit, Brechreiz, Schweißausbruch, Blässe und starker Unruhe begleitet, und Patienten mit somatischem Schmerz bewegen sich deshalb auch häufig unruhig hin und her, um ihre Beschwerden zu erleichtern.

Zusätzlich zu den beiden Schmerztypen muß noch der sog. *übertragene Schmerz* erwähnt werden, welcher die Projektion des viszeralen Schmerzes auf die Haut des dem erkrankten Organ korrespondierenden Dermatoms darstellen. Er kommt dadurch zustande, daß die viszeral afferenten Fasern in die gleichen Rückenmarksegmente einmünden wie die sensiblen zerebrospinalen Fasern der betroffenen Hautsegmente. Auf diese Weise entstehen die Mackenzie-Muskelzonen mit Muskelverspannung und Druckempfindlichkeit der betroffenen Muskeln, sowie die Head-Zonen mit Hyperästhesie der Haut, deren Feststellung mitunter die Auffindung des betroffenen Organs erleichtern.

Dieser übertragene Schmerz darf nicht mit dem *fortgeleiteten Schmerz* verwechselt werden, der durch direktes Übergreifen des viszeralen Reizes auf das parietale Peritoneum, etwa bei Entzündungsprozessen, zustandekommt.

Schmerzauslösende Mechanismen

Die verschiedenen Schmerzreize werden unterschiedlich empfunden, je nach dem ob dabei die viszerale oder die zerebrospinale Afferenz betroffen wird.
Die *zerebrospinalen* Schmerzfasern in der Bauchwand, dem parietalen Peritoneum und den Mesenterialansätzen reagieren in gleicher Weise auf alle jene Schmerzreize, die auch auf der Haut als schmerzhaft empfunden werden, seien es mechanische, thermische oder chemische Reize.
Die *viszeralen* Schmerzfasern sind gegenüber thermischen, mechanischen oder chemischen Reizen weitgehend unempfindlich. Ein viszeraler Schmerz wird i. allg. durch folgende Mechanismen ausgelöst:
- Dehnung eines Hohlorgans (Gallenkolik),
- Dehnung der Serosakapsel eines parenchymatösen Organes durch Schwellung (Leber),
- starke Muskelkontraktion (intestinale Obstruktion),
- Zug am viszeralen Peritoneum oder Mesenterium (Neoplasma),
- Einbeziehung sensibler Fasern in ein Neoplasma (Pankreas, Retroperitoneum),

- Ischämie mit Anhäufung von Gewebsmetaboliten im Bereich sensibler Fasern (Gefäßerkrankungen).

Die Intensität, mit der ein chronischer Abdominalschmerz – sei er somatischer oder viszeraler Natur – empfunden wird, hängt darüber hinaus noch von einer Reihe zusätzlicher Faktoren ab. So wird etwa generell bei Vorhandensein einer lokalen Entzündung die Schmerzschwelle signifikant gesenkt, wodurch der Schmerz wesentlich stärker empfunden wird. Aber auch die Psyche bzw. die Persönlichkeitsstruktur des Patienten ist von ausschlaggebender Bedeutung. Alle aus der Peripherie die Hirnrinde erreichenden Schmerzreize werden ja im Kortex geortet, dort als Schmerz identifiziert und individuell modifiziert – man spricht von Schmerzperzeption, welche v. a. an die Formatio reticularis gebunden ist. Die variable Schmerzschwelle, aber auch die Schmerzperzeption muß vom diagnostizierenden Arzt jeweils berücksichtigt werden, um die Schmerzanamnese in seine diagnostischen Überlegungen objektiv einordnen zu können.

Pathogenese

Die zahlreichen pathogenetischen Möglichkeiten für die Entstehung eines chronischen Abdominalschmerzes sind in der Tabelle 2 zusammengestellt:

Magen-Darm-Erkrankungen

Ulkuskrankheit

Zeitlicher Ablauf, gekennzeichnet durch eine „große Periodik" mit Exazerbation von mehreren Wochen im Frühjahr und Herbst und monatelanger Beschwerdefreiheit.
Durch die Nahrungsabhängigkeit ergibt sich eine „kleine Periodik": Frühschmerz bei hohem Magenulkus und beim postoperativen Anastomosenulkus, Nüchtern- und Spätschmerz beim Ulkus im Magenantrum und v. a. beim Duodenalulkus. Schmerz niemals morgens vor dem Frühstück, hingegen häufig Nachtschmerz.
Schmerzerleichterung durch erneute Nahrungsaufnahme oder Gabe von Antazida (Food-relief-Zeichen).
Der Schmerz wird beim Magenulkus meist im linken Epigastrium, beim Duodenalulkus im Epigastrium, meist rechts paraumbilikal, angegeben. In den Rücken ausstrahlender Dauerschmerz weist auf beginnende Penetration hin!

Tabelle 2. Ursachen des chronischen Abdominalschmerzes

Magen-Darm-Trakt

Ulkuskrankheit
Magenkarzinom
Enteritis regionalis Crohn
Adenitis mesenterialis
Colon irritabile
Divertikulose des Kolons
Kolonkarzinom
Polyposis intestini, Peutz-Jeghers-Syndrom (intermittierende Intussuszeption)

Gallenwege

Cholelithiasis
Gallenblasenkarzinom

Leber

Rezidivierende alkoholische Hepatitis
Hämochromatose
Primäres Hepatom, Metastasenleber

Bauchspeicheldrüse

Chronisch rezidivierende Pankreatitis
Pankreaskarzinom

Vaskuläre Erkrankungen

Angina abdominalis
Coeliacakompressionssyndrom
Arteriomesenteriale Duodenalkompression
Aneurysma der Aorta abdominalis
Periarteriitis nodosa

Urogenitale und gynäkologische Erkrankungen

Hydronephrose
Chronische Adnexitis
Ovarialzyste, Ovarialkarzinom

Muskulär bedingte Störungen

Narbenschmerzen
Epigastrische oder inguinale Hernie
Rektusscheidenhämatom

Nervensystem

Radikuläres Syndrom (Spondylose, Diskopathie, Wirbelmetastase)
Tabes dorsalis
Herpes zoster

Andere Ursachen

Intermittierende Porphyrie
Essentielle Hyperlipämie
Familiäre paroxysmale Peritonitis

Der Schmerzcharakter ist entsprechend dem viszeralen Typ dumpf, bohrend, nagend oder auch krampfartig.

Magenkarzinom

Allmählich einsetzende, im Verlauf von Monaten zunehmende Schmerzen im Epigastrium von zunächst unbestimmtem, dumpfen Charakter und eher geringer Intensität.
Nur in 25% der Fälle wird der Schmerz durch Nahrungsaufnahme verstärkt. Erleichterung durch Antazida ist ungewiß.
Oft überwiegen die Begleitsymptome wie Übelkeit, Völlegefühl, Aufstoßen und Appetitlosigkeit, v. a. aber der anhaltende Gewichtsverlust.

Enteritis regionalis (M. Crohn)

Bei Befall des terminalen Ileums meist ein über Wochen anhaltender krampfartiger Dauerschmerz im rechten unteren Quadranten, der mitunter spontan wieder verschwinden kann und in der Regel mit subfebrilen bis febrilen Temperaturen und schleimig-wäßrigen Durchfällen einhergeht. Rezidive innerhalb von Wochen oder Monaten sind häufig.
Neben diesem Dauerschmerz oft zusätzlich periumbilikal angegebene kolikartige Schmerzen, die sich meist unmittelbar vor oder während einer Defäkation einstellen. Diese Attacken sind nicht selten Vorzeichen einer beginnenden Stenosierung des Darmlumens mit der drohenden Gefahr eines mechanischen Ileus.
Bei vorwiegendem Befall des Kolons ähnelt die Symptomatik weitgehend jener bei Colitis ulcerosa mit blutigen Durchfällen und krampfartigen Schmerzen im rechten und v. a. im linken Unterbauch. Ähnlich wie bei der Colitis ulcerosa werden die Schmerzen durch Defäkation vorübergehend erleichtert.

Adenitis mesenteralis

Bei Jugendlichen bis zum 20. Lebensjahr kommt es mitunter zu kontinuierlichem oder kolikartigem Schmerz im rechten Unter- oder Mittelbauch, der Tage und Wochen anhalten kann. Stets wird dieser Schmerz von subfebrilen bis febrilen Temperaturen und Zeichen von Allgemeininfektion begleitet („Pseudoappendizitis“).

Colon irritabile

Bei der sog. spastischen Form kommt es oft zu anhaltenden, dumpfen oder kolikartigen Schmerzen meist im linken Unterbauch, deren Intensität beträchtlich sein kann. Bei rechtsseitiger Lokalisation erfolgt in etwa 30% der Fälle Operation wegen fälschlich vermuteter Appendizitis oder Cholezystitis! Beim „Milzflexursyndrom" wiederum kann wegen Ausstrahlung in den linken Thorax das Vorhandensein einer koronaren Herzkrankheit vorgetäuscht werden.

Die Schmerzen werden durch Nahrungsaufnahme und durch psychische Belastungen (typischer Beginn der Beschwerden am Morgen) verstärkt, durch Defäkation – zumindest passager – erleichtert.

Divertikulose des Kolons

Etwa 50% der Patienten leiden unter chronisch anhaltenden oder intermittierenden Schmerzen im linken Unterbauch.

Nahrungsaufnahme löst meist die Schmerzen aus.

Erleichterung durch Defäkation (ähnlich wie beim spastischen, irritablen Kolon).

Bei zusätzlicher Divertikulitis wird der Schmerz heftig („linksseitige Appendizitissymptomatik") mit Ausstrahlung in die Kreuzgegend.

Kolonkarzinom

Von den Patienten klagen 50–75% über Schmerzen variablen Charakters und unterschiedlicher Lokalisation. Bei Stenosierung im Sigmabereich werden die kolikartigen Schmerzen häufig im rechten Ober- oder Unterbauch angegeben, was zu diagnostischen Irrtümern Anlaß geben kann!

Defäkation führt oft zu krampfartigen Schmerzen suprapubisch.

Polyposis intestini, Peutz-Jegher-Syndrom (intermittierende Intussuszeption)

Insbesondere beim Peutz-Jegher-Syndrom kommt es nicht selten zur rezidivierenden Intussuszeption des Darms mit kolikartigen Schmerzen im Abdomen, die meist periumbilikal lokalisiert werden und denen oft langdauernde beschwerdefreie Intervalle folgen.

Die charakteristischen Pigmentierungen an Lippe und Zunge lassen an diese Diagnose denken.

Erkrankungen der Gallenwege

Cholelithiasis

Oft viele Jahre stumm oder nur durch uncharakteristische Druckschmerzen im Epigastrium oder im rechten Oberbauch gekennzeichnet. Gallenkoliken setzen selten schlagartig ein! Häufiger allmähliche Zunahme der Schmerzintensität innerhalb einer Stunde und anhaltender Schmerz über 2–3 h, der dann allmählich innerhalb einiger Stunden wieder abklingt.

Wegen häufiger begleitender Cholezystitis dauert die abklingende Beschwerdeperiode meist einige wenige Tage („crises des trois jours"). Wiedereinsetzen des nächsten Kolikanfalls ist häufig unvorhersehbar, wenngleich durch Nahrungsaufnahme – insbesondere durch fette Speisen – Kolikanfälle ausgelöst werden können.
Schmerzlokalisation am häufigsten im Epigastrium, seltener im rechten Oberbauch oder gar im rechten Unterbauch. In der Hälfte der Fälle erfolgt eine Ausstrahlung in den Rücken oder in die rechte Schulter.

Gallenblasenkarzinom

Da das Gallenblasenkarzinom fast ausschließlich auf dem Boden einer chronischen Cholezystitis entsteht, werden die zunehmenden Oberbauchschmerzen rechts, die sich meist schleichend fortentwickeln, häufig auf das Gallensteinleiden zurückgeführt und somit falsch interpretiert. Übelkeit, Inappetenz und Gewichtsverlust sind bereits Symptome eines fortgeschrittenen Stadiums.

Lebererkrankungen

Rezidivierende alkoholische Hepatitis

In letzter Zeit wird die alkoholische Hepatitis häufiger beobachtet. 50% der Patienten klagen über heftige Schmerzen im rechten Oberbauch infolge Kapselspannung der stark vergrößerten Leber, und da gleichzeitig fast stets höhere Temperaturen sowie eine Leukozytose vorhanden sind, erklärt sich die häufige Fehldiagnose Cholezystitis.
Rezidivierende Schübe werden stets durch neuerliche Alkoholexzesse ausgelöst.

Hämochromatose

In 30% der Fälle kommt es zu Attacken mit dumpfem, bohrendem Schmerz im rechten Ober- oder Unterbauch, der große Ähnlichkeiten mit einer Cholezystitis oder Appendizitis aufweist.

Primäres hepatozelluläres Karzinom, Metastasenleber

Beim primären Hepatom findet man in 70% der Fälle dumpfe, unbestimmte Schmerzen im Epigastrium oder rechten Hypochondrium mit Ausstrahlung in den Rücken. Verstärkung des Schmerzes bei Erschütterungen oder Klopfen gegen den unteren Thorax.
Bei Metastasierung infolge Perihepatitis oft heftige, stechende Schmerzen im rechten Oberbauch, die durch tiefes Einatmen oder Husten verstärkt werden.

Erkrankungen der Bauchspeicheldrüse

Chronisch rezidivierende Pankreatitis

Die Schmerzattacken dauern anfangs nur wenige Tage mit langen schmerzfreien Intervallen. Später halten die Perioden mit täglichen Schmerzattacken länger an, während die Remissionen immer kürzer werden.

Der Schmerz wird als sehr intensiv – bohrend, dumpf oder krampfartig – angegeben. Er erreicht rasch ein Maximum, um dann längere Zeit konstant anzuhalten.

Die Lokalisation des Schmerzes erfolgt in der Regel in das Epigastrium, jedoch ist Ausstrahlung in das linke und rechte Hypochondrium sowie in den Rücken häufig.

Nahrungsaufnahme, vor allem fette Speisen sowie Alkohol, lösen Schmerzattacken aus.

Rückenlage verstärkt den Schmerz, während er durch Aufsetzen und Vornüberbeugen mit angezogenen Beinen gemildert wird.

Pankreaskarzinom

Zunächst völlig uncharakteristische dumpfe Schmerzen im Oberbauch. Später kommt es zu episodischem Schmerz, der durch Nahrungsaufnahme ausgelöst werden kann, und schließlich stellt sich ein quälender, persistierender intensiver Dauerschmerz ein.

Je nach Topographie des Karzinoms im Kopf-, Korpus- oder Caudaabschnitt wird er im rechten Oberbauch, im Epigastrium oder im linken Oberbauch angegeben. Fast immer strahlt der Schmerz in den Rücken aus, ja der Kreuzschmerz kann lange Zeit alleiniges Symptom bleiben. Es besteht deutliche Lageabhängigkeit: Horizontallage verstärkt, Aufsetzen mit angezogenen Beinen erleichtert den Schmerz.

Vaskuläre Erkrankungen

Angina abdominalis

Die Kombination „postprandialer Schmerz" verbunden mit Malabsorption ist typisch für die Diagnose Angina abdominalis. Der Schmerz setzt 15–30 min nach Nahrungsaufnahme ein und kann mehrere Stunden anhalten. Die dumpfen oder krampfartigen Schmerzen sind im Mittelbauch lokalisiert und können durch Horizontallagerung zunächst in erträglichen Grenzen gehalten werden.

Aus Angst vor Schmerzen kommt es zum „Syndrom der kleinen Mahlzeiten", was zusammen mit der Malabsorption einen kontinuierlichen Gewichtsverlust mit sich bringt.

Coeliacakompressionssyndrom

Beim Coeliacakompressionssyndrom kommt es wegen der Einengung der A. coeliaca durch das Zwerchfelligament zu postprandialen intermittierenden Schmerzen im Bereich des Epigastriums, jedoch ohne Malabsorptionserscheinungen.

Arteriomesenteriale Duodenalkompression

Infolge Kompression der Pars horizontalis duodeni durch die A. mesenterica superior kommt es ebenfalls zu postprandialem Schmerz im Epigastrium, verbunden mit Völlegefühl und evtl. Erbrechen.
Knie-Ellenbogen-Lage beseitigt die Kompression durch den Arterienstrang und führt sofort zu Erleichterung.

Aortenaneurysma

Werden die A. coeliaca oder A. mesenterica superior in das Aneurysma miteinbezogen, dann kommt es zu Schmerzen im Mittelbauch, die so gut wie immer in den Rücken ausstrahlen und mit Zeichen von Ischämie im Bereich der unteren Extremitäten verbunden sind.
Horizontallage verstärkt die Beschwerden, Aufsetzen mit Vornüberneigen erleichtert.
Sickerblutungen führen mitunter wochenlang zu immer deutlicher werdenden Schmerzen im Mittelbauch oder in beiden Flankenregionen.
Dauerschmerzen bei Bauchaortaaneurysma kündigen meist die bevorstehende Ruptur innerhalb der nächsten Wochen an!

Periarteriitis nodosa

Bei der Periarteriitis nodosa oder beim Lupus erythematodes kann es ebenfalls zu chronischem Abdominalschmerz unbestimmten Charakters und sehr variabler Lokalisation kommen.

Urogenitale und gynäkologische Erkrankungen

Hydronephrose

Es ist relativ wenig bekannt, daß eine Hydronephrose oder auch ein Nierentumor zu chronischem Schmerz im Bereich des linken oder rechten Oberbauchs führen können.

Gynäkologische Erkrankungen

Eine chronische Adnexitis, eine Ovarialzyste oder auch ein Ovarialkarzinom können zu längerdauernden Schmerzen im rechten oder linken

Unterbauch führen. Da das Ovarialkarzinom allerdings keinen peritonealen Überzug besitzt, kann dieses Karzinom heimtückischerweise oft sehr lange ohne jedwede Schmerzen verlaufen.

Muskulär bedingte Störungen

Mitunter können postoperative Narben oder auch eine epigastrische bzw. inguinale Hernie zu erheblichen Beschwerden führen. Weniger bekannt ist, daß durch ein Rektusscheidenhämatom oft über viele Wochen, ja sogar Monate stechende oder ziehende Schmerzen im Mittelbauch vorhanden sein können, die bei Kontraktion der Bauchmuskeln exazerbieren.

Nervensystem

Radikuläres Syndrom

Durch Veränderungen im Bereich der Wirbelsäule (Spondylose, Diskopathie, Wirbelmetastase) kann es zu einem hartnäckigen sog. radikulären Syndrom kommen, welches mit ausstrahlenden ziehenden, brennenden Schmerzen in beiden Flankenregionen bis in die Inguinalgegend verbunden sein kann.

Tabes dorsalis

Im Rahmen der sog. gastrischen oder viszeralen Krisen kommt es ähnlich wie bei den lanzinierenden Schmerzen in den unteren Extremitäten bei Tabes dorsalis mitunter zu sehr heftigen stechenden, bohrenden Schmerzen unterschiedlichster Lokalisation im Bereich des Abdomens. Reflektorische Pupillenstarre und Verlust der Eigenreflexe klären meist rasch die Situation.

Herpes zoster

Ein beginnender Herpes zoster kann vor Auftreten der Effloreszenzen mitunter unklare, heftigste Schmerzen verursachen, die typischerweise segmentartig angeordnet sind und ausschließlich homolateral am Abdomen lokalisiert werden.

Andere Ursachen

Intermittierende Porphyrie

Die von diesem genetisch determinierten Effekt der Hämsynthese betroffenen Personen leiden wiederholt an plötzlich einsetzenden, ziehenden bis krampfartigen Schmerzen, die im Epigastrium oder periumbilikal lokalisiert werden und häufig mit Brechreiz einhergehen. Obstipation bis hin zum paralytischen Ileus – allerdings ohne Bauchdeckenspannung – kommt vor.

Typisch ist die Kombination mit kardiovaskulären, vegetativen und v. a. neurologischen Symptomen. Auftreten von Lähmungen im Anschluß an heftige Bauchschmerzen ist immer verdächtig auf intermittierende Porphyrie!

Die rezidivierenden Schmerzattacken werden durch Alkohol und durch zahlreiche Medikamente ausgelöst (Barbiturate, Sulfonamide, Hydantoin).

Familiäre paroxysmale Peritonitis (familiäres Mittelmeerfieber)

Hier kommt es zu plötzlich einsetzenden umschriebenen oder diffusen Abdominalschmerzen, die in völlig unregelmäßigen Intervallen bis zu 100mal rezidivieren können und innerhalb von 48 h stets spontan wieder abklingen.

Es kommt zu allen Zeichen einer Peritonitis mit hochgradiger Druckempfindlichkeit des Abdomens, reflektorischer Abwehrspannung und Zeichen von Darmparese. Stets ist Fieber und in 25% der Fälle auch eine Arthritis oder Pleuritis vorhanden.

Diagnostische Verfahren zur Abklärung eines chronischen Abdominalschmerzes

Die genaue Erhebung der Schmerzanamnese und die anschließende physikalische Untersuchung wird in vielen Fällen bereits eine Diagnose oder zumindest eine Vermutungsdiagnose zulassen. Zur Bestätigung dieser Diagnose oder zur weiteren Abklärung stehen uns eine Reihe nichtinvasiver und invasiver Verfahren zur Verfügung (Tabelle 3).

Nichtinvasive apparative Diagnostik

Hierher gehören die Radiologie einschließlich der Computertomographie, die Sonographie und die nuklearmedizinischen Verfahren.

Radiologie. Mittels Doppelkontrastverfahren lassen sich heute ulzeröse, polypöse, entzündliche oder neoplastische Veränderungen im Magen, Duodenum oder im Ileum bzw. im Kolon mit hoher Treffsicherheit feststellen, wenngleich die Radiologie im Bereich der Gastroenterologie in den letzten Jahren durch die Endoskopie immer mehr zurückgedrängt wurde.

Tabelle 3. Diagnostisches Verfahren zur weiteren Abklärung eines chronischen Abdominalschmerzes

---

Nicht invasive apparative Diagnostik

Radiologie: Doppelkontrastverfahren
           Orale oder i.v.-Cholezystographie
Sonographie
Isotopenszintigraphie: ^{99m}Technetium-HIDA (Hepatoiminodiacetat)
                         ^{67}Galliumzitrat
Computertomographie

Labordiagnostik

Leberenzyme, AFP
Pankreasenzyme, PABA-Test, Pankreolauryltest
Haemoccult-Test
Porphobilinogen
Antinukleäre Antikörper

Invasive apparative Diagnostik

Endoskopische Verfahren
– Gastroduodenoskopie
– Koloskopie
– Retrograde Cholangiopankreatikographie
– Laparoskopie
Schleimhautbiopsie und gezielte Feinnadelbiopsie
Selektive Angiographie

Die orale und intravenöse Cholezystographie wird heute fast nur noch als Zweituntersuchung durchgeführt, wenn durch die Sonographie keine eindeutigen Entscheidungen getroffen werden können.

Sonographie. Die Ultraschalluntersuchung ist heute das Verfahren der Wahl zur Abklärung einer Gallenwegserkrankung. Gallenwegskonkremente können damit exakt erfaßt werden bei gleichzeitiger Beurteilung der Gallenwege. Aber auch eine Erweiterung der Aorta oder ein Tumor im Bereich der Leber oder des Pankreas können mit diesem Verfahren rasch und einfach erkannt werden.

Isotopenszintigraphie. In der Abdominaldiagnostik ist diese Methode etwas in den Hintergrund getreten. Wertvoll ist jedoch der Einsatz der Galliumszintigraphie bei Verdacht auf ein primäres hepatozelluläres Karzinom, da sich dieses zum Unterschied von Lebermetastasen selektiv mit Gallium anreichert.

Computertomographie. Eine besonders wertvolle Ergänzung kann die Computertomographie darstellen. Mit den derzeitigen Geräten lassen

sich nicht nur kleinste morphologische Veränderungen innerhalb der Leber oder des Pankreas erkennen, sondern auch Wandprozesse im Bereich der Gallenblase oder des Magen-Darm-Trakts.
Wie weit die Kernspintomographie zusätzliche Vorteile bringt, muß noch abgewartet werden.

Labordiagnostik

Die Labordiagnostik hat für die Abklärung eines chronischen Abdominalschmerzes nur eingeschränkte Bedeutung:
- Bestimmung der Leberexkretionsenzyme bei Choledocholithiasis, Pankreaskopfkarzinom, Lebermetastasen;
- Bestimmung der Pankreasfermente im Blut und des Chymotrypsins im Stuhl bzw. Durchführung des PABA-Tests oder des Pankreolauryltests bei chronischer Pankreatitis;
- Durchführung des Haemoccult-Tests bei Verdacht auf Dickdarmkarzinom;
- Nachweis von Porphobilinogen im Harn bei Porphyrie;
- Nachweis antinukleärer Antikörper bei Periarteriitis nodosa etc.

Invasive Diagnostik

Besondere Bedeutung bei der Abklärung eines chronischen Abdominalschmerzes kommt den endoskopischen Verfahren zu, da sich alle Erkrankungen im Bereich des Magens und oberen Dünndarms ebenso rasch und leicht erkennen lassen wie jene des Kolons und des Ileums. Ein weiterer großer Vorteil ist die Möglichkeit einer gezielten Gewebsentnahme mittels Schlingenbiopsie.
Eine Sonderstellung innerhalb der Endoskopie nimmt die retrograde Cholangiopankreatikographie ein, welche für die Abklärung chronischer Pankreaserkrankungen heute nicht mehr wegzudenken ist. Nur selten muß sie bei Erkrankungen im Bereich des Choledochus durch eine perkutane transhepatische Cholangiographie ergänzt werden.
Schließlich kann unter laparoskopischer oder sonographischer Sicht mittels Feinnadelbiopsie Gewebe nicht nur aus der Leber, sondern auch aus einem suspekten Areal des Pankreas zur histologischen Beurteilung gewonnen werden.
In ausgewählten Fällen wird man sich zur Abklärung auch der selektiven oder superselektiven Angiographie bedienen. Sie erlaubt nicht nur die Feststellung stenosierender Prozesse an den Mesenterialgefäßen, sondern auch die Darstellung maligner Prozesse in der Leber oder im Pankreas.

Diagnostisches Vorgehen in der Praxis

Die geschilderten uns heute zur Verfügung stehenden diagnostischen Verfahren zur Abklärung des Leitsymptoms „chronischer Abdominalschmerz" sollen nicht willkürlich, sondern möglichst sinnvoll eingesetzt werden, wobei am zweckmäßigsten etwa nach der in Abb. 2 gezeigten Art vorgegangen werden sollte. Ob diese Abklärung ambulant oder stationär erfolgt, hängt natürlich nicht nur von der Vermutungsdiagnose des Arztes, sondern weitgehend auch vom Zustand des Patienten ab (Tabelle 4).

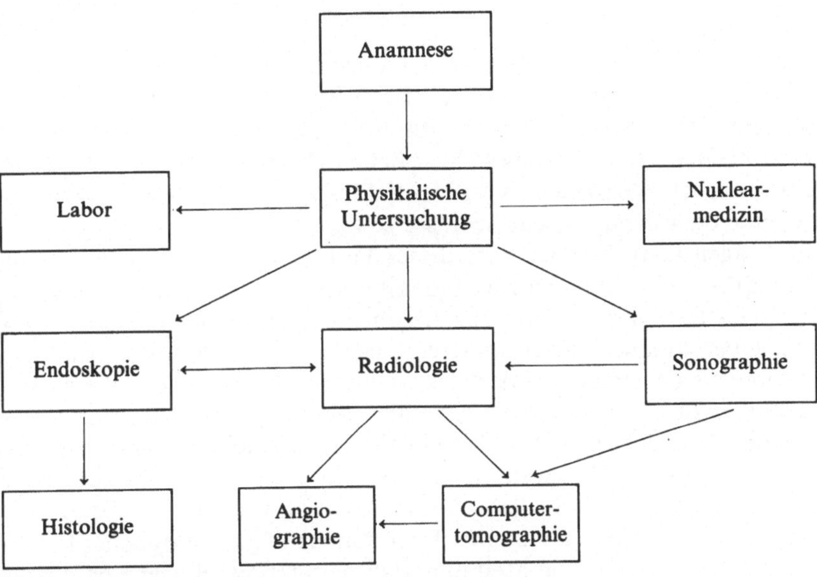

Abb. 2. Diagnostisches Vorgehen

Tabelle 4. Praktisches diagnostisches Vorgehen

Operation erforderlich	Einweisung in die Klinik zur Abklärung oder Therapie	Ambulant abklären bzw. konservativ behandeln
Cholelithiasis	Chronische Pankreatitis	Ulcus pepticum
Magenkarzinom	Enteritis regionalis Crohn	Postgastrektomiesyndrom
Kolonkarzinom	Adenitis mesenterialis	Colon irritabile
Gallenblasenkarzinom	Alkoholische Hepatitis	Divertikulose
Pankreaskarzinom	Hämochromatose	Adnexitis chronica
	Rezidiverende Invagination	Radikuläres Syndrom
	Aortenaneurysma	Angina abdominalis
	Intermittierende Porphyrie	
	Familiäre Peritonitis	

Kapitel 8

Diagnose ex juvantibus

H. FAHRLÄNDER

Als Diagnosen ex juvantibus werden Diagnosen bezeichnet, die aus der Wirkung eines Medikaments abgeleitet werden. Da dem Arzt eine gewisse Zahl Wirksubstanzen mit spezifischem Angriffspunkt bei definierten Krankheiten zur Verfügung steht, scheint es berechtigt, aus der Wirkung eines solchen Medikaments differentialdiagnostische Überlegungen abzuleiten oder diagnostische Schlüsse zu ziehen.

Im Magen-Darm-Bereich wird dieses Verfahren fast ausschließlich zur Abklärung schmerzhafter Zustände eingesetzt, so etwa werden Antazida und H_2-Rezeptorenblocker zur Abgrenzung peptischer Erkrankungen von Oberbauchschmerzen anderer Ursache, Nitroglyzerinderivate zur Abgrenzung einer Angina pectoris von ösophagealen Schmerzen, Lokalanästhetika zur Abgrenzung viszeraler von peripheren Schmerzen verwendet. Nur die probatorische Abgabe von Cromoglicinsäure zur Erkennung einer Nahrungsmittelallergie gilt nicht der Abklärung von Schmerzzuständen. Für deren Differenzierung werden – zu Unrecht – auch Placebotabletten, v. a. aber Injektionen mit physiologischer Kochsalzlösung, benutzt. Die Meinung, daß dadurch psychogene oder psychisch überlagerte Schmerzen von solchen organischer Genese abzugrenzen seien, ist weit verbreitet. Unzweifelhaft üben Patienten und Kostenträger, vielleicht auch die Propaganda der pharmazeutischen Industrie, auf den Arzt einen gewissen Druck aus, mit Hilfe hochwirksamer und spezifisch wirkender Medikamente eine Diagnose ex juvantibus zu versuchen und durch dieses abgekürzte Verfahren unangenehme und kostspielige Untersuchungen zu vermeiden. Im folgenden soll gezeigt werden, daß der erfolgreiche therapeutische Versuch außerordentlich vorsichtig zu interpretieren ist, weil die Gefahr besteht, daß Arzt und Patient sich durch den Therapieerfolg blenden lassen. Diese Gefahr fehlt, wenn die erwartete Wirkung des spezifischen Medikaments nicht eintritt (Tabelle 1). Der negative therapeutische Versuch kann auf einer falschen Vermutungsdiagnose oder, wenn diese richtig ist, auf einer falschen Dosierung oder auf einem individuellen Nichtansprechen auf das spezifi-

Tabelle 1. Gründe für den Mißerfolg eines therapeutischen Versuchs

Vermutungsdiagnose	Medikamentenwirkung
Falsch	Medikament unwirksam
Richtig	Medikament falsch dosiert
Richtig	Medikament unwirksam

sche Medikament beruhen. Jedenfalls wird er zu neuen diagnostischen und therapeutischen Überlegungen, zu objektiven Abklärungsuntersuchungen, vielleicht zu einer Verzögerung in der Diagnosestellung, kaum aber zu Fehldiagnosen führen.

Anders, wenn eine Vermutungsdiagnose durch die erwartete Wirkung des spezifischen Medikaments anscheinend bestätigt wird, was folgende 3 Gründe haben kann:

1) Das spezifische Medikament wirkt, weil die Vermutungsdiagnose zutrifft;
2) bei falscher Vermutungsdiagnose Placebowirkung von Medikament und/oder Arzt;
3) Spontanheilung unabhängig vom Medikament.

Die Gefahr liegt weniger in der Verkennung einer möglichen medikamentunabhängigen Spontanheilung als in der Unterschätzung der Placebowirkungen, die von jeder ärztlichen Handlung und von jedem Medikament ausgehen. Das Medikament wirkt spezifisch, wenn die vermutete Krankheit tatsächlich vorliegt. Es wirkt möglicherweise als Placebo, wenn die Vermutungsdiagnose falsch ist und weckt dadurch gefährliche Illusionen.

Das Placebo als Medikament

Placebos sind chemische Substanzen ohne spezifische Wirkung auf die Symptome oder Erkrankungen, für die sie verordnet wurden [29]. Bewußt als Placebo verordnet und – nach Aufklärung des Patienten – in Doppelblindstudien angewendet werden „reine" Placebos in Form von physiologischer Kochsalzlösung oder Kapseln und Tabletten, die NaCl, Milchzucker oder Stärke enthalten. Sie sind in der medizinischen Praxis mit Ausnahme der Kochsalzlösungen wenig gebräuchlich. Viel häufiger ist die mehr oder weniger bewußte Verwendung „unreiner" Placebos, d. h. chemisch differenter Substanzen ohne spezifische Wirkung auf die vorliegende Krankheit. Es kann sich dabei um Vitamine oder Fermentpräparate, aber auch um hochwirksame Substanzen wie z. B. H_2-Rezep-

torenblocker handeln, wenn diese für ein Gallenblasenleiden, oder um
Antibiotika, wenn sie für eine Virushepatitis verordnet werden. Syste-
matisch untersucht wurde die Placebowirkung seit Ende des 2. Welt-
kriegs an Kopfschmerzen durch Jellinek [20], an Wundschmerzen durch
Beecher et al. [4] sowie Lasagna et al. [21], an Karzinomschmerzen durch
Houde et al. [19] und Moertel et al. [26], an Wehen und postpuerperalen
Schmerzen durch Liberman [24]. In all diesen Untersuchungen trat eine
signifikante Schmerzlinderung auf Placebo in 25–50%, auf Analgetika,
häufig Morphin, in 80–90% aller Fälle auf. Da die Placebowirkung auf
den Schmerz durch den Opiatantagonisten Naloxon aufgehoben wird
[22, 25], muß angenommen werden, daß Placebos die zentralen, deszen-
dierenden, schmerzhemmenden Bahnen stimulieren und daß dadurch
Enkephaline freigesetzt werden, die die Opiatrezeptoren besetzen [10].
Der Naloxoneffekt tritt auch nach elektrischer Stimulation dieses Bün-
dels auf [18]. Durch diesen Naloxoneffekt wurde erstmals nachgewiesen,
daß indifferente, „reine" Placebos zu biochemischen Veränderungen im
menschlichen Organismus führen. Da es zur Definition eines Medikaments gehört, daß es biochemische Veränderungen hervorruft, müssen
auch „reine" Placebos als Medikamente bezeichnet werden. Dies geht
auch daraus hervor, daß sie bei 10–50% aller Probanden Nebenerschei-
nungen in Form von Mundtrockenheit, Übelkeit, Schweregefühl, Kopfschmerzen, Kollapsneigung hervorrufen [2]. Einige schwere Placebozwi-
schenfälle wurden von Wolf u. Pinsky [34] beschrieben, auch Fälle von
Abhängigkeit, ja Süchtigkeit, wurden beobachtet [7].
Daß den „reinen" Placebos Medikamentcharakter zukommt, geht auch
aus den wenigen Untersuchungen hervor, bei denen die Placebowirkung
gegen Nichtbehandlung getestet wurde. Entsprechende experimentelle
Untersuchungen wurden von Gelfand et al. [16] mittels Erhitzen der
Haut, im klinischen Bereich von Sarles et al. [28] am Ulcus duodeni
durchgeführt. Beide Male war die Placebobehandlung der Nichtbehandlung deutlich überlegen.
Der Medikamentcharakter der Placebos geht weiter daraus hervor, daß
bei experimentellen Zahnschmerzen weiße Placebotabletten weniger
wirksam sind als gelb- oder rotgefärbte [27]. Placebos wirken nicht nur
bei Schmerzen, Heilungseffekte wurden auch bei Husten, Erkältungs-
krankheiten, Seekrankheit, Hypertonie und allergischen Leiden sowie
bei Depressionen und Schizophrenie beschrieben [5]. Bemerkenswert
sind auch die langdauernden Placeboeffekte bei Diabetes mellitus [31]
und bei Hypercholinesterämie [11].
Die Tatsache, daß auch indifferente Placebos als effektive, wenn auch
unspezifisch wirkende Medikamente angesprochen werden müssen und
daß die Placebobehandlung eines Patienten nicht einer Nichtbehandlung gleichzusetzen ist, nimmt der Placebobehandlung ihren v. a. von

Bok [7], von Brody [8, 9] und von Silber [30] diskutierte ethische und juristische Fragwürdigkeit. Sie nimmt auch dem kaum zu lösenden Problem, ob die bewußte Anwendung „reiner" Placebos unzulässig, die unbewußte Verordnung biologisch differenter, im gegebenen Fall aber als Placebo wirkender Substanzen dagegen zulässig sei, viel von seiner Schärfe.

Der Arzt als Placebo

Placeboeffekte waren durch Jahrhunderte das einzige, was Ärzte ihren Patienten als Therapie anbieten konnten, das einzige auch, womit sie ihren Ruf aufrecht erhielten. Heute läßt sich die Placebowirkung des Arztes einigermaßen am Schicksal von Medikamenten oder Operationsmethoden ablesen, die zunächst begeistert eingeführt, später skeptischer beurteilt und zuletzt als wirkungslos wieder aufgegeben wurden. Eindrücklich wurde dies von Benson u. McCallie [6] an 3 heute verlassenen medikamentösen und 2 operativen Behandlungsmethoden der Angina pectoris gezeigt. In unkontrollierten Untersuchungen, in denen sich die Hoffnungen, die der Untersucher in das Medikament setzte, seine Persönlichkeit und seine Beziehung zum Patienten voll auswirken konnten, wurden mit allen 5 Methoden bis zu 80% „Heilungen" oder erhebliche Besserungen erzielt, die sich in späteren, kontrollierten, unter Doppelblindbedingungen durchgeführten Untersuchungen nie mehr bestätigen ließen. Da der medikamentöse Placeboeffekt auch bei Angina pectoris etwa 40% ausmacht [1, 14], können die zusätzlichen 40% als arztbedingter Placeboeffekt angesehen werden. Daß die subjektive Einstellung des Arztes zum Medikament selbst bei Doppelblinduntersuchungen eine Rolle spielen kann, zeigten Uhlenhuth et al. [32], die 2 Gruppen von 26 Patienten mit neurotischen Angstzuständen Meprobamat, Phenobarbital und Placebo im Doppelblindverfahren verabreichten und die Resultate durch 2 verschiedene Psychiater beurteilen ließen. Der eine dieser beiden glaubte an die Wirkung der geprüften Substanzen und konnte sie auch nachweisen, während der andere den beiden Wirksubstanzen skeptischer gegenüberstand und keinen Wirkungsunterschied gegen Placebo feststellen konnte.
Verschiedentlich wurde die Placebowirkung des Arztes auch prospektiv untersucht. In einer Studie von Egbert et al. [13] wurden 51 Patienten am Vorabend einer elektiven Abdominaloperation routinemäßig über Narkose, Operationsverfahren und zu erwartende postoperative Beschwerden orientiert, während 46 Patienten mit größerem Zeitaufwand sorgfältig über die Möglichkeiten unterrichtet wurden, durch eigenes Verhalten postoperative Schmerzen zu lindern oder zu vermeiden. Die Patienten

dieser zweiten Gruppe brauchten in der postoperativen Periode bedeutend weniger Schmerzmittel und konnten das Krankenhaus schneller verlassen. Bei seinem Magenfistelpatienten Tom konnte Wolf [33] durch psychische Konditionierung die Wirkung des Atropins auf die Magensekretion in das Gegenteil, in einen Prostigmineffekt, umwandeln. Dinnerstein u. Halm [12] prüften die Möglichkeit der ärztlichen Suggestion in Verbindung mit Placebo und Medikamenten. Sie verabreichten 4 Gruppen von je 20 freiwilligen Studenten im Doppelblindverfahren zunächst Aspirin oder Laktose und 30 min später einen Placebotrunk. Zwei der 4 Gruppen wurde gesagt, daß der Placebotrunk energiespendend sei, während er gegenüber den 2 anderen Gruppen als Tranquilizer bezeichnet wurde. Der Placebotrunk wirkte in allen Gruppen im Sinne der so gesetzten Suggestion. Die Suggestivwirkung war stärker bei den Gruppen, die zuvor Aspirin erhalten hatten, während Aspirin und Laktose allein wirkungslos waren. Die Verstärkung der Suggestionswirkung des Placebotrunkes durch Aspirin wurde nicht geklärt.

Placebowirkung und Psyche

Unzweifelhaft geht die Wirkung des Placebos Arzt und des Placebos Medikament über die Psyche. Wichtig für das Verständnis der Placebowirkung war die Klärung der Frage, ob das Ansprechen auf ein Placebo eine normale Eigenschaft jedes Menschen oder ob dazu eine psychische Stigmatisierung erforderlich ist. Untersuchungen von Beecher et al. [4], Beecher [2], Lasagna et al. [21] und v. a. von Liberman [24] haben bewiesen, daß es keine Placeboreaktoren und -nichtreaktoren gibt, sondern daß das Ansprechen oder Nichtansprechen auf Placebos der statistischen Wahrscheinlichkeit folgt. Werden Placebos über längere Zeit alternierend mit Analgetika gegeben, so folgt das Ansprechen einer Wahrscheinlichkeitskurve, an deren beiden Enden eine kleine Zahl von Patienten steht, die entweder immer oder nie auf das Placebo ansprechen. Die Großzahl der Patienten dagegen spricht einmal an und einmal nicht an. Leider hat sich die Tatsache, daß das Ansprechen auf eine Placebobehandlung eine Eigenheit jedes Menschen ist und Placeboreaktoren keine psychischen Besonderheiten aufweisen [15] und daß dementsprechend mit Placebos keine Psychodiagnostik betrieben werden kann, im Denken von Ärzten und Pflegepersonal noch wenig durchgesetzt [17]. Allzu oft wird nämlich in einer Placeboinjektion das geeignete Mittel gesehen, organische von psychogenen oder psychisch überlagerten Schmerzzuständen abzugrenzen. Im Ansprechen auf die Kochsalzinjektion wird der Beweis für eine psychische Alteration gesehen, was sich auf die Einstellung von Arzt und Pflegepersonal gerade bei schwerkranken

Patienten sehr nachteilig auswirken kann. Daß der Schwerkranke und Ängstliche auf ein Placebo besser anspricht als ein Proband mit geringeren oder experimentell gesetzten und damit voraussehbaren Schmerzen, ist bei der Bedeutung, die der Arzt-Patient-Beziehung bei der Placebowirkung zukommt, ohne weiteres verständlich [3, 23].

Schlußfolgerungen

Der Erkennbarkeit einer Erkrankung aus der Wirkung eines spezifisch gegen sie gerichteten Medikaments, der Diagnose ex juvantibus, sind enge Grenzen dadurch gesetzt, daß im Einzelfall die spezifische Wirkung eines Medikaments von der Placebowirkung nicht unterschieden werden kann. Jede Verwechslung einer Placebowirkung mit dem spezifischen Effekt eines Medikaments beinhaltet die Gefahr einer Fehldiagnose. Nicht nur vom Medikament, sondern auch vom Arzt gehen Placebowirkungen aus. Beide aktivieren psychische Mechanismen, die im menschlichen Organismus biologische Veränderungen verursachen können. Placebos sind Medikamente, Placebobehandlung ist nicht gleich Nichtbehandlung.
Die Placebowirkung eines Medikaments wächst mit der Intensität von Angst und Schmerz, diejenige des Arztes mit dem Grad seiner Zuwendung zum Patienten. Diese Abhängigkeiten erhöhen im Rahmen des Versuchs einer Diagnose ex juvantibus die Gefahr einer Fehldiagnose. Placebowirkungen sind bei jedem Menschen möglich, sie setzen keine besonderen psychischen Eigenschaften voraus. Mit Placebos kann deshalb keine Psychodiagnostik betrieben werden.

Literatur

1. Aronow WS, Kaplan MA (1969) Propranolol combined with isosorbide dinitrate versus placebo in angina pectoris. N Engl J Med 280:847–850
2. Beecher HK (1955) The powerful placebo. JAMA 159:1602–1606
3. Beecher HK (1956) Evidence for increased effectiveness of placebos with increased stress. Am J Physiol 187:163–169
4. Beecher HK, Keats AS, Mosteller F, Lasagna L (1953) The effectiveness of oral analgesics (morphine, codeine, acetylsalicylic acid) and the problem of placebo "reactors" and "non-reactors". J Pharmacol Exp Ther 109:393–400
5. Benson H, Epstein MD (1975) The placebo effect. A neglected asset in the care of patients. JAMA 232:1225–1227
6. Benson H, McCallie DP (1979) Angina pectoris and the placebo effect. N Engl J Med 300:1424–1429
7. Bok S (1974) The ethics of giving placebos. Sci Am 231:5–17–23
8. Brody H (1976) The physician-patient contract: Legal and ethical aspects. J Leg Med (Chicago) 4:25–30

9. Brody H (1982) The lie that heals: The ethics of giving placebos. Ann Intern Med 97:112–118
10. Chance WT, White AC, Krynock GM, Rosecrans JA (1979) Autoanalgesia: Acquisition, blockade and relationship to opiate binding. Eur J Pharmacol 58:461–468
11. The Coronary Drug Project Research Group (1980) Influence of adherence to treatment and response of cholesterol on mortality in the coronary drug project. N Engl J Med 303:1038–1041
12. Dinnerstein AJ, Halm J (1970) Modification of placebo effects by means of drugs: Effects of aspirin and placebos on self-rated moods. J Abnorm Psychol 75:308–314
13. Egbert LD, Battit GE, Welch CE, Bartlett MK (1964) Reduction of postoperative pain by encouragement and instruction of patients. N Engl J Med 270:825–827
14. Evans W, Hoyle C (1933) Comparative value of drugs used in the continuous treatment of angina pectoris. Q J Med 2:311–338
15. Fields HL, Levine JD (1981) Biology of placebo analgesia. Am J Med 70:745–746
16. Gelfand S, Ullmann LP, Krasner L (1963) The placebo response: An experimental approach. J Nerv Ment Dis 136:379–387
17. Goodwin JS, Goodwin JM, Vogel AV (1979) Knowledge and use of placebos by house officers and nurses. Ann Intern Med 91:106–110
18. Hosobuchi Y, Adams JE, Linchitz R (1977) Pain relief by electrical stimulation of the central gray matter in humans and its reversal by naloxone. Science 197:183–186
19. Houde RW, Wallenstein SL, Rogers A (1960) Clinical pharmacology of analgesics. 1. A method of assaying analgesic effect. Clin Pharmacol Ther 1:163–174
20. Jellinek EM (1946) Clinical tests on comparative effectiveness of analgesic drugs. Biometrics 2:87
21. Lasagna L, Mosteller F, von Felsinger JM, Beecher HK (1954) A study of the placebo response. Am J Med 16:770–779
22. Levine JD, Gordon NC, Fields HL (1978) The mechanism of placebo analgesia. Lancet II:654–657
23. Levine JD, Gordon NC, Bornstein JC, Fields HL (1979) Role of pain in placebo analgesia. Proc Natl Acad Sci USA 76:3528–3531
24. Liberman R (1964) An experimental study of the placebo response under three different situations of pain. J Psychiatr Res 2:233–246
25. Mayer DJ, Price DD, Rafii A (1977) Antagonism of acupuncture analgesia in man by the narcotic antagonist naloxone. Brain Res 121:368–372
26. Moertel CG, Ahmann DL, Taylor WF, Schwartau N (1974) Relief of pain by oral medications. A controlled evaluation of analgesic combinations. JAMA 229:55–59
27. Müller P (1973) Vergleichende Untersuchung nichtnarkotischer Analgetika am experimentell ausgelösten Zahnschmerz des Menschen. Dtsch Gesundheitswesen 28:398–401
28. Sarles H, Camatte R, Sahel J (1977) A study of the variations in the response regarding duodenal ulcer when treated with placebo by different investigators. Digestion 16:289–292
29. Shapiro AK (1964) Factors contributing to the placebo effect. Their implications for psychotherapy. Am J Psychother [Suppl 1] 18:73–88
30. Silber TJ (1979) Placebo therapy. The ethical dimension. JAMA 242:245–246
31. Singer DL, Hurwitz D (1967) Long-term experience with sulfonylureas and placebo. N Engl J Med 277:450–456
32. Uhlenhuth EH, Canter A, Neustadt JO, Payson HE (1959) The symptomatic relief of anxiety with meprobamate, phenobarbital and placebo. Am J Psychiatry 115:905–910
33. Wolf S (1950) Effects of suggestion and conditioning on the action of chemical agents in human subjects – the pharmacology of placebos. J Clin Invest 29:100–109
34. Wolf S, Pinsky R (1953) Toxic effects following placebo administration. J Clin Invest 32:613

Kapitel 9

Akutes Abdomen

J. R. Siewert, L. Lehr und A. H. Hölscher

Definition

Die Bezeichnung „akutes Abdomen" beinhaltet keine spezifische Organdiagnose, sondern beschreibt lediglich den Symptomenkomplex von
– akuten heftigen Bauchschmerzen,
– peritonitischen Zeichen,
– schockartiger Kreislaufreaktion.

Der Begriff „akutes Abdomen" wird häufig auch für alle zunächst einmal unklaren abdominellen Schmerzzustände benutzt, bis eine endgülti-
ge Diagnose gestellt werden kann. Aus diesem Grunde werden eine Fülle
z. T. sehr unterschiedlicher Situationen unter diesem Begriff verstanden.
Das Spektrum reicht vom sog. Vollbild des akuten Abdomen (akuter
heftiger abdomineller „Vernichtungsschmerz", diffuse Peritonitis mit
„brettharter Abwehrspannung" und katecholaminbedürftiger Kreislaufschock) bis hin zum „einfachen" Bauchschmerz mit leichtem Perito-
nismus.
Bis vor wenigen Jahren stets und auch heute noch häufig stellt diese vor-
läufige „Diagnose" eine dringende Operationsindikation dar, weil eine
exaktere diagnostische Differenzierung anders als durch „diagnostische" Laparotomie nicht möglich und wegen Zeitnot auch nicht statthaft erscheint. Diese Situation hat sich heute durch die diagnostischen
Möglichkeiten sog. bildgebender Verfahren wesentlich geändert. Dies
um so mehr, als die moderne Intensivtherapie auch beim Vollbild des
akuten Abdomen praktisch immer eine wenigstens kurze „diagnostische
Phase" erlaubt. Allerdings ist die eigentlich lebensrettende Therapie in
der Regel nur chirurgisch möglich.

Ätiologie

Ursächlich handelt es sich bei den dem akuten Abdomen zugrundeliegenden Prozessen ganz überwiegend um entzündliche Erkrankungen, Perforationen, Ileus und Durchblutungsstörungen bzw. Organschwellungen mit Kapseldehnung bis zur Organruptur bzw. um Kombinationen·solcher Prozesse (Tabellen 1 und 2).

Tabelle 1. Ursachen des akuten Abdomen

Entzündlich	Milzvenenthrombose
Peritonitis bei Magen-Darm-Perforation	Akute portale Hypertension
(z.B. Gastroduodenalulkus)	mit Aszitesbildung
Akute Cholezystitis	
Akute Pankreatitis	*Mechanischer Ileus*
Akute Appendizitis	Bridenileus, inkarzerierte Hernie,
Akute Divertikulitis	Gallensteinileus, Sigmavolvulus
Ileitis terminalis	
Toxisches Megakolon	*Kombination*
Adnexitis	Ileus
Akute Pyelonephritis	Stielgedrehte Ovarial- oder Uterustumoren
Durchblutungsstörung	*Organruptur*
	Milzruptur
Mesenterialinfarkt	Extrauteringravidität
Milzinfarkt	Aneurysma der Aorta und von Viszeral-
Akute Stauungsleber	arterien (A. lienalis)

Tabelle 2. Häufigkeit (in %) verschiedener Ursachen für ein akutes Abdomen in der Literatur und im eigenen Krankengut

Appendizitis[a]	54
Akute Cholezystitis	14
Ileus	11
Magen- bzw. Duodenalulkusperforation	7
Akute Pankreatitis	5
Dünndarmerkrankungen (mesenteriale Durchblutungsstörungen)	4
Sonstiges inkl. gynäkologische Erkrankungen	4
Peritonitis unklarer Genese	1

[a] Unter der klinischen Diagnose Appendizitis operierte Fälle

Pathophysiologie und Pathogenese

Die *Schmerzen* (Abb. 1) erklären sich entweder aus Spasmen der glatten Muskulatur von Hohlorganen und haben dann einen binnen weniger Minuten wiederkehrenden wellenförmig-kolikartigen Charakter, oder

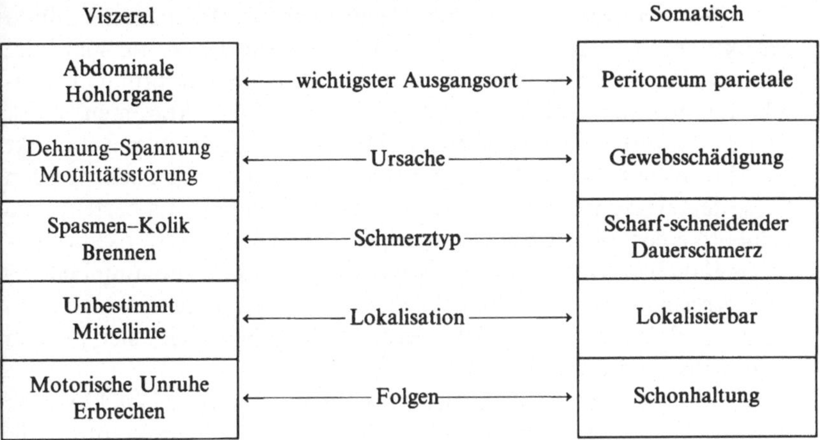

Abb. 1. Schmerztypen akuter abdomineller Erkrankungen. (Aus [9])

sie sind entzündlich bedingt, kontinuierlich und nehmen erst über Stunden an Intensität zu. Greifen verschiedene Mechanismen ineinander (Perforation – Peritonitis, Durchblutungsstörung – Peritonitis), besteht häufig zwischen den beiden Schmerztypen ein freies Intervall. Arterielle Durchblutungsstörungen und Organrupturen zeichnen sich meist durch besonders plötzlich einsetzende Schmerzen aus.

Die *peritonitischen Zeichen*, Abwehrspannung, Druckempfindlichkeit, abnorme oder fehlende Darmgeräusche sind Folge der indirekten (über den afferenten somatosensiblen und efferenten motorischen Schenkel des Reflexbogens) Erregung der Bauchmuskulatur sowie des direkten entzündlichen Reizzustandes des Peritoneums und der gesteigerten, noch erhaltenen oder bereits fehlenden Kontraktionsfähigkeit der Darmwandmuskulatur.

Die *schockartige Kreislaufreaktion* ist anfänglich wohl reflektorisch durch die massive Schmerzempfindung zu verstehen, später als echte Hypovolämie infolge Flüssigkeitsverlust ins Gewebe oder ins Darmlumen in Kombination mit der toxischen Kreislaufwirkung von Entzündungsmediatoren, systemisch eingeschwemmtem Endotoxin etc.

Klassifikation

Entsprechend den eingangs gemachten Ausführungen kann man aufgrund des klinischen Bildes 3 Grade des akuten Abdomen unterscheiden:

- *Perakutes Abdomen* entsprechend dem oben beschriebenen Vollbild des akuten Abdomen. Hier darf die diagnostische Phase nur sehr kurz sein, in aller Regel ist unter intensivster Schockbekämpfung eine rasche Laparotomie indiziert („operationspflichtiges" Abdomen).
- *Akutes Abdomen,* das mit heftigem Bauchschmerz, der zum Zeitpunkt der klinischen Untersuchung bereits wieder abgeklungen oder für den Patienten erträglich geworden sein kann, einhergeht. Es besteht eine eindeutige peritoneale Symptomatik (druck- oder vibrationsempfindliches Bauchfell) sowie ein infusions- aber nicht katecholaminbedürftiger Kreislaufschock. Hier ist eine rasche konsequente Diagnostik indiziert und durchführbar, das operative Vorgehen ergibt sich je nach diagnostischem Befund.
- *Subakutes Abdomen* oder besser *„unklares" Abdomen.* Das klinische Bild ist durch eine eindeutige abdominelle Schmerzsymptomatik (fortbestehend oder zum Zeitpunkt der Untersuchung bereits abgeklungen), diskrete peritoneale Mitbeteiligung und eine kompensierte Kreislaufsituation gekennzeichnet. Hier kann die Diagnostik elektiv durchgeführt werden, die Therapie richtet sich nach dem diagnostischen Befund.

Diagnostik

Beim akuten Abdomen liefert oft schon die Erhebung der *Anamnese* entscheidende Hinweise. Sie beginnt mit der orientierenden Frage – ggf. an begleitende Personen – nach Vorerkrankungen (Ulkusleiden, arterielle Verschlußkrankheit, Herzinfarkt, Rhythmusstörungen, Nahrungsmittelunverträglichkeiten, Stuhlunregelmäßigkeiten) und Voroperationen, um dann rasch auf eine gezielte Analyse der Schmerzsymptomatik zuzusteuern (Abb. 2).
Diese erfolgt am einfachsten mit 4 zielgerichteten Fragen:
- Wie war der Schmerzbeginn?
- Auslösende Ursache?
- Schmerzcharakter und etwaige Änderung?
- Schmerzlokalisation und Ausstrahlung?

Parallel dazu wird das Verhalten des Patienten beurteilt. Wälzt er sich herum (Kolik) oder liegt er ruhig mit angezogenen Beinen und vermeidet jede unnötige Bewegung (Peritonitis)?. Darauf folgt die Frage nach Erbrechen und letztem Stuhlgang, die Beurteilung der Kreislaufsituation, die Inspektion der Zunge, die Inspektion der Bauchwand (Narben, Hernien, Form, Auftreibung), die Palpation der Bauchdecken (Abwehrspannung, Druckschmerz, Klopf- oder Loslaßschmerz, Resistenz), die

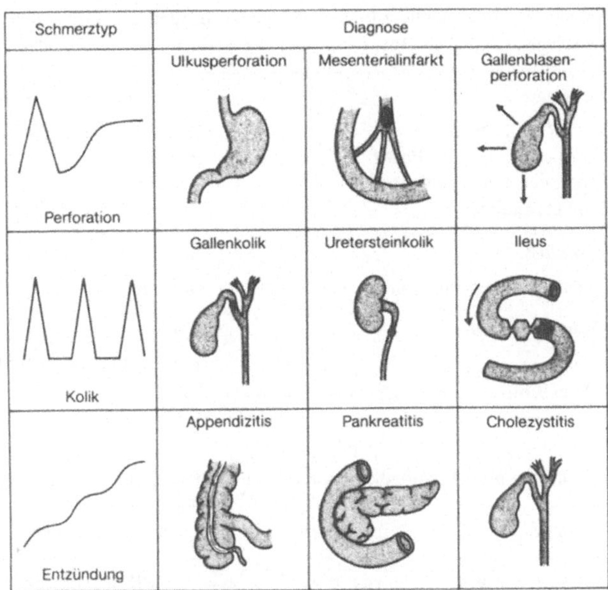

Abb. 2. Differentialdiagnose abdomineller Schmerzen. (Aus [9])

Auskultation der Darmgeräusche und schließlich die rektale Untersuchung.

In aller Regel reichen die bisher erhobenen klinischen Befunde – sie sind auch für den Hausarzt ohne weiteres möglich – zuzüglich der Messung der axillär-rektalen Temperaturdifferenz für die weitere Weichenstellung bzw. erste Klassifikation des Schweregrades bereits aus (Tabelle 3).

Diese besteht entweder im Entschluß zur weiteren Beobachtung und vielleicht symptomatischen Therapie (subakutes Abdomen) oder zur Klinikeinweisung, weil die Notwendigkeit zur Einleitung weiterer gezielter diagnostischer Maßnahmen bzw. zur baldigen Operation besteht (akutes und perakutes Abdomen).

Meist ist in allen Fällen als weiterer Schritt eine Blutabnahme für Blutbild- und Serumanalysen sinnvoll, und zwar sowohl im Rahmen einer möglichen Operationsvorbereitung als auch, um eine noch unsichere Verdachtsdiagnose zu stützen (Tabelle 4).

Ebenso wird durch eine Erhebung des Urinstatus kaum Zeit verloren, andererseits werden dadurch andere Zustandsbilder rasch geklärt (Hämaturie, akutes Harnverhalten etc.).

Die bis zum Vorliegen dieser Ergebnisse verfügbare Zeit wird am besten zur konsequenten Kreislaufstabilisierung durch Volumenzufuhr, zur

Tabelle 3. Basisdiagnostik des akuten Abdomen als Grundlage für die Entscheidung zwischen dringlicher Operation oder weiterführender Diagnostik

Anamnese	*Untersuchung des Abdomens*
Vorerkrankungen	Inspektion der Bauchdecken
Voroperationen am Bauch	Palpation
Erbrechen und Stuhlgang	Auskultation
Schmerzanalyse	Rektale Untersuchung
Verhalten	*Labor*
Unruhig–bewegungsarm	Blutbild
Kreislaufsituation	*Apparativ*
Blutdruck und Puls	Thoraxröntgen und Abdomenleeraufnahme
Adspektion der Zunge (feucht–trocken)	EKG

Tabelle 4. Labordiagnostik und Kreislaufüberwachung beim akuten Abdomen

Notwendig	Wünschenswert	Ausnahmsweise
Hb, Hkt, Leukos, α-Amylase, Urinsediment	Harnstoff oder Kreatinin, Blutzucker, CPK, Na, K	CPK-Isoenzyme ⎫ LDH-Isoenzyme ⎪ Alkalische Phosphatase ⎬ (Darmgangrän) Saure Phosphatase ⎭ Ca (Pankreatitis) Urinporphyrine (Porphyrie)
Blutdruck, Puls Urinausscheidung	ZVD, EKG, Blutgasanalyse	PCWP, HZV

Registrierung des EKG sowie zur Röntgenaufnahme von Thorax und Abdomen genutzt.

Bei der *Abdomenleeraufnahme* handelt es sich zweifellos um eine in erfahrenen Händen leistungsfähige Methode. Die Domäne der meist im Stehen angefertigten Leeraufnahme von Abdomen und Thorax ist in erster Linie die Ileusdiagnostik und der Nachweis bzw. Ausschluß freier extraintestinaler Luft. Von Radiologen wird häufig auch eine Übersichtsaufnahme in linker Seitenlage mit horizontalem Strahlengang empfohlen [10] (s. auch Kap. 14).

Klären diese einfachen Röntgenuntersuchungen das grundsätzliche weitere therapeutische Vorgehen (z. B. Laparotomie bei freier Luft oder Ileus, koloskopisches Absaugen bei Pseudoobstructio coli etc.), so ist die Diagnostik abgeschlossen. Ist dies jedoch nicht der Fall, so ist eine weiterführende apparative Diagnostik – natürlich unter entsprechender Infusionstherapie und bei Erbrechen nach Legen einer Magensonde sowie bei nicht ganz stabilen Kreislaufverhältnissen auch eines Dauerkatheters

– statthaft und nötig. Diese besteht zunächst in der *Sonographie*. Pathologische Ultraschallbefunde beim akuten Abdomen ergeben sich entweder aus der direkten Darstellung des erkrankten Organs oder durch den Nachweis entstandener Sekundärveränderungen. Direkt kann z. B. eine akute Cholezystitis oder ein penetrierendes Aortenaneurysma nachgewiesen werden. Indirekte sonographische Hinweise resultieren aus der bildlichen Darstellung sekundärer Veränderungen wie freier Flüssigkeit (z. B. bei Peritonitis) oder freier Luft (bei Perforation) oder ganz allgemein jedes abnormen Inhalts in der freien Bauchhöhle. Dabei besteht die Möglichkeit einer weiteren Differentialdiagnose durch Gewinnung der Flüssigkeit durch Punktion (Blut bei Organruptur, Magensaft oder Darminhalt bei Perforation). Weiterhin kann die Ausschlußdiagnose durch Nachweis eines unauffälligen Ultraschallbefundes in der Notfallsituation eine erhebliche Hilfe darstellen (z. B. bei Pseudoperitonitis). Die höchste Treffsicherheit in der Ultraschalldiagnostik des akuten Abdomen ist bei Erkrankungen der Gallenblase, insbesondere der akuten Cholezystitis, zu erreichen (Sensitivität 67–100%, Spezifität 82–100%). Für die sonographische Untersuchung der akuten Pankreatitis liegen die Sensitivität mit 60–98% und die Spezifität mit 75–100% etwas niedriger [6].

Bei der akuten Appendizitis oder Divertikulitis sind sonographisch nur Veränderungen nach einer freien Perforation (freie Flüssigkeit) oder durch eine Abszeßbildung (umschriebener Flüssigkeitsherd) zu erwarten. Die direkte Darstellung des entzündeten Wurmfortsatzes ist bisher nur in Einzelfällen beschrieben worden [2]. Der Nachweis freier Luft in der Bauchhöhle und damit einer gastrointestinalen Perforation war bisher ausschließlich der Röntgendiagnostik vorbehalten. Mit geeigneter Untersuchungstechnik läßt sich freie Luft im Abdomen auch sonographisch sicher erkennen [8]. In 30°–45° Linksseitenlage sammelt sich die freie Luft ventrolateral der Leber unter der Bauchdecke an und zeigt sich als kräftiges Echo mit Schallschattenphänomen. Grundsätzlich sollte sich jedoch nur der sehr erfahrene Sonographiker die Diagnose einer gastrointestinalen Perforation zutrauen. Auf eine Röntgenuntersuchung des Abdomens darf in keinem Fall verzichtet werden.

Bei einem Ileus können relativ leicht sonographische Bilder von flüssigkeitsgefüllten dilatierten Darmschlingen gewonnen werden. Damit ist oft eine frühzeitige Diagnosesicherung, z. T. vor dem röntgenologischen Nachweis möglich [7].

Die Sonographie hat sich zur Diagnose des penetrierenden Aortenaneurysmas außerordentlich bewährt [1]. Sowohl eine Aortendissektion als auch ein retroperitoneal perforiertes Aneurysma kann so zusammen mit dem klinischen Befund leicht als Ursache des akuten Abdomens identifiziert werden.

Weitere Ursachen des akuten Bauches, die evtl. sonographisch geklärt werden können, sind Nierensteine (aufgestautes Nierenbecken) und Adnexprozesse (z. B. stielgedrehte Ovarialzyste). Einen Überblick über die Erfahrungen im eigenen Krankengut gibt Tabelle 5. Sie entsprechen den Ergebnissen anderer Autoren [4, 5]. Aufgrund dieser retrospektiven Analysen sind durch die Ultraschalluntersuchung des akuten Abdomens in 30–50% der Fälle Diagnosen der Grundkrankheit zu erwarten, in ca. 20% Zusatzbefunde. Die Fehlerquote liegt zwischen 3% und 10%. Mit einer mangelnden Untersuchungsmöglichkeit wegen Meteorismus muß in 2–12% der Fälle gerechnet werden. Da es keine Kontraindikationen für eine Ultraschalluntersuchung gibt und sie in einem relativ hohen Prozentsatz eine Diagnose oder einen Beitrag zur Diagnose liefert, sollte die Indikation zur Sonographie des akuten Abdomens frühzeitig gestellt werden.

Ist auch der sonographische Befund negativ, so ist der nächste Schritt bei Beschwerden im Oberbauch die *Gastroskopie* (unseres Erachtens auch bei Verdacht auf eine gedeckte Perforation erlaubt, alternativ ist auch ein Gastrografinschluck möglich), die auch die Inspektion der Papillenregion beinhalten soll (inkarzeriertes präpapilläres Gallengangskonkrement), bei Divertikulitisverdacht der vorsichtige *Kolonkontrasteinlauf mit wasserlöslichem Kontrastmittel* (Stenose, Kontrastmittelaustritt).

Die *Lavage der Bauchhöhle* ist ein gutes und in der Traumatologie derzeit bevorzugtes Verfahren zum Nachweis einer intraabdominellen Blutung

Tabelle 5. Sonographische Befunde bei 154 Patienten mit akutem Abdomen innerhalb von 2 Jahren

	n	[%]
Gallenblasenhydrops	22	
Akute Cholezystitis	20	
Akute Pankreatitis	8	
Dilatierte Darmschlingen (Ileus)	8	
Aortenaneurysma	6	
Perityphlitischer Abszeß	4	50
Freie Flüssigkeit (Peritonitis)	4	
Gestautes Nierenbecken	2	
Nierenstein	1	
Ovarialzyste	1	
Freie Luft (Perforation)	1	
Meteorismus	12	7,8
Unauffälliger Befund	65	42,2
Zusatzbefunde	32	20,8
Fehldiagnosen	10	6,5

als Folge einer Organruptur. Sie erübrigt sich aber bei Verfügbarkeit eines erfahrenen sonographischen Untersuchers.

Ist die Diagnose noch immer unklar und erscheint eine weitere Verzögerung der Therapie vertretbar, stehen als zusätzliche diagnostische Verfahren noch die Röntgendünndarmpassage, der Kolonkontrasteinlauf, das Computertomogramm und die Angiographie zur Verfügung.

Muß man sich bei einer akuten Bauchsymptomatik zur Verabreichung – oral oder rektal – eines Röntgenkontrastmittels entschließen, ist ein wasserlösliches Präparat (z. B. Gastrografin) immer sicherer. Liegt tatsächlich eine – klinisch nie völlig ausschließbare – Perforation vor, würde die Verwendung von Bariumsulfat zur schwerwiegenden Komplikation einer Bariumperitonitis führen.

Die *Gastrografinpassage* zur Abklärung von Subileuszuständen kann nach eigenen Erfahrungen bei Dünndarminvagination und nur segmentaler Darmwandgangrän völlig normal sein und damit den behandelnden Arzt in trügerischer Sicherheit wiegen. Andererseits kann sie, insbesondere nach Voroperationen, bei Verdacht auf Adhäsionsileus über das Ausmaß der Passagestörung wertvolle Aussagen liefern. Darüber hinaus hat Gastrografin wegen seiner hohen Hyperosmolarität auch eine stark abführende und damit häufig therapeutische Wirkung.

Die *Notfallcomputertomographie* ist bei jedem begründeten Verdacht auf eine akute Pankreatitis indiziert, und zwar weniger zur Diagnosestellung als zur Dokumentation der Schwere des Ausgangsbefundes für Verlaufskontrollen. Die Operationsindikation bei der akuten Pankreatitis wird heute, orientiert am morphologischen Befund (CT), davon abhängig gemacht, ob ein sekundär begleitendes Organversagen (Niere, Lunge) eintritt oder nicht. Bei entsprechender Überwachung solcher Patienten sind die spezifischen Funktionsparameter dieser Organsysteme laufend zu kontrollieren. Eine weitere Indikation für die Notfallcomputertomographie ist das symptomatische Aortenaneurysma.

Die Indikation zur *Zöliako- und Mesenterikographie* – konventionell oder durch digitale Subtraktionsangiographie – ist anhand objektiver Kriterien (kardiale Begleiterkrankung, anamnestisch Schockgeschehen, Diskrepanz zwischen Höhe der Leukozytose und klinischem Bauchbefund, CPK-, AP- und LDH-Erhöhung ohne andere Erklärung für Zellzerfall) schwer zu stellen, sollte jedoch bei diffusen Bauchschmerzen, die sonst keine eindeutige Erklärung finden, immer durchgeführt werden. Ohne eine weitere Indikationsstellung zur Angiographie ist eine Frühdiagnose mesenterialer Durchblutungsstörungen und damit die Möglichkeit einer rechtzeitigen Operation zur Vermeidung ausgedehnter und invalidisierender Darmresektionen, die durch gefäßchirurgische Eingriffe an den Arterienstämmen, intraarterielle Infusion von gefäßerweiternden Medikamenten oder Thrombolytika ggf. vermeidbar wären, unmöglich zu erreichen.

Indikationsstellung zur Operation

Daß das Vollbild des akuten Abdomens eine sofortige und dringende Operationsindikation darstellt, ist auch heute noch unverändert gültig und wohl auch kaum umstritten. Damit ist aber das Problem des akuten Abdomens nur unvollständig gelöst; es kommt vielmehr darauf an, die Operationsindikation auch beim akuten oder subakuten Abdomen in den Fällen, in denen dies notwendig ist, frühzeitig, d. h. noch vor der lehrbuchmäßigen 6-h-Grenze, also vor der Entwicklung einer Peritonitis, zu stellen. Trotz aller Fortschritte in der Entwicklung neuer Medikamente wie Antibiotika und moderner intensivtherapeutischer Möglichkeiten etc. ist bei abdominellen Notfällen der größte Gewinn durch eine rechtzeitige chirurgische Therapie zu erzielen. Wegen der im Frühstadium aber häufig unklaren Symptome, wegen vorausgegangener, die Schwere des Krankheitsbildes verschleiernder therapeutischer Maßnahmen, wegen der Interferenz mit Begleiterkrankungen etc. kann das Bild des akuten Abdomens verschleiert sein, so daß die Indikationsstellung zur Operation Schwierigkeiten bereitet. Eine allzu liberale Einstellung zur Operation birgt jedoch auch Gefahren: So ist es möglich, daß die Laparotomie zwar die Diagnose klärt, zur Therapie aber nicht nötig ist (z. B. bei der Pseudoobstructio coli) oder daß mangels präoperativer genauerer Informationen eine kausale Therapie nicht durchführbar ist (z. B. ausgedehnte Darmresektion wegen fortgeschrittener Ischämie statt rechtzeitiger gefäßchirurgischer Therapie evtl. bestehender Stenosen im Bereich der Mesenterialgefäße). Es gibt auch Situationen, bei denen die chirurgische Therapie zum aktuellen Zeitpunkt nicht erfolgversprechend ist wie etwa bei der akuten ödematösen Pankreatitis. Schließlich beraubt die weitgehende Unkenntnis des erkrankten Organsystems den Operateur der Möglichkeit, einen zielgerechten Zugang (Längs- oder Querschnitt, Oberbauch- oder Unterbauchschnitt) zu wählen.

Unter sorgfältiger Einschätzung des klinischen Bildes, v. a. aber unter fortlaufender klinischer Beobachtung (Tabelle 6) und wiederholter Kontrolle des Befundes scheint deshalb außer beim perakuten Abdomen unter Ausschöpfung der am Ort verfügbaren modernen Untersuchungsmethoden eine weiterführende Diagnostik vertretbar und sinnvoll.

Tabelle 6. Typische Organsymptomatik beim akuten Abdomen

Organdiagnose	Schmerzentwicklung	Kardinalsymptome	Diagnosesicherung
Akute Appendizitis	Zuerst paraumbilikal, dann in den rechten Unterbauch wandernder Dauerschmerz	Erbrechen, Klopf- und Loslaßschmerz, rektaler Druckschmerz, Psoasschmerz, Leukozytose	(Klinischer Verlauf!)
Akute Cholezystitis	Dauerschmerz mit vagem Beginn, Steigerung innerhalb weniger Stunden, in rechte Schulter ausstrahlend	Lokaler Klopf- und Druckschmerz, Leukozytose, Fieber	Sonographie
Bridenileus	Plötzlicher Beginn, kolikartig, anfänglich manchmal lokalisierbar (z.B. im Bereich einer Operationsnarbe)	Erbrechen, Hyperperistaltik	Abdomenleeraufnahme im Stehen
Inkarzerierte Inguinal- oder Femoralhernie	Plötzlicher Beginn, kolikartig, Maximum an Bruchpforte	Erbrechen, Hyperperistaltik, Lokalbefund an Bruchpforte	Lokalbefund, Abdomenleeraufnahme im Stehen
Inkarzerierte Hernia obturatoria	Plötzlicher Beginn, kolikartig	Erbrechen, Hyperperistaltik, Schmerzausstrahlung an der Innenseite des Oberschenkels	Abdomenleeraufnahme im Stehen (Gastrografinpassage)
Mechanischer Dickdarmileus	Langsam zunehmend, kolikartig, diffus	Fehlender Stuhl- und Windabgang, Miserere	Abdomenleeraufnahme im Stehen, rektale Untersuchung, vorsichtiger Kolonkontrasteinlauf
Sigmavolvulus	Plötzlicher Beginn, kolikartig, Unterbauch	Fehlender Stuhl- und Windabgang	Abdomenleeraufnahme, vorsichtiger Kolonkontrasteinlauf
Pseudoobstructio coli	Langsam zunehmend, Dauerschmerz, diffus	Fehlender Stuhl- und Windabgang	Abdomenleeraufnahme, vorsichtiger Kolonkontrasteinlauf
Perforiertes Gastroduodenalulkus	Plötzlicher Beginn mit oder ohne Ulkusanamnese, freies Intervall, lokalisierbar, Ausstrahlung in die rechte Schulter	Bretthartes Abdomen	Abdomenleeraufnahme (im Stehen oder Linksseitenlage), Gastrografinschluck oder Gastroskopie

Tabelle 6 (Fortsetzung)

Organdiagnose	Schmerzentwicklung	Kardinalsymptome	Diagnosesicherung
Akute Pankreatitis	Plötzlicher Beginn, Dauerschmerz, Vernichtungscharakter, diffus im Oberbauch, gürtelförmig mit Ausstrahlung in den Rücken oder in die linke Schulter	Oberbauchperitonismus, Urin- und Serumamylase- und -lipase-erhöhung, niedriges Serum-kalzium	Computertomographie (Sonographie)
Mesenterialinfarkt	Plötzlicher Beginn, manchmal kolikartig, häufig freies Inter-vall, diffus	Diskrepanz zwischen heftigem Schmerzbild, schlechtem All-gemeinzustand, hoher Leuko-zytose und geringem Peri-tonismus	Angiographie
Stielgedrehte Ovarialzyste	Plötzlicher Beginn, lokalisierbar	Keine	Sonographie
Extrauteringravidität	Plötzlicher Beginn, häufig mit Kollaps, Unterbauch	Allgemeine Blutungszeichen bis zum Schock, Schwangerschafts-test positiv, retrouterine Hämatozele	Sonographie, transvaginale Punktion
Spontane oder sekundäre Milzruptur	Plötzlicher Beginn, diffus	Allgemeine Blutungszeichen bis zum Schock	Sonographie, Peritoneallavage
Perforierte Aneurysmen (Aorta, Viszeralarterien)	Plötzlicher Beginn, bei Bauch-aortenaneurysma Dauer-schmerz mit Vernichtungs-charakter, gürtelförmig in den Rücken ausstrahlend	Allgemeine Blutungszeichen bis zum Schock, pulsierender Abdominaltumor	Sonographie, Computertomographie, Angiographie

Praktisches Vorgehen (Abb. 3)

Im Vordergrund steht die klinische Untersuchung einschließlich Erhebung der Anamnese. Allein aufgrund dieser Fakten kann eine Einschätzung der Dringlichkeit der Situation erfolgen. Dies ist ohne weiteres auch durch den Hausarzt möglich.

Beim perakuten und akuten Abdomen ist die Einweisung des Patienten in eine Klinik notwendig. Wünschenswert ist, daß bereits mit der Einweisung ein venöser Zugang gelegt und eine Infusionstherapie zur Kreislaufstabilisierung eingeleitet wird. Falls Medikamente (Sedativa, Analgetika etc.) gegeben werden, sollte dies schriftlich festgehalten und die Aufzeichnung dem Patienten mitgegeben werden. Das subakute Abdomen kann auch ambulant weiter abgeklärt werden, allerdings muß eine rasche, zielstrebige Diagnostik gesichert sein. Sobald die dem subakuten Abdomen zugrundeliegende Erkrankung diagnostiziert ist, erfolgt die Zuweisung des Patienten zur gezielten Therapie.

In der Klinik wird sich das Vorgehen ebenfalls an der Dringlichkeit der Situation orientieren:

- Beim perakuten Abdomen müssen Notfall-, d.h. Schocktherapie und weitere Diagnostik parallel laufen (Tabelle 7). Angestrebt wird immer eine rasche chirurgische Therapie.
- Beim akuten Abdomen ist eine zielstrebige Diagnostik unter Aufsicht des die Behandlung führenden Arztes möglich (Tabelle 8). Parallel zu dieser Diagnostik hat die Sicherung der vitalen Funktionen zu erfolgen. Ziel der Diagnostik ist zunächst immer nur der Ausschluß oder der Nachweis einer operationspflichtigen Erkrankung. Je nach Befund muß die adäquate Therapie der Grundkrankheit so rasch wie möglich eingeleitet werden.

Tabelle 7. Notfalldiagnostik

Thoraxröntgen und Abdomenleeraufnahme:
  Freie Luft?
  Luftverteilung im Darm?
  Flüssigkeitsspiegel?
  Atypische Luft, z.B. in Gallenwegen, Darmwand

Sonographie (evtl. vor oder statt Röntgen):
  Freie Flüssigkeit im Abdomen?
  Freie Luft?
  Darmmotilität?
  Gallenblase und Pankreas?
  Gefäße?

Diagnostische Laparotomie

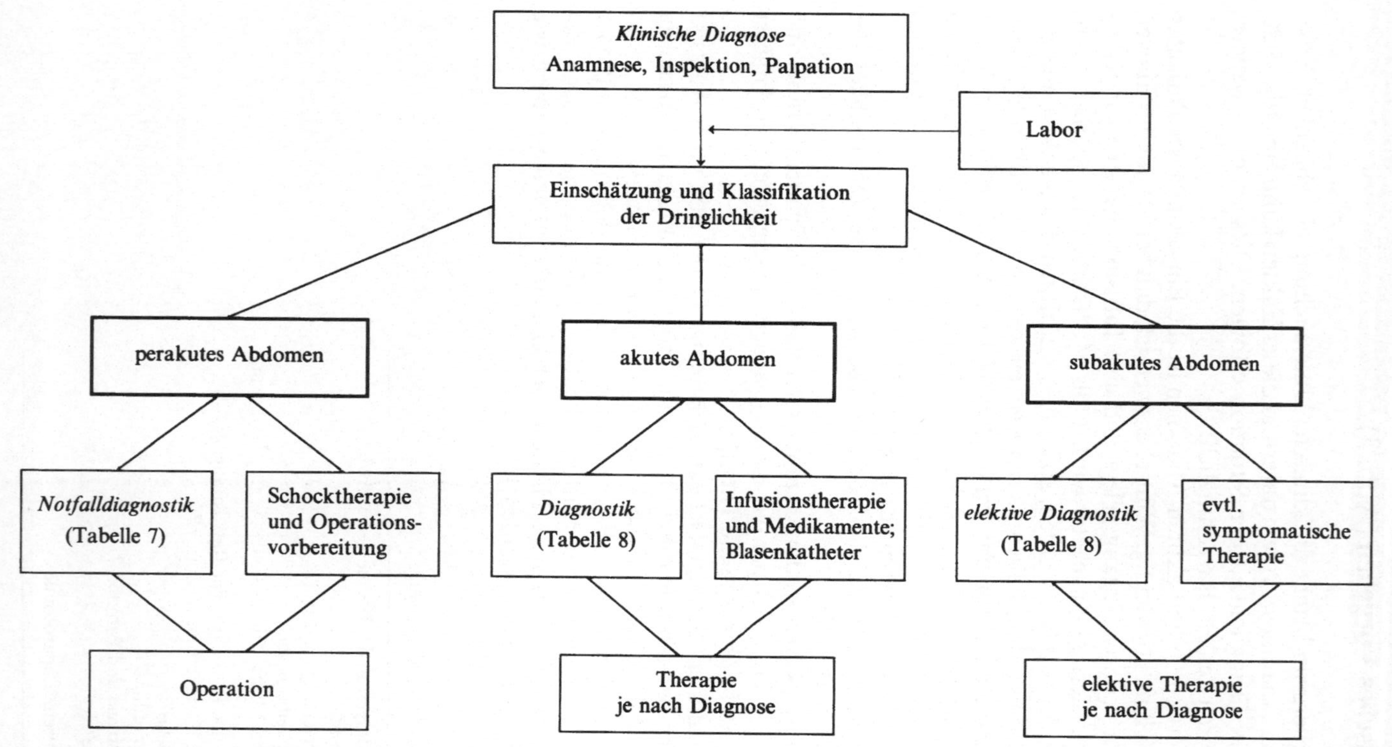

Abb. 3. Praktisches Vorgehen beim akuten Abdomen

Tabelle 8. Diagnostik beim akuten und subakuten Abdomen

Sonographie

Thoraxröntgen und Abdomenleeraufnahme

Bei Verdacht auf Pankreatitis etc.:
   Computertomographie

Bei Verdacht auf Intestinalpassagestörung (außer bei eindeutigem Ileus):
   Gastrografinpassage

Bei Verdacht auf komplizierte Ulkuskrankheit:
   Endoskopie

Bei Verdacht auf mesenteriale Durchblutungsstörung oder bei bisher nicht geklärten
Bauchschmerzen:
   Angiographie

Pseudoperitonitis

Unter diesem unpräzisen Begriff werden mehr oder weniger ausgeprägte
Bilder im Sinne des Symptomenkomplexes des akuten Abdomen verstanden, die im Rahmen von Allgemeinerkrankungen oder von Erkrankungen der Bauchhöhle benachbarter Organe zu beobachten sind. Sofern das Beschwerdebild diskret ist, wird genügend Zeit für eine einge-
hendere Differentialdiagnostik zur Verfügung stehen, der Zustand kann
aber auch das hochakute Vollbild eines akuten Abdomen bieten. Dies
kann rasch die Indikation zur Laparotomie stellen lassen, was in solchen
Fällen natürlich nicht nur unnötig ist, sondern auch die Allgemeinsitua-
tion entscheidend verschlechtern kann. Am ehesten möglich erscheint
noch eine Ausschlußdiagnose unter peinlicher Beachtung des angegebenen Untersuchungsganges.
So wird die sorgfältige Erhebung der *Anamnese*, Hinweise auf das Vorliegen von Wirbelfrakturen, Querschnittslähmungen, neurologischen
Erkrankungen wie z. B. Tabes dorsalis und diversen Psychosen sowie Intoxikationen, z. B. mit Arsen, Blei oder Thallium, liefern. Die anschließende *subtile klinische Untersuchung* wird zum Bild des akuten Abdomens ggf. den Befund einer Hodentorsion, einer Diskushernie, eines
Herpes zoster oder einer Meningitis liefern. Mittels *Blutuntersuchung* ist
der Ausschluß bzw. Nachweis eines Diabetes, einer Urämie, eines Herz-
infarkts und einer akuten Fettleber möglich, bei einer Pyelonephritis
wird der *Urinbefund* typisch sein. Das *EKG* ist besonders im Hinblick auf
einen Herzinfarkt zu untersuchen, im *Thoraxröntgenbild* lassen sich
Pneumothorax, Pneumonie und pleuritischer Erguß diagnostizieren.
Die *Sonographie* schließlich wird, z. B. bei der akuten Fettleber, beim
Kapseldehnungsschmerz durch Leberschwellung infolge akuter Rechts-

herzinsuffizienz, beim disseziierenden Aortenaneurysma, beim paranephritischen Abszeß, bei Nephrolithiasis, beim akuten Harnverhalten, beim retroperitonealen Hämatom, beim Rektusscheidenhämatom sowie beim Abort einen wichtigen und nicht selten sogar den entscheidenden Hinweis geben.

Diesem engmaschigen diagnostischen Netz entgehen eigentlich nur wenige Erkrankungen, die wie etwa die akuten hepatischen Porphyrien einer speziellen Diagnostik bedürfen [3], die aber glücklicherweise selten sind und bei denen eben nur ein erfahrener und gegenüber ungewöhnlichen Verläufen (zusätzlich polyneuritische Zeichen bis zu Lähmungen, psychotische Bilder, auslösende Medikamente) wachsamer Arzt den Patienten eine Operation ersparen kann.

Umgekehrt kann man nur davor warnen, nicht an das Einfache und Alltägliche eines akuten Abdomens, wie eben eine perforierte Appendizitis, zu denken, sondern dafür seltene und in der Kürze der zur Verfügung stehenden Zeit auch nicht abklärbare Erkrankungen, wie etwa Malaria oder Trichinose heranziehen zu wollen, weil dadurch der Zeitpunkt für die vielleicht lebensrettende Laparotomie unter Umständen versäumt wird.

Literatur

1. Bluth EI (1984) Ultrasound of the abdominal aorta. Arch Intern Med 144:377–380
2. Deutsch A, Leopold GR (1981) Ultrasonic demonstration of the inflamed appendix: case report. Radiology 140:163–164
3. Doss M, Verspohl F (1979) Notfallsituation: Porphyrien – Erkennung und Behandlung. Notfallmedizin 5:462
4. Eckel H (1980) Die Sonographie in der Notfalldiagnostik des Abdomens. Röntgenblätter 33:244–248
5. Ehler R, Lutz H, Petzold R, Hofmann KP (1977) Sonographische Diagnostik bei Notfall-Patienten. Klinikarzt 6:420–427
6. Hölscher AH (1985) Ultraschalldiagnostik des akuten, nicht haematisierten Abdomen. Chir Praxis 34:29–39
7. Meiser G, Meissner K (1983) Die sonographische Objektivierung des frühen, radiologisch negativen Darmverschlusses. Langenbecks Arch Chir 360:279–285
8. Seitz K, Reising KD (1982) Sonographischer Nachweis freier Luft in der Bauchhöhle. Ultraschall 3:4–6
9. Siewert JR, Blum AL (1981) Akutes Abdomen. In: Allgöwer M, Harder F, Hollender LF, Peiper HJ, Siewert JR (Hrsg) Chirurgische Gastroenterologie, Bd 1. Springer, Berlin Heidelberg New York
10. Swart B (1984) Bemerkungen zur Untersuchungstechnik beim akuten Abdomen. Deutsche Röntgengesellschaft, Info 2/84, S 2

Kapitel 10

Gastrointestinale Blutung

R. OTTENJANN

Die akute gastrointestinale Blutung gehört zu den häufigsten Notfallsituationen in der Gastroenterologie. Praktisch immer liegt der Blutung eine Arrosion kleiner oder kleinster Gefäße zugrunde. Peptische Andauung, entzündliche oder ischämische Nekrosen und neoplastische Destruktionen sowie mechanische Insulte führen zur Angiodestruktion. Die Diapedeseblutung ist eine Rarität.

Leitsymptome gastrointestinaler Blutung

In Abhängigkeit von der Blutungsquelle und der Massivität der Blutung differieren die Erscheinungsformen der gastrointestinalen Blutung [6, 13, 23]. Man unterscheidet Hämatemesis, Meläna und Hämatochezie (rote Darmblutung). Bluterbrechen tritt praktisch nur bei Blutungsquellen auf, die proximal der Flexura duodenojejunalis lokalisiert sind. Eine Meläna (Teerstuhl) wird meistens (zu etwa 90%) durch Blutungen im oberen Verdauungstrakt hervorgerufen, die Schwarzfärbung beruht auf der Bildung von salzsaurem Hämatin; bei Quellen im unteren Darmtrakt kann eine Schwarzfärbung durch Kontakt mit Bakterien, die Sulfide bilden, entstehen. Die rote Darmblutung (Hämatochezie) kann bei massiver Blutung ihre Quelle im oberen Verdauungstrakt haben (in mehr als 50% der Fälle), da das Blut osmotisch die Darmpassage beschleunigt. In Relation zur Zeit unterscheidet man auch eine akute und eine chronische Blutung (letztere setzt zumeist intermittierend ein).

Blutungsquelle

Peptische Läsionen stellen die häufigsten Läsionen im oberen Verdauungstrakt dar. Ulcera peptica rangieren nach Angaben verschiedener Autoren mit etwa 40–45% an erster Stelle, in Ländern mit hohem Alko-

Tabelle 1. Häufigkeit der Blutungsquellen im oberen Verdauungstrakt (GI-Trakt) bei den verschiedenen Leitsymptomen gastrointestinaler Blutung		
Leitsymptome	Blutungsquellen im OB, GI-Trakt %
Haematemesis	100
Melaena	90
Haematochecie	50–60

Tabelle 2. Relative Häufigkeit der verschiedenen Blutungsquellen im oberen Verdauungstrakt (entnommen aus Publikationen der Jahre 1969–1981)	
	%
Ulcus duodeni	21–28
Ulcus ventriculi	12–21
Anastomosen-Ulcus	3– 6
Oesophagus-Varizen	11–20
Mallory-Weiss-Syndrom	5–20
„Gastritis"	2–12
„Oesophagitis"	7–13

holkonsum gefolgt von Ösophagusvarizen und Mallory-Weiss-Syndrom mit je etwa 15–20% [6, 13, 17, 23]. Selten finden sich Blutungsquellen im extrahepatischen Gallenwegsystem oder im Pankreas (nach Traumata, bei Abszeßnekrosen, Aneurysmen, Neoplasmen, Gallensteinen und Parasiten). Über die Blutungsquellen im unteren Verdauungstrakt gibt es keine ähnlich relevanten Häufigkeitsangaben. Nach Rossini und Ferrari [19] fanden sich bei Notfallkoloskopien mit massiver Blutung v. a. ulzerierte Karzinome, Dickdarmdivertikel und Colitis ulcerosa; Angiodysplasien wurden nur in wenigen Fällen als Blutungsquelle eruiert. Massive Darmblutungen können auch bei bakterieller Enterokolitis (durch Salmonellen, Campylobacter, Yersinien, Shigellen u. a.) auftreten. Massive Hämorrhoidalblutungen sind selten.

Blutungsaktivität und -stigmata

Eine gewisse Klassifikation ist bereits mit der Einteilung in Hämatemesis, Meläna und Hämatochezie gegeben. Für den Kliniker ist die von Forrest et al. [8] vorgeschlagene Klassifikation der Blutungsaktivität nach endoskopischen Kriterien bedeutungsvoll. Sie läßt – wie entsprechende Studien belegen – auch prognostische Aussagen zu und bildet eine wichtige oder relevante Basis für die Entscheidung zur Operation. Diese Forrest-Klassifikation unterscheidet im wesentlichen nach den Kriterien „aktive Blutung" (Stadium I a arterielle, I b Sickerblutung; zum Stadium I a gehört auch der Nachweis von Kontrastmittelaustritt bei der Arteriographie), „Stigmata" vergangener Blutungen (Stadium II – Hämatemesis, Koagel, „visible Gefäßstümpfe") und Lecks ohne Blutungszeichen (Stadium III). Massive oder persistierende Blutungen sind weitere Kriterien einer Klassifikation, die sich auf endoskopischen oder/und klinischen Kriterien gründet. Zu diesen gehören hämodynamische Instabilität mit einem zentralen Venendruck um 0 mm Hg, die Zahl der notwendigen Blutkonserven zur Kreislaufstabilisation (mehr als 6 Konserven in 24 h) oder der Nachweis von Blut im Magen per Sonde etwa 1 h nach Lavage des Magens oder 4 h nach Transfusionen von mehr als 2 Blutkonserven.

In einer jüngst veröffentlichten Studie konnte aufgezeigt werden, daß die Mortalität bei schwerer und persistierender Blutung mit über 33% sehr hoch liegt [7], was auch frühere Untersuchungen durch Thorne u. Nyhus [28] sowie durch Cammock et al. [3] ergeben hatten. Eindeutig gesichert ist das gehäufte Auftreten von Blutungsrezidiven bei Nachweis „sichtbarer Gefäßstümpfe" im Bereich von Ulzera; in diesen Fällen liegt auch die Operationsfrequenz deutlich höher [11, 24, 25]. Neuere anatomische Untersuchungen haben gezeigt, daß es sich bei den „sichtbaren Gefäßstümpfen" um sog. Postenthromben handelt, die in seitlichen Gefäßwanddefekten lokalisiert sind [12]. Prognostisch von Bedeutung sind eine Reihe weiterer Faktoren, so das Alter der Patienten mit erheblichem Anstieg der Mortalität bei über 60 jährigen (insbesondere bei Blutung aus einem Magenulkus), kardiale, pulmonale sowie renale Erkrankungen oder Insuffizienzen, Diabetes, Gefäßsklerose u. a. Nach der ASGE-Studie aus dem Jahre 1981 [21] beträgt die Mortalität bei der oberen gastrointestinalen Blutung i. allg. etwa 9%, sie steigt auf 40% bei Vorliegen von 4–5 Zusatzerkrankungen, fällt aber fast auf Null ab, wenn keine zusätzlichen Leiden oder Insuffizienzen vorliegen.

Wert der Notfallendoskopie

Von eminenter Bedeutung für Diagnose und Therapie der gastrointestinalen Blutung ist die hohe Sistierungsrate; sie liegt nach Silverstein [20] bei 85–90%, beim peptischen Ulkus allerdings durchwegs niedriger, nach verschiedenen Autoren bei 60–80%. In einem Leitartikel des *British Medical Journal* aus dem Jahre 1981 [14] wurde daher konstatiert: die meisten Patienten mit gastrointestinaler Blutung müßten nur wenige Tage im Krankenhaus beobachtet werden, eine Therapie sei meistens nicht erforderlich und eine Entlassung möglich, wenn sich innerhalb weniger Tage kein Rezidiv einstelle. Diese i. allg. günstige Prognose und die geringe Anzahl effektiver therapeutischer Maßnahmen bei den verschiedenen Blutungsquellen lassen Zurückhaltung bezüglich des Einsatzes diagnostischer und therapeutischer Maßnahmen und Eingriffe geboten erscheinen. So konnte bisher auch nicht eindeutig aufgezeigt werden, daß der notfallmäßige Einsatz der Endoskopie, die zwar „kurzlebige"

Läsionen (Erosionen, Mallory-Weiss-Einrisse) häufiger aufzeigt und
Zeichen aktiver oder vergangener Blutungen nachzuweisen vermag, prognostische Vorteile bringt, die sich an der Frequenz notwendiger Operationen, der Hospitalisationsdauer, der Zahl der erforderlichen Blutkonserven und der Mortalität ablesen ließe [10, 18]. Besteht nicht der Verdacht auf eine Ösophagusvarizenblutung und liegt keine massive
Blutung mit therapieresistenter hämodynamischer Insuffizienz vor, so
kann die exakte, vornehmlich endoskopische Diagnostik zurückgestellt
werden für die Zeit nach der Stabilisierung der Kreislaufsituation, sie
kann mithin in der Regel am Tage und muß nicht nachts ausgeführt werden [13, 17, 18, 23].

Prozedere bei Gastrointestinalblutungen

Im allgemeinen läßt sich die ärztliche Tätigkeit bei akuter gastrointestinaler Blutung in 3 Phasen einteilen:
1) Kreislaufstabilisierung oder Schockbekämpfung durch Plasmaex-
   pander und Bluttransfusionen,
2) exakte Diagnose, was v. a. Endoskopie in den ersten 12–24 h bedeutet,
3) Therapie, und zwar je nach Blutungssituation und Blutungsquelle
   konservativ oder operativ.
Das Basisprogramm vor der speziellen Diagnostik besteht daher in der
Anamnese, der Erhebung eines Kurzbefundes, Hämoglobin- und Hä-
matokritbestimmungen, in der Überwachung des Kreislaufs durch arterielle Blutdruckmessung und Pulskontrollen. Bei bedrohlicher Kreislaufsituation ist ein zentraler venöser Zugang zur Druckmessung angezeigt. Stets sollten 2 gekreuzte Blutkonserven bereit stehen.
Umstritten ist die diagnostische pernasale Magensonde, und verzichten
sollte man auf die Eiswasserlavage. Das diagnostische Prozedere sollte
in Abhängigkeit von Hämatemesis, Meläna und Hämatochezie variiert
werden.

Hämatemesis

Bei Hämatemesis wird die Blutungsquelle in der Regel mit dem Endoskop entdeckt, die Ösophagogastroduodenoskopie ist daher die erste
Methode nach dem Basisprogramm. Eine Angiographie ist selten erforderlich oder ergiebig, abgesehen von der Hämobilie, die – bei nicht sistie-
render oder zu massiver Blutung – auch der ERCP bedarf. Eine offenbar
effektive Methode bei endoskopisch nicht auffindbarem Leck ist die

Szintigraphie nach intravenöser Injektion von Technetium-Pertechnetat (mit entsprechend markierten Erythrozyten oder kolloidalem Schwefel [1, 22, 31]. Diese Szintigraphie erlaubt aber keine exakte Lokalisation, bei positivem Befund ist daher in der Regel eine Angiographie anzuschließen. Die Endoskopie ermöglicht eine direkte Therapie, so z. B. bei blutenden Angiodysplasien durch Elektrokoagulation. Die Laserkoagulation blutender Läsionen [15], insbesondere bei blutenden Ulzera, ist nach wie vor umstritten, auch die Koagulation nicht blutender „visibler Gefäßstümpfe", die Gerinnseln auf Gefäßwanddefekten entsprechen („sentinel clots" – Postengerinnsel). Die endoskopische Sklerosierung blutender Ösophagusvarizen scheint dagegen erfolgversprechend und tritt in Konkurrenz zur Ballontamponade oder wird nach initialer Tamponade vorgenommen [4, 5, 16, 26, 27].

Meläna

Etwa 10% der Blutungen mit Meläna finden ihre Quelle im unteren Verdauungstrakt. Die Diagnostik muß nach Inspektion des oberen Gastrointestinaltrakts daher auch Dickdarm und Dünndarm einbeziehen. Optimal wäre die Koloileoskopie nach der Ösophagogastroduodenoskopie, eine Alternative und ein Kompromiß wäre der technisch perfektionierte Doppelkontrasteinlauf. Da aber bei der Koloileoskopie eine gleichzeitige röntgenologische Untersuchung des gesamten Ileums möglich ist (endoskopischer retrograder Dünndarmeinlauf), ergibt sich ein weiteres Argument für das Primat der Koloskopie. Der orthograde Dünndarmeinlauf böte sich dann als Komplement zur Untersuchung des Jejunums an. Sollte auch nach diesem Prozedere keine Blutungsquelle gefunden worden sein, müßte im weiteren Verlauf der Diagnostik die Szintigraphie mit Technetium-Pertechnetat (mit entsprechend markierten Erythrozyten oder kolloidalem Schwefel) folgen. Blutende Magenschleimhaut in Meckel-Divertikeln kann ebenfalls mit der Technetium-Pertechnetat-Szintigraphie nachgewiesen werden. Die Technetium-Pertechnetat-Szintigraphie scheint nach neueren Untersuchungen der Angiographie überlegen zu sein. Bei Nachweis von Angiodysplasien im Kolon bietet die Endoskopie zudem eine therapeutische Chance durch Elektrokoagulation.

Hämatochezie

Bei roter Darmblutung scheint die primäre anorektale Untersuchung mit Rektosigmoidoskopie am ökonomischsten zu sein. Findet sich dabei keine Blutungsquelle, kann man als nächstes die obere Endoskopie und dann die Koloileoskopie – alternativ den Doppelkontrasteinlauf – ausführen. Massive Blutungen haben eine laxierende Wirkung, die Inspektion ist daher nicht so unergiebig, wie vielfach angenommen wird [19]. Zudem ist die direkte Inspektion die Methode der Wahl zum Nachweis von mukös und submukös lokalisierten Angiodysplasien. Vor einer Angiographie sollte – wenn eben möglich – eine Technetium-Pertechnetat-Szintigraphie ausgeführt werden.

Chronische gastrointestinale Blutung

Bei chronischer (zumeist intermittierender) gastrointestinaler Blutung müssen die diagnostischen Methoden in der Reihenfolge zum Einsatz kommen, wie sie Tabelle 3 zeigt. Dabei sollte schließlich auch die Splenoportographie eingesetzt werden, weil sie die seltenen ilealen Varizen bei portaler Hypertension am besten nachweist. Vergessen sollte man auch nicht die vom Patienten provozierten Blutungen.

Tabelle 3. Diagnostische Sequenz der Untersuchungsmethoden bei chronischer (zumeist intermittierender) gastrointestinaler Blutung

Ösophagogastroduodenoskopie
Koloileoskopie
Orthograder Dünndarmeinlauf
Endoskopischer retrograder Dünndarmeinlauf
Szintigraphie mit Technetiumpertechnetat (radioaktiv markierte
 Erythrozyten oder kolloidaler Schwefel)
Angiographie
Splenoportographie

Abschließend sei auch auf das diagnostische und therapeutische Prozedere bei Ösophagusvarizenblutung eingegangen, das sehr unterschiedlich gehandhabt wird, wobei die Nützlichkeit der verschiedenen Maßnahmen noch nicht eindeutig belegt ist. Die Ösophagogastroduodenoskopie ist zweifellos nach dem Basisprogramm die Methode zum Nachweis der Varizenblutung oder anderer Blutungsquellen bei vorhandenen Varizen. Therapeutisch empfehlen nicht wenige Zentren weiterhin die intravenöse Verabreichung von Vasopressin als ersten therapeutischen Schritt. Manche schließen eine Ballontamponade ein, andere bevorzugen im weiteren Verlauf die endoskopische Sklerosierung oder aber die transhepatische Embolisierung der Varizen [13, 16]. Führen diese Maßnahmen nicht zum Ziel, so bleibt als letzte Methode die Druckentlastung durch Shunt-Operationen.

 Diagnostisches und therapeutisches Vorgehen bei Ösophagus-
varizen-Blutung

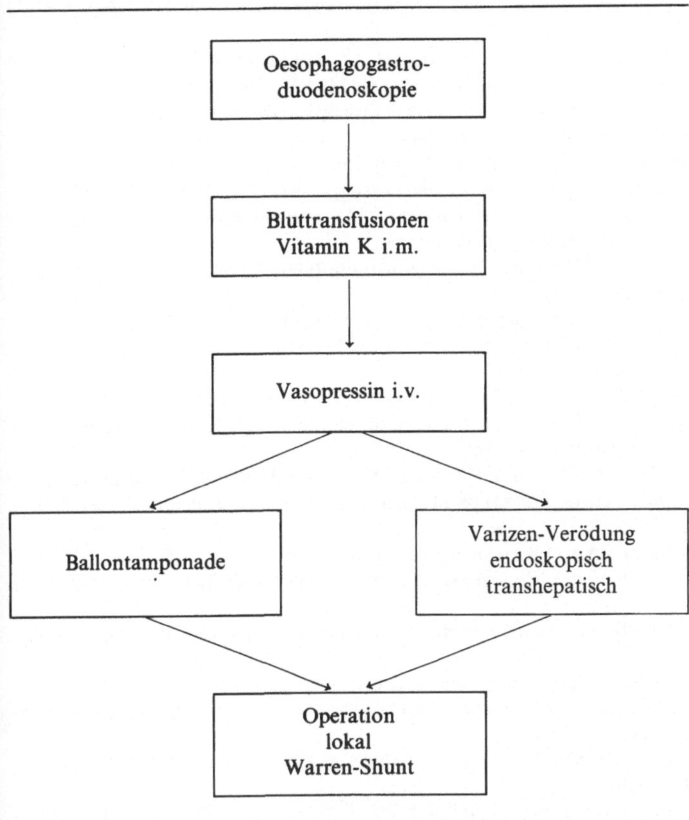

Literatur

1. Alavi A (1982) Detection of gastrointestinal bleeding with 99mTc-sulfur colloid. Semin Nucl Med 12:139
2. Beckley DE, Casebow MP (1983) Preliminary clinical experience with an endoscopic Doppler ultrasound device in GI-haemorrhage. GUT 24:A 968
3. Cammock EE, Hallett WY, Nyhus LM, Harkins HN (1963) Diagnosis and therapy in gastrointestinal hemorrhage. Arch Surg 196:608
4. Cello JP, Grendell JH, Cras RA, Trunkey DD, Cobb EE, Heilbron DC (1984) Endoscopic sclerotherapy versus portocaval shunt in patients with severe cirrhosis and variceal hemorrhage. New Engl J Med 311:1589
5. Copenhagen esophageal varices sclerotherapy project (1984) Sclerotherapy after first variceal hemorrhage in cirrhosis. New Engl J Med 311:1594
6. Domschke W (1982) Gastrointestinale Blutung – Grundlagen der Diagnostik. In: Siewert JR, Blum AL, Farthmann EH, Lankisch PG (Hrsg) Notfalltherapie. Springer, Berlin Heidelberg New York

7. Fleischer D (1983) Etiology and prevalence of severe persistent upper gastrointestinal bleeding. Gastroenterology 84:538
8. Forrest JAH, Finlayson NDC, Shearman DJC (1974) Endoscopy in gastrointestinal bleeding. Lancet II:394
9. Foster ND, Miloszewski KJA (1978) Stigmata of recent haemorrhage in diagnosis and prognosis of upper gastrointestinal bleeding. Br Med J 1978/2:1173
10. Graham DY (1980) Limited value of early endoscopy in the management of upper gastrointestinal bleeding. Am J Surg 140:284
11. Griffiths WJ, Neuman DA, Welsh JD (1979) The visible vessel as an indicator of uncontrolled or recurrent gastrointestinal hemorrhage. New Engl J Med 300:1411
12. Johnston JH (1984) The sentinel clot and invisible vessel: Pathologic anatomy of bleeding peptic ulcer. Gastrointest Endosc 30:313
13. Larson DE, Farnell MB (1983) Upper gastrointestinal hemorrhage (subject review). Mayo Clin Proc 58:371
14. Leading article (1981) Management of gastrointestinal bleeding. Br Med J 1981/3:456
15. Leading article (1983) Laser coagulation in bleeding peptic ulcers: Passing gimmick or life-saving advance? Lancet II:804
16. Leading article (1984) Bleeding oesophageal varices. Lancet I:139
17. Ottenjann R (1983) Nutzen der Endoskopie bei der oberen GI-Blutung – diagnostisch, therapeutisch und prognostisch. Internist 23:245
18. Peterson WL, Barnett CC, Smith HJ, Allen MH, Corbett DB (1981) Routine early endoscopy in upper gastrointestinal bleeding, a randomized controlled trial. New Engl J Med 304:925
19. Rossini FP, Ferrari AA (1981) Emergency colonoscopy. In: Hunt R, Waye JD (eds) Colonoscopy: Techniques, clinical practice and colour atlas. Chapman & Hall, London
20. Silverstein FE (1979) A staunch approach to endoscopic therapy. Gastroenterology 77:797
21. Silverstein FE (1981) Upper gastrointestinal tract bleeding. Arch Intern Med 141:322
22. Smith TD, Richards P (1976) A simple kit for the preparation of 99mTc-labelled red blood cells. J Nucl Med 17:126
23. Steer ML, Silen W (1983) Diagnostic procedures in gastrointestinal hemorrhage. New Engl J Med 309:646
24. Storey DW, Bown SG, Swain CP, Salmon PR, Kirkham JS, Nothfield TC (1981) Endoscopic prediction of recurrent bleeding in peptic ulcers. New Engl J Med 305:915
25. Swain CP, Salmon PR (1984) Gastrointestinal bleeding – upper gastrointestinal tract. Scand J Gastroenterol [Suppl 102] 19:53
26. Terblanche J, Northover JMA, Borman P et al. (1979) A prospective controlled trial of sclerotherapy in the long-term management of patients after esophageal variceal bleeding. Surg Gynecol Obstet 148:323
27. Terblanche J, Borman PC, Kahn D, Jonker MT, Campbell JAH, Wright J, Kirsch R (1983) Failure of repeated injection sclerotherapy to improve long-term survival after oesophageal variceal bleeding. Lancet II:1328
28. Thorne FL, Nyhus LM (1965) Treatment of massive upper gastrointestinal bleeding. Am J Surg 31:413
29. Vallon AG, Cotton PB, Laurence BH, Miro JRA, Oses JCR (1981) Randomised trial of endoscopic argon laser photo-coagulation in bleeding peptic ulcer. GUT 22:226
30. Westaby D, Williams R (1984) Follow-up study after sclerotherapy. Scand J Gastroenterol [Suppl 102] 19:71
31. Winzelberg GG, McKusick KA, Froelich JW, Callahan RJ, Strauss HW (1976) Detection of gastrointestinal bleeding with 99mTc-labelled red blood cells. Semin Nucl Med 12:126

Kapitel 11

Ikterus

M. CLASSEN

Definition

Bei Cholestase ist der Gallefluß in den Darm be- oder verhindert. Die Pathogenese kann auf einer Funktionsstörung der galleproduzierenden Zellen (intrahepatische Cholestase) oder auf einer mechanischen Blokkade im Kanalsystem außerhalb der Leber (extrahepatische Cholestase) beruhen [5]. Immer liegt ein globales Versagen der Gallensekretion vor [24]. Unter morphologischen Gesichtspunkten handelt es sich um eine Ansammlung von Galle in Leberzellen und Gallenwegen. Der Kliniker versteht darunter die Retention sämtlicher Gallebestandteile im Blut. Ikterus bedeutet sensu strictu dagegen nur die gesteigerte Ablagerung von Bilirubin in Haut, Skleren und Schleimhäuten.

Pathogenese

Ikterus und Cholestase sind gute Beispiele dafür, daß die Kenntnis der Pathophysiologie die Differentialdiagnose und die Therapie beeinflußt. Der Hepatozyt ist eine bemerkenswert polarisierte Zelle mit einer inneren, blutwärts gerichteten und einer äußeren, gallewärts gerichteten Sekretion. Mehrere Zellorganellen haben Aufgaben für die Sekretion in beide Richtungen [5]. Der Weg des Bilirubins von seiner Bildung an durch Leberzelle, Gallenkanal und Darm bis zur Resorption ist kompliziert und z. T. ungeklärt. Die hier folgende Darstellung skizziert den gegenwärtigen Kenntnisstand in kürzester Form.
Bilirubin ist das Endprodukt von Häm, Hämoglobin, Myoglobin, Zytochrom und anderen Enzymen. Täglich werden 6 g Hämoglobin abgebaut. Daraus entstehen 30 mg Bilirubin im retikuloendothelialen System [29], 20% des zirkulierenden Bilirubins entsteht aus unreifen, erythropoetischen Zellen in Milz und Knochenmark. Das unkonjugierte Bilirubin ist im Plasma an Eiweiß gebunden. Antibiotika, Sulfonamide, Sali-

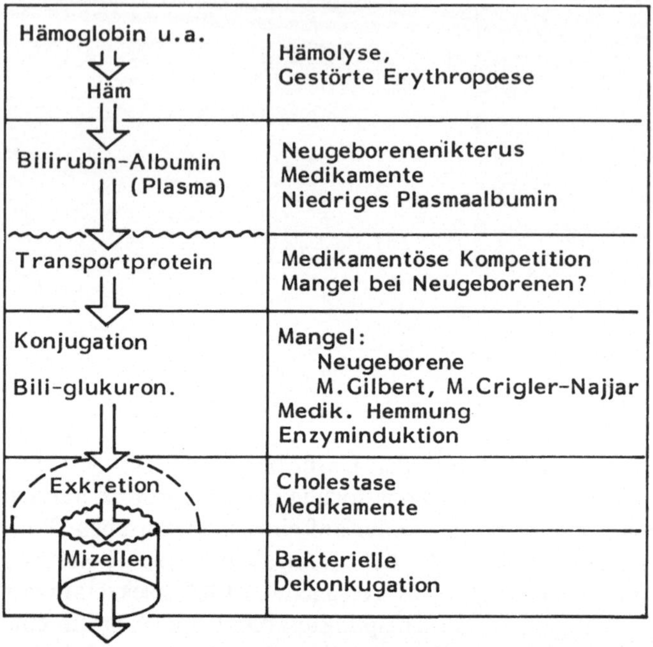

Abb. 1. Transportstufen des Bilirubins. (Nach [29])

zylate und andere konkurrieren mit Bilirubin um den Eiweißrezeptor, sie erleichtern die Diffusion von Bilirubin durch die Zellmembran und damit die Entstehung des Kernikterus beim Neugeborenen (Abb. 1). In der sinusoidalen Plasmamembran wird das Bilirubin vom Albumin abgespalten und mit Hilfe eines Carriers in den Hepatozyten aufgenommen. Bindungsproteine, z. B. Ligandin, besorgen den Transport des Bilirubins von der Membran zum endoplasmatischen Retikulum. Das mikrosomale Enzym UDP-Glukuronidase verhilft nun zur Bindung an Glukuronsäure, dadurch wird das Bilirubin wasserlöslich und kann die Membran zum biliären Canaliculus passieren. Phenobarbital induziert diesen Vorgang. Mangel oder Fehlen dieses Enzyms scheint für den Neugeborenenikterus, die Gilbert-Meulengracht-Krankheit und das Crigler-Najjar-Syndrom verantwortlich zu sein. Die Abgabe von glukuroniertem Bilirubin aus der Leberzelle in den Canaliculus scheint den gesamten Transportvorgäng des Bilirubins aus dem Plasma durch die Leberzelle in die Galle zu steuern. Die Sekretion ist wahrscheinlich ein aktiver Transport mit Hilfe eines Carriers, dessen sich auch andere organische Anionen bedienen. Taurocholat steigert die Exkretion der Galle. Das wasserlösliche Bilirubindiglukuronid kann vom Darm nicht absorbiert werden, im Kolon wird es von β-Glukuronidasen hydrolisiert und zu Urobilinogen reduziert. Wenig davon wird im Kolon absorbiert, dem enterohepatischen Kreislauf zugeführt und in geringer Menge renal ausgeschieden. Schädigung der Leber, z. B. bei Virushepatitis oder bei alkoholischer Lebererkrankung, steigert den Urobilinogengehalt des Urins. Bei schwerem cholestatischem Ikterus wird zirkulierendes konjugiertes Bilirubin renal ausgeschieden.

Klassifikation

Die einfache klinische Klassifikation des Ikterus in die prähepatische, die hepatische und die posthepatische Form ist trotz ihrer durch zahlreiche Überlappungen bedingten Unzulänglichkeit klinisch immer noch brauchbar für Diagnostik, Behandlung und prognostische Beurteilung (Tabelle 1) [29].

Tabelle 1. Klassifikation des Ikterus

Prähepatischer Ikterus

Hämolyse
Gilbert-Meulengracht-Krankheit
Posthepatitisch
Neugeborene
Crigler-Najjar-Syndrom

Hepatischer Ikterus

Hepatitis jeglicher Genese (akut-chronisch)
Zirrhose jeglicher Genese
Dubin-Johnson-Krankheit, Rotor-Syndrom

Posthepatischer Ikterus

Erkrankungen der Cholangiolen
Primär biliäre Zirrhose
Medikamente (Chlorpromazin)
Schwangerschaft
Obstruktion der größeren intrahepatischen Gallengänge
Karzinom und Metastasen
Abszeß
Parasiten
Primär sklerosierende Cholangitis
Obstruktion der extrahepatischen Gallenwege
Stein, Striktur, Stenose
Tumoren
Pankreatitis
Parasiten
Primär sklerosierende Cholangitis

Beim *prähepatischen Ikterus* ist nur das Bilirubin (unkonjugiert oder konjugiert) im Serum erhöht. Der Nachweis von Bilirubin im Urin ist negativ, der Urin ist hell, der Stuhl dunkel. Ursachen sind Hämolyse und biliäre Störungen des Bilirubinmetabolismus.

Der *hepatische Ikterus* tritt zumeist schnell auf und ruft beim Patienten ein starkes Krankheitsgefühl hervor. Laborchemische Untersuchungen im Serum zeigen Erhöhungen von Aminotransferasen, IgG und eine Verminderung des Albumins.

Beim *posthepatischen Ikterus* kann der Patient in guter Verfassung sein, denn Cholestase per se ist mit einem guten Zustand durchaus zu vereinbaren. Pruritus und Steatorrhö stehen klinisch im Vordergrund. Im Serum sind Bilirubin, alkalische Phosphatase, Cholesterin und konjugierte Gallensäuren erhöht.

Diagnostik

Anamnese

Die Differentialdiagnose des Ikterus wird von der Güte der Anamnese und der klinischen Untersuchung ganz erheblich beeinflußt. Bei vielen Patienten liefert die Anamnese bereits den entscheidenden Hinweis.

Fragen nach familiärer Häufung des Ikterus, Herkunft und beruflicher Betätigung sind zu stellen. Frühere Gallenoperationen, Injektionen, Transfusionen, Zahnbehandlung, Tätowierung, Behandlung mit potentiell hepatotoxischen Substanzen, Reisen in Endemiegebiete, Eß- und Trinkgewohnheiten sowie Sexualpraktiken sind bedeutsam. Gefragt wird ferner nach Kontakten mit Dialyseeinrichtungen, Krankenhäusern, Schulen und Kindergärten. Ärzte und medizinisches Personal haben gegenüber anderen 6 mal häufiger serologische Hepatitismarker [38]. Tierpfleger infizierten sich früher häufiger mit Leptospiren.

Fragen nach Veränderungen des Körperzustandes vor und seit Auftreten des Ikterus können weiterhelfen. Der cholestatische Ikterus mit Pruritus tritt langsamer als der Ikterus bei Virushepatitis auf. Mildes Fieber wird sowohl bei Alkoholhepatitis wie bei Karzinomen gemessen, ein „grippöses" Prodromalstadium ist bei Virushepatitis häufig. Hohes Fieber kennzeichnet die Cholangitis. Kolikartige Leibschmerzen sprechen für steinbedingten Verschluß, während der kontinuierliche, v.a. nächtlich auftretende und in den Rücken ausstrahlende Dauerschmerz als Symptom des Pankreaskarzinoms gilt. In unserer technikorientierten Zeit ist es gut zu wissen, daß die sorgfältige klinische Untersuchung in der Differenzierung des extrahepatischen Ikterus höchst sensitiv ist [22].

Körperliche Untersuchung

Hier ist auf die Hautzeichen chronischer Lebererkrankungen, daneben auf Narben früherer Einstichstellen und Tätowierungen zu achten. Besondere Aufmerksamkeit gilt der Größe von Leber und Milz sowie Gallenblase (Courvoisier-Zeichen, pralle Vergrößerung) (Abb. 2).

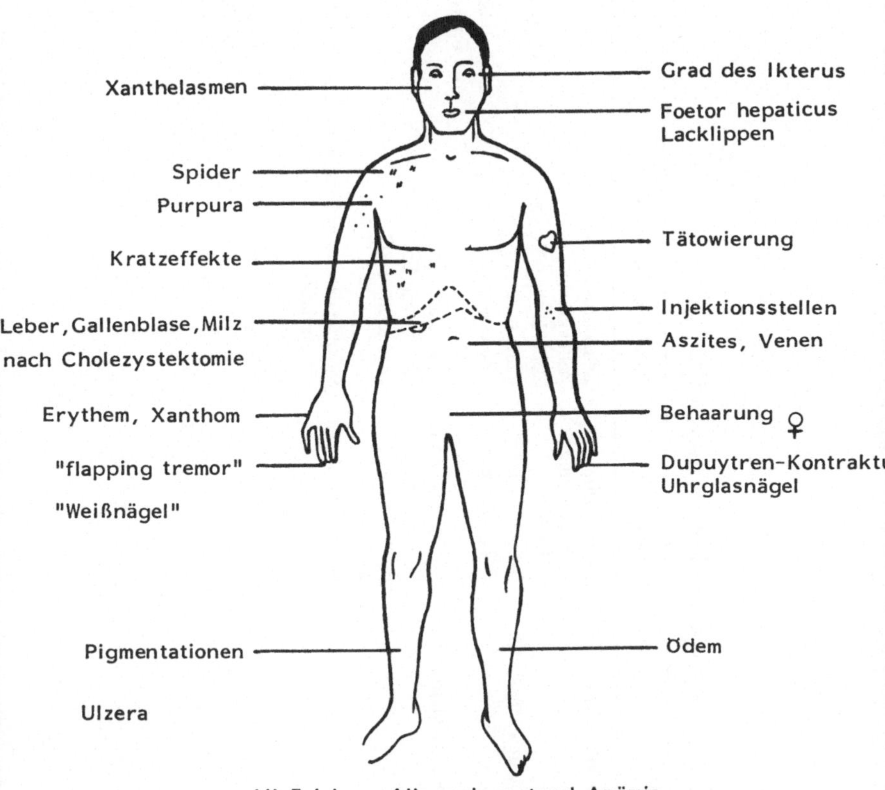

Abb. 2. Somatische Zeichen bei Ikterus

Klinisch-chemische Untersuchungen (Tabelle 2)

Klinisch-chemische Untersuchungen bei Ikterus werden aus folgenden Gründen durchgeführt:
1) Zur Erfassung des Schweregrades einer hepatobiliären Erkrankung,
2) zur Therapieüberwachung,
3) zur Beurteilung der Prognose [24].

Tabelle 2. Klinisch-chemische Untersuchungen bei Ikterus. (Modifiziert nach [25])

Parameter	Herkunft	Normalwerte	Pathologische Werte bei	Kommentar
AST (SGOT)	Hepatozyt (Mikrochondrien)	0–20 µmol/min/l	Zellnekrose	
ALT (SGPT)	Hepatozyt (Zytosol)	0–20 µmol/min/l	Zellnekrose	
Quick-Test	Hepatozyt	70–100%	Zellnekrose	Synthesekapazität
AP	Hepatozyt (Canaliculus-Membran)	15–50 µmol/min/l	Cholestase	
γ-GT	Hepatozyt	0–28 µmol/min/l	Cholestase	Auch bei C_2H_5OH- und med. Enzyminduktion erhöht
5'-Nukleotidase	Hepatozyt (Canaliculus Membran)	0–12 µmol/min/l	Cholestase	
IgA		120– 400 mg/dl	Chronische Ent-	
IgG		800–1 500 mg/dl	zündung PBC	
IgM		90– 260		
Konj. Cholsäure	Hepatozyt	0–1,4 µmol/l	Störung des enterohepatischen Kreislaufs	Nach Wildgrube et al. 1982
α_1-Antitrypsin	Hepatozyt	180–320 mg/dl	α_1-AT-Mangel	
Ferritin	Hepatozyt	10–300 ng/dl	Eisenüberschuß	Gelegentlich geringer erhöht bei Zellnekrose

AST und ALT (früher SGOT und SGPT) sind empfindliche Anzeiger der Leberzellnekrose. Im Suchprogramm nach Lebererkrankungen genügt die Bestimmung der AST. Die Bestimmung der AST-ALT-Quotienten ist klinisch wenig hilfreich. Als Indikator einer äthylischen Lebererkrankung kann ein Quotient >2 durch die Bestimmung der γ-GT ersetzt werden. Sie zeigt exzessiven Alkoholgenuß an, ist jedoch ebenfalls durch Phenobarbital, Rifampizin und andere Enzyminduktoren auf Werte um 100 E/l anzuheben. Die Messung von Gallensäuren im Nüchternblut ist nur bei schweren hepatobiliären Erkrankungen sensitiver als AST und ALT [7]. Nach Untersuchungen der eigenen Arbeitsgruppe ist die Bestimmung der konjugierten Cholsäure im Serum 2 h nach dem Essen sensitiver für die Diagnostik einer Lebererkrankung als Bilirubin, AST, ALT, AP oder γ-GT [38]. Die eingeschränkte Synthesekapazität der Hepatozyten kann an der Prothrombinzeit, der (ribosomalen) Cholinesterase und dem Albuminspiegel abgelesen werden. Die alkalische Phosphatase, die besonders reich in dem Teil der Zellmembran lokalisiert ist, welcher dem Canaliculus zugewandt ist, steigt bei Cholestase an. Während sie bei akuter Hepatitis selten über das 2fache ihrer Norm ansteigt, überschreitet sie bei chonischer Cholestase das 10- bis 20fache. Schwierigkeiten bei der Differenzierung einer erhöhten AP hilft die 5′-Nukleotidase überwinden. Sie ist ein Enzym des biliären Canaliculus und wird nur bei Cholestase erhöht gefunden. Die Differenzierung in direktes und indirektes Bilirubin (etwa dem unkonjugierten und dem konjugierten entsprechend) ist nur sinnvoll bei Verdacht auf Hämolyse, M. Gilbert und Neugeborenenikterus.
In das Suchprogramm gehört außerdem die serologische Suche nach Hepatitismarkern.
Die Zahl weiterer, sog. Lebertests ist Legion, sie sind klinisch jedoch weitgehend bedeutungslos. Der Bromsulphaleintest ist bei Ikterus kontraindiziert, der Prednisontest zur Senkung des Serumbilirubins ist sinnlos.
Weitere Bestimmungen, z. B. α_1-Antitrypsin, Ferritin, Coeruloplasmin, Porphyrin, Hb-Elektrophorese, erythrozytäre Enzyme, Nikotinsäuretest u. a., sind in besonderen Fällen indiziert.
Die klinische Bedeutung der Bestimmungen von Fibronectin (RES-Aktivität) und von Prokollagen III (Fibrosierung) ist noch unklar.

Bildgebende Verfahren

Unter den bildgebenden Verfahren nimmt die *Ultrasonographie* in der Differenzierung des Ikterus eine richtungsweisende Funktion ein. Der oft entscheidende Hinweis – die Dilatation des Gallengangsystems –

wird mit einer Sensitivität von 87–97% und mit einer Spezifität von 93–100% gewonnen [16, 26, 28, 31, 34, 35]. Die Artdiagnose, beim chirurgischen Ikterus in 50–61% der Fälle richtig gestellt, hängt von der Erfahrung des Untersuchers, der Art der Erkrankung, dem Grad der Gallengangsdilatation, der Höhe des Serumbilirubinspiegels [40] und der Dauer des Ikterus ab. Distale Stenosen des Gallengangs durch Pankreastumoren werden leichter diagnostiziert als lebernahe Gallengangskarzinome [35, 36].

Die intrahepatischen Gallenwege verlaufen den Ästen der V. portae parallel und sind bei Dilatation über 4 mm als „double channel" oder „Doppelflinte" ein wichtiger sonographischer Hinweis auf den mechanischen Verschluß. Veränderungen der Gallenblase bei Hydrops und chronischer Entzündung entgehen dem erfahrenen sonographischen Untersucher ebensowenig wie Steine bis hinab zu einer Größe von 2–5 mm Durchmesser. Sensitivität und Spezifität der sonographischen Diagnostik von Gallenblasensteinen betragen 95%. Neuerdings kann der Ultraschalltransducer intraoperativ oder auf endoskopischem Wege direkt appliziert werden, um das Auflösungsvermögen zu verbessern und die Ultraschallbarrieren zu umgehen.

Die Ultraschallbarrieren Gas und Knochen überwindet die axiale Computertomographie (CT). Die hohe Dichteauflösung gestattet die Differenzierung von Tumoren, Entzündungen, kleinen Konkrementen und den Nachweis der Inoperabilität bei Tumorinvasion oder bei Metastasen. Hinsichtlich der diagnostischen Genauigkeit, gemessen an Sensitivität und Spezifität der Diagnose bei Ikterus, schneidet die CT etwas besser ab als die Ultrasonographie, aber ohne statistisch signifikanten Unterschied [6, 37]. Die Ultrasonographie steht daher ganz am Anfang der Ikterusdiagnostik. Sie wird im Bedarfsfall durch die Computertomographie ergänzt.

Die Ultrasonographie kann mit der *gezielten Feinnadelpunktion* umschriebener tumorsuspekter Veränderungen kombiniert werden. Im allgemeinen wird die ultradünne Nadel unter Real-time-Bedingungen durch einen zentral perforierten Transducer [30] unter Ultraschallsicht in die suspekte Läsion dirigiert. Grundsätzlich kann jeder Punkt im Abdomen punktiert werden. Die Spezifität der zytologischen Tumordiagnose ist mit Werten zwischen 90 und 100% erstaunlich hoch, die Sensitivität beträgt bei Lebertumoren 94,2%, bei Pankreastumoren 89,4% [14]. Die Frequenz schwerer Komplikationen beträgt 0,05%, die Letalitätsquote 0,008% (Literatur s. [14]). Die weitere Evaluation der Methode muß mit größter Spannung abgewartet werden. Bereits jetzt dürfte aber klar sein, daß die ultraschallgezielte Feinnadelpunktion eine Verkürzung des diagnostischen Gangs und eine Vermeidung unnötiger Prozeduren erzielen kann.

Unter dem Oberbegriff *direkte Cholegraphie* werden ERCP und PTC zusammengefaßt. Die Methodenwahl richtet sich häufig nach den örtlichen Möglichkeiten. Sind beide Verfahren verfügbar, sollte die ERCP wegen der höheren Ausbeute durch endoskopische Befunde an Magen, Duodenum, Papilla Vateri und die röntgenologische Darstellung des Pankreas sowie der Möglichkeit ihres Einsatzes bei Koagulopathien und Kontrastmittelunverträglichkeit der PTC vorgezogen werden. Die PTC wird im Falle technischer Insuffizienz oder unvollständiger Füllung komplementär eingesetzt.

Die PTC ist technisch erheblich leichter und preiswerter. Sie gelingt bei dilatierten Gallenwegen in 94–98% der Fälle, bei nicht erweiterten Gallenwegen in 66% [8, 15]. Schwere Komplikationen sind bei der PTC mit 3,4% [10] bis 5,6% [42] etwas höher als bei der ERC mit 0,9–1,3% [3, 27]. Eine schlüssige Diagnose mit ERC erzielten Matzen et al. [20] bei 91%, mit PTC mit 69% der Patienten ($p < 0,05$). Sie geben daher ebenfalls der ERC als Primärverfahren den Vorzug [20]. Bei 100 eigenen konsekutiven Fällen mit Ikterus gelang die ERC bei 80, die PTC bei 18 der restlichen 20 Fälle. Bei primärem Einsatz der PTC wären Befunde an Magen, Duodenum, Papilla Vateri und Pankreas nicht diagnostiziert worden.

Die komplementäre Verwendung von ERC und PTC leistet Hervorragendes. Sie sagt die Obstruktion der Gallenwege in 99% der Fälle richtig vorher („predictive value") und schließt sie in 89% der Fälle richtig aus; ein maligner Befund kann in 92% der Fälle richtig erkannt, in 89% richtig ausgeschlossen werden; Konkremente werden zu 96% richtig erkannt und zu 98% richtig ausgeschlossen [19].

Beide Zugangswege gestatten den sofortigen Einsatz von therapeutischen Maßnahmen zur Bougierung und prothetischen Versorgung. Die Möglichkeit zur endoskopischen Sphinkterotomie und zur besseren Therapie von Steinen verschafft der endoskopischen Variante einen Vorteil. ERCP und PTC haben ganz offensichtlich methodenspezifische Vorteile; sie sollten beide im gastroenterologischen Zentrum verfügbar sein [23].

Die *konventionelle Cholegraphie* auf peroralem oder intravenösem Wege ist bei Ikterus mit Serumbilirubinwerten über 4 mg% (68 µmol/l) unergiebig. Die Leeraufnahme des rechten Oberbauchs zeigt kalkhaltige Konkremente, intrahepatische Nativschatten, Kalk in der Gallenblasenwand und Kalkmilchgalle. Die perorale Cholezystographie scheint als röntgenologische Basisuntersuchung keine Rolle mehr zu spielen [28], während die Injektion bzw. Infusion eines lebergängigen Kontrastmittels und Schichtaufnahmen in 70–85% der untersuchten Fälle eine diagnostisch verwertbare Cholangiographie ergeben [9, 33].

Speziell bei an den Gallenwegen voroperierten Patienten hat die intravenöse Cholangiographie heute weitgehend ihre Bedeutung verloren. Meist liefert die ERC die für eine Indikationsstellung zur Reoperation entscheidenden Informationen. Bei Verdacht auf einen Hilustumor gelingt die Feststellung des für die Beurteilung der chirurgischen Resezierbarkeit entscheidenden Ausmaßes der intrahepatischen Infiltration am besten durch die PTC.

Bei der *hepatobiliären Sequenzszintigraphie* wird ^{99m}Tc-HIDA in 3 h zu 80% über die Galle und nur zu 5% renal ausgeschieden. Erfaßbare Teilfunktionen sind die Transitzeit von Blut durch die Leber in den Darm, die Hepatozytenfunktion, die Durchgängigkeit des Ductus cysticus, die Gallenblasenentleerung, das Gallenwegskaliber und der enterogastrale Nüchternreflex [12]. Als besonderes wichtige Indikation gilt die akute Cholezystitis. Ein negatives Szintigramm der Gallenblase bei positivem Szintigramm der Gänge spricht mit einer Sensitivität von 98% und einer Spezifität von 100% für die Diagnose. Unter den übrigen Indikationen scheint der Verdacht auf akuten Gallenwegsverschluß, die Durchgängigkeitsprüfung endoskopisch unzugänglicher biliodigestiver Anastomosen, die Indikation zur Gallengangsdarstellung bei Kontrastmittelallergie und bei toxischen Adenomen sowie die Klärung des Neugeborenenikterus von Interesse zu sein [13, 21].

Laparoskopie und perkutane Leberbiopsie

Die ultrasonographische Möglichkeit, Leber und Gallenwege durch ein nichtinvasives Schnittbild darzustellen, senkte die Indikationen zur Laparoskopie um 80%. In mehreren z. T. prospektiven Studien wurden die mutmaßlich verbleibenden Domänen der Laparoskopie definiert: die chronisch-aktive Hepatitis mäßiger Aktivität, die chronisch-persistierende Hepatitis, die gezielte Punktion bei Verdacht auf Leberzirrhose, auf Granulome und auf ein hepatozelluläres Karzinom [11, 18, 39]. Die perkutane Leberbiopsie ohne Sicht ist nach unserer Auffassung stets die sekundäre Technik zur Kontrolle eines vorher erhobenen laparoskopischen sichtbioptischen Befundes. Die Leberbiopsie – gezielt oder ungezielt durchgeführt – ist nicht der erste, aber der letzte diagnostische Schritt. Ohne solide Kenntnis der Leberbiopsie bleibt jeder gutachterliche Bericht über eine vermutete oder sichere Lebererkrankung zumindest Gegenstand der Diskussion [32].

Praktisches diagnostisches Vorgehen

Bei blutchemischem Leberprofil der Cholestase wird zunächst eine Ultrasonographie von Leber- und Gallenwegen durchgeführt, welche bei dubiosem Befund durch die Computertomographie ergänzt wird. Bei Verdacht auf einen benignen Verschlußikterus folgt die direkte Cholegraphie (ERCP, PTC) als nächster Schritt. Zeigt die Ultrasonographie dagegen einen malignen, „chirurgischen" Verschluß der Gallenwege, so wird die Ultrasonographie durch die gezielte Feinnadelpunktion ergänzt; in aller Regel muß auch in diesen Fällen eine ERCP oder PTC erfolgen, um den Ausgangspunkt des Tumors, die Beteiligung anderer Organe, Begleiterkrankungen u. a. festzustellen. Die definitive Beurteilung der Resezierbarkeit eines Tumors wird nicht selten erst während der Laparotomie geklärt. Falls kein oder nur ein geringer Verdacht auf einen mechanischen Verschluß der Gallenwege besteht, also ein „internistischer" Ikterus vorliegt, folgt als nächste diagnostische Stufe die Laparoskopie.

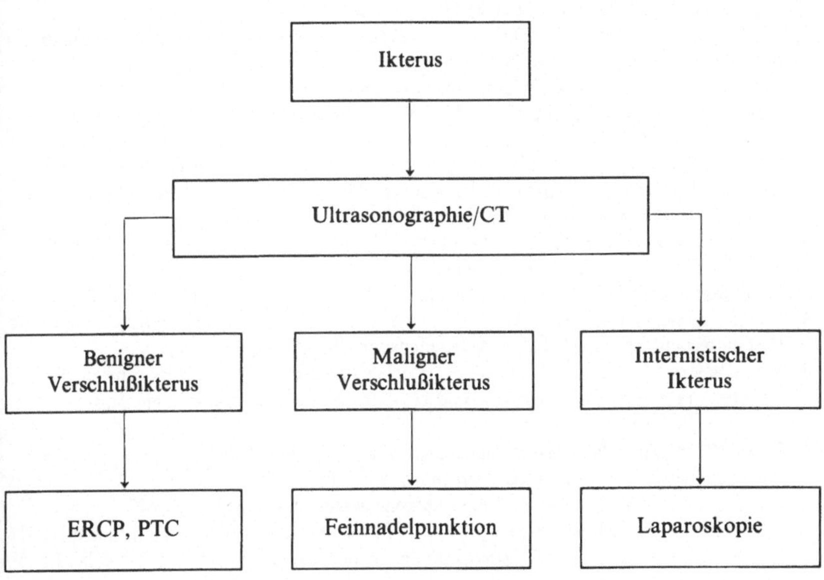

Abb. 3. Diagnostisches Vorgehen

Literatur

1. Arnold W, Hess G, Poralla T (1983) Viral hepatitis – an update. In: Csomos G, Thaler H (eds) Clinical hepatology. Springer, Berlin Heidelberg New York Tokyo
2. Blum AL, Siewert JR (1981) Ikterus. In: Allgöwer M, Harder F, Hollender LF, Peiper J-J, Siewert JR (Hrsg) Chirurg Gastroenterologie. Springer, Berlin Heidelberg New York
3. Classen M (1977) Endoscopic retrograde cholangiopancreatography. In: Bianchi L, Gerok W, Sickinger K (eds) Liver and bile. MTP Press, Lancaster
4. Conrad MR, Londong MJ, Jones JO (1978) Sonographic "parallel channel" sign of biliary tree enlargement in mild to moderate obstructive jaundice. AJR 130:279–286
5. Desmet VJ (1983) Cholestasis: A problem. In: Csomos G, Thaler H (eds) Clinical hepatology. Springer, Berlin Heidelberg New York Tokyo
6. Erckenbrecht J, Naus W, Peter P et al. (1983) Präoperative Diagnostik intraabdomineller Erkrankungen. Dtsch Med Wochenschr 108:581–583
7. Ferraris R, Colombatti G, Fiorentini MT, Carrosso R, Arossa W, de la Pierre M (1983) Diagnostic value of serum bile acids and routine liver function tests in hepatobiliary disease. Dig Dis Sci 28:129–136
8. Fölsch UR, Wurbs D, Classen M, Creutzfeldt W (1979) Vergleich der perkutanen transhepatischen Cholangiographie und der endoskopisch retrograden Cholangiopankreatographie. Dtsch Med Wochenschr 104:625–628
9. Frommhold W, Wolf F (1983) Radiological and radionuclide methods for the diagnosis of biliary disorders. In: Classen M, Schreiber W (eds) Clinics in gastroenterology – biliary tract disorders. Saunders, London Philadelphia Toronto
10. Harbin WP, Mueller PR, Ferrucci JT (1980) Transhepatic cholangiography. Radiology 135:15–22
11. Henning H (1983) The position of laparoscopy among methods used in differential diagnosis of chronic liver diseases. In: Csomos G, Thaler H (eds) Clinical hepatology. Springer, Berlin Heidelberg New York Tokyo
12. Hör G, Kempken K, Pabst HW, Maul FD (1981) Nuklearmedizinische Gallenwegsdiagnostik. Therapiewoche 31:3862–3863
13. Kempken K (1983) Nuklearmedizinische Leberdiagnostik. Fortschr Med 101:424–428
14. Klann H, Waldthaler A, Voeth C, Ottenjann R (1983) Perkutane ultraschallgezielte Feinnadelpunktionen. Dtsch Med Wochenschr 108:1503–1507
15. Koenigsberg M, Wiener SN, Walzer A (1979) The accuracy of sonography in the differential diagnosis of obstructive jaundice: A comparison with cholangiography. Radiology 133:157–165
16. Lapis JL, Ostando RC, Millerstaedt CA, Staab EV (1981) Ultrasonography in the diagnosis of obstructive jaundice. Ann Intern Med 89:61–63
17. Lawson TL (1977) Gray-scale cholecystosonography. Radiology 122:247
18. Leuschner U, Leuschner M, Strohm WD, Hübner K, Kurtz W, Hagenmüller F (1981) Laparoskopien und Leberblindpunktionen in der modernen Leberdiagnostik. Leber Magen Darm 11:245
19. Matzen P, Haubeck A, Holst-Christenson J, Lejerstofte J, Juhl E (1981) Accuracy of direct cholangiography by endoscopic or transhepatic route in jaundice. Gastroenterology 81:237–241
20. Matzen PA, Malchow-Noller A, Lejerstofte J, Stage P, Juhl E (1982) Endoscopic retrograde cholangiopancreatography and transhepatic cholangiography in patients with suspended obstructive jaundice. Scand J Gastroenterol 17:731–735
21. Mussa GC, Bona G, Silvestro L (1979) Primi risultati nella diagnosi delle malattie epato-biliari con il complesso Tc-99M-HIDA in pediatria. Riv Ital Pediatr 5/6:793–803

166

22. O'Connor KW, Suodgrass PJ, Scronder JE, Mahoney S, Burt R, McCockerill E, Lumeng L (1983) A blinded prospective study comparing four current noninvasive approaches in the differential diagnosis of medical versus surgical jaundice. Gastroenterology 84:1498

23. Okuda K (1980) Thin needle percutaneous transhepatic cholangiography. Endoscopy 12:2–7

24. Paumgartner G (1983) Blutchemie. Vortrag: Symposium Gastroenterologische Diagnostik, Tegernsee, Mai 1983

25. Preisig R (1983) Functional dissection of the diseased liver. In: Csomos G,Thaler H (eds) Clinical hepatology. Springer, Berlin Heidelberg New York Tokyo

26. Rettenmaier G, Seitz KH (1977) Ultraschalluntersuchung bei Ikterus. Dtsch Med Wochenschr 102:1559–1560

27. Riemann JF (1983) ERCP. Vortrag Symp. Gastroenterologische Diagnostik, Tegernsee, Mai 1983

28. Schwerk W, Braun B (1978) Ultraschalldiagnostik in der Differentialdiagnose der intra- und extrahepatischen Cholestase. Dtsch Med Wochenschr 103:1643–1647

29. Sherlock-Dame S (1981) Diseases of the liver and the biliary system. 6th edn. Blackwell, Oxford London Edinburgh Boston Melbourne

30. Stuckmann G, Meier J, Otto R, Wellauer J (1982) Die ultraschallgezielte Feinnadelpunktion gastrointestinaler Tumoren unter permanenter Sicht. Ultraschall Med 3:87–91

31. Suramo I, Hyrärinen S, Kaivaluoma M (1980) Gray scale ultrasonography and jaundice. Scand J Gastroenterol 15:705–709

32. Thaler H (1983) Liver biopsy. In: Csomos G, Thaler H (eds) Clinical hepatology. Springer, Berlin Heidelberg New York Tokyo

33. Trüber E, Fuchs HF (1982) Die intravenöse Cholegraphie – eine unverzichtbare Methode. Inn Med 9:57–61

34. Vallon AG, Lees WR, Cotton PB (1979) Gray-scale ultrasonography in cholestatic jaundice. Gut 20:51–54

35. Weill F, Marmier A, Paronneau P, Zeltner F, Rohmer P (1978) Etude ultrasonore des icteres. J Radiol Electrol 59:659–668

36. Weissmüller J, Gail K, Seifert E (1983) Maligner extrahepatischer Gallenwegsverschluß. Dtsch Med Wochenschr 108:203–209

37. Wheeler PG, Theodossi A, Pickford R, Laws J, Knill-Jones RP, Williams R (1979) Non-invasive techniques in diagnosis of jaundice-ultrasound and computer. Gut 20:196–199

38. Wildgrube HJ, Stang H, Winkler M, Mauritz G (1982) Die Bedeutung des Serumspiegels konjugierter Cholsäure für die Diagnostik von Leberkrankheiten. Dtsch Med Wochenschr 33:1235–1237

39. Wildhirt S (1980) Der diagnostische Wert der Laparoskopie (Abstract). Proc. IV Europ. Congr. Gastrointest. Endoscopy. Thieme, Stuttgart

40. Winter WA, Esseweld MR, Warmers P, Frendorff E, Yap Tjok Kung, Kruiswijk H, Verdegaal WP (1978) Sensitivity of ultrasound in the detection of biliary tract obstruction. Radiol Clin North Am 47:321–329

41. Yamanaka T, Kimura K (1979) Differential diagnosis of mass lesion with percutaneous fine needle aspiration biopsy under ultrasonic guidance. Dig Dis Sci 24:6499

42. Zilly W, Liehr H, Hummer N (1980) Chiba-needle percutaneous cholangiography. Endoscopy 12:12–15

Kapitel 12

Intraabdominelle Raumforderungen

M. ROTHMUND und K. KLOSE

Definition

Unter intraabdominellen Raumforderungen versteht man nach klinischen Kriterien jede tastbare oder sichtbare Resistenz bzw. Vorwölbung im Abdominalbereich, die nach den gegebenen Untersuchungskriterien von Inspektion, Palpation, ggf. auch Perkussion und Auskultation der Peritonealhöhle zugeordnet werden kann. Nach Kriterien bildgebender Verfahren werden intraabdominelle Raumforderungen als pathologische Befunde definiert, die zu einer Veränderung normaler Organkonturen oder einer Verdrängung von Organen und Organsystemen geführt haben. Intraabdominelle Raumforderungen können nach klinischen Kriterien klassifiziert werden, z. B. solide oder zystisch, schmerzhaft oder nicht schmerzhaft, derb oder weich, verschieblich oder nicht verschieblich. Bei der klinischen Untersuchung und mit bildgebenden Verfahren kann eine Zuordnung zum Abdomen, d. h. zur Peritonealhöhle schwierig sein. Differentialdiagnostisch können Tumoren des Retroperitonealraums, des kleinen Beckens oder der Bauchdecken einen intraabdominellen Tumor vortäuschen.

Klassifikation

Ursache intraabdomineller Tumoren sind bösartige oder gutartige Neubildungen, entzündliche Prozesse oder reparative Vorgänge nach Entzündungen (z. B. Pankreaspseudozysten). Der praktisch tätige Arzt wird zunächst bei Palpation eines Tumors, v. a. wenn er nicht schmerzhaft ist, an einen malignen Tumor, bei schmerzhaftem Befund an Entzündungen von parenchymatösen Organen (z. B. Pankreatitis) oder auch des Magen-Darm-Trakts (z. B. Divertikulitis, M. Crohn) denken.
Zur Klassifikation intraabdomineller Tumoren können neben den genannten klinischen auch aufgrund technischer Untersuchungen erarbei-

tete Kriterien herangezogen werden. Ein Tumor kann z. B. neben seiner Zuordnung zu bestimmten Organen mittels Sonographie nach seiner Echogenität, durch die Computertomographie nach seiner Dichte und mit NMR-Tomographie nach seiner Signalintensität beurteilt werden. Für die tägliche Praxis empfiehlt sich jedoch nach wie vor eine Klassifikation aufgrund klinischer Befunde wie topographische Zugehörigkeit zu definierten Bauchabschnitten (z. B. Epigastrium, rechter Unterbauch), Dolenz oder Indolenz, Konsistenz oder Verschieblichkeit. Eine Klassifikation nach pathologisch-anatomischen Kriterien – etwa bösartig oder gutartig – ist in der Phase der klinischen Diagnostik meist unrealistisch. Sie kann zu Vorurteilen verleiten und ist damit nicht brauchbar, es sei denn, man geht von schwerwiegenden Hinweiskriterien wie z. B. einer Erhöhung des CEA-Wertes aus. Selbstverständlich gilt unabhängig von pathogenetischen Erwägungen, daß zunächst jeder intraabdominelle Tumor als malignitätsverdächtig zu gelten hat.

Diagnostik

Klinische Diagnostik

Wenn im folgenden ausführlich von bildgebenden Verfahren die Rede ist, sollte auf keinen Fall der Eindruck entstehen, als würden sie eine klinische Untersuchung ersetzen. Auch bei intraabdominellen Tumoren gilt die Regel, daß Anamnese und klinische Untersuchung mehr als die halbe Diagnose ausmachen. Die notwendige Untersuchungstechnik und ihr mögliches Ergebnisspektrum gehören zur medizinischen Propädeutik, so daß sie hier nicht ausführlich geschildert werden. Als Beispiel seien nur die Möglichkeiten der Inspektion erwähnt. Die Inspektion des Abdomens bei intraabdominellen Tumoren kann eine Atemverschieblichkeit und damit eine Beziehung zum Zwerchfell oder ein pulssynchrones Verhalten und damit eine Nachbarschaft zu großen Gefäßen erkennen lassen. Es können Darmversteifungen oder auch Verfärbungen der Haut, die auf die Pathogenese des Tumors hinweisen, festgestellt werden, z. B. livide Verfärbung der Flanken- und Leistengegend bei akuter Pankreatitis und retrokolischen Nekrosestraßen (Cullens-Zeichen, Abb. 1).
Die Palpation des Abdomens bei gesichertem Tumor oder Tumorverdacht sollte immer die rektale Untersuchung und damit die Palpation von Rektumschleimhaut, Prostata oder Portio, paraproktischem Bindegewebe und Douglas'schen Raumes beinhalten. Auf diese Weise lassen sich Beziehungen zum kleinen Becken und seinen Organen erfassen.

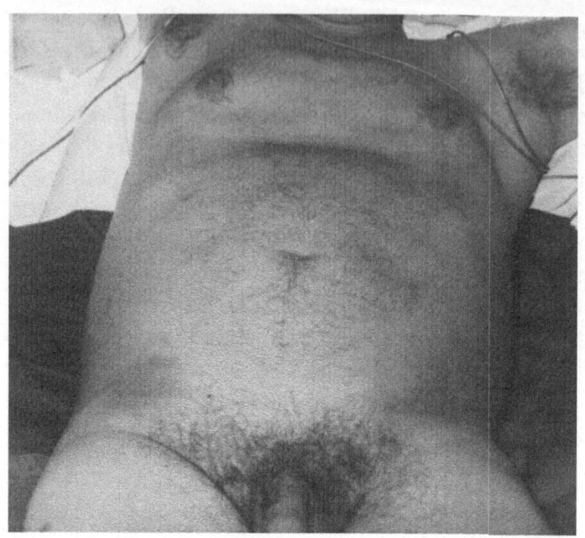

Abb. 1. Patient mit akuter hämorrhagisch-nekrotisierender Pankreatitis Stadium III, Tumor im Oberbauch und livide Verfärbung der Flanken infolge tryptischer Andauung durch retrokolische Ausbreitung der Entzündung auf beiden Seiten

Nichtinvasive apparative Diagnostik

Bei der Fahndung nach intraabdominellen Tumoren haben die nichtinvasiven, bildgebenden Verfahren Sonographie und Computertomographie in den letzten Jahren eine führende Stellung erlangt. Eine Ausnahme bilden die Tumoren von Magen und Darm, die nach wie vor durch Endoskopie und Biopsie sowie Röntgenkontrastmitteluntersuchung diagnostiziert werden und hiermit immer früher erfaßt werden als mit den anderen nichtinvasiven und invasiven Diagnostikverfahren.

Unter den bildgebenden Verfahren sollte die Sonographie zuerst eingesetzt werden. Bei Verdacht auf Tumorbildung in einem parenchymatösen Organ kann die Computertomographie folgen. Erst später werden weitere invasive und nichtinvasive Spezialuntersuchungen eingesetzt. Auch bei Tumoren von Magen und Darm kann die Sonographie als erstes Suchverfahren eingesetzt werden, wenn die klinische Untersuchung auf einen Tumor hinweist. Hier ist nicht so sehr der Nachweis des Tumors selbst, der in der Sonographie als „Kokardenzeichen" sichtbar sein kann, wesentlich als vielmehr Begleitphänomene des Tumors, z. B. Leber- und Lymphknotenmetastasen oder ein Aufstau der ableitenden Harnwege.

Bei der Beurteilung der diagnostischen Wertigkeit bildgebender Verfahren ist es notwendig, sich mit bestimmten Begriffen zu befassen und diese

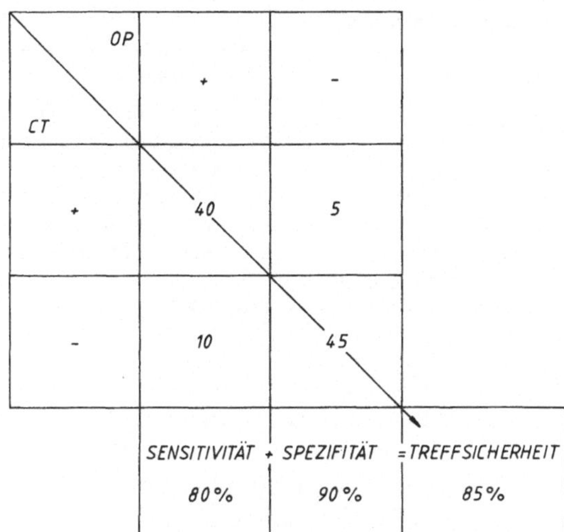

Abb. 2. Begriffdefinitionen zur Beurteilung von Diagnostikverfahren

zu definieren. Es handelt sich um die Begriffe *Sensitivität, Spezifität und Treffsicherheit*. Die Sensitivität drückt den prozentualen Anteil richtig positiver Diagnosen aus. Sind, wie in Abb. 2 beispielhaft dargestellt, von 50 operativ bestätigten Tumoren durch die CT-Untersuchung 40 präoperativ richtig erkannt worden, beträgt die Sensitivität 80%. Mit dem Begriff Spezifität wird der prozentuale Anteil richtig negativer Diagnosen ausgedrückt. Sind, wie im Beispiel angegeben, von 50 operativ festgestellten negativen Befunden 45 auch im CT präoperativ negativ gewesen, so beträgt die Spezifität der CT-Untersuchung 90%. Die Summe aus Sensitivität und Spezifität, d. h. aus richtig-positiven und richtig-negativen Diagnosen ergibt die Treffsicherheit eines bildgebenden Verfahrens, d. h. die Treffsicherheit drückt den prozentualen Anteil insgesamt richtiger Diagnosen aus. Sie beträgt in dem in Abb. 2 gezeigten Beispiel 85%.

Sonographie

Die Sonographie nimmt bei der Frage nach intraabdominellen Tumoren den ersten Platz in der Diagnostik ein, da sie leicht verfügbar, beliebig wiederholbar und relativ kostengünstig ist. Im Gegensatz zur CT erlaubt die Sonographie eine variable Schnittführung, die v. a. im Realtime-Verfahren dem geübten Untersucher gute Informationen über einen Befund gibt. Die Subjektivität des Untersuchungsgangs muß jedoch als der wesentliche Nachteil der Methode gelten. Sowohl die Untersuchung selbst als auch die Dokumentation unterliegen nicht standardisierten Bedingungen, wie es bei der CT-Untersuchung und weitgehend

Tabelle 1. Sonographie

Vorteile	*Nachteile*
Verfügbarkeit	Subjektivität von Untersuchungs-
Nicht invasiv	gang und Dokumentation
Wiederholbar	Darmgasüberlagerung
Keine Strahlenbelastung	Eingeschränkte Treffsicherheit
Mobilität	im linken Oberbauch
Geringe Kosten	und am Magen-Darm-Trakt
Variable Schnittführung	

auch bei Röntgenkontrastmitteluntersuchungen des Magen-Darm-Trakts der Fall ist. Die Methode wird in ihrer Aussagekraft beeinträchtigt bei Darmgasüberlagerung (z. B. Ileus), bei Befunden im linken Oberbauch, der nicht so gut einsehbar ist und bei Veränderungen am Magen oder Darm (Tabelle 1). Die Sensitivität der Sonographie bei Raumforderungen in abdominellen parenchymatösen Organen beträgt zwischen 60 und 80%, die Spezifität etwa 90%, so daß eine Treffsicherheit von insgesamt 70–85% resultiert. Generell ist die Sonographie bei Tumoren von Leber, Pankreas, Niere und anderen intraabdominellen Organen der Computertomographie unterlegen. Eindeutig überlegen ist das Verfahren bei Erkrankungen der Gallenblase [2, 3, 14].

Computertomographie

Gegenüber der Sonographie liegen die Vorteile der Computertomographie v. a. darin, daß das Verfahren nicht untersucherabhängig ist und daß eine standardisierte Dokumentation erfolgen kann, die z. B. eine zuverlässige Fremdbeurteilung von Bildern ermöglicht. Die Computertomographie ist einsetzbar bei Befunden, die eine sonographische Untersuchung behindern, z. B. bei Luftüberlagerung oder postoperativen Folgezuständen wie Verbänden und Drainagen. Im Gegensatz zur Sonographie ist das Verfahren jedoch nicht so gut verfügbar. Die relativ wenigen Geräteeinheiten sind meist überlastet, so daß lange Wartezeiten entstehen. Nachteilig wirkt sich auch die Strahlenbelastung und die fast immer notwendige Applikation von Kontrastmitteln aus. Die Kosten einer computertomographischen Untersuchung des Abdomens liegen etwa 4 mal höher als die einer sonographischen Untersuchung. Wegen der guten Dokumentierbarkeit sind jedoch, im Gegensatz zur Sonographie, Mehrfachuntersuchungen fast immer zu vermeiden, so daß sich die Kostenrelation in der Praxis, wo im Rahmen ambulanter und stationärer Diagnostik häufig mehrfach sonographiert wird, günstiger darstellt (Tabelle 2). Die Sensitivität der Computertomographie bei intraabdominellen Tumoren liegt bei 85–100%, die Spezifität bei 100%, so daß eine sehr

Tabelle 2. Computertomographie

Vorteile	*Nachteile*
Nicht invasiv	Verfügbarkeit
Standardisierte Dokumentation	Strahlenbelastung
Untersucherunabhängig	Kontrastmittelapplikation
Hohe Auflösung	Kosten
Einsehbar bei:	
– Luftüberlagerung	
– Verbänden	
– Drainagen	

Tabelle 3. Indikation und Wertigkeit von Ultraschall und Computertomographie bei abdominellen Tumoren

	Ultraschall	Computertomographie
Gallenwege, -blase	+ +	(+)
Leber		
– Zyste	+ +	+
– Abszeß	+	+ +
– Tumor	+	+ +
Pankreas		
– Akute Pankreatitis	(+)	+ +
– Chronische Pankreatitis	+ +	+ +
– Pankreaskarzinom	+ +	+ +
Magen-Darm-Trakt		
– Entzündung	–	–
– Tumor	(+)	(+)
– Metastasen (Staging)	+	+ +
– Lokales Rezidiv (Rektum)	(+)	+ +
Intraabdominelle Abszesse	+	+

hohe Treffsicherheit von etwa 95% resultiert [2, 3, 11]. Über Indikation und diagnostische Wertigkeit von Sonographie und Computertomographie bei der Suche nach verschiedenen intraabdominellen Erkrankungen gibt Tabelle 3 orientierend Auskunft.

Labordiagnostik

Neben unspezifischen Laborparametern, die lediglich Hinweisfunktion haben, z. B. Erhöhung der BSG, Erhöhung der α_2- und β-Fraktion in der Elektrophorese, Erniedrigung des Serumeisenspiegels und Erhöhung des

Tabelle 4. Labordiagnostik bei intraabdominellen Tumoren

BSG	
Eisen/Ferritin	$(\downarrow/\uparrow)$
Elektrophorese	$(\alpha_2, \beta \uparrow)$
SGOT/SGPT	
Alkalische Phosphatase	
GLDH	
CEA	
α_1-Fetoprotein	
Galaktosyltransferase	
Tissue-Polypeptide-Antigen (TPA)	
Tennessee-Antigen	

Ferritinspiegels, haben in der klinischen Praxis eine Reihe von Tumormarkern bei intraabdominellen Tumoren Bedeutung erlangt. Es handelt sich v. a. um das karzinoembryonale Antigen (CEA), das bei kolorektalen Karzinomen fast immer erhöht gefunden wird, und um das α_1-Fetoprotein, das als Tumormarker von primären Leberkarzinomen erkannt wurde. CEA ist in geringerer Häufigkeit auch bei einer Reihe von anderen gastrointestinalen Tumoren (Magenkarzinom, Pankreaskarzinom) erhöht zu finden und kann dann in der Tumornachsorge zur Verlaufskontrolle eingesetzt werden. Wichtig ist es, präoperativ das CEA zu bestimmen, um sich auf einen Referenzwert beziehen zu können und um zu wissen, ob der Tumor überhaupt CEA produziert. Ebenfalls zur Gruppe der onkofetalen Antigene gehören die Galaktosyltransferase, das Tissue-polypetide-Antigen (TPA) und das Tennessee-Antigen (Tumormarker bei Pankreaskarzinom). Ihre Brauchbarkeit in der klinischen Praxis muß jedoch noch abgewartet werden [8]. Als Hinweis für das Vorliegen von Lebermetastasen ist die Bestimmung von Transaminasen, der alkalischen Phosphatase, v. a. von GLDH, die als Indikator für Nekrosen gilt, geeignet (Tabelle 4).

Invasive und weitere Diagnostik

Invasive Verfahren sollten möglichst erst dann zum Einsatz kommen, wenn eine definitive Diagnostik mit den oben angeführten Methoden nicht möglich war oder wenn bei einem geplanten operativen Eingriff zur Resezierbarkeit des Tumors Stellung genommen werden soll. Zu nennen ist die angiographische Darstellung der abdominellen Gefäße in der arteriellen und venösen Phase, die z. B. bei Lebertumoren zur Artdiagnose herangezogen werden kann und hier auch wie bei einigen anderen

174

Tumoren (Pankreaskarzinomen) zur Feststellung der Resezierbarkeit des Tumors dient. Einen wichtigen Platz nehmen auch endoskopische Untersuchungen ein, hier v. a. die endoskopische retrograde Cholangiographie und Pankreatikographie (ERCP). Insbesondere bei Tumoren von Gallenblase und Gallewegen sowie bei Tumoren des Pankreas kann die ERCP entscheidende Hinweise zur Diagnose geben und auch zur palliativen Therapie beitragen. Unter den invasiven Verfahren ist auch die perkutane Feinnadelpunktion zu nennen, die ultraschall- oder CT-gesteuert eingesetzt werden kann und durch die Möglichkeit der histologischen bzw. zytologischen Untersuchung zur Sicherung der Tumordiagnose und damit zur Operationsindikation bzw. zur Vermeidung von Eingriffen bei nicht resezierbaren Tumoren entscheidend beitragen kann. Gegenüber den geschilderten Verfahren ist die Laparoskopie in den letzten Jahren in den Hintergrund getreten. Ihr Wert bei oberflächlich gelegenen Lebermetastasen, die der Untersuchung durch Ultraschall und CT entgehen können, ist jedoch unbestritten [1]. Ein neues Gebiet eröffnet sich mit der Möglichkeit, kleine leicht zu handhabende Schallköpfe wiederholt sterilisieren zu können. Hiermit ist die Ultraschalluntersuchung während der Operation möglich [7, 14]. Bei parenchymatösen Tumoren von Pankreas und Leber kann die intraoperative Sonographie der Entdeckung von Tumoren (kleine Lebermetastasen, Insulinome) oder der Beurteilung der Resezierbarkeit (Beziehung zu großen Gefäßen) dienen (Abb. 3). Auch nuklearmedizinische Untersuchungen haben bei der Diagnostik intraabdomineller Tumoren eine Bedeutung. Sie dienen z. B. bei konventioneller Methodik zur Feststellung intraabdomineller Abszesse, in Form der Funktionsszintigraphie zur differentialdiagnostischen Abklärung von Lebertumoren (z. B. fokale noduläre Hyperplasie oder Leberadenom) [12].

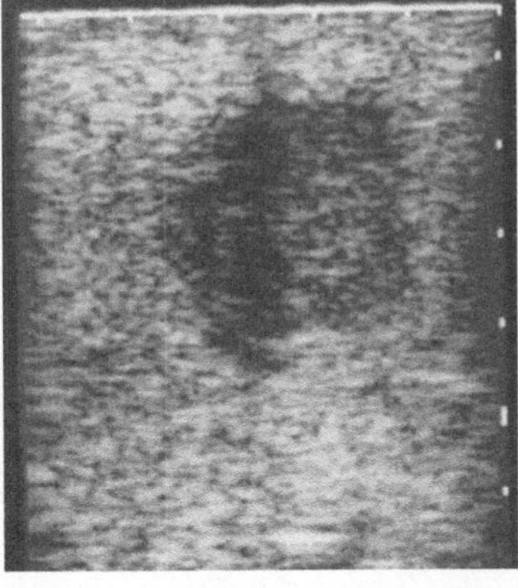

Abb. 3. Darstellung einer etwa 2,5 cm im Durchmesser großen Lebermetastase eines Hypernephroms durch intraoperative Sonographie. Der Tumor war weder palpabel noch sichtbar und konnte unter sonographischer Lokalisation enukleiert werden

Praktisches Vorgehen bei Verdacht auf Tumor im rechten Oberbauch (Abb. 4)

Ergeben Anamnese und klinische Untersuchung den Verdacht auf das Vorliegen eines Tumors im rechten Oberbauch, sollte auf jeden Fall sonographiert werden. Die Sonographie ist in der Lage, viele Fragen in einem Untersuchungsgang zu beantworten: Liegt überhaupt ein Tumor im Bereich der Organe des rechten Oberbauchs vor? Welchem Organ gehört der Tumor an? Ist der Tumor zystisch oder solide? Hat er zu Lymphknotenmetastasen, Lebermetastasen oder einem Aufstau der Gallenwege geführt? Häufig ist auch eine Unterscheidung, ob es sich um einen entzündlichen oder neoplastischen Tumor handelt, möglich.

Die Domäne der Ultraschalluntersuchung ist zweifellos die Gallenblase und ihre Erkrankungen, in erster Linie die Cholelithiasis. Hier läßt sich eine akute Cholezystitis, ein Gallenblasenhydrops mit Zystikusverschlußstein, in Einzelfällen auch eine Choledocholithiasis diagnostizieren. Die Diagnose Gallenblasenkarzinom kann ebenfalls durch Sonographie gestellt werden. Auch Tumoren von Leber und Pankreas lassen sich, wenn auch mit geringerer Treffsicherheit, zuordnen und weitgehend klassifizieren [2, 5, 13].

Der weitere Untersuchungsgang wird davon beeinflußt, ob ein Ikterus vorliegt oder nicht.

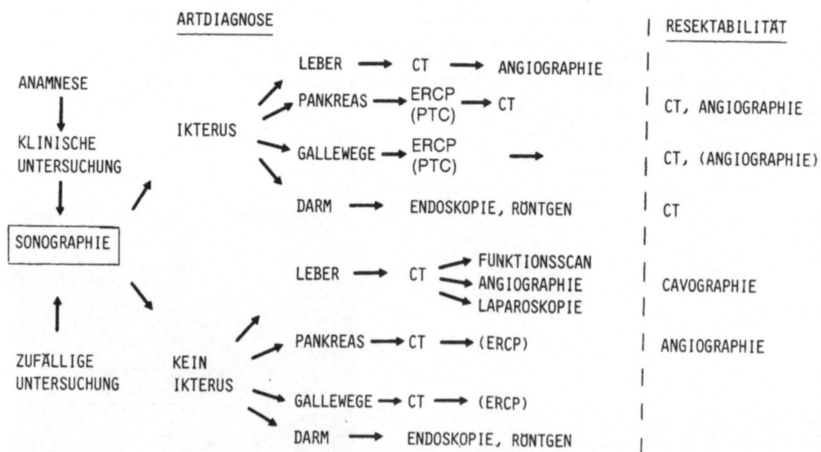

Abb. 4. Einsatz bildgebender Verfahren bei Verdacht auf Tumor im rechten Oberbauch

Tumor im rechten Oberbauch mit Verschlußikterus

Ist beim ikterischen Patienten nach klinischer Untersuchung und sonographischem Befund ein Lebertumor diagnostiziert worden, wird, wenn überhaupt eine weitere Diagnostik notwendig ist, die Computertomographie das sinnvollste Verfahren sein. Unter den malignen Tumoren kommen differentialdiagnostisch am häufigsten Lebermetastasen oder ein primäres Leberkarzinom in Frage. Bei gutartigen Tumoren der Leber, die zum Ikterus geführt haben, muß am ehesten an eine Echinokokkuszyste gedacht werden. Eine Angiographie als nächster diagnostischer Schritt dient dann der weiteren Klärung der Artdiagnose, vor allem aber der Frage nach der Resezierbarkeit des Tumors bzw. der Klärung operationstaktischer Fragen.

Bei Verdacht auf das Vorliegen eines Pankreaskopftumors kann nach der Sonographie als nächstes Verfahren die ERCP der Computertomographie vorgezogen werden. Dies ist im klinischen Alltag auch wegen der unterschiedlichen Verfügbarkeit der beiden Methoden häufig notwendig. Alternativ zur ERCP kann die perkutane transhepatische Cholangiographie (PTC) herangezogen werden. Im allgemeinen muß sie jedoch als Verfahren der zweiten Wahl angesehen werden, da sie komplikationsträchtiger ist als die ERCP. Beide Methoden können zur Artdiagnose des Pankreaskopftumors beitragen. Die Computertomographie ist hierzu ebenfalls in der Lage, wobei Zysten und Verkalkungen sowie eine perlschnurartige Veränderung des Ductus pancreaticus major eher für eine chronische Pankreatitis und eine homogene Tumorausdehnung ohne die genannten Zeichen einer Entzündung und ein gleichmäßiger Aufstau des Ductus pancreaticus major eher für ein Pankreaskarzinom sprechen. Die Computertomographie kann entscheidend zur Klärung der Resezierbarkeit beitragen, z. B. dann, wenn ein Ausbruch in die Mesenterialwurzel nachgewiesen werden kann. Sind die Zeichen der Nichtresezierbarkeit in der Computertomographie nicht eindeutig, muß die Angiographie herangezogen werden, da sich durch Gefäßumklammerung in der arteriellen Phase und Verschlüsse in der venösen Phase eindeutige Kriterien ergeben. Darüber hinaus informiert bei resezierbaren Tumoren die Angiographie über anatomische Varianten im Bereich der Oberbauchgefäße.

Weist die Sonographie beim ikterischen Patienten auf eine Erkrankung von Gallenblase und Gallenwegen hin und kann sie nicht schon allein zur Diagnosestellung (z. B. akute Cholezystitis) als ausreichend erachtet werden, wird als nächster Schritt am besten eine ERCP oder seltener eine PTC weitere Informationen liefern. Mit Hilfe beider Verfahren sind palliative Gallengangsdrainagen möglich, wobei jedoch bei vollständigem Verschluß des Gallengangs der PTC der Vorzug zu geben ist. Ein Vorteil der PTC bei Gallengangstumoren liegt auch darin, eine Abgrenzung des Tumors leberwärts besser abschätzen zu können. Dies trägt entscheidender zur Information über die Resezierbarkeit bei als die durch die ERCP mögliche Aussage über die Beziehung des Tumors zum Pankreas oder Duodenum.

Als nächsten diagnostischen Schritt wird man, falls die Kontrastmitteldarstellung des Gallengangs durch die genannten Verfahren noch nicht zur Klärung führt, eine Computertomographie durchführen. Auch sie erlaubt mehr Aussagen zur Resezierbarkeit eines Tumors als zur Artdiagnose ebenso wie die hier nur in seltenen Fällen indizierte Arteriographie.

Bei dem in diesem Zusammenhang selten vorliegenden Verdacht auf eine Tumorbildung im Bereich des Darms, d. h. ein Karzinom der rechten Kolonflexur oder des Duodenums, kommen Endoskopie und Röntgenkontrastmitteluntersuchungen zum Zuge, die hier entscheidend zur Diagnose beitragen können. Bei der Klärung der Resezierbarkeit kann in Ausnahmefällen eine computertomographische Untersuchung weiterhelfen.

Tumor im rechten Oberbauch ohne Verschlußikterus

Wird nach klinischer Untersuchung der Verdacht auf einen Tumor im rechten Oberbauch geäußert und liegt kein Ikterus vor, ist ebenfalls die Sonographie das Verfahren der ersten Wahl. Die Information durch die Sonographie führt zu einer rationellen Planung der Diagnostik und der Vermeidung überflüssiger Untersuchungen. Wird ein Lebertumor festgestellt, über dessen Beschaffenheit – solide oder zystisch, solitär oder multipel – die Sonographie sehr gut Auskunft geben kann, schließt sich die Computertomographie an. Ist unter den differentialdiagnostischen Möglichkeiten – Lebermetastasen, primäres Leberkarzinom, gutartiger Lebertumor (fokale noduläre Hyperplasie, Hämangiom, Adenom, Zyste) – eine fokale noduläre Hyperplasie in Erwägung zu ziehen, ist die Funktionsszintigraphie der nächste sinnvolle Schritt. Sprechen die Befunde für ein Leberhämangiom, kommt bei kleinen Tumoren ($< 2\,\mathrm{cm}$) die CT, bei größeren Befunden die Blood-Pool-Szintigraphie und bei Raumforderungen über 10 cm Größe die Angiographie zum Einsatz. Zeigen sich weder in der Sonographie noch in der Computertomographie bei Verdacht auf Lebermetastasen entsprechende Befunde, kann in Ausnahmefällen die Laparoskopie indiziert sein, da sie allein in der Lage ist, oberflächlich gelegene, kleine Lebermetastasen zu entdecken [1]. Bei resezierbaren Lebertumoren in den dorsalen Abschnitten der Leber kann zur Operationsplanung eine Kavographie sinnvoll sein, da sich Beziehungen der retrohepatischen V. cava zum Tumor (Impression, Verziehung, Umklammerung) präoperativ klären lassen.

Liegt ein Pankreastumor vor – meist wird es sich bei nicht ikterischen Patienten um einen Korpustumor handeln – ist die Computertomographie das Verfahren der Wahl, das zur Klärung der Diagnose und der Resezierbarkeit, die bei diesen Tumoren meist nicht gegeben ist, weiterhelfen kann. Eine ERCP wird bei dieser Konstellation nur selten notwendig sein. Kann die Computertomographie nicht eindeutig zur Frage der Resezierbarkeit Auskunft geben, ist eine Angiographie indiziert. Unregelmäßigkeiten in der Kontur arterieller Gefäße, Stenosen oder Verschlüsse großer Venen und eine segmentäre portale Hypertension sprechen für die Nichtresezierbarkeit des Tumors. In solchen Fällen sollte heute zur Vermeidung von Probelaparotomien die CT- oder schallgesteuerte perkutane Feinnadelpunktion zur endgültigen Diagnosestellung herangezogen werden.

Tumoren der Gallenwege ohne Ikterus sind selten. Meist handelt es sich um Tumoren der Gallenblase, am häufigsten um eine akute Cholezystitis oder ein Gallenblasenkarzinom. Beide Diagnosen lassen sich durch die Sonographie weitgehend sichern. Sind Fragen offen, wird eine CT-Untersuchung oder eine ERCP hilfreich sein.

Wird der Verdacht auf die Zugehörigkeit eines Tumors im rechten Oberbauch zum Darm, also zur rechten Kolonflexur oder zum Duodenum geäußert und bestätigt die Sonographie diesen Verdacht, schließen sich Endoskopie und Kontrastmitteluntersuchung des Darmes an (Abb. 4).

Differentialdiagnose der Pankreaskopftumoren (Tabelle 5)

Für den Einsatz bildgebender Verfahren bei Tumoren im rechten Oberbauch ist die Differentialdiagnose von Pankreaskopftumoren und die Verlaufsbeobachtung bei akuter hämorrhagisch nekrotisierender Pankreatitis von besonderem Interesse.

Bei Pankreaskopftumoren kann es in Einzelfällen auch nach dem Einsatz aller präoperativen diagnostischen Verfahren und selbst bei Anwendung intraoperativer Diagnostikmethoden (Feinnadelpunktion, histologische Untersuchung von Lymphknoten im Schnellschnitt) unklar sein, ob ein Karzinom oder eine chronische Entzündung vorliegt. Nach unserer Erfahrung muß deshalb bei etwa 1% aller Pankreaskopftumoren eine Whipple-Operation ohne Kenntnis der Artdiagnose durchgeführt werden. Unter den klinischen Parametern spricht der Schmerz mehr für eine chronische Pankreatitis, obwohl auch beim fortgeschrittenen Pankreaskarzinom Rückenschmerzen vorkommen können. Ein Ikterus, v. a. wenn der Bilirubinspiegel über 10 mg-% liegt und er stumm verläuft,

Tabelle 5. Wertigkeit differentialdiagnostischer Kriterien

	Pankreas-karzinom	Chronische Pankreatitis
Schmerz	+	+ + +
Ikterus	+ + +	+
Gewichtsabnahme	+ +	+ +
Kopftumor	+ +	+ +
Zyste	+	+ + +
Verkalkungen	+	+ + +
Pankreasgang oder Ductus Wirsungianus		
– Stau	+	+
– Abbruch	+ +	+
– Stenosen	+	+ +
Lebermetastasen	+ + +	Ø
Lymphknoten, Aszites	+ +	+

spricht mit großer Sicherheit für das Karzinom, während Gewichtsabnahme bei chronischer Entzündung und malignen Prozessen vorkommen kann.

Liegt nach den Befunden der bildgebenden Verfahren ein Pankreaskopftumor vor, sind zusätzliche Zysten und Verkalkungen Argumente für eine chronische Pankreatitis. Die ERCP, aber auch die Sonographie und die Computertomographie erlauben eine Beurteilung des Ductus Wirsungianus. Ein Stau des Pankreasgangs kann nicht als differentialdiagnostisches Kriterium herangezogen werden, wohl aber ein Gangabbruch, der mehr für ein Karzinom spricht. Multiple Stenosen und Erweiterungen sind typisch für eine chronische Pankreatitis, während eine solitäre, relativ glatte Stenose eher für ein Karzinom spricht. Selbstverständlich sind sonographische oder computertomographische nachgewiesene Lebermetastasen eindeutige Zeichen des Karzinoms, während vergrößerte Lymphknoten und Aszites auch bei einer chronischen Pankreatitis vorkommen können [4, 5].

Verlaufsbeobachtungen entzündlicher Pankreastumoren bei akuter hämorrhagisch-nekrotisierender Pankreatitis (Abb. 5)

Bei der akuten hämorrhagisch-nektrotisierenden Pankreatitis, d. h. der Pankreatitis des Stadiums II oder III ist eine Verlaufskontrolle durch Sonographie und Computertomographie angezeigt. Beide bildgebende Verfahren haben zu einer optimalen Darstellung des erkrankten Organs und der möglichen Komplikationen geführt. Es ist allerdings streng zu beachten, daß therapeutische Konsequenzen, v. a. eine Operationsindi-

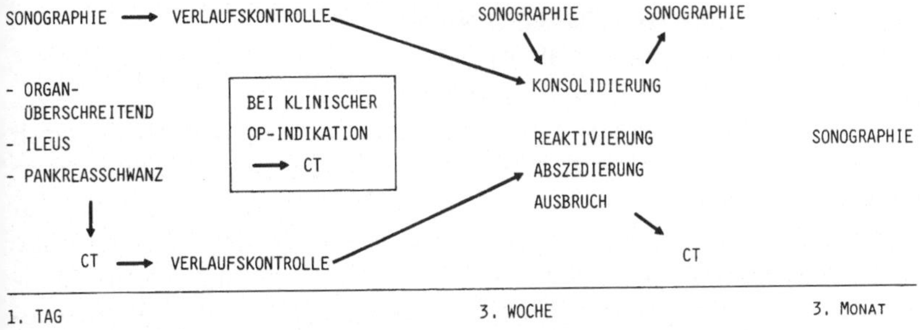

Abb. 5. Akute hämorrhagisch nekrotisierende Pankreatitis. Verlaufskontrolle durch bildgebende Verfahren

kation, durch klinische Kriterien wie Fieber, Leukozytose, Ileus, Peritonitis, Sepsis, Niereninsuffizienz, respiratorische Insuffizienz bestimmt werden. Im akuten Stadium, unmittelbar nach Ausbruch der Erkrankung, sollte nach Anamnese und klinischer Untersuchung eine Sonographie durchgeführt werden. Weist dieses Untersuchungsverfahren darauf hin, daß die Erkrankung das Organ überschreitet und sich Flüssigkeitsansammlungen und Nekrosen um das Pankreas, in den pararenalen oder prärenalen Räumen ausbilden, sollte eine CT-Untersuchung folgen. Diese ist ebenfalls nötig, wenn – wie meistens in dieser Phase der Erkrankung – ein paralytischer Ileus vorliegt oder wenn der Pankreasschwanz beurteilt werden soll, da hier die Sonographie ihre Grenzen findet. Die weitere Verlaufskontrolle geschieht anhand von Klinik und Sonographie. Eine Computertomographie ist in der Verlaufsbeobachtung dann indiziert, wenn die klinischen Befunde zu einer Operationsindikation führen. Die präoperative CT-Untersuchung zeigt dann noch einmal den Zustand der Drüse und die Komplikationen (Nekrosestraßen, Abszesse, Zysten), so daß das Operationsverfahren weitgehend festgelegt werden kann.

Kommt der Patient im postakuten Stadium, d. h. nach etwa der 3. Woche zur Untersuchung, ist die Sonographie die Methode der Wahl. Sie bleibt es in dieser Phase auch zur weiteren Verlaufsbeobachtung, wenn sich die Erkrankung klinisch, laborchemisch und sonographisch konsolidiert. Wird ein neuer Schub der Erkrankung vermutet oder eine Abszedierung bzw. ein Ausbruch der Erkrankung über das Organ hinaus in die retrokolischen oder pararenalen Nekrosestraßen, ist eine computertomographische Untersuchung indiziert. Die Sonographie ist die Methode der Wahl im späteren Stadium der Entzündung, wenn sich Flüssigkeitsansammlungen und Nekrosen in Pseudozysten umgebildet und gereinigt haben und wenn die Frage der operativen Behandlung der Zysten ansteht [9].

181

Verlaufsbeobachtung und Therapieplanung
bei Pankreaspseudozysten (Abb. 6)

Die Therapie der Pankreaspseudozysten ist in den letzten Jahren durch
Sonographie und Computertomographie, v. a. jedoch durch das erstere
Verfahren wegen der einfacheren Primärerfassung und der problemlo-
sen Verlaufsbeobachtung, erheblich beeinflußt worden. Zweifelsohne
sollen Pseudozysten, die zu Komplikationen wie Verschlußikterus, Duo-
denalstenose, Abszedierung oder Verdrängung von Nachbarorganen geführt haben, nach wie vor operiert werden, wobei die Operation der
Wahl eine innere Zystendrainage mit einer nach Roux ausgeschalteten
Jejunumschlinge ist. Liegen jedoch keine Komplikationen oder Symptome von seiten der Zyste vor, ist eine sonographische Verlaufskontrolle in Abständen von 6 Wochen gerechtfertigt. Dabei haben sich neue Erkenntnisse in der Zystendynamik gezeigt, d. h. Pankreaspseudozysten
können sowohl kleiner werden und sogar vollständig verschwinden als
auch konstant bleiben oder an Größe zunehmen. Ist nach sonographischer Verlaufskontrolle eine Rückbildung der Zyste sichtbar, wird keine
operative Therapie notwendig sein und der Befund weiter in 6-Wochen-
Abständen kontrolliert werden müssen. Kann keine Rückbildung der
Pankreaspseudozyste registriert werden und ist der Durchmesser der Zy-

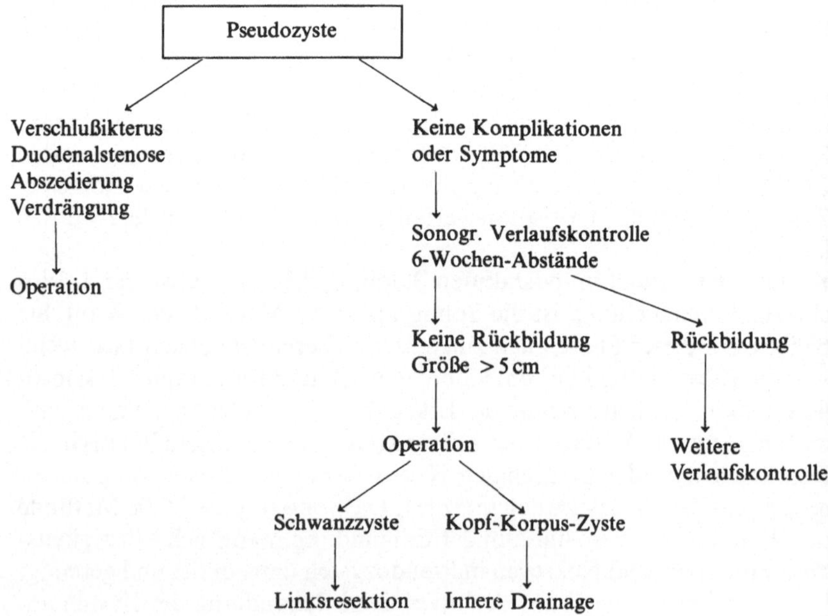

Abb. 6. Therapeutisches Vorgehen bei Pankreaspseudozysten

ste größer als 5 cm, ist nach einer maximalen Beobachtungszeit von 3 Monaten eine operative Behandlung erforderlich, die bei Lage der Zyste im Pankreasschwanzbereich als Linksresektion, bei Zysten im Kopf-Korpus-Bereich als innere Drainage zu erfolgen hat [10].

Praktisches Vorgehen bei Tumoren im linken Oberbauch (Abb. 7)

Wird aufgrund von Anamnese und klinischem Befund der Verdacht auf einen Tumor im linken Oberbauch geäußert, ist auch hier die Sonographie das bildgebende Verfahren der Wahl. Gehört nach sonographischem Befund der Tumor zu Pankreas oder Niere oder läßt sich nicht klar entscheiden, von welchem Organ der Tumor ausgeht, ist eine Computertomographie erforderlich. Sie kann meist klären, ob Pankreas, Niere, Milz oder Kolon betroffen sind. Geht der Tumor vom Pankreas aus und ist er solide, handelt es sich fast immer um ein Pankreaskarzinom, selten um ein Zystadenom oder Zystadenokarzinom. Hier kann die Angiographie zur Klärung der Resezierbarkeit hinzugezogen werden. Ist der Tumor nicht resezierbar, kann die perkutane CT- oder schallgeleitete Punktion hilfreich sein und die Laparotomie vermeiden helfen. Gehört der Tumor nach computertomographischen Kriterien zur Niere, kann heute die digitale Subtraktionsangiographie (DSA) zur weiteren Diagnostik hinzugezogen werden. Gehört der Tumor der Milz an, was meist durch Sonographie allein, in seltenen Fällen durch die zusätzliche Computertomographie geklärt werden kann, sollten hämatologische Untersuchungen folgen. Tumoren, die vom Kolon ausgehen, werden durch Kolonkontrasteinlauf und Endoskopie weiter abgeklärt. Wichtig ist, den Kolonkontrasteinlauf zuerst durchführen zu lassen, da nach Endoskopie und Biopsie wegen der Perforationsgefahr eine Kolonkontrastuntersuchung erst nach 8–10 Tagen erfolgen kann. Nicht selten ist bei Tumoren im linken Oberbauch die Organzugehörigkeit präoperativ

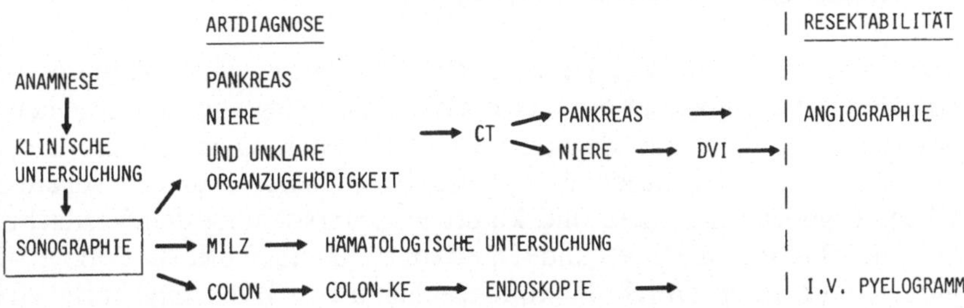

Abb. 7. Einsatz bildgebender Verfahren bei Verdacht auf Tumor im linken Oberbauch

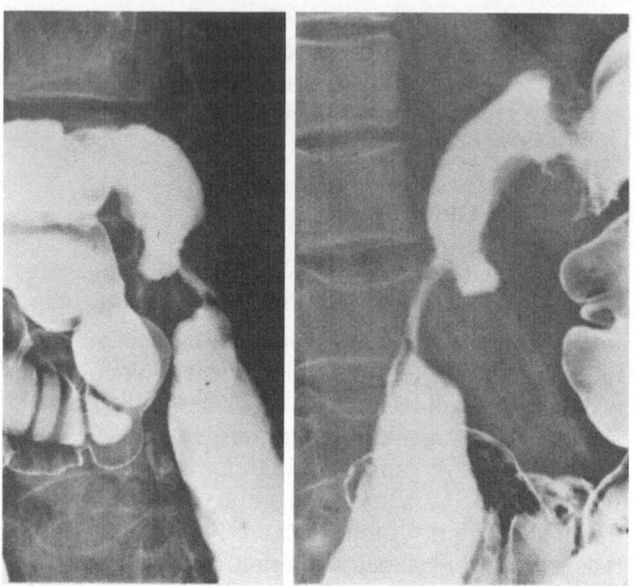

Abb. 8. Stenose im Bereich der linken Kolonflexur, hervorgerufen durch entzündliche Umklammerung im Rahmen einer akuten Pankreatitis, Vortäuschung eines Kolontumors

nicht zu klären. So können Pankreastumoren in die Niere einbrechen und Hypernephrome in das Pankreas. Es können auch Folgezustände der chronischen Pankreatitis eine Stenose an der linken Kolonflexur und damit ein Kolonkarzinom vortäuschen, so daß Fehldiagnosen durchaus möglich sind (Abb. 8).

Praktisches Vorgehen bei Verdacht auf Tumor im Mittel- und Unterbauch (Abb. 9)

Tumoren im Mittel- und Unterbauch gehen meist vom Dünn- oder Dickdarm, häufig auch vom Retroperitoneum oder von den Organen des kleinen Beckens aus. So können Ovarialzysten, Ovarial- oder Uterustumoren das Vorliegen eines intraabdominellen Tumors vortäuschen. Ergeben Anamnese und klinische Untersuchung den Verdacht auf einen Tumor im Mittel- und Unterbauch, hat auch hier die Sonographie den Vorrang. Durch die Sonographie läßt sich die Zugehörigkeit von Tumoren zur Peritonealhöhle bzw. zum Retroperitoneum oder zum

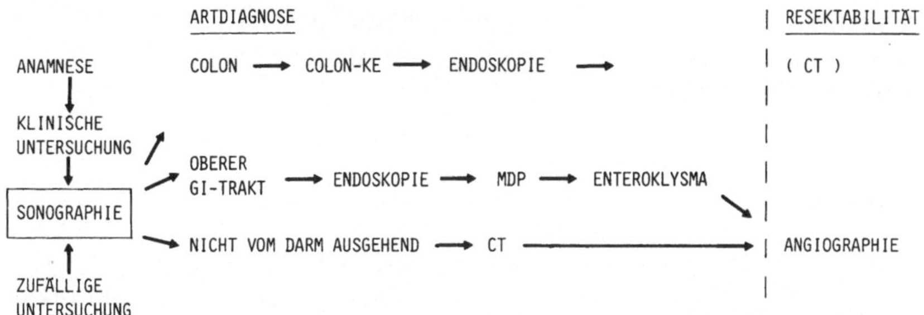

Abb. 9. Einsatz bildgebender Verfahren bei Verdacht auf Tumor im Mittel- und Unterbauch

kleinen Becken differenzieren. Gehen die Tumoren vom Darm aus, sind sie, wenn sie palpabel sind, fast immer fortgeschrittenen Stadien zuzuordnen. In der Sonographie zeigen sie sich als Kokarde, d. h. bei entsprechender Schnittführung des Untersuchers kann im Bild das Darmlumen und die begrenzende verdickte Darmwand dargestellt werden, die natürlich auch einem entzündlichen Tumor, z. B. einer Divertikulitis, zugeordnet werden kann. Geht der Tumor laut sonographischem Befund nicht vom Darm aus, ist eine CT-Untersuchung angezeigt. Kann diese den Befund nicht ganz klären oder stellt sich die Frage der Resezierbarkeit des Tumors, kann eine Angiographie, in diesem Fall eine Mesenterikographie, die Diagnostik abschließen. Geht der Tumor vom Kolon aus, sind ein Kolonkontrasteinlauf und anschließend eine Koloskopie gerechtfertigt. Ergeben sich Hinweise auf Zugehörigkeit des Tumors zu Magen, Duodenum oder Dünndarm, ist eine endoskopische Untersuchung vorzuziehen. Es folgen die Magen-Darm-Passage mit Röntgenkontrastmittel oder zur Feinbeurteilung des Dünndarms das Enteroklysma nach Sellink. Wichtig ist es, bei Karzinomen der rechten Kolonflexur auch eine Duodenoskopie bzw. eine Röntgenbreipassage durchführen zu lassen, da die rechte Kolonflexur in unmittelbarer anatomischer Beziehung vor dem Duodenum liegt und fortgeschrittene Tumoren in das Duodenum eingebrochen sein können.

Die Computertomographie wird in jüngerer Zeit häufig zum Nachweis lokaler Tumorrezidive bei Zustand nach Rektumamputation bei Rektumkarzinomen eingesetzt. Wie eigene Untersuchungen ergeben haben, ist das Verfahren hier von eingeschränkter Bedeutung. Eine höhere Wertigkeit haben der klinische Befund und die Verlaufskontrolle durch CEA. Ist man dennoch geneigt, die Computertomographie zur Verlaufskontrolle heranzuziehen, muß unmittelbar postoperativ ein Ausgangsbefund erhoben werden. Nur so lassen sich später Vergleiche ziehen. Allerdings kann zwischen Tumor- und Narbengewebe nur schwer unterschieden werden, so daß als einziger sicherer Hinweis auf das Vorliegen eines lokalen Rezidivs Osteolysen im Bereich des Os sacrum gewertet werden können [6].

Literatur

1. Danielson KS, Sheedy PF II, Stephens DH, Hattery RR, LaRusso NF (1983) Computed tomography and peritoneoscopy for detection of liver metastases: Review of Mayo Clinic experience. J Comput Assist Tomogr 712:230–234
2. Erkenbrecht J, Naus W, Peter P et al. (1983) Präoperative Diagnostik intraabdomineller Erkrankungen. Dtsch Med Wochenschr 108:581–583
3. Fiegler W, Wegener OH, Hartmann K, Felix R (1980) Computertomographie und Sonographie. Vergleichsstudie bei Erkrankungen des Oberbauches und des Retroperitonealraumes. Fortschr Röntgenstr 132/3:262–271
4. Freeny PC, Marks WM, Ball TJ (1982) Impact of high-resolution computed tomography of the pancreas on utilization of endoscopic retrograde cholangiopancreatography and angiography. Radiology 142:35–39
5. Hessel SJ, Siegelman SS, McNeil BJ et al. (1982) A prospective evaluation of computed tomography and ultrasound of the pancreas. Radiology 143:129–133
6. Klose KJ, Düber C, Kempf P, Günther R, Schweden F (1982) Stellenwert der Computertomographie in der Diagnostik des lokalen Rektumcarcinomrezidivs. Fortschr. Röntgenstr. 136:538–542
7. Klotter H-J, Rothmund M, Rückert K, Quintes W, Kuhn FP (im Druck) Anwendungsmöglichkeiten der intraoperativen Sonographie. Langenbecks Arch Chir
8. Meryn S, Francesconi M, Abel B (1983) Carcinoembryonales Antigen (CEA) und Tennessee Antigen (TAG) in der Tumordiagnostik des Gastrointestinaltraktes. Tumor Diagn Ther 4:101–104
9. Neher M, Braun B, Klose KJ (1982) Der Einfluß von Sonographie und Computer-Tomographie auf die operative Behandlung der akuten Pankreatitis. Langenbecks Arch Chir 356:141–149
10. Niederau C, Strohmeyer G, Siewert R (1981) Pankreaspseudocysten. Aktuelle Möglichkeiten der Diagnostik und Therapie. Wann und wie soll man operieren? Z Gastroenterol 19:772
11. Scherer U (1981) Computertomographie der Oberbauchorgane – Leber – biliäres System – Pankreas –. Therapiewoche 31:2198–2205
12. Schild H, Thelen M, Paquet KJ et al. (1980) Fokalnoduläre Hyperplasie. Fortschr Röntgenstr 133:355
13. Schulze P-J, Brockmann W-P (1981) Ultraschalldiagnostik der Oberbauchorgane. Therapiewoche 31:2183–2197
14. Sigel B (1982) Operative Ultrasonography. Lea & Febiger, Philadelphia

Kapitel 13

Stuhlinkontinenz

E. H. FARTHMANN und L. FIEDLER

Die meisten Patienten mit dem gastrointestinalen Leitsymptom „Stuhlinkontinenz" scheuen sich, diese Störung in der Sprechstunde anzugeben. Natürliche Scham und Verdrängung einer mißlichen Situation mögen die Gründe sein. Kürzlich wurde die Inkontinenz als „the unvoiced symptom" bezeichnet und berichtet, daß mehr als 50% der Patienten, die wegen angeblicher Diarrhö den Arzt aufsuchten, eine Inkontinenz hatten. Von diesen wiederum gaben weniger als die Hälfte spontan ihre Inkontinenz zu [1].

Definition

Wir definieren als Stuhlinkontinenz den Verlust der Kontrolle über festen, flüssigen oder gasförmigen Darminhalt, womit auch ein Verlust an sozialer Integrationsfähigkeit verbunden ist. Eine Systematik der Inkontinenz muß sich an den morphologischen und funktionellen Grundlagen der Kontinenz orientieren.

Grundlagen der Kontinenz

Eine Darstellung der komplexen Kontinenzfunktion und ihrer Steuerung kann hier nur insofern erfolgen, als sie für die systematische Diagnostik der Störungen erforderlich ist. Dabei müssen Einzelelemente herausgehoben werden, die nur im Gesamtverbund wirksam sind.
Das morphologisch-motorische Substrat der Kontinenzfunktion sind der innere und die äußeren Schließmuskeln des Afters. Der glattmuskuläre, unwillkürliche M. sphincter ani internus gewährleistet durch seinen Dauertonus den elastischen Abschluß des Analkanals. Er wird umgeben und bei intraabdomineller Drucksteigerung unterstützt von den quergestreiften willkürlichen äußeren Schließmuskeln. Deren oberer und wich-

tigster Teil, die Puborektalisschlinge, stellt einerseits die Verbindung zu den quergestreiften Muskeln des Beckenbodens, andererseits zum glattmuskulären inneren Sphinkter dar. Im Ansatz dieser Puborektalschlinge am oberen Teil des Analkanals liegt der anatomische Angelpunkt der Kontinenz. Die nervale Steuerung der Kontinenz hat zentrale und periphere, sensible und motorische Elemente. Eine wichtige Schaltstelle liegt im Ganglion pelvinum, das Verbindungen zum Rektum, zum M. sphincter internus, zum M. levator ani und zu den externen Sphinkteren sowie über das Rückenmark zum Gehirn hat. Die wichtigsten sensiblen Rezeptoren liegen im Rektum, in der darmnahen Beckenbodenmuskulatur und v. a. in der sensiblen Haut des Analkanals. Eine wichtige Funktion für den Feinverschluß hat auch das Corpus cavernosum recti als arteriell versorgter Schwellkörper, dessen Hyperplasie (Hämorrhoiden) Krankheitswert erlangen kann.

Funktionell können daher Rezeptoren und Effektoren der Kontinenzfunktion unterschieden werden, die in einem Regelkreis miteinander verbunden sind. Ein Beispiel dafür ist der rektonanale Reflex bei Dehnung der Rektumampulle [3, 4].

Kontinenzstörungen

Dem komplexen Aufbau des Kontinenzorgans entsprechend können zentrale und periphere, sensible und motorische Störungen eintreten. Nur ausnahmsweise sind diese Störungen isoliert, meist handelt es sich um kombinierte Ausfälle. Für die praktische Diagnostik ist es sinnvoll, zentrale Störungen von den peripheren, sensiblen und motorischen sowie von kombiniert sensibel/motorischen Störungen zu unterscheiden (Abb. 1).

Zu den zentralen Störungen zählen in erster Linie systemische Nervenerkrankungen, Enkopresis und Querschnittslähmungen. Letztere führen meist zu dissoziierten Lähmungen, bei denen die Willkürinnervation des Beckenbodens und der äußeren Sphinkteren ausgefallen ist. Der elastische Dauerverschluß des Anus durch den inneren Sphinkter bleibt gewährleistet. Seltener sind isolierte Lähmungen des inneren Sphinkters, bei denen der After nur noch willkürlich und über kurze Zeit geschlossen werden kann.

Die klassische sensible Störung resultiert aus einem Verlust der Analkanalhaut, z. B. durch eine Hämorrhoidenoperation mit zirkulärer und vollständiger Entfernung dieser sensiblen Zone. Dieser sog. Whitehead-Schaden ist irreparabel, die sensorische Inkontinenz kann auch durch plastische Eingriffe nur unzureichend kompensiert werden.

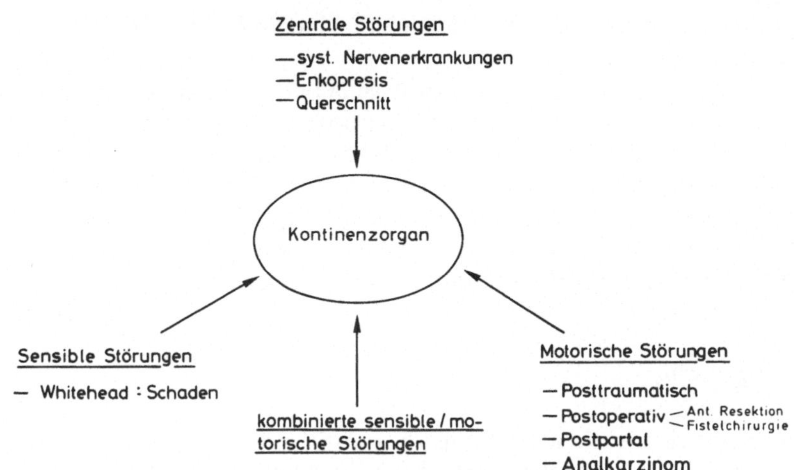

Abb. 1. Ätiologie und Pathophysiologie der Stuhlinkontinenz

Isolierte motorische Störungen des Kontinenzorgans können unfallbedingt oder Operationsfolge sein. Der klassische Unfallmechanismus ist die Pfählungsverletzung mit mehr oder weniger ausgeprägter Zerreißung der Schließmuskeln und des Beckenbodens. Operationsfolgen betreffen in erster Linie die Fistelchirurgie, ausgedehnte Dammrisse unter der Geburt und auch sehr tief angelegte Rektumanastomosen. Die letztgenannte Störung hat aber eher transitorischen Charakter. Schließlich ist in diesem Zusammenhang noch die Tumorinfiltration der Schließmuskeln zu nennen, die zur Kontinenzstörung führen kann und daher als Frühsymptom maligner Prozesse höchste Beachtung verdient.

Die größte Gruppe stellen kombiniert sensible/motorische Störungen dar. Diese reichen von anlagebedingten Ausfällen bei Atresien und Spaltbildungen des Rückenmarks bis zu systemischen Erkrankungen des Muskel- und Nervensystems sowie der Gefäße. Praktisch wichtig ist die diabetische Neuropathie, die nicht selten zu einer Störung der Kontinenzfunktion führt. Entzündliche Darmerkrankungen wie Colitis ulcerosa und M. Crohn können die Kontinenzfunktion erheblich beeinträchtigen. Dabei müssen nicht die Elemente des Kontinenzorgans selbst geschädigt sein. Die Umwandlung des Darms in ein starres Rohr kann trotz voller Funktionstüchtigkeit des Kontinenzorgans ungenügend kontrollierte Stuhlentleerungen erzwingen. Direkte entzündliche Schädigungen können Folge von Abszessen, Fisteln und Proktitis sein. Ein praktisch wichtiges Sonderproblem ist der Rektumprolaps, der bei mehr als der Hälfte der Betroffenen mit einer Inkontinenz verbunden ist. Auch die bereits genannte Querschnittslähmung kann als eine kombiniert sensibel/motorische Störung auftreten. Schließlich ist die chronische Obstipation zu nennen, die im Sinne einer Überlaufdiarrhö Ursache einer Stuhlinkontinenz sein kann.

Es gibt zahlreiche Versuche, das Ausmaß einer Stuhlinkontinenz nach Schweregraden zu klassifizieren. Praktisch wichtig ist die Frage, wofür der Patient inkontinent ist (fester, flüssiger oder gasförmiger Darminhalt), wann er inkontinent ist (z. B. Belastung wie Pressen und Husten) und besonders, wie oft er inkontinent ist (täglich oder nur einige Male im Monat). Nach dem Ergebnis dieser Befragung wird man eine komplette oder inkomplette Inkontinenz diagnostizieren.

Diagnostik

Im Sinne einer rationellen Stufendiagnostik unterscheiden wir klinische, allgemeine und spezielle diagnostische Maßnahmen (Abb. 2).
Am Anfang der klinischen Diagnostik steht die Anamnese, die eine Graduierung der Stuhlinkontinenz erlauben sollte. Zu fragen ist nach der Dauer der Symptomatik, nicht zuletzt, um Zusammenhänge mit Vorerkrankungen zu erkennen, nach Stuhlfrequenz, Stuhlkonsistenz, Laxanzieneinnahme und Essensgewohnheiten. Unfälle, Operationen und Geburten sollten ebenso erfragt werden wie Diabetes mellitus.
Die Inspektion beginnt bei der Kleidung des Patienten und evtl. benutzten Vorlagen. Erste wichtige diagnostische Hinweise ergibt die Betrachtung der perianalen Region und die Konfiguration des Analtrichters. Durch die Aufforderung zum Pressen und Husten läßt sich ein erster Aufschluß über das Ausmaß der Kontinenzstörung gewinnen, außerdem fallen pathologische Konfigurationen und das Tiefertreten des Analtrichters auf. Nach wie vor steht die Palpation und digitale Untersuchung im Zentrum aller diagnostischen Maßnahmen. Sie gibt Auf-

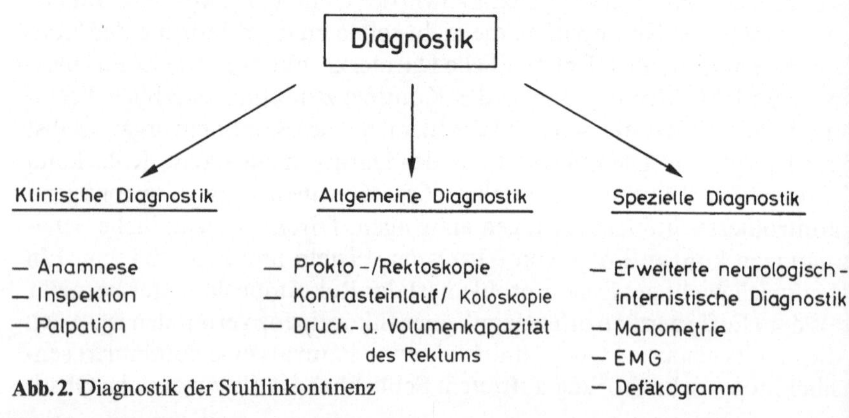

Abb. 2. Diagnostik der Stuhlinkontinenz

schluß über Schmerzhaftigkeit, Ruhetonus und Kontraktionsverhalten. Weiterhin können eine etwaige Neoplasie erkannt und Stuhlgehalt wie Stuhlqualität in der Ampulle beurteilt werden. Das Klaffen des Afters nach Ende der digitalen Austastung ist ein außerordentlich wichtiges Zeichen, das Rückschlüsse auf Kontraktilität und Muskeldefekte im Kontinenzorgan zuläßt.

Allgemeine weiterführende diagnostische Maßnahmen sind in jedem Fall angezeigt, in dem eine Kontinenzstörung vermutet oder nachgewiesen ist. Prokto- und Rektoskopie dienen der Diagnostik von Hämorrhoiden, entzündlichen und neoplastischen Veränderungen. Durch einen Röntgenkontrasteinlauf und die Koloskopie wird neben tumorösen und entzündlichen Veränderungen des Kolons z. B. auch das Megakolon erfaßt (Abb. 3). Als praktisch nützlich und reproduzierbar hat sich die Bestimmung der Volumen- und Druckkapazität erwiesen [2]. Dabei werden die Größe des Rektumfüllvolumens und der Öffnungsdruck gemessen, bei dem das Kontinenzorgan der Füllung nicht mehr widerstehen kann. Diese einfache, noch nicht allgemein übliche Untersuchung ist diagnostisch wertvoll und v. a. auch für Verlaufskontrollen geeignet.

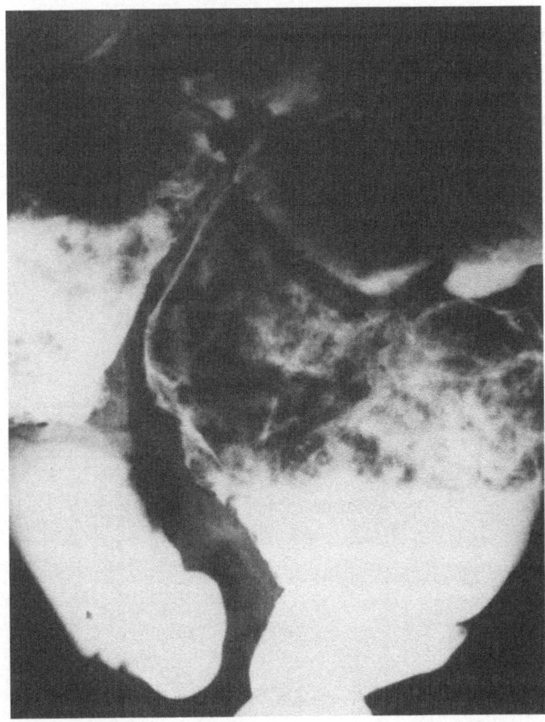

Abb. 3. Röntgenbefund bei Megakolon

Spezielle diagnostische Maßnahmen sollten immer dann durchgeführt werden, wenn eine operative Behandlung erwogen wird. Dabei sollte durch eine erweiterte neurologisch-internistische Diagnostik insbesondere Aufschluß über systemische Muskel- und Nervenerkrankungen sowie Stoffwechselstörungen gewonnen werden. Grundsätzlich sind urodynamische Untersuchungen zu empfehlen, um komplexe Störungen im Bereich des Beckenbodens zu erfassen. Die anorektale Manometrie gibt Aufschluß über das Ruhe- und Kontraktionsverhalten sowie anorektale Reflexmechanismen. Diese Untersuchungen sind für die Aufhellung physiologischer und pathophysiologischer Zusammenhänge von außerordentlicher Bedeutung. Sie objektivieren außerdem Funktionsstörungen und erlauben die Erfolgskontrolle von Behandlungsmaßnahmen. Das Elektromyogramm zur Innervations- bzw. Denervationsdiagnostik des Beckenbodens und der Sphinkteren objektiviert neurologische Ausfälle und Muskeldefekte. Die Interpretation und Korrelation zum klinischen Befund ist jedoch nicht immer einfach. Ein Defäkogramm durch Kontrastfüllung und Röntgenuntersuchung im seitlichen Strahlengang zeigt neben der Kapazität der Rektumampulle den Verlauf des anorektalen Winkels und die Dynamik des Analkanals.

Praktisches Vorgehen bei der Diagnostik

In kurzer Zusammenfassung sieht unser Vorgehen bei der Diagnostik von Kontinenzstörungen derzeit folgendermaßen aus (Abb. 4): Am Be-

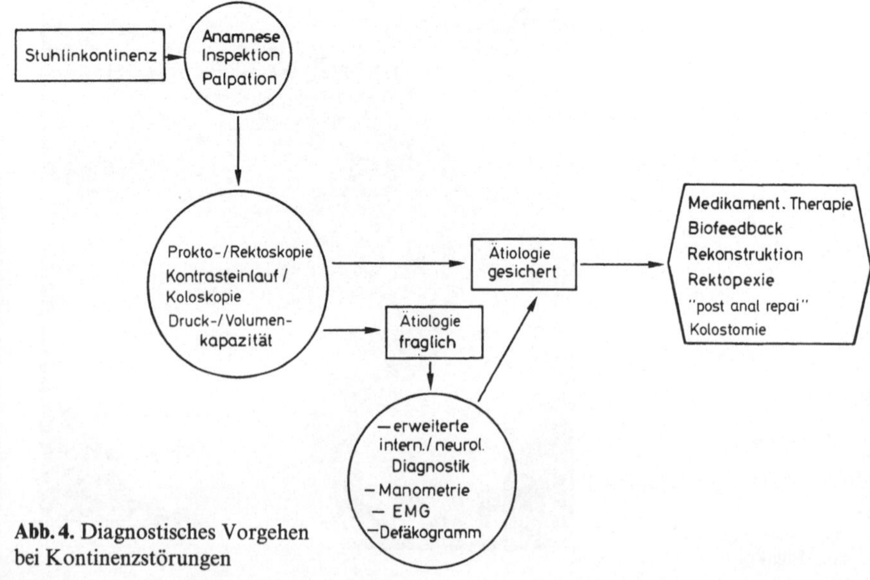

Abb. 4. Diagnostisches Vorgehen bei Kontinenzstörungen

ginn stehen Anamnese, Inspektion und Palpation, bei jedem Verdacht auf eine Funktionsstörung gefolgt von der Prokto- bzw. Rektoskopie, dem Kolonkontrasteinlauf bzw. der Koloskopie und der Bestimmung der Druck- und Volumenkapazität der Rektumampulle. Aufgrund der durch diese Untersuchungen gewonnenen Befunde kann bei gesicherter Ätiologie bereits ein entsprechender Therapieplan erstellt werden. Nur bei fraglicher Ätiologie ist eine erweiterte internistisch-neurologische Diagnostik erforderlich, die außerdem die Manometrie, Elektromyographie und Defäkographie einschließt. Der hier nicht zu diskutierende Therapierahmen schließlich umfaßt die medikamentöse Behandlung, ein Biofeedbacktraining, die operative Rekonstruktion, die Rektopexie, plastische Eingriffe am Beckenboden und schließlich auch die definitive Kolostomie.

Literatur

1. Leigh RJ, Turnberg LA (1982) Faecal incontinence: The unvoiced symptom. Lancet I:1349
2. Read NW, Harford WV, Schmulen AC, Read MG, Santa Ana C, Fordtran JS (1979) A clinical study of patients with fecal incontinence and diarrhea. Gastroenterology 76:747
3. Stelzner F (1970) Einige Fortschritte auf dem Gebiet der anorektalen Chirurgie. Chirurg 41:155
4. Stelzner F (1981) Die anorektalen Fisteln. Springer, Berlin Heidelberg New York, S 31 ff

Methoden

Kapitel 14

Abdomenleeraufnahme

W. Brühlmann

Definition

Die Abdomenleeraufnahme dient der Abbildung von Organgrenzen, Darminhalt und Rumpfskelett sowie von pathologischen Gas- und Flüssigkeitsansammlungen und Verkalkungen mittels Röntgenstrahlen.

Physikalische Grundlagen

Das Verfahren beruht auf den Absorptionsunterschieden zwischen Darmgas, Fettgewebe, Parenchym und Muskelgewebe und Verkalkungen sowie Skelettanteilen für Röntgenstrahlung. Diese Absorptionsunterschiede sind abhängig von der verwendeten Strahlenqualität, die ihrerseits durch die Röhrenspannung bestimmt wird.

Apparative und personelle Voraussetzungen

Die notwendige Anlage besteht aus Untersuchungstisch, Wandstativ für Aufnahmen im Stehen, schwenkbarer Röntgenröhre und Generator. Voraussetzungen für technisch einwandfreie Aufnahmen sind eine hochbelastbare Röntgenröhre (100 kW) und ein leistungsfähiger Generator (mindestens 800 mA).
Leistungsschwache Anlagen zwingen zur Verwendung hoher Röhrenspannungen und damit „harter" Strahlung.
Das System arbeitet dadurch zwar „ökonomischer", d. h. ein prozentual höherer Strahlenanteil penetriert den Patienten und schwärzt den Film. Gleichzeitig werden jedoch die Absorptionsunterschiede zwischen verschiedenen Körpergeweben reduziert, der Anteil ungerichteter Streustrahlung steigt. Die Aufnahme wird grau und kontrastarm, sie wirkt verschleiert.

Die Anfertigung von Abdomenleeraufnahmen ist technisch anspruchs-voll. Die Gonaden befinden sich bei weiblichen Patienten zwangsläufig im Primärstrahlenbündel, bei Männern in dessen unmittelbarer Nach-barschaft.
Der Belichtungsspielraum ist bei weicher Strahlung klein. Die Zentrie-rung von Röhre und Film auf das Abdomen muß exakt erfolgen. Fehl-exposition und Dezentrierung führen zu empfindlichen Informations-verlusten. Die Folge sind diagnostische Fehlleistungen oder Aufnahme-wiederholungen mit zusätzlicher Gonadenbelastung.
Abdomenleeraufnahmen sollten durch voll ausgebildete medizinisch-technische Assistenten angefertigt werden; unerfahrenes oder nur ange-lerntes Personal ist durch diese Aufgabe überfordert.
Ebenso anspruchsvoll ist die diagnostische Auswertung von Abdomen-leeraufnahmen. Die therapeutischen Konsequenzen, die sich aus dieser Beurteilung ergeben, können die Überlebenschancen eines akut er-krankten Patienten entscheidend beeinflussen.
Der englische Chirurge Lee [4] hat die diagnostische Treffsicherheit von Radiologen und Chirurgen gleichen Erfahrungsstandes miteinander ver-glichen. Bei Beurteilung der gleichen Aufnahmen mit identischen klini-schen Angaben erreichten erfahrene Radiologen eine Treffsicherheit von 95%, erfahrene Chirurgen von 70% (Tabelle 1).

Tabelle 1. Durchschnittliche Trefferquote von Radiologen und Chi-rurgen bei der Beurteilung von Leeraufnahmen bei akuten Abdomi-nalerkrankungen (mögliches Maximum = 100). (Nach Lee [4])

	Radiologe	Chirurg
Leitender Arzt („consultant")	95	70
Oberarzt („senior registrar")	88	81
Assistenzarzt („registrar")	60	61

Technische Durchführung

Die Aufnahme im Liegen, in ventrodorsaler Projektion, ist die Standard-aufnahme des Abdomens. Alle anderen Aufnahmen sind Hilfsprojektio-nen, die die Beantwortung zusätzlicher, spezieller Fragestellungen erlau-ben. Die alleinige Anfertigung dieser Hilfsprojektionen ist einzig bei der Verlaufskontrolle eines bekannten Ileus (Aufnahmen im Stehen) sinn-voll. In allen anderen Fällen ist eine radiologische Abdominaluntersu-chung ohne Aufnahme in Rückenlage ein gefährlicher Fehler.

Dargestellt wird das gesamte Abdomen von der Zwerchfellkuppe bis zur Symphyse. Bei sehr großen Patienten sind dazu evtl. mehrere Aufnahmen nötig.

Die Aufnahme soll grundsätzlich in Exspiration erfolgen, um die Objektdicke zu reduzieren. In Inspiration wölbt sich das Abdomen vor, was zu starken Absorptionsunterschieden zwischen Mittelstrukturen und Flanken führt.

Schwärzung und Bildumfang der Aufnahme sollen die Beurteilung von Skelett, parenchymatösen Organen und Gasverteilung im Abdomen erlauben. Fettlinien (Psoaskontur, präperitoneale Flankenstreifen) sollten erkennbar sein. Eine mäßig überbelichtete Aufnahme ist bei Betrachtung in sehr hellem, eingeblendetem Licht noch verwertbar, da die Kontraste bis zu hohen Schwärzungen erhalten bleiben. Unterbelichtete Aufnahmen sind dagegen nicht brauchbar, da im flachen, unteren Teil der Dosis-Schwärzungs-Kurve des Films die Kontraste verlorengehen.

Die Aufnahme im Stehen gibt durch den Nachweis von Gas- bzw. Flüssigkeitsspiegeln zusätzliche Informationen in der Ileusdiagnostik. Sie ist jedoch zur Beantwortung anderer Fragestellungen ungeeignet, da die im Unterbauch liegenden Darmabschnitte im Stehen gasfrei und die entsprechenden Schlingen nicht beurteilbar sind. Durch diese Gasverteilung kann ein Hindernis an der linken Kolonflexur oder im Bereich des Colon descendens vorgetäuscht werden.

Bei adipösen Patienten ist im Stehen die Objektdicke im Unterbauch sehr viel größer als im Mittel- und Oberbauch. Dadurch liegen Teile des Abdomens auf der Aufnahme nicht mehr im nutzbaren Schwärzungsbereich. Zudem wird im diagnostisch wichtigen Unterbauchbereich der Streustrahlenanteil (als Funktion des durchstrahlten Volumens) hoch und die Bildqualität weiter verschlechtert.

Zum Nachweis subdiaphragmaler Luftsicheln bei intestinaler Perforation dient nicht etwa die Abdomenaufnahme im Stehen, sondern die Thoraxaufnahme in gleicher Position. Die Lungenfelder sind bei der Abdomenaufnahme in der Regel „überstrahlt". Die Zwerchfellkuppen liegen weit vom Zentralstrahl und werden stark schräg getroffen. Beides erschwert die Erkennung des dünnen Zwerchfellschattens.

Die stehende – oder sitzende – Position sollte vor der Aufnahme über mindestens 2 min eingehalten werden, damit zwischen Darmschlingen befindliches extraintestinales Gas aufsteigen kann.

Bei zum Stehen nicht fähigen Patienten kann stattdessen die Abdomenaufnahme in Seitenlage und horizontalem Strahlengang verwendet werden. Vorzuziehen ist die linke Seitenlage, da extraintestinale Luftansammlungen neben dem gasfreien Leberschatten besonders leicht erkennbar sind.

Die radiologische Nativdiagnostik des Abdomens sollte folgende Aufnahmen umfassen:

- eine Aufnahme im Liegen, in ventrodorsaler Projektion;
- bei Ileusverdacht zusätzlich eine Aufnahme im Stehen in dorsoventraler Projektion oder, bei stehunfähigen Patienten, eine Aufnahme in linker Seitenlage und mit horizontalem Strahlengang;
- bei Verdacht auf intestinale Perforation zusätzlich eine Thoraxaufnahme im Stehen oder, bei Kollapsneigung, die Abdomenaufnahme in linker Seitenlage (horizontaler Strahlengang).

Diagnostisches Spektrum

Generell ist die Abdomenleeraufnahme v. a. zur Abklärung mittelschwerer bis schwerer, akut aufgetretener Symptome geeignet. Die radiologisch erkennbaren Erkrankungen, die zu derartigen Beschwerden führen, sind:
- Uro- und Cholelithiasis mit Kolik,
- Ileus,
- schwere entzündliche Darmerkrankungen, insbesondere das toxische Megakolon (Abb. 1),
- Darmischämie bei Mesenterialinfarkt oder Strangulationsileus (Abb. 2 und 3),

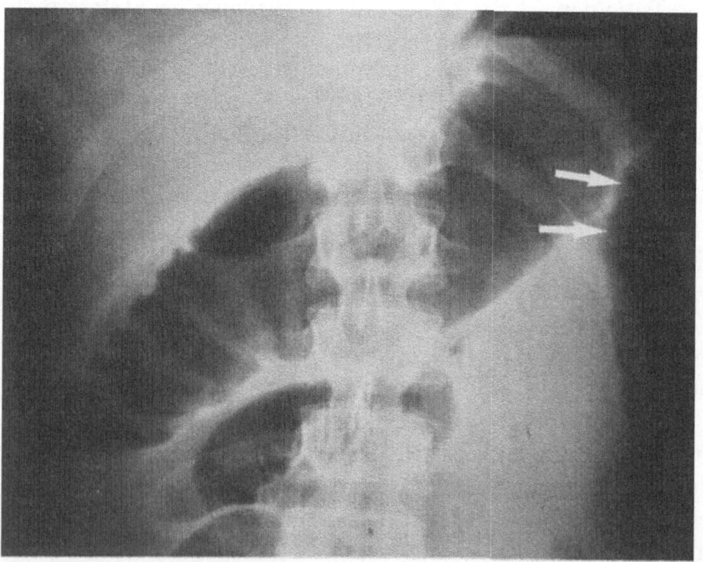

Abb. 1. Toxisches Megakolon bei Colitis ulcerosa. Im rechten Colon transversum ödematös verdickte Haustren, multiple Pseudopolypen im Colon descendens (*Pfeile*). Im linken Colon transversum massive Dilatation mit aufgehobener Haustrierung

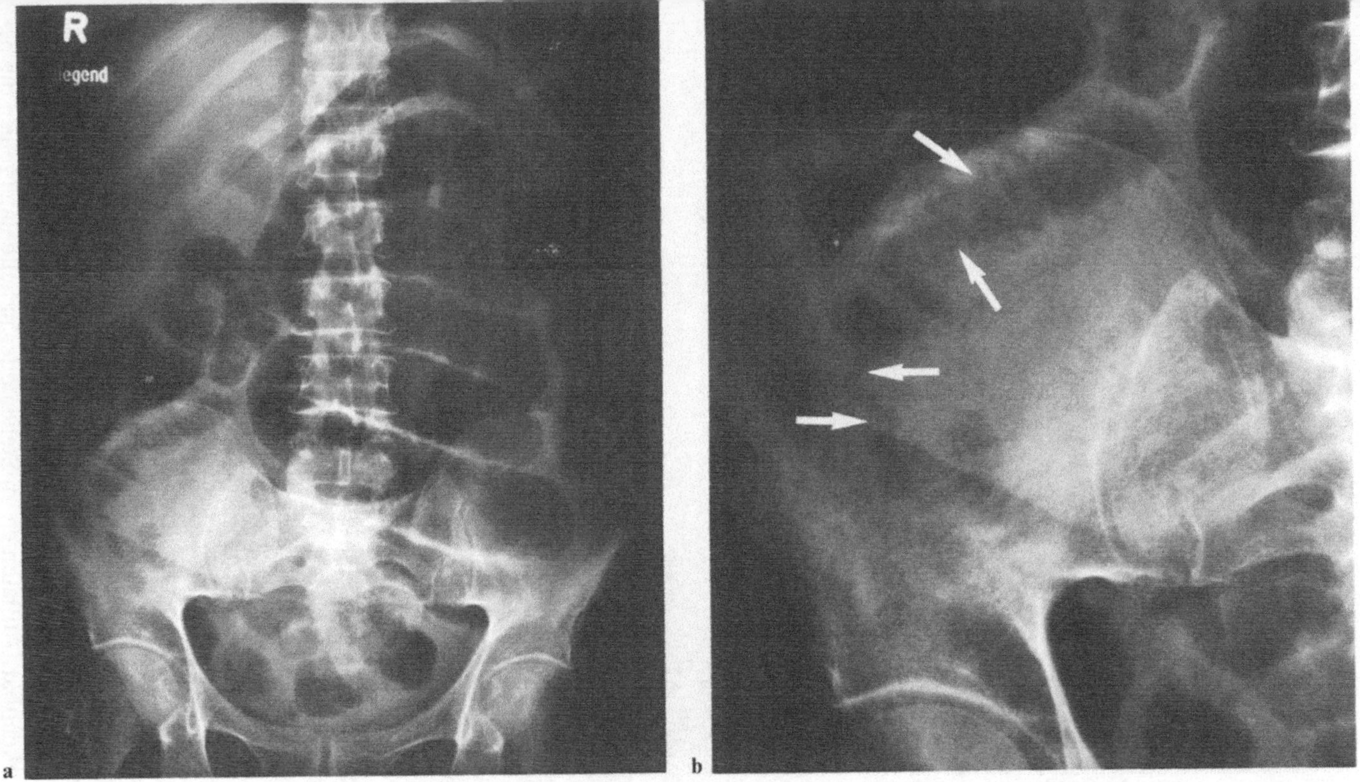

Abb. 2 a, b. Mesenterialinfarkt. **a** Im Mittelbauch geblähte Dünndarmschlingen, durch Wandverdickung voneinander distanziert. Im rechten Unterbauch wenig Darmgas. **b** Detailaufnahme der Schlinge im rechten Unterbauch. Massives Wandödem mit daumendruckartigen Impressionen

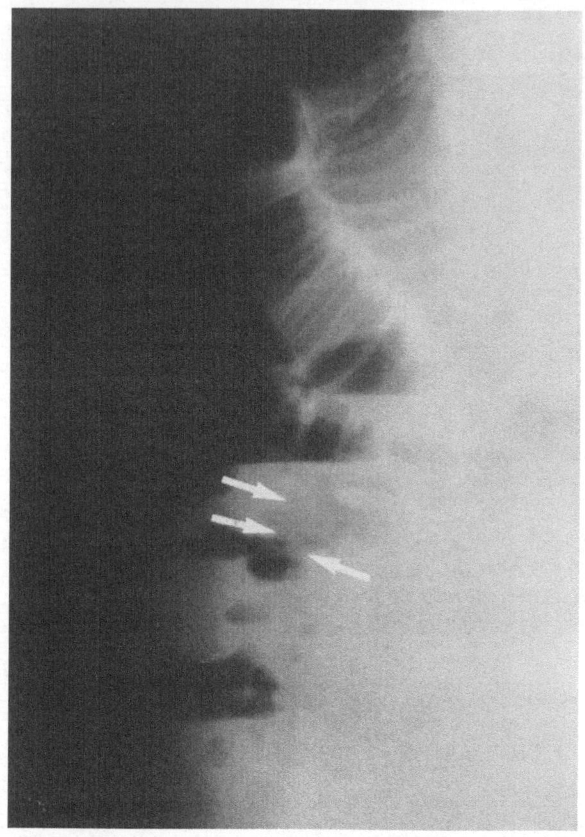

Abb. 3. Ileus bei ileozökaler Bride mit Strangulation. Schweres Wandödem mit tiefen Impressionen (*Pfeile*)

– intestinale Perforation (Gastroduodenalulkus, Sigmadivertikulitis, Trauma),
– retroperitoneale Blutungen und Infekte,
– Verletzungen des Rumpfskeletts.

Konkremente der Harnwege sind in der Leeraufnahme praktisch immer erkennbar. Gallenblasensteine sind dagegen häufig zu wenig verkalkt. Andererseits sind verkalkte Gallenblasensteine in der Leeraufnahme ein nicht allzu seltener Zufallsbefund, der mit den Beschwerden des Patienten nicht zusammenhängen muß.
Der Ileus ist durch vermehrte Füllung des Darms mit Gas und Flüssigkeit erkennbar. Aufnahmen im Stehen oder in Seitenlage zeigen die be-

kannten Spiegelbildungen. An dieser Stelle muß jedoch nochmals davor gewarnt werden, sich mit der Darstellung dieser Spiegel zufriedenzugeben. Die eigentlich wichtige Information gibt auch beim Ileus die Aufnahme im Liegen. Die geblähten Schlingen sind dann besser dem Dünn- oder Dickdarm zuzuordnen. Der Übergang zu normalem Kaliber oder luftleerem Darm ist besser zu erkennen und gibt Hinweise auf die Lage des Hindernisses. Vor allem aber ist in den geblähten Darmabschniten die Innenkontur der Darmwand zu erkennen. Ödematöse Veränderungen oder intramurale Luftansammlungen sind Zeichen von Ischämie oder schwerer Entzündung (Abb. 3). Die Früherkennung derartiger Zeichen ist für das Überleben des Patienten entscheidend.

Besteht ein abrupter Übergang von geblähtem zu weitgehend leerem Darm, liegt ein mechanisches Hindernis vor, auch wenn die nach längerer Ileusdauer wieder abklingenden Darmgeräusche diese Diagnose nicht mehr erlauben.

Ist praktisch der gesamte Dünn- und Dickdarm gebläht, so ist die radiologische Unterscheidung zwischen paralytischem Ileus und tiefsitzendem mechanischem Hindernis nicht zuverlässig möglich. Die bekannten Zeichen, die auf Länge und Höhenverteilung der Spiegel beruhen, sind unzuverlässig. Die Durchleuchtungsbeobachtung der Peristaltik ist ein teurer und umständlicher Ersatz für die Auskultation des Abdomens. Viel einfacher und zuverlässiger als durch langes Nachdenken über unsichere radiologische Zeichen kann ein tiefsitzendes Hindernis durch einen Einlauf mit dünnflüssiger Bariumsulfatsuspension oder durch Sigmoidoskopie nachgewiesen oder ausgeschlossen werden.

Wichtig ist die Erkennung von Zeichen der Strangulation durch Briden oder Darmtorsionen. Die wichtigsten und bei Strangulation im Gegensatz zum unkomplizierten obstruktiven Ileus signifikant häufigeren Zeichen sind nach einer Vergleichsstudie von Bryk [1]: die Blähung eines einzelnen Darmsegments und das Vorliegen einer steifen, eng gebogenen Schlinge.

Ebenfalls signifikant häufiger ist die fehlende Verschiebung von Darmschlingen bei einer Kontrollaufnahme nach 5 min.

Extraintestinale Luft nach Darmperforation sammelt sich in der Regel im Stehen als Luftsichel unter dem Diaphragma an. In einzelnen Fällen kann die Luft im subhepatischen Raum, zwischen verklebten Darmschlingen oder – bei Perforation der Magenhinterwand – in der Bursa omentalis gefangen sein. Sie ist dann als Blase mit strukturloser Wand erkennbar. Ein Pneumoperitoneum mit schwachen oder fehlenden Abdominalsymptomen kann auftreten bei Emphysem, Pneumothorax und Sklerodermie [5].

Bei der akuten Pankreatitis mit heftigen klinischen Symptomen sind Pankreasverkalkungen nicht zu erwarten [4]. Sie finden sich vorwiegend bei der alkoholbedingten, chronisch-rezidivierenden Pankreatitis, deren Schübe weniger heftige Symptome verursachen. Hingegen führt die akute Pankreatitis oft zu sekundären funktionellen oder ödematösen Veränderungen des Darmes, die sich in lokalem Ileus, Verbreiterung der gastrokolischen Distanz und Impressionseffekten v. a. an Duodenum und Querkolon äußern.

Die akute Appendizitis kann zu lokaler Darmblähung der Ileozäkalregion, zu entzündlichen Weichteilverschattungen und schließlich – durch Infiltration von Fettgewebe – zur Auslöschung von Psoaskontur und Flankenstreifen führen. Weitere Zeichen sind die Abdrängung des luftgefüllten Zäkums von der Abdominalwand und der Nachweis eines Appendikolithen [7].

Alle diese Zeichen der Pankreatitis und Appendizitis sind nur im positiven Fall verwertbar. Ihr Fehlen schließt die betreffende Krankheit keinesfalls aus.

Aussagekraft der Abdomenleeraufnahme

Die Aussagekraft der radiologischen Nativdiagnostik des Abdomens hängt von mehreren Faktoren ab:

a) Korrekte Auswahl der Projektionen und Positionen des Patienten und einwandfreie Aufnahmetechnik;

b) Ausbildungs- und Erfahrungsstand des Beurteilers der Aufnahmen;

c) korrekte Indikationsstellung. Bei großzügigem Einsatz der Abdomenleeraufnahme auch zur Abklärung von unbestimmten, wenig ausgeprägten und langdauernden Abdominalbeschwerden ergaben sich in einer Studie von Eisenberg et al. [3] nur in 10% der Fälle positive, signifikante Befunde. Bei über 80% der Patienten war die Wahrscheinlichkeit eines positiven Befundes bei der Zuweisung zur Röntgenaufnahme vom Kliniker auf 20% oder weniger eingeschätzt worden. Patienten mit stark ausgeprägten, akuten Beschwerden zeigten dagegen zu ungefähr 30% positive radiologische Befunde. Wurde die Wahrscheinlichkeit eines pathologischen Röntgenbefundes vom zuweisenden Arzt auf 50% eingeschätzt, ergaben sich positive Resultate in 25%, bei einer geschätzten Wahrscheinlichkeit von 80% in 63% der Fälle.

Untersucht wurde ferner die Prävalenz mehrerer klinischer Zeichen bei Patienten mit pathologischer Abdomenleeraufnahme. Die Resultate sind in Tabelle 2 zusammengefaßt.

Nach Lee [4] sind spezifische radiologische Befunde in der Leeraufnahme zu erwarten bei Ileus in 98%, Cholezystitis in 64%, bei Ulkusperforation und akuter Pankreatitis in je 60% und bei akuter Appendizitis in 58% der Untersuchungen.

Tabelle 2. Prävalenz (Häufigkeit bei pathologischem Röntgenbild zu Häufigkeit bei normalem Röntgenbild) klinischer Zeichen. (Nach [3])

Hochgestellte, vermehrte Darmgeräusche	57,5
Penetrierendes Abdominaltrauma	38
Aufgetriebenes Abdomen	9,5
Abdominaloperation in Anamnese	7,4
Makrohämaturie	6,3
Harnwegskonkremente in Anamnese	5,8
Flankenschmerzen	5
Tumor in abdomine in Anamnese	4,7
Gallenblasenleiden in Anamnese	4,2
Schwere Abdominalschmerzen, Druckschmerz	3
Generalisierte Abdominalbeschwerden, Druckschmerzen	3
Schmerzen seit weniger als einem Tag	1,8[a]
Erbrechen	1,8[a]

$p < 0,01$

[a] $p < 0,05$

Zweifellos die wichtigsten primären diagnostischen Hilfsmittel sind Anamnese und klinische Untersuchung. Nach Sandler [6] ergab sich dadurch in ungefähr 20% der Fälle bereits die definitive Diagnose.

Von sehr geringem Nutzen sind offenbar routinemäßig durchgeführte Laboruntersuchungen; relevante diagnostische Aussagen sind in 0–9% bzw. 10% der Fälle zu erwarten [9].

Von Aufwand und Belastung des Patienten her gesehen, ist die Ultraschalluntersuchung mit der Abdomenleeraufnahme vergleichbar. Sie erlaubt besser den Nachweis von Gallensteinen und Zeichen der Cholezystitis sowie von Aszites und intraabdominalen Abszessen. Bei Urolithiasis kann die Harnstauung, evtl. auch das Konkrement selbst, nachgewiesen werden. Eckel [2] fand mittels Sonographie bei 131 Patienten mit akuten Abdominalbeschwerden in 28% der Fälle pathologische, relevante Befunde. Mit Abstand die häufigste Diagnose (16%) war eine Cholelithiasis.

Die Endoskopie steht nicht in einem Konkurrenzverhältnis mit der Abdomenleeraufnahme; die beiden Methoden kommen bei grundsätzlich verschiedenen Fragestellungen zum Einsatz.

Gefahren

Die Abdomenleeraufnahme ist ein nichtinvasives Verfahren ohne akute Gefährdung des Patienten. Zu beachten ist allerdings die – wenn auch geringe – Strahlenbelastung (Tabelle 3).

Tabelle 3. Strahlenbelastung durch Abdomenleeraufnahmen (in cGy=rad). (Nach [8])

	Knochenmark	Gonaden
1 Aufnahme	0,06–0,13	0,25
Vergleichswerte (Schweiz):		
Natürliche Strahlenbelastung pro Jahr	0,14	0,14
Erlaubte Jahresdosis für beruflich exponierte Personen	5	5

Kosten

Die erste Abdomenleeraufnahme kostet in der Schweiz nach Krankenkassentarif 114 sfr. Zusätzliche, gleichzeitig aufgenommene Projektionen sind infolge des degressiven Tarifs billiger; 2 Aufnahmen kommen auf 145,50 sfr zu stehen. Für eine Ultraschalluntersuchung des Abdomens sowie für eine „Routinelaboruntersuchung" (Na^+, K^+, Kreatinin, Harnstoff, GOT, GPT, Blutstatus) gelten praktisch die gleichen Sätze wie für eine Abdomenleeraufnahme.

Kann aufgrund einer frühzeitigen Diagnosestellung die Hospitalisationsdauer nur um einen Tag verkürzt werden, sind die Kosten zweier Abdomenleeraufnahmen mehr als ausgeglichen. Die Krankenkasse wird durch einen Hospitalisationstag mit 160 sfr belastet. Die effektiven Kosten, berechnet aufgrund des Betriebsaufwandes des Universitätsspitals Zürich, liegen jedoch bei annähernd 700 sfr/Tag.

Praktische Anwendung

Bei sehr breiter Anwendung der Abdomenleeraufnahme auch zur Abklärung unbestimmter, geringgradiger und langdauernder Abdominalbeschwerden ist nur eine bescheidene diagnostische Ausbeute zu erwarten. Wird die Wahrscheinlichkeit eines pathologischen Befundes gering eingeschätzt, so ist die radiologische Nativuntersuchung in der Regel auch nicht indiziert. Diagnostisch relevante Zufallsbefunde sind selten. Die Abdomenleeraufnahme ist jedoch generell indiziert bei mittelschwerem bis schwerem Beschwerdebild mit akutem bis subakutem Verlauf. Die wichtigsten Indikationen sind ein klinischer Verdacht auf obstruktiven Ileus, Darmischämie, intestinale Perforation sowie Uro- oder Cholelithiasis bzw. akute Cholezystitis, weiter ein Status nach stumpfem oder v. a. auch nach penetrierendem Abdominaltrauma.

Die Ultraschalluntersuchung ist eine wertvolle Ergänzung zur Abdomenleeraufnahme; sie ist besonders geeignet zum Nachweis pathologischer Flüssigkeitsansammlungen und nicht schattengebender Konkremente. Sie ist andererseits wenig geeignet zum Nachweis pathologischer

Gasverteilung und extraintestinaler Luft. Die beiden Verfahren sind als komplementäre Maßnahmen zu betrachten.

Aufgrund ihres Indikationsspektrums ist die Abdomenleeraufnahme vorwiegend bei Notfallpatienten indiziert. In der täglichen, ambulanten Praxis wird sie nur selten zur Anwendung kommen. Die anspruchsvolle Beurteilung von Abdomenleeraufnahmen sollte, wenn immer möglich, erfahrenen Radiologen überlassen bleiben.

Bewertung

Die Abdomenleeraufnahme ist ein nichtinvasives Verfahren, das in der Abklärung akuter, mittelschwerer bis schwerer Abdominalbeschwerden einen hohen Stellenwert hat.

Die Kostenexplosion in der Medizin und die zunehmende Sensibilisierung der Bevölkerung gegenüber Strahlenbelastungen zwingen andererseits zum gezielten Einsatz dieser Methode. Die richtige Art, zu sparen, besteht darin, auf nicht indizierte Untersuchungen ganz zu verzichten, und nicht etwa darin, halbherzig indizierte Untersuchungen halbherzig durchzuführen und auf wichtige Zusatzprojektionen zu verzichten. Die leider häufige Verordnung: „Abdominalschmerzen. Steine? Ileus? Freie Luft? Bitte Abdomen leer im Stehen!" ist ein gefährlicher Unsinn. Die radiologische Nativdiagnostik des Abdomens sollte bei fehlender Indikation gar nicht, bei gegebener Indikation jedoch lege artis und vollständig durchgeführt werden.

Literatur

1. Bryk D (1978) Strangulating obstruction of the bowel: A reevaluation of radiological criteria. AJR 130:835–843
2. Eckel H (1980) Die Sonographie in der Notfalldiagnostik des Abdomens. Roentgenblätter 33:244–248
3. Eisenberg RL, Heineken P, Hedgcock MW et al. (1982) Evaluation of plain abdominal radiographs in the diagnosis of abdominal pain. Ann Intern Med 97:257–261
4. Lee PWR (1976) The plain X-ray in the acute abdomen: A surgeon's evaluation. Br J Surg 63:763–766
5. Madura HJ, Craig RM, Shields TW (1982) Unusual causes of pneumoperitoneum. Surg Gynecol Obstet 154:417–420
6. Sandler G (1979) Costs of unnecessary tests. Br Med J II:21–24
7. Shimkin P (1978) Radiology of acute appendicitis. AJR 130:1001–1004
8. UNSCEAR (1972) Ionizing radiation: Levels and effects, a report of the United Nations scientific committee on the effects of atomic radiation (UNSCEAR). United Nations Sales No E. 72. IX. 17, New York
9. Whitehead TP (1971) Multiple analyses and their use in the investigation of patients. Adv Clin Chem 14:389–408

Kapitel 15

Röntgenologische Untersuchung des oberen Gastrointestinaltrakts und Dünndarms

E. Imschweiler

Die röntgenologische Untersuchung des oberen Gastrointestinaltrakts und des Dünndarms beinhaltet sehr unterschiedliche Untersuchungstechniken (z. B. Kinematographie, Bandspeicheraufzeichnungen zur Dokumentation von Bewegungsvorgängen, morphologische Feindiagnostik im Doppelkontrastverfahren mit Hypotonie), so daß zu deren gezielter Anwendung eine ausreichende Übermittlung klinischer Daten erforderlich ist. Damit ist eine kommentarlose Anforderung „Magen-Darm-Passage" unzureichend.

Untersuchungstechnik

Allgemeine Hinweise

Ösophagus, Magen und Duodenum werden im Untersuchungsgang als Einheit angesehen; die Dünndarmkontrastierung ist dagegen ein gesonderter Untersuchungsabschnitt. Die Organmorphologie und -funktion ist röntgenologisch durch unterschiedliche Untersuchungstechniken mit entsprechender Kontrastmittelanwendung (Bariumsulfat, jodhaltige Kontrastmittel, Gas), evtl. unter Ergänzung der Pharmakoradiographie nachzuweisen und zu dokumentieren (Tabelle 1).
Apparative Voraussetzung ist ein Durchleuchtungsgerät mit Kipptisch und die Röntgenfilmdokumentation unter Anwendung von Folien auf der Basis von seltenen Erden bzw. die Bildverstärkerphotographie zur Dosisreduktion und Rationalisierung. Die Aufnahmespannungen betragen 90–125 kV. Die Untersuchung am Gastrointestinaltrakt erfordert, daß der Patient nüchtern ist und motilitäts- und sekretionsändernde Medikamente abgesetzt wurden.
Vor Kontrastmittelanwendung ist eine orientierende Durchleuchtung der Thorax- und Abdominalorgane erforderlich. Wichtig ist der Nachweis von Verkalkungen, Fremdkörpern sowie pathologischen Gas- und

Tabelle 1. Röntgenologische Darstellung morphologischer Veränderungen im Gastrointestinaltrakt bei intraluminärer Kontrastmittelgabe

Veränderung von	– Lage
	– Form
	– Schleimhautniveau und -struktur
	– Wandelastizität
	– Motilität
	– Passage
Erkennung durch	– Schleimhautrelieftechnik
	– Prallfüllung
	– Dosierte Kompression
	– Doppelkontrast
	– Pharmakoradiographie

Flüssigkeitsansammlungen, z. B. als Hinweis auf eine Perforation oder Passagebehinderung. Unter Berücksichtigung von klinischer Fragestellung, evtl. zusätzlichen Angaben des Patienten und dem Ergebnis der Durchleuchtung wird die Untersuchungstechnik festgelegt: Bei Verdacht auf eine Fistelung, Perforation oder bei evtl. nachfolgender Notfallendoskopie ist jodhaltiges Kontrastmittel (Gastrografin) zu verwenden. Bei Stenosen oder Perforationsverdacht ist ggf. die Untersuchung mit Einführen einer Sonde vorzuziehen. Bei hyperosmolaren jodhaltigen Kontrastmitteln treten Diarrhöen auf, die nach Darmentleerung jedoch sistieren. Kontraindikationen ergeben sich aus einer Überempfindlichkeit gegen jodhaltige Kontrastmittel, beim dehydrierten Patienten sowie bei Säuglingen und Kleinkindern (Höchstmengen beachten!). Bei Aspiration sind Schleimhautreizungen, Bronchospasmen und vereinzelt Lungenödeme sowie Todesfälle beschrieben worden (Literatur bei [1, 6]). Bariumhaltige Kontrastmittel können bei Aspiration und Retention zu Fremdkörpergranulombildung und bei Perforation zu Mediastinitis bzw. Peritonitis führen. Als negative Kontrastmittel werden Luft, CO_2-freisetzende Substanzen sowie Wasser verwendet.

Oberer Gastrointestinaltrakt

Der Ablauf einer Standarduntersuchung des oberen Gastrointestinaltrakts ist in Tabelle 2 wiedergegeben. Mehrere Monographien belegen die Vorteile dieser Untersuchungstechnik und ihrer Modifikationen [13, 17, 26].
Da die Durchleuchtung v. a. der optimalen Positionierung der Aufnahmen dient, ist eine Dokumentation aller Magenabschnitte im Dop-

Tabelle 2. Röntgenuntersuchung des oberen Gastrointestinaltrakts (Standarduntersuchung mit Bariumkontrastmittel im Doppelkontrastverfahren)

Kontrolle der Vorbereitung
Orientierende Durchleuchtung von Thorax und
   Abdomen; ggf. Zielaufnahmen
Spasmolytikum (Glukagon/Buscopan)
10–40 ml Kontrastmittel zur Vorderwanddarstellung
220 ml Kontrastmittel zur Ösophagusdarstellung
Prallfüllung
Gasbildner mit 15 ml Wasser
Doppelkontrastaufnahmen
Zielaufnahmen (Kardia/Duodenum)
Reflux- und Varizenprobe
Rotierende Durchleuchtung im Stehen
Kompression
Zielaufnahmen entsprechend dem Befund

---

pelkontrastverfahren durch eine entsprechende Lagerung des Patienten erforderlich, um auch feinere Veränderungen nachweisen zu können. Bei der Untersuchung in Hypotonie sind die entsprechenden Nebenwirkungen bzw. Kontraindikationen zu beachten:

– Buscopan (20–40 ml i. v./i. m.)
– Nebenwirkung: Akkomodationsstörung (Autofahrer!).
– Kontraindikationen: Kammerwinkelglaukom, Stenosen im Gastrointestinaltrakt, Prostataadenom mit Restharn, kardiale Erkrankung mit Tachykardie.
– Glukagon (0,1–1,0 mg i. v.)
– Kontraindikationen: Insulinom, Phäochromozytom.

Funktionsuntersuchungen sowie die Abklärung von Magenausgangsstenosen erfolgen ohne Hypotonie. Bei der Abklärung der oropharyngealen Dysphagie mit Aspiration ist der Einsatz von Bandspeichern und Kinematographie von Vorteil, wobei die Bandspeichertechnik sofort die wiederholte Zeitlupenbetrachtung der Untersuchung ohne Belastung des Patienten ermöglicht. Vor Kontrastmittelanwendung ist auf ein „Luftösophagogramm" zu achten, das einen Hinweis auf Sklerodermie, Achalasie, myogene Dystrophie, entzündlichen Mediastinalprozeß, Tumor oder Zustand nach Laryngektomie geben kann, und auf Perforationszeichen, wie Mediastinalemphysem, Pneumothorax oder -perikard, retroperitoneale oder abdominelle freie Luft, sowie auf Spiegelbildungen bei Hernierungen und Divertikel [7]. Bei der Kontrastmittelanwendung wird neben der Organmorphologie der Tonus der einzelnen Abschnitte und der Peristaltikablauf erkannt. Ein „Qualitätskriterium" bei der Magenuntersuchung ist der Nachweis der Areae gastricae. Provokationsmanöver in Seiten- oder Bauchlage mit verschiedenen Atemstellungen und in Kopftieflage erleichtern die Hernien- und Varizendiagnostik.

Die hypotone Duodenographie erlaubt als Ergänzung zur hypotonen Magenuntersuchung oder als gezielte Untersuchung mit oder ohne Sonde die Erkennung primärer und sekundärer Organveränderungen.

Zur Abklärung postoperativer Situationen muß die Röntgentechnik ebenfalls dem Einzelfall angepaßt werden und ggf. in Hypotonie und mit Sonde erfolgen, um eine ausreichende Beurteilung zu erreichen.

Dünndarm

Die Dünndarmuntersuchung sollte wegen ihrer geringen Effizienz und aus Strahlenschutzgründen nur bei gezielter Fragestellung durchgeführt werden [8, 22, 24].

Zur zusammenhängenden intraluminären Kontrastmittelfüllung stehen folgende Verfahren zur Verfügung:

- Fraktionierte Dünndarmpassage nach Pansdorf mit 300–400 ml Kontrastmittel [21];
- Untersuchung anschließend an den oberen Gastrointestinaltrakt, evtl. mit Pharmakoradiographie (z. B. Paspertin) zur Passagebeschleunigung;
- Gabe von größeren verdünnten Kontrastmittelmengen (Verhältnis 2:1, 300 und 600 ml) in Rechtsseitenlage (Bret, modifiziert nach Treichel [26]) und ggf. Paspertin;
- orale Kontrastmittelgabe und Applikation von Luft rektal zur Doppelkontrastuntersuchung des terminalen Ileums (orales Pneumokolon).

Diese sondenlosen Verfahren drohen heute in Verruf zu geraten durch gedankenlose Indikation, geringe Kontrastmittelmengen, ungeeignetes Kontrastmittel sowie Fehler in der Untersuchungstechnik [2].

Die Nachteile dieser Untersuchung lagen z. T. in den langen Untersuchungszeiten zwischen 15 min und 5 h sowie methodisch in der unzureichenden Dehnung und Überlagerung von Dünndarmschlingen sowie in den intermittierenden Kontrollen. Diese Nachteile förderten die Ausbreitung der von Sellink [25] als Enteroklysma verbreiteten Methode und deren Modifikation. Zusammenhängende Darstellung, Dilatation und Transparenz der Schlingen sowie kurze Untersuchungszeiten charakterisieren diese Untersuchungstechnik.

Das terminale Ileum läßt sich dagegen isoliert auch gut mit oraler Kontrastmittelgabe und rektaler Luftapplikation sowie durch Kontrastmit-

telübertritt bei der Dickdarmuntersuchung darstellen. Bei der Sonden-technik – modifiziert nach Sellink – wird eine Dünndarmsonde verwen-det, die beim Vorschieben durch einen teflonbeschichteten Führungs-draht versteift wird. Die Sondenspitze wird etwa 10–20 cm hinter das Treitz-Band eingelegt und Kontrastmittel bis zum mittleren Ileumab-schnitt appliziert. Das nachfolgende Durchspülen der Dünndarmschlin-gen mit Wasser bewirkt die Dilatation bzw. Hypotonie der Schlingen und ihre Transparenz. Die Untersuchung verlangt neben der üblichen Vorbereitung die Entleerung des Dickdarms.
Bei Verdacht auf Perforation oder einen unklaren Dünndarmileus kann jodhaltiges Kontrastmittel durch die Dünndarmsonde gegeben werden, um von der Pylorusfunktion unabhängig zu sein. Durch diese Technik läßt sich infolge der Kontrastmittelverdünnung häufig nur ein eventuel-ler Stopp, nicht jedoch die zugrundeliegende Pathomorphologie dar-stellen. Die Strahlenbelastung beträgt bei unkomplizierter Untersu-chung 1 800–3 000 R/cm^2 [8].

Diagnostisches Spektrum und Aussagewert

Pharynx-Ösophagus

Am Ösophagus wird neben morphologischen und funktionellen Verän-derungen die Lagebeziehung des Organs dargestellt. Damit können Ver-änderungen im Rahmen einer Dysphagie oder Odynophagie umfassend beurteilt werden. Die wiederholte Videobetrachtung in Zeitlupe erlaubt bei einem pathologischen Schluckvorgang die sichere Analyse des kom-plexen Bewegungsablaufs. Diese Technik macht wie die Kinematogra-phie bei Aspiration die Gabe geringer Kontrastmittelmengen möglich und verhindert dadurch Aspirationsfolgen (Abb. 1). Mediastinale Pro-zesse tumoröser oder vaskulärer Genese – A. lusoria, Aortenbogenano-malien oder -aneurysmen – lassen sich in ihrer Auswirkung auf den Öso-phagus einfach darstellen. Neben spontanem und provozierbarem ga-stroösophagealem Reflux können evtl. begleitende Motilitätsstörungen, Hiatushernien und Refluxfolgen wie ulzerierende entzündliche Verände-rungen oder narbige Stenosen nachgewiesen werden. Dabei ist bei aus-geprägten Stenosen ggf. durch Sondierung auch der distale poststenoti-sche Anteil darzustellen. Bei der Achalasie läßt sich eine Einteilung hin-sichtlich der noch vorhandenen Motilität vornehmen (Abb. 2).
Weitere Ursachen von Motilitätsstörungen, z. B. im Rahmen einer Skle-rodermie oder bei einer Dysfunktion der krikopharyngealen Muskula-

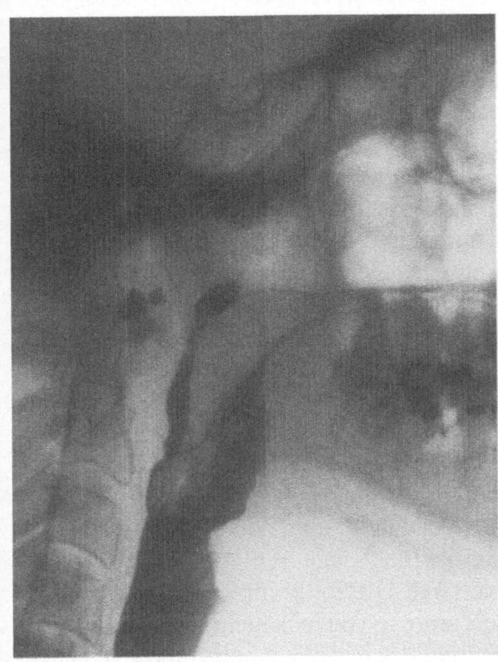
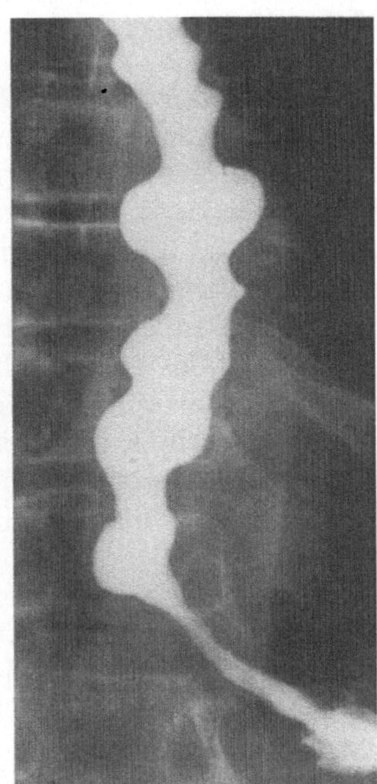

Abb. 1   **Abb. 2**

Abb. 1. Nasale Regurgitation bei mangelndem palatonasalem Abschluß nach offenem Schädel-Hirn-Trauma (Bild aus einem Kamerafilm)

Abb. 2. Achalasie, hypermotile Form

tur [4], sind einfach abgrenzbar. Divertikel sind in ihrer Beziehung zum oberen und unteren Ösophagussphinkter sowie zu den Hilusstrukturen darzustellen. Die Sensitivität der Röntgenuntersuchung für die Abklärung der Dysphagie beträgt 95%, wenn geringe ösophagitische Veränderungen ausgeschlossen werden [19]. Beim Nachweis von Tumoren und Varizen werden die Ergebnisse durch Hypotonie verbessert [16]. Fistelungen oder Perforationen bei tumorösen Prozessen, nach Verätzungen, als Traumafolge, im Rahmen eines Boerhave-Syndroms oder nach instrumentellen Eingriffen, z.B. endoskopischer Tubuseinlage oder nach Dilatation, sind schnell und komplikationsarm zu erfassen. Der Nachweis geringer ösophagitischer Veränderungen, die weitere bioptische Abklärung bei Stenosen oder Tumoren, die Abklärung nicht schattengebender Fremdkörper sowie die primäre Untersuchung im Rahmen einer oberen Gastrointestinalblutung bleiben der Endoskopie als Erstuntersuchung vorbehalten.

Magen-Duodenum

Bei Lage- und Formanomalien des Magens und des Duodenums ist auf die Fixierung der Veränderungen in unterschiedlichen Dehnungszuständen und in Hypotonie sowie auf evtl. zugrundeliegende paraluminäre Raumforderungen zu achten, die eine weitere radiologische Abklärung nötig machen. Eine umschriebene Peristaltikbehinderung gibt Hinweise auf einen wandinfiltrativen Prozeß. Die Beurteilung bei Perforationen wird im wesentlichen nur durch eine eventuelle mangelnde Kooperationsfähigkeit des Patienten bei der Umlagerung beeinträchtigt (Abb. 3). Gegebenenfalls muß eine vorsichtige Untersuchung mit Sonde und in Prallfüllung erfolgen. Die Untersuchung dient dabei der genauen Lokalisation der Perforation. Die Tatsache der Perforation selbst mit entsprechender intraabdomineller Flüssigkeit ist sonographisch schneller zu erkennen.

Ulzeröse und polypöse Schleimhautveränderungen sowie deren Kombinationsformen sind durch entsprechende Untersuchungstechniken ausreichend nachzuweisen und hinsichtlich Lage und Ausdehnung zu bestimmen (Abb. 4). So sind Divertikel, Ulzera, komplette Erosionen und Polypen, benigne und maligne Tumoren sowie Schleimhautveränderungen bei M. Ménétrier und bei lymphatischen Systemerkrankungen zu erfassen, wobei der gezielten endoskopischen Untersuchung die Materialgewinnung zur histologischen Abklärung der Veränderung vorbehalten bleibt. Die radiologische Fehlerquote bei konventionellen Untersuchungen von bis zu 30% [12] hat zur Entwicklung besserer Untersuchungstechniken bzw. zur kombinierten Anwendung verschiedener Untersuchungstechniken geführt, die eine ausreichende Beurteilung auch bei Feinveränderungen zulassen. Dabei können bei dem häufig als Qualitätskriterium herangezogenen Magenfrühkarzinom diese Läsionen zu über 90% dargestellt werden [5]. Durch die Kombination von Radiologie, Endoskopie und Biopsie wird dabei die Sicherheit der präoperativen Diagnose auf bis über 95% erhöht [26].

Die Untersuchung duodenaler Läsionen umfaßt primäre Organerkrankungen – Ulkus, Duodenitis, tumoröse Prozesse – und sekundäre Veränderungen durch Infiltration aus Nachbarorganen, insbesondere dem Pankreas. Die Untersuchung in Hypotonie im Rahmen einer Magenuntersuchung oder selektiv als hypotone Duodenographie läßt diese Veränderungen besonders gut erkennen (Abb. 6). Die raumfordernden malignen Prozesse des Pankreaskopfes erweisen sich jedoch bei dieser Art der Darstellung häufig als weit fortgeschritten, so daß andere Untersuchungen wie Sonographie, Computertomographie und ERCP im Vordergrund stehen.

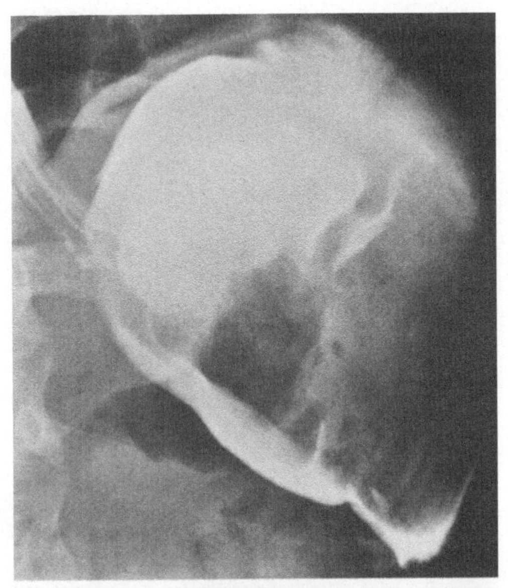

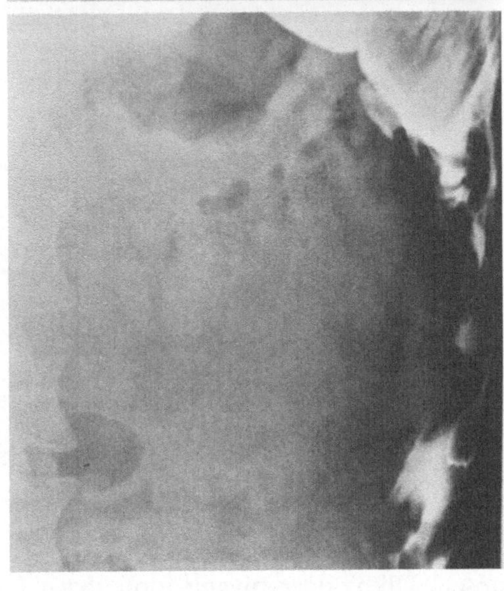

Abb. 3 a, b. Kardiaperforation nach Säureverätzung. Das Kontrastmitel (Gastrografin) fließt um Kardia und Magenfundus (**a**) sowie frei intraperitoneal nach kaudal zum Becken (**b**)

Bei postoperativen Untersuchungen sind in der Frühphase Fisteln, Lekkagen, Abszesse oder eine Passagestörung auszuschließen. Im späteren Verlauf werden Operationsergebnis und Komplikationen beurteilt, z. B. im Nachweis von Kaskadenbildungen, paragastralen Raumforderungen, enteralen Fisteln, Anastomosenveränderungen wie Ste-

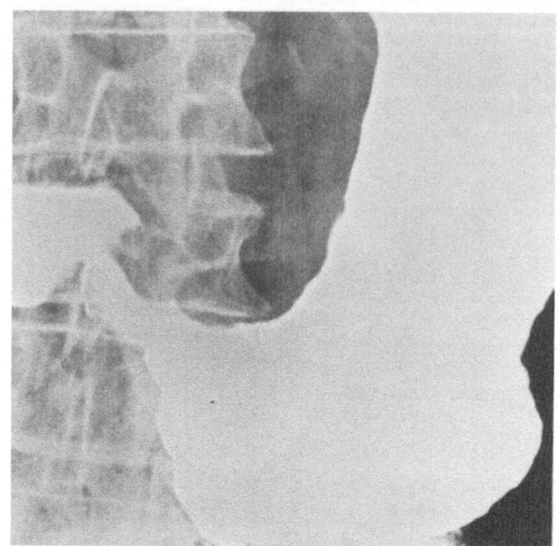

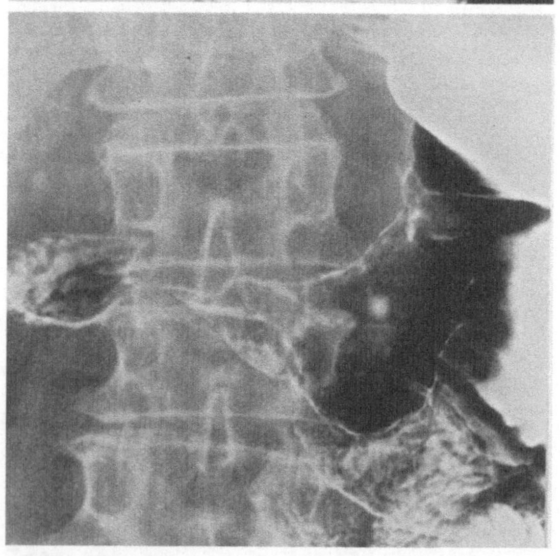

Abb. 4a, b. Stenosierendes Magenkarzinom – vom minorseitigen Korpusabschnitt bis zum Pylorus reichend. Aufnahmen im Stehen (a) und im Liegen (b)

nosen, Ulkus oder Invagination sowie Entleerungsstörungen wie das Syndrom der zuführenden Schlinge, das Dumpingsyndrom, das Denervationssyndrom evtl. mit Bezoarbildung (Abb. 5).
Im Rahmen postoperativer Nachsorgeuntersuchungen werden nach Resektionsverfahren und Drainage- oder Antirefluxoperationen usw. neben Morphologie und Topographie des Organs Passage- und Motilitätsstörungen dokumentiert, wodurch die Röntgenuntersuchung zur

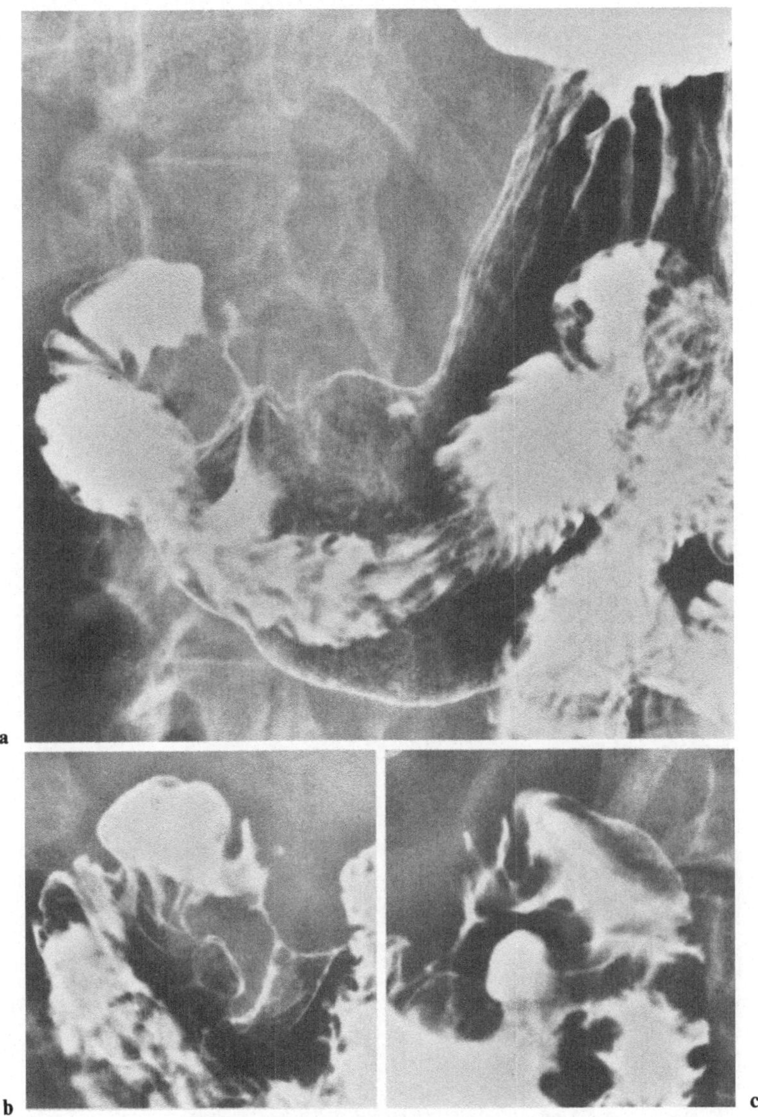

Abb. 5 a–c. Zustand nach selektiv-proximaler Vagotomie und Drainageoperation nach Jaboulay (Antroduodenostomie). Übersichtsaufnahme (a). Entleerung über die Anastomose bei narbiger Pylorusstenose; flaches Ulkus in Angulushöhe sowie tiefes Ulkus in der Anastomose. Zielaufnahmen in Doppelkontrasttechnik und Prallfüllung (b, c)

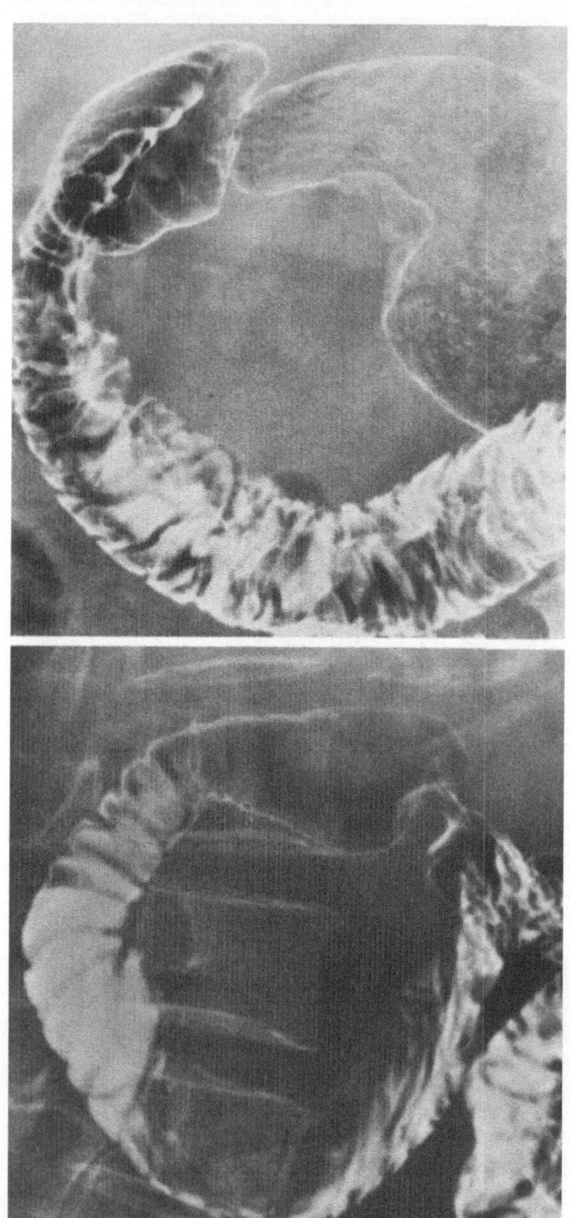

Abb. 6a–d. Duodenalveränderungen. Glatte Impression auf Antrum und Duodenum bei Pankreaspseudozyste (**a**) und auf den horizontalen Anteil des Duodenums bei einem Schwannom der Duodenalwand (**b**)

218

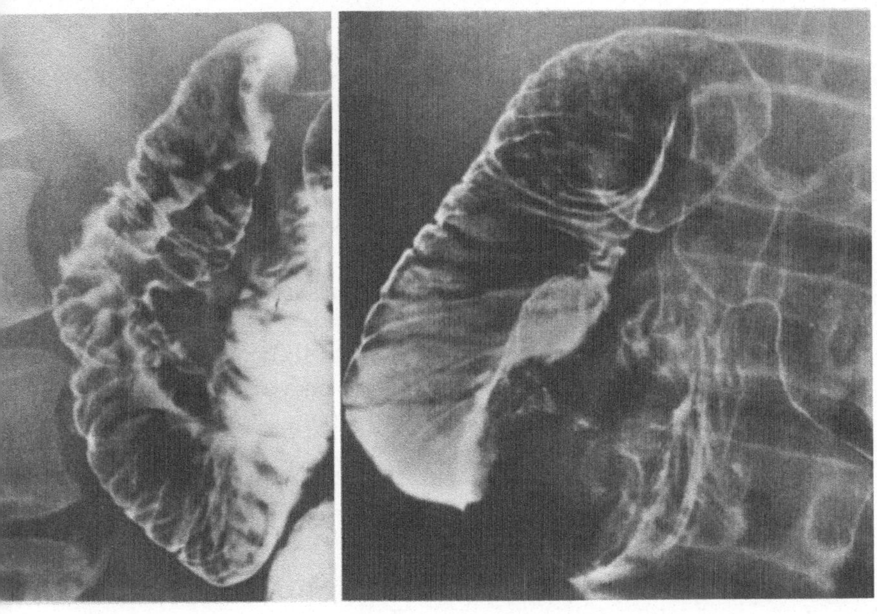

d

Abb. 6c, d. Unregelmäßige Impression bei Pankreaskopfkarzinom (**c**). Stenose bei primärem Duodenalkarzinom (**d**)

Abklärung postoperativer Syndrome beitragen kann. So ist z. B. bei Komplikationen nach Fundoplikation die Weite der Manschette, eine eventuelle Manschettenlösung, ein Teleskopphänomen oder ein Gasbloat- oder Denervationssyndrom zu erkennen. Entleerungsstudien nach standardisierten Mahlzeiten mit Barium ergänzen die Isotopendiagnostik. Demgegenüber können sich insbesondere bei mangelnden Vergleichsaufnahmen Schwierigkeiten in der Beurteilung von Schleimhautläsionen sowie von Naht- und Anastomosenrändern ergeben [18, 20], so daß zur Abklärung, v. a. bei vorliegender Blutung, die Endoskopie zu empfehlen ist. Bei den Kontrollen nach Billroth-II-Resektionen nach mehr als 10 Jahren bietet die Endoskopie mit der Möglichkeit der Biopsie Vorteile in der Erkennung von Stumpfkarzinomen. Wenn auch bei radiologisch-endoskopischen Vergleichen gute Übereinstimmungen der Ergebnisse erzielt werden können, ergeben sich für Endoskopie und Radiologie damit Schwerpunkte in der Beurteilung postoperativer Probleme, so daß eine ausreichende Vorinformation über die vorausgegangene chirurgische Intervention und eine gezielte Fragestellung zu fordern ist. Damit erlaubt die Kombination beider Verfahren eine umfassende Aussage.

Dünndarm

Zum diagnostischen Spektrum der Dünndarmuntersuchung gehört die Abklärung bei [8, 24]:
- abdominellen Raumforderungen mit Verlagerung und Einengung des Dünndarms,
- Adhäsionen mit Passagestörungen,
- Verdacht auf entzündliche Dünndarmerkrankungen,
- Diarrhö und Steatorrhö,
- unklaren abdominellen Beschwerden oder unklarem Blutverlust nach Abklärung des oberen und unteren Gastrointestinaltrakts durch Radiologie und Endoskopie bei unauffälliger abdomineller Sonographie (bei der akuten Blutung dominiert nach endoskopischem Ausschluß oberer und unterer gastrointestinaler Blutungsquellen die Angiographie),
- Bestrahlungsfolgen,
- im Rahmen eines Screening von ungeklärten Beschwerden und Befunden.

Bei Verdacht auf Perforation und bei der Abklärung des Dünndarmileus ist die Applikation von jodhaltigem Kontrastmittel (Gastrografin) wegen der Hyperosmolarität mit der Gefahr der Dehydrierung verbunden, so daß entsprechende Flüssigkeitsmengen parenteral zugeführt werden müssen. Eine nephrogene Kontrastmittelausscheidung ist nicht beweisend für eine Perforation (Abb. 7). Um die Ausdehnung eines M. Crohn des Dünndarms präoperativ genauer einschätzen zu können, ist die Untersuchung mit einer Sonde wegen der kontinuierlichen Darstellung und der erzielbaren Transparenz der Schlingen von Vorteil [3, 9, 11, 23]. Bei den seltenen, primär malignen Dünndarmtumoren ist – wie auch bei den Divertikeln [25] – durch die Einlauftechnik die Möglichkeit gegeben, auch kleinere Veränderungen leichter zu erkennen (Abb. 8 und 9). Im Rahmen der Verlaufsbeobachtung einer Sprue ist an die Entwicklung von Dünndarmkarzinomen oder -lymphomen zu denken [15]. Beim Malabsorptionssyndrom ist der Beitrag der Radiologie häufig gering, gelegentlich kann jedoch der Hinweis auf eine Dünndarmerkrankung gegeben werden. Im Vergleich der Untersuchungsmethoden ergeben sich Vorteile für die Enteroklysmatechnik wegen der allgemein besseren Aussagefähigkeit [14]; dabei wirkt sich jedoch die Notwendigkeit zur Applikation einer Dünndarmsonde nachteilig aus. Die Effizienz einer Dünndarmuntersuchung hängt zum großen Teil jedoch zunächst von der Fragestellung ab [10, 22]. So sollten unspezifische abdominelle Beschwerden ohne entsprechende Voruntersuchungen nicht zum Anlaß genommen werden, im Anschluß an die Untersuchung des oberen Gastrointestinaltrakts den Dünndarm „verlängert" mit zu untersuchen.

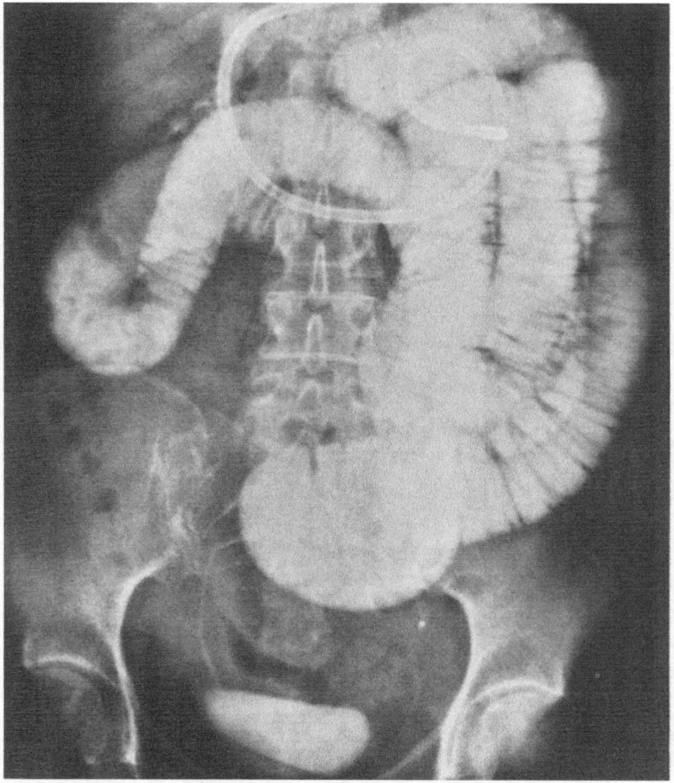

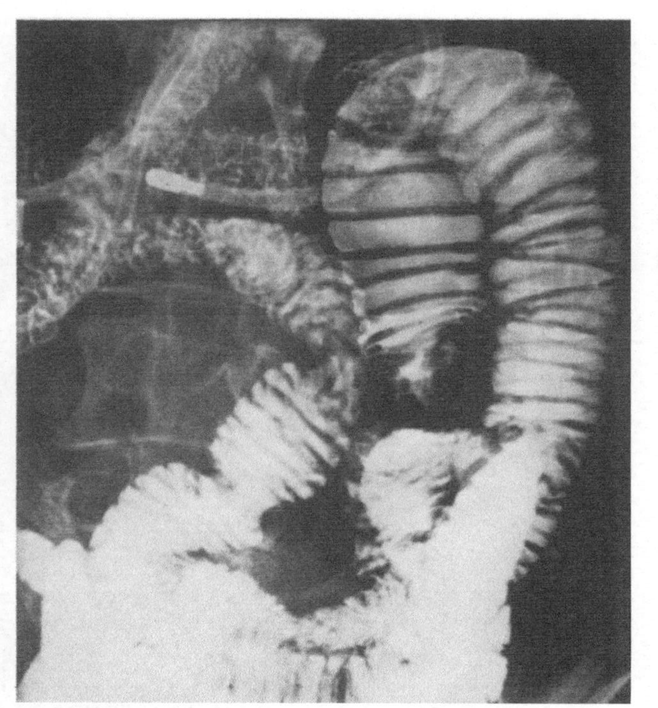

Abb. 7. Bridenileus. Nephrogene Kontrastmittelausscheidung (Gastrografin) nicht beweisend für eine Darmperforation

Abb. 8. Tumorstenose mit geringer prästenotischer Dilatation im proximalen Jejunum

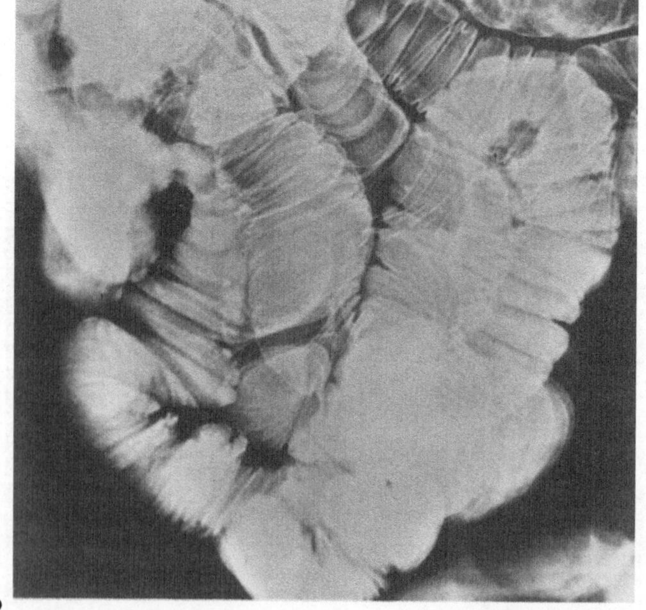

a

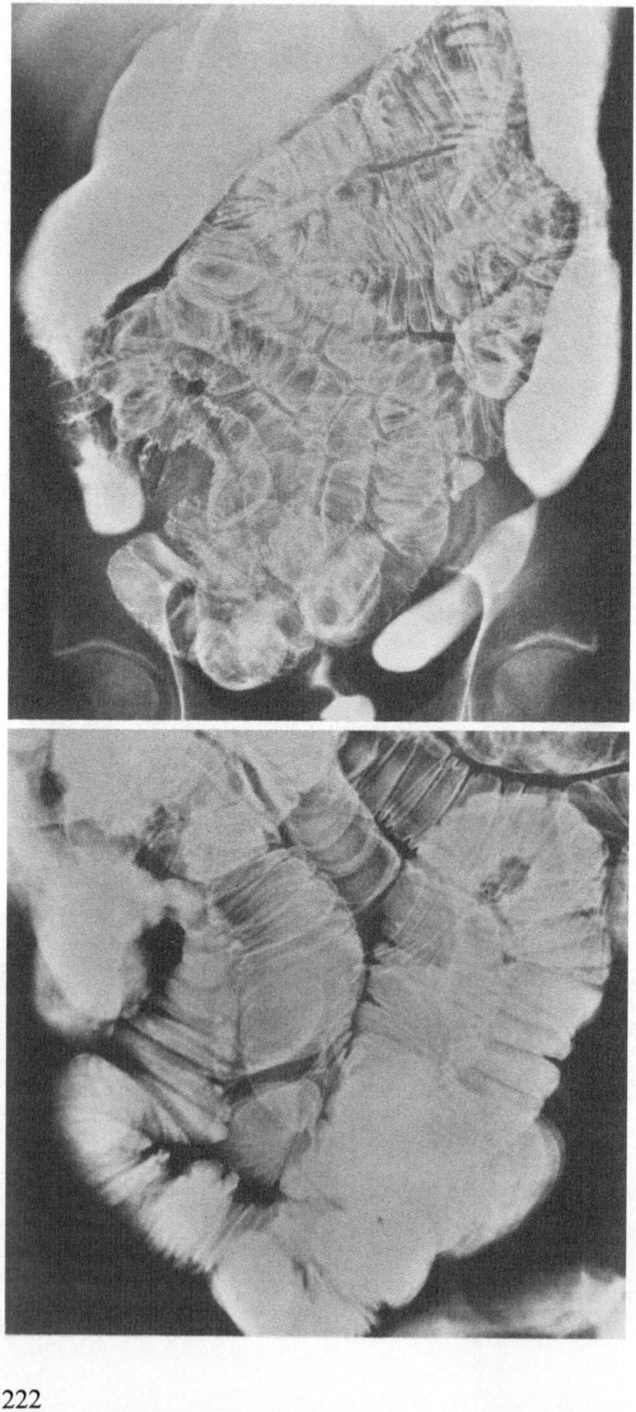

b

Abb. 9a, b

Bewertung

Alle beschriebenen röntgenologischen Verfahren sind in der täglichen Praxis komplikationsarm anwendbar, bis auf die Sondenapplikation bei der Dünndarmuntersuchung nicht invasiv und damit wenig belastend und – bis auf die konventionelle Dünndarmdarstellung – von vorhersehbarer Untersuchungsdauer. Die Röntgenuntersuchung erlaubt Aussagen über das Vorhandensein einer pathologischen Veränderung, ihre Ausdehnung und eine Zuordnung hinsichtlich ihrer intraluminären, intramuralen oder extraluminären Ausbreitung. Organfunktion, Motilität und Passage werden beurteilt und nachprüfbar dokumentiert.

Gefahren in der röntgenologischen Untersuchung des oberen Gastrointestinaltrakts und des Dünndarms ergeben sich zum Teil aus falscher Untersuchungstechnik infolge fehlerhafter bzw. unvollständiger Übermittlung klinischer Daten. Bei der Anwendung von Barium und jodhaltigen Kontrastmitteln sowie bei der Pharmakoradiographie sind die entsprechenden Kontraindikationen zu beachten.

Literatur

1. Ansell G (Hrsg) (1983) Komplikationen in der Röntgendiagnostik. Enke, Stuttgart
2. Dombrowski H, Bürkle G (1981) Röntgentechnik und Röntgenbefunde bei chronisch entzündlichen Darmerkrankungen. Internist (Berlin) 22:385
3. Ekberg O (1977) Crohn's disease of the small bowel examined by double contrast technique: A comparison with oral technique. Gastrointest Radiol 1:355
4. Ekberg O, Nylander G (1982) Dysfunction of the cricopharyngeal muscle. Radiology 143:481
5. Elgeti H, Luska G, Ostertag H, Stender HS (1982) Röntgenologische Manifestation des Magenfrühkarzinoms. Röntgenblätter 35:177
6. Elke M (1982) Kontrastmittel in der Röntgendiagnostik. Thieme, Stuttgart
7. Fuchs HF, Geiter B (1979) Magen-Darm-Trakt. In: Domschke W, Koch H (Hrsg) Diagnostik in der Gastroenterologie. Thieme, Stuttgart
8. Geiter B, Fuchs HF (1977) Dünndarm-Kontrast-Einlauf, Indikationen und Technik. Dtsch Ärztebl 43:2575
9. Geiter B, Fuchs HF (1977) Dünndarm-Kontrast-Einlauf, Diagnostik. Dtsch Ärztebl 47:2805
10. Goldberg HJ, Jeffrey RE (1983) Part VII; Small bowel-overview. In: Margulis AR, Burhenne HJ (eds) Alimentary tract radiology, 3rd edn. Mosby, St. Louis
11. Herlinger H (1979) Small bowel. In: Laufer I (ed) Double contrast gastrointestinal radiology. Saunders, Philadelphia

Abb. 9 a, b. Übersicht (a) und Zielaufnahmen des terminalen Ileums (b). M. Crohn des Kolons mit Stenose im Descendens-Sigma-Übergang. Unauffälliger Dünndarm. Als Nebenbefund Meckel-Divertikel neben der Dickdarmstenose

12. Laufer I (1976) Assessment of the accuracy of double contrast gastroduodenal radiology. Gastroenterology 71:874
13. Laufer I (1979) Double contrast gastrointestinal radiology. Saunders, Philadelphia
14. Maglinte DDT, Burney BT, Miller RE (1982) Lesions missed on small-bowel follow-through: Analysis and recommendations. Radiology 144:737
15. Neutard E, Kluge F (1981) Röntgenologische Veränderungen bei Erwachsenen-Sprue. Radiologe 21:381
16. Novak P (1975) Die hypotone Oesophagographie mit Propanthelinbromid (Pro-Banthine). Fortschr Röntgenstr 123/5:409
17. Odo op den Orth J (1979) The standard biphasic-contrast examination of the stomach and duodenum. Nijhoff, The Hague
18. Ominsky SH, Moss AA (1979) The postoperative stomach: A comparative study of double-contrast barium examinations and endoscopy. Gastrointest Radiol 4:17
19. Ott DJ, Wu CW, Gelfand DW (1981) Efficacy of radiology of the esophagus for evaluation of dysphagia. Gastrointest Radiol 6:109
20. Ott DJ, Munitz HA, Gelfand DW, Lane TG, Wu WC (1982) The sensitivity of radiography of the postoperative stomach. Radiology 144:741
21. Pansdorf H (1931) Experimentelle Studien zur Röntgenologie des Dünndarms. Ergeb Med Strahlenforsch 5:21
22. Rabe FE, Becker GJ, Besozzi MJ, Miller RE (1981) Efficacy study of the small-bowel examination. Radiology 140:47
23. Sanders DE, Ho CS (1976) The small bowel enema: Experience with 150 examinations. AJR 127:743
24. Schuster R, Erkelenz I (1981) Radiologische Untersuchungen des Magen-Darm-Traktes. In: Allgöwer M, Harder F, Hollender LF, Peiper H-J, Siewert JR (Hrsg) Chirurgische Gastroenterologie. Springer, Berlin Heidelberg New York
25. Sellink JL (1976) Radiological atlas of common diseases of the small bowel. Stenfert Kroese, Leiden
26. Treichel J (1982) Doppelkontrastuntersuchung des Magens. Thieme, Stuttgart

Röntgenologische Untersuchung von Rektum und Kolon mit der Doppelkontrastmethode

J. ALTARAS

Durch die Entwicklung, die technische Vervollkommnung und die Standardisierung der Doppelkontrastmethode ist die Röntgenuntersuchung des Rektums und des Dickdarms zur bevorzugten Suchmethode geworden. Die erzielbare Darmtransparenz beim Doppelkontrastverfahren ermöglicht eine räumliche Darstellung des gesamten Darmrohrs vom Rektum bis zum Zäkum ohne „blinde Zonen". Sie gestattet dem Röntgenologen, dem Kliniker eine Dokumentation von höchstem Informationswert anzubieten, die Aussagen über die Lokalisation, Anzahl, Größe und Form der Läsionen enthält. Die Doppelkontrastuntersuchung des Dickdarms gestattet bei Verwendung moderner Kontrastmittel sowie intensivierter und subtiler Vorbereitung des Patienten eine exakte Dickdarmdiagnostik.

Der konventionelle Kolonkontrasteinlauf ist dagegen ein unsicheres diagnostisches Verfahren, da die kleinen, intraluminär entstandenen Veränderungen sich der Erkennung entziehen.

Die Doppelkontrastmethode stellt die Schleimhaut direkt dar, indem sie mit einer feinen Kontrastmittelschicht überzogen wird, die sich gleichmäßig, homogen und regelmäßig über ihr ausbreitet. Die Transparenz ermöglicht eine plastische Darstellung des gesamten Darmrohrs, dessen Innenwand „en profil" und „en face" betrachtet werden kann. Die Außenkontur des gesunden Kolons erscheint wie eine mit der Feder gezogene, feine Linie. Die Zeichnung der Haustren ist, in Abhängigkeit vom Dehnungszustand des Kolons, mehr oder weniger deutlich erkennbar (Abb. 1).

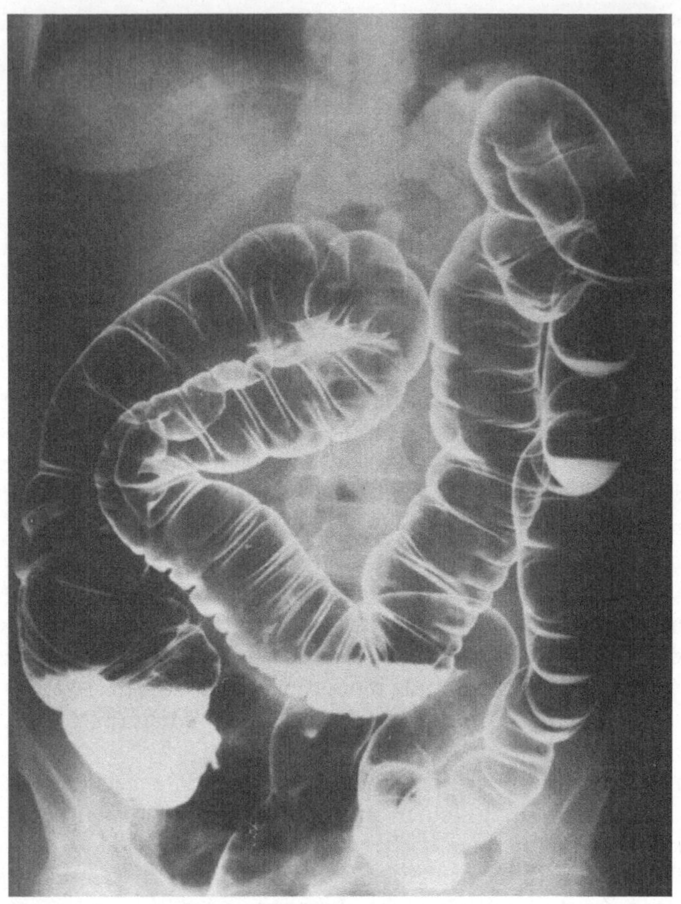

Abb. 1. Normales Kolon. Aufnahme im Stehen

Apparative und personelle Voraussetzungen

Eine moderne Röntgenanlage mit Bildverstärkerfernsehkette, verstärkenden Folien und entsprechenden Filmen ist die technische Voraussetzung, um eine gute Röntgenuntersuchung mit der Doppelkontrastmethode durchzuführen.

Die Analyse und Deutung der gewonnenen Aufnahmen setzt zusätzliche diagnostische Kenntnisse voraus. Für den erfahrenen Radiologen ist eine solche Umstellung jedoch kein Problem, und die differentialdiagnostischen Möglichkeiten sind rasch überschaubar. Jeder Untersucher sollte mit den zahlreichen Formvarianten, der allgemeinen Pathologie der

Altersveränderungen, den Fehlbildungen, den Entzündungen und mit gut- und bösartigen Tumoren des Dickdarms in Abhängigkeit von der Strahlengeometrie vertraut sein. Aufnahmetechnische Mängel, ungeeignete Prämedikation und Kontrastmittelwahl usw. können zu Fehldiagnosen führen.

Technische Durchführung

Vorbereitung des Patienten

Eine unerläßliche Voraussetzung für die radiologische Untersuchung ist die vollständige Reinigung des Kolons, die auch die Entfernung von Schleim beinhaltet. Dies erreicht man durch eine Verflüssigung des Darminhalts, wodurch die Passage beschleunigt und eine schnelle Entleerung von Dünn- und Dickdarm erzielt wird. Wie man sich leicht vorstellen kann, sind hierfür im Laufe der Zeit zahlreiche Methoden vorgeschlagen worden. Den besten Erfolg erzielt man nach unseren Erfahrungen mit Rizinusöl, Reinigungseinläufen und Hyperhydratation (Abb. 2).
Geht aus der Anamnese hervor, daß der Patient zu Obstipation neigt, empfiehlt es sich, bereits *2 Tage* vor der Untersuchung mit der Vorbereitung zu beginnen. Diese erfolgt nach der im folgenden Schema angegebenen Richtlinie für den Tag vor der Untersuchung, jedoch ohne Reinigungseinlauf am Nachmittag.
Die angegebene Zeitspanne zwischen letztem Reinigungseinlauf und radiologischer Untersuchung ist als Minimum unerläßlich, damit der Darm zu seinem normalen Tonus zurückkehren und die letzten Reste an Reinigungsflüssigkeit resorbieren kann.

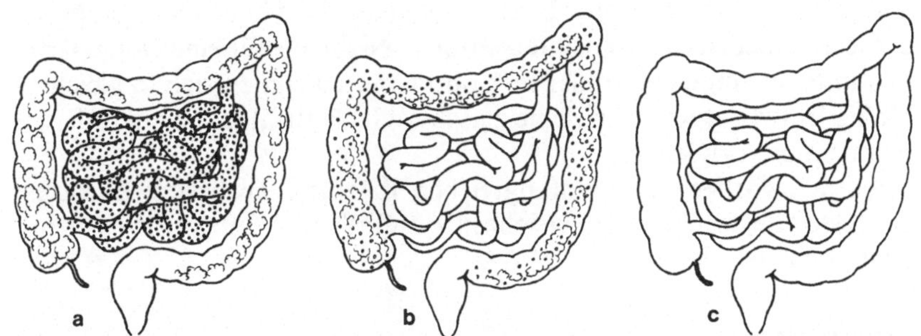

Abb. 2 a–c. Wirkung von Rizinusöl und Einläufen. **a** Normaler Inhalt von Dünn- und Dickdarm. **b** Wirkung von Rizinusöl auf den Dünndarm. **c** Wirkung des Reinigungseinlaufs auf den Dickdarm

Schema für die Darmvorbereitung vor der Röntgenuntersuchung des Kolons

Am Tag vor der Untersuchung:
- Während des ganzen Tages Trinken von mindestens 2–3 l Flüssigkeit (jede Stunde 1 Glas), z. B. Tee, Fruchtsäfte, Suppe, Wasser usw. Keine Aufnahme von fester Nahrung! Keine Milchprodukte!
- 10 Uhr: 2 Eßlöffel Rizinusöl.
- Am späten Nachmittag: Reinigungseinlauf.

Am Untersuchungstag:
- 7.00 Uhr: Reinigungseinlauf, nüchtern bleiben.
- 9.00 Uhr: eine kleine Tasse Kaffee oder Tee.
- 9.30 Uhr: Atropin, 1 mg per os.
- 10.00 Uhr: Durchführung der Untersuchung.

Hilfsmittel zur Doppelkontrastdarstellung des Kolons

Unter Hilfsmitteln sind die Materialien zu verstehen, die für eine korrekte Durchführung der Doppelkontrastuntersuchung notwendig sind. Sie umfassen:
- strahlendichte und transparente Kontrastmittel;
- Instrumentarium;
- pharmakologische Substanzen.

Kontrastmittel

Als nicht schattengebendes Kontrastmittel wird Luft benutzt. Die schattengebende Substanz besteht aus einer Bariumsuspension. An die Bariumsuspension für die radiologische Untersuchung des Kolons werden besondere Ansprüche gestellt. Es wird von ihr eine optimale Stabilität und Homogenität, eine gute Haftfähigkeit und eine hohe Opazität bei einer relativ niedrigen Viskosität gefordert. Nicht alle für eine Doppelkontrastuntersuchung empfohlenen Kontrastmittel eignen sich in gleichem Maße. Entweder weisen sie eine zu schwache Haftfähigkeit auf, oder sie sedimentieren zu leicht.

Nach den vorliegenden umfangreichen Erfahrungen besitzt Barotrast die beste Haftfähigkeit bei gleichzeitig auffallend homogenem Schleimhautbeschlag.

Instrumentarium

Das Instrumentarium besteht im wesentlichen aus dem Darmrohr und dem Kontrastmittelbehälter.

Nach unserer Ansicht ist das am besten geeignete Darmrohr strahlendicht, aus festem und resistentem Material, weist ein Lumen von 9 mm auf, hat eine kugelförmige Spitze und eine zweite, dahinter gelegene Kugel.
Für das Einführen von Kontrastmittel und Luft existiert eine Reihe von Systemen. Besonders handlich ist das System „Pneumocolon", das aus einem Plastikbehälter besteht, der mit 2 Öffnungen ausgerüstet ist.

Pharmaka

Für die radiologische Kolonuntersuchung ist die Verwendung von Medikamenten zur Sekretionshemmung und Tonusminderung unabdingbar, da der Schleim die Haftung des Kontrastmittelfilms beeinträchtigen und auch zu falsch-positiven Befunden führen kann. Ein Kolon in Hypotonie läßt sich leichter untersuchen als ein hypertones, spastisches und druckschmerzhaftes Organ.
Atropin, ½ Std. vor Untersuchungsbeginn per os in einer Dosis von 1 mg gegeben, begünstigt über eine Hemmung der Schleimhautsekretion die Haftung des Kontrastmittels an der Schleimhaut und führt zu einer Entspannung des Kolons.
Buscopan, in einer Dosis von 20 mg i.v. gegeben, führt zu einer ausgeprägten Hypotonie des gesamten Kolons. Mögliche Nebenwirkungen sind Mundtrockenheit, Tachykardie, Harnverhaltung und Störung der Akkommodationsfähigkeit. Es ist daher bei schweren Herzerkrankungen, bei Prostatahypertrophie mit Restharnbildung und bei einem Glaukom kontraindiziert.
Als Kontaktlaxans kann Bisacodyl (Dulcolax spezial) oder eine andere wasserlösliche Substanz verwendet werden. Bereits 5 ml Dulcolax spezial auf 2 l Bariumsuspension pro Einlauf erleichtern die spontane Entleerung von überschüssigem Barium vor der Luftinsufflation und beschleunigen so den Untersuchungsgang.

Durchführung der Untersuchung

Eine halbe Stunde vor Beginn der Untersuchung wird per os 1 mg Atropin verabreicht.
Der Untersucher soll nach Inspektion der Perianalregion das Darmrohr selbst einführen. Unter Durchleuchtungskontrolle wird die Bariumsuspension eingegeben, wobei durch entsprechende Drehbewegung des Patienten die Ausbreitung der Kontrastmittelsäule erleichtert wird. Das Kontrastmittel muß bis kurz vor die Ileozäkalklappe eingebracht werden. Danach wird die Kontrastmittelgabe abgebrochen und der Patient zur Entleerung auf die Toilette geschickt. Anschließend wird 20 mg Buscopan verabreicht.

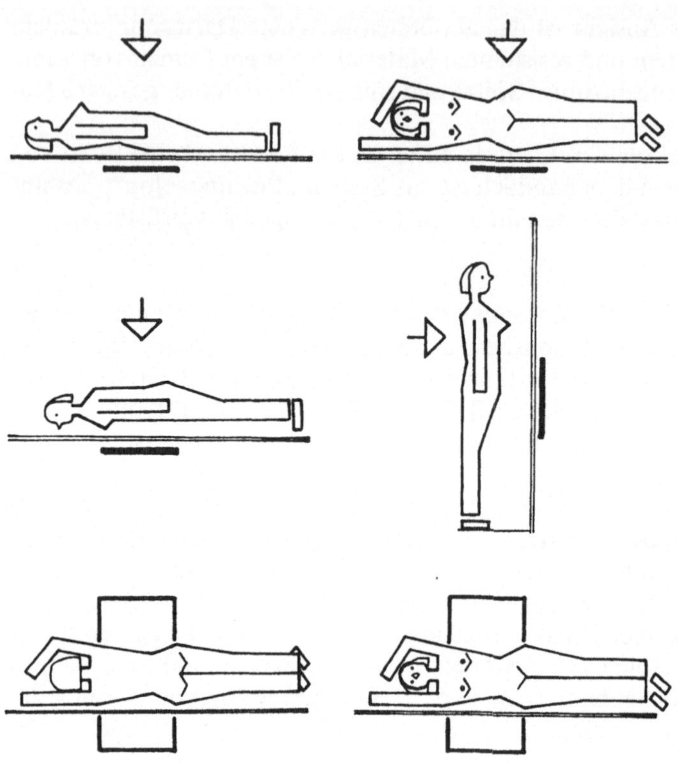

Abb. 3. Standardprojektionen für den Kolonstatus mit 6 Übersichtsaufnahmen (näheres s. Text)

Dann soll eine langsame, die einzelnen Darmabschnitte progressiv erfassende Insufflation von Luft erfolgen, die auch das terminale Ileum einschließt.

Die Dokumentation wird am Rasterwandstativ mit 120 kV und großem Fokus (etwa 1 mm²) mit einem Film-Fokus-Abstand von mindestens 1,2 m durchgeführt. Der Kolonstatus wird mit 6 Übersichtsaufnahmen in verschiedenen Standardpositionen, die die Dokumentation sämtlicher Abschnitte des Kolons im Doppelkontrast ermöglichen, erhoben (Abb. 3):

Vertikaler Strahlengang

1) Anterior-posteriorer Strahlengang mit Patient in Rückenlage
2) Seitliche Projektion, Patient in Seitenlage
3) Posterior-anteriore Projektion mit Patient in Bauchlage
4) Posterior-anteriorer Strahlengang bei stehendem Patienten

Horizontaler Strahlengang

5) Liegender Patient in Rechtsseitenlage
6) Liegender Patient in Linksseitenlage

Die Vorteile des „Kolonstatus" liegen in der reduzierten Strahlenbelastung des Patienten durch Fortfall der Durchleuchtung und in der besonders guten Bildqualität. Die Durchleuchtung dient nicht dem Aufsuchen von pathologischen Prozessen, sondern ermöglicht nur ein kontrolliertes Auffüllen des Dickdarms mit Kontrastmittel und Luft. Die diagnostische Auswertung geschieht durch die Synopsis sämtlicher angefertigter Röntgenaufnahmen im Anschluß an die Untersuchung.
Wenn das Sigma bei den 6 Standardaufnahmen nicht ausreichend frei projiziert worden ist, da es entweder vermehrt geschlängelt verläuft oder überschüssiges Barium enthält, sollte die Röntgenuntersuchung durch zusätzliche Aufnahmen in Kopftieflage (Trendelenburg) ergänzt werden.
Die sehr einfache digitale und endoskopische Untersuchungsmöglichkeit des Rektums macht die radiologische Untersuchung dieser Region zu einer Zweituntersuchung. Trotzdem vermag sie eine Reihe von Krankheitsprozessen gut zu erfassen und zusätzliche begleitende Erkrankungen in anderen Darmabschnitten festzustellen oder auszuschließen. Sie leistet somit einen wertvollen diagnostischen Beitrag (Abb. 4).

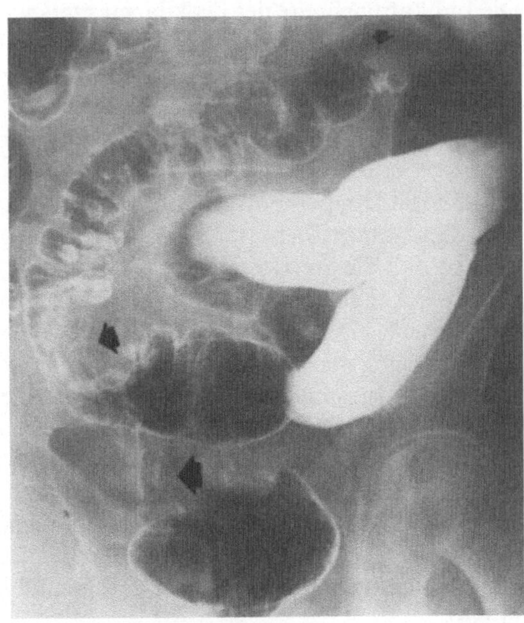

Abb. 4. Dreifachkarzinom des Kolons, Sigmadivertikulose

Nie darf man sich mit dem Nachweis eines einzelnen Polypen im Rektum oder distalen Kolon begnügen, weil im Kolon im Gegensatz zu anderen Organen oft mehrere Tumoren gleichzeitig nachzuweisen sind, die sich unabhängig voneinander entwickelt haben. Die radiologische Untersuchung muß daher immer das gesamte Kolon bis zum Zäkum erfassen, und die Untersuchung des Rektums muß ein integraler, untrennbarer Bestandteil der radiologischen Diagnostik des Kolons sein.

Die Voraussetzungen für eine erfolgreiche Röntgendiagnostik des Kolons und Rektums ist die einheitliche und reproduzierbare Anwendung der Doppelkontrastmethode bei Einhaltung der beschriebenen Regeln für die Vorbereitung und während der Untersuchung.

Anhand der folgenden Kriterien läßt sich die Qualität der Untersuchung erkennen:

1) vollständige Entleerung des Dickdarms,
2) ausreichender und homogener Kontrastmittelbeschlag,
3) optimale Überschaubarkeit von Rektum, Sigma und Zäkum durch geeignete Projektionen,
4) prozentuale Treffsicherheit von 90–95% bereits bei der Erstuntersuchung.

Diagnostisches Spektrum

Die Indikationsbreite der Dickdarmuntersuchung nach der Doppelkontrastmethode umfaßt die gesamte Pathologie des Kolons.

Polypen und andere Dickdarmprozesse kommen oft in Form einer positiven Abbildung so zum Vorschein, wie man sie in operativen oder pathologischen Präparaten mit bloßem Auge sieht, und werden in sämtlichen Kolonabschnitten erfaßt (Abb. 5–7). Bei extremer Dickdarmstenose kann die Doppelkontrastmethode Hervorragendes leisten, indem sie auch bei starker Stenosierung Luft in den oralen Abschnitt gelangen läßt, so daß die Stenose in ihrer ganzen Länge dargestellt wird (Abb. 8 und 9). Oft ragt der Tumor plastisch aus dem Spiegel eines kleinen Bariumsees wie ein Eisberg heraus (Abb. 10). Die für die Operation wichtige Erfassung der Gesamtsituation mit exakter Lokalisation und Angabe der Ausdehnung des Prozesses ist präoperativ oft nur röntgenologisch mit der Doppelkontrastmethode zu erhalten.

Für die Untersuchung der entzündlichen Dickdarmprozesse ist die Doppelkontrastmethode die zuverlässigste und aussagekräftigste Methode überhaupt. Mit ihr wird die differentialdiagnostische Abgrenzung von Colitis ulcerosa, M. Crohn und anderen entzündlichen Darmprozessen mit der Demonstration spezieller Erscheinungsformen ermöglicht (Abb. 11–14).

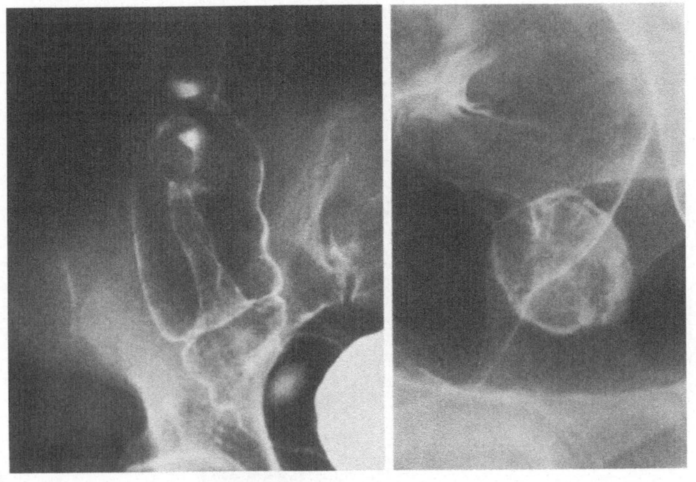

Abb. 5. a Gestielter Polyp. **b** Villöses Adenom

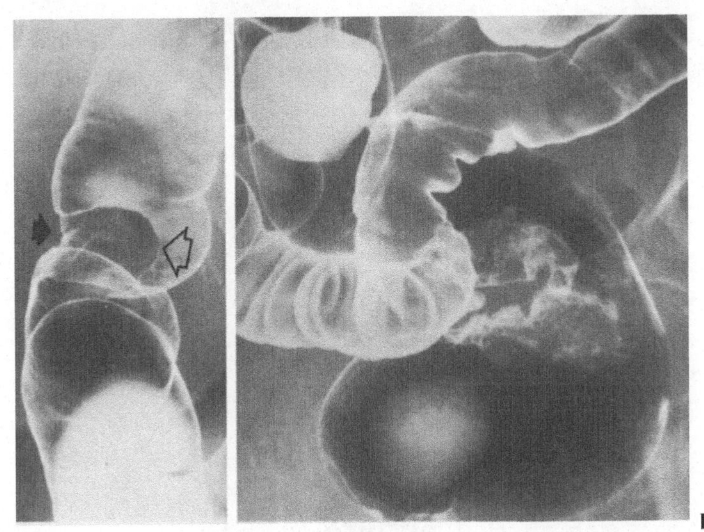

Abb. 6. a Polypoides Karzinom. **b** Blumenkohlartig wachsender Tumor des Sigmas

Eine Divertikulose wird primär durch die retrograde Doppelkontrastdarstellung des Dickdarms, eine Divertikulitis durch den klinischen Verlauf und die Laborwerte diagnostiziert, wobei die Röntgenuntersuchung
– eine qualifizierte Technik mit maximaler Spasmolyse vorausgesetzt –
in der Regel wertvolle Zusatzbefunde in bezug auf Lokalisation, Aus-

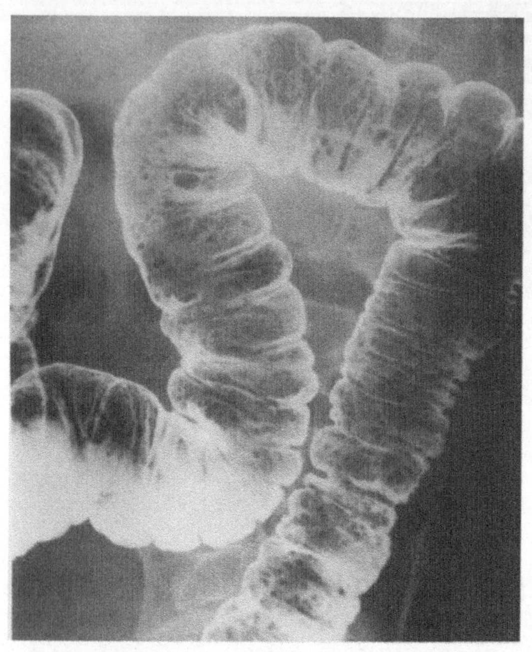

Abb. 7. Familiäre Polypose

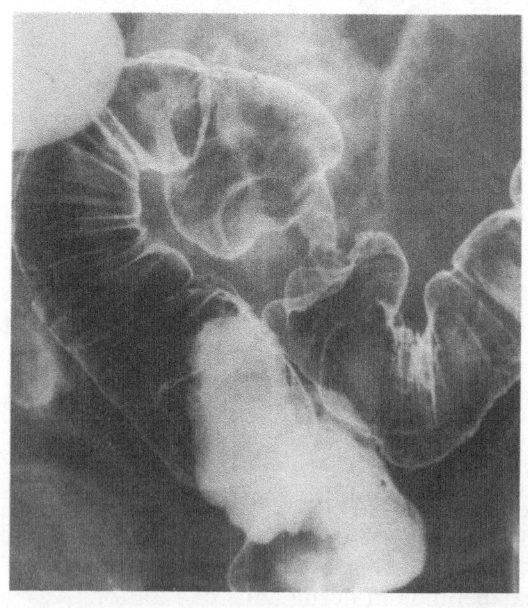

Abb. 8. Stenosierendes Karzinom des Sigmas

Abb. 9. Stenosierendes Karzinom des Colon ascendens

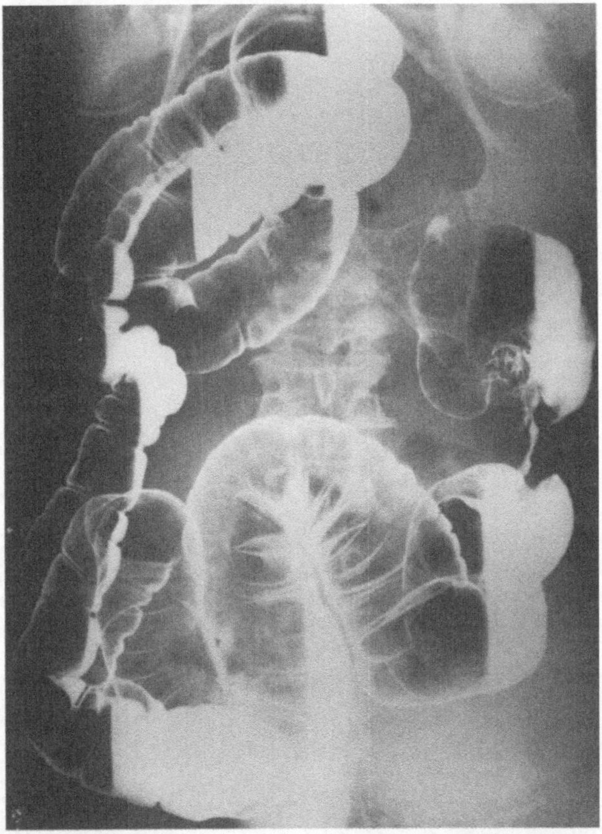

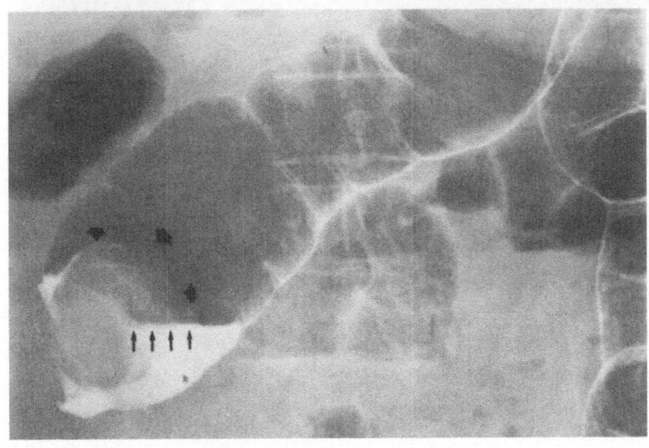

Abb. 10. Blumenkohlartig wachsender Tumor des Colon transversum mit „Eisbergphänomen“

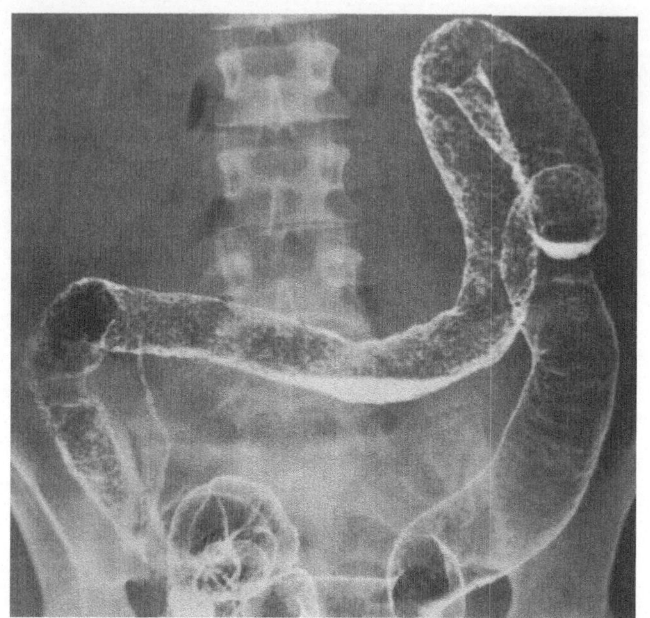

Abb. 11. Colitis ulcerosa pseudopolyposa

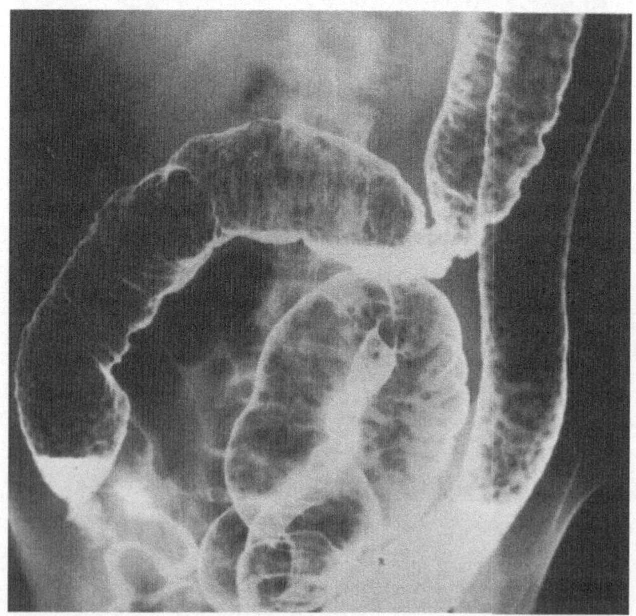

Abb. 12. Morbus-Crohn-Befall des gesamten Kolons und terminalen Ileums. Aphthoide Ulzerationen am Sigmoid, „Pflastersteinrelief" am übrigen Kolon

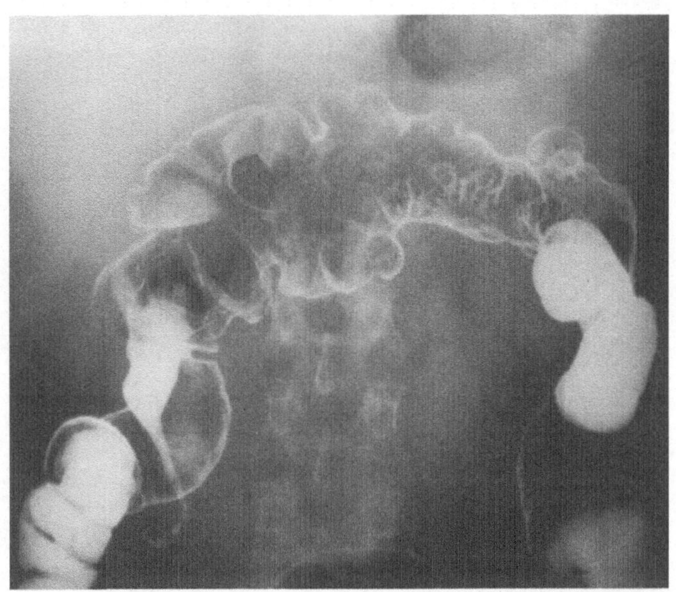

Abb. 13. Morbus Crohn. Multiple Stenosen des Colon transversum mit Pseudodivertikel

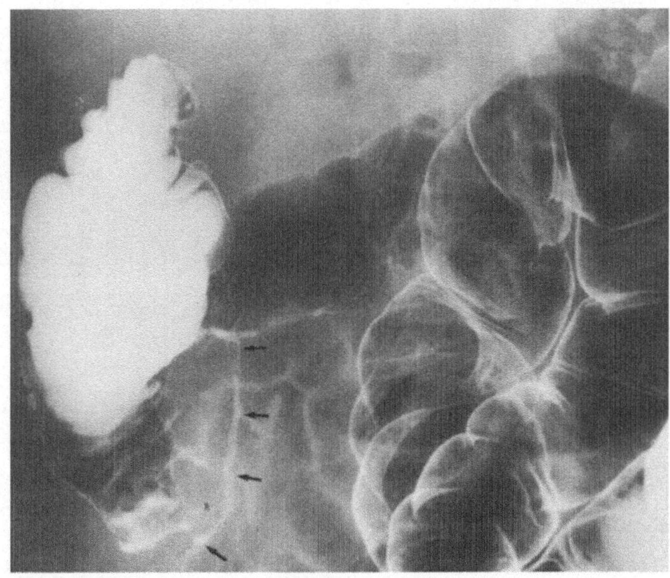

Abb. 14. Morbus Crohn. Befall von Colon ascendens und transversum. Darstellung einer langen Fistel zwischen Colon transversum und Zäkum

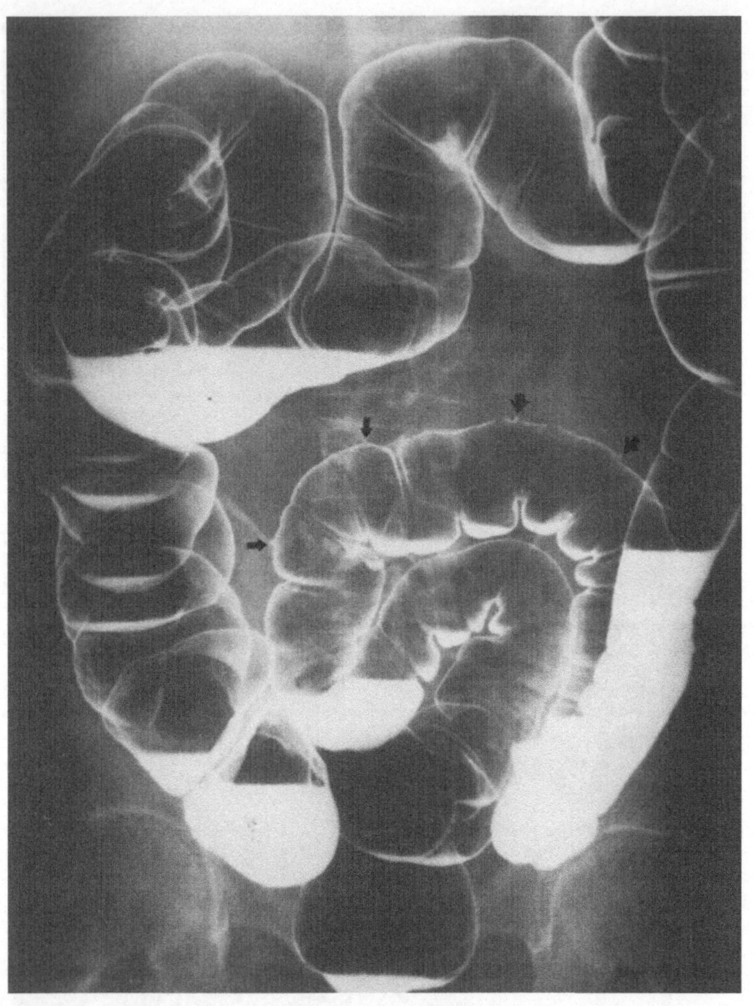

Abb. 15. Divertikulose. Initialphase mit multiplen intramuralen Divertikeln

dehnung Schweregrad und Komplikationen der Erkrankung in all ihren Stadien liefert (Abb. 15). Das Fortschreiten einerDivertikulitis zur Peridivertikulitis bzw. Perikolitis läßt sich oft durch den Nachweis von Mikro- oder Makroperforation, Fistelgängen oder einer Abszeßhöhle im Röntgenbild sicher erkennen (Abb. 16).
Die Aufgabe der radiologischen Untersuchung bei extrakolischen Prozessen ist die Abklärung, ob es sich um Impression, Dislokation, Verwachsungen oder Infiltrationen der Darmwand handelt, was für die

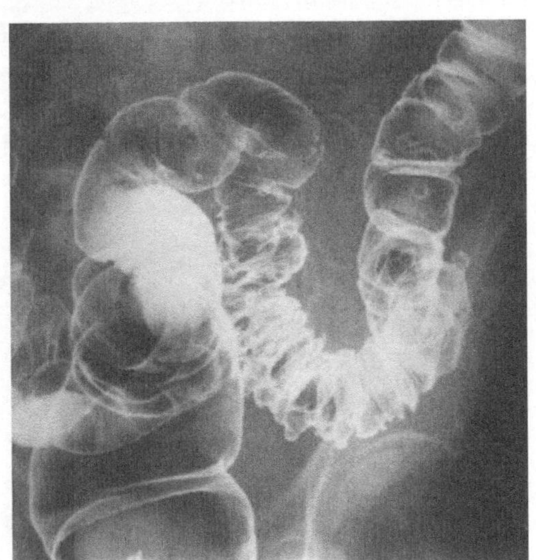

Abb. 16. Sigmadivertikulose mit leichter Stenose nach häufigen Schüben von Divertikulitis

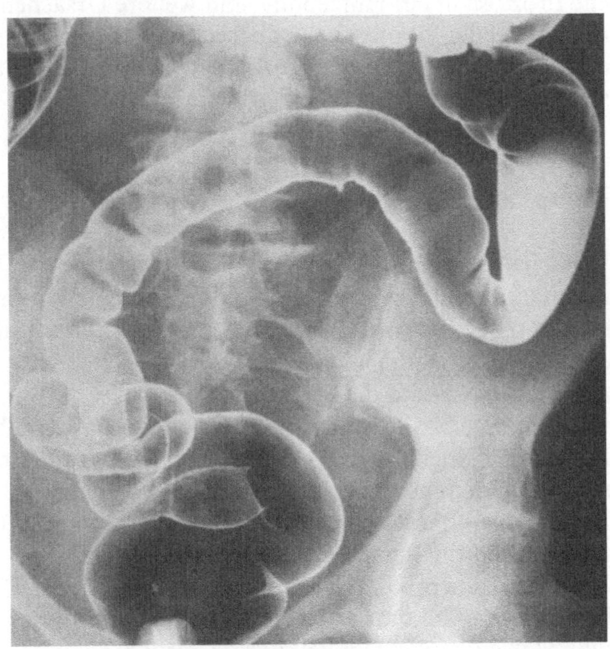

Abb. 17. Kompression des Sigmas. Verlagerung des Colon descendens nach kranial durch einen gynäkologischen Tumor. Keine Darmwandinfiltration

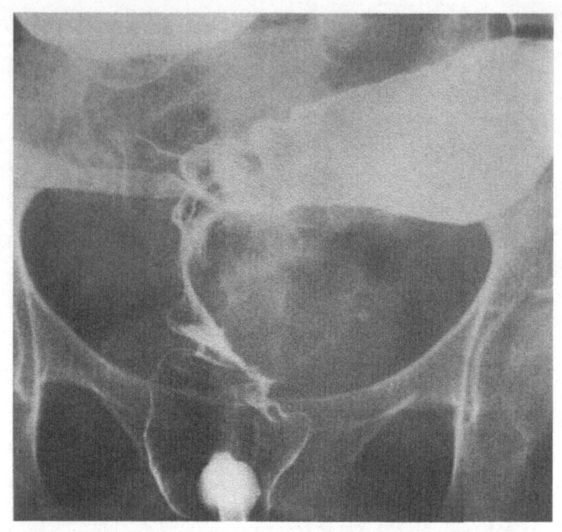

Abb. 18. Infiltration und Stenose von Sigma und proximalem Rektumdrittel durch einen malignen gynäkologischen Prozeß

Wahl des therapeutischen Vorgehens von entscheidender Wichtigkeit ist (Abb. 17 und 18). Lokale Peritonitis, peritoneale Karzinome, entzündliche Prozesse in der Umgebung sind weitere Ursachen der Darminfiltrationen von der Serosaseite. Dabei ist das Darmlumen mehr oder weniger eingeengt, mit glatter oder gezähnelter Darmkontur und etwas gekräuseltem, aber erhaltenem Schleimhautrelief.

Komplikationen

Die schwerste Komplikation ist die Perforation mit Übertritt von Bariumbrei in die freie Bauchhöhle oder in den Retroperitonealraum. Sie ist sehr selten, obwohl sie sicher häufiger vorkommt, als man im allg. aus den Statistiken entnehmen kann.

Am häufigsten wird die Perforation durch die Verwendung eines Darmrohrs mit Sperrballon verursacht, wobei der Ballon sphinkterähnlich das Rektum blockiert, so daß weder Luft noch Bariumbrei entweichen können, wenn der endoluminale Druck die Toleranzgrenze übersteigt.

Bei der hier dargestellten Technik kann es nie zu einer gefährlichen Druckerhöhung kommen, da es sich nicht um ein geschlossenes System handelt; vielmehr kann die Luft bei entsprechender Druckerhöhung neben dem im Rektum gelegenen Darmrohr entweichen (vorausgesetzt, man verwendet das Doppelkugeldarmrohr).

In anderen Fällen wird die Perforation durch Darmrohre aus Gummi hervorgerufen, wobei deren relativ spitz zulaufendes vorderes Ende buchstäblich wie ein Messer die Darmwand durchschneidet. Ein erhöhtes Perforationsrisiko besteht auch bei Patienten, bei denen vor der radiologischen Untersuchung eine endoskopische Biopsie oder eine chirurgische Intervention am Kolon vorausgegangen ist. Der Übertritt von kleinen Kontrastmittelmengen in die Darmwand selbst oder sogar durch die Darmwand hindurch, wie man sie bei gedeckten Perforationen (Mikroperforationen von Divertikeln oder perikolischen Fisteln) findet, bleibt klinisch stumm und bedeutet in der Praxis keine Komplikation.

Kosten

Die Unkosten der Doppelkontrastuntersuchung sind nicht höher als bei den herkömmlichen Methoden. Die Hilfsmittel, z. B. Pneumokolongerät, Darmsonden usw., sind für alle Untersuchungsmethoden gleich und in jeder Röntgenabteilung vorhanden.
Die durch die 6 Standardübersichtsaufnahmen etwas höheren Filmkosten dürfen kein Grund sein, auf die wertvolle Methode der standardisierten Doppelkontrastuntersuchung zu verzichten.

Praktische Anwendung

Die primäre Zielsetzung der standardisierten Doppelkontrastuntersuchung des Dickdarms und Rektums ist die Entdeckung und Sichtbarmachung sämtlicher Dickdarmprozesse, und dies möglichst in einem Frühstadium. Es sei besonders hervorgehoben, daß es nicht nur darauf ankommt, solche Veränderungen in einer beliebigen Lokalisation nachzuweisen, sondern auch die Ausbreitung des Prozesses festzustellen. Dies bedeutet, daß das gesamte Kolon, vom Rektum bis zum Zäkalpol, erschöpfend dargestellt werden muß. Auch wenn die Prädilektionsstellen für die Präkanzerosen polypöser, adenomatöser und evtl. auch divertikulöser Natur vorwiegend im Sigmoid und Rektum zu suchen sind, so können sie doch im ganzen Kolon zu finden sein (s. Abb. 4).
Nach der stürmischen Entwicklung der Endoskopie in den letzten 10 Jahren schien anfänglich die radiologische Untersuchung des Darmes überflüssig zu werden. Die Röntgendoppelkontrastuntersuchung des Dickdarms mit guter Technik und gründlicher Vorbereitung hat aber die Radiologie zum zentralen Bestandteil der Diagnostik der entzündlichen, tumorösen sowie divertikulären Darmerkrankungen gemacht. In bestimmten Fällen ist sie sogar unentbehrlich und kann durch die Endoskopie nicht ersetzt werden. Denn oft machen es anatomische Darmva-

rianten technisch unmöglich, den vorgesehenen Darmabschnitt mit dem Endoskop zu erreichen. Stenosen entzündlicher, narbiger oder maligner Genese lassen eine Passage des Endoskops nicht zu. Eine genaue Lokalisation umschriebener Prozesse ist endoskopisch nicht möglich. Ebenso sind extrakolische intraabdominelle Prozesse sowie Fisteln zu anderen Organen röntgenologisch viel besser zu erkennen als auf endoskopischem Weg (s. Abb. 14, 17, 18). Die Koloskopie sollte ihre Indikationen nicht aus diagnostischen Versagern der Radiologie beziehen, sie ist aber als gezielter Eingriff erst im Anschluß an die radiologische Darstellung wegen der Möglichkeit zur Gewebsentnahme gerechtfertigt. Neben der Effektivität ist auch die Praktikabilität eines Verfahrens für seine Verwendung entscheidend.

Bei der Suche nach pathologischen Prozessen im Kolon und Rektum sollte die standardisierte Doppelkontrastmethode routinemäßig als erstes Verfahren eingesetzt werden (s. Abb. 3). Die besten diagnostischen Ergebnisse werden mit einer Kombination von Radiologie und Endoskopie zu erreichen sein. Deswegen muß sich jeder radiologischen Untersuchung, wenn diese die vorhandenen Beschwerden nicht erklärt hat bzw. negativ ist, eine endoskopische Untersuchung zur weiteren Abklärung anschließen.

Nicht nur für klinisch-radiologische Spezialabteilungen, sondern auch für die Praxis des niedergelassenen Radiologen ist die standardisierte Doppelkontrastmethode eine Notwendigkeit.

Bewertung

Zusammengefaßt ergibt sich, daß die Doppelkontrastuntersuchung bei Beachtung der dargestellten Grundsätze, mögen sie auch etwas komplizierter und langwieriger erscheinen, in Wirklichkeit eine einfache, den Patienten und den Untersucher wenig belastende Untersuchungsmethode ist, die eine hohe Treffsicherheit bei der Frühdiagnose von Karzinomen oder anderer pathologischer Veränderungen des Kolons aufweist.

Die Röntgenuntersuchung erlaubt eine objektive Dokumentation aller Formen und Stadien von Dickdarmprozessen in allen Dickdarmabschnitten, die Darstellung von Exazerbationen, von Strikturen und Obstruktionen sowie den Nachweis der Therapieeffizienz bei medikamentöser Behandlung.

Die Übersichtsaufnahmen bieten in ihrer plastischen Darstellung wertvolle Aspekte, die für die Operationsplanung sowie die Beurteilung postoperativer Resultate und eventueller Rezidive wichtig sind.

Der mit dieser Methode zu erzielende unbestreitbare Zuwachs an radiologischer Information und die Sicherheit, mit der auch kleinste Veränderungen erkannt werden können, lassen es notwendig erscheinen, diese Methode routinemäßig als erstes Verfahren bei allen Untersuchungen des Kolons einzusetzen.

Literatur

1. Altaras J (1982) Radiologischer Atlas Kolon und Rektum. Urban & Schwarzenberg, München Wien Baltimore
2. Ansell G (1983) Komplikationen in der Röntgendiagnostik. Enke, Stuttgart
3. Bret P, Piante M (1972) Radiologie colique en double contraste: Technique de routine. Ann Radiol (Paris) 15:637–644
4. Capitanio MA, Kirkpatrick JA (1970) Lymphoid hyperplasia of the colon in children. Radiology 94:323–327
5. Franchen EA (1970) Lymphoid hyperplasia of the colon. Radiology 94:329–334
6. Fuchs HF, Stadler U, Reichert J (1978) Der Stellenwert der Röntgendiagnostik bei der Frühdiagnose des Coloncarcinoms im Vergleich zur Koloskopie. Radiologe 19:21–24
7. Guien G (1975) Tecnica dell'esame radiologico del colon nell'adulto. In: Pistolezzi GF (ed) Radiologia del tenue e dell colon. Atti del I corso di aggirnamento post-universitario in Radiologia. Verona Istituto Radiologia Università Verona, pp 269–287
8. Hoch AP, Forster SE (1958) Über die Verwendung eines neuen mikronisierten Bariums (Barotrast) zur Röntgenuntersuchung unter spezieller Berücksichtigung der Colondarstellung mit der Doppelkontrastmethode. Schweiz Med Wochenschr 88:730
9. Laufer I (1976) The double-contrast enema: Myths and misconceptions. Gastrointest Radiol 1:19–31
10. Laufer I, Smith NCW, Mullens JE (1976) The radiologic demonstration of colorectal polyps undetected by endoscopy. Gastroenterology 70:167–170
11. Margulis AR, Goldberg HI (1969) The current state of radiologic technique in the examination of the colon: A survey. Radiol Clin North Am 7:27–42
12. Miller R (1975) Die vollständige Colonuntersuchung. Radiologe 15:410–420
13. Rüttimann A (1960) Die Leistungsfähigkeit der Doppelkontrastmethode in der radiologischen Dickdarmdiagnostik. Schweiz Med Wochenschr 90:807
14. Welin S, Welin G (1976) The double contrast examination of the colon. Experience with the Welin modification. Thieme, Stuttgart

Kapitel 17

Ösophagogastroduodenoskopie

W. Rösch

Definition

Endoskopische Untersuchung von Speiseröhre, Magen und Bulbus duodeni (evtl. auch des postbulbären Duodenums) in einem Arbeitsgang.
Dabei wird die Innenfläche eines illuminierten Hohlorgans durch Glasfaserbündel und optische Systeme einsehbar mit der Möglichkeit, durch entsprechende Instrumentierkanäle Gewebsproben zu entnehmen oder Flüssigkeiten zu aspirieren.
Auf die Speiseröhre beschränkte Untersuchungen, z. B. eine starre Ösophagoskopie, oder die Gastroskopie mit einem Seitenblickinstrument spielen in der Gastroenterologie praktisch keine Rolle mehr, die Gastrokamera ohne Biopsiemöglichkeit gehört der Medizinhistorie an.

Apparative und personelle Voraussetzungen

Für die Routinediagnostik werden heute fast ausschließlich Vorausblickendoskope eingesetzt, wobei ein Trend zu dünnkalibrigen Instrumenten zu beobachten ist. Die Miniaturisierung sollte hierbei jedoch nicht zu Lasten des Biopsiekanals gehen. Die Intensität der Lichtquelle muß sich an den Erfordernissen orientieren, ein spezielles Zusatzinstrumentarium ist für die Routinediagnostik nicht erforderlich.
Richtlinien über eine spezielle Ausbildung für die Endoskopie des oberen Verdauungstrakts existieren bei uns, im Gegensatz z. B. zu den Vereinigten Staaten, nicht [15]. Eine entsprechende Erfahrung wird zwar im Rahmen der gastroenterologischen Ausbildung vermittelt, daneben informieren entsprechende Endoskopiekurse in Theorie und Praxis über endoskopische Untersuchungsverfahren, doch kann letztlich jeder mit Billigung der entsprechenden Ärztekammern und kassenärztlichen Vereinigungen gastroskopieren, der sich diese Untersuchung zutraut.

Technische Durchführung

Das Procedere bei einer Spiegelung des oberen Verdauungstrakts läßt sich, zumindest was Lokalanästhesie und Prämedikation angeht, nur schwer standardisieren. Eine schriftliche Einverständniserklärung des Patienten wird, vor allem von juristischer Seite, für erforderlich gehalten. In der ambulanten Praxis wird vielerorts auf eine Rachenanästhesie ebenso verzichtet wie auf die i. m.- oder i. v.-Gabe von Atropin (zur Vermeidung vagovagaler Reflexe und zur Reduzierung der Hypersalivation) sowie die Applikation eines Sedativums, doch bevorzugen einige Kollegen eine Untersuchung unter Psychopharmaka, die eine partielle oder totale retrograde Amnesie induzieren. Eine vorherige radiologische Untersuchung ist ebensowenig notwendig wie die Bestimmung der Gerinnungsparameter, wenn kein operativ-endoskopischer Eingriff geplant ist. Über Blutungsübel informiert eine gezielte Anamnese, ebenso über eventuelle Allergien gegen bestimmte Pharmaka.

Die Akzeptanz der Untersuchung durch den aufgeklärten Patienten ist im übrigen weit besser als gemeinhin angenommen [5, 19]. Von wenigen Ausnahmen abgesehen stellen Wiederholungsuntersuchungen, z. B. zur Kontrolle der Ulkusheilung, kein Problem dar.

Die Untersuchung mit den modernen Fiberendoskopen beginnt heute praktisch bereits in der Mundhöhle mit einem orientierenden Blick auf die Stimmbänder, bevor das Instrument unter Sicht durch den Ösophagusmund vorgeschoben wird. Vor der Kardiapassage wird der gastroösophageale Übergangsbereich beurteilt, insbesondere auch im Hinblick auf eine Hiatushernie, während der Magen relativ rasch durcheilt wird, um Bulbus und postbulbäres Duodenum intensiver zu inspizieren. Die eigentliche Magenspiegelung erfolgt unter ständiger Luftinsufflation beim Zurückführen des Instruments, wobei Angulusregion, Korpushinterwand und Kardiabereich besonders sorgfältig nach pathologischen Veränderungen abgesucht werden müssen. Dabei empfiehlt sich eine Inversion im Antrum sowie im mittleren Korpus, um „blinde" Zonen zu vermeiden. Gewebsproben sollten nur bei umschriebenen, klinisch relevanten Befunden entnommen werden. Auf Routinebiopsien aus Antrum und Korpus zur Gastritisdiagnostik verzichten wir ganz, desgleichen auf Gewebsentnahmen aus Ulcera duodeni oder multiplen Erosionen in Magen oder Bulbus oder bei Refluxösophagitis. Lediglich im operierten Magen bei Teilresektion wegen eines Neoplasmas sowie bei länger als 15 Jahre zurückliegender Operation entnehmen wir routinemäßig Biopsien aus der anastomosennahen Magenschleimhaut zum Zweck der Früherkennung eines Stumpfrezidivs bzw. Magenstumpfkarzinoms.

Diagnostisches Spektrum

Die Endoskopie dient primär der Erkennung von Schleimhautveränderungen, die für 95% aller Erkrankungen des oberen Verdauungstrakts verantwortlich gemacht werden können. Motilitätsstörungen wie Achalasie oder diffuser Ösophagospasmus lassen sich bei einiger Erfahrung erfassen, desgleichen Magenentleerungsstörungen, da nach nächtlichem Fasten bei der Untersuchung am anderen Morgen der Magen leer von Speiseresten sein sollte. Mesenchymale Tumoren und extragastrische Raumforderungen, die zu einer entsprechenden Impression des Lumens führen, lassen sich aufgrund indirekter Zeichen diagnostizieren.
Wesentliche Aufgabe der Ösophagogastroduodenoskopie ist jedoch die Gewinnung eines morphologischen Substrats durch gezielte Gewebsentnahme. Dabei empfiehlt es sich, nach einem mehr oder weniger starren Schema vorzugehen und die Möglichkeiten von Zange (und Schlinge) zu nutzen. So wird gefordert, bei jedem ulzerösen Prozeß im Rahmen der Differentialdiagnose zwischen benignem Ulcus ventriculi und exulzeriertem Karzinom 6–8 Biopsien aus dem Ulkusrand und 1–2 Biopsien aus dem Ulkusgrund zu entnehmen.

Sensitivität und Spezifität

Vergleichende radiologisch-endoskopische Untersuchungen sind, mit recht unterschiedlichem Engagement und nicht selten einer gewissen Einseitigkeit, in großem Umfang durchgeführt worden; eine grobe Orientierung geben die Tabellen 1 und 2 wieder. Auch wenn letztlich, von wenigen Ausnahmen abgesehen, jeder umschriebene, endoskopisch festgestellte Schleimhautbefund sich zumindest theoretisch bei ausgefeilter Technik auch radiologisch darstellen läßt [22], so zeigt die tägliche Routine, daß beim Röntgenverfahren nicht selten relevante Befunde nicht er-

Tabelle 1. Radiologische Fehldiagnosen. (Nach [21])

Autor	n	Fehlerrate [%]	Falsch-positiv	Falsch-negativ
Papp (1973)	85	24	6	18
Cotton (1973)	518	33	6	27
Dellipiani (1974)	137	24	5	19
Barnes et al. (1974)	50	18	4	14
Laufer et al. (1975)	175	22	11	11
Moule et al. (1975)	19	15	–	–
Laufer	225	7	2	5

Tabelle 2. Sensitivität und Spezifität der Ösophagogastroduodenoskopie. (Nach Killer-Walser [8])

Diagnose	Endoskopie		Radiologie	
	Sensitivität	Spezifität	Sensitivität	Spezifität
Ulcus ventriculi	41/43 (0,95)	263/263 (1,0)	30/43 (0,70)	253/263 (0,96)
Magenkarzinom	17/18 (0,94)	288/288 (1,0)	16/18 (0,89)	273/288 (0,95)
Hiatushernie	68/127 (0,54)	171/179 (0,96)	119/127 (0,94)	179/179 (1,0)

faßt werden. Wie eine Umfrage von Ottenjann [11] gezeigt hat, hat dies dazu geführt, daß in 16 von 24 gastroenterologischen Zentren die Endoskopie als primärdiagnostisches Untersuchungsverfahren eingesetzt wird. Auch wenn in einigen prospektiven Studien die Sensitivität des Röntgenverfahrens bei Patienten mit dyspeptischen Beschwerden für ausreichend erachtet wird, empfehlen selbst Radiologen bei bestimmten Fragestellungen, z. B. bei der Beurteilung des operierten Magens, auf die Radiologie zu verzichten [10], wenn es um ulzeröse oder neoplastische Prozesse geht. Die diagnostische Treffsicherheit der Gastroskopie wurde von Dekker u. Tytgat [3] bei 1 000 konsekutiven Patienten und mehrjähriger Nachbeobachtungszeit hinsichtlich der Dignität mit 99,8% ermittelt. Der Schlußfolgerung von Killer-Walser [8], daß bei gezielter Fragestellung nach Ulkus und Karzinom primär die Endoskopie, bei weniger gezielter Suche nach Oberbaucherkrankungen wegen der in 36% der Fälle zu erzielenden radiologischen Zusatzbefunde (Cholelithiasis, Hiatushernie) primär die Röntgenuntersuchung vorzuziehen sei, können wir uns in Übereinstimmung mit Pariente [13] nicht anschließen. Dieser fand in einer prospektiven Studie an 103 Patienten, daß bei primär endoskopischem Vorgehen die Zahl der Zusatzuntersuchungen signifikant niedriger lag, daß mehr pathologische Befunde erhoben wurden und daß die Diagnostik wesentlich kürzer ablief als bei primär radiologischem Vorgehen. Wir glauben, daß die Kombination von Endoskopie und Sonographie bei Patienten mit Oberbauchbeschwerden eine radiologische Diagnostik meist überflüssig macht.

Gefahren

Die Ösophagogastroduodenoskopie gehört zu den invasiven Untersuchungsverfahren, auch wenn bei den modernen Fiberendoskopen ein Perforationsrisiko weitgehend ausgeschlossen werden kann. Die in der Literatur wiedergegebenen Komplikationsraten von 1,3 auf 1 000 Untersuchungen [18] dürften heute wesentlich niedriger liegen; so haben wir seit Jahren weder eine ernste Komplikation gesehen noch von einer Perforation gehört. Auch die Gefahr einer bakteriellen oder viralen Infektion im Rahmen der Endoskopie kann, eine entsprechende standardisierte Desinfektionstechnik des Instrumentariums vorausgesetzt, als praktisch nicht existent betrachtet werden.

Kosten

Mit einem pathologischen Befund ist, legt man die Erfahrungen eines britischen Endoskopiedienstes zugrunde, bei 60% aller untersuchten Patienten zu rechnen [4]. Die Therapie wird danach, wie Holdsworth et al. [6] zeigen konnten, bei 46% der Patienten anders gestaltet, als vor der endoskopischen Untersuchung geplant war.
Eine Kosten-Nutzen-Berechnung bei einem Verfahren, das pro Einzeluntersuchung etwa 100–150,– DM kostet, ist naturgemäß schwierig. Sonnenberg u. Blum [20] kommen zu dem Schluß, daß zwar zwei Drittel aller endoskopischen Untersuchungen ein negatives Resultat bzw. eine Diagnose ohne klinische Relevanz erbringen, daß jedoch die beim restlichen Drittel gewonnene diagnostische Information die Kosten um den Faktor 3 aufwiege. Alle Experten, die zu diesem Problem Stellung genommen haben [12, 17], sind sich darin einig, daß eine Kosten-Nutzen-Analyse bei diagnostischen Verfahren außerordentlich schwierig ist und wenig zur Kostendämpfung im Gesundheitswesen beiträgt.

Praktische Anwendung

Die Indikation zu einer Ösophagogastroduodenoskopie kann symptom- und krankheitsorientiert gestellt werden. So sehen wir eine Indikation bei allen Patienten, bei denen Oberbauchbeschwerden seit mehr als 2–3 Wochen bestehen, bei Patienten mit anhaltendem Sodbrennen und bei Patienten mit einer akuten gastrointestinalen Blutung. Beim Leitsymptom Dysphagie ist unseres Erachtens die Röntgenuntersuchung als zumindest gleichwertig zu betrachten, da sie vor dem entsprechenden endoskopischen Vorgehen wertvolle Information zu liefern vermag.
Bei Patienten mit Leberzirrhose ist der endoskopische Nachweis von Varizen einfacher und verläßlicher zu führen als der röntgenologische [2, 16]. Auf die Bedeutung der Gastroskopie beim operierten Magen wurde bereits hingewiesen. Schließlich sei noch die Überwachung sog. Risikopatienten zur Früherkennung des Ösophagus- und Magenkarzinoms erwähnt [14].

Im direkten Vergleich mit dem Röntgenverfahren kommt diesem bei der Beurteilung der Beziehung zu Nachbarorganen, beim Studium von Bewegungsabläufen, bei hochgradigen Stenosen, bei Verdacht auf Fisteln und beim Nachweis der klinisch wenig relevanten Hiatushernie durch entsprechende Provokationsmanöver das Primat zu. Insbesondere unsere chirurgischen Kollegen legen, z. T. wohl auch aus historischen Gründen, auf eine Bilddokumentation im Rahmen der Ulkus- und Tumorchirurgie und zur Erfassung postoperativer Zustände Wert und sind nicht selten mit einer endoskopischen Beschreibung einschließlich Tuschemarkierung kleiner umschriebener Befunde (z. B. Magenfrühkarzinom) unzufrieden [7]. Inwieweit hier neue Medien, z. B. Videoaufzeichnungen des Untersuchungsgangs, eine Alternative darstellen, muß abgewartet werden; das Problem der Befunddokumentation sollte jedoch keinesfalls als Argument für das Wiederaufleben der Gastrokamera dienen.

Die Ösophagogastroduodenoskopie ist ein Verfahren der ambulanten Praxis, auch wenn es naturgemäß, insbesondere in Verbindung mit diagnostisch-operativen Maßnahmen, auch in der Klinik einen hohen Stellenwert hat. Es setzt eine gewisse Erfahrung bei der Befundinterpretation voraus, wobei die Untersuchungsdauer in der Regel umgekehrt proportional zur Beherrschung der Methode bzw. der Routine steht.

Bewertung

Die Ösophagogastroduodenoskopie ist Suchmethode und letzte diagnostische Instanz zugleich [23]. Sie dient zum einen der Präzisierung der Diagnostik, zum anderen erlaubt sie eine gezielte Behandlung, z. B. bei der akuten gastrointestinalen Blutung. Der routinemäßige Einsatz bei bestimmten Krankheitsbildern, z. B. beim M. Crohn [9], hat gezeigt, daß eine Mitbeteiligung des oberen Gastrointestinaltrakts wesentlich häufiger ist, als aufgrund klinischer Symptome zu vermuten war. Die endoskopische Untersuchung von Speiseröhre, Magen und Zwölffingerdarm ist somit ein wesentliches Untersuchungsverfahren in der Gastroenterologie, das mit voller Berechtigung bei jedem Patienten mit Oberbauchbeschwerden bzw. bei Manifestation von Systemerkrankungen am Verdauungstrakt als primäres Verfahren zum Einsatz kommen sollte. Während noch vor 10 Jahren die Endoskopie als zweiter Schritt zur gezielten Kontrolle bzw. bioptischen Erfassung eines radiologisch dokumentierten Befundes eingesetzt wurde, gilt heute das Röntgenverfahren als Supplementärmethode, die dann herangezogen wird, wenn bestimmte Fragestellungen beantwortet werden müssen. Aber selbst bei dem immer wieder angeführten Magenszirrhus dürfte dem erfahrenen Endoskopiker die Diagnosestellung keine Schwierigkeiten bereiten; ähnliches gilt für den M. Ménétrier. Radiologische Verlaufsbeobachtungen am oberen Gastrointestinaltrakt sollten, auch unter dem Aspekt des Strahlenschutzes, der Vergangenheit angehören.

Literatur

1. Cronstedt J, Carling L, Vestergaard P, Berglund J (1978) Oesophageal disease revealed by endoscopy in 1000 patients referred primarily for gastroscopy. Acta Med Scand 204:413–416
2. Dagradi AE, Rodiles DH, Cooper E, Stempien SJ (1971) Endoscopic diagnosis of esophageal varices. Am J Gastroenterol 56:371–377
3. Dekker W, Tytgat GN (1977) Diagnostic accuracy of fiberendoscopy in the detection of upper intestinal malignancy. A follow-up analysis. Gastroenterology 73:710–714
4. Fisher JA, Surridge JG, Vartan CP, Loehry CA (1977) Upper gastrointestinal endoscopy – a GP service. Br Med J II:1199–1201
5. Hawkins C (1979) Patients' reaction to their investigations: A study of 504 patients. Br Med J II:638–639
6. Holdsworth CD, Bardhan KD, Balmforth GV (1979) Upper gastrointestinal endoscopy: Its effects on patient management. Br Med J I:775–777
7. Junghanns K, Linder F (1977) Magendiagnostik: Wertigkeit von Endoskopie und Röntgenuntersuchung. Münch Med Wochenschr 119:7
8. Killer-Walser R, Hess H, Würsch TG, Stuby K, Sonnenberg A, Brühlmann W, Blum AL (1979) Fiberendoskopie und Radiologie bei Ulcus ventriculi, Magenkarzinom und Hiatushernie: Fragestellung, Zeitpunkt und Aussagekraft. Schweiz Med Wochenschr 109:3–6
9. Malchow H (1981) Koloskopie und Gastroskopie. Unverzichtbare Hilfsmittel bei Colitis ulcerosa und Morbus Crohn. Internist (Berlin) 22:401–409
10. Ott DJ, Munitz HA, Gelfand DW, Lane TG, Wu WC (1982) The sensitivity of radiography of the postoperative stomach. Radiology 144:741–743
11. Ottenjann R (1982) Primäre gastrointestinale Diagnostik. Röntgen oder Endoskopie? Münch Med Wochenschr 124:213–215
12. Overholt BF (1981) The costs of endoscopy and alternatives. The current state of knowledge. Dig Dis Sci 26:97–101
13. Pariente EA, Kerlau M, Lance JL, Morin T, Fardeau M, Bader JP (1981) Fibroscopie ou radiographie oeso-gastro-duodénale de première ontention? Une evaluation pragmatique. Nouv Presse Méd 10:3477–3480
14. Rösch W, Elster K (1977) Gastrointestinale Präkanzerosen. Witzstrock, Baden-Baden Köln New York
15. Schapiro M (1981) Who should be doing gastrointestinal endoscopy? JAMA 245:577
16. Seckfort H, Crasemann K, Hennig H (1975) Diskrepanzen zwischen ösophagoskopischen und röntgenologischen Untersuchungsbefunden bei der Suche nach Ösophagusvarizen. Med Klin 70:658–663
17. Showstack JA, Schroeder SA, Steinberg HR (1981) Evaluating the costs and benefits of a diagnostic technology. The case of upper gastrointestinal endoscopy. Med Care 19:498–509
18. Silvis SE, Nebel O, Rogers G, Sugawa C, Mandelstam P (1976) Endoscopic complications. Results of the 1974 American Society for gastrointestinal endoscopy survey. JAMA 235:928–930

19. Smith PM (1974) Upper gastrointestinal endoscopy. Lancet II:53
20. Sonnenberg A, Blum AL (in press) The cost of knowing the truth – limitations to a cost-benefit analysis of upper GI endoscopy. J Clin Gastroenterol
21. Tedesco FJ (1981) Endoscopy in the evaluation of patients with upper gastrointestinal symptoms: Indications, expectations and interpretations. J Clin Gastroenterol [Suppl 2] 3:67–71
22. Treichel J, Oeser H (1975) Die Doppelkontrastmethode: Optimale Technik der röntgenologischen Magenuntersuchung. Dtsch Med Wochenschr 100:2226–2229
23. Wienbeck M, Wurbs D (1976) Ösophago-gastro-duodenoskopie. Suchmethode oder letzte diagnostische Instanz. Internist (Berlin) 17:190–196

Kapitel 18

Intestinoskopie

E. FRIMBERGER, W. KÜHNER und R. OTTENJANN

Neben den endoskopischen Methoden der Dünndarmuntersuchung soll auch eine neue kombiniert endoskopisch-radiologische Methode, der koloskopische Dünndarmeinlauf vorgestellt werden.

Endoskopische Untersuchung des Dünndarms

Definition

Die endoskopische Untersuchung des Dünndarms wird üblicherweise als Intestinoskopie oder Enteroskopie bezeichnet [1, 8]. Enteron und Intestinum sind aber Synonyme für die Eingeweide schlechthin und beziehen zumindest den Dickdarm mit ein [2]. Einer unmißverständlichen Nomenklatur wegen sind daher die Begriffe Duodeno-, Jejuno- und Ileoskopie vorzuziehen.

Anatomie und daraus resultierende Schwierigkeiten

Die endoskopische Untersuchung des Dünndarms ist aufwendig und schwierig. Dies rührt daher, daß das Organ erst nach Passage von Ösophagus und Magen bzw. Rektum und Kolon erreicht wird. Hinzu kommt seine Länge von 3–9 m [13] und seine durch die mesenteriale Aufhängung bedingte Mobilität. Durch bloßes Vorschieben eines peroral eingeführten Endoskops läßt sich in aller Regel nur die duodenojejunale Flexur erreichen, eine weitere Passage ist wegen extensiver Schlingenbildung im Magen nicht möglich. Nach peranaler Einführung wird lediglich das distale Ileum erreicht, da das teilmobile Kolon zu viel an Schubkraft absorbiert. Die Untersuchung größerer Dünndarmabschnitte erfordert daher besondere Instrumente und Methoden.

Methoden der Duodenojejunoileoskopie

Prograde Sondenmethode

Prinzip. Das peroral eingeführte Endoskop wird durch die Peristaltik des Verdauungskanals distalwärts in den Dünndarm transportiert. Die Inspektion des Organs erfolgt beim Zurückziehen des Instruments.

Instrumente. Es werden sehr flexible, dünnkalibrige (Durchmesser des Einführungsteils 4,5–7,8 mm) und ausreichend lange Endoskope (Arbeitslänge ca. 280 cm) benötigt [9, 16]. Endoskope früherer Bauart (SSIF I–IV, Olympus) verfügen weder über Abwinkelungsmechanismus noch Instrumentierkanal. Ein neueres Instrument (SSIF V) kann abgewinkelt werden (90° in 4 Richtungen) und hat einen 2-mm-Instrumentierkanal. Ein für die Untersuchung von Kindern [15] entwickeltes Endoskop (SSIF VI) weist einen 2-mm-Kanal, aber keine Abwinkelungsmöglichkeit auf. Am distalen Ende der Endoskope ist ein zirkulärer Ballon angebracht (Abb. 1).

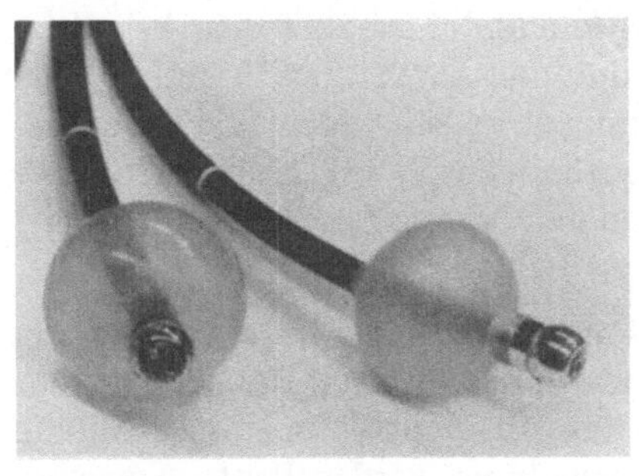

Abb. 1. Am distalen Ende der für die Sondenmethode geeigneten Endoskope ist ein zirkulärer Ballon angebracht. Das Endoskop wird im Dünndarm durch die Peristaltik nach distal transportiert (Aus [15])

Durchführung der Untersuchung. Das Endoskop wird beim nüchternen Patienten nach Rachenanästhesie eingeführt [9, 15]. Ist das Duodenum erreicht, wird der Ballon insuffliert [15, 16]. Medikamente wie Metoclopramid und Neostigmin beschleunigen die Passage [15]. Die Lagekontrolle erfolgt intermittierend radiologisch. Hat das Endoskop den gewünschten Abschnitt des Dünndarms erreicht, erfolgt die Inspektion während das Instrument langsam zurückgezogen wird. Die Passagezeit bis zur duodenojejunalen Flexur beträgt mehr als 2 h, distalere Abschnitte werden nach 3–6 h erreicht [9, 14, 16]. Die Passage bis zum terminalen Ileum ist möglich [9].

Erfahrungen. Die Erfahrungen mit dieser Methode sind begrenzt. Eigene Erfahrungen liegen nicht vor. Bei 7 von 14 dokumentierten Fällen wurde das Jejunum, in 2 Fällen distalere Dünndarmabschnitte erreicht [14].

Kürzlich wurde über die Untersuchung von 3 Kindern berichtet [15]. An pathologischen Befunden wurden Polypen [15], Tumoren und Stenosen [9] diagnostiziert.
Komplikationen sind nicht bekannt.

Indikation. Indikation für die Untersuchung sind Blutungen und Stenosen [9], insbesondere eignet sich die Methode zur Untersuchung von Kindern und Patienten in schlechtem Allgemeinzustand [9, 15].

Prograde Vorschiebemethode, Versteifungstubus

Prinzip. Das peroral eingeführte Endoskop wird in das Jejunum vorgeschoben. Zur Reduzierung der Schlingenbildung im Magen, die ein Erreichen tieferer Abschnitte erschwert oder unmöglich macht, dienen Versteifungstubus und Versteifungsdraht.

Instrumente. Geeignet sind die Endoskope SIF B (Olympus) und FIS Va (Machida). Sie haben eine Arbeitslänge von 160 und 220 cm, der Außendurchmesser beträgt 10 und 10,8 mm, eine Abwinkelung in alle 4 Richtungen ist bei beiden Instrumenten möglich, ein Instrumentierkanal ist vorhanden [9, 16]. Hilfsinstrumente sind ein rigider Versteifungstubus und ein Versteifungsdraht.

Durchführung der Untersuchung. Die Untersuchung erfolgt am nüchternen Patienten nach Rachenanästhesie. Zuvor soll eine Röntgenuntersuchung des Verdauungstrakts durchgeführt sein [16]. 30 min vor der Untersuchung werden Pentazocin und 15 min vorher Atropin und Buscopan verabreicht. Das Endoskop wird peroral in üblicher Technik in das Duodenum vorgeschoben. Dann wird versucht, durch ständigen Wechsel zwischen Vorschieben und Zurückziehen des Instruments zur Begradigung der Schlingen im Magen möglichst weit in das Jejunum zu gelangen [3]. Extensive Schlingenbildung läßt sich durch Versteifungstubus und -draht reduzieren. Der Versteifungsdraht wird vor der Untersuchung in den Instrumentierkanal eingeführt. Hat das Endoskop das Duodenum erreicht, wird der Draht entsprechend dem weiteren Vorschieben des Endoskops nach und nach zurückgezogen [16]. Nach Erreichen der duodenojejunalen Flexur werden durch Zurückziehen des Instruments die Schlingen im Magen begradigt. Der vor der Untersuchung hinten auf das Endoskop geschobene Versteifungstubus wird in den Magen vorgeschoben. Beim weiteren Vorschub des Endoskops reduziert er die Schlingenbildung im Magen [16]. Die Lage des Endoskops wird radiologisch intermittierend kontrolliert.

Erfahrungen. Das einfache Vorschieben des Endoskops in das proximale Jejunum als „Verlängerung" einer Ösophagogastroduodenoskopie ist eine übliche Methode. Als maximale Einführungstiefe in das Jejunum werden 80–90 cm angegeben [9, 16]. Nach unseren eigenen Erfahrungen ist der Einsatz eines Versteifungstubus zur Reduktion der Schlingenbildung im Magen von begrenztem Wert.
Komplikationen sind nicht bekannt.

Indikation. Als Indikation zur Untersuchung werden Läsionen im proximalen Jejunum und die Biopsie bei diffusen Dünndarmerkrankungen angesehen [9]. Es wird auch gefordert, die „blinde" Biopsie durch die risikoärmere proximale Jejunoskopie mit Biopsie zu ersetzen [11].

Prograde Vorschiebemethode mit ballonfixiertem orobulbärem Leittubus

Prinzip. Ein Leittubus überbrückt den Magen entlang der kleinen Kurvatur. Distal ist er durch einen Ballon im Bulbus und proximal, d. h. extraoral, durch einen Querholm fixiert. Via Leittubus kann das Endoskop ohne Schlingenbildung im Magen in den Dünndarm vorgeschoben werden [5].

Instrumente. Geeignet sind verlängerte Pädiatergastroskope mit einem Außendurchmesser von etwa 9 mm, wie z. B. GIF P3 long und XGIF P2 2000 long von Olympus. Abwinkelung in alle 4 Richtungen und Instrumentierkanal sind gegeben. Der aus sehr flexiblem Schlauchmaterial

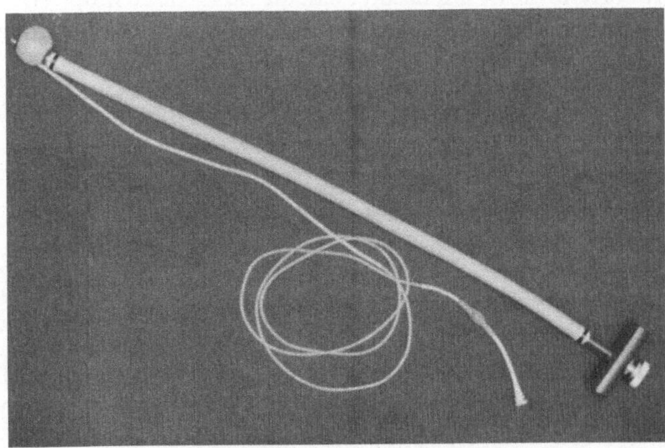

Abb. 2. Leittubus für die Duodenojejunoskopie. Durch den aufgeblasenen Ballon wird der Tubus distal im Bulbus duodeni fixiert, proximal wird der Tubus durch den Querholm gehalten. Der Querholm weist einen Stutzen auf mit einem an den Endoskopdurchmesser angepaßten Dichtungsring

(z. B. Silikon) gefertigte, 60 cm lange Leittubus ist in seinem Durchmesser an das Endoskop angepaßt (1–2 mm Spiel). Am distalen Ende weist der Leittubus einen auf ein kurzes Rohrstück aufgeschobenen zirkulären Außenballon auf, am proximalen Ende einen Gewindeansatz. Ein 50–60 cm langer Verlängerungstubus aus dem gleichen Schlauchmaterial hat am distalen Ende einen Gewindeansatz zur Verbindung mit dem Leittubus. Der Querholm hat ebenfalls einen Gewindeansatz zur Verbindung mit dem Leittubus und gegenüberliegend einen an den Endoskopdurchmesser angepaßten Dichtungsring (Abb. 2).

Durchführung der Untersuchung. Die Untersuchung wird am nüchternen, ausreichend sedierten und analgesierten (z. B. Pethidin, Diazepam) Patienten durchgeführt. Bei sehr sensiblen Patienten empfiehlt sich eine Intubationsnarkose. Der Leittubus wird mit dem Verlängerungstubus verlängert, die verbundenen Tuben werden so auf das Endoskop geschoben, daß das Abwinkelungsteil des Endoskops frei bleibt, also den Leittubus um etwa 10 cm überragt. Nach peroraler Intubation wird der Leittubus mit dem Endoskop in den Bulbus duodeni vorgeschoben (Röntgenkontrolle). Das Instrument nimmt dabei seinen Weg entlang der großen Kurvatur des Magens, daher ist bis zum Bulbus eine Instrumentenlänge von etwa 80–100 cm erforderlich. Das bedeutet, daß neben dem gesamten Leittubus auch ein Teil des Verlängerungstubus in den Patienten eingeführt wird. Durch Füllung des Außenballons im Bulbus (Füllvolumen 15–30 ml) wird der Leittubus distal fixiert. Nun wird das Instrument gestreckt, bis der Gewindeansatz zwischen den beiden Tuben außerhalb des Patienten erscheint. Das Endoskop wird extrahiert, der Verlängerungstubus vom Leittubus abgeschraubt und statt dessen der Querholm an den Leittubus angekoppelt (Gewinde). Der Leittubus läuft nun gestreckt entlang der kleinen Kurvatur (Abb. 3), distal durch den

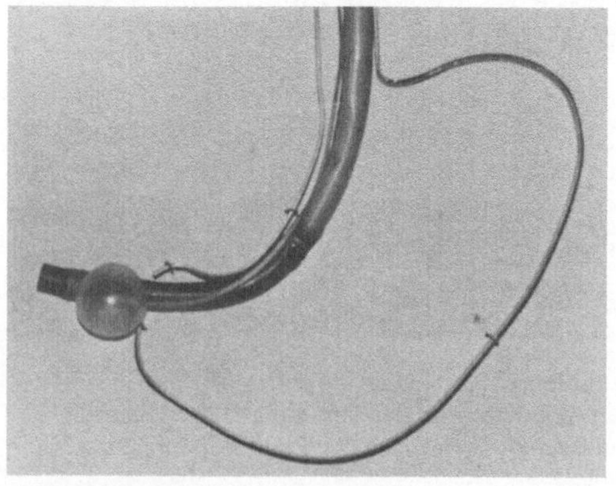

Abb. 3. Leittubus in situ. Er verläuft gestreckt entlang der kleinen Magenkurvatur und ist an seinen beiden Enden fixiert (nur das distale Ende mit dem Ballon ist auf der Abbildung dargestellt, nicht das proximale Ende mit Querholm). Durch diese „Schiene" kann das Endoskop rasch und ohne Schlingenbildung im Magen in den Dünndarm vorgeschoben werden

Ballon und proximal durch den Querholm fixiert. Dies ist die Ausgangssituation für die Jejunoskopie. Das Endoskop kann in kürzester Zeit (1–2 min) und ohne jegliche Schlingenbildung im Magen in das Jejunum vorgeschoben werden. In der Regel werden die ersten beiden Jejunalschlingen erreicht. Die Gesamtdauer der Untersuchung beträgt etwa 10–20 min.

Erfahrungen. Die Untersuchung wurde von uns bisher bei mehr als 30 Patienten durchgeführt. Die Ballonfixierung des Leittubus im Bulbus hat sich dabei als außerordentlich stabil erwiesen, nur bei einem Patienten ist der Tubus aus dem Bulbus in den Magen zurückgerutscht. Komplikationen gab es keine.

Indikation. Als Indikation zur proximalen Jejunoskopie betrachten wir radiologisch entdeckte Läsionen wie Tumoren oder Polypen, die biopsiert oder schlingenektomiert werden können, und die Suche nach blutenden Läsionen wie Angiodysplasien.

Retrograde Vorschiebemethode (Koloileoskopie)

Prinzip. Die retrograde Ileoskopie wird als „Verlängerung" der totalen Koloskopie nach Intubation der Bauhin-Klappe durchgeführt.

Instrumente. Geeignet sind handelsübliche Koloskope wie z. B. COL M2 (Fuji) und CF IB oder CF 1TI (Olympus). Eine Arbeitslänge von 130–150 cm ist optimal, aber auch mit kürzeren Instrumenten (CF MB3, Olympus) ist die Untersuchung in vielen Fällen möglich. Bei stenosierter Ileozäkalklappe ist ein Stenosenendoskop erforderlich [6]. Es hat eine Arbeitslänge von 127 cm, der Durchmesser des distalen Endes (Abwinkelungsteil) beträgt 9,5 mm, der Schaftdurchmesser 13 mm. Der Übergang erfolgt konisch (COL SP, Fuji). Das Instrument wurde von uns konzipiert, inzwischen ist ein Nachfolgetyp (COL MK, Fuji) vorhanden.

Durchführung der Untersuchung. Zunächst wird das Kolon gereinigt. Wir bevorzugen die orale Vorbereitung mit einer Salz- oder Mannitlösung [10, 12], die etwa zu gleichen Teilen am Vorabend und am Morgen vor der Untersuchung getrunken wird. Eine Prämedikation (z. B. 10 mg Diazepam i. m.) ist möglich, aber nicht erforderlich. Bei Schmerzen während der Untersuchung bewährt sich die Gabe von 5–10 mg Diazepam und 50 mg Pethidin i. v. unter gleichzeitiger parenteraler Volumenzufuhr (Ringer-, Kochsalzlösung). Nach der Kolonpassage in üblicher Technik [17] wird das Endoskop in Höhe der Ileozäkalklappe abgewinkelt und in das Ileum vorgeschoben [12, 18]. Ist bei schmallippigen Klappen die

Klappenöffnung nicht ohne weiteres erkennbar, wird das Endoskop zäkumwärts an der Klappe vorbeigeschoben und dann nach Abwinkelung in Richtung Klappe zurückgezogen. Dies wird unter jeweils geringfügiger Änderung der Abwinkelungsrichtung so oft wiederholt, bis die Klappe sichtbar wird und intubiert werden kann. Im terminalen Ileum wird das Instrument so weit wie möglich vorgeschoben. Abwinkelung der Instrumentenspitze und Zurückziehen bringen dabei das Instrument häufig besser voran als bloßes Vorschieben. In der Regel können 10–20 (30) cm des terminalen Ileums intubiert werden.

Erfahrungen. Die Untersuchung ist an allen mit der totalen Koloskopie vertrauten Zentren durchführbar. An unserer Abteilung wurden im Jahre 1982 627 Ileoskopien durchgeführt. Über die erhobenen Befunde orientiert Tabelle 1.

Tabelle 1. Befunde von 627 Koloileoskopien (Städt. Krankenhaus München-Neuperlach 1982)

Befund	*n*
Zustand nach Darmoperation	77
Unauffälliger Befund	69
Ileitis	8
Keine Darmoperation	550
Unauffälliger Befund	472
Lymphatische Hyperplasie	24
Ileitis	46
Stenose	5
Karzinoid	3

Komplikationen. Das Risiko der Untersuchung entspricht im wesentlichen dem der Koloskopie. Perforationen kommen also beim geübten Untersucher praktisch nicht vor oder liegen in ihrer Häufigkeit allenfalls im Promillebereich.

Indikation. Wesentliche Indikationen für die Untersuchung sind entzündliche Darmerkrankungen, Polyposen und die Suche nach einem Karzinoid.

Durchzugsmethode, prograd und retrograd

Prinzip. Eine peroral eingeführte (verschluckte) dünne Sonde dient nach ihrem peranalen Austritt als Leitschiene für die Endoskoppassage durch den Dünndarm.

Instrumente. Die dünne (1–2 mm), zugfeste Leitsonde aus Vinylchlorid [16], Teflon [1, 9] oder einem ähnlichen Material weist an ihrem Ende einen schrot- oder wassergefüllten Beutel [1, 16], eine Kugel oder einen kleinen Gummiballon als „Pfadfinder" auf. Eine von uns entwickelte Technik der beschleunigten transintestinalen Intubation erfordert zusätzlich eine 120 cm lange 5-mm-Sonde mit Außenballon (Abb. 4). Als

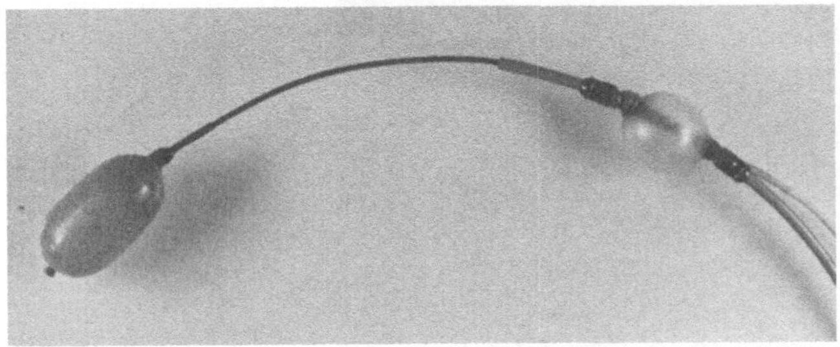

Abb. 4. Durch den Ballon *rechts* wird die dazugehörige Sonde im Bulbus duodeni fixiert. Flüssigkeit, die durch die Sonde eingeleitet wird, transportiert die dünne Leitsonde mit endständigem Ballon (*links*) rasch durch den Intestinaltrakt, vgl. auch Abb. 5

Endoskope wurden das JF D von Olympus (Arbeitslänge 187 cm, Abwinkelung in 4 Richtungen, Instrumentierkanal) [1], das SIF 2C (Arbeitslänge 170 cm, Durchmesser 11 mm, Abwinkelung in 4 Richtungen, Instrumentierkanal) [9] und das XGIF P2 1500 (Arbeitslänge 135 cm, Durchmesser ca. 9 mm, Abwinkelung in 4 Richtungen, Instrumentierkanal) verwendet. Aber auch die Verwendung ähnlich konzipierter Endoskope ist möglich.

Durchführung der Untersuchung. 2 bis 5 Tage vor der endoskopischen Untersuchung verschluckt der Patient die Leitsonde mit „Pfadfinder". In der angegebenen Zeit erfolgt die transintestinale Passage [1, 2, 7]. Zur Verkürzung dieser langen Passagezeit haben wir die Sonde mit Außenballon peroral in den Bulbus duodeni vorgeschoben und dort durch Insufflation des Ballons fixiert. Durch diese orobulbäre Sonde wird die eigentliche Leitsonde mit endständigem Ballon geführt. Der endständige Ballon wird via Leitsonde mit Kontrastmittel gefüllt, bis er der Darmwand anliegt. Wird über den zwischen orobulbärer Sonde und Leitsonde verbliebenen Raum Flüssigkeit in den Darm eingeleitet, so treibt diese den Ballon der Leitsonde nach distal (Abb. 5). Die Passagezeit wird auf Stunden verkürzt. Eine Alternative ist die Beschleunigung der Passage durch Nachtrinken von Flüssigkeit. Nach Prämedikation mit Atropin und Triflupromazin oder Pethidin [1] erfolgt die Untersuchung. Entlang

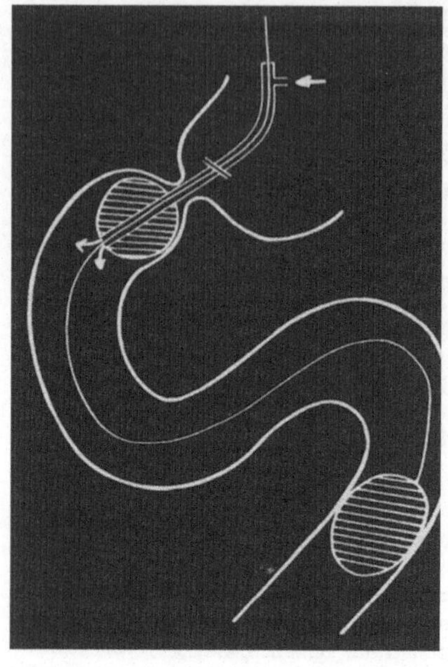

Abb. 5. Der Ballon der proximalen Sonde okkludiert den Bulbus duodeni. Die eingeleitete Flüssigkeit (*Pfeile*) treibt den unteren Ballon distalwärts

der peranal ausgetretenen Sonde wird das Endoskop durch den Dünndarm eingeführt [1, 2, 7]. Die Passage in ano-oraler Richtung ist einfacher als die Passage in oroanaler Richtung [8].

Erfahrungen. Die Zahl der insgesamt durchgeführten Untersuchungen ist begrenzt. Wir haben die Methode bei 5 Patienten angewendet. In keinem Fall haben wir die Passage durch den gesamten Dünndarm erreicht. Die Raffung des Dünndarms führte bei unseren Patienten zu derartigen Beschwerden, daß die Untersuchung abgebrochen wurde. Von anderen Autoren wurde mit Hilfe dieser Methode ein M. Crohn des Dünndarms diagnostiziert [1, 2], auch Polypen wurden abgetragen [9].

Komplikationen. Über eine Perforation des Ileums [2] und über Ulzerationen der Kerckring-Falten [4] wurde berichtet. Eine unserer Patientinnen wünschte nach 2 Tagen die Entfernung der Leitsonde (plastikbeschichteter Metalldraht mit 1-cm-Kugel als Pfadfinder), die bereits den distalen Dünndarm erreicht hatte. Auch durch erheblichen Zug konnte die Sonde nicht nach proximal herausgezogen werden. Sie wurde so weit wie möglich herausgezogen und abgeschnitten. Die verkürzte Sonde trat einen Tag später peranal aus. Bei der transintestinalen Intubation mit Hilfe der Außenballonsonde haben wir vagale Kreislaufreaktionen erlebt, wenn die Flüssigkeit zu rasch eingeleitet wurde. Die Methode erfordert eine gute Überwachung des Patienten.

Indikation. Als Indikation werden diffuse oder entzündliche Dünndarmerkrankungen und sonst nicht zu klärende Blutverluste angesehen [1, 2].

Koloskopischer Dünndarmeinlauf

Prinzip. Über den Instrumentierkanal eines peranal in das terminale Ileum eingeführten Endoskops erfolgt die Kontrastmittelfüllung. Der insufflierte Ballon verhindert ein Zurücklaufen des Kontrastmittels ins Kolon.

Instrumente. Erforderlich ist ein handelsübliches Koloskop (z. B. COL M2 von Fuji oder CF 1TI von Olympus), auf dessen distales Ende ein Außenballon (Aufschiebeballon der Fa. Rüsch; der Schlauch zur Insufflation muß selbst verlängert werden) aufgeschoben wird (Abb. 6).

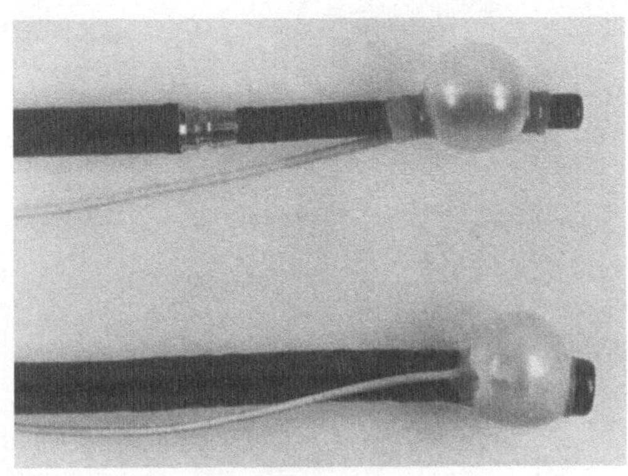

Abb. 6. Koloskope mit endständigem Ballon für den koloskopischen Dünndarmeinlauf. *Oben* Stenosenendoskop (Fuji, COL MK), *unten* normales Koloskop (Olympus CF 1TI)

Bei engen Ileozäkalklappen wird ein Stenosenendoskop (COL SP, COL MK von Fuji) verwendet [6]. Als Kontrastmittel eignet sich Micropaque (Fa. Nicholas). 200 ml davon werden mit 400 ml Wasser verdünnt. Zur Erzielung des Doppelkonrasts wird eine Lösung von Methylzellulose verwendet (15 ml Adulsion mit 200 ml heißem Wasser angerührt über Nacht stehen lassen, dann in 1 800 ml Wasser einrühren). Kontrastmittel und Methylzelluloselösung werden in getrennten Behältern mit nach unten gerichteter Auslauföffnung etwa 100 cm über dem Niveau des liegenden Patienten angebracht.

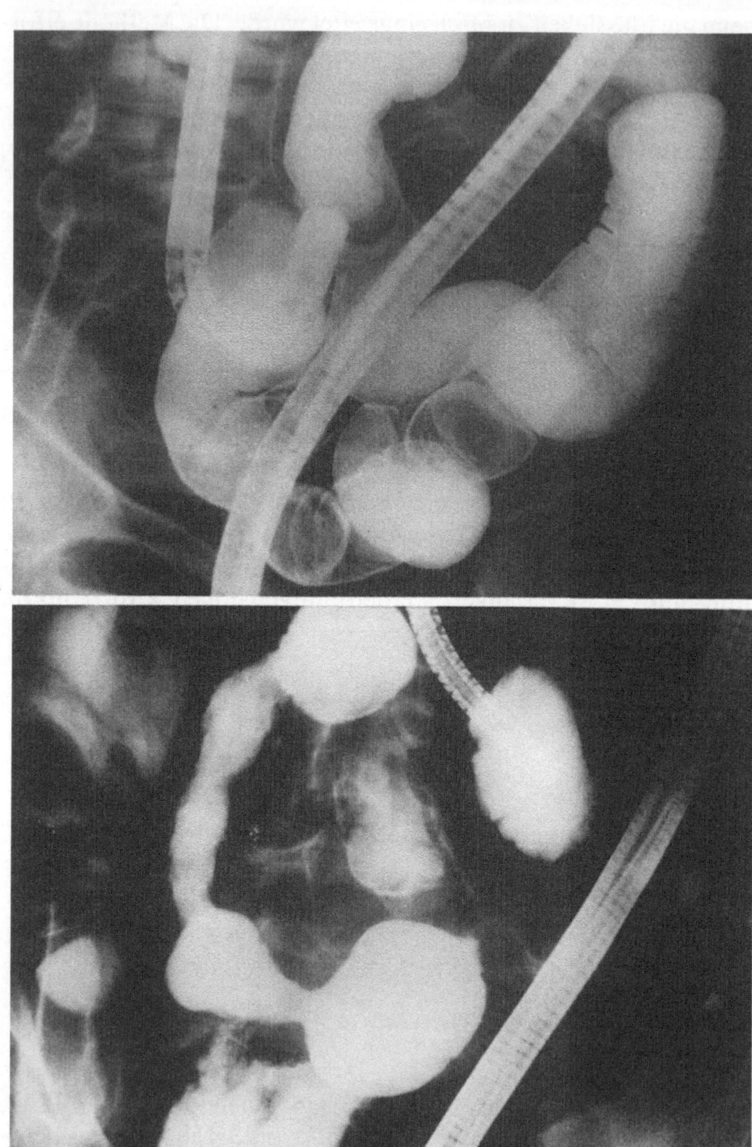

Abb. 7 a, b. Koloskopischer Dünndarmeinlauf, **a** Normalbefund. **b** Die Instrumentenspitze ist durch ein Transversoileostoma in den Dünndarm vorgeschoben; Darstellung von Stenosen bei M. Crohn. (Röntgenaufnahmen: Röntgenabteilung, Städt. Krankenhaus München-Neuperlach)

Durchführung der Untersuchung. Wenn das Endoskop das terminale Ileum in üblicher Technik erreicht hat (Koloileoskopie) [12, 18], wird durch Insufflation des Außenballons der Zwischenraum zwischen Endoskop und Ileum okkludiert. Durch den endoskopischen Instrumentierkanal wird das Kontrastmittel langsam in das Ileum eingeleitet. Der Fülldruck ist durch die Aufhängehöhe des Behälters limitiert. Der Doppelkontrast erfolgt durch Zuleiten der Methylzelluloselösung.

Erfahrungen. Die Methode wurde jüngst entwickelt, die Erfahrungen sind daher noch begrenzt. Abbildung 7a zeigt einen Normalbefund, Abb. 7b Stenosen bei einer entzündlichen Dünndarmerkrankung.

Komplikationen. An Komplikationen sind Perforationen wie bei der Kolondoppelkontrastuntersuchung denkbar. Bei den bisher untersuchten 18 Patienten wurden jedoch keine Komplikationen beobachtet.

Indikation. Indikationen zum koloskopischen Dünndarmeinlauf sind entzündliche Darmerkrankungen, polypoide Läsionen wie Karzinoid und Meckel-Divertikel. Möglicherweise kann die Methode auch zur Diagnostik bei Dünndarm-(Sub-)Ileus angewandt werden, da das instillierte Kontrastmittel frei nach distal abfließen kann. Die Indikationsliste gilt unter Vorbehalt, da die Erfahrung mit der neuen Methode noch sehr begrenzt ist.

Praktische Anwendung

Chronische Durchfälle, krampfartige Abdominalbeschwerden und die Suche nach einer Blutungsquelle stellen die häufigste Indikation zur Dünndarmdiagnostik dar. Das Substrat dieser Symptome, entzündliche Erkrankungen (M. Crohn), Polypen, Tumoren, Angiodysplasien und Meckel-Divertikel, kann endoskopisch-radiologisch diagnostiziert werden. Zweckmäßigerweise geht man so vor, daß mit einer oberen Endoskopie Ösophagus, Magen und Duodenum untersucht werden. Mit einem ausreichend langen (130–150 cm) und dünnkalibrigen Endoskop (Durchmesser um 9 mm) kann die Untersuchung bis in die Region des duodenojejunalen Übergangs ausgedehnt werden. Das terminale Ileum wird im Rahmen einer Koloileoskopie inspiziert. Mit dem koloskopischen Dünndarmeinlauf kann der Dünndarm im gleichen Untersuchungsgang im Doppelkontrastverfahren radiologisch untersucht werden. Dünndarmpolypen können unter günstigen Voraussetzungen endoskopisch abgetragen werden. Dabei wird die Polypektomie (ebenso wie die Biopsie) um so schwieriger, je weiter die Läsion von der duodenojejunalen Flexur bzw. der Ileozäkalklappe entfernt ist, weil die Abwinkelbarkeit der Endoskope mit der Zahl der passierten Schlingen drastisch abnimmt. Relativ einfach können Polypen entfernt werden, die innerhalb der ersten beiden Jejunalschlingen liegen. Sie lassen sich mittels Vorschiebemethode mit ballonfixiertem orobulbärem Leittubus mit einem vertretbaren Aufwand erreichen. Auch Polypen im klappennahen Ileum lassen sich ohne besondere Schwierigkeiten bei einer Koloileoskopie abtragen. Bei Polypen im mittleren Dünndarmbereich kann die Durchzugsmethode versucht werden, die aber aufwendig ist und nicht immer zum Erfolg führt.

Bewertung

Bis heute sind die endoskopischen Methoden keine Alternative zu den radiologischen Verfahren, wenn es um die Untersuchung des gesamten Dünndarms geht. Mit der Durchzugsmethode ist die totale Duodenojejunoileoskopie zwar grundsätzlich möglich, praktische Bedeutung hat diese aufwendige Methode aber nicht gewonnen. Sie bleibt spezialisierten Zentren und speziellen Fragestellungen vorbehalten. Die gleiche Einschränkung gilt für die Sondenmethode.
Anders ist die Situation bei der Untersuchung von Dünndarmabschnitten: Proximales Jejunum und terminales Ileum sind der Endoskopie gut zugänglich. Der koloskopische Dünndarmeinlauf dient der überlagerungsfreien Darstellung vorwiegend distaler Dünndarmabschnitte. Er eignet sich zur Diagnostik von Befunden proximal der Reichweite des Endoskops. Vermutlich lassen sich auch Meckel-Divertikel gut darstellen. Möglicherweise läßt sich durch behutsame Instillation des Kontrastmittels auch eine Darstellung des gesamten Dünndarms erreichen. Dann wäre in einem kombinierten endoskopisch-radiologischen Vorgehen die Untersuchung des gesamten Dick- und Dünndarms in einem Untersuchungsgang möglich. Die Erfahrungen mit der neuen Methode sind aber noch begrenzt; welchen Stellenwert im Spektrum der diagnostischen Möglichkeiten sie sich erschließen wird, bleibt abzuwarten.

Literatur

1. Classen M, Frühmorgen P, Koch H, Demling L (1972) Enteroskopie-Fiberendoskopie von Jejunum und Ileum. Dtsch Med Wochenschr 97:409–411
2. Classen M, Frühmorgen P, Koch H, Demling L (1973) Enteroscopy: Peroral and peranal endoscopy of the small bowel. In: Demling L, Classen M (eds) Endoscopy of the small intestine with retrograde pancreato-cholangiography. Thieme, Stuttgart, pp 113–120

3. Debonguie JC, Bekri L, Mainguet P (1982) Méthologie de la jéjunoscopie proximale. Acta Endoscopica 12:361–364
4. Deyhle P, Jenny S, Linder E (1973) Ileoscopy. In: Demling L, Classen M (eds) Endoscopy of the small intestine with retrograde pancreato-cholangiography. Thieme, Stuttgart, pp 134–138
5. Frimberger E, Kühner W, Ottenjann R (1979) Proximal enteroscopy – a new method (Abstract). Endoscopy 3:219–220
6. Frimberger E, Kühner W, Weingart J, Ottenjann R (1983) Stenosen-Endoskop. Ein neues Instrument zur Diagnostik und Therapie bei Stenosen im Gastrointestinaltrakt. Dtsch Med Wochenschr 108:335–337
7. Hiratsuka H (1973) Enteroscopy and biopsy of the small intestine. In: Demling L, Classen M (eds) Endoscopy of the small intestine with retrograde pancreato-cholangiography. Thieme, Stuttgart, pp 108–113
8. Hiratsuka H, Gocho K, Endo Y (1975) Clinical application of the fiber-intestinoscopy. Prog Dig Endosc 6:19–25
9. Kawai K, Tada M, Misaki F (1982) Situation actuelle de l'entéroscopie. Acta Endoscopica 12:283–293
10. Levy AG, Benson JW, Hewlett EL et al. (1976) Saline lavage: A rapid, effective and acceptable method for cleansing of gastrointestinal tract. Gastroenterology 70:157
11. Monlinier B, Martin A, Berger F (1982) L'entéroscopie proximale-resultats-étude critique (485 cas). Acta Endoscopica 12:317–321
12. Ottenjann R (1980) Atlas der Koloileoskopie. Enke, Stuttgart
13. Ottenjann R, Altaras J, Elster E, Hermanek P (1982) Atlas der Darmerkrankungen. Dünndarm. Pharmazeutische Verlagsgesellschaft, München, S 34
14. Tada M et al. (1979) Trial on developement of enterofiberscope. Stomach Intest 9:1313
15. Tada M, Misaki F, Kawai K (1983) Pediatric enteroscopy with a sonde-type small intestinal fiberscope (SSIF-type VI). Gastrointest Endosc 29:44–47
16. Takemoto T (1979) Fiberintestinoskopie. In: Ottenjann R, Classen M (Hrsg) Gasteroenterologische Endoskopie. Enke, Stuttgart, S 160–169
17. Wolff W, Shinia H (1979) Kolonoskopie (Koloskopie) historischer Hintergrund. In: Ottenjann R, Classen M (Hrsg) Gastroenterologische Endoskopie. Enke, Stuttgart, S 170–182
18. Yamagata S, Oshiba S, Watanabe H, Mita M, Komatsu K (1973) Clinical application of endoscopic examination of the small intestine. In: Demling L, Classen M (eds) Endoscopy of the small intestine with retrograde pancreato-cholangiography. Thieme, Stuttgart, pp 128–133

Kapitel 19

Rekto- und Koloskopie

P. FRÜHMORGEN

Einführung

Bis zum Jahre 1964 endete die endoskopische Untersuchung des End-
und Dickdarms mit Hilfe starrer Darmspiegel im unteren Sigmadrittel.
Seit 1964 erstmals Fiberendoskope zur Verfügung standen, hat sich diese
Methode in den letzten 20 Jahren zu einem Routineverfahren der Dickdarmdiagnostik entwickelt.
Eine nicht überwindbare Lumenstenose ausgeschlossen, kann heute unter Anwendung entsprechender Techniken und Einsatz optimaler Geräte nahezu in jedem Fall der gesamte kolorektale Bereich und – so indiziert – auch das terminale Ileum eingesehen werden. Dabei wurden sehr
bald die Einsatzmöglichkeiten über den rein diagnostischen Bereich
durch therapeutische Maßnahmen wesentlich erweitert.

Instrumentarium

Die Kenntnis der für die Proktoskopie und Rektoskopie in unterschiedlicher Länge und verschiedenen Durchmessern zur Verfügung stehenden
starren Darmspiegel einschließlich des notwendigen Zubehörs darf vorausgesetzt werden, im übrigen ist auf entsprechende Literatur zu verweisen [2, 5].
Die Entwicklung der Koloskope hat seit den ersten Geräten einen weiten
Weg zurückgelegt und kann auch heute noch nicht als abgeschlossen gelten. Neben den optischen Qualitäten ist die schnelle und schmerzlose
Einführbarkeit wichtig, welche durch die Rigidität des Instrumenten-
schafts bestimmt wird. Die Geräte müssen, insbesondere im proximalen
Teil, einen hohen Grad an Flexibilität aufweisen, um auch enge Flexu-
ren mühelos passieren zu können. Auf der anderen Seite wird ein Ver-
steifungsgrad gefordert, der die Schubkraft möglichst verlustfrei auf die

266

Tabelle 1. Instrumentarium

Obsolet	Empfehlenswert
2 Instrumentierkanäle	1 Instrumentierkanal
Verschiedene Endoskoplängen	Endoskoplänge ca. 130 cm
Abwinkelbarkeit <170°	Abwinkelbarkeit 180°
Kleine Kugelkopfzangen	Weitwinkeloptik
Dornzangen	Große Krokodilmaulzangen
Dye-spraying-Methode	Kinderendoskop (Stenosen)

Instrumentenspitze überträgt, ohne daß sich während der Einführung Schleifen bilden.

Für die Praxis lassen sich unter Routinebedingungen empfehlenswerte und obsolete Instrumenteneigenschaften nennen (Tabelle 1).

Vorbereitung

Patienteninformation

Auch heute noch ist die Koloskopie in ihrer Bedeutung und dem Untersuchungsablauf nicht allen Patienten bekannt. Deshalb sollte jeder Patient vor der Untersuchung über Notwendigkeit, Ablauf und notwendige Darmreinigung informiert werden. In dieses Gespräch ist die generelle Aufklärung, welche das Einverständnis von seiten des Patienten möglich machen soll, zweckmäßigerweise integriert.

Eine gute Information wird die notwendige Kooperationsbereitschaft des Patienten fördern und ihn mögliche Unannehmlichkeiten während der Untersuchung leichter tolerieren lassen.

Darmreinigung

Allein die optimale Darmreinigung läßt die direkte Schleimhautbetrachtung bis hin zur sicheren Ausschlußdiagnostik zu.

Während zur Vorbereitung einer Proktoskopie in der Regel keine Reinigungsmaßnahmen erforderlich sind, genügt für eine Rektoskopie mit starrem Instrumentarium die Gabe eines salinischen Klysmas vor der Untersuchung, das der Patient nach 10–15 min entleert. Perorale Laxanziengaben sind nicht notwendig.

Für die fiberendoskopische Dickdarmspiegelung stehen mechanische Reinigungsmethoden (hohe Einläufe) sowie chemisch und osmotisch wirksame Substanzen zur Verfügung. Die Vorbereitungsphase unnötig

Tabelle 2. Saline- und Sweetlavage

Salinelavage

NaCl	6,5 g/l
NaHCO$_3$	2,5 g/l
KCl	0,75 g/l

Konzentrationen:

Na$^+$	141 mmol/l
K$^+$	10 mmol/l
Cl$^-$	121 mmol/l
HCO$_3^-$	30 mmol/l

Sweetlavage

Mannitol	5 %
Ameisensäure	0,25‰

verlängerndes mehrtägiges Fasten oder Formeldiäten sind heute nicht mehr erforderlich. Wir selbst bevorzugen die perorale Darmspülung, die als Saline- oder Sweetlavage zur Verfügung steht (Tabelle 2). Da unter Einsatz von Mannitol die Entstehung explosiver Darmgase zumindest theoretisch zu erwarten ist, setzen wir ausnahmslos die Salinelavage ein. Dabei erhält der Patient am Vorabend der Untersuchung flüssige Kost und mindestens 8 h vor der geplanten Spiegelung keine Nahrung. Etwa 4 h vor der Koloskopie muß der Patient mindestens 4, maximal 6 l der trinkfertigen Lösung zu sich nehmen, wobei pro 40 min 1 l zu trinken ist. Die Vorbereitung wird beendet, wenn aus dem Darm nahezu klare Flüssigkeit entleert wird, wenn die Vorbereitungszeit 4 h überschreitet oder wenn die maximale Trinkmenge von 6 l erreicht ist.

Kontraindikationen zu diesem Vorgehen bestehen beim Vorliegen oder Verdacht auf Stenose, schwerem allgemeinem Krankheitszustand, Alter über 70 oder unter 15 Jahren, schweren Formen kardialer, respiratorischer oder renaler Insuffizienz sowie bei hochflorid-entzündlichen Darmerkrankungen, wo eine hohe Koloskopie generell kontraindiziert ist.

Ist eine perorale Lavage nicht möglich, so werden die Patienten von uns mit Magnesiumsulfat und Reinigungseinläufen vorbereitet. Hierzu geben wir 1½ Tage vor der Untersuchung flüssige Kost (süßer Tee, Fleischbrühe etc.) sowie einen Tag vor der Untersuchung morgens und nachmittags je 125 ml einer 25%igen Magnesiumsulfatlösung per os. Zusätzlich wird morgens und nachmittags gleichzeitig ein hoher Reinigungseinlauf mit 1–2 l lauwarmem Wasser ohne Glyzerinzusatz appliziert. Nur im Ausnahmefall, wenn am Untersuchungstag noch Stuhlreste abgesetzt werden, geben wir zusätzliche Reinigungseinläufe.

Prämedikation

Auf eine Prämedikation verzichten wir generell. Auch während der Untersuchung sind in aller Regel keine Analgetika notwendig. Lediglich im Einzelfall geben wir, wenn die Belästigung für den Patienten über das erträgliche Maß hinausgeht, Analgetika oder bei hochgradiger Spastik ein Spasmolytikum. Generelle Analgetikagaben oder die Durchführung der Koloskopie in Narkose betrachten wir als völlig unnötig. Sie können und dürfen die Aufklärung des Patienten und den Einsatz einer optimalen Technik nicht ersetzen.

Indikationen und Kontraindikationen

Die Endoskopie des Dickdarmes wird heute wohlbegründet als primäre Untersuchungsmethode eingesetzt. Eine vorausgehende Röntgenuntersuchung ist nicht erforderlich.
Abdominelle Beschwerden, die auf eine Dickdarmerkrankung hinweisen, sind die häufigsten Indikationen zum Einsatz dieser direkten Methode. Zu Verlaufsbeobachtungen und Therapiekontrollen sowie Vorsorgeuntersuchungen bei bestimmten Personen ist die operative Koloskopie mit den Möglichkeiten der Blutstillung und Ektomie polypoider Läsionen hinzugekommen (Tabelle 3).

Tabelle 3. Indikationen zur Durchführung einer Koloskopie

1. Beschwerden oder Befunde, die auf eine Dickdarmerkrankung hinweisen
2. Fragliche und unklare Röntgenbefunde
3. Entsprechende klinische oder anamnestische Befunde bei negativem Röntgenbefund
4. Präoperativ histologische Sicherung der Diagnose sowie der Ausdehnung pathologischer Befunde
5. Vorsorge (Präkanzerosen, operiertes Kolon)
6. Rezidivierende Hämorrhagien aus dem unteren Magen-Darm-Trakt
7. Verlaufsbeobachtungen und Therapiekontrolle
8. Operative Koloskopie

Kontraindikationen sind ausgesprochen selten. Sie bestehen absolut bei mangelnder Kooperation des Patienten sowie hochakuten Stadien entzündlicher Darmerkrankungen und Peritonitiden. Bei den relativen Kontraindikationen wird man im Einzelfall zwischen dem möglichen Risiko und dem zu erwartenden diagnostischen oder therapeutischen Gewinn abwägen (Tabelle 4).

Tabelle 4. Kontraindikationen zur Durchführung einer Koloskopie

1. Absolute Kontraindikationen
   - Mangelnde Kooperation der Patienten
   - Florid-entzündliche Darmerkrankungen (fulminante Verlaufsformen der Colitis ulcerosa, des M. Crohn und der Divertikulitis)
   - Peritonitis
2. Relative Kontraindikationen
   - Hämorrhagische Diathese (Verzicht auf bioptische Gewebsentnahmen und Polypektomien)
   - Dekompensierte kardiale und pulmonale Insuffizienz
   - Koronare Herzkrankheit schweren Grades

Technik

Die heute auf dem Markt befindlichen besten Fiberendoskope erlauben eine für den Patienten schonende und schnelle Untersuchung des gesamten kolorektalen Bereichs und des terminalen Ileums. Unter Einsatz entsprechender Geräte sowie optimierter Techniken sind die wünschenswerten Durchleutungskontrollen auf ein Minimum zu reduzieren, artifiziell bedingte komplizierte Schleifenbildungen zu verhindern und zusätzliche Versteifungen des Fiberendoskops durch Versteifungsdrähte oder externe Tuben entbehrlich (Tabelle 5).

Die Untersuchung beginnt in Linksseitenlage. Wenngleich die Koloskopie prinzipiell auch ohne Assistenz durchführbar ist, so hat sich bei uns ein gleichzeitiges sog. „teaching attachment" bewährt. Diese Hilfe wird insbesondere zur externen Versteifung des Sigmas sowie zur Biopsie, Polypektomie und Blutstillung benötigt. Die wünschenswerte Durchleuchtungsmöglichkeit während der Untersuchung beschränkt sich auf Begradigungsmanöver und die Lokalisation pathologischer Befunde. Die hierbei oft praktizierte Angabe der eingeführten Gerätelänge ist nutzlos, da sie nichts über die tatsächliche Position der Instrumentenspitze aussagt.

Tabelle 5. Technik

Obsolet	Empfehlenswert
Einführung ohne Lumensicht	Standardisierte Einführungstechnik
Tubus	Durchleuchtungskontrolle
Versteifungsdraht	Begradigung
	Manuelle Schienung

Die Einführung der mit einem Gleitmittel präparierten Instrumentenspitze erfolgt unter dosiertem Druck mit dem Zeigefinger ohne Spekulum in Linksseitenlage. Das weitere Vorgehen hängt dann von den individuell variablen anatomischen und topographischen Gegebenheiten ab. Bei Einführung unter Lumensicht ist unter Beibehaltung der Linksseitenlage die Einführung bis zur linken Flexur anzustreben. Eine Umlagerung auf den Rücken und Durchleuchtungskontrolle sollte nur bei Vorliegen einer der 4 nachfolgend genannten Bedingungen erfolgen:
1) Erreichen der linken Flexur,
2) fehlende Lumensicht,
3) nicht tolerierbare Schmerzen,
4) fehlende oder unzureichende Übertragung der Schubkraft auf die Instrumentenspitze.

Nach Erreichen der linken Flexur wird das Instrument spazierstockartig in das Colon transversum umgebogen und unter Durchleuchtungskontrolle durch simultane Rotation und Zug am Instrumentenschaft eine Begradigung des Sigmas herbeigeführt. Im Einzelfall kann diese Begradigung schon nach Erreichen des Colon descendens erforderlich sein. Bezüglich differenzierter Untersuchungstechniken sei auf weiterführende Literatur verwiesen [2].

Diagnostik

Die lückenlose Inspektion des gesamten kolorektalen Bereichs erlaubt die Erkennung von Entwicklungsstörungen, benignen und malignen Tumoren sowie entzündlichen Erkrankungen dieser Darmabschnitte. Mit der gezielten Entnahme von Probebiopsien, Schlingenektomien oder der Abtragung polypoider Läsionen in toto mit Hochfrequenzdiathermieschlingen wird darüber hinaus die feingewebliche Beurteilung dieser Befunde ermöglicht. Bei funktionellen Beschwerden oder anderen Organen zuzuordnenden Symptomen ist darüber hinaus eine Ausschlußdiagnostik möglich. Da die Fiberkoloskopie heute bei Beherrschung der Technik und Einsatz optimierter Geräte mit kurzen Untersuchungszeiten und tolerierbarer Belästigung des Patienten in breitem Umfang durchgeführt werden kann, sind auch regelmäßige Nachsorgeuntersuchungen, beispielsweise nach Polypektomie und Karzinomoperationen sowie Vorsorgeuntersuchungen bei Risikogruppen anzustreben.

Therapie

Unter dem Begriff „operative Koloskopie" verstehen wir jene Maßnahmen, die therapeutischen Zwecken dienen. Hierzu stehen uns heute die koloskopische Polypektomie, die Blutstillung durch lokale Injektionen, Elektro- und Laserkoagulation sowie die Erweiterung von benignen und malignen Stenosen mittels mechanischer Bougierung oder Laserbehandlung zur Verfügung. Dabei kommt unter dem Aspekt der Adenom-Karzinom-Sequenz zahlenmäßig der Polypektomie die größte Bedeutung zu [6].

Komplikationen

Bezüglich der Art, Häufigkeit und Verhütung von Komplikationen haben wir 1979 eine Umfrage durchgeführt [3], deren wichtigste Ergebnisse hier nochmals im Vergleich mit anderen Angaben in der Literatur dargestellt werden sollen.

Insgesamt wurden 35 892 Koloskopien, 7 365 Polypektomien, 58 Elektrokoagulationen und 14 Schlingenektomien analysiert. Die Komplikationen der diagnostischen und therapeutischen Koloskopie in diesem großen Kollektiv sind in Tabelle 6 wiedergegeben und in Tabelle 7 und 8 anderen Publikationen gegenübergestellt. Wie nicht anders zu erwarten, steht die Häufigkeit der Komplikationen in direkter Beziehung zur Erfahrung des Untersuchers (Tabelle 9). Häufigkeit und Ort der aufgetretenen Komplikationen sind in Tabelle 10, die Latenzzeit bis zur klinischen Manifestation in Tabelle 11 wiedergegeben.

Gegen diese Zahlen kann sicherlich eingewandt werden, daß eine Verbesserung der Geräte und der Techniken das Komplikationsrisiko noch weiter gesenkt hat. Andererseits dürfte jedoch eine zunehmende Verbreitung der Methoden und die Ausführung durch weniger geübte Untersucher das Risiko wieder erhöhen.

Tabelle 6. Komplikationen der diagnostischen und therapeutischen Koloskopie

Komplikationen	Koloskopie ($n=35\,892$)	Biopsie ($n=33\,748$)	Polypektomie ($n=7\,365$)	Elektrokoagulation ($n=58$)	Rugektomie ($n=14$)
	n n [%]	n [%]	n [%]	n	n
Perforation	78 51 (0,14)	2 (0,006)	25 (0,34)	0	0
Blutung	168 0	3 (0,008)	165 (2,24)	0	0
Gasexplosion	0 –	–	–	0	0
Letaler Ausgang	15 7 (0,02)	0	8 (0,1)	0	0

Tabelle 7. Komplikationen der Koloskopie (Sammelstatistik)

Autor	Jahr	Koloskopien	Blutungen	Perforationen	Letalität
		n	n [%]	n [%]	n [%]
Berci et al. [1]	1974	3850	0	7 (0,18)	1 (0,03)
Frühmorgen u. Demling (Umfrage [3])	1978	35892	3 (0,008)	51 (0,14)	7 (0,02)
Geenan et al. [4]	1974	1106	0	7 (0,63)	0
Rogers et al. (Umfrage [7])	1975	25298	12 (0,05)	55 (0,22)	2 (0,008)
Roseman [8]	1973	627	0	5 (0,79)	0
Wolff u. Shinya [9]	1973	2000	0	0	0
		68773	15 (0,02)	125 (0,18)	10 (0,015)

Tabelle 8. Komplikationen der Polypektomie (Sammelstatistik)

Autor	Jahr	Poly-pektomien	Blutungen	Perforationen	Letalität
		n	n [%]	n [%]	n [%]
Berci et al. [1]	1974	901	6 (0,67)	3 (0,22)	0
Frühmorgen u. Demling (Umfrage) [3]	1978	7365	165 (2,24)	25 (0,34)	8 (0,1)
Geenan et al. [4]	1974	292	12 (4,10)	2 (0,68)	1 (0,34)
Rogers et al. (Umfrage) [7]	1975	6214	115 (1,85)	18 (0,28)	0
Roseman [8]	1973	49	3 (6,12)	0	0
Wolff u. Shinya [9]	1973	499	1 (0,20)	1 (0,20)	0
		15320	302 (1,97)	49 (0,32)	9 (0,06)

Tabelle 9. Häufigkeit der Komplikationen in Relation zur Erfahrung des Untersuchers ($n=246$)

Anzahl der Koloskopien	Komplikationen	
	n	[%]
< 10	15	(6,1)
< 50	69	(28,0)
< 100	60	(24,4)
< 200	46	(18,7)
< 500	25	(10,2)
<1000	19	(7,7)
<2000	11	(4,5)
<4000	1	(0,4)

Tabelle 10. Häufigkeit und Ort der aufgetretenen Komplikationen ($n=246$)

	n	[%]
Rektum	10	(4,0)
Sigma	191	(77,7)
Colon descendens	34	(13,9)
Colon transversum	5	(2,0)
Colon ascendens	5	(2,0)
Zäkum	1	(0,4)

Tabelle 11. Latenzzeit der eingetretenen Komplikationen und deren Erkennung

	Blutung ($n=168$)		Perforation ($n=78$)	
	n	[%]	n	[%]
Sofort	136	(80,9)	58	(74,4)
Nach 1 h	9	(5,3)	8	(10,2)
Nach 3 h	8	(4,8)	3	(3,8)
Nach 12 h	8	(4,8)	5	(6,4)
Nach 24 h	4	(2,4)	2	(2,6)
Nach 48 h	3	(1,8)	1	(1,3)
Nicht erkannt	0		1	(1,3)

Rektoskopie und Fibersigmoidoskopie

Die Tatsache, daß durch den Einsatz vollflexibler Endoskope die den starren Rektoskopen gesetzten anatomischen Grenzen aufgehoben sind, führt zwangsläufig zu der Frage, ob heute ein starres Instrumentarium überhaupt noch notwendig ist.

Selbst bei der primär durchgeführten hohen Koloskopie verzichten wir nicht auf die Proktoskopie, da sie pathologische Veränderungen des Analkanals und des inneren Analringes wesentlich besser erkennen läßt und im Einzelfall die Hämorrhoidendiagnostik erst ermöglicht.

Die Frage des Ersatzes eines starren Rektosigmoidoskops durch ein flexibles Gerät wird nach wie vor kontrovers diskutiert. Es kann kein Zweifel darüber bestehen, daß durch eine höhere Eindringtiefe die Zahl erkennbarer Befunde ansteigt. Fragen des Zeitaufwandes, der Komplikationen in ungeübter Hand, der Belästigung des Patienten sowie Kosten-Nutzen-Analysen stehen im Mittelpunkt der Diskussion.

In einer prospektiven vergleichenden Studie haben wir insgesamt 202 Patienten jeweils mit einem starren Rektosigmoidoskop und mit einem handelsüblichen Fiberrektosigmoidoskop (TCF-1 S, Firma Olympus) prospektiv untersucht.

Bei vergleichbarem Zeitaufwand (Tabelle 12) und sehr unterschiedlichen Anschaffungskosten (Tabelle 13) war die in Zentimetern gemessene Eindringtiefe mit beiden Geräten zugunsten des Fibersigmoidoskops außerordentlich unterschiedlich (Tabelle 14) und, wie zu erwarten war, die diagnostische Ausbeute beim Fiberendoskop durch die erhöhte Eindringtiefe wesentlich höher (Tabelle 15).

Zusammenfassend läßt sich sagen, daß bei vergleichbarer Art und Effizienz der Vorbereitung die Eindringtiefe mit dem Fiberendoskop 2- bis 3fach höher lag, der notwendige Zeitaufwand vergleichbar, die Belästi-

Tabelle 12. Zeitaufwand der starren Rekto-sigmoidoskopie (*RS*) und der Fiberrekto-sigmoidoskopie (*FS*)

	RS	FS
Maximal	5 min	7 min
Minimal	1 min 10 s	2 min 25 s
Mittelwert	3 min 12 s	3 min 30 s

Tabelle 13. Anschaffungskosten

	Starres Rektoskop [DM]	Fiber-sigmoidoskop [DM]
Gerät	1 200	13 500
Lichtquelle	935	3 950
	2 135	17 450

Tabelle 14: Eindringtiefe (*n* = 202) starrer Rektoskope (*RS*) und Fibersigmoidoskope (*FS*)

Erreichte Höhe [cm]	RS *n*	RS [%]	FS *n*	FS [%]
< 15	202	(100)	202	(100)
< 20	113	(56)	202	(100)
< 25	53	(26)	194	(96)
< 30	3	(1,5)	194	(96)
< 40	0		194	(96)
< 50	0		186	(92)
< 60	0		170	(84)

Tabelle 15. Diagnostische Ausbeute bei Einsatz von starrem Rektoskop (*RS*) und Fiberendoskop (*FS*)

Befunde	RS *n*	FS *n*
Ohne Befund	60	23
Polyp	32	55
Polypen	11	22
Karzinome	3	4
Colitis ulcerosa	37	38
M. Crohn	17	33
Divertikel	2	27
Hämorrhoiden (1. Grades)	40	0

gung des Patienten nach subjektiven Kriterien rektoskopisch eher etwas geringer und die diagnostische Ausbeute mit dem Fiberendoskop im Mittel 3,5 fach erhöht waren.

Literatur

1. Berci G, Panish JF, Schapiro M, Corlin R (1974) Complications of colonoscopy and polypectomy. Gastroenterology 67:584
2. Frühmorgen P, Classen M (1979) Endoskopie und Biopsie in der Gastroenterologie. Springer, Berlin Heidelberg New York
3. Frühmorgen P, Demling L (1979) Complications of diagnostic and therapeutic colonoscopy in the Federal Republic of Germany. Results of an inquiry. Endoscopy 2:146
4. Geenan JE, Schmitt MG, Hogan WJ (1974) Complications of colonoscopy. Gastroenterology 66:812
5. Hager R (1979) Proktoskopie – Rektoskopie. In: Domschke W, Koch H (Hrsg) Diagnostik in der Gastroenterologie. Thieme, Stuttgart
6. Hermanek P, Frühmorgen P (1981) Kolorektale Polypen und Polyposen: Klinisch relevante pathologisch-anatomische Grundlagen. Therapiewoche 31:2280
7. Rogers BHG, Silvis SE, Nebel OT, Sugawa C, Mandelstam P (1975) Complications of flexible fiberoptic colonoscopy and polypectomy. Gastrointest Endosc 2:73
8. Roseman DM (1973) Report from San Diego. Gastrointest Endosc 20:36
9. Wolff WI, Shinya H (1973) A new approach to colonic polyps. Ann Surg 178:367

Kapitel 20

Sonographie

G. Rettenmaier

Definition

Sonographie bedeutet zweidimensionale, maßstabgetreue Abbildung von Organen und anderen Weichteilformationen sowie von flüssigkeitsgefüllten Räumen durch elektronische Visualisation von Ultraschallreflexionen, die an äußeren und inneren Grenzflächen der Gewebe entstehen.

Physikalisches Prinzip

Ultraschall durchdringt Köperweichteile mit annähernd konstanter Schallgeschwindigkeit (ca. 1 500 m/s). Er läßt sich bündeln und richten. An Grenzflächen zwischen Geweben unterschiedlicher Dichte oder zwischen Gewebe und Flüssigkeit wird Ultraschall partiell reflektiert. Man verwendet kurze Ultraschallimpulse, damit die entstehenden Ultraschallreflexionen (Echos) jeweils in der Sendepause zwischen 2 Impulsen vom kombinierten Ultraschallsender/-empfänger aufgenommen werden können. Die nicht reflektierten Anteile des Ultraschallimpulses laufen derweil weiter und können an tieferliegenden Grenzflächen so lange weitere Echos abgeben, bis schließlich der Ultraschallimpuls durch die Verluste an Reflexionen sowie durch die stetige Schwächung beim Durchgang durch das Material (Absorption) keine Echos registrierbarer Stärke mehr zustandebringt (begrenzte Reichweite, u. a. schallfrequenzabhängig).

Die *Echolaufzeit* entspricht infolge der annähernd konstanten Schallgeschwindigkeit praktisch der Distanz der echogebenden Grenzfläche von der Körperoberfläche (Echolotprinzip), während die *Echostärke* mit der Dichtendifferenz an der Grenzfläche ansteigt, also eine Information über die Materialeigenschaften am Reflexionsort gibt.

Die Ultraschallreflexionen werden elektrisch empfangen, verstärkt und verarbeitet und in der Reihenfolge ihres Eingangs maßstabgerecht als Lichtpunkte auf einem Bildschirm dargestellt. Die unterschiedlichen Echostärken werden als unterschiedliche Bildpunkthelligkeit wiedergegeben („Brightness", B-Scan-Verfahren). Für die zweidimensionale Abbildung ist entweder eine simultane oder eine rasche sequentielle Abtastung auf entsprechender Breite erforderlich. Es gibt mechanisch bewegte Abtastsysteme, z. B. rotierende Schallköpfe, die ein kreissektorförmiges Schallfeld aufbauen (Sektorscanner mit einem Schallfeld von z. B. 45–90°), dasselbe läßt sich durch elektronische Ablenkung ohne bewegte Teile erreichen ("electronic sectorscan" = "phased array"), und schließlich gibt es parallel sendende Vielelementscanner (Multi-array-Scanner) mit rechteckigem Schallfeld. Die sonographischen Bilder entstehen meist im Augenblick des Echoempfangs (Real-time-Scan), können aber auch bei Verwendung von langsam handgeführten Schallköpfen auf Speicherbildröhren allmählich aufgebaut werden (Compoundscan, ein älteres Verfahren, das noch für Spezialaufgaben in Gebrauch ist.)
Die Sonographie beruht allein auf den natürlichen Dichtedifferenzen, benötigt somit kein zusätzliches Kontrastmittel und bildet nichtselektiv jeweils die ganze beschallte Körperregion mit ihren Organen, sonstigen Weichteilen und Blutgefäßen ab. Systematische Behinderungen entstehen durch Luft (annähernd Totalreflexion an der Grenzfläche Gewebe/ Luft, daher dahinter keine Abbildung mehr möglich) und durch Knochen (hohe Schallabsorption führt zu Schwächung des Ultraschallimpulses und einem Schallschatten; dieses Phänomen wird zur Erkennung von entsprechend wirkenden Konkrementen ausgenutzt).

Apparative und personelle Voraussetzungen

Die heute für die abdominelle Untersuchung üblichen Geräte sind in der Regel Real-time-Scanner (d. h. mit schnellem simultanem oder sequentiellem Abtastvorgang und sofortiger Bildpräsentation). Die übliche Nennfrequenz beträgt 2,5–3,5 MHz.
Die *Linear- oder Multi-array-Scanner* (Abb. 1a) geben wegen ihres rechteckigen großen Schallfeldes einen besonders guten topographischen Überblick. Sie zeigen die Organe in ihrer natürlichen Form (besonders zur Leberbeurteilung wichtig), wogegen die *Sektorscanner* (Abb. 1b) infolge ihrer kleinen Ankoppelungsfläche gewöhnlich stärker in die Weichteile eingedrückt werden, was zur Deformierung oberflächlich liegender Organe wie Leber und Gastrointestinum führt. Sektorscanner sind jedoch besonders günstig für die Untersuchung der in der Zwerchfellkuppel liegenden kranialen Leberanteile sowie des oberen

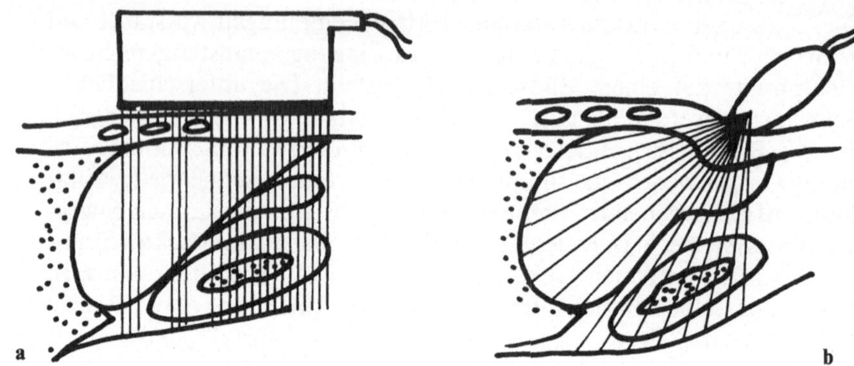

Abb. 1. a Der Linear- oder Multi-array-Scanner gibt gute Übersicht und deformiert die Weichteile nicht. **b** Der Sektorscanner erlaubt auch die Untersuchung von Regionen, die mit dem Linearscanner schlecht zugänglich sind, z. B. die Leberkuppeln. Nachteile sind die etwas erschwerte Orientierung, die nur kurzstreckige Abbildung von naheliegenden Organoberflächen sowie deren Deformierung durch das Andrücken des kleinen Schallkopfs

Milzpols und seiner Umgebung (Magenkardia, subphrenische Abszesse). Sie ermöglichen es, infolge ihrer kleinen rundlichen Ankopplungsfläche und entsprechend mehr Freiheitsgraden bei der Untersuchung viel mehr Schnittebenen einzustellen als die Linearscanner. Das wirkt sich positiv bei Untersuchungen von gebogenen und gewundenen Gefäßen (z. B. von Gallengang, Pankreasgang, Blutgefäßen) und der Gallenblase aus.

Vorteilhaft ist, wenn beide Gerätetypen nebeneinander angewendet werden können. Wenn dies nicht möglich ist, hat ein Multi-array-Scanner Vorrang.

Eine Photodokumentationseinrichtung mit Patientenidentifikation ist erforderlich.

Der *Untersucher* benötigt gute Kenntnisse

- der Topographie des Abdomens und des Retroperitoneums (Organe, Weichteile, Gefäßverläufe),
- der normalen und pathologischen Sonoanatomie (wie stellen sich normale und pathologisch veränderte Organe bzw. Gewebe sonographisch dar?),
- der sonographischen Untersuchungstechnik (standardisierte Schnittebenen, typische Abbildungen, optimale Zugangsorte, „akustische Fenster" zu den Organen),
- der physikalischen Bedingungen der sonographischen Abbildung (Reflexionsgeometrie, Schallschwächung und sog. „Schallverstärkung" hinter Flüssigkeiten, Erkennung von Artefakten und irrealen Echos),

– in der Gerätehandhabung (optimale Einstellung der Verstärkung, des Tiefenausgleichs und der Dämpfung) sowie der Dokumentationseinrichtung.

Die theoretischen Kenntnisse können in Sonographiekursen oder aus den zahlreichen Sonographiebüchern erworben werden. Akzeptable Untersuchungsergebnisse stellen sich bei gängigen Befunden im Durchschnitt erst nach selbständiger Ausführung von etwa 400–600 Abdominaluntersuchungen unter Anleitung und Aufsicht ein. Seltenere Befunde und schwierige Untersuchungskonstellationen erfordern eine längere Erfahrung (z. B. 1 000–2 000 Untersuchungen). Daraus folgt, daß die Methode nicht ausgeschöpft werden kann, wenn die persönlichen Untersuchungszahlen klein bleiben.

Technische Durchführung

Zur Abdominalsonographie soll der Patient nüchtern sein. Vormittags ist die beste Untersuchungszeit. Eventuell können tags zuvor entblähende Medikamente (Polymethylsiloxan) verabreicht werden.
Zur Untersuchung liegt der Patient auf dem Rücken, bei Ausführung der Flankenschnitte halb auf seiner linken bzw. rechten Seite. Die Gallenblase und das Pankreas bilden sich manchmal besser bei stehendem Patienten ab.
Der Schallkopf wird mittels eines schalleitenden handelsüblichen Ultraschallgels angekoppelt. Körperbehaarung braucht in der Regel zuvor nicht entfernt zu werden, sie erfordert nur besonders viel Kontaktgel. Trockene Haut, etwa bei exsikkierten und kachektischen Patienten, leitet den Schall schlecht und erfordert eine längere Vorbereitung mit dem Gel.
Der *sonographische Oberbauchstatus* umfaßt in der Regel die Untersuchung der Leber, der Gallenblase mit dem extrahepatischen Gallengang, der Milz, der Oberbauchgefäße (Bauchaorta mit A. mesenterica superior, V. cava inferior, die Pfortader mit ihren Wurzeln), besonders im Hinblick auf die Erfassung und Abgrenzung des Pankreas, ferner den distalen Magen, die beiden Nieren sowie die Weichteile außerhalb der Organe und die Bauchhöhle als solche (Flüssigkeitsansammlung?). Für jedes dieser Organe gibt es eine spezielle Untersuchungstechnik (s. einschlägige Literatur).
Die Effekte einer medikamentösen Spasmolyse oder einer Reizmahlzeit bzw. einer kontraktionsinduzierenden Medikation (z. B. Takus, Cholezystokinin) oder von Metoclopramid können diagnostisch verwendet werden.

Zur Darstellung des Pankreasschwanzes kann die Magenfüllung mit Flüssigkeit (Verbesserung des akustischen Fensters zum Pankreasschwanz) nützlich sein, bei Untersuchung im Beckenbereich die Harnblasenfüllung.

Die Untersuchung soll dynamisch ausgeführt werden, d. h. unter direkter visueller Beobachtung von Bewegungskriterien (Verschieblichkeit der Organe, auch gegeneinander, Biegsamkeit oder Rigidität, z. B. der Leber, Abpufferung oder gesteigerte Übertragung der Aortenpulsation als Zeichen einer Organinduration, Formkonstanz oder Kompressibilität einer pathologischen Masse bei Palpation, peristaltische Organverformungen am Gastrointestinum und Transportmodus von Darminhalt, Hyperperistaltik, Schmerzempfindung unter gezielter Einfingerpalpation).

Außer dieser breit angelegten Durchuntersuchung des Abdomens bei relativ niedriger Indikationsschwelle ist auch die Einzelorganuntersuchung bei enger Fragestellung möglich (z. B. Gallensteine vorhanden?, Gallengangerweiterung?).

Diagnostisches Spektrum

Die Sonographie erbringt rasch korrekte Informationen über

1) Die *topographischen Verhältnisse* des Abdomens, besonders hinsichtlich der parenchymatösen Organe und der großen Blutgefäße sowie der Gallenblase und des extrahepatischen Gallengangs;
2) die *Größe, Gestalt* und *Oberflächenform* der einzelnen parenchymatösen Organe und des Gallensystems;
3) *pathologische Flüssigkeitsansammlungen,*
– in soliden Organen (Zysten, Hämatome, Abszesse) in Hohlorganen (Gallenblasenhydrops, Gallengangdilatation, Magenretention, Pankreasgangdilatation, Darm bei Ileus),
– in präformierten Hohlräumen (Peritonealhöhle und Kompartimente davon: Douglas-Raum, subphrenischer Raum, perityphlitische Region, Bursa omentalis),
– in Weichteilen außerhalb der Organe;
4) *Konkrementbildung* in Hohlsystemen, besonders in der Gallenblase und im Gallengang;
5) *fokale Strukturmusteralterationen,* die mit bekannten pathomorphologischen Parenchymveränderungen korrelieren:
– als fokale *Musterrarefizierung* bei Neoplasie, entzündlicher zirkumskripter Infiltration oder Einblutung,

– als fokale *Musteranreicherung* bei benignen Tumoren, wie Hämangiomen, Lipomen, sonstigen Hamartomen sowie in Narben, außerdem im Zentrum von Metastasen und primären Tumoren;
6) jeweils das ganze Organ gleichmäßig betreffende *generelle Strukturmusteralterationen,* entweder als generelle *Echomusterverdichtung,* so bei Parenchymverfettung (Lebersteatose, Pankreaslipomatose), bei Zunahme des Bindegewebsanteils im parenchymatösen Organ (Leberzirrhose), oder in Form von genereller *Echomusterrarefizierung* bei entzündlich oder zirkulatorisch verursachter Flüssigkeitsanreicherung in einem Organ bzw. bei diffuser hämoblastischer Infiltration;
7) *pathologische gastrointestinale Wandverdickungen,* erfaßbar oberhalb einer bestimmten Mindestgrenze, z. B. 5 mm, und abhängig von der akustischen Zugänglichkeit (günstig ist die Lokalisation am distalen Magen und an beiden Kolonflexuren sowie am Ileozäkalpol, z. B. M. Crohn.

Die praktische Erkennungsgrenze von Parenchymveränderungen liegt allgemein bei etwa 1 cm, in der Leber bei ca. 0,5 cm, bei Gallenblasensteinen bei 2–3 mm, bei fokalen Flüssigkeitsansammlungen bei etwa 0,5 cm.
Fokale Veränderungen sind i. allg. leichter zu erkennen und zu interpretieren als diffuse, weil in ihrer unmittelbaren Umgebung in der Regel das dem betreffenden Organ eigene Standardechomuster zum Vergleich vorliegt, wogegen bei diffusen gleichmäßigen Parenchymveränderungen der intraindividuelle Normstandard fehlt. Deshalb ist Erkennung und Interpretation von diffusen Veränderungen eine Aufgabe für erfahrene Untersucher.
Für fokale Veränderungen in den soliden Organen, für die Untersuchung des Gallensystems sowie für die Suche nach pathologischen Flüssigkeitsansammlungen ist die Sonographie das Verfahren der Wahl, nicht jedoch bei Krankheiten des Gastrointestinums, obschon z. B. ein Antrumkarzinom, ein Flexurenkarzinom oder ein M. Crohn des Ileums durchaus bei der die Diagnostik beginnenden Sonographie gefunden werden kann.
Feinere Veränderungen am Gastrointestinum und auch gröbere in akustisch schlecht zugänglichen Körperregionen können sonographisch nicht erfaßt und somit auch nicht ausgeschlossen werden.
Eine quasihistologische Bewertung von Parenchym- und anderen Weichteilveränderungen ist prinzipiell nicht möglich, weder bei neoplastischen, noch bei entzündlichen oder degenerativen Prozessen. Jedoch ist aufgrund von sonomorphologischen Kriterien wie Wuchsform, innerer Architektur und Begrenzungsart der pathologischen Masse mit hoher Treffsicherheit z. B. eine Tumormetastase in der Leber als solche erkennbar.

Sensitivität und Spezifität

Die Sonographie ist im Bereich der Gastroenterologie zur Untersuchung des Gallensystems, der Leber, des Pankreas, der Milz, der größeren abdominellen Blutgefäße (arteriell und venös) samt den paravasalen und mesenterialen Lymphknoten sowie auch des Gastrointestinums anwendbar. Außerdem sind Weichteilveränderungen außerhalb der genannten Organe sowie Affektionen der Bauchhöhle Indikationen zur Sonographie.

Die Ergiebigkeit der sonographischen Untersuchung ist innerhalb dieses Gesamtbereichs durchaus verschieden. Sie kann deshalb nur an den einzelnen sonographisch erfaßbaren Krankheitsbildern beurteilt werden. In praktischer Hinsicht ist hierbei das häufig Vorkommende und das am zuverlässigsten Erkennbare am wichtigsten.

Bei der Beurteilung der diagnostischen Ergiebigkeit einer manuell auszuführenden Methode wie der Sonographie muß berücksichtigt werden, daß individuelle Geschicklichkeit und Hartnäckigkeit eines Untersuchers (wie auch das Gegenteil) die Ergebnisse stärker beeinflussen können als bei einem automatisch ablaufenden Verfahren wie z. B. Computertomographie, bei der der Individualfaktor zumindest beim Untersuchungsablauf weitgehend eliminiert ist.

Die Vergleichsstudien zwischen der Sonographie einerseits und den je nach Organ und Krankheit angewandten Konkurrenzverfahren andererseits sind zahlreich. Sie kranken aber sehr oft daran, daß in den vergleichenden Institutionen jeweils eines der Verfahren eindeutig Vorrang hat und besonders gepflegt wird, wogegen das andere abfällt. Daraus resultieren z. T. unverständlich diskrepante Ergebnisse.

Bei Studien aus dem angelsächsischen Sprachraum ist außerdem zu bedenken, daß dort die sonographische Untersuchung in der Regel nicht vom Arzt, sondern entsprechend der üblichen röntgenologischen Arbeitsweise meist vom Assistenzpersonal ausgeführt wird, was zwangsläufig zu einem gewissen starren Untersuchungsschematismus führt, der nach unserer Überzeugung der Methode eigentlich zuwiderläuft, weil sie der klinischen körperlichen Untersuchung ähnlich ist und wie diese reaktiv und situationsbezogen vertieft und verfeinert werden kann, wenn ein klinisch versierter Arzt während der Untersuchung den entsprechenden Hinweisen nachgeht. In vielen europäischen Ländern, besonders aber im deutschsprachigen Raum, wird die Sonographie des Abdomens überwiegend von den Ärzten selbst ausgeführt.

Schließlich ist der Methodenvergleich nicht bei allen der Sonographie zugänglichen Krankheiten gleich gut zu bewerkstelligen. Die diagnostische Treffsicherheit, z. B. bei der Diagnose „Gallenstein" oder „Lebermetastasen", ist relativ problemlos zu beurteilen. Es kann dies aber schwierig sein bei Krankheiten wie der chronischen Pankreatitis, weil deren Erscheinungsbild interindividuell sehr variabel sein und auch intraindividuell je nach Krankheitsphase sehr wechseln kann. Keine der bildgebenden Methoden kann hierbei beanspruchen, im Besitz der 100%-igen Wahrheit zu sein und als Referenzmethode für die jeweils anderen gelten zu können. Außerdem scheidet die operative oder autoptische Klärung in diesen Fällen oft aus.

Nachfolgend wird die Treffsicherheit der Sonographie bei den wichtigsten sonographisch erfaßbaren Krankheitszuständen dargestellt, gemessen einerseits an der *Sensitivität* (richtig-pathologisch) und andererseits an der *Spezifität* (richtig-normal). Der besseren Übersichtlichkeit halber werden anstelle von Prozentzahlen Skalierungen mit *, ** und *** verwendet, die etwa 30% $\pm$ 10%, 60% $\pm$ 10% und 90% $\pm$ 10% entsprechen sollen. (*) entspricht weniger als 20%.

Galle (Abb. 2–8)

Diese ist das wohl ergiebigste Feld der gastroenterologischen Sonographie. Diagnostisch zugänglich sind in erster Linie die in Tabelle 1 aufgeführten Krankheitszustände. Sensitivität wie Spezifität sind beim Gallenblasenhydrops, bei Gallenblasensteinen und Gallenblasenpolypen sowie bei der Kaliberbestimmung des Ductus choledochus gleichermaßen sehr hoch. Beim Gallenblasenhydrops kann gewöhnlich auch die Ursache erkannt werden. Vergleichsmethoden sind in erster Linie die Ausscheidungscholegraphie, meist nach intravenöser Kontrastmittelapplikation. Diese ist bei den genannten Krankheitsbildern der Sonographie nicht überlegen, bei der „ausgeschlossenen Gallenblase" sogar eindeutig unterlegen. Der Nachweis von Choledochussteinen ist sonographisch im proximalen Anteil häufiger möglich, im distalen Teil aus physikalischen Gründen schwieriger. Vor allem läßt sich jedoch sonographisch ein Choledochusstein nicht ausschließen. Hierfür ist die Cholegraphie, evtl. mit Zonographie, besonders aber die endoskopische retrograde Cholangiographie (ERC) besser geeignet, in manchen Fällen auch die perkutane transhepatische Cholangiographie (PTC). Die beiden letztgenannten Verfahren sind auch zur Verifizierung einer intrahepatischen Gallengangdilatation geeignet, die sonographisch noch keinen eindeutigen Befund liefert. Allerdings scheinen manche modernen Ultraschallgeräte in der Lage zu sein, selbst nicht erweiterte intrahepatische Gallengänge in den Portalfeldern darzustellen. Die hepatobiliäre Funktionsszintigraphie bringt bei diesen Fragestellungen in der Regel keinen weiteren Informationszuwachs. Allenfalls kann beim Verdacht auf „ausgeschlossene Gallenblase" oder beim Vorliegen von Gallenblasenschlick geprüft werden, ob Galle zwischen den Gängen und der Gallenblase aus-

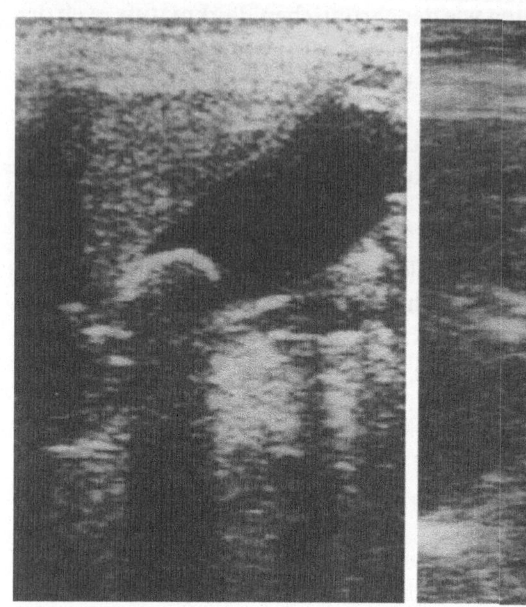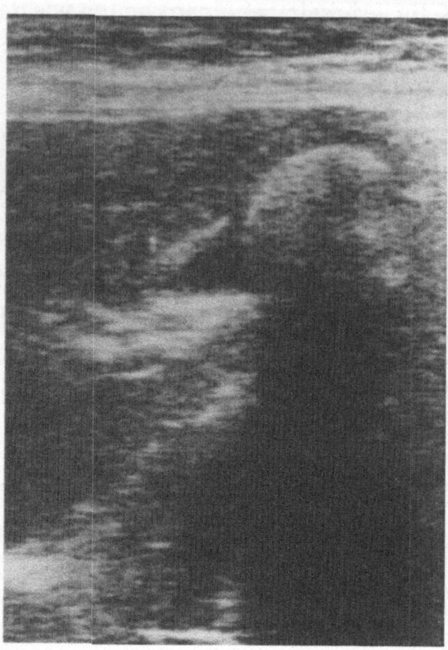

Abb. 2   **Abb. 3**

Abb. 2. Solitärer Gallenblasenstein. Die Ventralfläche des Steins reflektiert den Ultraschall fast vollständig (schmales sichelförmiges Echo), so daß der größte Teil des Steins schon im Schallschatten liegt: sog. harter Stein

Abb. 3. Solitärer Gallenblasenstein, der sich mit ca. 75% seines Durchmessers abbildet: sog. weicher Stein (Cholesterinstein). Kranial vom Stein (*links*) ein kleines Gallenblasenrestlumen im Bereich des Gallenblasenhalses

getauscht wird. Die Computertomographie ist bei den genannten Krankheitsbildern eher unterlegen. Sie vermag aber u. U. distal sitzende Gallenwegstumoren bzw. Raumforderungen der Gallenwegsumgebung besser zu klären als die Sonographie.

Die Aerobilie fällt sonographisch mehr auf als röntgenologisch (aus physikalischen Gründen). Selbst kleine Luftblasen im Gallengangsystem sind sonographisch außerordentlich auffällig.

Der sog. Gallenblasenschlick ist ebenso wie der Eiter bei einem Gallenblasenempyem mit keiner anderen Methode besser darstellbar als mit der Sonographie. Schlick bildet sich bei mechanischen oder funktionellen Gallenblasenentleerungsstörungen und ist z. T. reversibel; auch das Verschwinden und das Fehlen von Schlick kann sonographisch zuverlässig erkannt werden. Dies wird zunehmend Bedeutung erlangen, da unmittelbare Übergänge von Gallenblasenschlick zu Gallenblasensteinen beobachtet wurden.

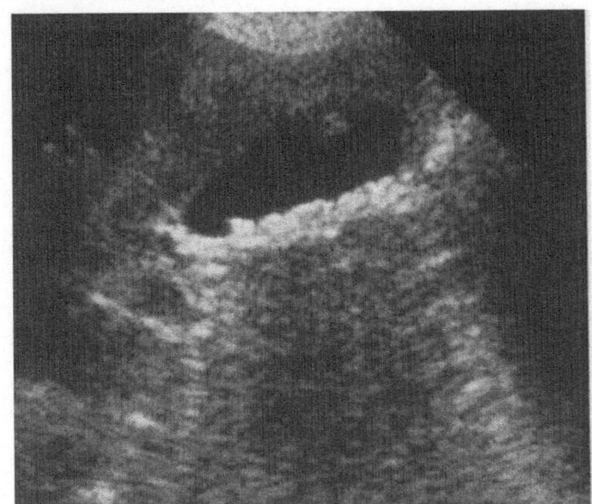

Abb. 4. Multiple kleine Gallenblasensteine von einigen Millimetern Durchmesser. Sie bilden eine gemeinsame (inkomplette) Schallschattenzone. Von der ventralen Gallenblasenwand hängt ein *Gallenblasenpolyp* ins Kavum. Dieser gibt keinen Schatten. Der Fußpunkt dieses Polypen ist in diesem Bild nicht erfaßt

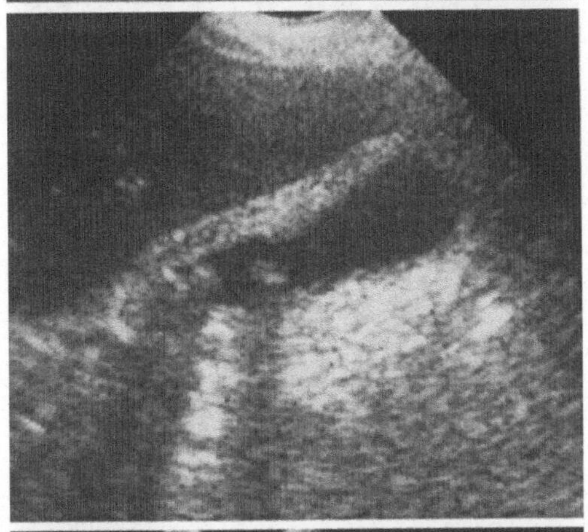

Abb. 5. Gallenblasenverschluß durch 2 Zystikussteine (*links*). Ein 3. Stein liegt im Infundibulum. Ausgeprägte Verdickung der Gallenblasenwand, besonders ventral (*oben*) erkennbar (vgl. dagegen die dünne Gallenblasenwand in Abb. 4), mit einem feinen, dunkel abgebildeten Flüssigkeitssaum: Zeichen einer Cholezystitis und Pericholezystitis. Insgesamt Bild des entzündlichen Gallenblasenhydrops

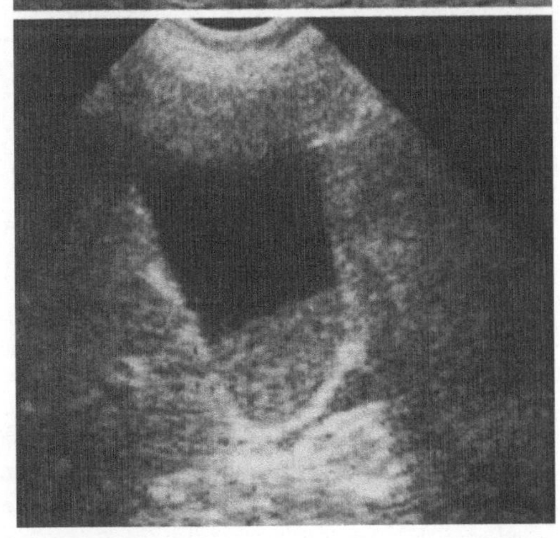

Abb. 6. Sedimentierter Gallenblasenschlick (ohne Schallschatten) bei einem Alkoholiker mit Pankreatitis

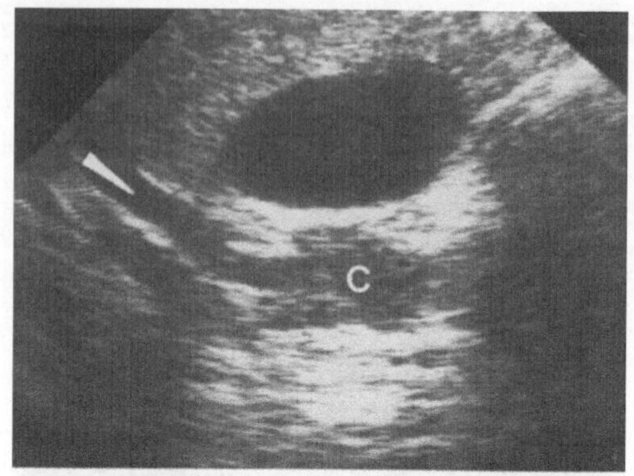

Abb. 7. Dilatierter Ductus choledochus (*Pfeil;* Kaliber 11 mm) läuft auf ein Pankreaskopfkarzinom zu (*C*). Davor die erweiterte Gallenblase

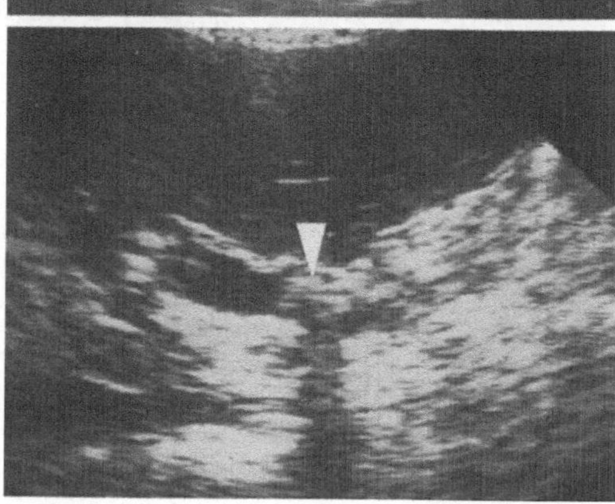

Abb. 8. Dilatierter Ductus choledochus (Kaliber um 12 mm) mit schattengebendem obstruierenden distalen Choledochusstein (*Pfeil*)

Tabelle 1. Gallensonographie

	Richtig	
	Pathologisch	Normal
Gallenblasenhydrops	* * *	* * *
Gallenblasenstein	* * *	* * *
Gallenblasenpolyp	* * *	* * *
Choledochuskaliber	* * *	* * *
Choledochusstein	*	(*)
Intrahepatische Gallengangsdilatation	* *	*
Aerobilie	* *(*)	* *

Die Verkleinerung der Gallenblase bei akuter ikterischer Hepatitis, wohl infolge mangelnder Gallensekretion, kann gleichfalls sonographisch besser als mit allen anderen abbildenden Methoden gezeigt und verfolgt werden.

Leber (Abb. 9–17)

Zur Darstellung von Größe und Form der Leber ist die Sonographie
sehr gut geeignet. Umschriebene Konturveränderungen können in allen
Anteilen gesehen werden. Die Computertomographie bietet mit ihren
nur transversalen Schnittebenen in dieser Hinsicht nicht die gleiche In-
formationsfülle wie die Sonographie, bei der auch Längsschnitte und
fast beliebig viele andere Schnittrichtungen je nach Bedarf möglich
sind.

Fokale Leberveränderungen sind allgemein leichter und zuverlässiger erkennbar als diffuse Veränderungen (Tabelle 2). Vor allem die liquiden
Formationen (Zysten, Echinokokkus, Abszeß) sind praktisch unüber-
sehbar und lassen sich auch mit Zuverlässigkeit ausschließen. Die Computertomographie ist hierbei nicht überlegen. Bei den tumorösen Veränderungen in der Leber konkurrieren Sonographie und Computertomographie sehr eng. Es scheint sowohl bei den malignen primären und sekundären Tumoren in der Leber als auch den benignen Lebertumoren
Fälle zu geben, bei denen einmal die Sonographie, einmal die Computertomographie zuverlässig abbildet, während das jeweils andere Verfahren
unterlegen ist, ohne daß dies im Einzelfall erklärbar wäre. Kasuistiken
zeigen, daß z. B. primäre Hepatokarzinome manchmal besser durch
Computertomographie abgebildet werden, hingegen manche Häman-
giome, Hamartome und Leberadenome besser durch die Sonographie.
In praktischer Sicht dürften die beiden Verfahren einander bei dieser
Fragestellung nichts nachstehen. Die Leberszintigraphie ist im Vergleich
mit diesen beiden Methoden eindeutig weniger effektiv, v. a. weil durch
sie keine weiteren Informationen zur Wuchsform und genauen Lage der
fokalen Veränderung zu gewinnen sind. Die hepatobiliäre Sequenzszintigraphie hat eine spezielle Bedeutung zum Nachweis einer fokalen nodulären Hyperplasie (FNH), weil die dort vermehrt enthaltenen Gallengänge speziell angefärbt werden.

Bei den *diffusen Leberveränderungen* ist die Steatose mit hoher Sicherheit
sonographisch zu erkennen; die Dichte des Echomusters korreliert mit
dem Verfettungsgrad. Diese Unterscheidung ist auch computertomographisch möglich (aber unökonomisch).

Bei der Leberzirrhose hängt die sonographische Diagnostizierbarkeit
vom Ausmaß der hepatischen Umbauvorgänge ab (ähnlich wie bei der
Computertomographie). Für beide Methoden gibt es evidente Zirrhose-
fälle wie auch solche, die nicht diagnostiziert werden können. In diesem
Punkt hat die Laparoskopie gegenüber den nichtinvasiven Methoden ihre überragende Bedeutung behalten. Dagegen wird wegen fokaler Leberveränderungen eine Laparoskopie heute kaum mehr erforderlich sein,
zumal nur kapselnahe Veränderungen und diese überwiegend nur an der

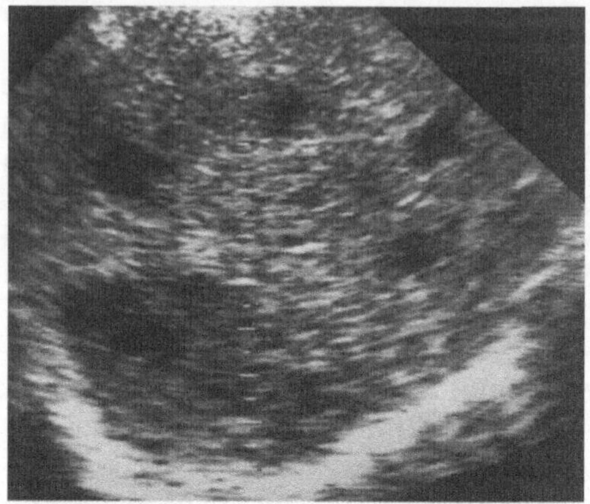

Abb. 9. Multiple Lebermetastasen, 4 kleine um oder unter
1 cm Durchmesser, eine große,
dorsal gelegene. Alle sind
echoarm und unscharf begrenzt

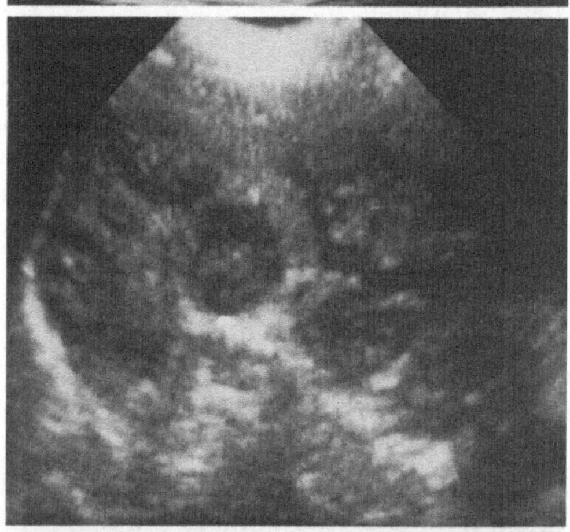

Abb. 10. Multiple Lebermetastasen (Durchmesser 2–3 cm)
mit echoarmem Randsaum
(proliferierender Tumoranteil)
und (sekundär entstehender)
zentraler Echoanhäufung, ein
Zeichen regressiver Veränderungen im Zentrum des Tu-
mors

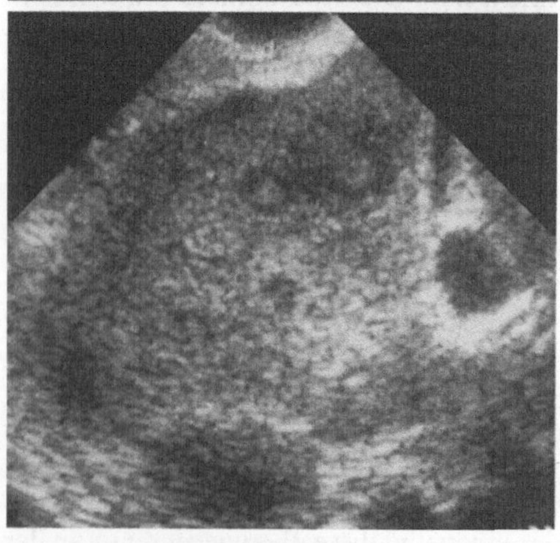

Abb. 11. Auch sehr kleine Lebermetastasen, hier mit einem
Durchmesser unter 1 cm, können schon die zentrale Echoanhäufung zeigen

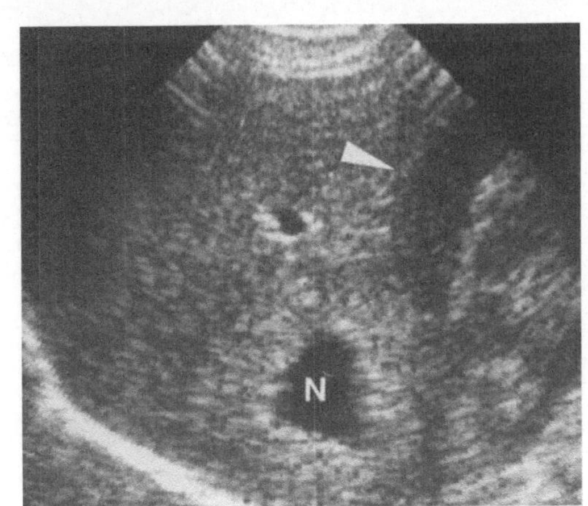

Abb. 12. Große Lebermetastase
nach Kolonkarzinom mit zentraler nekrotischer Verflüssigung (*N*). *Rechts* die rechte
Niere, daneben, in der Impressio renalis der Leber, eine flächige, echoarme Leberinfiltration (*Pfeil*). Das hell eingesäumte, kleinere Lumen ist ein typischer Pfortaderanschnitt

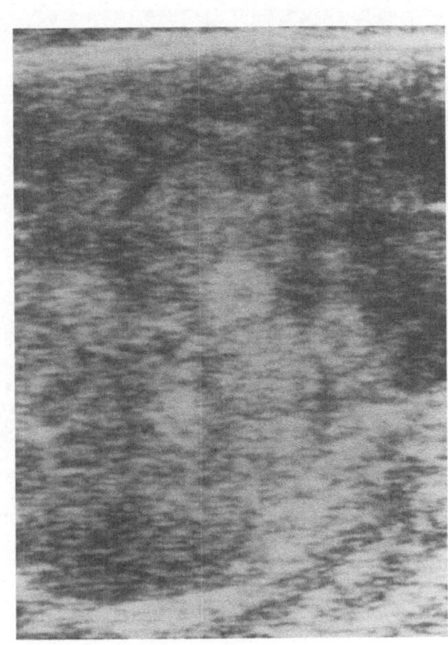

Abb. 13. Konfluierende massive Lebermetastasierung nach Kolonkarzinom
bei 30jähriger Frau. Es überwiegen die
echoreichen Zentren, die nur durch
sehr schmale echoarme Tumorrandzonen voneinander getrennt sind

Ventralseite gesehen werden können. Allerdings lassen sich durch die
farbliche Differenzierung bei der Laparoskopie Kleinstmetastasen erkennen (jedoch auch nur kapselnah oder in der Kapsel), die mit allen
nicht invasiven Methoden nicht erfaßbar sind.

Die kardiogene Stauung der Leber ist ab einem gewissen Grad sonographisch sehr deutlich zu erkennen (Dilatation der Lebervenen sowie Di-

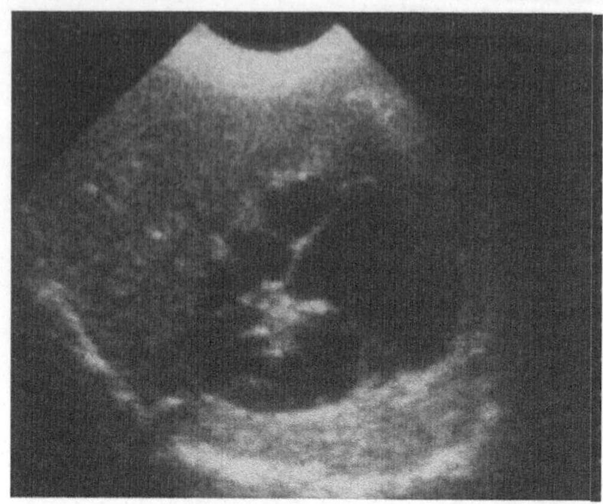

Abb. 14. Echinococcus cysticus der Leber. Typische Untergliederung mit Tochterzysten

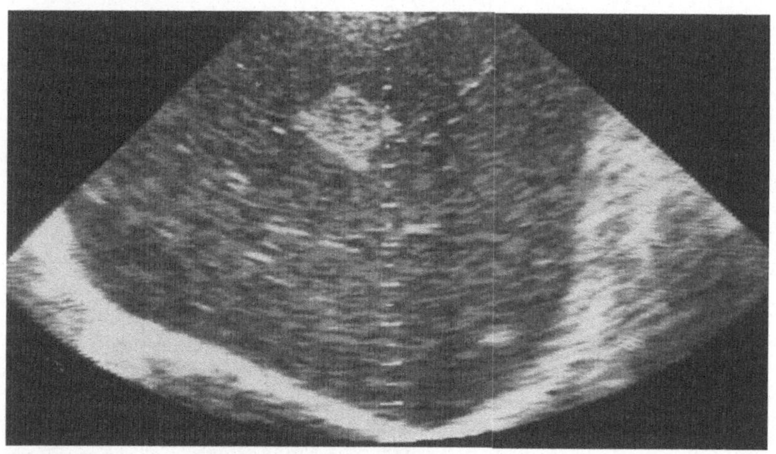

Abb. 15. Typischer „weißer Lebertumor" (Hämangiom). Kein echoarmer Malignomsaum. Ein Blutgefäß in unmittelbarer Nähe

latation und Starre der unteren Hohlvene; evtl. Leberpulsation direkt sichtbar). Bei fortgeschrittener Zirrhose werden sonographisch auch charakteristische Veränderungen im Verlauf der intrahepatischen Portalvenen erkennbar und diagnostisch verwertbar. Außerdem gehört zur Lebersonographie bei Verdacht auf diffuse Hepatopathie die Suche nach Aszites (geringe Mengen werden an den Prädilektionsstellen über der Leberkonvexität, zwischen Leber und Niere und um die Gallenblase herum sowie neben der Harnblase gesucht) sowie die Milzgrößenbestimmung. Der Aszitesnachweis ist mit keiner anderen nichtinvasiven Me-

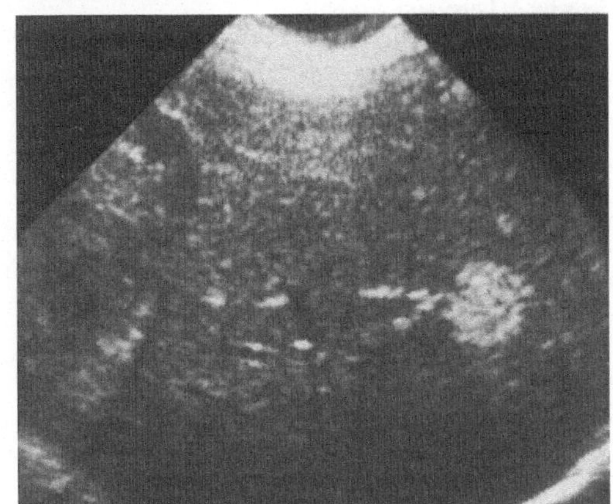

Abb. 16. Leberhämangiom, sog. weißer Lebertumor, mit seinem Gefäßstiel

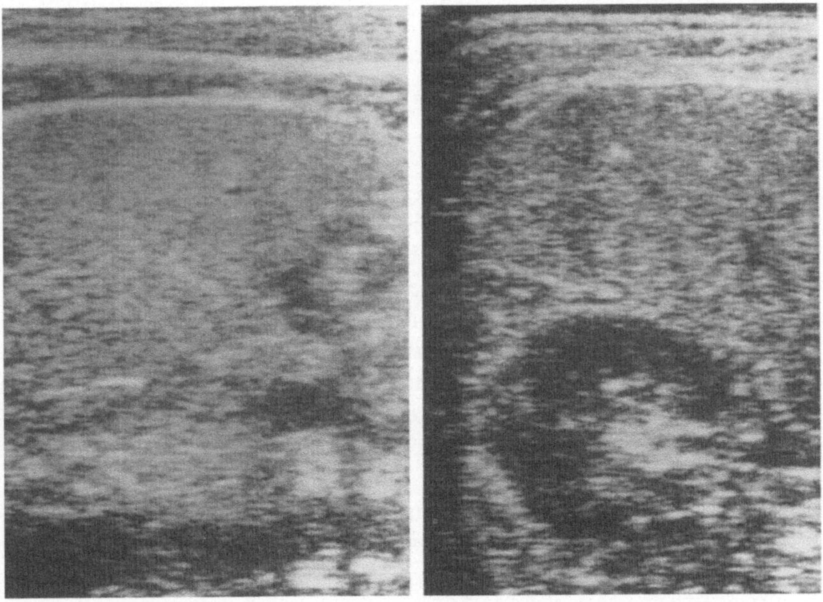

Abb. 17a, b. Generelle Leberechomusterverdichtung bei höhergradiger Steatose. Die intrahepatischen Portalgefäße sind auf dem dichten weißen Muster kaum mehr erkennbar. **a** Längsschnitt: Abrundung des unteren Leberrandes, Abgrenzung der Leber zur Umgebung mangels Helligkeitskontrast in typischer Weise erschwert. **b** Querschnitt duch den rechten Leberlappen; überhöhter Helligkeitskontrast zwischen dem weißen Lebermuster und dem echoärmeren Muster des Parenchyms der rechten Niere

Tabelle 2. Lebersonographie

	Richtig	
	Pathologisch	Normal
Leberverfettung	* *	*
Fettleber	* * *	* *
Zirrhose	* (*)	* *
Lebermetastasen	* * (*)	* *
Leberzysten	* * *	* * *
Echinokokkus	* * *	* * *
Benigne Tumoren	* * (*)	* *
Kardiogene Stauung	* *	* *

thode besser ausführbar; die Laparoskopie kann allerdings die Hypervaskularisation am Peritoneum bei portaler Hypertension noch vor Auftreten von Aszites erfassen.

Pankreas (Abb. 18–21)

Die Ergebnisse sind in ungewöhnlichem Maße von der akustischen Zugänglichkeit des Pankreas abhängig (gastrointestinale Luft im Schallweg) und damit vom Geschick des Untersuchers, diese zu umgehen (besondere Lagerung bzw. Stellung des Patienten, Flüssigkeitsfüllung des Magens usw.). Unter dieser Einschränkung kann die Untersuchung besonders bei der floriden *Pankreatitis* mit dem üblichen Meteorismus leiden. Andererseits genügt bei entsprechendem klinischen Bild oft auch die Darstellung nur eines Pankreasteils, wenn dieser als repräsentativ für das Gesamtorgan angenommen werden kann. Diese Einschränkungen entfallen bei der Computertomographie. Andererseits kann die Sonographie während der Pankreatitis zur Verlaufskontrolle beliebig oft wiederholt werden, und meist bessern sich die Untersuchungsbedingungen nach wenigen Tagen. Die Komplikationen in Gestalt von Pseudozysten und Pankreasabszessen sowie Nekrosestraßen lassen sich dann mit hoher Sicherheit nachweisen bzw. ausschließen (Tabelle 3). Hierbei wirkt sich die sonographisch gute Differenzierung von Flüssigkeiten positiv aus. Nur bei den Nekrosestraßen kann die Computertomographie überlegen sein, weil sie diese evtl. auch hinter lufthaltigem Darm versteckten Formationen abbilden kann. Aszites bei Pankreatitis ist sonographisch gut zu erkennen und läßt sich auch bei geringerer Menge sonographisch gezielt zu diagnostischen Zwecken punktieren. Je stärker die Organvergrößerung bei der (akuten oder chronischen) Pankreatitis ist, um so

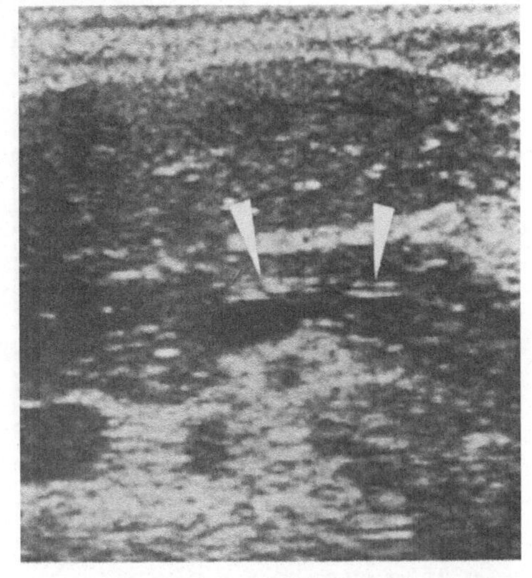

Abb. 18. Normales Pankreas, axial
abgebildet, mit nichtdilatiertem
Pankreasgang (*Pfeile*) im Korpus.
Darstellung durch den linken Leberlappen hindurch. Die Echodichte im Pankreas ist etwa wie die in
der Leber. Hinter dem Pankreas
die typischen 3 Gefäßlumina, *von
links:* V. cava inferior, Aorta, A.
mesenterica superior

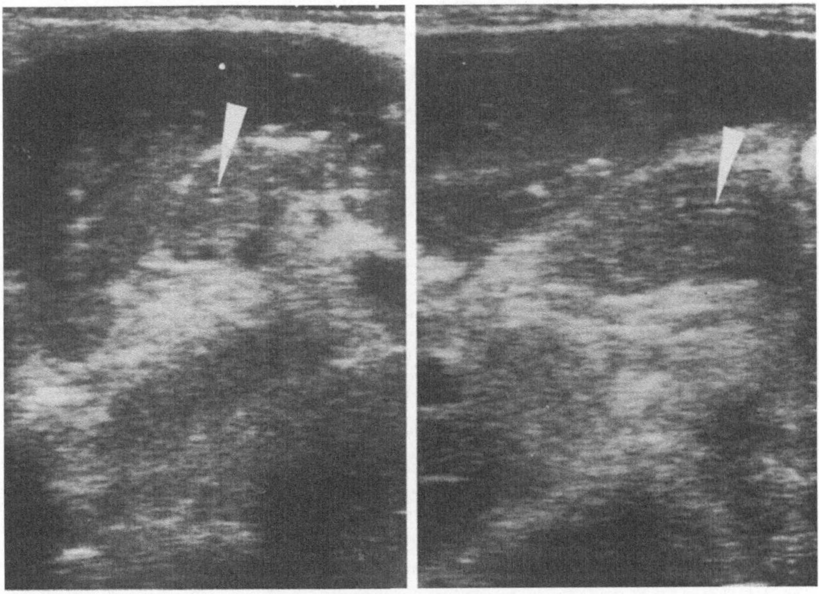

Abb. 19 a, b. Allgemein vergrößertes, unscharf begrenztes Pankreas bei Mukoviszidose. Die
Echodichte ist höher als in der Leber. **a** Längsschnitt, **b** axialer Schnitt durch Kopf und Korpus. In beiden Schnittrichtungen ist der Pankreasgang quer und längs abgebildet (*Pfeile*)

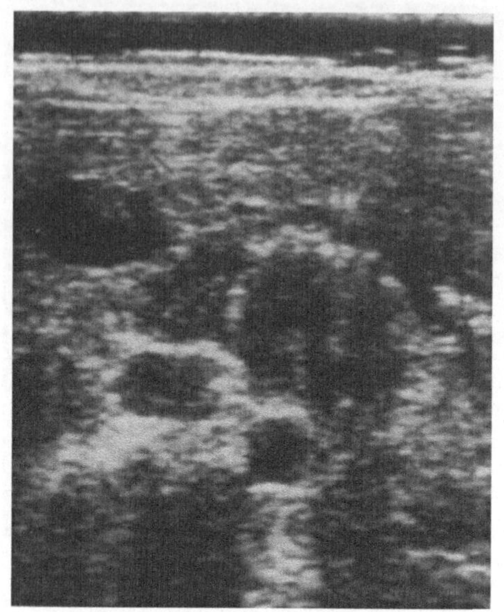

Abb. 20. Chronische Pankreatitis mit grober Deformierung und einem Nebeneinander von echoarmen und echodichten (fibrotischen) Partien. Axialer Schnitt durch Kopf und Korpus, dahinter links die V. cava inferior, rechts die Bauchaorta

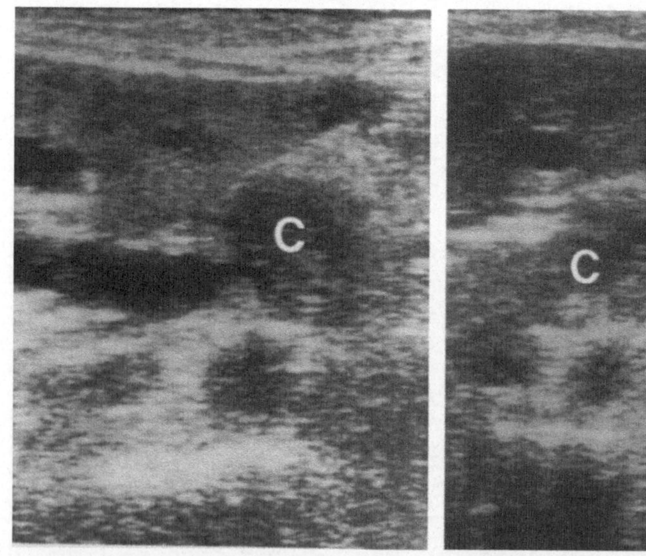
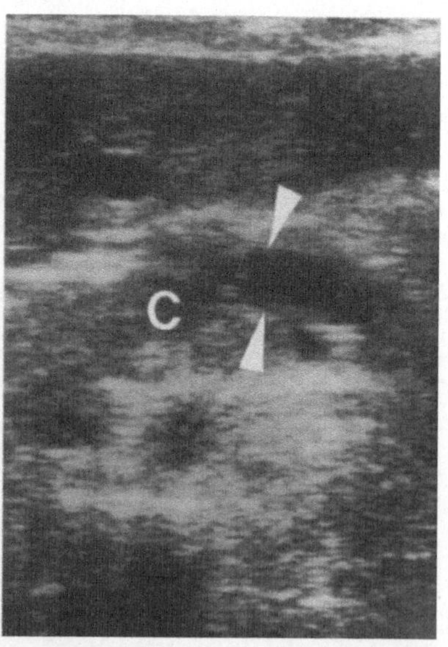

Abb. 21 a, b. Pankreaskopfkarzinom (*C*) mit Verschluß des Ductus choledochus, der in **a** vom linken Bildrand als echofreier Kanal von 12–15 mm Durchmesser hereinläuft; **b** axialer Pankreasschnitt, der die durch den Tumor verursachte *Dilatation des Ductus pancreaticus* zeigt (*Pfeile*)

Tabelle 3. Pankreassonographie

	Richtig	
	Pathologisch	Normal
Akute Pankreatitis	* *	* *(*)
Chronisch (rezidive) Pankreatitis	* *	*
Ausgeprägte Pankreatitis	* *(*)	* *
Pseudozysten	* * *	* * *
Pankreaskarzinom	* *	*(*)
Pankreasgangdilatation	* *	* *(*)

leichter und zuverlässiger ist die Erkennbarkeit. Es scheint, daß gerade bei Fällen mit sehr großem entzündlichen Pankreas die Abgrenzung zur Umgebung sonographisch einfacher ist als computertomographisch, weil sich das entzündliche Konglomerat durch relative Verschiebung zur Umgebung, die sonographisch beobachtet werden kann, eindeutig abhebt.

Die *Pankreasgangdilatation* wird bei tumorösem Verschluß wie auch bei chronischen Entzündungen zunehmend sonographisch erkennbar. Die Computertomographie scheint in diesem Punkt nicht effektiver. Die sonographisch gezielte oder geführte Punktion des Pankreasgangs mit Instillation von Röntgenkontrastmittel kann die Diagnostik verfeinern (antegrade Pankreatikographie).

Hierdurch und durch endoskopische retrograde Pankreatikographie (ERP) kann ein blockierendes Hindernis von beiden Seiten dargestellt werden. Die entzündlich verursachten Veränderungen im Pankreasgang sind jedoch in erster Linie eine Domäne der endoskopisch retrograden Pankreatikographie. Zeigt diese das Gangsystem, so bilden Sonographie und Computertomographie in erster Linie das Gewebe um diesen Gang herum ab. Insofern sind die Methoden bezüglich ihres Informationsgehalts nicht konkurrierend, sondern komplementär.

Die *Pankreastumoren* können sonographisch am besten im Korpus und einem Teil des Kopfes dargestellt werden, weil diese Pankreasanteile am besten zugänglich sind. Schwierig und damit unzuverlässiger ist ein Tumor ganz rechts am Kopf (in der Duodenalschlinge) sowie in der Cauda erfaßbar. Bei diesen Lokalisationen kann die Computertomographie zuverlässiger sein. Aber auch hiermit sind sehr kleine Tumoren in Papillennähe nicht unter allen Umständen erfaßbar. Diese können besser endoskopisch bzw. durch ERCP erfaßt werden.

Da sich die Pfortaderwurzeln sonographisch deutlich abbilden, kann eine evtl. Infiltration dieser Gefäße durch ein Pankreaskarzinom gesehen und so die Inoperabilität wahrscheinlich gemacht werden.

Die sonographisch geführte Feinnadelpunktion des Pankreastumors kann die Diagnose zytologisch verifizieren.

Die Pankreasszintigraphie hat gegenüber Sonographie und Computertomographie sehr an Bedeutung verloren. Die Angiographie hat bei den Pankreastumoren weniger eine diagnostische als eine operationstaktische Bedeutung.

Gastrointestinaltrakt (Abb. 22–24)

Die Sonographie ist am Magen-Darm-Trakt nicht zur primären Diagnose geeignet und üblich. Jedoch können typische Befunde wie ein Retentionsmagen, signifikante neoplastische Wandverdickungen und die im Vergleich hierzu meist längerstreckigen entzündlichen Wandverdickungen, etwa beim floriden M. Crohn, mitunter auf den ersten Blick erkannt werden (Tabelle 4). Die sonographische Erkennbarkeit hängt nicht nur von der Größe der pathologischen Veränderung ab, sondern sehr stark auch von deren topographischer Situation. Am besten zugänglich ist der distale Magenanteil, dann folgen die Kolonflexuren und der Ileozäkalpol. Auch Veränderungen im Sigma können evtl. gesehen werden. Läsionen an der Ventralseite des Gastrointestinaltrakts sind aus physikalischen Gründen besser zugänglich als solche an der Hinterwand, wo sie durch die im Lumen enthaltene Luft völlig verdeckt sein können. Die Sonographie ist jedoch nicht imstande, neoplastische und entzündliche Veränderungen am Magen-Darm-Trakt auszuschließen. Als diagnostische Verfahren erster Wahl gelten also nach wie vor die Endoskopie und die Röntgenverfahren. *Abszesse nach Perforation* allerdings sind sonographisch wieder besser darstellbar als mit anderen Methoden, so beim perforierten Kolondivertikel, beim perityphlitischen

Tabelle 4. Gastrointestinaltrakt

	Richtig	
	Pathologisch	Normal
Magentumor (distal)	* (*)	–
Retentionsmagen	* * *	* *
Kolonkarzinom	*	–
Malignes Lymphom	* *	(*)
M. Crohn (floride)	* (*)	(*)
Freie Luft im Abdomen	* * (*)	* * (*)
Aszites	* * (*)	* *
Abszesse nach Perforation	* *	*

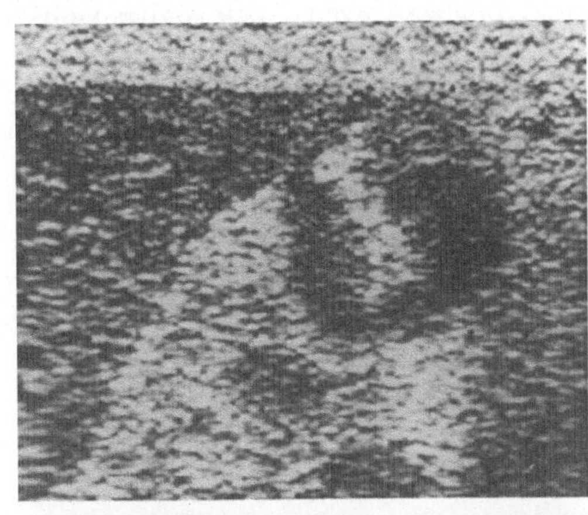

Abb. 22. Magenkarzinom. Typische exzentrische Kokarde mit besonderer Magenwandverdikkung an der kaudalen Seite (große Kurvatur). Die Echoansammlung im Zentrum der Kokarde entspricht dem Magenkavum. Längsschnitt mit einem kaudalen Leberanteil

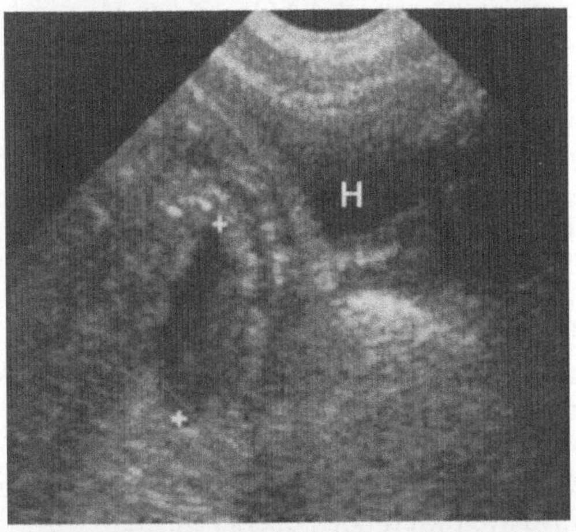

Abb. 23. Abszeß nach perforiertem Sigmadivertikel. Die Abszeßhöhle (*zwischen den beiden Kreuzchen*) ist echoarm, ca. 6 × 2,5 cm groß und liegt unmittelbar neben dem Sigma, das mit seinen 2 (dunklen) Darmwänden durch die gefüllte Harnblase (*H*) hindurch abgebildet ist. Längsschnitt

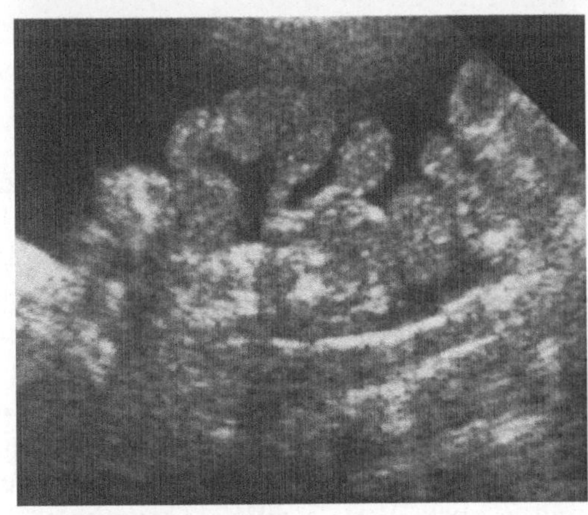

Abb. 24. In Aszites flottierende Darmschlingen

und Douglas-Abszeß. Auch Aszites kann besser als mit anderen abbildenden Methoden nachgewiesen werden, wenn die Prädilektionsstellen abgesucht werden.

Erstaunlich hoch ist die Trefferquote beim Nachweis von *freier Luft im Abdomen* nach Perforation. Sie ist höher als bei der üblichen Röntgennachweismethode und erklärt sich aus der ungewöhnlich auffallenden Abbildung selbst von kleinen Luftblasen, wie bereits anhand der Aerobilie erwähnt wurde. Wir praktizieren bei Perforationsverdacht deshalb stets die Sonographie *vor* der Röntgenleeraufnahme im Stehen oder in Seitenlage.

Milz

Sonographisch ist die Größe der Milz in Längs- und Querausdehnung sowie in ihrer Dicke sehr gut darstellbar. In dieser Hinsicht besteht kein Unterschied zur Computertomographie. Nebenmilzen können gefunden werden, entweder in Kontakt oder fernab vom Hauptorgan; sie sind an dem gleichen Gewebemuster erkennbar. An fokalen Veränderungen in der Milz lassen sich sonographisch erkennen (in der Reihenfolge leichter Erkennbarkeit): Milzzysten, subkapsuläre Hämatome bzw. Rupturen, Milzinfarkte bzw. Abszesse, alte fibrosierte Infarktzonen und Kalzifikationen. Die Infiltration der Milz bei einem malignen Lymphom oder Sarkom (oder Karzinom) kann bei Vorliegen von größeren Herden erkannt werden, aber kleine Granulome, z. B. beim Morbus Hodgkin, liegen unter der Auflösungsgrenze, so daß auch der Ausschluß von solchen nicht möglich ist. In dieser Hinsicht bietet die Computertomographie auch keinen Vorteil. Hier ist die Laparoskopie mit evtl. Biopsie beiden nichtinvasiven Methoden überlegen.

Gefahren

Sonographie ist ein nichtinvasives Verfahren. Gewebe- oder Zellschädigung ist bei Verwendung von Geräten unter 100 mW/cm^2 Leistung nicht zu beobachten. Die meisten heute verwendeten Geräte liegen deutlich unter dieser Leistungsgrenze. Die Untersuchung kann beliebig oft ausgeführt werden und stellt keine Belastung für den Patienten dar.

Das Risiko bei der sonographisch gezielten oder geführten *Feinnadelpunktion* ist allein das der Punktion. Es wird in erster Linie bestimmt von der Beachtung der Indikation bzw. Kontraindikation. Eine allgemeine Kontraindikation ergibt sich aus einer relevanten Blutgerinnungsstörung (Quick-Wert <40%, Thrombozyten <30000/mm^3). Weitere

Kontraindikationen können sich aus der topographischen Situation der pathologischen Masse ergeben: Peripher sitzende Leberhämangiome (Blutungsgefahr), Herde in der Nähe der Gallenblase oder von gestauten Gallengängen (Gefahr des biliären Lecks), retrokolische Lage einer fokalen tumorverdächtigen Masse im Pankreas (Gefahr der bakteriellen Kontamination) sollten nicht punktiert werden.

Risiken können aus einer fehlerhaften Punktionstechnik oder einer mangelhaften sonographischen Untersuchungstechnik und daraus entstandener falscher Punktionsindikation entstehen. Die Punktion darf nicht eine fehlerhafte Sonographie wettzumachen versuchen, sondern soll der (verifizierende) i-Punkt auf einem validen sonographischen Untersuchungsbefund sein.

Kosten

Nach der ab 1.1.1983 gültigen GOÄ werden für die sonographische Untersuchung eines Organs (Ziffer 405) 46,80 DM, für 2 Organe (Ziffer 406) 90,– DM und für 3 und mehr Organe (Ziffer 407) 108,– DM vergütet (Multiplikationsfaktor durchgehend 1,8).

Der *sonographische Oberbauchstatus* (der die Untersuchung von Leber, Gallensystem, Milz, Pankreas nebst umliegenden Gefäßen sowie meist auch beide Nieren umfaßt) wird somit für 108,– DM erbracht. Der Zeitaufwand hierfür liegt bei einem erfahrenen Untersucher (und einem untersuchungstechnisch wie medizinisch nicht besonders schwierigen Patienten) bei insgesamt ca. 15–25 min. Assistenzpersonal ist nicht unbedingt erforderlich. Der Anschaffungspreis des Sonographiegerätes liegt vernünftigerweise in einem Bereich zwischen 60 000 und 90 000,– DM. Die Geräte sind jahrelang verwendbar.

Ein etwa vergleichbarer diagnostischer Informationsstand kann auch mit der *Computertomographie* erzielt werden. Die gültige GOÄ (Ziffer 5344) verrechnet hierfür einen Satz von 576,– DM. Der Anschaffungspreis der Geräte liegt in der Größenordnung von 1,5–2 Mio. DM. Häufig sind vor der Aufstellung bauliche Maßnahmen zur Fundamentierung der schweren Geräte erforderlich. Technisches Assistenzpersonal ist unbedingt erforderlich. Das Verfahren ist auch nicht überall einfach verfügbar.

Nicht ganz der gleiche Informationsstand kann mit *konventioneller Röntgenuntersuchung* von Galle und Niere sowie *szintigraphischer Untersuchung* von Leber, Milz und Pankreas erzielt werden. Dennoch wird diese Untersuchungsfolge noch häufig in der Praxis angewandt, zumindest teilweise. Die Kosten hierfür sind:

Infusionscholezystangiographie (Ziff. 5173 + 281)	128,25 DM
Ausscheidungsurographie (Ziff. 5196 + 5201 + 281)	138,96 DM
Leberszintigraphie (statisch, Ziff. 5435)	133,02 DM
[und/oder Lebersequenzszintigraphie (Ziff. 5438)]	159,66 DM
Milzszintigraphie (Ziff. 5441)	106,56 DM
Pankreasszintigraphie (Doppelnuklidszintigraphie) (Ziff. 5440)	239,40 DM
Zusammen (außer Ziff. 5438)	746,19 DM
Falls noch das Lebersequenzszintigramm dazugenommen wird (Ziff. 5438), zuzüglich	159,66 DM
Insgesamt	905,85 DM

Diese Untersuchungsfolge besteht aus lauter selektiven Methoden. Ihr Informationsgehalt ist wegen der unterschiedlichen physikalischen Grundlagen nicht mit der Sonographie und auch nicht mit der Computertomographie identisch. Die verschiedenen selektiven Untersuchungen müssen auch auf mehrere Tage verteilt sein und erfordern einen wesentlich größeren Zeitaufwand sowohl für den Patienten als auch für den Arzt und das technische Assistenzpersonal. Auch spielt die Belegungszeit der verschiedenen Geräte insgesamt eine erhebliche Rolle. Der praktische Wert der Pankreasszintigraphie ist sicherlich gering; dennoch wird das Verfahren noch mancherorts ausgeführt und ist auch in der aktuellen GOÄ immer noch berücksichtigt.

Sowohl die Computertomographie wie die gemischte radiologisch-nuklearmedizinische Untersuchungsfolge sind mit Strahlenbelastung und Exposition gegenüber Kontrastmitteln und Isotopenzubereitungen belastet.

Die Sonographie ist somit kostengünstiger, sowohl hinsichtlich der reinen Untersuchungskosten als auch hinsichtlich der volkswirtschaftlichen Gesamtkosten, also inklusive Zeitaufwand von Patient, Arzt und Assistenzpersonal sowie Gerätebelegungszeit und Anschaffungskosten. Es ist ökonomisch, die Sonographie auf möglichst früher diagnostischer Stufe anzuwenden und den aufwendigeren, strahlenbelastenden und evtl. invasiven Verfahren erst näher präzisierte Fragen zuzuweisen.

Praktische Anwendung

Die Sonographie kann in der Klinik und in der Praxis angewendet werden. Vielfach wird bei der Neueinrichtung von gastroenterologischen und allgemein-internistischen Praxen bereits dem Sonographiegerät wegen seiner breiten Anwendbarkeit der Vorzug vor dem Röntgengerät gegeben.

Prinzipiell gibt es 2 taktisch verschiedene Wege, die Sonographie anzuwenden, nämlich
- die *organgezielte* Untersuchung,
- die *generelle* (nicht primär organgezielte) Untersuchung, die dem sonographischen Oberbauchstatus entspricht.

Indikationen für den sonographischen Oberbauchstatus

- Ungeklärte Abdominalbeschwerden (auch beim akuten Abdomen sowie zum Ausschluß von sonographisch erfaßbaren Krankheiten)
- Verdacht auf okkulte Neoplasie (Suche nach Primärtumor und/oder Metastasen bzw. Aszites)
- Ungeklärte Entzündungskonstellation (Suche nach Abszeß; Schmerzpunktlokalisation mittels visuell kontrollierter Einfingerpalpation)
- Verdacht auf eine gastroenterologische Krankheit

Die nicht primär auf ein bestimmtes Organ gerichtete Oberbauchuntersuchung ist bei noch weitgehend offener diagnostischer Situation angebracht, also auf früher diagnostischer Stufe, am besten gleich nach Anamnese und körperlicher Untersuchung, vor den mehr selektiv arbeitenden diagnostischen Verfahren. Falls hierbei nicht direkt die Diagnose gestellt werden kann, so ist der Ausschluß von diversen sonographisch erfaßbaren Krankheiten mit relativ geringem Aufwand wertvoll für die Weichenstellung zur weiteren Diagnostik. Die Nonselektivität des Verfahrens ist eine Grundvoraussetzung für diese Anwendungstaktik.

Insbesondere bei gastroenterologischen Krankheiten oder Verdacht darauf ist die primäre systematische sonographische Untersuchung aller erfaßbaren Bauchorgane vernünftig und indiziert. Man erhält auf diese Weise rasch einen übersichtlichen und ziemlich umfassenden Informationsstand, der sich sodann, je nach erhaltenem Befund und klinischem Bild, mehr selektiv ergänzen oder verfeinern läßt. Unerwartete zusätzliche Befunde sind bei dieser Statuserhebung nicht selten und führen gelegentlich zum Wechsel des diagnostischen Konzepts.

Der sonographische Oberbauchstatus soll keinesfalls eine etwas flüchtiger ausgeführte Untersuchung sein, als es die Summe der Einzelorganuntersuchung ist. Es ist indessen besonderes Gewicht auf gute Übersicht und evtl. Zusammenhänge zu legen, was vom Untersucher besondere Konzentration und untersuchungstechnische wie klinische Erfahrung verlangt.

Die *organgezielte* Untersuchung ist bei schon durch klinische und andere Befunde eingeengter diagnostischer Situation angebracht. Typische Fragen sind z. B.: Sind Gallensteine, sind Lebermetastasen, ist Aszites vorhanden? Ist die Milz vergrößert? Geht der Gallenblasenhydrops, die entzündliche Pankreasvergrößerung zurück?

Die Verlaufskontrolle eines bereits bekannten Krankheitszustandes ist eine typische Anwendung für diese Untersuchungstaktik der Einzelorganuntersuchung.

Indikationen zur Gallensonographie

- Verdacht auf Cholelithiasis (besonders Cholezystolithiasis)
- Verdacht auf Cholezystitis (Gallenblasenhydrops, -empyem, -gangrän)
- Oberbauchkolik
- Sonstige ungeklärte Beschwerden im rechten Oberbauch
- Unklarer Tastbefund im rechten Oberbauch
- Ikterus (sonographische Differentialdiagnostik s. Tabelle 5)
- Erhöhung cholestaseanzeigender Serumenzyme
- Verdacht auf primäres Gallenblasenkarzinom
- Verdacht auf Caroli-Syndrom
- „dyspeptische Beschwerden" im weiteren Sinne

Ferner
- Längerfristige Nulldiät
- Längerfristige parenterale Ernährung
- Chronischer Alkoholismus   } Gallenblasenschlick-
- Inanition   begünstigende Zustände
- Zustand nach Gastrektomie

Die Gallensonographie umfaßt heute stets die Untersuchung der Gallenblase und des extrahepatischen Gallengangs sowie die Suche nach einer evtl. vorhandenen Erweiterung der intrahepatischen Gallengänge. Für die Differentialdiagnose des cholestatischen Ikterus ist es unerläßlich, den Zustand aller dieser 3 genannten Etagen des biliären Systems genau zu kennen (Tabelle 5). Die Gallensonographie ist stets auch Bestandteil des sonographischen Oberbauchstatus.

Tabelle 5. Sonographische Differentialdiagnose bei Cholestase

Dilatation			Diagnose
Gallenblase	Ductus choledochus	Intrahepatische Gallengänge	
+	+	+	Distaler Verschluß
o	o	+	Hochsitzender Verschluß
o	o	o	Intrahepatische Cholestase

Eine besondere Indikation ergibt sich bei Graviden und bei Kindern zur Ersparnis von Strahlenbelastung.
In der Indikationsliste sind auch solche Zustände aufgeführt, bei denen sich häufig Gallenschlick als eine potentielle Vorstufe der Lithogenese bildet.

Indikationen zur Lebersonographie

- Hepatomegalie
- Unklarer Tastbefund im rechten Oberbauch
- Beschwerden im rechten Oberbauch
- Ikterus
- Okkulte oder nachgewiesene Neoplasie (Suche nach Lebermetastasen und evtl. dem Primärtumor)
- Laborbefundkonstellation mit Leberbezug (z.B. Erhöhung von Transaminasen, γ-GT und γ-Globulin)
- Leberhautzeichen
- Stoffwechselkrankheiten (z.B. Diabetes mellitus, Hyperlipidämie, Hämochromatose)
- Verdacht auf Echinokokkus
- Verdacht auf Leberabszeß (pyogen; Amöbiasis)
- Verdacht auf Rechtsherzinsuffizienz (Lebervenen- und Hohlvenenstauung?)
- Aszites (hepatische Ursache? maligne?)
- Verdacht auf Baumgarten-Cruveilhier-Syndrom
- Zwerchfellhochstand rechts (subphrenische Raumforderung?)

Mit der Lebersonographie beginnt normalerweise jede Erhebung des sonographischen Oberbauchstatus.
Ausgehend von einer Vergrößerung (mit oder ohne Formveränderung) der Leber und dem jeweiligen Befund des Lebergewebemusters (diffus oder fokal oder gar nicht verändert) ergeben sich typische diagnostische Konstellationen (Abb. 25–28). Besonders effektiv ist die Lebersonographie bei der Darstellung und Artdiagnostik von fokalen Veränderungen, ggf. in Verbindung mit der sonographisch gezielten oder geführten Feinnadelpunktion (Abb. 26).

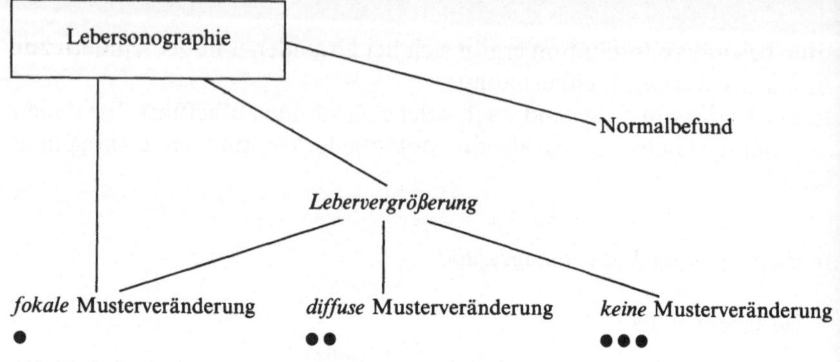

Abb. 25. Befunde der Lebersonographie

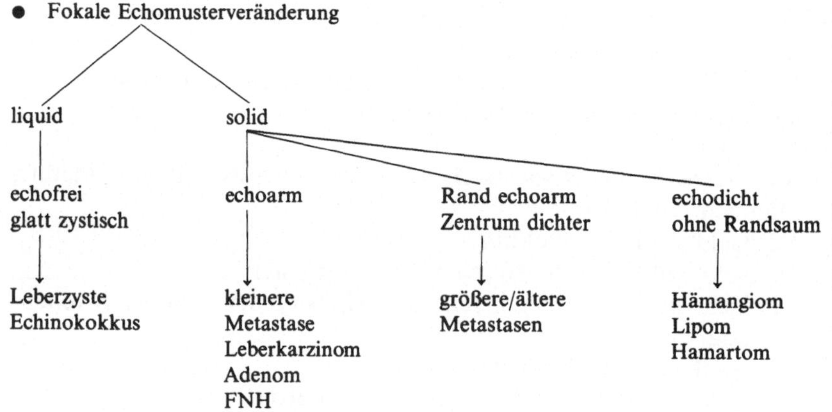

Abb. 26. Fokale Echomusterveränderungen der Leber

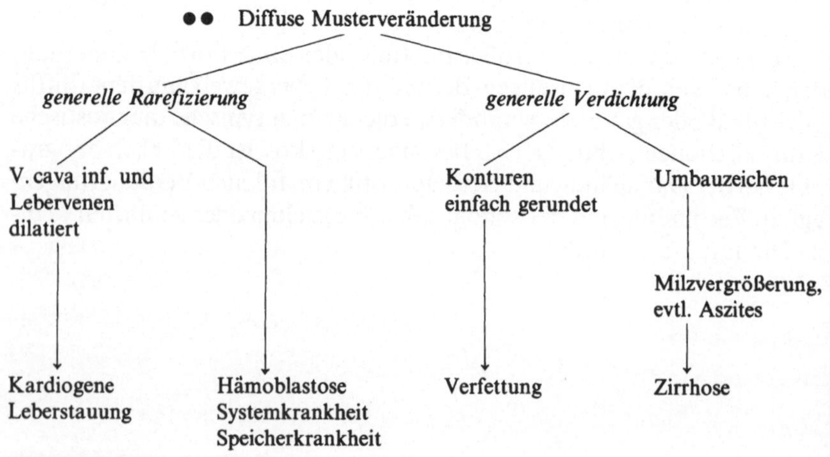

Abb. 27. Diffuse Echomusterveränderungen der Leber

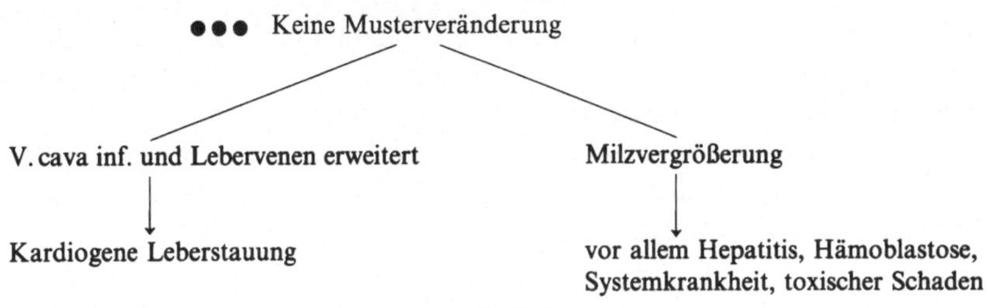

Abb. 28. Keine Echomusterveränderungen der Leber

Indikationen zur Pankreassonographie

- Verdacht auf akute Pankreatitis
- Verdacht auf chronische Pankreatitis
- Verlaufskontrollen während und nach Pankreatitis (Rückbildung? Komplikationen?)
- Verdacht auf Pankreaspseudozysten bzw. Pankreasabszeß
- Verdacht auf Pankreaskarzinom
- Schmerzloser Ikterus
- Verdacht auf okkulte Neoplasie
- Hoher ungeklärter Gewichtsverlust
- Steatorrhö (und evtl. sonstige chronische Diarrhö)
- Ungeklärte Oberbauchschmerzen, besonders mit dorsaler Ausstrahlung
- Penetrierendes Ulcus duodeni (Pankreasbeteiligung?)
- Aszites mit tryptischer Aktivität (im Probepunktat)

Die Pankreassonographie gehört gleichfalls zum Oberbauchstatus. Bei Verdacht auf eine Pankreaskrankheit ist jedoch eine besonders sorgfältige und eingehende Untersuchung erforderlich. Vor allem die komplette Darstellung des Organs mitsamt den sonotopographisch ungünstig gelegenen Kopf- und Kaudaanteilen ist dann unerläßlich und kann sehr viel Zeit benötigen. Da die physikalischen Untersuchungsbedingungen für die Pankreasabbildung (in Abhängigkeit von gastrointestinalem Luftgehalt und peristaltischer Aktivität) sehr rasch wechseln können, wird bei entsprechend begründetem Verdacht oft von der Untersuchungswiederholung Gebrauch gemacht, um das untersuchungstechnische Optimum zu erfassen. Diese Wiederholungsuntersuchungen sind typische Einzelorganuntersuchungen. Das trifft auch für die wichtigen Verlaufsuntersuchungen bei einer Pankreatitis zu. Diese werden meist mit der Frage veranlaßt, ob die sonomorphologischen Entzündungszeichen (Schwellung, vermehrte Durchsaftung, Druckschmerzhaftigkeit) sich zurückbilden oder Komplikationen (Pseudozysten, Abszedierungen, Nekrosestraßen) sich anbahnen. Diese Komplikationen entstehen bevorzugt nach Überstehen der hochfloriden Phase und müssen dann, z. B. eine Woche nach Beginn der akuten Pankreatitis, gesucht werden.

Eine Korrelation zwischen dem sonomorphologischen Befund am Pankreas einerseits und der sekretorischen Pankreasfunktion andererseits kann in beiden Richtungen nicht erwartet werden.

Indikationen zur Sonographie des Magen-Darm-Trakts und der Peritonealhöhle

- Verdacht auf freie Luft im Abdomen
- Verdacht auf Aszites (auch in geringer Menge, oder gekammert, oder Bursa-omentalis-Erguß)
- Verdacht auf Blutung in die Bauchhöhle (Organruptur)
- Verdacht auf Abszedierung (perityphlitisch, subphrenisch, Douglas-Abszeß, Schlingenabszeß)
- Verdacht auf Komplikationen bei Kolondivertikulose (Divertikulitis, Perforation)
- Verdacht auf chronisch-entzündliche Darmerkrankung (besonders M. Crohn)
- Verlaufskontrolle eines M. Crohn (Therapiekontrolle)
- Verdacht auf toxisches Megakolon
- Längerbestehende Diarrhö
- Tastbare Resistenz im Verlauf des Magen-Darm-Trakts
- Verdacht auf Gallensteinileus (Gallenblase leer? Steinnachweis im terminalen Ileum?)
- Verdacht auf Retentionsmagen (entzündliche oder tumoröse Stenose, funktionelle Entleerungsstörung)
- Verdacht auf Karzinom des distalen Magens
- Verdacht auf Karzinom in den Kolonflexuren und dem Ileozäkalpol
- Verdacht auf malignes Dünndarmkarzinoid

Da feinere Veränderungen im Magen-Darm-Trakt sonographisch nicht auszuschließen sind, ist die Methode für die primäre Untersuchung i. allg. nicht geeignet. Andererseits können gröbere Veränderungen im Magen-Darm-Trakt sonographisch durchaus erkannt werden, etwa bei der Erhebung des sonographischen Oberbauchstatus. Dazu gehören die sog. Kokardenphänomene (pathologische entzündliche oder neoplastische Wandverdickung, besonders zirkulärer Art) sowie pathologische Flüssigkeitsansammlungen (z. B. Abszesse, Aszites, Blutungen nach Organruptur).

Erwähnt sei noch die Suche nach *abdominellen Lymphknotenvergrößerungen* bei Verdacht auf Lymphknotenmetastasen bzw. malignes Lym-

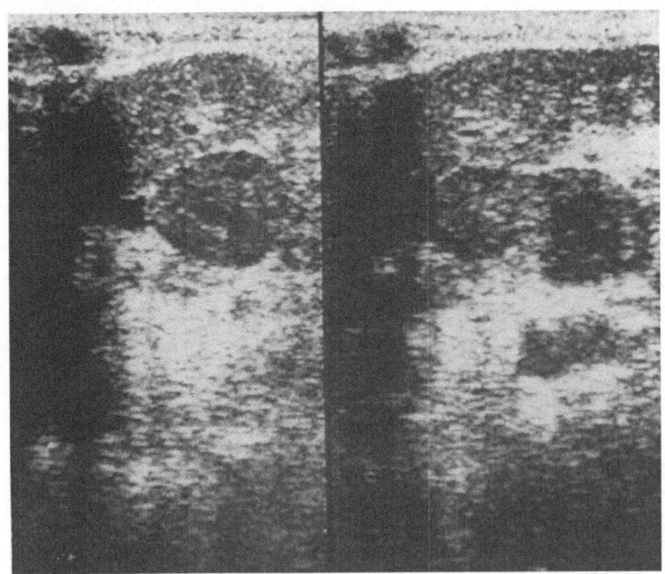

Abb. 29. Retrohepatische Lymphknotenmetastasen. Polyzyklische und scharf begrenzte Knoten, die echoärmer sind als das Leberparenchym. Ein primäres Karzinom wächst selten so glatt begrenzt. *Links* Längs-, *rechts* Querschnitt

phom mit oder ohne Manifestation am Gastrointestinaltrakt. Die Ergiebigkeit dieser Untersuchung hängt von der Zugänglichkeit der Lymphknotenstationen ab, die der Untersucher jedoch gut danach beurteilen kann, ob er die entsprechenden Gefäßverläufe im Abdomen, in erster Linie die größeren Pfortaderwurzeln und die untere Hohlvene sowie die Bauchaorta, gut abbilden kann. Lymphknoten mit einer Größe von > 1,5 cm können bei Zugänglichkeit sonographisch erkannt werden. Besonders gut zugänglich sind die Lymphknotenstationen hinter der Leber (Abb. 29) und hier besonders entlang der V. cava inferior.

Literatur

1. Braun B, Günther R, Schwerk WB (Hrsg) (1983) Ultraschalldiagnostik, Lehrbuch und Atlas. Ecomed, Landsberg
2. Bücheler E, Friedmann G, Thelen M (Hrsg) (1983) Real-time-Sonographie des Körpers. Thieme, Stuttgart New York
3. Frommhold H, Koischwitz D (1982) Sonographie des Abdomens. Thieme, Stuttgart New York
4. Kremer H (Hrsg) (1982) Sonographische Diagnostik innerer Erkrankungen. Urban & Schwarzenberg, München Wien Baltimore

5. Lutz H (1978) Ultraschalldiagnostik (B-scan) in der Inneren Medizin, Lehrbuch und Atlas. Springer, Berlin Heidelberg New York
6. Roca Martinez FJ, Linhart P (1982) Sonographie des Abdomens. Schattauer, Stuttgart New York
7. Weill FS (1982) Ultraschalldiagnostik in der Gastroenterologie. Springer, Berlin Heidelberg New York
8. Weiss H, Weiss A (1983) Ultraschall-Atlas. Internistische Ultraschalldiagnostik mit schnellen B-Bild-Geräten. Verlag Chemie, Weinheim Deerfield-Beach Florida Basel

Zeitschriften

Ultraschall in der Medizin (Organ der deutschen, der österreichischen und der schweizerischen Gesellschaft für Ultraschall in der Medizin). Thieme, Stuttgart New York
Journal of Clinical Ultrasound. Wiley, New York
Ultrasound in Medicine and Biology (Organ der Weltföderation der Ultraschall-Gesellschaften). Pergamon Press, New York Oxford Toronto
Fortschritte auf dem Gebiet der Röntgenstrahlen und der Nuklearmedizin (Röfo). Thieme, Stuttgart New York
Radiology: The Radiological Society of North America, Inc. Oak Brook, Il.
Ultraschalldiagnostik in der Medizin: Die jährlichen Kongressbände des Dreiländertreffens der 3 deutschsprachigen Ultraschallgesellschaften (Bundesrepublik Deutschland, Österreich und Schweiz), jeweils verlegt bei Thieme, Stuttgart New York

Kapitel 21

Sonographisch gezielte Feinnadelpunktion

H. Klann, Ch. Voeth und R. Ottenjann

Die abdominelle Feinnadelpunktion zur Diagnostik intraabdomineller Veränderungen wurde durch die Entwicklung der modernen Ultraschallgeräte mit perforierten Schallköpfen wiederbelebt. Es wurden Punktionen unter permanenter Sichtkontrolle möglich, so daß die Methode rasch breite Anwendung fand. Es handelt sich um ein diagnostisches Verfahren zur gezielten Aspirationspunktion mit zytologischer, laborchemischer und bakteriologischer Diagnostik sonographisch erkennbarer Veränderungen. Gangstrukturen in Leber und Pankreas werden zur Röntgenkontrastuntersuchung punktiert. Unter therapeutischen Punktionen versteht man die Entleerung durch Aspiration von Abszessen, Nekrosen und Zysten.

Das physikalische Prinzip beruht auf der ultrasonographischen Sichtbarkeit der Punktionsnadel, deren Spitze und Schaft abhängig vom verwendeten Nadeltyp in axialer und längsschräger Stichrichtung typische Abbildungseigenschaften aufweisen [1]. Mit einem Real-time-Ultraschallgerät ist die Punktion unter permanenter Sichtkontrolle möglich, wobei Geräte mit entsprechender Auflösung mit perforierten Schallköpfen die Punktion nur wenige Millimeter großer Strukturen ermöglichen.

Methodik

Zur abdominellen Feinnadelpunktion sind Real-time-Geräte und perforierte Schallköpfe mit 2–3 MHz zweckmäßig. Punktionsadapter sind kostengünstiger und zur Punktion größerer Läsionen ausreichend [7]. Die Punktionen werden mit Spritzenhalter, Plastikspritze und Punktionsnadel, deren Außendurchmesser 1 mm nicht überschreiten darf, ausgeführt. Das „Substrat" wird auf Objektträgern ausgespritzt, ausgestrichen und luftgetrocknet. Die zytochemische Behandlung der Präparate unmittelbar nach der Punktion ist meist nicht erforderlich. Lediglich gallehaltige Ausstriche sollten rasch gefärbt werden, da Galle beim Eintrocknen Zellen in ihrer Struktur verändern kann. Die Färbung erfolgt in der Regel nach May-Grünwald und Giemsa.

Der Ausführende muß über eingehende Kenntnisse und Erfahrungen verfügen, wobei eine 2 jährige, überwiegend sonographische Tätigkeit mit Anleitung zur Feinnadelpunktion in einer geeigneten Abteilung die Voraussetzung sein sollte. Die Beurteilung der Qualität der Ausstrichpräparate und die Information über die punktierte Läsion macht eine enge Zusammenarbeit mit dem Zytologen erforderlich. Zum Anreichen der Instrumente ist eine angelernte Krankenschwester hilfreich.

Wir verwenden zur Punktion den perforierten 2,5-MHz-Schallkopf der Fa. Toshiba, in jüngster Zeit steht uns auch für ein Hitachigerät ein 3-MHz-Punktionskopf zur Verfügung. Die Punktionen werden mit 12 und 15 cm langen TSK-Supranadeln mit einem Außendurchmesser von 0,8 und 1, mm, 20-ml-Plastikspritzen und einem Cameco-Spritzenhalter ausgeführt.

Wir führen die Punktionen in der Regel im „Einmannverfahren" durch, d. h. der Ausführende hält mit einer Hand den Schallkopf und führt mit der anderen die Punktion aus. Die Nadelspitze wird unter permanenter Sichtkontrolle in die zu punktierende Läsion „geführt", sodann wird aspiriert, in derben Läsionen zur Verbesserung der Zellausbeute die Nadelspitze etwas hin- und herbewegt, dann evakuiert und die Nadel extrahiert. Das in den Nadelschaft aspirierte Zellmaterial wird auf Objektträgern ausgestrichen und nach Lufttrocknung gefärbt. Wir punktieren solide Läsionen in der Regel 2- bis 3 mal, bei ungenügender Menge und Qualität des Ausstrichmaterials öfter. Punktionen werden nur bei einem Quick-Wert $> 50\%$ und einer Thrombozytenzahl $> 50\,000/mm^3$ sowie nach Einverständniserklärung der Patienten ausgeführt.

Leicht punktierbar sind größere Raumforderungen in der Leber und im Pankreasbereich sowie Flüssigkeitsansammlungen, welche sich sonographisch gut abgrenzen. Auch „Kokarden" des Magen-Darm-Trakts und Nierentumoren sind der Feinnadelpunktion gut zugänglich. Das Verfahren ist zur zytologischen Beurteilung der Mukosa im Magen-Darm-Trakt ungeeignet. Nur mit Einschränkungen können sonographisch nicht sichtbare Röntgenbefunde anhand sog. „Leihstrukturen" punktiert werden.

Ergebnisse

Seit November 1981 wurden bei 674 Patienten ultraschallgezielte Feinnadelpunktionen durchgeführt. Nicht inbegriffen sind 20 perkutane Pankreatikographien und die perkutanen Cholangiographien. Die zytologischen Ergebnisse werden als „positiv" (sicherer Nachweis von Tumorzellen), „verdächtig" (Verdacht auf Tumorzellen), „technisch unbrauchbar" und „negativ" (kein Nachweis von Tumorzellen) eingestuft. Zudem wurde bei allen tumorzellhaltigen Präparaten eine exakte Tumorklassifikation aus dem aspirierten Zellmaterial versucht; zum Zeitpunkt der Feinnadelpunktion lagen noch keine histologischen Untersuchungsergebnisse der nachträglich autoptisch-bioptisch gesicherten Malignome vor.

Als *Sensitivität* haben wir den prozentuellen Anteil zytologisch als positiv und verdächtig bewerteter Befunde der nachträglich autoptisch-bioptisch gesicherten Malignome bezeichnet. Da keine falsch-positiven zytologischen Befunde erhoben wurden, wurde entgegen der sonst üblichen Definition die *Spezifität* als prozentuelle Übereinstimmung der zytologischen Tumorklassifikation mit der nachträglichen histologischen Klassifikation der punktierten Tumoren definiert.

Leberläsionen (Tabelle 1)

Es wurden 234 Leberläsionen punktiert, davon 202 solide Raumforderungen. 103 mal wurde das Malignom autoptisch-bioptisch oder durch den klinischen Verlauf gesichert. Der zytologische Punktionsbefund war 93 mal positiv und 4 mal verdächtig. Bei den 6 falsch-negativen und den technisch unbrauchbaren Befunden waren 4 Gallengangkarzinome, die sonographisch nicht gesehen worden waren. Die Punktion erfolgte hier „blind" in Richtung der transpapillären Drainage, dem mutmaßlichen Sitz des Tumors. Von 7 hier einbezogenen primären Karzinomen der Gallenblase wurden 5 positive und 2 verdächtige zytologische Befunde erhoben.
Die zytologische Tumorklassifikation stimmte bei den 97 als positiv und verdächtig bezeichneten Lebertumoren 92 mal mit der nachträglich erstellten histologischen Tumorklassifikation überein. Bei der Metastase

Tabelle 1. Zytologische Ergebnisse der Feinnadelpunktionen bei autoptisch-bioptisch oder durch den klinischen Verlauf gesicherten malignen Tumoren der Leber ($n = 103$)

Sensitivität	94,2%
„Spezifität"	94,8%

Positiv	Verdächtig	Technisch unbrauchbar	Negativ
93	4	2	4

eines Nierenkarzinoms, bei 2 primären Leberzellkarzinomen und bei 2 Sarkommetastasen war eine exakte zytologische Tumorklassifikation nicht möglich.

Pankreasläsionen (Tabelle 2)

Im Pankreasbereich wurde 136 mal punktiert, und zwar 51 flüssige Läsionen und 85 solide Raumforderungen. Bei den soliden Veränderungen wurde das Malignom in 47 Fällen autoptisch-bioptisch oder durch den klinischen Verlauf gesichert. Die Sensitivität betrug hier 89,4%, die „Spezifität" 95,2%. Bei 2 Adenokarzinomen des Pankreaskopfs war keine zytologische Tumorklassifikation möglich.

Tabelle 2. Zytologische Ergebnisse der Feinnadelpunktionen bei autoptisch-bioptisch oder durch den klinischen Verlauf gesicherten Malignomen im Bereich des Pankreas ($n=47$)

Sensitivität	89,4%		
„Spezifität"	95,2%		

Positiv	Verdächtig	Technisch unbrauchbar	Negativ
38	4	2	3

Darmkokarden (Tabelle 3)

27 sog. Tumorkokarden des Magen-Darm-Trakts wurden sonographisch feinnadelpunktiert, nicht eingeschlossen die sog. entzündlichen Kokarden, wie sie z. B. beim M. Crohn angetroffen werden.
Bei den positiven und verdächtigen Fällen wurde jedesmal zytologisch die richtige Tumorklassifikation angegeben. In allen Fällen handelte es

Tabelle 3. Zytologische Ergebnisse der Feinnadelpunktion bei sog. tumorösen Kokardenphänomenen des Magen-Darm-Traktes bei autoptisch-bioptisch gesicherten Karzinomen ($n=25$)

Sensitivität	92%		
„Spezifität"	100%		

Positiv	Verdächtig	Technisch unbrauchbar	Negativ
22	1	0	2

sich um Adenokarzinome. Bei den beiden falsch-negativen Befunden stellten sich bioptisch und intraoperativ szirrhöse Magenkarzinome heraus, sehr stromahaltige und derbe Tumoren, bei welchen trotz mehrmaliger Punktion kein repräsentatives Zellmaterial aspiriert werden konnte. Eingeschlossen sind 3 primäre, operativ und autoptisch gesicherte Dünndarmkarzinome, 2 primäre Duodenalkarzinome und ein primäres Karzinom des Ileums. Die beiden Duodenalkarzinome wurden endoskopisch wegen Magenausgangsstenosen bei „extramuralem" Tumorwachstum nicht erreicht. Das Karzinom des terminalen Ileums hatte zu einer Ummauerung des Sigmas mit ca. 20 cm langer „Röhrenstenose" geführt, welche endoskopisch als divertikulitische Stenose fehlinterpretiert wurde. Die endoskopischen Biopsien erbrachten keinen Tumornachweis. Sonographisch lagen in allen 3 Fällen typische Tumorkokarden vor.

Nierenläsionen (Tabelle 4)

Bei 14 nachträglich histologisch gesicherten Nierenkarzinomen war der zytologische Untersuchungsbefund in allen Fällen positiv oder verdächtig. Nur in einem Fall, einem von der Nierenkapsel ausgehenden Karzinom, war keine zytologische Tumorklassifikation möglich.

Tabelle 4. Zytologische Ergebnisse der Feinnadelpunktionen bei operativ und durch den klinischen Verlauf gesicherten Nierenkarzinomen ($n = 14$)

Sensitivität	100%
„Spezifität"	92,8%

Positiv	Verdächtig	Technisch unbrauchbar	Negativ
12	2	0	0

Läsionen des Retroperitoneums (Tabelle 5)

Die 9 im Retroperitonealraum punktierten malignen Tumoren entsprachen 5 malignen Lymphomen, 2 Adenokarzinommetastasen und 2 Sarkomen. Bei einem malignen Lymphom und einem Sarkom war keine zytologische Tumorklassifikation möglich. Von 4 vor der Feinnadelpunktion bereits bekannten und zytostatisch vorbehandelten malignen Lymphomen wurde nur in einem Fall ein zytologisch positiver Befund erhoben.

Tabelle 5. Zytologische Ergebnisse der Feinnadelpunktionen bei histologisch oder durch den klinischen Verlauf gesicherten Malignomen des retroperitonealen Raumes ($n=9$)

| Sensitivität | 88,8% |
| „Spezifität" | 77,7% |

Positiv	Verdächtig	Technisch unbrauchbar	Negativ
6	2	0	1

Läsionen des Unterbauchs (kleines Becken) (Tabelle 6)

Bei den 8 histologisch gesicherten malignen Tumoren im kleinen Becken handelte es sich um 5 Karzinome des Ovars, 2 Karzinome der Harnblase und um ein Prostatakarzinom. Bei einem Ovarialzystom konnten in der aspirierten Zystenflüssigkeit keine Tumorzellen nachgewiesen werden. Bei einem weiteren Ovarialzystom, einem zytologisch als verdächtig eingestuften Befund, war keine Tumorklassifikation möglich.

Faßt man alle punktierten und nachträglich histologisch gesicherten abdominellen Malignome zusammen, so wurden in 91,9% zytologisch Tumorzellen nachgewiesen (Tabelle 7). Die zytologische Tumorklassifikation stimmte in 91,3% mit der nachträglich erstellten histologischen Tumorklassifikation überein.

Tabelle 6. Zytologische Ergebnisse der Feinnadelpunktionen bei histologisch gesicherten Malignomen im Unterbauch (kleinen Becken) ($n=8$)

| Sensitivität | 87,5% |
| „Spezifität" | 87,5% |

Positiv	Verdächtig	Technisch unbrauchbar	Negativ
6	1	0	1

Tabelle 7. Zytologische Ergebnisse aller punktierten abdominellen Malignome ($n=206$)

| Sensitivität (gesamt) | 91,9% |
| „Spezifität" (gesamt) | 91,3% |

Unsere Ergebnisse sind mit denen anderer Autoren vergleichbar. Bei Feinnadelpunktionen im Pankreasbereich wird über Trefferquoten (Sensitivität) von 83–94% berichtet [3, 4, 6], im Bereich der Leber werden Trefferquoten von 82–96% angegeben [2, 8, 9, 12]. Über falsch-positive zytologische Befunde ultraschallgezielter Feinnadelpunktionen im Bereich von Leber und Pankreas wurde vereinzelt berichtet [9]. Wir haben keinen falsch-positiven zytologischen Befund erhoben.

Unter Berücksichtigung des apparativen Aufwandes, des geringen Strahlenrisikos für den Patienten und der niedrigen Kosten gibt es derzeit nichts der ultraschallgezielten Feinnadelpunktion Vergleichbares. Computertomographisch geführte Punktionen werden fast ausschließlich zur Drainage intraabdomineller Flüssigkeitsansammlungen (z. B. Pankreasnekrosen) durchgeführt, weil Röntgenstrahlen Gas und Knochen zu durchdringen vermögen und so Punktionen mit gesteuerter Umgehung des Darmes möglich sind.

Punktionen unter Durchleuchtungskontrolle werden in erster Linie zur zytologischen Diagnostik pulmonaler Befunde durchgeführt.

Komplikationen (Tabelle 8)

Nach Livraghi et al. [5] treten schwere Komplikationen wie Blutung, nekrotisierende Pankreatitis, Stichkanalmetastasen, gallige Peritonitis und Peritonitis nach Abszeßpunktion in 0,05% der Fälle auf, leichte Komplikationen wie Schmerzen, Fieber und Amylaseanstieg werden mit 0,49% angegeben. Die Letalität beträgt 0,008%. Das Problem der Tumorzellverschleppung durch die Feinnadelpunktion wird verschiedentlich diskutiert. Entgegen anderen Autoren [10] belegen Tao et al. [11] an einer großen Patientengruppe, daß die Verschleppung von Tumorzellen in den Stichkanal bei Punktionsnadeln mit einem Außendurchmesser <0,8 mm nicht zu befürchten ist. Bei unseren Feinnadelpunktionen sind 2 klinisch relevante Komplikationen aufgetreten. In einem Fall trat bei der Fehlpunktion einer gestauten Gallenblase bei chronischer Kopfpankreatitis wenige Stunden nach der Punktion ein Cholaskos auf. In einem

Tabelle 8. Risiko der ultraschallgezielten Feinnadelpunktion ($n = 11\,700$). (Nach Livraghi et al. [5])

	[%]
Gesamtkomplikationen	0,55
Schwere Komplikationen	0,05
Leichte Komplikationen	0,49
Letalität	0,008

weiteren Fall, bei der Punktion eines kapselnahen Leberhämangioms, kam es am Tag nach der Punktion zu einem Hämoglobinabfall von 9 auf 4,96 mmol/l mit sonographisch erheblicher intraabdomineller Blutansammlung, welche sich ohne chirurgische Intervention wieder resorbierte. Bei unserem Krankengut entspricht dies einer Komplikationsrate (an schweren Komplikationen) von 0,29%.

Beim extrahepatischen biliären Verschluß mit gestauten Gallengängen sind transhepatische Punktionen und Punktionen der Gallenblase kontraindiziert. Kapselnahe Leberläsionen sollten, sofern keine transhepatische Punktion möglich ist, laparoskopisch geklärt werden. Bei einem Quick-Wert unter 50% oder einer Thrombozytenzahl unter 50000/mm³ haben wir keine Punktionen durchgeführt.

Indikationen

Unter Berücksichtigung der Kontraindikationen wurden im Bereich der Leber alle sonographisch nicht eindeutig als gutartig erkannten soliden Strukturveränderungen punktiert. Wenn anamnestische (z. B. Auslandsaufenthalt) oder klinische (z. B. Fieber, Sepsis, Cholangitis) Hinweise auf einen Leberabszeß vorlagen, wurden auch alle zystischen Veränderungen punktiert.

Im Pankreasbereich wurden als diagnostische und therapeutische Maßnahme alle soliden Veränderungen und Flüssigkeitsansammlungen punktiert. Bei endoskopisch-radiologisch nicht darstellbarem Pankreasgang wurde bei speziellen Fragestellungen (z. B. Leck bei amylasehaltigem Aszites, zur Klärung von Pankreasschwanzprozessen, v. a. kleines, duktales Karzinom etc.) die perkutane Pankreatikographie durchgeführt.

Sogenannte Tumorkokarden wurden immer dann punktiert, wenn sie endoskopisch nicht erreichbar waren oder wenn bei sonographischem Verdacht auf Malignität die endoskopischen Biopsien keinen Tumornachweis erbrachten.

Unter 16 punktierten soliden Raumforderungen im Bereich der Nieren waren 2 gutartige Tumoren (Angiomyolipome), welche angiographisch dringend malignitätsverdächtig waren. Da unser Punktionsergebnis keinen Tumorzellnachweis erbrachte, wurde intraoperativ ein Schnellschnitt durchgeführt und in beiden Fällen die Niere erhalten. Wir halten aus diesem Grund die Feinnadelpunktion zur Klärung solider Gewebsvermehrungen im Bereich der Nieren für gerechtfertigt. Nierenzysten haben wir in der Regel nicht punktiert.

Bei sonographischem Verdacht auf Ovarialzystom wurde bei voraussichtlich operablen Patientinnen von einer Feinnadelpunktion Abstand genommen. Die übrigen soliden und zystischen Veränderungen im Retroperitoneum und kleinen Becken wurden punktiert.

Die ultraschallgezielte Feinnadelpunktion abdomineller Organe kostet derzeit 35,50 DM (einfacher Kassensatz), die computertomographisch geführte Punktion 416,– DM.

Die ultraschallgezielte Feinnadelpunktion ist billiger, weniger aufwendig und mit keiner Strahlenbelastung verbunden. Sie sollte deshalb zuerst versucht werden.

Um gute Punktionsergebnisse zu erreichen, sind technisches Geschick und Erfahrung des Ausführenden und eine enge Zusammenarbeit mit dem Zytologen Voraussetzung. Die ultraschallgezielte Feinnadelpunktion sollte deshalb geeigneten klinischen Zentren vorbehalten bleiben.

Die rasche Diagnostik, die dadurch u. U. verkürzte Liegezeit der stationären Patienten und die geringe Komplikationsrate rechtfertigen den großzügigen Einsatz der Methode.

Literatur

1. Heckemann R, Seidel KJ (1982) In-vitro- und in-vivo-Darstellungen von Punktionsinstrumenten im sonographischen Echtzeitbild. Ultraschall Med 3:79
2. Ho CS, McLoughlin MJ, Tao LC et al. (1981) Guided percutaneous fine-needle aspiration of the liver. Cancer 47:1781
3. Hovdenak N, Lees WR, Percira J, Beilby JOW, Cotton PB (1982/83) Ultrasound-guided percutaneous fine-needle aspiration cytology in pancreatic cancer. Br Med J 285:1183
4. Itoh Y, Yamanaka T, Kasakara K et al. (1979) Definitive diagnosis of pancreatic carcinoma with percutaneous fine-needle aspiration under ultrasonic guidance. Am J Gastroenterol 71:469
5. Livraghi T, Damascelli B, Lombardi C, Spagnoli I (1983) Risk in fine-needle abdominal biopsy. J Clin Ultrasound 11:77
6. McLoughlin MJ, Ho CS, Langer B, McHattie I, Tao LC (1978) Fine-needle aspiration biopsy of malignant lesions in and around the pancreas. Cancer 41:2413
7. Plato H-H von, Pape W (1982) Sonographisch gezielte Feinnadelpunktion tumorverdächtiger Organe des Abdomens unter permanenter Sichtkontrolle mit Punktionsadapter. Dtsch Med Wochenschr 107:1253
8. Rosenblatt R, Kutcher R, Moussouris HF, Schrieber K, Koss L (1982) Sonographically guided fine-needle aspiration of liver lesions. JAMA 248:639
9. Schwerk WB, Schmitz-Moorman P (1981) Ultrasonically guided fine-needle biopsies in neoplastic liver disease: Cytohistologic diagnosis and echo pattern of lesions. Cancer 48:1469
10. Smith FP, MacDonald JS, Schein S et al. (1980) Cutaneous seeding of pancreatic cancer by skinny needle aspiration biopsy. Arch Intern Med 140:855
11. Tao LC, Pearson FG, Delarue NC et al. (1980) Percutaneous fine-needle aspiration biopsy. Cancer 45:1480
12. Zarnoza J, Wallace S, Ordonez N et al. (1980) Fine-needle aspiration biopsy of the liver. Am J Radiol 134:331

Kapitel 22

Endoskopische Sonographie

W. D. STROHM und M. CLASSEN

Einleitung

Die konventionelle Ultraschalltomographie wird durch sog. Ultraschall-barrieren wie Knochen und Luft z. T. erheblich limitiert. Auch dem Auf-lösungsvermögen, das von der Frequenz des Ultraschalls abhängt, sind physikalische Grenzen gesetzt. Denn mit zunehmender Frequenz nimmt die Eindringtiefe des Ultraschalls ab. Das endosonographische Prinzip, nämlich das Einbringen von Ultraschallsonden in den Körper, ist daher eine folgerichtige Entwicklung. Mit der Endosonographie lassen sich so-nographisch Hindernisse umgehen. Andererseits ermöglicht die nahe Lage einer Ultraschallsonde am Zielorgan die Anwendung hoher Ultra-schallfrequenzen, da auf eine große Reichweite der Ultraschallstrahlen verzichtet werden kann.

Endosonographische Untersuchungen wurden zunächst in der Urologie und der Gynäkologie erprobt. Der transrektale, transurethrale oder transvaginale Zugang eröffnet einen kurzen und einfachen Weg zu den Beckenorganen. Daher werden Ultraschallsonden in diesem Bereich „blind" in den Körper eingeführt [5, 10, 12]. Bei der Endosonographie des oberen Gastrointestinaltrakts ist jedoch ein optisches Orientierungs-system erforderlich, mit dessen Hilfe die Sonde in die gewünschte Posi-tion gebracht werden muß. Die ersten Ultraschallfibergastroskope wur-den 1980 beschrieben [3, 18].

Definition

Die endoskopische Ultraschalltomographie (EUT) ist eine endosono-graphische Methode, bei der die Ultraschallsonde an einem Fibergastro-skop fest montiert ist und somit in den oberen Gastrointestinaltrakt ein-geführt werden kann. Das Ultraschallfibergastroskop erlaubt eine sono-graphische Untersuchung des oberen Gastrointestinaltrakts und der direkten Umgebung in Form kleiner Ausschnitte mit hohem Auflösungsvermögen [15]. Die ösophageale bzw. gastrale EUT ermöglicht eine sonographische Analyse der Wand des oberen Gastrointestinaltrakts. Mit der transösophagealen, transgastralen und transduodenalen EUT werden Organe des Mediastinums, insbesondere des Herzens bzw. die umliegenden Organe des Magens wie Leber, Gallenwege, Pankreas, der Milz-Nieren-Winkel und der Leber-Nieren-Winkel untersucht (Tabelle 1).

Tabelle 1. Endosonographie des oberen Gastrointestinaltrakts

Methode	Zielorgane
Ösophageale EUT	Ösophaguswand
Transösophageale EUT	Herz, Aorta, pulmonale Gefäße, Mediastinum
Gastrale EUT	Magenwand
Transgastrale EUT	Leber, Gallenwege, Pankreas, Milz-Nieren-Winkel
Transduodenale EUT	Pankreas, Gallenwege, Leber-Nieren-Winkel

Technische Grundlagen

Die Ultraschallsonde ist an der Spitze eines Seitblickgastroskops (GF-UM1/EU-M1, Olympus) befestigt (Abb. 1). Sie ist von einer Plastikkapsel fest umschlossen. In ihr rotiert ein kleiner Reflektor in einem Neigungswinkel von 45°. Er wird von einem kleinen Motor über eine Winde, die im Arbeitskanal des Endoskops liegt, angetrieben. Die Ultraschallimpulse werden von einem Ultraschallkristall, der an der Spitze des Geräts liegt, erzeugt. Sie werden über den Reflektor senkrecht in den Körper geschickt. Durch die Rotation des Reflektors wird dabei ein halbkreisförmiges Feld abgetastet. Die vom Körper reflektierten Ultraschallechos gelangen auf demselben Weg zurück zum Sender, von wo sie auf den Monitor übertragen werden [18]. Die Ultraschallfrequenz beträgt 7,5 MHz. Die endoskopische und endosonographische Untersuchung

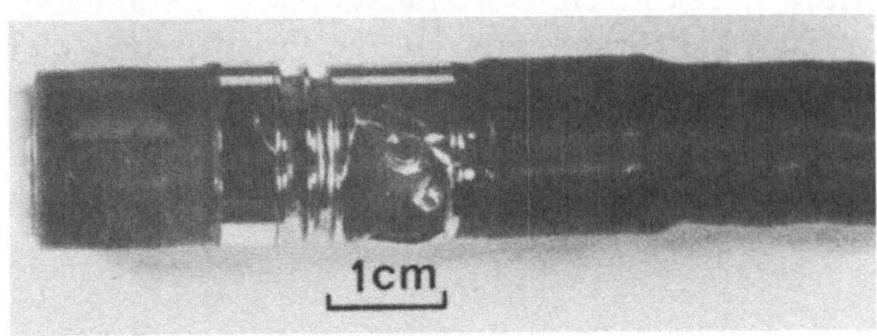

Abb. 1. Gerätespitze des Ultraschallfibergastroskops GF-UM1/EU M1 (Olympus)

Tabelle 2. Eigenschaften des Ultraschallfibergastroskops Olympus GF-UM1/
EU-M1

Ultraschallfrequenz	7,5 MHz
Mechanischer Sektorscan	180°
Fokus	35 mm
Rotation des Reflektors	10 U/s
Durchmesser der Gerätespitze	13 mm
Länge des starren Endes	45 mm
Optischer Blickwinkel	80°

ist in einem Arbeitsgang möglich. Die Blickrichtung des sonographischen Systems ist gegenüber dem optischen System um 90° im Uhrzei-
gersinn versetzt. Technische Details sind in Tabelle 2 wiedergegeben.

Apparative und personelle Voraussetzungen

Das Ultraschallfibergastroskop von Olympus ist noch nicht im Handel.
Daher müssen die endosonographischen Untersuchungen zunächst auf
wenige Zentren beschränkt bleiben. Zur Ausstattung gehören neben einer kompletten Gastroskopiereinheit ein Durchleuchtungsgerät, mit
dem die Achse der Gerätespitze kontrolliert werden kann. Ein Kipptisch
erleichtert die Untersuchung in den distalen Magenabschnitten, da sich
durch Kopfhochlagerung schalleitendes Wasser leichter in das Antrum
bringen läßt. Zur Aufzeichnung der Ultraschalluntersuchungen verwenden wir eine Polaroidkamera und ein in das Gerät integriertes Video-
bandgerät. Zur Ausführung der endosonographischen Untersuchung ist
neben dem Untersucher eine assistierende Schwester erforderlich, die für
die technische Überwachung der Gastroskopiereinheit und für die Be-
dienung am Ultraschallgerät während der Dokumentation verantwortlich ist.
Der Untersucher sollte eine große endoskopische und sonographische
Erfahrung besitzen. Die endoskopische Erfahrung schließt den Umgang
mit Seitblickgeräten ein. Da die Orientierung nicht nur endoskopisch,
sondern im wesentlichen auf endosonographischem Wege erfolgt, kann
der sonographische Teil der Untersuchung nicht an den sonographisch
unerfahrenen Endoskopiker delegiert werden.

Technische Durchführung

Vorbereitung

Die Vorbereitung erfolgt wie bei der Gastroskopie mit Xylocain-Rachenspray und bei Bedarf mit 10–20 mg Diazepam i. v.

Lagerung

Beim Einführen des Geräts liegt der Patient auf der linken Seite. Er wird zur endosonographischen Untersuchung auf den Bauch gedreht, denn bei Linksseitenlage kommt es zu ungewohnten Verschiebungen der topographischen Verhältnisse, was in Bauchlage nicht der Fall ist. Zur Einstellung der Pankreasschwanzregion empfiehlt Fukuda [6] die Linksseitenlage, zur Untersuchung der Pankreaskopfregion die Rechtsseitenlage. Bei der Umlagerung des Patienten wird das Gerät bis zum Fundus zurückgezogen.

Untersuchungstechnik

Im Anschluß an eine orientierende Gastroduodenoskopie wird die Gerätespitze in die gewünschte Position gebracht. Vorläufig beschreiben wir 7 Positionen im oberen Gastrointestinaltrakt: tiefes Duodenum, Papilla Vateri, Bulbus duodeni, Antrum vertriculi, Corpus ventriculi, Fundus ventriculi und Ösophagus [15]. In den ersten 3 Positionen, in denen das Gerät im Duodenum liegt, ist die Untersuchung nur in beschränktem Ausmaß durchführbar, da die Beweglichkeit der Spitze im engen Duodenum erheblich behindert wird. Auch die Orientierung ist relativ schwierig. Von Vorteil ist dagegen die große Reichweite, denn vom Duodenum aus lassen sich die rechte Niere, die lateralen Anteile des rechten Leberlappens und die distalen Anteile des Pankreaskopfs erfassen. Eine bessere Beweglichkeit bieten die Positionen im Antrum und Korpus. Von hier aus ist es i. allg. möglich, den Ductus choledochus, die Papilla Vateri, den Pankreaskopf, der Pankreaskorpus, den Pankreasschwanz und den Milz-Nieren-Winkel darzustellen. Im Fundus ventriculi werden der Zöliakalbereich und die kranialen Leberabschnitte eingestellt. Vom Ösophagus aus verschafft man sich einen optimalen Zugang zum Herzen. Bei der Untersuchung unterscheiden wir 3 verschiedene Bewegungsmöglichkeiten der Gerätespitze: die dreidimensionale Flexion der Gerätespitze, die Rotation in der Geräteachse und die Parallelverschiebung durch Vorschieben oder Zurückziehen (Abb. 2).

Mit der Flexion der Gerätespitze sind praktisch sämtliche möglichen
Schnittebenen einzustellen. Aber gerade um die Technik zu standardisieren und die Untersuchungsergebnisse vergleichbar zu machen, ist es
wichtig, definierbare und reproduzierbare Schnittebenen zu finden [15].
Horizontalschnitte scheinen am wichtigsten zu sein. Sie werden ergänzt
durch Longitudinalschnitte und Schrägschnitte. Horizontalschnitte sind
bei gestreckter Lage des Geräts vom Corpus ventriculi aus möglich. Um
im Antrum ventriculi Horizontalschnitte zu erzeugen, muß das Gerät gestaucht und invertiert werden. Hierbei ist zu berücksichtigen, daß bei der
Inversion des Geräts die Seiten der Abbildung vertauscht werden. Diese
Seitenumkehr kann am Monitor entsprechend korrigiert werden (Abb.
2a).
Bei der Darstellung in Longitudinal- bzw. Sagittalschnitten ergeben sich
analoge Probleme. Sagittalschnitte erhält man im Antrum bei gestreckter Gerätespitze. Im Corpus ventriculi dagegen ist eine Flexion erforderlich. Bei einer Flexion nach links kommt es dabei zur Seitenumkehr des
Bildes, was entsprechend zu berücksichtigen ist (Abb. 2b).

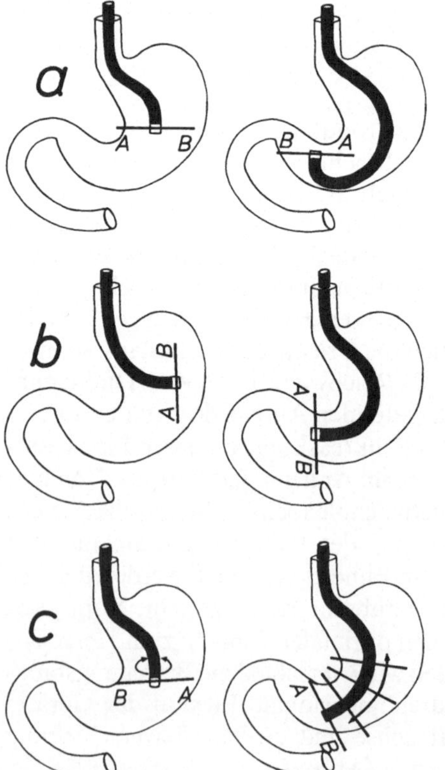

Abb. 2a–c. Bewegungsmöglichkeiten
der Gerätespitze des Ultraschallfibergastroskops. a Horizontalschnitte, b
Longitudinalschnitte, c Rotation und
Parallelverschiebung. Bei der Inversion, der Flexion nach links und der Rotation der Gerätespitze kommt es zur
Seitenumkehr des Bildes

Rotationsbewegungen sind für die Orientierung unentbehrlich. Liegt das Gerät allseits der Magenschleimhaut an, was durch Ansaugen in den allermeisten Fällen gelingt, ist durch die Rotation ein kompletter Kreisausschnitt zu erzielen. Das Gerät zeigt in seiner Grundstellung nach dorsal. Um die gegenüberliegenden Organe zu erreichen, muß nach ventral gedreht werden. Hier wiederum kommt es zur Umkehrung des Bildes, was insbesondere bei der Untersuchung der Leber, der Gallenblase und natürlich auch am Herzen zu berücksichtigen ist (Abb. 2c).

Bei der dritten Bewegungsmöglichkeit, der Parallelverschiebung, erhält man eine Serie paralleler Schnittebenen, was beim Durchwandern von Organabschnitten sehr vorteilhaft sein kann. Leider sind solche parallelen Schnittserien nur über kurze Strecken möglich (Abb. 2c).

Ductus choledochus

Die Darstellung des Ductus choledochus gelingt am häufigsten im Antrum. Zur Längsdarstellung des Ductus choledochus sind 2 Techniken möglich. Einerseits ist eine schräge Position, die aus der Longitudinalebene entwickelt wird, bei gestreckter Gerätespitze zu erreichen. Von hier aus kann die V. lienalis durch Flexion in die Horizontalebene bzw. durch leichtes Zurückziehen verfolgt werden. Andererseits ist es möglich, den Ductus choledochus durch scharfe Inversion einzustellen, wodurch das Gerät im präpylorischen Antrum gestaucht wird und sich der Choledochusregion nähert (Abb. 3a).

Pankreas

Das Pankreas wird am ehesten in Horizontalschnitten dargestellt. Sie werden vom Antrum ventriculi durch Inversion der Gerätespitze und im Corpus ventriculi durch eine gestreckte Gerätespitze erzeugt. Um die Eckpositionen im Pankreaskopf bzw. Pankreasschwanz zu erreichen, empfiehlt es sich [6], den Patienten in Rechts- bzw. Linksseitenlage zu bringen (Abb. 3b).

Milz-Nieren-Winkel

Die endosonographische Darstellung des Milz-Nieren-Winkels ist technisch relativ einfach und wegen der engen nachbarlichen Beziehungen des Corpus ventriculi, insbesondere der großen Kurvatur, zu Milz und oberem Nierenpol auch leicht zu realisieren. Das Gerät wird bei gestreckter Spitze in die große Kurvatur eingelegt. Bei leichten Rotationsbewegungen lassen sich große Teile der Milz bzw. des oberen Nierenpols erkennen (Abb. 3c).

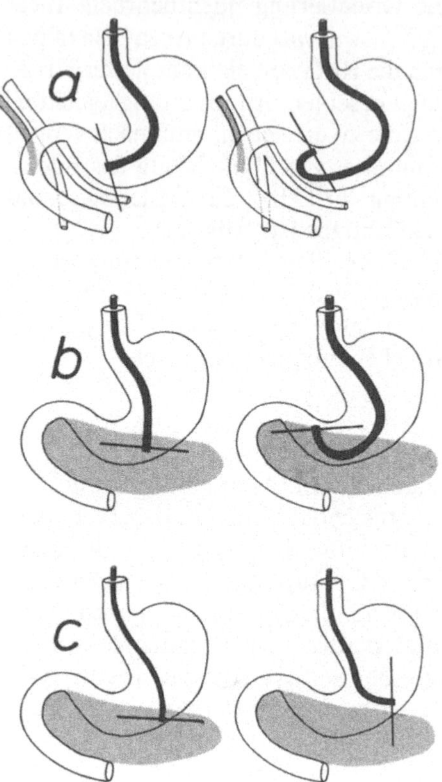

Abb. 3 a–c. Untersuchungstechnik für
Ductus choledochus (**a**), Pankreaskopf
und Pankreaskorpus (**b**) und Pankreasschwanz und Milz-Nieren-Winkel (**c**)

Magen

Die Untersuchung der Magenwand ist nur nach Auffüllung des Magens
mit 100–200 ml Wasser mit Endoparactolzusatz möglich. Der Patient
muß dabei in eine Position gebracht werden, die es ermöglicht, daß der
Untersuchungsbereich von Flüssigkeit bedeckt wird. Das Gerät wird in
den Flüssigkeitssee eingetaucht und die Magenwand im Abstand von 1–
3 cm untersucht.

Ösophagus

Um den notwendigen Abstand der Ultraschallsonde von der Ösophaguswand zu bekommen, wird vor dem Einführen des Geräts ein Gummiballon um die Spitze gelegt, der in situ mit Wasser aufgefüllt wird [1].

Diagnostisches Spektrum

Die ersten Erfahrungen [1, 2, 4, 6, 7, 11, 15, 16, 19] haben bereits zeigen
können, daß die EUT die sonographische Diagnostik zu bereichern vermag (Tabelle 3). Der direkte Zugang zu den inneren Organen und der
Lupeneffekt sind die potentiellen Vorteile. Durch das hohe Auflösungsvermögen ergeben sich optimale sonographische Darstellungen, da die
Konturen mit einer bisher nicht bekannten Feinheit abgebildet werden.
Auch die Parenchymstruktur wird wesentlich detaillierter wiedergegeben, als das bei der konventionellen Ultrasonographie der Fall ist.

Tabelle 3. Diagnostisches Spektrum der EUT

Organ	Pathologische Veränderungen
Ösophagus	Ösophaguskarzinom, Ösophagus- und Fundusvarizen
Herz	Vorhof- und Ventrikelseptumdefekt, Aortenstenose, Shunt, Insuffizienz
Magen	Faltenvergröberung, Magenkarzinom, Magenlymphom, Ulcus ventriculi
Pankreas	Pankreaskarzinom, chronische Pankreatitis, Pankreaszysten
Gallenwege	Gallenblasenkarzinom, Gallenblasenpolyp, Gallengangstenose, Papillentumoren, Choledocholithiasis
Leber	Leberkarzinom, Lebermetastasen, Leberadenom, Leberzysten
Milz-Nieren-Winkel	Nebennierenadenom, Nebennierenkarzinom, Sarkom, Lymphome

Pankreas

Da das Pankreas wegen seiner versteckten Lage mit der konventionellen
Ultrasonographie nur unvollständig zu erfassen ist, bedeutet die EUT
bei Pankreaserkrankungen eine diagnostische Bereicherung [2]. Das gilt
insbesondere für die Pankreaskopf- und die Pankreasschwanzregion.
Die verbesserte Feindarstellung der Pankreasstrukturen durch die EUT
ermöglicht ferner die Erarbeitung wichtiger Kriterien in der Pankreasdiagnostik. Das läßt auf eine verbesserte Unterscheidung zwischen Pankreaskarzinom und Pankreatitis hoffen. Das Pankreaskarzinom ist charakterisiert durch eine flammenartige Begrenzungslinie oder durch kol-
ben- bzw. zapfenartige Infiltrationen in die Umgebung (Abb. 4). Bei der
chronischen Pankreatitis bedeutet die EUT durch die Erkennung von
Kleinstzysten und feinen Verkalkungen sowie von Unregelmäßigkeiten
und der Erweiterung des Pankreasganges eine wesentliche diagnostische
Bereicherung. Von großem Vorteil ist die EUT bei der Beurteilung von
Prozessen im Milz-Nieren-Winkel. Denn die Zielorgane dieser von außen schwer zugänglichen Region liegen bei der transgastralen EUT in

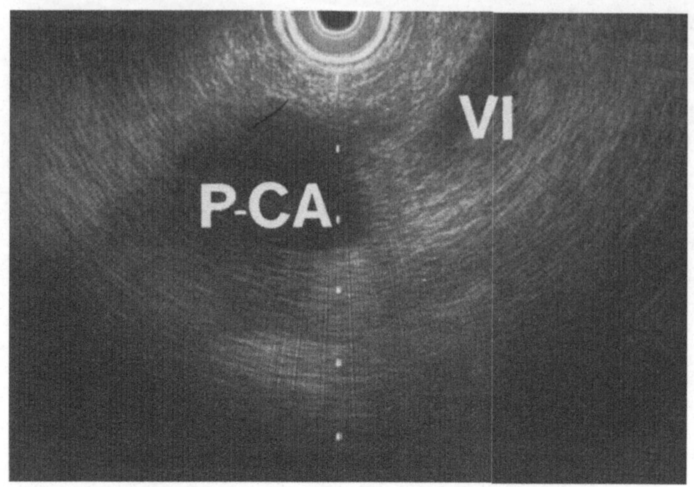

Abb. 4. Pankreaskorpuskarzinom eines 40 jährigen Mannes. Kolbenartige Infiltration des Tumors und wellige Begrenzung der echoarmen Raumforderung kennzeichnen den malignen Prozeß, der bei der konventionellen Ultraschalluntersuchung als entzündlich interpretiert wurde. *PCA* Pankreaskarzinom, *Vl* V. lienalis, Markierung = 1 cm

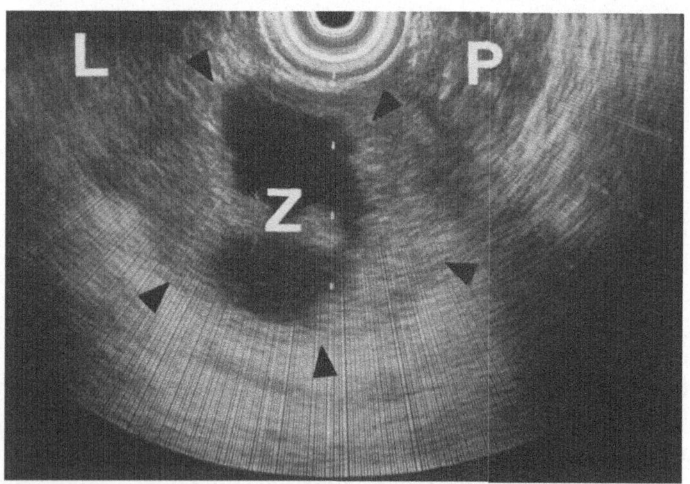

Abb. 5. Pankreaspseudozyste im Milz-Nieren-Winkel. Detaillierte Wiedergabe der Wandstruktur. *Z* Zyste, *L* Leber, *P* Pankreas mit Zeichen der chronischen Pankreatitis

unmittelbarer Nachbarschaft. Neben der Darstellung von Pankreasschwanzzysten (Abb. 5) und von Pankreasschwanztumoren bzw. Tumoren im Milzhilusbereich und im Bereich des oberen Nierenpols eignet sich die EUT daher auch zur Auffindung von Nebennierentumoren.

Gallenwege

Die Darstellung des distalen Choledochus und der Papilla Vateri ist mit
der EUT sehr gut möglich (Abb. 6). Die Erkennung von Papillen- und
Gallengangstumoren wird eine wichtige endosonographische Aufgabe
sein. Hierbei spielt die Differenzierung zwischen Gallengang- und Pankreasprozessen bei der Papillenstenose eine große Rolle (Abb. 7). Die er-

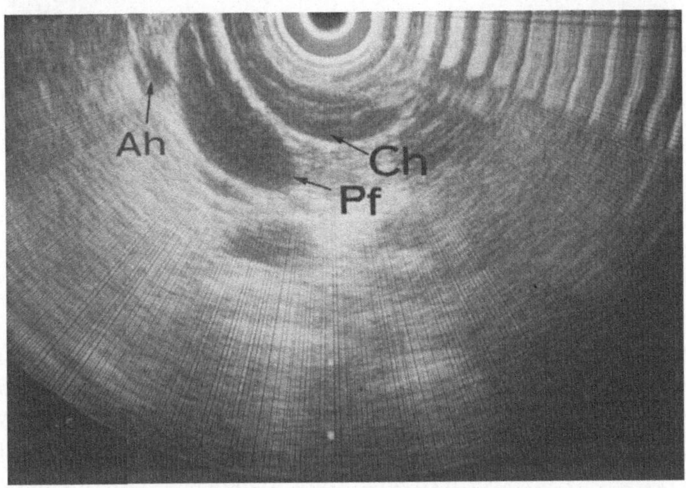

Abb. 6. Geringgradige Dilatation des Ductus choledochus (*Ch*) bei Zustand nach Cholezystektomie. *Pf* Pfortader, *Ah* A. hepatica propria

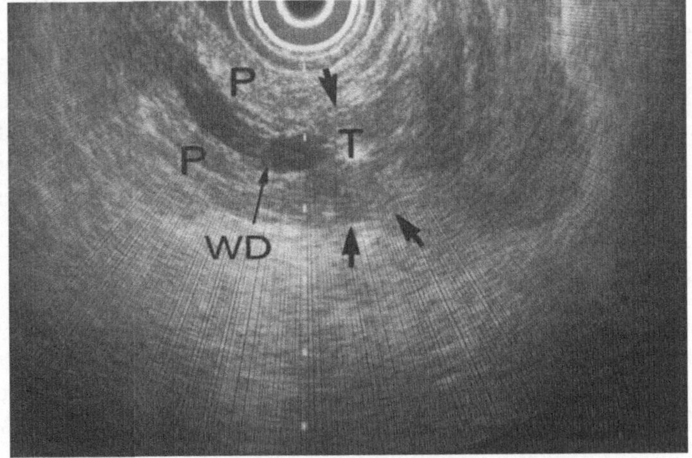

Abb. 7. Dilatierter Wirsung-Gang (*WD*) mit kleinem stenosierenden Papillentumor (*T*)

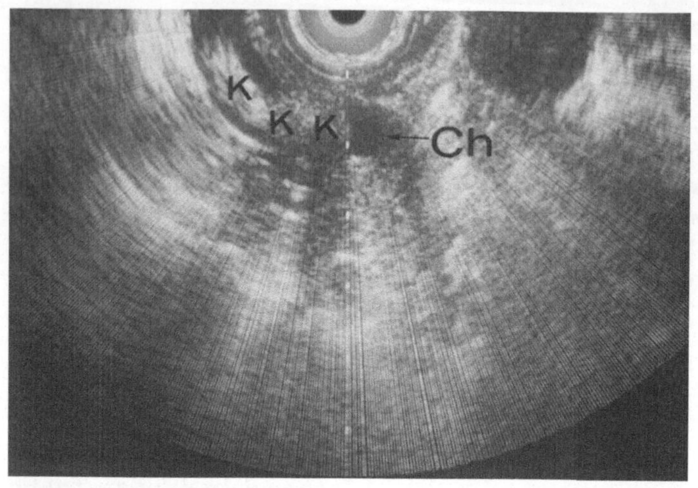

Abb. 8. Geringgradig erweiterter Ductus choledochus (*Ch*) mit dem Nachweis von konkrementverdächtigen Reflexen (*K*)

sten Erfahrungen an Patienten mit Choledochuskonkrementen haben gezeigt, daß die EUT gegenüber der konventionellen Ultraschalluntersuchung bei der Auffindung von Gallengangkonkrementen weit überlegen sein kann. Die Choledochussteine werden endosonographisch durch typische Reflexformationen mit Schallschatten nachgewiesen [16] (Abb. 8).

Auch die Gallenblase ist endosonographisch erreichbar. Endosonographische Informationen können dann hinzugewonnen werden, wenn es darum geht, einen entzündlichen von einem tumorösen Prozeß zu unterscheiden. Die Abbildung der Gallenblasenwand ist endosonographisch in einer bisher nicht gekannten Schärfe möglich. Eventuell können auch kleine Gallenblasenpolypen endosonographisch weiter differenziert werden. Bei der Diagnose der Cholezystolithiasis ist eine endosonographische Untersuchung nicht indiziert, da Gallenblasensteine mit konventionellen Methoden optimal diagnostiziert werden können.

Leber

Der Vorteil der EUT, nämlich die Ausschnittsvergrößerung, macht sich bei der Untersuchung der Leber eher nachteilig bemerkbar, da eine kontinuierliche Untersuchung der Leber nicht möglich ist und nicht alle Leberabschnitte untersucht werden können. Für den Bereich des linken Leberlappens und die angrenzenden Teile des rechten Leberlappens kann aber das hohe Auflösungsvermögen genutzt werden. Die endosonographische Leberuntersuchung ist dann sinnvoll, wenn mit der konventionellen Ultraschalluntersuchung unklare herdförmige Veränderungen gefunden wurden. Möglicherweise lassen sich auch Mikrometastasen endosonographisch erkennen, die normalerweise übersehen werden.

Magen und Ösophagus

Der Magen kann endosonographisch in allen Abschnitten untersucht werden. Allerdings ist die Untersuchung der Magenwand nur durch eine vorgeschaltete Flüssigkeit möglich. Die gastrale Endosonographie erlaubt eine umfassende Darstellung der Magenwand und die Differenzierung der einzelnen Schichten [1, 6, 9, 17]. Wir unterscheiden sonographisch 5 Wandschichten (Abb. 9):
– innere echoreiche Schicht,
– innere echoarme Schicht,
– mittlere echoreiche Schicht,
– äußere echoarme Schicht,
– äußere echoreiche Schicht.

Eine Zuordnung der einzelnen Schichten zum histologischen Aufbau der Magenwand ist noch nicht endgültig möglich. Es ist aber anzunehmen, daß die beiden inneren Schichten der Mukosa entsprechen und die mittlere echoreiche Schicht vermutlich der Submukosa entspricht. Die äußere echoarme Schicht dürfte von der Tunica muscularis propria gebildet

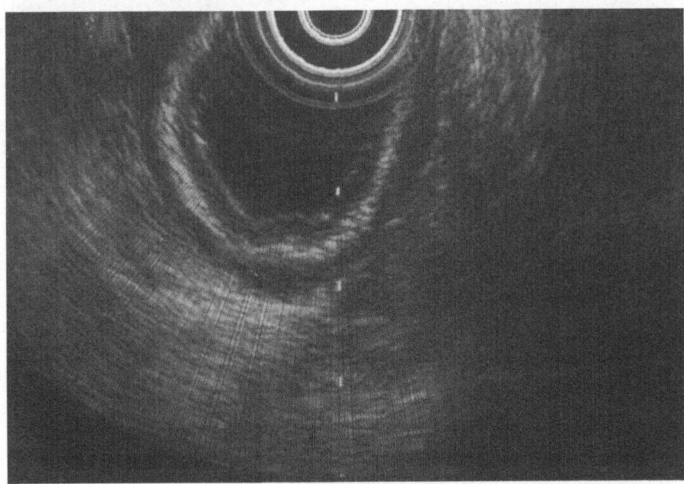

Abb. 9. Antrum ventriculi bei einer 72jährigen Patientin mit präpylorischem Ulkus (vgl. Abb. 11). Typisches 5-Schichten-Bild der verdickten Magenwand

werden, die äußere echoreiche Schicht, die sehr dünn ist, stellt vermutlich den Serosaüberzug dar.

Eine Dickenzunahme der Magenwand ist endosonographisch meßbar. Quantitative Aussagen können auch darüber gemacht werden, welche Schicht der Magenwand an der Dickenzunahme beteiligt ist [17]. Umschriebene Wandverdickungen oder Tumoren werden endosonographisch deutlich dargestellt. Der gutartige Prozeß ist an seiner glatten und scharfen Begrenzung gegenüber der Umgebung zu erkennen. Demgegenüber weist der maligne Prozeß eine unscharfe Begrenzung auf, er führt zur Infiltration und Destruktion der Magenwand. Das Tumorgewebe grenzt sich durch seine echoarme Struktur von der echoreichen Umgebung ab. Infiltrierende Tumorzapfen vermitteln ein zerklüftetes Bild. Die Aufhebung der geschichteten Wandstruktur scheint ebenfalls auf den infiltrativen Charakter des Prozesses hinzuweisen (Abb. 10). Beim benignen Ulcus ventriculi zeigt der endosonographische Aspekt eine trichter- und kraterförmige Einsenkung in die Wandschichten mit Unterbrechung der Wandstruktur. Auch hier kommt es zu Veränderungen der Umgebung mit Verdickung von Serosa und Submukosa (Abb. 11). Ob sich zuverlässige Unterscheidungskriterien zwischen benignen und malignen Ulzera finden lassen, läßt sich zum jetzigen Zeitpunkt nicht beantworten.

Am Ösophagus stellen sich analoge Probleme, Erfahrungen über die Ausdehnung von Ösophaguskarzinomen liegen bereits vor. Es hat

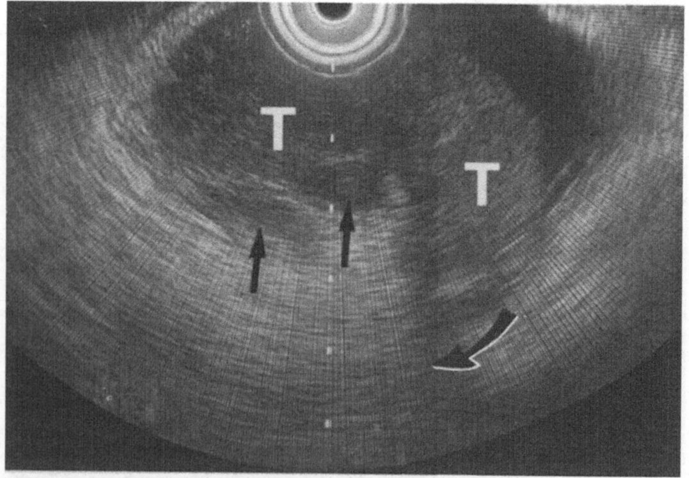

Abb. 10. Großes polypös wachsendes Adenokarzinom des Magens (*T*). Zapfenförmige Infiltration des Tumors (*Pfeile*) an der Tumorbasis und Aufhebung der normalen Schichtung der Magenwand

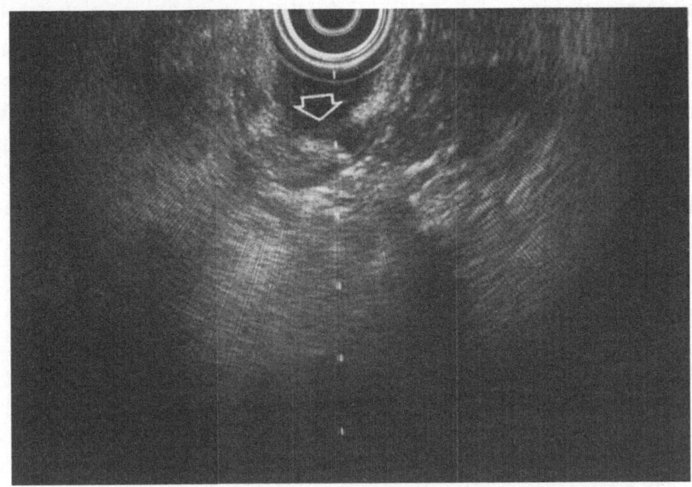

Abb. 11. Präpylorisches Ulcus ventriculi. Dieselbe Patientin wie in Abb. 9. Der Ulkuskrater (*Pfeil*) reicht bis zur äußeren echoarmen Schicht (Tunica muscularis propria). Verdickung der mittleren (Submukosa) und der äußeren echoreichen Schicht (Serosa)

sich gezeigt, daß sowohl das Ösophaguskarzinom mit paraösophagealen Metastasen als auch Ösophagus- und Fundusvarizen auf endosonographischem Wege überzeugend dargestellt werden können [1, 14].

Herz

Der Vorteil der endosonographischen Echokardiographie beruht auf der direkten anatomischen Beziehung zwischen Ösophagus und den Vorhöfen. Die endosonographische Erkennung des Vorhofseptumdefekts gelingt bei 95% der Patienten, mit der konventionellen Echokardiographie dagegen nur bei 30%. Die Möglichkeit einer Kontrastierung des Blutflusses in Form einer dichten Reflexwolke, die mit kalter Kochsalzlösung erzeugt wird, erlaubt die Beurteilung kongenitaler Herzfehler und der hämodynamischen Konsequenzen von intrakardialen Shunts. Auch bei der Aortenstenose ergeben sich im Vergleich zur konventionellen Echokardiographie erhebliche Vorteile beim transthorakalen Zugang [13].

Sensitivität und Spezifität

Inzwischen liegen die ersten Untersuchungen über die diagnostische Treffsicherheit vor. Die ersten Erfahrungen zeigen, daß z. B. kleine

Pankreaskarzinome endosonographisch besser erkannt werden können als mit der konventionellen Ultrasonographie und röntgenologischen Methoden wie ERCP und Computertomographie [11]. Auch scheint der maligne Charakter von Pankreasprozessen mit der EUT eindeutiger nachweisbar zu sein als mit der konventionellen Ultraschalluntersuchung (Abb. 4). In der Diagnostik von Konkrementen und Tumoren im Bereich der Papilla Vateri ist die EUT der UT gegenüber deutlich überlegen [16].

Gefahren

Wie bei jeder endoskopischen Methode sind bei der EUT Verletzungen und Perforationen möglich, insbesondere da es sich um Seitblickinstrumente handelt. Allerdings sind die Gefahren in der Hand des Geübten so gut wie vernachlässigbar. Der sonographische Teil des Geräts wirft Sicherheitsprobleme auf, da einerseits elektrische, andererseits rotierende Teile in den Körper eingebracht werden. Mangelhafte Isolierungen oder defekte Geräte können u. U. zu Schädigungen führen, was jedoch bei den Geräten der letzten Generation nicht beobachtet wurde.
Darüber hinaus ist das Einbringen von Wasser in den Magen während der Untersuchung nicht ganz risikolos. Hier droht die Gefahr der Aspiration und Aspirationspneumonie, besonders wenn die Patienten zu stark sediert werden.

Kosten

Da die Ultraschallgastroskope noch nicht im Handel sind, ist eine Kostenaufstellung nicht möglich. Die Kosten für eine endoskopische Sonographie dürften sich aus den Kosten einer Gastroskopie und einer Sonographie für 3 Organe zusammensetzen.

Praktische Anwendung

Die EUT ist ein diagnostisches Verfahren, das sich noch im Erprobungsstadium befindet. Die Liste der Indikationen ist sicher nicht vollständig und muß weiter differenziert werden. Für die gastrale EUT sind sämtliche Magenläsionen einschließlich der Verdickung der Magenwand eine Indikation zur Untersuchung. Ein interessanter Aspekt ist der endosonographische Ausschluß eines Magentumors bei gastroskopischem Tumorverdacht infolge einer Vorwölbung der Schleimhaut durch Impression von außen. Auch das Ösophaguskarzinom stellt eine wichtige Indikation für die EUT dar [14].

Weitere Indikationen für die EUT sind das Pankreaskarzinom, Tumoren im Bereich des Pankreaskopfs und des Pankreasschwanzes sowie der Gallenwege. Leber und Gallenblasenprozesse wird man nur selten einer endosonographischen Untersuchung zuführen [15].

Die Indikation zur EUT ist bei diesen Erkrankungen dann gegeben, wenn die konventionelle Ultraschalluntersuchung wegen erschwerten Zugangs und mangelnder Auflösung diagnostische Fragen offen läßt. Es wird geprüft, ob die EUT dann eingesetzt werden soll, wenn es z. B. um die Früherkennung des Pankreaskarzinoms oder um Nebennierentumoren geht. Sicherlich läßt sich die Indikation auch auf Gefäßveränderungen, z. B. Milzvenen- oder Pfortaderthrombose, ausdehnen. Auf kardiologischem Gebiet scheint die Anwendung der EUT jetzt schon unumstritten. Das gilt v. a. für den Vorhofseptumdefekt, für Herzvitien und für die kardiologische Funktionsdiagnostik [8, 13].

Bewertung

Die EUT ist ein neues diagnostisches Verfahren, das eine Ultraschalluntersuchung vom oberen Gastrointestinaltrakt aus erlaubt. Die potentiellen Vorteile, nämlich die Umgehung von Ultraschallhindernissen und die verbesserte Auflösbarkeit infolge hoher Ultraschallfrequenzen, verschaffen der Methode erhebliche Vorteile gegenüber der konventionellen Ultrasonographie. Bei der ösophagealen und gastralen EUT ist eine sonographische Analyse der Wandschichten und ihrer Veränderungen möglich geworden. Mit der transösophagealen, transgastralen und transduodenalen EUT lassen sich die umliegenden Organe des oberen Gastrointestinaltrakts und ihre Veränderungen erkennen. Das gilt insbesondere für Prozesse im Pankreaskopf- und Pankreasschwanzbereich. Aber auch in der Gallenwegsdiagnostik eröffnen sich neue diagnostische Aspekte. Es hat sich gezeigt, daß die EUT ein großes diagnostisches Potential besitzt und einen erheblichen diagnostischen Gewinn bringen kann. Allerdings steht die EUT noch am Anfang ihrer Entwicklung. Die Technik der Geräte ist noch nicht so ausgereift, daß die EUT für den klinischen Bedarf zu empfehlen wäre. Vorläufig wird diese aufwendige Methode wenigen gastroenterologischen Zentren vorbehalten bleiben müssen. Die EUT erfordert sicherlich eine große Erfahrung und setzt sowohl endoskopische als auch sonographische Erfahrungen voraus. Es ist aber zu erwarten, daß diese Spezialmethode einige diagnostische Lücken im Bereich der Oberbaucherkrankungen zu schließen vermag und sich gegenüber anderen diagnostischen Methoden wie der ERCP oder der Computertomographie wird durchsetzen können.

Literatur

1. Caletti JC, Bolondi L, Labò G (1984) Anatomical aspects in ultrasonic endoscopy for the stomach. Scand J Gastroenterol 19, suppl 94:34–42
2. Classen M, Strohm WD, Kurtz W (1984) Pancreatic pseudocysts and tumors in endosonography. Scand J Gastroenterol 19, suppl 94:77–84
3. DiMagno EP, Buxton JL, Regan PT et al. (1980) The ultrasonic endoscope. Lancet I:629–631
4. DiMagno EP, Regan PT, Clain JE, James EM, Buxton JL (1982) Human endoscopic ultrasonography. Gastroenterology 83:824–829
5. Frentzel-Beyme B, Aurich B (1982) Erste Ergebnisse der transrektalen Prostatasonographie (TPS). In: Kratochwil A, Reinold E (Hrsg) Ultraschalldiagnostik 81. Thiemie, Stuttgart New York, S 308–309
6. Fukuda M (1983) The benefit of liquid filled stomach method in endoscopic ultrasonography. 2nd International Workshop for Endoscopic Ultrasonography, Frankfurt/M, 9.6.1983
7. Gandolfi L, Rossi A, Solmi L, Leo P (1982) L'ultrasonografia endoscopica addominale. Esperienze preliminari. Giorn Ital Endoscop Dig 5:71–78
8. Hanrath P, Kremer P, Langenstein BA et al. (1981) Transösophageale Echokardiographie. Dtsch Med Wochenschr 106:523
9. Heyder N, Lutz H, Lux G (1983) Ultraschalldiagnostik via Gastroskop. Ultraschall Med 4:85–91
10. Jaeger N, Radeke HW, Adolphs AD (1983) Die pathologische Harnblase im sonographischen Bild. Ultraschall Med 4:98–105
11. Kawai K (1983) Early detection of pancreatic carcinoma by endoscopic ultrasonography. 2nd International Workshop for Endoscopic Ultrasonography, Frankfurt/M, 9.6.1983 and: Scand J Gastroenterol (1984) 19, suppl 102:9–17
12. Popp LW, Lueken RP, Müller-Holve W, Lindemann HJ (1983) Gynäkologische Endosonographie. Ultraschall Med 4:92–97
13. Reifart N, Strohm WD, Classen M (1983) Erfahrungen mit der endoskopischen Echokardiographie. Herz Gefäße 3:688–694
14. Strohm WD, Kurtz W, Classen M (1984) Les progrès diagnostiques de l'ultrasonographie endoscopique (Diagnostik progress by endoscopic ultrasound tomography) Acta endoscopica 14:77–85
15. Strohm WD, Classen M (1982) Endoskopische Ultraschalltomographie im oberen Gastrointestinaltrakt. Internist (Berlin) 23:556–564
16. Strohm WD, Kurtz W, Hagenmüller F, Classen M (1984) Diagnostic effiacy of endoscopic ultrasound tomography in pancreatic cancer and cholestasis. Scand J Gastroenterol 19, suppl 102:18–23
17. Strohm WD, Classen M (1983) Endoskopisch-sonographische Diagnostik der Magenwand. Dtsch Med Wochenschr 108:1425–1427
18. Strohm WD, Phillip J, Hagenmüller F, Classen M (1980) Ultrasonic tomography by means of an ultrasonic fiberendoscope. Endoscopy 12:241–244
19. Yamanaka T, Sakai H, Yoshida Y et al. (1982) Ultrasonic endoscopy for the diagnosis of abdominal lesions. I. Clinical evaluation of an ultrasonic gastroendoscope with electronic linear scanning system (prototype). Gastroenterol Endosc 24:598–607

Kapitel 23

Computertomographie

R. Maas, E. Grabbe und E. Bücheler

Die Computertomographie (CT) ist heute in der Diagnostik des Abdomens ein anerkanntes Routineverfahren mit einem differenzierten Indikationsspektrum.

Dem Vorteil der umfassenden Aussage bei einer gezielten Schichtuntersuchung mit guter Abgrenzbarkeit der Organe stehen die Nachteile der Strahlenexposition sowie hohe Anschaffungs- und Betriebskosten gegenüber. Die Strahlenbelastung ist in Relation zur diagnostischen Aussagefähigkeit der CT vertretbar. Bei hoher Untersuchungsfrequenz und unter Berücksichtigung der Tatsache, daß die CT andere diagnostische Verfahren ersetzen und die Zeitdauer bis zur Diagnosestellung bei gezielter Anwendung deutlich verkürzen kann, fällt der Kostenfaktor trotz gegenteiliger Behauptungen keinesfalls gravierend ins Gewicht. Im Gegenteil, amerikanische Untersuchungen haben gezeigt, daß eine rationelle Anwendung der CT durch einen erfahrenen Untersucher zur Kostensenkung führen kann.

Technik und Methode

Die Untersuchungen erfolgen in Rückenlage des Patienten, der keine spezielle Vorbereitung für die Untersuchung benötigt. Die orale Gabe von verdünntem Gastrografin (500–1 000 ml 3% ige Gastrografinlösung, 60–120 min vor Untersuchungsbeginn) ist zur kontrastreichen Abbildung von Magen und Dünndarmschlingen oft wünschenswert. Dieselbe Lösung kann rektal verabreicht werden. Die i. v.-Gabe eines nierengängigen Kontrastmittels in Bolusform ist im Einzelfall bei der Diagnostik der parenchymatösen Organe hilfreich [11].

Bewegungsartefakte durch Atmung oder Darmperistaltik spielen bei den modernen CT-Geräten der 2. und 3. Generation mit Umlaufzeiten von 5 oder 2 s nur eine untergeordnete Rolle. Selten ist die Gabe von 1 ml Glukagon i. v. erforderlich.

Artefakte durch extreme Absorptionsdifferenzen auf kleinem Raum können sich demgegenüber gelegentlich erschwerend auf die Diagnosestellung auswirken. So macht bei kachektischen Patienten der fehlende Fettsaum im Mediastinum eine Abgrenzung des Ösophagus von der Herzrückwand (evtl. bei Tachykardie) unmöglich. Auch metallene Fremdkörper wie Schrittmachersonden, Batterien oder Clips als Nahtmaterial können Brechungs- und Reflexionsphänomene auslösen, die man nur gelegentlich durch Umlagern des Patienten in Seiten- oder Bauchlage oder Veränderung der Gantrykippung auszuschalten vermag. Hüftgelenksendoprothesen verhindern fast immer eine detaillierte Diagnostik im Bereich des kleinen Beckens.

Ösophagus

Das Lumen und die Wand der Speiseröhre kommen in der CT gut zur Darstellung. Eine geringe Menge Luft im Lumen ist normal. Erst der Nachweis von Flüssigkeitsspiegeln bzw. eine Vergrößerung des Lumenquerdurchmessers über 10 mm läßt auf eine Motilitätsstörung bzw. auf eine weiter aboral gelegene Stenosierung schließen [8, 9, 14]. Diese ist bei einer Wandverdickung über 5 mm Stärke mit 90% Treffsicherheit erfaßbar. Eine Indikation zur CT besteht beim Ösophaguskarzinom für die Abklärung folgender Fragen [17, 18]:
- Erfassung der Tumorgröße im horizontalen Schnittbild mit Erkennung eines polypös intraluminären, intramuralen oder extraluminären Wachstums.
- Darstellung der kraniokaudalen Tumorausdehnung v. a. bei hochgradigen Stenosen, bei denen durch die konventionelle Röntgenuntersuchung oder die Endoskopie die aboralen Tumorgrenzen nicht darstellbar sind. Dieses ist für die Operations- oder Strahlentherapieplanung wichtig.
- Nachweis einer mediastinalen Tumorinfiltration mit evtl. Arrosion von Nachbarorganen (Trachea, Stammbronchien, Aorta, Perikard etc.).
- Nachweis von regionären Lymphknotenmetastasen. Lymphknoten sind ab einer Größe von 0,5–1 cm nachweisbar, wobei Vergrößerungen ab 1–1,5 cm als metastasenverdächtig gelten. Dabei kommen die paraösophagealen, die supraklavikulären und die gastralen Lymphknoten zur Darstellung.
- Nachweis von Fernmetastasen in dem überschaubaren Untersuchungsgebiet, z. B. in Leber, Pankreas, Lunge und Thoraxwand.
- Nachweis von ösophagotrachealen Fistelbildungen, die unter dem chirurgischen Aspekt der Resezierbarkeit von besonderer Bedeutung sind.

Schwierigkeiten bei der Interpretation der CT-Untersuchungen entstehen durch Bewegungsartefakte, besonders in Höhe der Herzrückwand, sowie durch die Verschmälerung des paraösophagealen Fettsaums bei kachektischen Tumorpatienten, wodurch ein infiltratives Wachstum in die Umgebung u. U. übersehen werden kann. Die Treffsicherheit der Methode liegt inzwischen bei 60–70% [7, 9]. Die früher gebräuchlichen

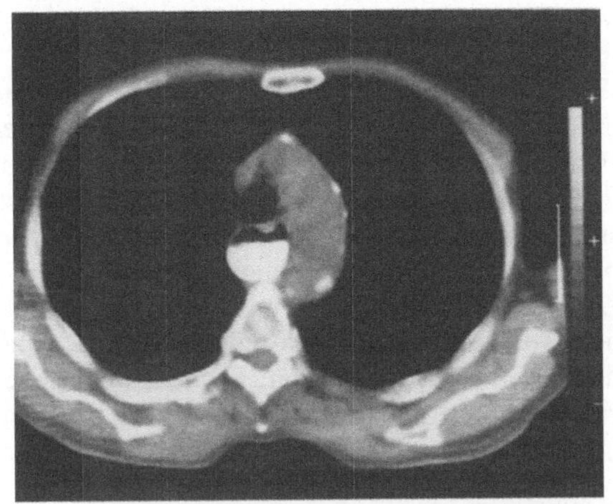

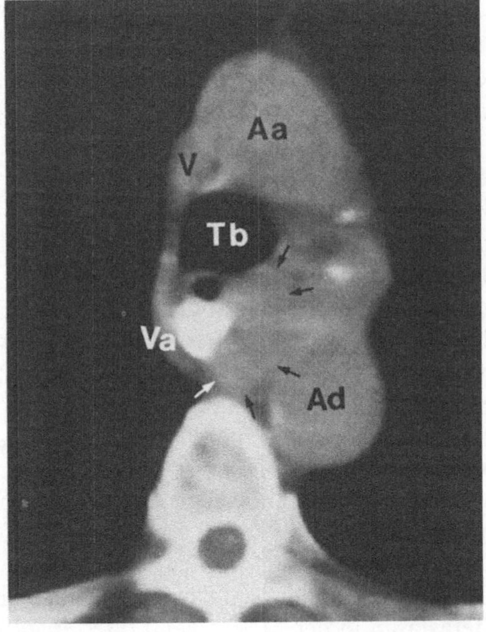

Abb. 1 a, b. Ösophaguskarzinom im mittleren Drittel. **a** Übersicht mit prästenotischer Dilatation. **b** Vergrößerung der exzentrischen Wandverdickung (→) mit fehlender Abgrenzung zum Mediastinum als Ausdruck der wandüberschreitenden Infiltration. *V* V. cava, *Va* V. azygos, *Aa* Aorta ascendens, *Ad* Aorta descendens, *Tb* Trachealbifurkation

Verfahren wie Azygographie, Mediastinoskopie oder Pneumomediastinum sind durch die Möglichkeiten der CT entbehrlich geworden.

Der chirurgische Aspekt der Resezierbarkeit wird entscheidend von der horizontalen Tumorausbreitung mitbeeinflußt. Insbesondere eine Aortenarrosion wird als Kriterium der Inoperabilität angesehen. Man kann die Größe der Kontaktfläche zwischen Ösophagus und Aorta in Tumorschichtebene zur Beurteilung der Arrosion hinzuziehen. Ist diese Fläche unter einem größeren Blickwinkel als 45° ausgebildet, so kann mit hoher Wahrscheinlichkeit von einer Tumorinfiltration der Aorta descendens ausgegangen werden [23].

Auch postoperative Verlaufskontrollen, insbesondere die Beurteilung der extraluminären Anastomosenareale, sind mit der CT gut durchführbar. Benigne Ösophagustumoren zeigen überwiegend ovaläre Form und sind von der Umgebung gut abgrenzbar, der periösophageale Fettsaum ist stets erhalten. Eine Differenzierung zu malignen Prozessen ist jedoch prinzipiell nicht sicher möglich.

Differentialdiagnostisch muß bei unregelmäßigen Wandverdickungen des distalen Ösophagusdrittels an Varizen gedacht werden. Diese sind durch eine intravenöse Kontrastmittelbolusgabe mit anschließenden Seriencomputertomogrammen als solche zu erkennen [5].

Magen

Die Indikation zur CT beim Magen ist eng begrenzt. Sie dient dem Nachweis einer perigastralen Tumorausdehnung und einer regionären Metastasierung [3, 18, 19]. Die Magenwand ist durchschnittlich unter 1 cm dick. Dabei muß die räumliche Lage des abgebildeten Magenabschnitts zur axialen CT-Ebene des Körpers berücksichtigt werden, da durch den schrägen Anschnitt, besonders im Ösophagus-Fundus-Übergang bzw. auch im Antrumbereich, ein Pseudotumor vorgetäuscht werden kann. Die fehlende Darstellung des den Magen umgebenden Fettgewebes darf als Hinweis auf eine perigastrische Infiltration gewertet werden. Dabei kann der zusätzliche Nachweis weichteildichter Raumforderungen entlang den Lig. gastrocolicum, gastroduodenale oder gastrolienale als ein Indiz für Malignität angesehen werden. Regionäre Lymphknotenvergrößerungen und auch Fernmetastasen sind ab 1,5–2 cm Größe faßbar. Vor allem die vergrößerten gastralen sowie die tief mediastinal und paravertebral gelegenen Lymphknoten in der Nähe der Zwerchfellschenkel, die mit keiner anderen Methode erkennbar sind, können in der CT nachgewiesen werden.

Differentialdiagnostisch lassen sich Primärtumoren des Magens von Metastasen in der Magenwand oder entzündlichen Veränderungen mit ödematöser Wandverquellung nicht sicher unterscheiden [16]. Lediglich Lipome mit negativen Hounsfield-Dichteeinheiten (−40 bis −90 H. E.) können mit einiger Sicherheit artspezifisch diagnostiziert werden.

Hilfreich kann die CT auch bei konstanten Pelottierungen des Magens in der konventionellen Diagnostik sein. Primär perigastrale Raumforderungen (z. B. Tumoren des Pankreas oder Lymphome bei M. Hodgkin sowie evtl. eine atypisch gelegene Milz) können dokumentiert werden [6]. Aus diesem Grunde sollte bei suspektem Befund einer Röntgenmagenuntersuchung und negativer endoskopischer Biopsie eine CT-Untersuchung des Magens durchgeführt werden.

Dünndarm

Die Indikation zur CT bei Dünndarmerkrankungen ist ebenfalls sehr eng begrenzt. Die Lagevarianz der Dünndarmschlingen zueinander und in Relation zu umgebenden Organen und damit die Abgrenzung von extraintestinalen Raumforderungen macht die Kontrastmittelfüllung aller Schlingen – ggf. in verschiedenen Untersuchungspositionen des Patienten – erforderlich. Der Nachweis primärer Dünndarmveränderungen bleibt auch hier in erster Linie der konventionellen Radiologie vorbehalten. Nur gelegentlich liefert die CT zusätzliche Informationen [18]. Adenokarzinome, Lymphome, Leiomyosarkome und Karzinoidzelltumoren können bei ausreichender Größe erfaßt werden. Ihre stenosierende Wirkung läßt sich in Form dilatierter Dünndarmschlingen festhalten. Die Ausbreitung ins Mesenterium sowie ihre intraabdominelle Metastasierung kann im CT besser als mit anderen radiologischen Verfahren diagnostiziert werden. Problematisch bleibt dagegen die Zuordnung einer Dünndarmwandverdickung zu einem benignen oder malignen Prozeß. Entzündliche Veränderungen wie beim M. Crohn [2], posttraumatische Einblutungen in die Dünndarmwand oder radiogene Schleimhautveränderungen als Folge einer Strahlentherapie können mittels CT nicht differenziert werden. Häufig kann die CT aber aufgrund der engen topographischen Beziehung des Dünndarms zu angrenzenden Organen eine sekundäre Infiltration des Darmes durch Tumoren aus der Nachbarschaft nachweisen.

Bei traumatischer Dünndarmperforation und unsicherem Nachweis freier Luft in der konventionellen Diagnostik kann die CT aufgrund der guten Erfaßbarkeit geringer Dichteunterschiede als sehr empfindliche Methode eingesetzt werden. Dabei finden sich kleine extraperitoneale Gasansammlungen überwiegend im rechten oder linken Pararenalraum.

Kolon

Die CT eignet sich nicht zur Primärdiagnostik des Kolons. Erst größere Tumoren geben sich als ovaläre oder die gesamte Kolonzirkumferenz einnehmende weichteildichte Raumforderungen zu erkennen [10, 25]. Hypodense Areale sind als Tumornekrosen anzusehen. Der Nachweis multipler kleiner Lufteinschlüsse in der Nähe der Raumforderung muß entweder an einen Abszeß oder an eine Divertikulitis des betreffenden Darmabschnittes denken lassen. Eine Differenzierung zwischen benignen und malignen Prozessen kann die CT nur durch den Nachweis weiterer Veränderungen wie Invasion des umgebenden Fettgewebes, Infiltrationen benachbarter Organe und Strukturen, Lymphknotenvergrößerungen oder Fernmetastasen in der Leber erbringen. Die CT hat insbesondere im Hinblick auf den Nachweis des perirektalen Tumorwachstums beim fortgeschrittenen Rektumkarzinom in den letzten Jahren an Bedeutung gewonnen, in der Diagnostik der lymphogenen Metastasierung jedoch nicht überzeugen können. In der Nachsorge von Patienten nach Kontinenzresektion ist sie eine ideale Ergänzung zur Endoskopie zum Nachweis des extraluminal wachsenden Anastomosenrezidivs. Nach Rektumamputation ist die CT heute die Methode der Wahl für

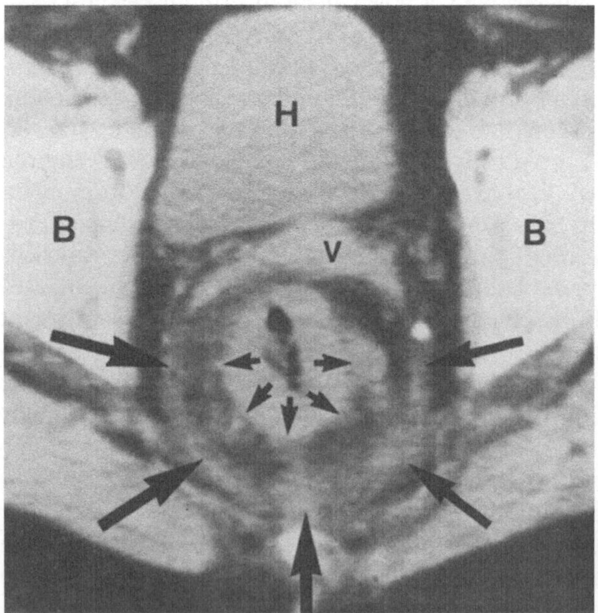

Abb. 2. Stenosierendes Rektumkarzinom mit Infiltration des perirektalen Fettgewebes (→) bis hin zu den Hüllfaszien des Rektums (→). *V* Vagina, *H* Harnblase, *B* Becken

den lokalen Rezidivnachweis. Intramurale Wandverdickungen, perirektale Fettinfiltrationen sowie Rezidivknoten ab 1,5 cm Durchmesser sind mit einer Sensitivität von 80–90% in der CT erfaßbar [13]. Sie erweist sich somit den konventionellen Röntgenverfahren als deutlich überlegen. In der Verlaufsbeurteilung von Rektumkarzinompatienten hat sich eine Basis-CT-Untersuchung 2–3 Monate nach der Operation als sehr hilfreich erwiesen, da später auf diese Darstellung zurückgegriffen werden kann. Bleiben Zweifel zwischen narbigen oder rezidivbedingten Veränderungen bestehen, so kann eine CT-gezielte Feinnadelaspirationspunktion oft Klarheit schaffen.

Bei Kompressionen im Bereich des Kolons hilft die CT zur Abklärung der Ätiologie einer Stenose. Hierbei können extramurale Abszeßbildungen ebenso zur Darstellung kommen wie primäre Raumforderungen in den Nachbarorganen, die einen verdrängenden Einfluß auf das Kolon ausüben.

Leber

Die CT kann im Bereich der parenchymatösen Oberbauchorgane mit hoher Treffsicherheit umschriebene raumfordernde Prozesse nachweisen. Dazu zählen sowohl intrahepatisch gelegene Veränderungen als auch solche, die die äußere Kontur der Leber vorbuckeln und u. U. zu einer ausgeprägten Vergrößerung des linken Leberlappens führen, wodurch dieser auf die kleine Kurvatur des Magens oder Teile des Duodenums komprimierend wirken kann. Im allgemeinen können Läsionen ab einer Größe von 1–2 cm Durchmesser erfaßt werden [1, 18].

Dabei zeigen Leberzysten deutlich hypodense Dichtewerte (0–15 H. E.) gegenüber dem normalen Leberparenchym (50–60 H. E.). Sie können einzeln oder multipel auftreten. Bei Verkalkungen und Septierungen sollte an Echinokokken gedacht werden.

Abszesse zeigen ebenfalls erniedrigte Dichtewerte, können aber in ihrem Randgebiet nach Kontrastmittelinjektion eine Dichteanhebung („enhancement") aufweisen. Als pathognomonisch ist dabei der Nachweis multipler kleiner Gasblasen zu werten.

Hämatome zeigen in Abhängigkeit von ihrem Alter ein unterschiedliches Dichteverhalten. Frische Blutungen kommen hyperdens (bis +90 H. E.) zur Darstellung, wobei deren Dichtewerte kontinuierlich im Laufe von Tagen und einigen Wochen auf wasseräquivalente Werte abfallen.

Primäre Lebertumoren sowie Lebermetastasen weisen eine unscharfe Begrenzung gegenüber dem normalen Leberparenchym auf. Sie sind zumeist hypo-, sehr selten isodens und manchmal hyperdens, wobei nekro-

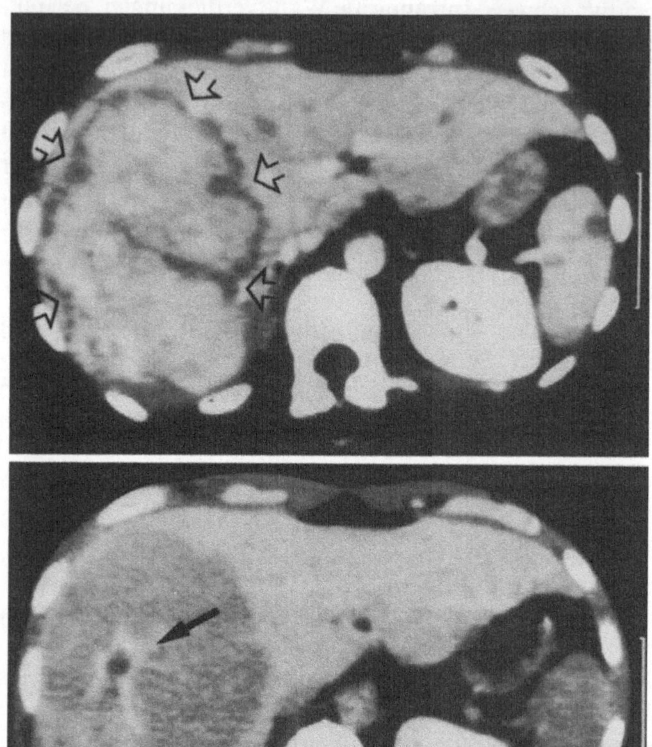

Abb. 3 a, b. Fokale noduläre Hyperplasie der Leber. **a** Nach Bolusinjektion eines nierengängigen Kontrastmittels Nachweis eines Tumors mit lobulierter Randkontur im rechten Leberlappen (⇨). **b** In der venösen Phase Nachweis einer zentralen Tumornarbe mit typischem Venenstern (→)

tische Anteile mit verkalkten Regeneratgebieten sich abwechseln können. In der Frage nach Lebermetastasen sehen wir keine primäre Indikation zur CT. Wir bevorzugen hier den primären Einsatz der Sonographie.

Bei einem isolierten Herd in der Leber hat die CT durch die Kontrastmittelapplikation in Bolusform eindeutige Vorteile gegenüber der Sonographie. Durch die Art der Kontrastmittelanreicherung kann ein gutartiger Lebertumor von einer Solitärmetastase oftmals differenziert werden, denn gutartige Prozesse zeigen gewöhnlich charakteristische Dichteänderungen nach Kontrastmittelbolusgabe und Serienschichtuntersuchungen (Angio-CT). So findet sich mehrheitlich bei der fokalen nodulären Hyperplasie (FNH) nativdiagnostisch ein lobulierter, hypodenser Tumor, der bei zentraler hyperdenser Tumornarbe ein rasches intensives „enhancement" mit Venenstern zeigt [12, 20]. Beim kavernösen Hämangiom zeigt sich in der frühen arteriellen Phase eine randständige Dichteanhebung als Ausdruck der Hypervaskularisation. In der späten venösen Phase stellt sich nach mehreren Minuten eine Kontrastnivellierung zwischen Tumor und normalem Leberparenchym ein. Problematisch bleibt die Differentialdiagnose bei Lebermetastasen und anderen primären malignen Lebertumoren wie hepatozellulären Karzinomen, cholangiozellulären Karzinomen und umschriebenen Herden bei systemischen Erkrankungen wie M. Hodgkin und Non-Hodgkin-Lymphomen. Im Zweifelsfall kann eine CT-gezielte Punktion erfolgen oder eine Angiographie zur Klärung der Dignität hinzugezogen werden, wobei gleichzeitig präoperativ Informationen über die Gefäßversorgung gewonnen werden.

Von den diffusen Lebererkrankungen (Hepatitis, Zirrhose, Fettleber etc.) zeigt nur die letztere typische Dichteminderungen in Abhängigkeit vom Fettgehalt.

Beim Ikterus ist die CT in der Lage, eine parenchymatöse von der obstruktiven Form zu differenzieren. Bei letzterer sind die erweiterten Gallengänge an den hypodensen, länglichen oder ovalären Strukturen zu erkennen. Darüber hinaus kann die Verschlußebene mit einer Sensitivität von 80–90% lokalisiert werden. Während Konkremente oft dem Nachweis entgehen, kleinere Gallengang- oder Papillentumoren nicht erkennbar sind, können größere Tumoren des Gallengangs oder Lymphome in der Leberpforte sicher diagnostiziert werden. Auch Gallenblasenkarzinome werden erfaßt [18].

Aufgrund der starren Aufnahmegeometrie bei der CT bevorzugen wir bei Erkrankungen des ableitenden Gallensystems den primären Einsatz der Sonographie.

Pankreas

Pankreaskarzinome sind ab einem Durchmesser von 2–3 cm nachweisbar. CT-Zeichen des Karzinoms sind eine umschriebene Vergrößerung des Pankreas, Unschärfe des retropankreatischen Raumes und Aufweitung des Ductus pancreaticus. Zusätzliche Zeichen der Malignität sind retroperitoneale Lymphome, Aufstau der Gallenwege, Lebermetastasen oder Aszites [15]. Die Ultraschalluntersuchung sehen wir als Screeningmethode an, wobei in Zweifelsfällen eine Computertomographie ange-

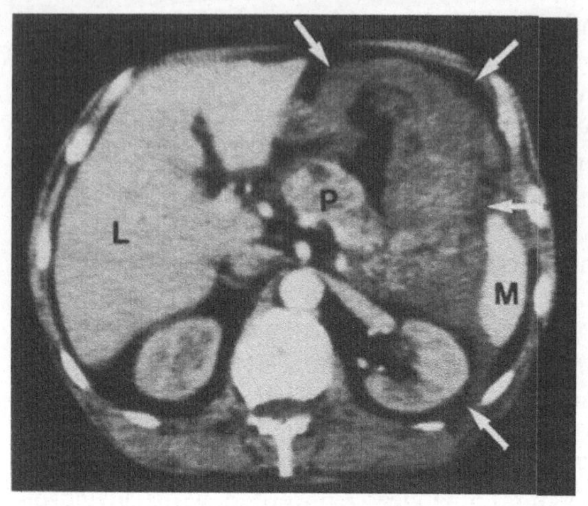

Abb. 4. Hämorrhagisch-
nekrotisierende Pankrea-
titis mit massiver Exsuda-
tion (→). Spärliche An-
färbung des Pankreas
nach Kontrastmittel-Bo-
lusinjektion als Audruck
eines erheblichen Paren-
chymschadens. *L* Leber,
P Pankreas, *M* Milz

schlossen werden sollte, die Vorteile für die Beurteilung von Pankreas-
körper und -schwanz bietet.

Die Treffsicherheit der CT bei Pankreastumoren kann durch Bolusinjektion eines Kontrastmittels erhöht werden, wobei sich die Tumorbezirke
deutlicher als das angefärbte normale Pankreasparenchym durch ihre
Hypodensität abheben.

Die Treffsicherheit der CT beim Pankreaskarzinom schwankt zwischen
70 und 95%.

Bei kleineren Tumoren des endokrinen Systems sind die Resultate der
CT ebenso wie die der Sonographie schlecht.

Die akute Pankreatitis ist dagegen im Vergleich zur Sonographie leichter
mit der CT zu diagnostizieren, wobei ödematöse und hämorrhagisch-nekrotisierende Formen mit Exsudationen in die umgebenden Strukturen
gut unterschieden werden können [24]. Vor allem nach i. v.-Kontrastmit-
telgabe kann funktionierendes Pankreasparenchym von nicht funktio-
nierenden, nekrotischen Arealen sicher abgegrenzt werden. Die Bedeutung der CT liegt v. a. in der frühzeitigen Erkennung von Komplikationen, wodurch die CT in Verbindung mit anderen Parametern wichtige
Entscheidungshilfen für die Operationsindikation liefert. Bei chronischen Pankreasveränderungen bringt die CT degenerative Veränderungen in Form von Verkalkungen oder Pseudozysten sicher zur Darstellung. Ein ungelöstes Problem ist jedoch der Nachweis eines Karzinoms
in einer chronischen Pankreatitis, was aber auch für die Sonographie
und ERP zutrifft [18].

Bewertung

Die Computertomographie ist für den Bereich des Gastrointestinaltrakts weder eine Screening- noch eine Routinemethode. Hier erweist sich i. allg. die konventionelle Röntgendiagnostik als weit überlegen. Indikationen für die CT ergeben sich aus gezielten Fragestellungen, insbesondere unter den folgenden Aspekten:
- Raumforderungen in Leber und Pankreas,
- nichtinvasives Staging eines bereits nachgewiesenen pathologischen Prozesses im Gastrointestinaltrakt,
- Abklärung der Ätiologie sekundärer Veränderungen wie Verlagerungen, Obstruktionen oder Pelotteneffekte,
- postoperative Verlaufskontrolle maligner Tumoren und damit Entdeckung und Staging eines Rezidivs (Tumorhauptmasse mehrheitlich extramural!),
- Erstellung von Körperquerschnitten als topographische Voraussetzung für eine Bestrahlungsplanung,
- Verlaufskontrolle der Tumorgröße unter Chemo- oder Radiotherapie.

Literatur

1. Araki T, Itai Y, Furui S, Tasaka A (1980) Dynamic CT densitometry of hepatic tumors. AJR 135:1037–1043
2. Aspestrand F (1980) Demonstration of thoracic and abdominal fistulas by computed tomography. J Comput Assist Tomogr 4:536–537
3. Balfe D, Koehler R, Karstedt N, Stanley R, Sagel S (1981) Computed tomography of gastric neoplasms. Radiology 140:431–436
4. Buurman R, Grabbe E (1983) Computertomographie des Oberbauches. Chir Prax 31:271–282
5. Clark K, Foley W, Lawson T, Berland L, Massison F (1980) ECT evaluation of esophageal and upper abdominal varices. J Comput Assist Tomogr 4:510–515
6. Crone-Münzebrock W, Brockmann WP (1983) Computertomographische und sonographische Diagnostik und Verlaufskontrolle beim malignen Lymphom des Magens. Fortschr Röntgenstr 139/6:676–680
7. Crone-Münzebrock W, Maas R, Gürtler KF, Brassow F (1982) Computertomographische Befunde beim Ösophagustumor. Fortschr Röntgenstr 136/4:374–378
8. Daffner R, Postlethwait R, Putman C (1978) Retrotracheal abnormalities in esophageal carcinoma: Prognostic implications. AJR 130:719–723
9. Daffner R, Halber M, Postlethwait R, Korobkin M, Thompson W (1979) CT of the esophagus. II. Carcinoma. AJR 133:1051–1055
10. Dixon A, Fry I, Morson B, Nicholls R, Mason A (1981) Pre-operative computed tomography of carcinoma of the rectum. Br J Radiol 54:655–659
11. Grabbe E (1979) Methodik und Wert der Darmkontrastierung bei der abdominellen Computertomographie. Fortschr Röntgenstr 131/6:588–594

12. Grabbe E, Heller M (1982) Serien-Computertomographie der Leber – Möglichkeiten und Grenzen der Methode. Röntgenblätter 35:181–186
13. Grabbe E, Lierse W, Winkler R (1983) The perirectal fascia: Morphology and use in staging of rectal carcinoma. Radiology 149:241–246
14. Halber M, Daffner R, Thompson W (1979) CT of the esophagus. I. Normal appearance. AJR 133:1047–1050
15. Inamoto K, Yamazaki H, Kuwata K, Okamoto E, Kotoura Y, Ishikawa Y (1981) Computed tomography of carcinoma in the pancreatic head. Gastrointest Radiol 6:343–347
16. Kressel HY, Callen PW, Montagne S-P et al (1978) Computed tomographic evaluation of disorders affecting the alimentary tract. Radiology 129:451–455
17. Lackner K, Weigand G, Köster O, Engel K (1981) Computertomographie bei Tumoren des Ösophagus und Magens. Fortschr Röntgenstr 134:364–370
18. Lee J, Sagel SS, Stanley RJ (1982) Computed body tomography. Raven, New York
19. Lee KR, Levine E, Moffat RE, Biogongiari LR, Hermreck AS (1979) Computed tomographic staging of malignant gastric neoplasms. Radiology 133:151–155
20. Majewski A, Hendrick P, Brölsch C, Wiese H (1983) Computertomographische Densitometrie primärer Lebertumoren. Fortschr Röntgenstr 138/1:8–14
21. Moss AA, Schnyder P, Thoeni RF, Margulis AR (1981) Esophageal carcinoma: Pretherapy staging by computed tomography. AJR 136:1051–1056
22. Parienty R, Lepreux J, Gruson B (1981) Sonographic and CT features of ileocolic intussusception. AJR 136:608–610
23. Picus D, Balfe DM, Koehler RE, Roper CL, Owen JW (1983) Computed tomography in the staging of esophageal carcinoma. Radiology 146:433–438
24. Sager WD, zur Nedden D, Lepuschütz H, Zalaudek G, Bodner E, Fotter R, Lammer J (1981) Computertomographische Diagnostik der Pankreatitis und des Pankreaskarzinoms. Computertomographie 1:52–58
25. Zaunbauer W, Haertel M, Fuchs WA (1981) Computed tomography in carcinoma of the rectum. Gastrointest Radiol 6:79–84

Kapitel 24

Nuklearmedizinische Untersuchungsverfahren

G. Buttermann

Wegen der höheren Auflösung und der Möglichkeit zur Artdiagnose mit Hilfe der Röntgencomputertomographie (CT) haben statische szintigraphische Verfahren an klinischem Stellenwert verloren. Der Schwerpunkt nuklearmedizinischer Methoden liegt heute auf dem Sektor der Funktionsszintigraphie. Tabelle 1 zeigt, welche Untersuchungsverfahren auf dem Gebiet der Gastroenterologie von Bedeutung sind.

Tabelle 1. Nuklearmedizinische Verfahren in der Gastroenterologie

Organ	Nuklearmedizinisches Verfahren
Speicheldrüsen	Funktionsszintigraphie (Sekretions- und Exkretionsbeurteilung)
Ösophagus	Funktionsszintigraphie (Passagezeit, gastroösophagealer Reflux)
Magen	Statische Szintigraphie (Nachweis von säuresezernierendem Gewebe, extragastral: Meckel-Divertikel)
	Funktionsszintigraphie (Magenmotorik, -entleerung, duodeno-gastraler Reflux)
Dünndarm	In-vitro-Diagnostik (Lipid-, Eisen-, Kalzium-, B_{12}-Resorption, enteraler Eiweiß-, Blutverlust)
	Funktionsszintigraphie (Nachweis okkulter, intermittierender intestinaler Blutungsquellen)
Leber/Gallenblase	Statische Szintigraphie (intra-, extrahepatische Raumforderungen, chronische Hepatopathien, subphrenischer Abszeß)
	Funktionsszintigraphie (hepatische Exkretionsfunktion, biliärer Abfluß, Gallenblasenfunktion, kongenitale Gallengangatresie, Differentialdiagnose des Ikterus)
Milz	Statische Szintigraphie (intralienale Raumforderungen, Infarkte, Nebenmilz, Splenose)
	Ferrokinetik (Nachweis extramedullärer Hämatopoese, lienale Hämolyse)
Pankreas	Statische Szintigraphie (Nachweis von funktionstüchtigem Parenchym, intrapankreatische Raumforderungen, Pankreatitis)
Tumor	Statische Szintigraphie (Lokalisation, Ausdehnung, Dignität, Staging, Progredienz)
Abszeß	Statische Szintigraphie (Lokalisation, Ausdehnung, Floridität, Differentialdiagnose Tumor/Entzündung)

Die Speicheldrüsenszintigraphie soll hier nicht näher besprochen werden, da sie vorwiegend für das Fachgebiet der HNO-Erkrankungen interessant ist. Es soll vornehmlich auf die Ösophagus- und Magenfunktionsszintigraphie sowie auf die Lokalisation okkulter intestinaler Blutungsquellen eingegangen werden. Die Leberfunktionsszintigraphie mit Beurteilungsmöglichkeit der biliären Abflußverhältnisse und Quantifizierung der exkretorischen Leberfunktion hat Bedeutung bei der Funktionsbeurteilung biliodigestiver Anastomosen, der Differentialdiagnostik des Ikterus und in der Pädiatrie. Hämatologen und Chirurgen sind an Nachweis und Lokalisation von Nebenmilzen nach Splenektomie sowie am Ergebnis der Reimplantation von Milzgewebe interessiert. Die Pankreasszintigraphie hat dagegen keine Bedeutung mehr. Die Ganzkörperszintigraphie mit Radiogallium spielt bei der Suche nach Tumoren und Metastasen eine Rolle, diejenige mit markierten autologen Leukozyten bei der Lokalisation von Infektionsherden und bei der Differentialdiagnostik Tumor/Entzündung.

Dem vorgegebenen 10-Punkte-Programm folgend sei vorausgeschickt, daß alle nuklearmedizinischen Verfahren heute mittels Szintillationskamera und on-line angeschlossenem Rechner mit kurzlebigen Radiopharmazeutika, meist ^{99m}Tc-Derivaten, durchgeführt werden. Voraussetzung für ihre Durchführung ist mindestens die sog. Fachkunde in Nuklearmedizin, die eine 18-monatige Ausbildung und staatliche Abschlußprüfung voraussetzt, sowie die sog. Fachkunde im Strahlenschutz und eine behördliche Umgangsgenehmigung für radioaktive Stoffe. Grundsätzlich handelt es sich in der Nuklearmedizin um nichtinvasive Verfahren mit vernachlässigbarem Strahlenrisiko ohne Kontraindikationen oder Einschränkungen, abgesehen von einer strengen Indikationsstellung bei Kindern, Schwangeren und Stillenden. Die Strahlenexposition mit den modernen, kurzlebigen Radiopharmazeutika ist sehr niedrig und liegt meist unter derjenigen vergleichbarer Röntgenuntersuchungen. Nuklearmedizinische Verfahren sind daher für Screening und Verlaufskontrollen geeignet, in manchen Fällen auch zur definitiven Diagnosestellung sowie v. a. auch zur Quantifizierung von Organfunktionen. Die Kosten pro Einzeluntersuchung bewegen sich zwischen 50,– und 150,– DM (einfacher Satz der neuen GOÄ).

Aufgabe der *Ösophagusszintigraphie* ist die Beurteilung und Quantifizierung der Passagezeit und des gastrooesophagealen Refluxes unter verschiedenen abdominalen Drücken. Als quantitative Parameter können z. B. die prozentuale Retention oder die Clearance nach einem oder mehreren Schluckakten sowie zu einem definierten Zeitpunkt bestimmt werden. Normalerweise haben bei Verwendung markierter wäßriger Lösungen nach 10 s mehr als 80% der geschluckten Aktivität den Ösophagus verlassen. Mit Hilfe dieser Parameter gelingt eine gute Trennung der verschiedenen Erkrankungsgruppen. Schwerste Transitstörungen finden sich bei der Achalasie, mittelgradige bei Ösophagusspasmus und Sklerodermie. Auch die Passagegeschwindigkeit kann bestimmt werden. Sie liegt für flüssige Medien bei 8 cm/s und für puddingartige bei 4 cm/s. Als Parameter für den gastroösophagealen Reflux dient der sog. Refluxindex, das ist die ösophageale Impulsrate dividiert durch die initiale Magenimpulsrate. Ab 5% ist der Befund eindeutig pathologisch. Nach Leisner [9] liegt die Sensitivität der Ösophagusszintigraphie verglichen mit der telemetrischen, intraösophagealen Langzeit-pH-Metrie bei 92%, die Spezifität bei 86%. Die Dauer der längsten, pH-metrisch gemessenen Refluxepisode korreliert gut mit dem Refluxindex. Der Vorteil der Ösophagusfunktionsszintigraphie liegt darin, daß keine Sondierung notwendig ist und die Untersuchung unter physiologischen Bedingungen abläuft, womit die Ergebnisse nicht beeinträchtigt werden, sowie in der Quantifizierungsmöglichkeit. Sie ist mit hoher Treffsicherheit in der Lage, alle für die Diagnostik des pathologischen gastroösophagealen Refluxes zu fordernden Informationen zu liefern: Der Reflux wird direkt gemessen und quantifiziert, die Kompetenz des unteren Ösophagussphinkters wird mit einem Belastungstest geprüft, und die Bestimmung der Ösophagusclearance zeigt, wie weit der Circulus vitiosus: Sphinkterinkompetenz – Entzündung – Störung der Selbstreinigung – bereits fortgeschritten ist.

Indikationen der Ösophagusfunktionsszintigraphie sind: Stenosen des Ösophagus, auch durch äußere Kompression bedingt, Achalasie, Refluxösophagitis, Sklerodermie, allgemein: Patienten mit röntgenologisch gesicherter, gestörter Ösophagusmotorik sowie solche ohne röntgenologische Symptomatik, mit unspezifischen Befunden und subtilen Abweichungen bei der Manometrie.

Die eigentliche *Magenszintigraphie* beinhaltet die Darstellung von säureproduzierendem Gewebe intra- und extragastral sowie die Beurteilung der gastralen Sekretionsrate auch nach Reiz in verschiedenen Magenprovinzen. Pertechnetat wird in den oberflächlichen Epithelzellen speziell des Fundus angereichert und mit dem Magensekret ausgeschieden. Eine Steigerung der Anreicherung kann durch Betazol erfolgen.

Indikationen sind Zusatzuntersuchungen zur normalen Röntgen- und Endoskopiediagnostik, da diese Untersuchung physiologischer abläuft als mit Barium oder großen Testvolumina, sowie der Verdacht auf Mekkel-Divertikel.

Eine gastrale Hypersekretion geht mit einer gesteigerten Pertechnetatakkumulation einher, während eine atrophische Gastritis durch eine entsprechende Verminderung und fehlende Betazolantwort gekennzeichnet ist. Speicherdefekte sind bei größeren Karzinomen oder Ulzera erkennbar. Angaben über Sensibilität und Spezifität der nicht sehr häufig angewendeten Magenszintigraphie fehlen im Schrifttum.

Größere Bedeutung hat die Motilitätsbeurteilung des Magens mit Hilfe einer radioaktiv markierten Testmahlzeit, ggf. auch unter Reizbedingungen, die sog. *Magenfunktionsszintigraphie.* Verwendet werden breiige oder getrennt flüssige und feste Standardmahlzeiten. Die Magenentleerung wird postprandial szintigraphisch über 60–240 min verfolgt. Aus den Zeit-Aktivitäts-Kurven kann die biologische Halbwertszeit und die prozentuale Entleerung pro Minute berechnet werden. Für halbfeste Nahrung beträgt die Halbwertszeit z. B. normal ca. 60 min, für flüssige ca. 12 min. Nach selektiver proximaler Vagotomie und Pyloroplastik wegen Ulcus duodeni findet sich 14 Tage post operationem entweder eine erhebliche Beschleunigung der Magenentleerung im Sinne eines Dumpingsyndroms, oder einer raschen initialen Partialentleerung folgt eine verzögerte Restentleerung, die sich Monate später entweder normalisieren oder weiter verzögern kann [8].

Indikationen für die Magenfunktionsszintigraphie sind: Symptome einer gastrischen Stase oder röntgenologisch oder endoskopisch nachgewiesene mechanische Obstruktion, z. B. bei diabetischer oder postoperativer Gastroparese, Kollagenkrankheiten wie die Sklerodermie des Darms, Amyloidose, neurologische Erkrankungen des autonomen Nervensystems, idiopathische Nausea und Erbrechen sowie Dumpingsyndrom.

Markierte, autologe Erythrozyten verlassen das Gefäßsystem nur an Blutungsquellen, die damit szintigraphisch sichtbar gemacht werden können. Die sog. *Bloodpoolszintigraphie* eignet sich damit zur Suche nach okkulten, weder endoskopisch noch angiographisch oder computertomographisch nachweisbaren Blutungsherden, z. B. bei intermittierenden Blutungen oder polytraumatisierten Patienten, bei denen die genannten Verfahren nicht durchgeführt werden können. Die markierten Erythrozyten reichern sich im entsprechenden Darmabschnitt an und werden im Laufe der Zeit weitertransportiert. Manchmal ist die Stelle erst Stunden nach der Applikation auffindbar oder verschwindet bei intermittierenden Blutungen auf dem folgenden Szintigramm wieder. Meist handelt es sich um Patienten, bei denen CT, Endoskopie und Angiographie negativ verliefen. Unter den Bedingungen einer solchen negativen Auslese beträgt die szintigraphische Trefferquote immerhin 50%, insgesamt liegt die Sensitivität der Bloodpoolszintigraphie beim Nachweis okkulter intestinaler Blutungen bei 90%, die Spezifität bei 100% [1]. Im kleinen Becken besteht eine eingeschränkte Erkennbarkeit.

Im Rahmen der *statischen Leberszintigraphie* erfolgt die Darstellung der Leber, der Milz und ggf. des Knochenmarks unter Ausnutzung der Phagozytose von Radiokolloiden durch das retikuloendotheliale System. Auch ohne Einsatz der Emissionscomputertomographie (ECT), die analog der röntgenologischen Transmissions-CT transversale Schichten der radioaktiven Verteilung abbildet, können intrahepatische Raumforderungen in der Peripherie ab 1,5 cm, im Zentrum der Leber gelegene ab 2,5 cm Durchmesser nachgewiesen werden. Deutliche Verbesserungen der Auflösung und damit der Sensitivität macht neben der ECT die Atemtriggerung möglich.

Indikationen für die statische Leberszintigraphie sind: intra- und extrahepatische Raumforderungen, insbesondere bei unklarem sonographischem Befund, ferner Umbauvorgänge bei fortgeschrittenen diffusen Hepatopathien sowie die Therapie- und Verlaufskontrolle.

Die kombinierte Leber-/Lungenszintigraphie (letztere unter Verwendung markierter, mikroembolisierender Albuminpartikel) dient der besseren Abgrenzbarkeit subphrenischer Raumforderungen. Der klinische Stellenwert der statischen Leberszintigraphie wird heute sehr unterschiedlich beurteilt. Ihre Sensitivität und Spezifität liegt – ohne ECT – bei fokalen Lebererkrankungen bei 86 bzw. 78%, bei diffusen Prozessen bei 38 bzw. 53%. Daraus errechnen sich Treffsicherheiten von 81 bzw. 53%. Zum Vergleich die entsprechenden Prozentsätze der CT: 87 bzw. 52% und der Sonographie bei fokalen Läsionen: 83%. Hinsichtlich der Artdiagnostik ergibt sich erwartungsgemäß folgende Reihenfolge: CT 72%, Sonographie 55%, Szintigraphie 32%. Sonographie plus Szintigraphie kommen mit 94% auf eine höhere Treffsicherheit als die CT allein, wobei die schnelleren CTs höhere Treffsicherheiten aufweisen [2].

Die *Funktionsszintigraphie der Leber und Gallenwege* dient der Beurteilung der exkretorischen Leberfunktion und der intra- und extrahepatischen biliären Abflußverhältnisse durch hepatozellulär zu eliminierende Radiopharmazeutika. Die Untersuchungsdauer beträgt 60 min. Der Patient darf sich in dieser Zeit nicht bewegen, wenn außerdem die hepatobiliäre Clearance quantitativ bestimmt werden soll. Indikationen sind ferner die Differentialdiagnostik des Ikterus, die Frage nach der Funktion biliodigestiver Anastomosen und der Verdacht auf kongenitale Gallengangatresie im Rahmen der Neugeborenendiagnostik, weiterhin unklare oder undurchführbare CT- oder sonographische Untersuchungen (sehr magerer Patient, Polytraumen, Kontrastmittelallergie, Darmgasüberlagerung). Falls der Gesamtbilirubinspiegel im Serum 15 mg% (257 µmol/l) nicht übersteigt, gelingt die Diagnose eines Verschlußikterus in 100% der Fälle, die des Parenchymikterus per exclusionem. Wegen der gleichzeitig möglichen Aufdeckung der Verschlußursache wird man die CT auch bei mechanischem Ikterus vorziehen. Nähere Angaben über Sensitivität und Spezifität der Leberfunktionsszintigraphie fehlen bislang [3, 7]. Im Rahmen dieser auch Radionuklid-Cholezystocholangiographie genannten Untersuchung erkennt man gelegentlich einen spontanen duodenogastralen Reflux, der pathologisch zu werten ist, wenn der Refluxindex (Magenimpulsrate dividiert durch duodenale

Impulsrate pro Kanal oder bei gleichen Flächen) größer ist als 10%. Bei gezielter Suche nach duodenogastralem Reflux mittels hepatobiliärer Funktionsszintigraphie legt man den Patienten 30 min in Linksseitenlage, fertigt Szintigraphien im Stehen und in Rückenlage an (Frage: Nüchternreflux?), dann erfolgt eine Reizmahlzeit, erneute Linksseitenlage und weitere szintigraphische Aufnahmen (Frage: postprandialer Reflux?). Gestaltet sich eine Identifizierung des Magens infolge überlagernder Darmschlingen schwierig, erfolgt ein Pertechnetatschluck, der das Problem sofort beseitigt. Stört die mitunter hohe Radioaktivität der gefüllten Gallenblase, wird diese mit Blei abgedeckt. Eine exakte Quantifizierung des duodenogastralen Refluxes erscheint problematisch, da die Retention des Radiotracers in der Gallenblase, dessen Exkretion und Dünndarmpassage individuell zu stark schwanken. Vorteil gegenüber konkurrierenden Verfahren: keine Sondenirritation mit Beeinflussung der Darmmotilität (Provokation oder auch Verhinderung eines galligen Refluxes). Röntgenologisch ist nur eine qualitative, direkte Beobachtung des Refluxvorgangs im postprandialen Zustand möglich. Weitere Indikationen für die Leberfunktionsszintigraphie unter diesem Aspekt sind: Verdacht auf galligen Reflux bei vorausgegangener selektiv-proximaler Vagotomie (SPV) mit und ohne Pyloroplastik, nach Billroth-II-Operation sowie ohne Operation. Heidenreich [6] fand bei 22% seiner Patienten mit SPV einen Nüchternreflux, bei 40% einen postprandialen. 75% seiner Fälle mit entsprechender klinischer Symptomatik wiesen einen Reflux auf, 30% sogar einen Nüchternreflux.

Die Choleszintigraphie bietet gute Möglichkeiten für die Diagnostik postoperativer oder traumatischer Gallelecks, noch bevor es zum Auftreten einer diffusen galligen Peritonitis kommen kann [5]. In der Differentialdiagnose von Lebertumoren ist durch die Kombination von hepatobiliärer Sequenz- und Bloodpoolszintigraphie offenbar eine so verläßliche Unterscheidung zwischen Hämangiom, fokal-nodulärer Hyperplasie, Adenom und Karzinom der Leber möglich, daß davon die Entscheidung zum Abwarten und Beobachten bzw. zum operativ-resektiven Vorgehen abhängig gemacht werden kann [4].

Von Interesse im Rahmen gastroenterologischer Fragestellungen erscheint auch die *Ganzkörperszintigraphie mit Radiogallium* oder *markierten* autologen *Leukozyten*. Die erstere wird zur Fahndung nach malignen Tumoren, Metastasen oder Infektionsquellen, die letztere nur zur Suche nach Entzündungsherden oder zur Differentialdiagnostik Tumor/Entzündung eingesetzt. Der eigentliche Anreicherungsmodus des Galliums ist bis heute nicht bekannt. Die Anreicherung ist von verschiedenen Faktoren, u. a. von der Tumorhistologie abhängig. Karzinome des lymphoretikulären Systems reichern in 75–100% Radiogallium an, Hepatome in 90%, gastrointestinale Tumoren in 43%, Sarkoide und Abszesse in ca. 80%. Eine Akkumulation von Radiogallium erfolgt auch beim Gallenblasenempyem, in Operationswunden, bei Gastritiden, nicht dagegen bei benignen Tumoren, bei Leberzirrhose, Hämangiomen und reaktiver Lymphadenopathie. Die Galliumganzkörperszintigraphie stellt wegen der relativ hohen Rate an falsch-negativen Ergebnissen kein eigentliches Screeningverfahren dar. Der Verlust der Galliumspeicherung ist meist gleichzusetzen mit einer Ausrottung des Tumors durch Strahlen- oder Chemotherapie. Sensitivität und Spezifität der Leukozytenszintigraphie sollen sehr hoch sein. Der klinische Stellenwert dieses jungen Verfahrens muß noch abgeklärt werden.

Die Nuklearmedizin kann einige relevante Untersuchungsverfahren zur Klärung gastroenterologischer Fragen beisteuern. Eine Erweiterung durch den Tumornachweis mit markierten monoklonalen Antikörpern, durch die Hormonrezeptorbestimmung z. B. bei Mamma- und Prostatatumoren und durch neue Radiopharmazeutika ist in Sicht.

Literatur

1. Bauer R, Hartel E, Haluszczynski I, Langhammer H, Pabst HW (1982) Detection of gastrointestinal bleeding using in vivo/in vitro-Tc-99-labelled red cells. In: Schmid HAE, Rösler H (eds) Nuklearmedizin – Computer assisted functional analysis. Schattauer, Stuttgart New York, pp 661–664
2. Büll U, Kessler M, Scherer U (1982) Diagnostik intrahepatischer Raumforderungen. Leberszintigraphie, Sonographie und Transmissions-Computertomographie. Dtsch Med Wochenschr 107:263–264
3. Buttermann G, Haugg E, Wolf IH, Schmid L, Andratschke R, Pabst HW (1978) Klinische Wertigkeit der quantitativen Leber-Sequenzszintigraphie mit J-131/123 markierten Cholegraphica. In: Schmidt HAE, Oeff K (Hrsg) Nuklearmedizin und Biokybernetik. Medico, Berlin, S 44–49
4. Creutzig H, Brölsch C, Gratz K et al. (im Druck) Nuklearmedizinische Differentialdiagnostik intrahepatischer Raumforderungen. Dtsch Med Wochenschr
5. Creutzig H, Brölsch C, Müller S et al. (im Druck) Nuklearmedizinische Diagnostik des Gallelecks. Dtsch Med Wochenschr
6. Heidenreich P, Vogt H, Eisenberger AS, Wölfle KD (1982) Diagnostik des duodeno-gastralen Reflux mit Tc-99m-HIDA. Methode und Ergebnisse nach selektiver proximaler Vagotomie (SPV) und Pyloroplastik. Nuklearmedizin 2/5:83–94
7. Kempken K, Nitz DW, Pabst HW, Wolf F (1982) Nuklearmedizin, Sonographie und Radiologie – Differentialindikationen in der Leber-/Gallenwegsdiagnostik. Nuklearmedizin 2/5:131–137
8. Leisner B, Brückner W, Lasar B (1980) Diagnostische Bedeutung verschiedener Testmahlzeiten bei der Prüfung der Magenentleerung. In: Schmidt HAE, Riccabona G (Hrsg) Nuklearmedizin – Die klinische Relevanz der Nuklearmedizin. Schattauer, Stuttgart New York, S 883–887
9. Leisner B, Wirsching R, Witte J (1982) Sensitivität und Spezifität der Oesophagus-Funktionsszintigraphie (OFS). In: Schmidt HAE, Rösler H (Hrsg) Nuklearmedizin – Computer assisted functional analysis. Schattauer, Stuttgart New York, S 635–639

Kapitel 25

NMR-Tomographie

N. Rupp, M. Reiser und E. Stetter

Die NMR-Tomographie (NMR = „nuclear magnetic resonance") ist ein neues bildgebendes Verfahren, welches das unterschiedliche Verhalten von Protonen in einzelnen Geweben ausnutzt, um rechnerunterstützte Schnittbilder des menschlichen Körpers zu erzielen.

Wird nämlich ein Körper in ein starkes Magnetfeld gebracht, richten sich die Wasserstoffatomkerne (Protonen) bevorzugt entlang den Linien des Magnetfeldes aus. Ein bestimmter Hochfrequenzimpuls von außen lenkt sie dann aus dieser Richtung. Nach Abschalten des Impulses beginnen sie in einer sog. Präzessionsbewegung zu kreiseln. Diese Bewegung nimmt exponentiell mit der Zeit ab (Relaxation). Gleichzeitig senden sie ein Resonanzsignal aus, das durch eine Außenmeßspule registriert und mit Hilfe eines Computers analysiert und räumlich zugeordnet wird. Mehrere solcher Signale werden dann zu einem Schnittbild rekonstruiert. Die Signalhöhe ist hierbei abhängig von der Art der Stoffe oder, genauer gesagt, von zwei von einander unabhängigen und für jede Stoffart charakteristischen sog. Relaxationszeiten T_1 und T_2. Obgleich grundsätzlich in NMR-Bildern Elemente beider Relaxationszeiten vorhanden sind, kann durch Vorwahl bestimmter Signalarten und Sequenzzeiten am Untersuchungsgerät die eine oder die andere Zeit betont werden.

Das *Gerät* ähnelt in seiner äußeren Gestalt, seinen Arbeitsabläufen, aber auch in seinen Computerprogrammen einem Röntgencomputertomographen. Röntgenstrahler und Detektorenkranz sind hierbei durch Magnetfelder und Sende- bzw. Empfängerspulen ersetzt. Signalverarbeitung und Bildrekonstruktion erfolgen ähnlich wie bei der Röntgen-CT. Hohe Stromstärken beim Widerstandsmagneten, ausreichende Mengen von Stickstoff und Helium zur Kühlung beim supraleitenden Magneten stehen dem Röhrenverschleiß und dem Verschleiß durch mechanische Bewegung des Röntgen-CT-Geräts gegenüber. Die Daten des Geräts, mit dem wir in den Jahren 1981 und 1982 unsere Untersuchungen durchgeführt haben, sind in Tabelle 1 zusammengefaßt.

Tabelle 1. NMR-Gerät (Siemens-Prototyp)

Magnetfeld	0,2 Tesla
Magnettyp	Widerstand
Rekonstruktion	2d-FFT
Matrix	128 · 128 Pixel
Schnitte	Einzeln oder Serie
Schnittdicke	10 mm
Pixelgröße	2 · 2 mm² (Kopf)
	3 · 3 mm² (Körper)

Die diagnostische *Ausbildung* in der NMR-Tomographie bleibt bis auf weiteres eine Selbstausbildung, bei der all das, was noch unbekannt ist, selbst erarbeitet werden muß. Einige personelle Voraussetzungen scheinen zum jetzigen Zeitpunkt die Durchführung und v. a. die Interpretation der NMR-Tomogramme zu begünstigen:
– dreidimensionales anatomisches Verständnis,
– laufender Vergleich von NMR- und CT-Schnitten (axial, koronar, sagittal),
– Sortieren der Datenflut,
– anatomische Atlanten mit koronaren und sagittalen Schnitten,
– physikalische und tierexperimentelle Grundlagenuntersuchungen.

Hierbei ist v. a. die Erfahrung in der Computertomographie und der fortlaufende Vergleich mit diesem bereits etablierten Verfahren ausschlaggebend. Sobald die Methode Routine geworden ist, wäre es vorstellbar, daß für den Arzt die Ausbildung ähnlich lang wie in der Computertomographie, nämlich ca. 6 Monate, dauern könnte.

Untersuchungstechnik

Die Durchführung der Untersuchung läßt sich gut standardisieren. Änderungen der Einstellparameter am Gerät führen zu unterschiedlichen Bildcharakteristika. Zunächst erfolgt ein Orientierungsschnitt in axialer, koronarer oder sagittaler Ebene durch die zu untersuchende anatomische Region im Saturation-recovery-Modus (SR). Kurze Sequenzzeiten T_r (Impulsfolgezeit) und τ (Ausleseverzögerung) werden gewählt, meist $T_r/\tau = 300/33$ ms, um ein T_1-betontes Bild („Protonenbild") zu erhalten. Anatomische Details kommen so bei ausreichend gutem Kontrast am besten zur Darstellung. Anschließend werden die weiteren Schnitte und die günstigste Schnittebene festgelegt und in derselben Sequenzzeit und demselben Modus durchgeführt. Axiale Schnitte werden im Abdomen bevorzugt, koronare und sagittale Schnitte geben jedoch häufig unerläßliche Zusatzinformationen. Die gleichen Schnitte werden dann mit 2 weiteren Sequenzzeiten durchgeführt, meist mit $T_r/\tau = 1\,600/33$ ms und $T_r/\tau = 1\,600/66$ ms, die beide T_2-betonte Bilder geben. Alle diese Bildinformationen sind die Grundlage für die Errechnung der sogenannten „reinen" T_1- und T_2-Bilder durch den Computer, bei denen es dann möglich ist, die Relaxationszeiten T_1 und T_2 direkt im Bild zu messen. Um pathologische Befunde klarer zu erkennen oder um eine Steigerung des Bildkontrasts bei etwas verringerter räumlicher Auflösung zu erzielen, kann der Inversion-recovery-Modus (IR) mit $T_r/\tau = 400/33$ ms verwandt werden, der die T_1-Zeiten noch stärker betont als der SR-Modus mit kurzen Sequenzzeiten. Zur Beschleunigung der Untersuchung werden 6 oder mehr Schnitte gleichzeitig durchgeführt, was eine Zeit von insgesamt 10–15 min erfordert.

Die geschilderte Untersuchungstechnik läßt sich ganz auf das heute mehr im Vordergrund stehende NMR-Gerät mit supraleitendem Magneten übertragen, der höher auflösende und artefaktfreiere Bilder liefert und dadurch die Interpretation wesentlich erleichtert. Vieles deutet bei unserem heutigen Wissensstand darauf hin, daß nur Geräte mit supraleitendem Magneten den Mindestansprüchen für eine Routinediagnostik genügen werden.

Diagnostik

NMR-Tomogramme weichen in ihrem Bildcharakter erheblich von bekannten ähnlichen bildgebenden Verfahren wie der CT oder der Sonographie ab, so daß zum besseren Verständnis einige grundsätzliche Vorbemerkungen notwendig sind. In dem T_1-betonten Bild von Abb. 1 b können weder die Pseudozyste des Pankreas, die Gallenblase, der Darm, die Niere, die Milz, das Duodenum, die V. lienalis, die V. portae als anatomische Strukturen erkannt werden wie auf dem CT-Bild (Abb. 1 a). Das T_2-betonte Bild (Abb. 1 c) liefert den Beweis für die Zyste und zeigt auch Gallenblase und Duodenum, die alle Flüssigkeitscharakteristika zeigen: Sie erscheinen hier nicht mehr dunkel, sondern deutlich heller. Luftgefüllte Darmschlingen hingegen bleiben ebenso wie die Knochenkortikalis des Wirbelkörpers weiterhin dunkel. Aorta, V. cava, V. lienalis und V. portae zeigen Gefäßcharakteristika, sie bleiben ebenfalls weiterhin dunkel. Niere und Milz sind beide jetzt heller als das Leberparenchym. Das subkutane und intraperitoneale Fettgewebe ist dunkler als auf dem vorangehenden Bild. Noch deutlicher wird der Unterschied im reinen T_1-Bild (Abb. 1 d), das aus Abb. 1 b, c errechnet wurde: Zyste, Gallenblase, Duodenum und linke Kolonflexur zeigen hier die für Flüs-

Tabelle 2. Bildkontraste verschiedener Strukturen

	T_1-betontes Bild	T_2-betontes Bild
Hell	Fett	
	Knochenmark	Flüssigkeit
	Pankreas	Fett
	Leber	Knochenmark
	Muskel	Niere
	Milz	Milz
	Niere, Mark	Pankreas
	Niere, Rinde	Leber
		Muskel
Dunkel	Gefäße	(Gefäße)
	Flüssigkeit	
NMR-stumm (dunkel)	Knochenrinde Konkremente Luft	

sigkeit typischen langen T_1-Zeiten, erkennbar als helle Zonen. Das reine T_2-Bild sieht ähnlich aus. In Tabelle 2 sind Grauwerte den verschiedenen Organen und Körperstrukturen so zugeordnet, wie sie sich im T_1- oder im T_2-betonten Bild zeigen. Auffällig ist hierbei v.a. das unterschiedliche Verhalten der Flüssigkeiten und der verschiedenen Organe sowie das konstante Bild der Gefäße und der NMR-stummen Strukturen wie Knochenrinde und Luft.

Pathologische Veränderungen stellen sich meist als dunkle Areale im T_1- und hellere Areale im T_2-Bild dar. Dadurch sind sie von vornherein gut von gesundem Gewebe zu unterscheiden. Eine weitere Differenzierung zwischen Tumor und Entzündung, seltener sogar von Zysten, ist rein bildmäßig häufig nicht möglich. Hierfür sind sensiblere Kriterien nötig, die uns durch die exakte Bestimmung der Relaxationszeiten T_1 und T_2 gegeben sind (Tabelle 3).

Für die NMR-Tomographie im Abdomenbereich gelten ähnliche Indikationen wie für die CT oder, mit Einschränkung, wie für die Sonographie:

1) Konturen und Innenstrukturen von *parenchymatösen Organen* werden gut erfaßt. Normale Gewebe können gut von pathologisch veränderten unterschieden werden. Als Organe fallen hierunter Leber, Pankreas, Milz, Nieren und Nebennieren. Bei fraglichen CT-Befunden bietet die NMR eine zusätzliche Entscheidungshilfe (Abb. 2a, b). So kann mitunter die Differenzierung von Leberzysten und Metastasen sowohl durch CT als auch durch die Sonographie schwierig sein, während die

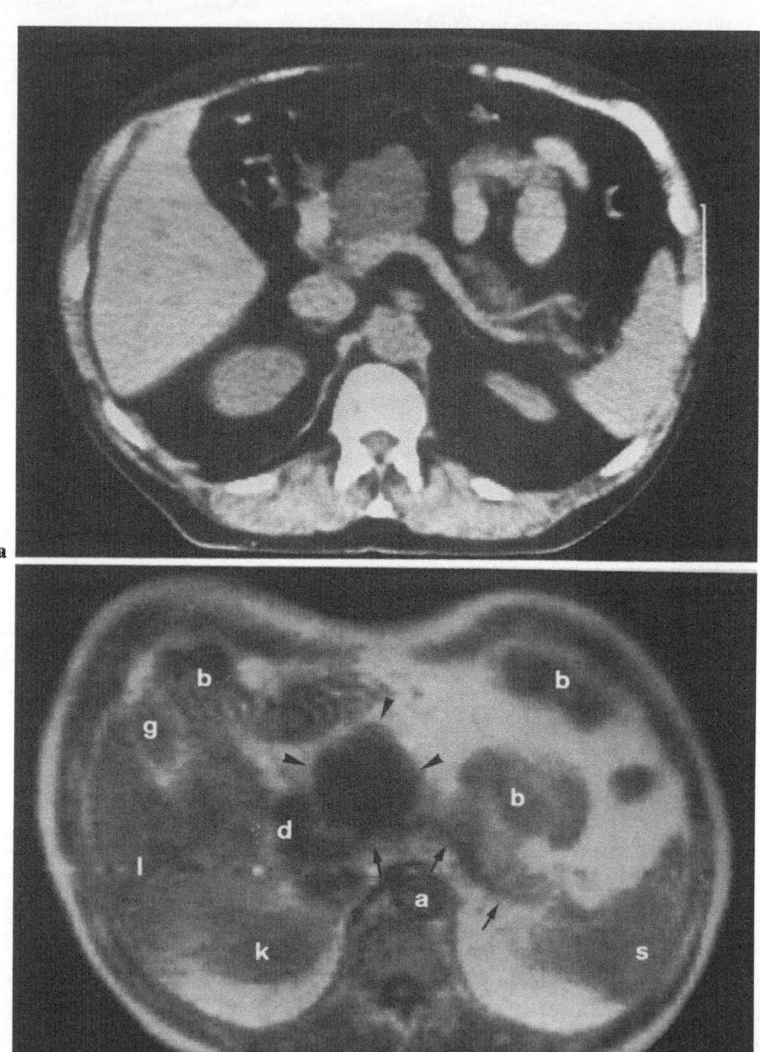

Abb. 1 a–d. Pankreaspseudozyste eines 65 jährigen Patienten mit chronischer Pankreatitis.
a CT-Schnitt durch die Pseudozyste.
b Entsprechender NMR-Schnitt im T_1-betonten Bild (T_r/τ = 300/33 ms). Anatomische Strukturen kommen bei dieser Sequenzzeit am besten zur Darstellung.
a Aorta, *b* Darm, *d* Duodenum, *g* Gallenblase, *k* Niere, *l* Leber, *s* Milz, *Pfeilköpfe* Pseudozyste, *Pfeile* V. lienalis und V. portae

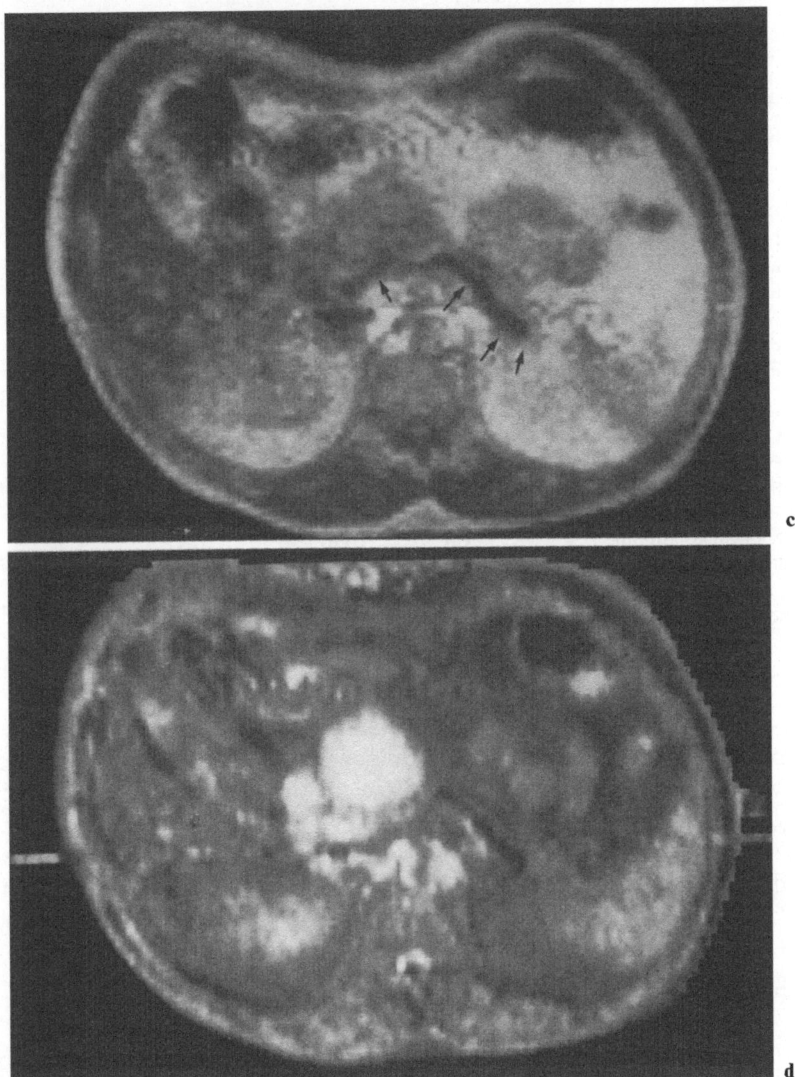

Abb. 1 c, d.

c NMR-Schnitt im T_2-betonten Bild ($T_r/\tau = 1\,600/33$ ms). Änderungen der Kontraste für Zyste und Gallenblase sowie für Nieren und Milz kommen zur Darstellung.

d „Reines" T_1-Bild, errechnet aus **b** und **c**. Die langen T_1-Zeiten von Flüssigkeiten, hier in der Pseudozyste, im Duodenum, der linken Kolonflexur und der Gallenblase, als helle Areale dargestellt.

Tabelle 3. Relaxationszeiten (in ms)

	T_1	T_2
Normalbefunde		
Fett	240	60
Knochenmark		
Femur	280	80
Wirbelkörper	380	40
Pankreas	290	60
Leber	380	40
Muskel	400	50
Milz	420	20
Niere	670	50
Parotis	350	30
Flüssigkeit	800–2200	80–570
Pathologische Befunde		
Lebermetastasen	570	40
Pankreastumor	840	40
Pankreatitis	300	150
Pankreas-Pseudozyste	1300	70
Nebennierentumor	570	110
Prostatatumor	610	140
Osteomyelitis	770	220
Knochennekrose	1240	60
Streubreite: ca. $\pm 20\%$		

NMR-Aussage eindeutig ist. Im allgemeinen stellen sich pathologische Veränderungen wesentlich kontrastreicher dar als bei allen anderen bildgebenden Verfahren.

2) Große *Gefäße* wie die Aorta mit ihren Hauptästen zu den Eingeweiden (Abb. 3), die V. cava, die V. lienalis und die V. portae (Abb. 1) sind klar und ohne intravenöse Kontrastmittelgabe als solche zu erkennen. Der Vorteil der sagittalen und koronaren Schnittführung kann voll ausgenutzt werden. Auch Verdrängungen einzelner Gefäße durch Tumoren sind erkennbar.

3) *Flüssigkeiten,* die entweder diffus in der Peritonealhöhle liegen oder als Zysten abgekapselt sind (Abb. 1), können aufgrund von Bildern in verschiedenen Sequenzzeiten erkannt werden. Die Möglichkeiten zur weiteren Differenzierung, ob sie wäßrig, eiweißhaltig oder blutig sind, scheint durch die NMR gegeben zu sein, während dies durch CT und Ultraschall nur bedingt gelingt.

4) *Gallensteine* sind von Geweben und Flüssigkeiten dadurch zu unterscheiden, daß sie NMR-stumm sind. Bei verschiedenen Sequenzzeiten werden sie also stets als dunkel erscheinen, während die Galle selbst im T_2-betonten Bild heller wird.

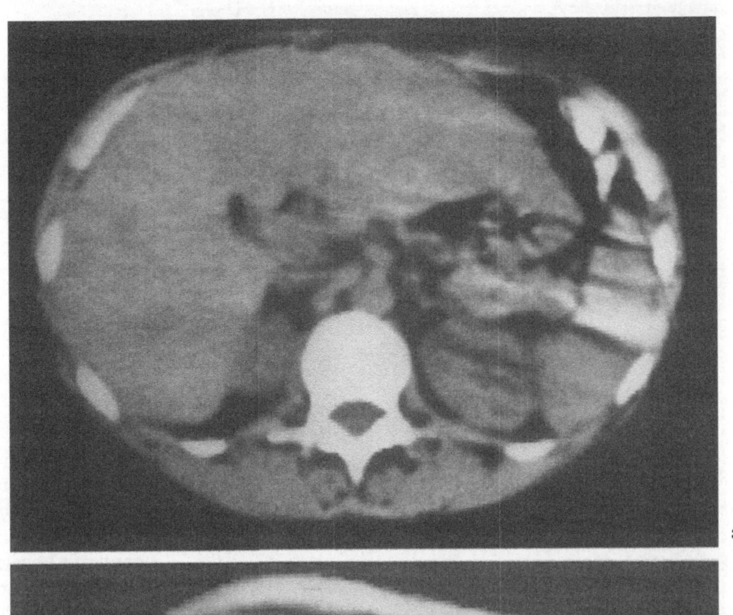

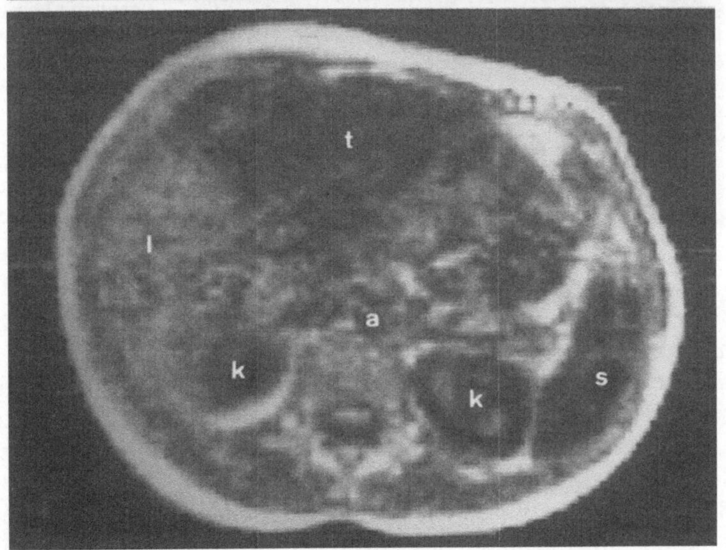

Abb. 2 a, b. Lebermetastase einer 53 jährigen Patientin mit unbekanntem Primärtumor.
a CT-Schnitt durch die Region der Metastase. Infolge von Strichartefakten jedoch kein sicherer Nachweis.
b Im besonders betonten T_1-Bild (IR-Modus, $T_r/\tau = 400/33$ ms) deutliche Abgrenzbarkeit des Tumors im linken Leberlappen. Als weiteres NMR-Charakteristikum fällt auf diesem Bild die gute Differenzierung von Nierenmark und -rinde auf.
a Aorta abdominalis, *k* Niere, *l* Leber, *s* Milz, *t* Tumor

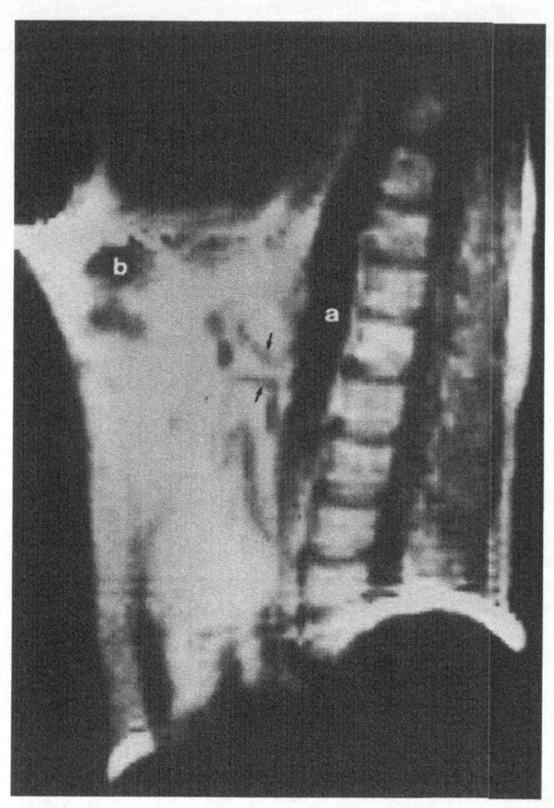

Abb. 3. Medianer Sagittalschnitt im T_1-betonten Bild ($T_r/\tau = 300/33$ ms) bei einer 68 jährigen Patientin mit Leberzirrhose. Der Aortenverlauf und der Abgang des Truncus coeliacus und der A. mesenterica werden demonstriert.
a Aorta abdominalis, *b* Querkolon, *Pfeile* Truncus coeliacus und A. mesenterica superior

5) Schließlich ist der *Darm* ohne orale Kontrastmittelgabe gut zu identifizieren (Abb. 1), da er sowohl Elemente von Flüssigkeit mit den erwähnten Charakteristika als auch die von NMR-stummer Luft innerhalb eines Hohlraums aufweist. Dadurch sind Probleme der Erkennung und Differenzierung von Darm und anderen Strukturen seltener als in der CT.

Bei unserem relativ kleinen Krankengut von 44 Patienten, bei denen die Abdomenuntersuchung insgesamt 21 Tumoren und 20 entzündliche oder andere Erkrankungen ergab, ist eine Aussage bezüglich der diagnostischen Treffsicherheit nicht gerechtfertigt. Rein empirisch konnten pathologische Veränderungen, die in der CT und der Sonographie dargestellt wurden, auch durch die NMR-Tomographie erkannt werden. Eine weitere Differenzierung zwischen Tumor, Entzündung oder anderen Ursachen für die Veränderung war in vielen Fällen nicht möglich. Es besteht jedoch die berechtigte Aussicht, durch die systematische Errechnung der verschiedenen Relaxationszeiten sich diesem Ziel zu nähern.

Untersuchungsrisiko

Körperliche Schäden infolge des Magnetfeldes oder der Hochfrequenzimpulse sind nach dem augenblicklichen Stand des Wissens, nach tierexperimentellen Untersuchungen und nach Beobachtungen an Arbeitern
von Beschleunigeranlagen für die NMR-Tomographie im medizinischen
Bereich nicht zu erwarten. Bestimmte Patienten können allerdings gefährdet sein. Schrittmacher werden durch die Hochfrequenzimpulse
häufig gestört, so daß hier von seiten der Industrie wahrscheinlich Änderungen vorgenommen werden müssen. Ferromagnetische Gefäßclips
können durch das Magnetfeld deplaziert werden, was besonders im ze-
rebralen Bereich gefährlich ist. Abhilfe könnte die Verwendung von
Tantal als Herstellungsmaterial sein.
Als nicht NMR-typische Komplikation trat bei einem diabetischen Patienten wegen der langen Warte- und Untersuchungszeit ein hypoglyk-
ämisches Koma ein, was zu einer Unterbrechung der Untersuchung
führte. Bei einem weiteren Patienten mit Larynxtumor mußte die Untersuchung wegen zu starker Atemnot abgebrochen werden.

Untersuchungskosten

Die Daten für Anschaffung und Betriebskosten eines NMR-Gerätes sowie als Alternative die Kosten für ein Leasingverfahren sind in Tabelle 4
zusammengestellt. Es sind dies ungefähre Werte, die sich je nach Ausstattung ändern können. Ein Gerät mit einem Widerstandsmagneten
kann nach dem heutigen Wissensstand als Routinegerät nicht mehr
empfohlen werden. Eine Kosten-Nutzen-Rechnung bezüglich diagnostischer Ergiebigkeit wagt heute noch niemand zu stellen, solange nicht genügend Krankheitsbilder und deren frühzeitige Erfassung durch NMR
gesichert ist.

Tabelle 4. Annähernde Kosten (DM) der NMR-Anlage

Gerätekauf	4,0 Mio.
Unterhalt und Wartung (jährlich)	0,3 Mio.
Baukosten	0,3–0,6 Mio.
Leasing (jährlich)	1,4 Mio.

Praktische Anwendung

Im augenblicklichen Erprobungsstadium des Geräts, das weltweit erst
an wenigen Zentren installiert ist und dessen diagnostische Treffsicherheit oder gar sein diagnostischer Stellenwert noch nicht an genügend Patienten bewiesen ist, wäre es verfrüht, eine Empfehlung auszusprechen,
wann diese Methode eingesetzt werden soll. Bislang scheinen sich die Indikationen mit denen zur CT zu decken. In aller Regel laufen daher heute NMR- und CT-Untersuchungen am selben Patienten parallel, so daß
ein direkter Vergleich der diagnostischen Ergiebigkeit einer etablierten
mit einer neuen Methode möglich ist.

Ausblick für die Zukunft

Durch den Einsatz des supraleitenden Magneten (Magnetom, Siemens,
Erlangen) mit seinem homogeneren Magnetfeld, aber auch durch eine
verfeinerte Bildberechnung wird eine wesentlich bessere Bildgebung erreicht. Die räumliche Auflösung und die Kontrastauflösung werden
deutlich gesteigert. Zusammen mit der zunehmenden Erfahrung in der
Bildauswertung ergeben sich dadurch für die Zukunft entscheidende
Vorteile gegenüber früheren Geräten:
1) Durch Mehrfachschichten kann eine anatomische Region in einer
Ausdehnung von bis zu 30 cm durch 15 Bilder pro Scanvorgang in einer
Ebene erfaßt werden. Beim sog. Volumenscan können sogar Bilder in
beliebigen Schnittebenen nach einem einzigen Scanvorgang erreicht werden.
2) Anatomische Strukturen oder pathologische Veränderungen werden
in einem einzigen Scanvorgang durch Anwendung der sog. Mehrfach-
echotechnik sensibler und kontrastreicher erfaßt als durch andere bildgebende Verfahren. Dieser höhere Kontrast ist eine gewisse Kompensa-
tion für das gegenüber der Computertomographie etwas verringerte
Auflösungsvermögen.
3) Anatomische Organe und Regionen können durch die Anwendung
der axialen, koronaren und sagittalen Schnittebene besser dreidimensio-
nal erfaßt werden. Dies scheint besonders für kugelähnliche Organe oder
für gekrümmte Oberflächen wie Blase, Prostata, Zwerchfell, Niere wichtig zu sein.
4) Die Gefäßdiagnostik ist einfacher und sicherer als in der CT, da hier
keinerlei Kontrastmittelanwendung notwendig wird. Die Aussage, ob
ein Gefäß offen oder verschlossen ist, ist möglich, besonders dann, wenn
dieses Gefäß in der Schnittebene verläuft.

5) Die verschiedenen Anteile des Gastrointestinaltrakts wie Ösophagus, Magen, Duodenum, Dünndarm, Dickdarm und Rektum können einfach durch orale Kontrastmittel kontrastiert werden, gröbere Befunde werden nicht selten auf koronaren Schnitten demonstriert. Vor allem ist dadurch die Abgrenzbarkeit von Leber, Pankreas, Milz und Prostata gut möglich. Als Kontrastmittel dienen hochverdünnte Lösungen von paramagnetischen Substanzen wie Eisen-(2)-Lösungen. Auf diese Weise wird z. B. das Pankreas, das ohne Kontrastmittel nur in ca. 60% der Fälle als ganzes Organ abgrenzbar ist, in ca. 90% der Fälle voll erfaßt.

6) Durch Anwendung der Herz- und Atemtriggerung ist ein wesentlich höheres Auflösungsvermögen, besonders der Strukturen und Organe des Thorax und des Oberbauchs, zu erzielen. Kleinere Tumoren des Pankreas oder der Leber sind dadurch nachweisbar.

7) Ein Unterscheidung von Tumor und Entzündung kann durch genaue Messungen der T_1- und T_2-Zeiten erreicht werden. Bei der Unterscheidung von Gewebe und Flüssigkeit ist dies wegen des großen Zeitunterschieds leicht möglich; verschiedene pathologische Werte zeigen hingegen Überlappungen in ihrer Streubreite, so daß in Zukunft noch eine Verbesserung der Werterrechnungen erforderlich ist.

8) Eine Unterscheidung zwischen Fibrose und Tumor/Entzündung, was besonders für den Nachweis postoperativer Tumorrezidive wichtig ist, erscheint wegen des unterschiedlichen Gewebeverhaltens der Fibrose möglich zu sein.

9) Das Pankreasgewebe zeigt bei chronischer Pankreatitis in einer Reihe von Fällen niedrigere Gewebssignale als das normale Pankreas, so daß sich hier Möglichkeiten einer nichtinvasiven Diagnostik dieser Erkrankung abzeichnen.

10) Lebermetastasen, besonders des linken Leberlappens und des Leberhilus, sind besser darstellbar als durch Computertomographie, besonders dann, wenn bei der CT Strichartefakte durch Grenzflächen die Bildauswertung erschweren. Metastasen endokriner Tumoren scheinen allgemein durch NMR besser erfaßbar zu sein. Eine Differenzierung von Gallengängen und Gefäßen ist durch den sog. Protonenscan möglich.

11) Intraperitoneale abgekapselte Flüssigkeiten sind aufgrund des flüssigkeitsspezifischen Verhaltens einfach zu erkennen. Geringe Blutbeimengungen oder Blutthromben sind durch ihre hohen Bildsignale in allen Sequenzzeiten als solche erkennbar, was für intra- oder retroperitoneale Blutungen oder für die hämorrhagische Form der chronischen Pankreatitis wichtig sein kann.

12) Patienten mit wenigen ferromagnetischen Teilen wie Metallprothesen, AO-Platten, Schrauben, Clips können im Gegensatz zur CT durchaus untersucht werden, der Bildaufbau wird nur in unmittelbarer Nähe des Metallteils gering gestört.

13) Die durchschnittliche Untersuchungsdauer pro Patient dürfte in absehbarer Zeit 30–45 min betragen.

Bewertung

Durch die NMR-Tomographie werden ähnlich wie durch die CT und bedingt wie durch die Sonographie in erster Linie Grenzen und Innenstrukturen von Organen, Gefäßen und Weichteilen sichtbar gemacht, während die Methode sich weniger für die Hohlraumdiagnostik (Magen-Darm-Trakt oder Gänge von Organen) eignet. Pathologische Veränderungen äußern sich häufig in höheren Kontrasten zu gesundem Gewebe als in allen anderen Untersuchungsverfahren. Eine weitere Differenzierung der Veränderungen erscheint durch Bestimmung der sog. Relaxationszeiten möglich. Die dreidimensionale topographisch-anatomische Orientierung ist besser möglich als durch andere bekannte Verfahren. Ein wesentlicher Vorteil ist schließlich der Wegfall jeglicher ionisierender Strahlung und, soweit bis jetzt erkennbar, jeglicher schädigender Wirkung auf den Organismus. Die Gabe von intravenösem und oralem Kontrastmittel entfällt.

Obwohl die diagnostische Sicherheit des Verfahrens noch nicht ausreichend fundiert ist, sind die Ergebnisse bis jetzt so zufriedenstellend, daß nicht nur ein künftiger Ersatz für bestimmte Teilbereiche der CT vorstellbar wäre, sondern daß auch eine sichere Diagnostik möglich sein dürfte. Der Hauptnachteil des Verfahrens bleibt die Kostspieligkeit.

Literatur

1. Alfidi RJ, Haaga JR, El Yousef SJ et al. (1982) Preliminary experimental results in humans and animals with a superconducting, whole-body, nuclear magnetic resonance scanner. Radiology 143:175–181
2. Crooks LE, Mills CM, Davis PL et al. (1982) Visualization of cerebral and vascular abnormalities by NMR imaging. The effects of imaging parameters on contrast. Radiology 144:843–852
3. Doyle FH, Pennock JM, Banks LM et al. (1982) Nuclear magnetic resonance imaging of the liver: Initial experience. AJR 138:193–200
4. Einsiedel H von, Löffler W (1982) Nuclear magnetic resonance symptoms in brain tumors unrevealed by CT. Eur J Roentgenol 2:226–234
5. Ganssen A, Loeffler W, Oppelt A, Schmidt F (1981) Kernspin-Tomographie. Computertomographie 1:10–18
6. Hawkes RC, Holland GN, Moore WS, Roebuck EJ, Worthington BS (1981) Nuclear magnetic resonance (NMR) tomography of the normal abdomen. J Comput Assist Tomogr 5:613–618
7. Herfkens R, Davis P, Crooks L et al. (1981) Nuclear magnetic resonance imaging of the abnormal liver rat and correlations with tissue characteristics. Radiology 141:211–218

8. Hricak H, Crooks L, Sheldon P, Kaufman L (1983) Nuclear magnetic resonance imaging of the kidney. Radiology 146:425–432
9. Kumar A, Welti D, Ernst RR (1975) NMR fourier zeugmatography. J Magn Res 18:69–83
10. Loeffler W, Oppelt A (1981) Physical principles of NMR tomography. Eur J Radiol 1:338–344
11. Moon KL, Hricak H, Crooks LE, Gooding CA, Moss AA, Engelstad BL, Kaufman L (1983) Nuclear magnetic resonance imaging of the adrenal gland: A preliminary report. Radiology 147:155–160
12. Reiser M, Rupp N, Stetter E (1983) Erfahrungen bei der NMR-Tomographie des Skelettsystems. Fortschr Röntgenstr 139:365–372
13. Rupp N, Reiser M, Stetter E (1983) The diagnostic value of morphology and relaxation times in NMR imaging of the body. Eur J Radiol 3:68–76
14. Rupp N, Reiser M, Stetter E (1983) Die klinisch-radiologische Bedeutung der verschiedenen Untersuchungsparameter in der NMR-Tomographie des Abdomens. Fortschr Röntgenstr 139:359–365
15. Smith FW, Mallard JR, Reid A, Hutchison JMS (1981) Nuclear magnetic resonance tomographic imaging in liver disease. Lancet I:963–966
16. Stetter E, Oppelt A (1982) Image quality in NMR. Proceedings of the World Congress on MP&BE New York 24.10.1982
17. Young JR, Bailes DR, Bur M et al. (1982) Initial clinical evaluation of a whole body nuclear magnetic resonance (NMR) tomograph. J Comput Assist Tomogr 6:1–18
18. Zeitler E, Ganssen A (1981) Erste klinische Erfahrungen mit der Kernspintomographie. Fortschr Röntgenstr 135:517–523

Kapitel 26

Angiographie

W. WENZ

Definition

Abdominelle Angiographie ist die Darstellung des Gefäßsystems im Bauchraum durch ein röntgenologisches, bildgebendes Verfahren. Die Gefäße werden dabei mit Hilfe von Kathetern sondiert und mit jodhaltigen Kontrastmitteln dargestellt [18, 25].

Physikalische Grundlagen

Grundlage der Gefäßdarstellung ist die Technik nach Seldinger [20] zur perkutanen Einführung eines vorgeformten Gefäßkatheters in eine leicht erreichbare Arterie, meist die A. femoralis in der Leistenbeuge, seltener die A. axillaris. Nach der selektiven Injektion [15, 17, 23] schattengebender, heute meist nichtionischer, jodhaltiger Kontrastmittel lassen sich durch Bildbandspeicherung, Kinematographie, Großformatblattfilmwechsler oder Mittelformattechnik, d. h. Fixierung des auf dem Monitor dargestellten Kontrastmittelablaufs, die röntgenologisch sichtbar gewordenen Gefäßprovinzen darstellen.

Apparative und technische Voraussetzungen

Apparative Voraussetzung zur Darstellung von Abdominalgefäßen ist im einfachsten Falle eine Durchleuchtungsanlage mit der Möglichkeit, gezielte Röntgenaufnahmen anzufertigen. Dies ist auf dem gewöhnlichen Durchleuchtungstisch mit Bildverstärkerfernsehanlage ebenso möglich wie mit einem sog. C-Bogen, der mit einer Mittelformatkamera ausgerüstet ist und auf diese Weise bis zu 6 Aufnahmen pro Sekunde registrieren kann.

Ideal ist eine eigens für die Angiographie vorgesehene Einrichtung, bestehend aus dem eigentlichen Angiographiearbeitstisch mit Untertischröhre und oberhalb der Tischplatte befindlicher Bildverstärkereinrichtung sowie einem Blattfilmwechsler, der bis zu 6 Aufnahmen/s erlaubt. Im Abdominalbereich sind allerdings – außer bei arteriovenösen Kurzschlüssen – selten mehr als 2 Bilder/s erforderlich.

Die moderne *digitale Angiographie* erlaubt, geringe Kontrastunterschiede so aufzuarbeiten, daß stark verdünntes Kontrastmittel bereits zu einer ausreichenden Gefäßdarstellung führt. Prinzip: Das Röntgenfernsehsignal (Videosignal) wird als Analogsignal erzeugt und dann in einem Analog-Digital-Konverter in ein digitales Signal umgewandelt. Nach Zwischenspeicherung ermöglichen Halbleiterspeicher bei hohem Datenfluß eine Echtzeitspeicherung. Nach der Rückwandlung des digitalen in ein analoges Signal im Digital-Analog-Wandler ist auf dem Monitor das verarbeitete Bild ständig zu sehen. Das Speicherbild kann mit einer Filmdokumentationseinheit, die einen kleinen Monitor enthält und z. B. als Multiformatkamera ausgeführt ist, in eine Hardcopy umgesetzt werden [27]. Eine solche digitale Subtraktionseinheit kann an jedes hochauflösende Fernsehsystem angeschlossen werden [1] (Abb. 1).

Angiographieren sollte nur ein ausgebildeter *Radiologe*. Üblicherweise darf erst im 2. Ausbildungsjahr mit einfachen angiographischen Untersuchungen unter Aufsicht begonnen werden. Erst im 3. und 4. Ausbildungsjahr ist ein Radiologe in der Lage, abdominelle Angiographien auch seltener Veränderungen anzufertigen und auszuwerten. Notwendig ist außerdem eine erfahrene medizinisch-technische Assistenz für die Vorbereitung des Patienten, Abdeckung des Punktionsorts, Vorberei-

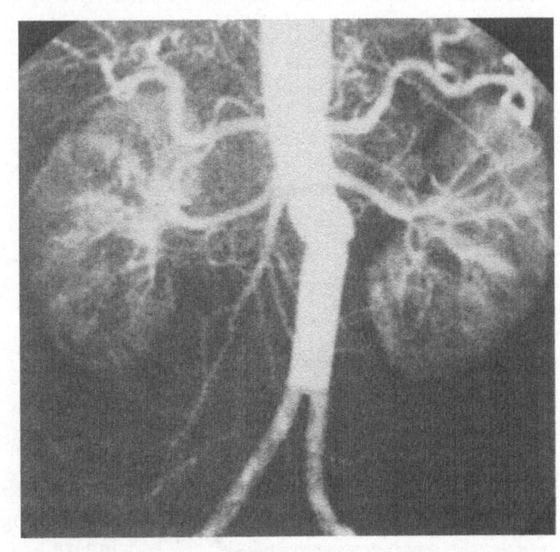

Abb. 1. Digitales Subtraktionsangiogramm. Darstellung der Bauchaorta (Bifurkationsprothese!) nach intravenöser Kontrastmittelinjektion

tung des Instrumentariums und Überwachung der Röntgenapparatur.
Die Röntgenassistentin wird frühestens nach 2 Jahren praktischer Be-
rufsausübung in der Lage sein, abdominelle Angiographien selbstver-
antwortlich zu assistieren.

Technische Durchführung

Darstellungen der Aorta bzw. einzelner Viszeralarterien durch Direkt-
punktion erfolgen nur noch außerordentlich selten. Die direkte lumbale
Aortographie ist bei Verschluß der Beckenarterien und Schwierigkeiten
beim Vorgehen von axillär her indiziert.
Methode der Wahl ist das Vorgehen nach Seldinger [20], gelegentlich in
der Modifikation von Hettler [7]. Bei der letzteren wird eine Kunststoff-
hülse – eine sog. Schleuse – benutzt, um hierdurch einen mehrfachen Ka-
theterwechsel ohne größere Traumatisierung des Gefäßes zu ermöglichen. Die Anwendung der Schleuse ist bei der interventionellen Radiographie heute wieder besonders aktuell geworden.
Die Seldinger-Technik, die als bekannt vorausgesetzt werden darf, hat
sich in den letzten Jahren kaum verändert. Verbessert wurden die Füh-
rungsdrähte, insbesondere mit Einführung des sog. J-Drahtes, der sich
den verschiedensten, meist arteriosklerotisch bedingten Hindernissen
optimal anpaßt und Sondierungen erlaubt, die mit einem geraden Füh-
rungsdraht unmöglich wären.
Geändert hat sich auch das Angebot der verschiedenen Katheter zur selektiven bzw. superselektiven Darstellung einzelner Gefäßäste der abdominalen Aorta. Während früher routinemäßig sog. Hirtenstabformen
benutzt wurden, haben sich insbesondere bei der superselektiven Gefäßdarstellung der sog. „cobrahead" und der „sidewinder" sehr bewährt [9]
(Abb. 2).

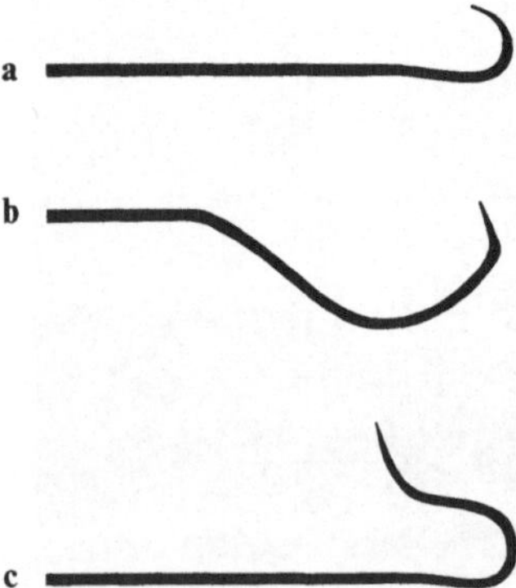

Abb. 2 a–c. Gebräuchliche Kathetertypen zur viszeralen Angiographie. **a** Hirtenstab, **b** Kobra, **c** Sidewinder

Arterielle Angiographie

Mit Hilfe eines hochauflösenden Bildverstärkerfernsehsystems gelingt es i. allg. leicht, die nach ventral abgehenden 3 Viszeralarterien (Truncus coeliacus, A. mesenterica superior, A. mesenterica inferior) zu sondieren. Die Darstellung erfolgt mit einem hochprozentigen (76 oder 80%) Kontrastmittel in einer Menge von 10 ml (A. mesenterica inferior) bis 40 ml (Truncus coeliacus) bei einem Fluß von etwa 6 ml/s.
Für die superselektive Kontrastierung z. B. der A. gastrica sinistra, der A. gastroduodenalis, der A. pancreaticodorsalis, der A. phrenica inferior u. a. sind speziell gebogene Kathetersysteme erforderlich.
Kontrastmittelmenge und -fluß müssen allerdings individuell angepaßt werden; bei Kindern werden niedrigere Dosen notwendig; im Falle einer arteriovenösen oder arterioportalen Kurzschlußverbindung können deutlich höhere Mengen notwendig werden.

Venöse Angiographie

Klinisch und angiographisch sind die Mesenterialvenen bei einer Thrombose von Interesse. Die Darstellung der Strombahnunterbrechung erfolgt über den arteriellen Schenkel. Die ebenso bedeutsamen Lebervenen kommen in der Spätphase der Leberarteriographie nur selten zur Darstellung, insbesondere beim seltenen M. Osler der Leber. Bei der Thrombophlebitis der Leber, dem Budd-Chiari-Syndrom, allerdings gelingt der direkte Nachweis des Venenverschlusses durch die perkutane, transhepatische Punktion – ein schwieriges Unterfangen – besser aber durch Einführung eines Katheters in die untere Hohlvene entweder über eine Armvene oder die V. femoralis und retrograde, selektive Darstellung der Lebervenen. Gleichzeitig kann hier der posthepatische Druck gemessen werden. Diese Druckmessung innerhalb der Lebervenen hat bei der portalen Hypertension besondere Bedeutung, da sich in Wedgeposition des Katheters der Lebervenendruck und der Pfortaderdruck entsprechen.
Weitere Indikationen zur venösen Angiographie im Bauchraum sind Raritäten, wenn man von der gelegentlichen Notwendigkeit absieht, Anastomosen zwischen dem Pfortadergebiet und der unteren Hohlvene via V. cava inferior dazustellen.

Portographie

Die älteste Technik zur Pfortaderdarstellung ist die direkte *Splenoportographie:* Punktion der Milz und Injektion von 40–60 ml Kontrastmittel in das Milzparenchym. Dem Vorteil sehr kontrastreicher Aufnahmen und der Möglichkeit einer direkten Messung des Pfortaderdrucks stehen als Nachteile die Blutungsgefahr und die Möglichkeit eines Kapseleinrisses bei großer Milz gegenüber.

Am gebräuchlichsten ist die *indirekte Arterioportographie* in der Spätphase einer Milzarteriographie oder einer Darstellung des Truncus coeliacus. Nachteilig ist die schlechte Kontrastierung der Milzvene bei Splenomegalie und die Tatsache, daß der Pfortaderdruck nicht bestimmt werden kann.

Die *Omphaloportographie* nach operativer Freilegung und Rekanalisierung der Nabelvene erhält in jüngster Zeit wieder zunehmende Bedeutung durch die Möglichkeit einer längerdauernden Kanülierung zur Leberperfusion mit Chemotherapeutika. Der Pfortaderdruck ist leicht zu messen, die technische Durchführung ist jedoch sehr aufwendig und für den Patienten belastend.

Als jüngste Variante der Pfortaderdarstellung gilt die *perkutane transhepatische, perkutane Portographie,* bei welcher ein intrahepatischer Ast der Pfortader unter sonographischer und/oder Röntgenkontrolle punktiert und ein Katheter eingeführt wird. Nach der Übersichtsdarstellung des gesamten Pfortadergebiets sind selektive Sondierungen zum Verschluß einzelner Äste bei Blutung oder zur selektiven Blutentnahme für Hormonbestimmungen, insbesondere zur topographischen Bestimmung von hormonaktiven Pankreastumoren, möglich.

Ein abdominelles Angiogramm muß folgende *Mindestanforderungen* erfüllen:
- ein kontrastreiches, das interessierende Gebiet zentral abbildendes Nativbild,
- eine genügend hohe Dichte des injizierten Kontrastmittels,
- eine genügend schnelle, aber auch zeitlich ausreichende Erfassung des gesamten Kontrastmittelabflusses über die früharterielle Phase bis hin zum venösen Abfluß.

Gerade bei Erkrankungen, die sich in peripheren Gefäßabschnitten abspielen, wie die „non-occlusive disease" oder periphere Embolien, muß eine genügende Abbildungsschärfe, d. h. ein gutes Auflösungsvermögen sowohl des Filmmaterials als auch der verwendeten Folien, gewährleistet sein. Die sog. Mittelformattechnik, d. h. Filme vom Format 7·7 bzw. 10·10 cm, findet hier ihre technischen Grenzen.

Ein sog. Leerbild erlaubt später bei flauem Kontrast oder störender Überlagerung die Anfertigung einer photographischen oder elektronischen Subtraktion.

Diagnostisches Spektrum

Die viszerale Angiographie scheint von manchen Autoren bereits abgeschrieben worden zu sein, obwohl sie in den vergangenen Jahrzehnten eigentlich die überraschendsten Einblicke in eine völlig neue diagnostische Dimension, nämlich die Darstellung der parenchymatösen Oberbauchorgane und des abdominellen Gefäßsystems, erlaubte.

Die Zahlen der viszeralen, renalen und retroperitonealen Angiographien zur reinen Diagnostik sind zweifellos rückläufig. Mit Sonographie und Computertomographie stehen 2 Verfahren zur Verfügung, deren größte Aussagekraft in der Darstellung der parenchymatösen Organe, aber auch der retroperitonealen Strukturen liegt; außerdem erlauben diese nichtinvasiven Methoden auch die Darstellung der großen Gefäße.

Grob vereinfachend kann gesagt werden, daß die Angiographie zur Diagnostik intraabdomineller oder retroperitonealer Tumoren weitgehend überflüssig geworden ist. Trotzdem gibt es gerade im Bereich der sonographisch und computertomographisch leicht zu erfassenden Leber- und Nierentumoren immer wieder Schwierigkeiten bei der Frage nach der Herkunft eines Tumors bzw. nach Gut- oder Bösartigkeit.

Abgesehen von einigen mit nahezu histologischer Genauigkeit zu erfassenden Lebertumoren, wie Leberzellkarzinom oder Hämangioendotheliosarkom, ist die Angiographie nach wie vor ein wichtiges Diagnostikum bei der Erfassung der auf Antikonzeptiva zurückgeführten fokalnodulären Hyperplasie und des Leberzelladenoms.

Selbst für das Screening kleiner hepatozellulärer Karzinome geben Takashima et al. [21] der Angiographie noch eine spezielle Chance. Hinzu kommt die Möglichkeit der präoperativen oder palliativen Embolisation, die wir in unserem Institut als *kapilläre Embolisation* vornehmen [11].

Spezielle Bedeutung für die Tumordiagnostik hat die viszerale Angiographie außerdem bei *endokrin aktiven Tumoren,* insbesondere beim Karzinoid und den vom Inselzellapparat ausgehenden Adenomen bzw. Adenokarzinomen. Weder Sonographie noch Computertomographie erlauben eine relativ frühzeitige Erfassung *mesenchymaler Dünndarmtumoren* wie z. B. Neurinom und Myom mit ihren malignen Varianten. Daß die Kontrastverfahren zur Darstellung des Dünndarms ebenso wie die Endoskopie bei diesen meist exophytisch wachsenden Tumoren versagen, sei nur am Rande erwähnt.

Bedeutsamer jedoch als bei onkologischen Fragen ist die Rolle der Angiographie bei den *viszeralen Durchblutungsstörungen:* Genannt sei die *Angina abdominalis,* von der wir annehmen müssen, daß eine klinisch faßbare Symptomatik (postprandiale Schmerzen, Gefäßgeräusch, Malabsorptionssyndrom) erst beim Verschluß von wenigstens 2 wesentlichen viszeralen Arterienstämmen zu erwarten ist. Zu erwähnen sind jedoch auch Kurzschlußverbindungen, wie die spontane [3] oder posttraumatische [25] aortokavale Fistel, deren angiographischer Nachweis die Voraussetzung einer gezielten chirurgischen Therapie ist.

Häufig spielt die Angiographie auch bei der *akuten mesenterialen Insuffizienz* eine Rolle, insbesondere weil auch hier therapeutische Möglichkeiten für die Zukunft offenstehen [20, 26] (Abb. 3).

Mehr als 90% aller Embolien betreffen die A. mesenterica superior, deren Kontrastierung innerhalb kürzester Zeit die Verschlußdiagnose klärt. Weniger die gezielte Anwendung gefäßerweiternder Substanzen als sich abzeichnende Maßnahmen zur *Katheterrekanalisierung* und *lokalen Lyse* dürften hier in den nächsten Jahren erhebliche Fortschritte bringen (Tabelle 1). Bereits heute eignet sich die selektive Arteriographie zur Standardbehandlung bei der sog. *„non-occlusive disease"*. Hier sind die Hauptgefäßstämme offen; ein intensiver Spasmus der intramuralen

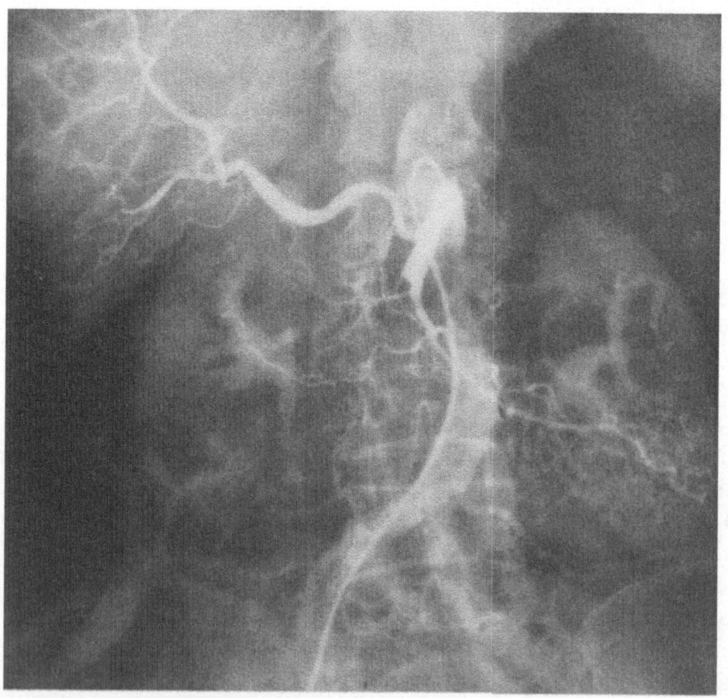

Abb. 3. Mesenterialembolie. Abrupter Kontrastmittelabbruch im Bereich des Mesentericahauptstamms. Darstellung einer atypisch aus der A. mesenterica superior abgehenden rechten Leberarterie. Zurückfließen des Kontrastmittels in die Bauchaorta, die eine erhebliche Krümmung aufweist (72jähriger Patient mit Bradyarrhythmie)

Tabelle 1. Radiologisches Vorgehen bei der akuten Mesenterialinsuffizienz

Arterielle Embolie:
Diagnostische Angiographie

Bei fehlender Peritonitis
1 000 E Streptokinase = 1 000 E/min in den Thrombus (selektive Sondierung!). Bei klinisch
  stabiler Situation fortsetzen, bis Arterie offen oder Fibrinogenabfall. Bei unklarer
  Situation Laparotomie! Dosis darf 100 000 E nicht überschreiten!

Bei peritonitischen Zeichen
Vasodilatation bis zur sofort anschließenden Laparotomie

Tabelle 2. Perfusionsbehandlung bei "non-occlusive disease". (Nach Kauffmann et al. [12])

1. Sicherung der Diagnose: Selektive Mesenterikographie
2. Probatorische Injektion von 2 ml Laevadosin über den noch liegenden Angiographie-
   katheter
3. Kontrollmesenterikographie zur Erfolgsbeurteilung und Wahl der Perfusionsdosis
4. Intraarterielle Perfusion: 1 Amp. Laevadosin (10 ml) in 40 ml NaCl, je nach Schwere
   der Spasmen 12 bzw. 6 ml/h
5. Entsprechend klinischem Befund nach 18–24 h Probelaparotomie oder Kontrollangio-
   graphie
6. Fortführung als intravenöse Dauermedikation z. B. Isoptin i. v. (z. B. 2,4 mg/h, jedoch
   nicht mehr als 100 mg tgl.)

Arterien führt jedoch zur raschen Darmwandnekrose mit allen deletären
Folgen (Tabelle 2).

Um noch einige seltenere Beispiele zu nennen: Wie soll außer mit angiographischen Maßnahmen eine *arterioportale Fistel* diagnostiziert und
gezielt operativ beseitigt werden oder das seltene Krankheitsbild eines
M. Osler der Leber mit Verbindung zwischen mesenterialem Kreislauf
und Lebervenen (Abb. 4)? Wie soll außer durch die histologische Untersuchung, die jedoch keine Lokalisation erlaubt, eine *Lebervenenthrom-
bose* im Rahmen eines Budd-Chiari-Syndroms abgeklärt werden, wenn
nicht durch die Angiographie? Welch andere Möglichkeit besteht zur
Diagnostik eines Mesenterialvenenaneurysmas [19]?

Gerade in dieser Region ist schließlich noch eine Kathetermethode zu erwähnen, die allerdings nicht mehr ganz so optimistisch betrachtet wird
wie in den ersten Jahren nach ihrer Publikation durch Lunderquist [13]
in Schweden: die *transhepatische Portographie* mit der selektiven Darstellung von Ösophagusvarizen und der Möglichkeit einer Embolisationsbehandlung.

Es leuchtet ein, daß man sich mit einer solchen angiographischen Methode in den Randgebieten des technisch Möglichen bewegt. Die Kom-

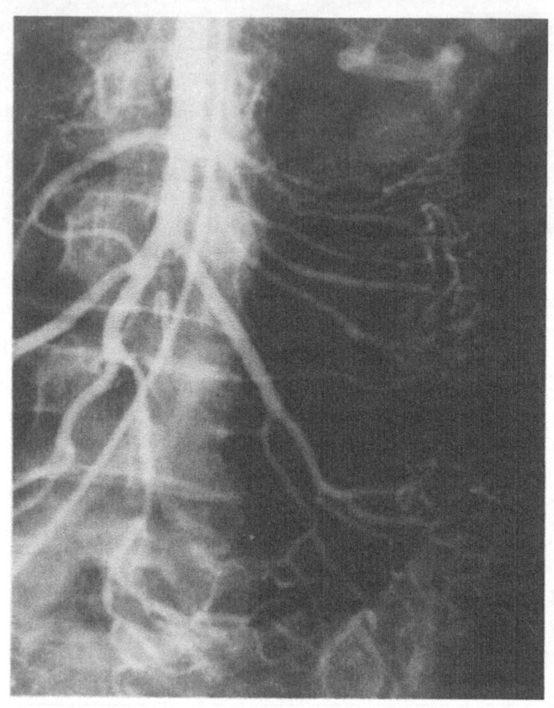

Abb. 4. „Non-occlusive disease". Selektive Darstellung der A. mesenterica superior mit zahlreichen Kaliberschwankungen der enggestellten Jejunaläste. Schlechte Darmwandkontrastierung in der Spätphase

plikationsquoten schnellen bei diesen riskanten Eingriffen in die Höhe, und zwar besonders bei diesen Patienten, die meist in schlechtem Allgemeinzustand sind [6]. Was nützt die beste Blutstillung aus Ösophagusvarizen, wenn der Erfolg mit einer Pfortaderthrombose durch die weitere Verlangsamung des Blutflusses im Pfortadersystem erkauft werden muß? Wir führen diese Methode nur dann durch, wenn ein Shunt vorausgegangen ist oder unmittelbar bevorsteht.

Angiographie ist hier im wahrsten Sinne des Wortes als Ultima ratio zu verstehen.

Das diagnostische Spektrum für die abdominale Angiographie wäre unvollständig, wenn nicht der Einsatz bei *Blutungen* erwähnt würde. Die direkte Lokalisation einer Blutung erfolgt durch den Nachweis des Kontrastmittelaustritts in das Darmlumen und ist von der Blutungsstärke abhängig (Abb. 5).

In eigenen Untersuchungen [24] wurden in 62 Versuchen an 8 Hunden bei künstlich geschaffener Blutung aus der A. mesenterica superior folgende Grenzwerte gefunden: geringste, selektiv-arteriographisch nachweisbare Blutungsstärke 1,3 ml/min bei 2,0 mg Urografin 76%/kg Körpergewicht.

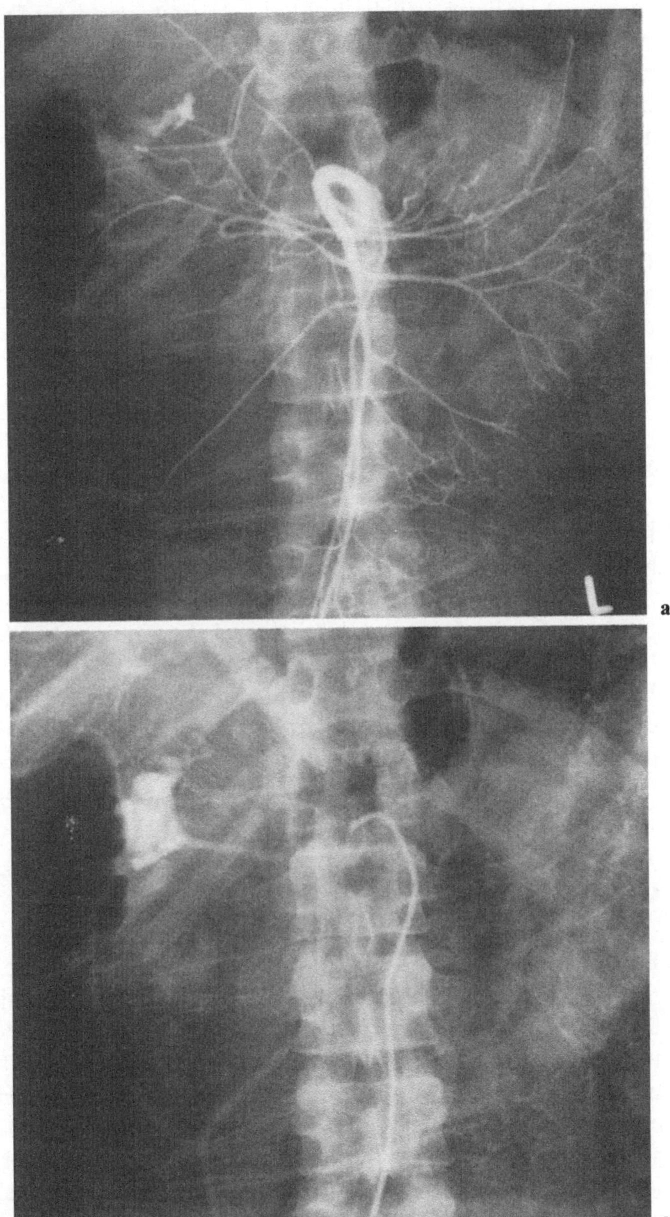

Abb. 5 a, b. Schwere Gastrointestinalblutung. **a** Arterielle Phase der Mesenterikographie mit hochgradig enggestellten Viszeralarterien (Schockgefäße) und Kontrastmittelaustritt im Bereich des Duodenums. **b** Das Extravasat persistiert über die venöse Phase hinaus und hat sich vergrößert. Operation: großes Streßulkus im Duodenum

377

Damit ist eine wesentliche Indikation bereits gegeben: Die mit Hilfe der Notfallendoskopie nicht zu erfassende massive Blutung kann angiographisch nachgewiesen und durch Injektion von Fibrinschwammteilchen auch behandelt werden.

Die Embolisationsbehandlung ist auch bei der Behandlung des *Karzinoidsyndroms* durch Embolisation von Leberarterien [14] sowie bei anderen metastatischen Lebertumoren angebracht [2].

Schließlich sei noch die *präoperative Darstellung* des Gefäßsystems zur Operationsplanung erwähnt. Die meisten Chirurgen legen bei der vorgesehenen Resektion von Leberanteilen und in ganz besonderer Weise bei der Pankreasoperation großen Wert auf die Darstellung der Organarterien, aber auch des benachbarten Gefäßsystems.

Sensitivität und Spezifität

Die Treffsicherheit bei primären Gefäßveränderungen im Abdomen liegt praktisch bei 100%. Sensitivität und Spezifität im Hinblick auf einzelne Tumorarten darzustellen, ist wenig sinnvoll, nachdem Sonographie und Computertomographie hier der Angiographie den Rang abgelaufen haben.

Die primären diagnostischen Indikationen bei Verdacht auf Karzinoid, endokrin wirksame Pankreastumoren und mesenchymale Dünndarmtumoren sind so selten, daß größere, statistisch haltbare „Erfolgsquoten" in Abgrenzung gegenüber anderen Verfahren nicht vorliegen.

Gefahren

Bei der abdominellen Angiographie handelt es sich um ein *invasives Verfahren*. Lokalanästhesie, Gefäßpunktion, Kathetermanipulation und längeres Stilliegen sowie die anschließende 24stündige Bettruhe beeinträchtigen den Patienten in wechselndem Maße. Der aktuellsten Sammelstatistik über Komplikationen der Angiographie von Hessel [6] ist zu entnehmen, daß unter 118 591 Angiographien, die in 514 amerikanischen Krankenhäusern durchgeführt worden sind, bei der transfemoralen Angiographie 1,73% Zwischenfälle und 0,03% Todesfälle aufgetreten sind. Die Todesfälle betrafen durchweg Patienten mit hohem Risiko (Diabetes, Hypertonie, Herzinsuffizienz usw.). Die meist chirurgisch zu behandelnden Komplikationen ernster Art waren Blutung, Arterienverschluß, Pseudoaneurysma, arteriovenöse Fistel und neurologische Störungen. Es fand sich eine eindeutige Korrelation zwischen Angiographie- und Komplikationshäufigkeit (viele Angiographien – wenig Komplikationen, wenig Angiographien – höhere Komplikationsrate). Zweifellos ist das Risiko ernsterer Zwischenfälle beim Anfänger größer als beim Erfahrenen. Im eigenen Krankengut liegt die Komplikationsrate um 1‰ bei 1 500 Aortoarteriographien pro Jahr. Das Risiko steigt mit der Dauer des Eingriffs und ist bei der interventionellen Angiographie am größten.

Patienten mit bekannter Allergie müssen besonders gut beobachtet werden; Notfallmaßnahmen müssen sofort möglich sein (Bereitstellung von Suprarenin, Antiallergika, Kortikoiden, Sauerstoff, Intubationsbesteck).

Ebenso ist die *Strahlenbelastung* nicht zu vernachlässigen. Even et al. [8] haben bei der Angiographie ein 10 mal größeres somatisches Strahlenrisiko als bei der computertomographischen Untersuchung angegeben, eine Rate, die für eingearbeitete Teams sicher zu hoch ist. Eigene Untersuchungen [10] sehen die Angiographie gegenüber anderen röntgenologischen Untersuchungsmethoden zwar mit einem höheren Strahlenrisiko belastet; der Unterschied – bezogen auf die ausgewertete Flächendosis – hält sich jedoch in Grenzen. Nicht selten ist die Strahlenbelastung einer Nieren- oder Leberdarstellung wegen der schmalen Durchleuchtungsfelder geringer als die einer üblichen Magenpassage! Damit ist ein weiteres, wichtiges Problem angesprochen, das in vielen Publikationen zu kurz kommt, nämlich die Erfahrung des Untersuchers, die gerade bei der Angiographie im Hinblick auf Komplikationsmöglichkeiten und Strahlenbelastung eine wesentliche Rolle spielt. Wer monatlich nur 1–2 abdominelle Angiographien durchführt, sollte diese lieber in einem benachbarten größeren Institut anfertigen lassen.

Kosten

Eine Angiographie im Bauchraum wird nach der neuen Gebührenordnung mit 200,– DM (einfacher Satz) berechnet. Davon werden im eigenen Haus 111,40 DM an Sachkosten angesetzt. So teuer kommt demnach die bis dahin nur zu vermutende Diagnose einer Viszeralarterienembolie einschließlich der Chance, den Gefäßverschluß mit dem gleichen Katheter zu behandeln.

Für die digitale Subtraktionsangiographie haben Crummy u. Mistretta [4] auf eine wesentliche Kostensenkung gegenüber der konventionellen Angiographie hingewiesen. Da Großformatfilme nicht notwendig sind, wird hier mit 1/10 der Kosten einer Standardarteriographie gerechnet, abgesehen davon, daß Lagerungskosten, Entwicklungschemikalien usw. eingespart werden können. Es darf jedoch nicht verschwiegen werden, daß die digitale Radiographie als Zusatz zum konventionellen Durchleuchtungsarbeitsplatz Investitionskosten in Höhe von etwa 0,5 Mio. DM verursacht.

Praktische Anwendung der abdominellen Angiographie

Die abdominelle Angiographie ist zwar eine Untersuchungsmethode mit außerordentlich hoher Aussagekraft; ihre Risiken verlangen aber eine sehr strenge Indikation. Sie sei am Beispiel des eigenen Krankenguts kurz aufgezeigt (Tabelle 3).

Der Aufstellung ist zu entnehmen, daß 25% der Aortoarteriographien Indikationen im Bauchraum betrafen, wobei die Viszeralarterien mit 171 Untersuchungen den Großteil ausmachten.

Unter den *Indikationen* stehen die Mesenterialthrombose und -embolie an erster Stelle, gefolgt vom Blutungsnachweis und onkologischen Indikationen (Pankreas-, Leber- und andere Tumoren).

Noch beträgt der Einsatz der *interventionellen Angiographie im Bauchraum* nur 10%. Gemessen am Gesamtkrankengut mit über 30% interventionellen Angiographien, insbesondere Gefäßdilatationen an den

Tabelle 3. Überblick über die Angiographien am Institut für Röntgendiagnostik der Universität Freiburg (1982)

Aorto-/Arteriographie	1 853
Abdominale Angiographie	472
– Übersicht	151
– Nieren	117
– Nebennieren	3
– Viszeralarterien	171
Indikationen	
Mesenterialthrombose/-embolie	51
Blutung Magen-Darm-Trakt	29
Pankreas präoperativ	28
Lebertumor	17
Andere Tumoren	26
Gefäßmißbildung	5
Andere	15
Interventionelle Angiographie	
Embolisation	13
Mesenterikolyse	2
Vasopressin i.a.	2

Extremitäten, ist dies relativ wenig. Die Zahlen dürften sich jedoch in den kommenden Jahren noch deutlich in Richtung auf die therapeutischen Eingriffe verschieben.

Wir sehen die Indikation zur abdominellen Angiographie bei Verdacht auf folgende Erkrankungen:

- Akutes Abdomen: Verdacht auf mesenteriale Durchblutungsstörung (Bradyarrhythmie, Mitralfehler, Vorhofflimmern oder vorgeschaltetes Aneurysma als Emboliequelle; ausgeprägte Arteriosklerose als Wegbereiter einer arteriellen Thrombose; Digitalisüberdosierung als auslösender Faktor für eine „non-occlusive disease").
- Angina abdominalis: postprandiale Schmerzen, Gefäßgeräusch, Malabsorptionssyndrom.
- Verdacht auf arterioportale Fistel bei Ösophagusvarizenblutung oder nachgewiesener portaler Hypertension ohne Leberzirrhose, z. B. nach abdomineller Operation oder Abdominaltrauma.
- Gastrointestinalblutung unklarer Genese (negativer Endoskopiebefund, negatives Ergebnis von Röntgenkontrastuntersuchungen). Massive Blutung: direkter Blutungsnachweis mit der Möglichkeit der Embolisation. Geringe Blutung: Möglichkeit der Anfärbung eines blutenden Tumors oder einer Angiodysplasie mit vorzeitiger Füllung der ableitenden Vene (insbesondere am Zökum).
- Inoperabler, blutender Tumor zur Embolisation.
- Karzinoidsyndrom (Nachweis und Embolisation von Lebermetastasen).
- Splenomegale Markhemmung (Teilembolisation der Milz, die sehr rasch zu einer Besserung des Blutbildes, insbesondere zum Thrombozytenanstieg führt).
- Lebertumoren: Artdiagnose, präoperative Gefäßdarstellung zur Frage der Resezierbarkeit bzw. der Operationstaktik (Abb. 6).
- Präoperatives Angiogramm bei Pankreastumor zur Abklärung der Gefäßanatomie; u. U. hier Differenzierung zwischen chronischer Pankreatitis und Pankreaskarzinom möglich (Abb. 7).

Der *Stellenwert der abdominellen Angiographie* ergibt sich aus dem vorher Gesagten: Bei Gefäßerkrankungen erfolgt zunächst die Sonographie, dann sofort die Angiographie. Bei der massiven Gastrointestinalblutung ist die Angiographie Zweituntersuchung nach ergebnisloser Endoskopie und vor anderen Maßnahmen, die mit Kontrastmittelapplikationen einhergehen. In der Tumordiagnostik folgt sie i. allg. nach Sonographie, Computertomographie und Kontrastmitteldarstellung des Gastrointestinaltrakts.

Die abdominelle Angiographie als invasive Methode wird klinisch durchgeführt und hat nichts in der ambulanten Abklärung zu suchen.

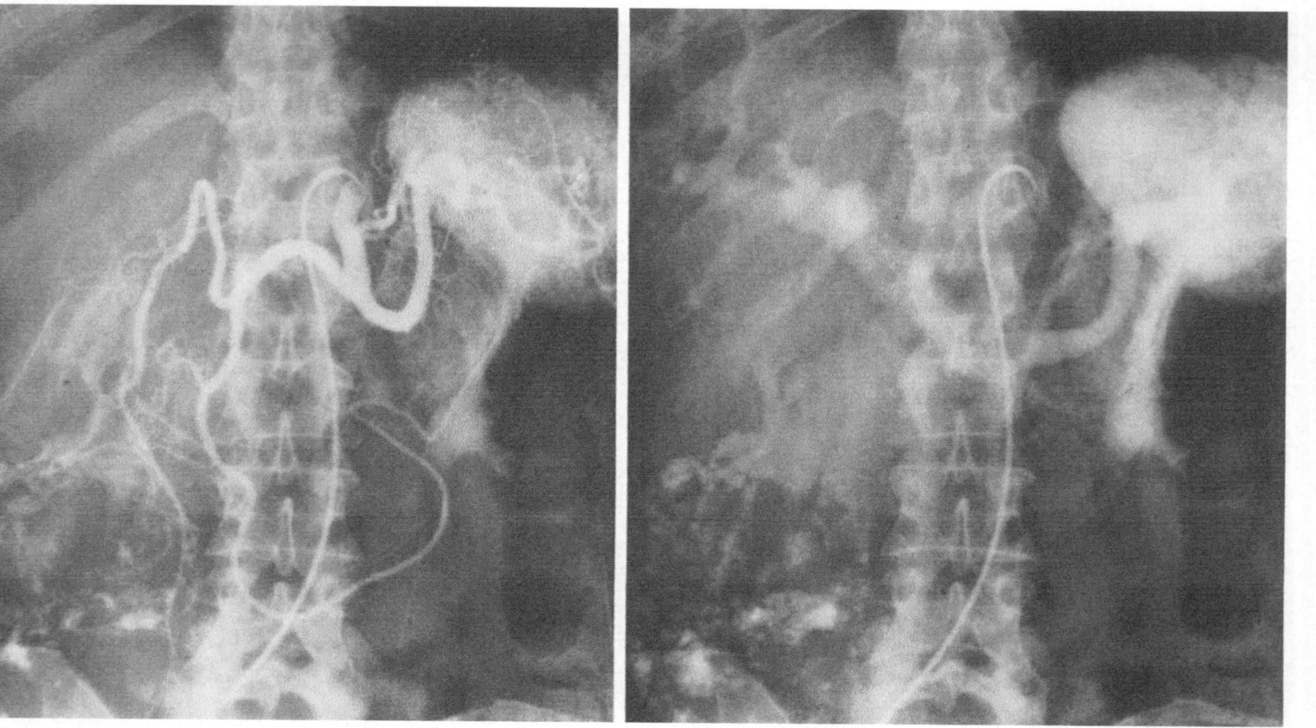

Abb. 6. Kavernöses Hämangiom der Leber. Tastbarer, gut beweglicher Tumor, der klinisch und im Ultraschall als nicht der Leber zugeordnet angesehen wurde. Im Angiogramm Ernährung durch die rechte Leberarterie. Lakunenartige Kontrastmittelaustritte, die an einen gefäßreichen Tumor denken lassen. Operation: kavernöses Hämangiom

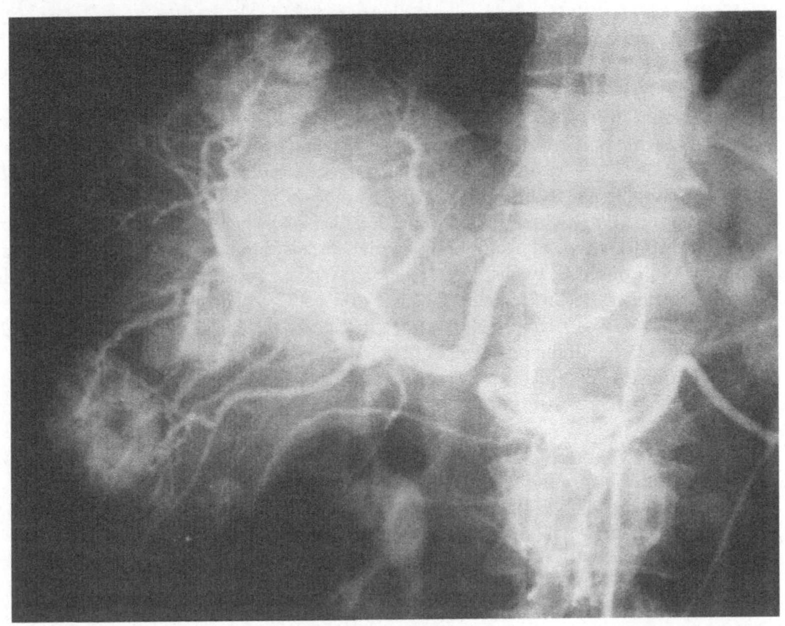

Abb. 7. Multiple Lebermetastasen eines Inselzellkarzinoms des Pankreaskopfs (Metastasen endokriner Tumoren kommen im Angiogramm besonders gut zur Darstellung

Ausnahme wird in Zukunft die sog. digitale Radiographie sein, bei der das Gefäßsystem – allerdings nicht überlagerungsfrei – durch intravenöse Injektionen relativ kleiner Kontrastmitteldosen auch unter ambulanten Bedingungen dargestellt werden kann.

Literatur

1. Capp MP, Nudelman S, Fisher D et al. (1982) Digital radiography. In: Baert AL, Boijsen E, Fuchs WA, Heuck FHW (eds) Frontiers in European radiology. Springer, Berlin Heidelberg New York, pp 63–71
2. Chuang VP, Wallace S (1981) Hepatic artery embolization in treatment of hepatic neoplasms. Radiology 140:51
3. Cohen LJ, Sukor RJ, Boswill W, Ashor G (1981) Spontaneous aorta-caval fistula. Radiology 138:357
4. Crummy AB, Mistretta CA (1982) Digital subtraction arteriography (DSA). In: Baert AL, Boijsen E, Fuchs WA, Heuck FHW (eds) Frontiers of European radiology. Springer, Berlin Heidelberg New York
5. Even K, Fiebach BJO, Hinz A (1982) Somatisches Strahlenrisiko bei Angiographie. Fortschr Röntgenstr 137:704
6. Hessel SJ, Adams DF, Abrams HL (1981) Complications of angiography. Radiology 138:273

7. Hettler MG (1969) Die perkutane Kathetermethode nach Hettler. Fortschritte in Technik und Instrumentarium – Ergebnisse. Fortschr Röntgenstr 110:553

8. Katzen BT, Breda A von (1981) Low dose streptokinase in the treatment of arterial occlusions. AJR 136:1171

9. Kauffmann GW, Rau WS (1984) Röntgenfibel – Praktische Anleitung für diagnostische Eingriffe in der Radiologie. Springer, Berlin Heidelberg New York Tokyo

10. Kauffmann GW, Flemming K, Friedburg H, Schattenberg S (1982) Einflüsse der Strahlenbelastung in der Röntgendiagnostik. Radiologe 22:235

11. Kauffmann GW, Richter G, Raßweiler J, Rohrbach R (1982) Effects of central, peripheral or capillary type of occlusion in animal models simulating tumor embolization. In: Baert AL, Boijsen E, Fuchs WA, Heuck FHW (eds) Frontiers of European radiology, vol 1. Springer, Berlin Heidelberg New York, pp 72–99

12. Kauffmann GW, Friedburg H, Anger P, Rückauer K (1982) Diagnose, Differentialdiagnose und Behandlung der sogenannten „non-occlusive disease". Chirurg 53:641

13. Lunderquist A, Wang J (1974) Transhepatic catheterization and obliteration of coronary vein in patients with portal hypertension and oesophageal varices. N Engl J Med 291:646

14. Lunderquist A, Ericson M, Nobin A, Sandén G (1982) Gelfoampowder-embolization of the hepatic artery in liver metastases. Radiologe 22:65–70

15. Morino F, Tarquini A (1956) Caterismo atraverso l'arteria omerale per l'arteriographia de rami collaterali del aorta abdominale. Minerva Med 47:935

16. Nöldge G (im Druck) Die neue „Micro"-Spirale mit koaxialem Applikationsset für den superselektiven Gefäßverschluß. Fortschr Röntgenstr

17. Oedman P (1956) Percutaneous selective angiography of the main branches of the aorta. Preliminary report. Acta Radiol (Stockh) 45:1

18. Reuter SR, Redman HC (1972) Gastrointestinal angiography. Saunders, Philadelphia London Toronto

19. Schild H, Schweden F, Braun B, Lang H (1982) An aneurysm of the superior mesenteric vein. Radiology 145:641

20. Seldinger SI (1953) Catheter replacement of the needle in percutaneous arteriography; a new technique. Acta Radiol (Stockh) 39:368

21. Takashima T, Madsui O, Suzuki M, Ida M (1982) Diagnosis and screening of small hepatocellular carcinoma. Radiology 145:635

22. Tey PH, Sprayregen S, Ahmed A, Shan KF (1981) Mesenteric vein thrombosis: Angiography in two cases. AJR 136:809

23. Tillander H (1956) Selective angiography of the abdominal aorta with a guided catheter. Acta Radiol (Stockh) 45:21

24. Wenz W (1969) Die Röntgendiagnostik der akuten Gastrointestinalblutung. Chirurg 40:100

25. Wenz W (1972) Abdominale Angiographie. Springer, Berlin Heidelberg New York

26. Wenz W (1981) Wertigkeit radiologischer Untersuchungen des Abdomens. Röntgenberichte 10:1

27. Wenz W, Mathias K (1983) Herz – große Gefäße. In: Frommhold W, Stender H, Thurn P (Hrsg) Radiologische Diagnostik in Klinik und Praxis, Bd II. Thieme, Stuttgart

Kapitel 27

ERCP

J. F. RIEMANN

Definition

Die endoskopisch-retrograde Cholangiopankreatikographie (ERCP) ist
eine kombinierte endoskopisch-radiologische Methode. Sie vereint die
direkte Inspektion und mögliche Gewebeentnahme bis zum tiefen Duodenum mit der röntgenologischen Darstellbarkeit des biliopankreatischen Systems über die Papilla Vateri.

Physikalische Grundlagen

Durch vollflexible Glasfiberinstrumente läßt sich die Vater-Papille als
gemeinsame Mündung des Gallen- und Pankreasgangs so einstellen, daß
über den Instrumentierkanal des Geräts mit Hilfe entsprechender
Kunststoffkatheter eine Sondierung möglich wird. Über diese Katheter
gelingt die Röntgenkontrastdarstellung beider Gangsysteme.

Apparative und personelle Voraussetzungen

Instrumente und Zubehör

Grundsätzlich werden für die Duodenoskopie dünnkalibrige Seitblickinstrumente verwendet, deren gemeinsame Merkmale eine große Schaft-
flexibilität sowie eine extreme Abwinkelbarkeit der Spitze in alle Richtungen bis zu 130° sind. Als assoziierte Methode ist neuerdings mit der
Einführung ultradünner Fiberendoskope auch die endoskopisch-retrograde Cholangiopankreatikoskopie möglich geworden [44]. Beim Bill-
roth-II-resezierten Magen kann die Kanülierung der Papilla Vateri in
der zuführenden Schlinge auch mit einem Vorausblickendoskop versucht werden.

Zusatzinstrumente für die Duodenoskopie sind flexible Biopsiezangen, Bürsten und graduierte Sonden. Flexible Kunststoffkatheter mit einem Außendurchmesser von 1,6–1,8 mm gewährleisten die Instillation von Kontrastmittel in die Gallen- und Pankreasgänge, sie lassen sich jedoch auch zur selektiven Absaugung von Sekreten für entsprechende biochemische, zytologische oder bakteriologische Untersuchungen einsetzen. Bei sehr kleinen Papillen kann die Verwendung einer Metallspitze zum besseren Aufsetzen auf den Porus hilfreich sein; mit diesen Sonden läßt sich häufig auch die Papilla minor beim Pancreas divisum kanülieren. Neuerdings wird die endoskopische Feinnadelcholangiographie (EFC) propagiert [22]; damit läßt sich die Trefferquote v. a. bei erschwerten Kanülierungsbedingungen steigern. Zur Papillenmanometrie kommen entsprechend präformierte Katheter zur Anwendung [30]. Tabelle 1 gibt einen Vergleich der technischen Daten gebräuchlicher Duodenoskope. Eine möglichst starke Lichtquelle gewährleistet eine optimale Photographie im Duodenum.

Ein wichtiger Baustein ist eine Hochleistungsröntgeneinheit, die aus einem verstellbaren Tisch sowie einem hochauflösenden Bildverstärker bestehen muß (Abb. 1). Der Monitor muß in ausreichender Nähe zum Untersucher angebracht sein, so daß v. a. bei der Pankreatikographie eine exakte Durchleuchtungskontrolle möglich ist [19, 30]. Damit läßt sich ein Überspritzen der Bauchspeicheldrüse vermeiden.

Tabelle 1. Vergleich technischer Daten gebräuchlicher Duodenoskope

Richtung der Optik	JF-B4 (Olympus) Seitblick	TX-6 ACM Seitblick	Duo-X (Fuji) Seitblick	FD-32A (Pentax) Seitblick
Blickwinkel	75°	50°	105°	83°
Fokus	5–60 mm (Fixfokus)	5–80 mm (Fixfokus)	2–80 mm (Fixfokus)	3–100 mm (Fixfokus)
Äußerer Durchmesser	10,5 mm	10,0 mm	11 mm	10,5 mm
Gesamtlänge	1 535 mm		1 500 mm	1 600 mm
Arbeitslänge	1 360 mm	1 200 mm	1 340 mm	1 295 mm
Abwinkelung der Spitze				
oben	130°	140°	120°	135°
unten	120°	140°	120°	135°
rechts	90°	110°	90°	100°
links	90°	110°	90°	100°
Besonderheiten	Spitze isoliert	Neben Sondenkanal extra Spritzenansatz zum Spülen	Mikroschalter zur Bedienung der Saug- und Spülkanäle	
Durchmesser des Instrumentenkanals	2,0 mm	2,0 mm	2,2 mm	2,8 mm

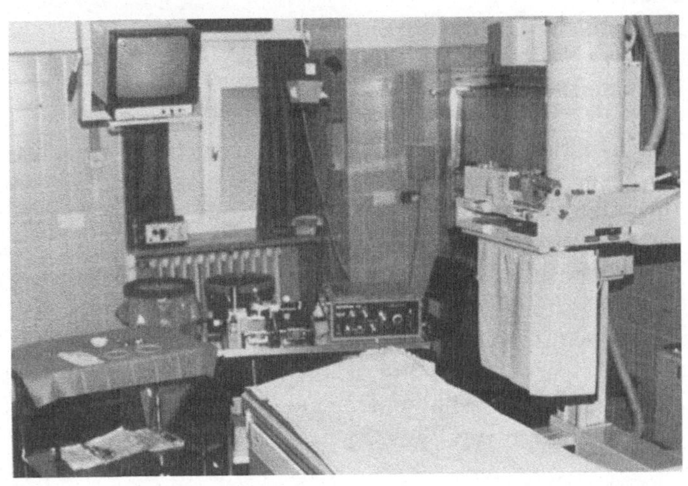

Abb. 1. Hochleistungsröntgeneinheit mit verstellbarem Tisch und Bildverstärkern

Personeller Aufwand

Bei der ERCP ist neben dem Untersucher mindestens eine weitere Hilfskraft notwendig. Dies sollte in der Regel eine spezifisch ausgebildete Schwester oder ein Pfleger sein. Sie ist für Handreichungen (Injektionskatheter, Biopsiezangen) sowie insbesondere bei der Kontrastmittelinstillation zuständig. Die Untersuchung wird durch einen zweiten Arzt, der das Röntgengerät bedient, wesentlich erleichtert. Er sollte mit der speziellen Durchleuchtungspraxis und der erforderlichen Dokumentation vertraut sein.

Arzt und Schwester müssen eine qualifizierte Ausbildung für dieses Untersuchungsverfahren aufweisen. Für Ärzte sind im besonderen die optimale apparative, manuelle und technische Beherrschung der Endoskopie des oberen Verdauungstrakts sowie profunde Kenntnisse in der Röntgenmorphologie des biliopankreatischen Systems erforderlich. Das Pflegepersonal muß sich in besonderer Weise mit der Vorbereitung zu diesen Untersuchungen, speziell der Kathetertechnik, der spezifischen Handreichung, der Gerätedesinfektion sowie der Asepsis vertraut gemacht haben [9].

Technische Durchführung

Voruntersuchungen

Die ERCP erfordert als invasive Untersuchung zunächst Voruntersuchungen. Hierzu gehören der Gerinnungsstatus, bestehend aus Prothrombinzeit, partieller Thromboplastinzeit sowie Thrombozytenzahl. Beim ikterischen Patienten sollte die Hepatitisserologie bekannt sein, da z. B. ein positives HBs-Antigen eine Sterilisation des eingesetzten Geräts erforderlich macht. Bei Verdacht auf eine Gallenwegserkrankung sollte ein Infusionscholangiogramm vorliegen, da bei eindeutiger Beurteilung eine ERC nicht mehr nötig ist [19]. Einer Pankreasgangdarstellung sollte obligat eine Ultraschalluntersuchung vorausgehen, um die Gefahr einer Kontamination von Pseudozysten zu vermeiden [9, 19, 30].

Prämedikation

Die medikamentöse Vorbereitung zur ERCP gestaltet sich wie bei den anderen endoskopischen Untersuchungen des oberen Verdauungstrakts. Etwa 0,5 h vor Untersuchungsbeginn erhalten die Patienten 0,5 mg Atropin i. m.; darüber hinaus können sie schon auf der Station z. B. mit 20 mg Triflupromazin (Psyquil) i. m. sediert werden. Nach der Rachenanästhesie, die in der Regel mit 1%iger Novesine-Lösung oder Gingicain erfolgt, kann eine weitere i. v.-Sedierung mit Diazepam (z. B. 10 mg Valium) oder Pethidin (z. B. 100 mg Dolantin spezial) notwendig werden. Der Einsatz solcher Pharmaka hängt vom Alter und vom Gesamtzustand des Patienten ab. Wegen unangenehmer Nebenwirkungen der Prämedikation wird heute vielerorts weitgehend darauf verzichtet.

Medikation während der Untersuchung

Aufgrund einer stark gesteigerten duodenalen Motorik kann der Einsatz motilitätshemmender Substanzen (z. B. 20–40 mg Buscopan, 0,5–1 mg Glukagon) erforderlich werden. Diese Substanzen sind intravenös zu verabreichen; der Wirkungseintritt erfolgt nach 30–60 s. Eine starke Schaumbildung läßt sich durch Instillation von Dimethylpolysiloxan (z. B. Endoparactol, Lefax) sehr gut beseitigen.

Röntgenkontrastmittel

Als Röntgenkontrastmittel werden 60%ige Lösungen, z. B. Conray, Angiografin oder Urografin, verwandt. Kontrastmittel mit niedriger Osmolarität sind schonender [3].

Einverständnis

Wie bei jeder endoskopischen Untersuchung ist eine Einverständniserklärung erforderlich. Sie hat über Art und Umfang der besonderen Komplikationen der ERCP zu informieren. Die Einverständniserklärung, die am besten auf speziell dafür vorgesehenen Merkblättern gegeben wird, muß vom Patienten und vom Arzt gegengezeichnet werden.

Antibiotikaprophylaxe

Eine antibiotische Abschirmung im Rahmen der Kanülierung des biliopankreatischen Systems wird kontrovers diskutiert. Während einige, z. T. klinisch kontrollierte Studien eine Antibiotikaprophylaxe als nicht gerechtfertigt ansehen [2, 23, 40], rechtfertigen andere Arbeitsgruppen sie mit der Feststellung, daß v. a. bei mechanischen Hindernissen in einem beachtlichen Prozentsatz mit septischen Komplikationen zu rechnen sei [9, 45]. Eine prospektive Studie von Koch et al. hat eine deutliche Reduktion der Pankreatitisinzidenz von 7,38% auf 1,3% gezeigt [20]. Dazu ist jedoch kritisch anzumerken, daß die veränderte Kontrastmittelinstillation zumindest ein mitentscheidender Faktor war. Wir befürworten die prophylaktische systemische Applikation bei retrograden Füllungen [35]. Dabei haben wir v. a. jene Risikopatienten im Auge, die eine Domäne der operativen Endoskopie sind und bei denen sich durch die Manipulation bei einem bis dahin möglicherweise nicht bekannten Hindernis eine untersuchungsbedingte Infektion aufpfropfen kann. Übereinstimmung besteht, daß nach Diagnose einer Obstruktion eine antibiotische Therapie erfolgen muß [7, 9, 30, 35, 45]. Wir empfehlen zur Antibiotikaprophylaxe ein Breitspektrumantibiotikum (z. B. Mezlocillin), das auch beim ikterischen Patienten in der Galle einen raschen und wirksamen Spiegel erreicht [37]. Wir haben mit dieser Prophylaxe zusammen mit anderen Vorsichtsmaßnahmen bei der diagnostischen ERCP keine ernsthafte Komplikation mehr registrieren müssen.

Untersuchungsgang

Die tiefe Duodenoskopie wird wie alle endoskopischen Verfahren des oberen Verdauungstrakts in Linksseitenlage des Patienten begonnen. Das Instrument wird zunächst ohne direkte Sicht bis in den Magen vorgeschoben. Unter möglichst geringer Luftinsufflation orientiert man sich dann entlang der kleinen Kurvatur zum Pylorus (Abb. 2). Die Aufblähung des Magens fördert eine übermäßige Peristaltik im Duodenum. Durch Ventralflexion der Instrumentenspitze gelangt man meist

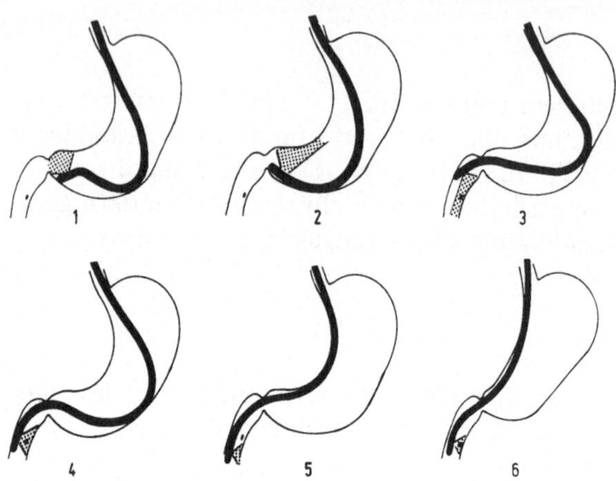

Abb. 2. Schematische Darstellung der einzelnen Schritte bei der Duodenoskopie

mühelos in den Bulbus duodeni, der deutlich an seinem zottenartigen Schleimhautrelief erkennbar ist. Danach läßt man den Patienten in Bauchlage drehen; gleichzeitig wird das Gerät in seiner Längsachse nach rechts um ca. 90° rotiert. Endoskopisch ist dann in der Regel die Pars descendens duodeni dargestellt.

Markierungspunkte zum Auffinden der Papilla Vateri sind von kranial die Plica longitudinalis, die dem intraduodenalen Teil des Ductus choledochus entspricht, sowie von kaudal das Frenulum der Papille, das sich als senkrechte Falte von den quer verlaufenden Kerckring-Falten deutlich abhebt. Der Unterrand der Plica longitudinalis, das Praeputium, kann gelegentlich die Papille verdecken. Infolge zahlreicher Mündungsvarianten des Gallen- und Pankreasgangs kann die differenzierte Anfärbung beider Systeme Schwierigkeiten bereiten. Bei 80% der Patienten münden sie gemeinsam in eine Ampulle; bei 15% findet sich eine getrennte Öffnung, wobei in der Regel der Ductus choledochus proximal und der Pankreasgang distal einmünden. Bei etwa 5% der Patienten liegt ein sog. Pancreas divisum vor; hier färbt sich über die Hauptpapille das Nebenpankreas an, während über die Papilla minor, die etwa 2 cm rechts oberhalb der Papilla major gelegen ist, der Hauptpankreasgang zur Darstellung kommt [9, 19]. Zur selektiven Gallengangdarstellung empfiehlt es sich, den Katheter möglichst in den oberen Winkel des Orificium papillae einzuführen und in eine 11-Uhr-Stellung zu bringen. Bei Pankreasgangdarstellungen wird der Katheter besser im rechten Winkel zur Duodenalwand in die Papille eingebracht. Die Trefferquote selektiver Gangsondierungen liegt zwischen 86 und 93% (Tabelle 2). Dabei besteht eine eindeutige Korrelation zur Erfahrung des Untersuchers [7, 21]. Bei Patienten mit Choledochusstenosen oder biliodigestiven Fisteln läßt

Tabelle 2. ERCP-Erfolgsquote bei gezielter Gangsondierung

Autor	Pankreasgang [%]	Gallengang [%]
Cotton [7]	92	87
Koch et al. [21]	90,7	86,4
Med. Klinik Erlangen, 1983	93	90,4

sich eine Verbesserung der Anfärbungstechnik durch Verwendung doppellumiger Ballonkatheter erreichen, mit denen ein Abstrom des Kontrastmittels ins Duodenum verhindert werden kann [41]. Beim Magen nach Billroth-II-Operation gestaltet sich die Intubation der zuführenden Schlinge häufig sehr schwierig. Insbesondere bei steil abgehender Schlinge kann sie gelegentlich unmöglich werden.

Radiologische Dokumentation

Nach der Instrumentation ist die Technik der Röntgenuntersuchung ein weiterer wesentlicher Schritt im Untersuchungsgang. Sie soll im Anschluß an die monitorkontrollierte Füllungsphase erfolgen. Der in der Regel häufig dargestellte Pankreasgang ist dann optimal gefüllt, wenn die Nebenäste erster und zweiter Ordnung sichtbar werden. Noch in Bauchlage des Patienten kann eine Übersichtsaufnahme (Format 18 · 24) angefertigt werden. Die eigentliche Dokumentation erfolgt jedoch in Rückenlage (Abb. 3). Dabei ist es zweckmäßig, beginnend im Schwanzteil der Drüse in einer Viererserie das Gangsystem abschnittsweise möglichst frei von Krümmungen projiziert zu dokumentieren. Die Mediane für die Maximalbreiten des Ductus pancreaticus liegen im Kopfbereich bei 5 mm (3,8–6,1), im Körper bei 3,5 mm (3–4,3) und im Schwanzbereich bei 2,4 mm (2–2,9) [7].

Das Gallengangsystem soll soweit gefüllt sein, daß auch die intrahepatischen Äste und ihre Aufzweigungen sichtbar werden. Nach einer Übersichtsaufnahme in Bauchlage (Format 18 · 24, zweigeteilt) wird nach Entfernen des Endoskops in Rückenlage und aufrechter Körperposition geröntgt. Dabei lassen sich Zielaufnahmen der Gallenblase, des distalen Ductus choledochus sowie der Papille anfertigen.

Die Durchleuchtungszeit liegt bei 1–3 min (abhängig von Untersucher und Befund), die Strahlenbelastung bei 5 rad (0,05 Gy) Hautdosis [26, 31]. Ein unauffälliges Cholangiopankreatikogramm erfordert für die Dokumentation in der Regel 2–3 Filmaufnahmen.

Die Regeln des Strahlenschutzes für Patient und Untersucher müssen Beachtung finden.

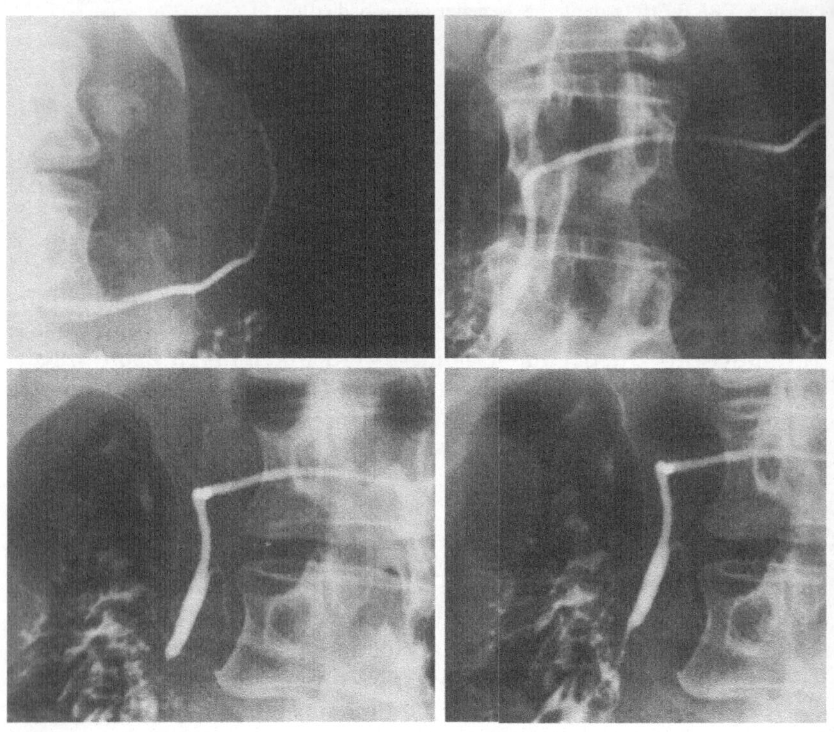

Abb. 3. Radiologische Dokumentation eines unauffälligen Pankreatikogramms in einer Viererserie

Nachsorge

Entscheidend in der Nachsorge ist die Früherkennung von Komplikationen. Erfahrungsgemäß treten sie innerhalb der ersten 24–36 h auf. Es empfiehlt sich daher, neben der Anlage eines Überwachungsprotokolls, das Daten wie Blutdruck, Körpertemperatur und Puls enthält, Bestimmungen von Serumamylase, Leukozyten und Cholestaseenzymen in 24 stündigen Abständen durchführen zu lassen [9]. Sie geben sehr schnell Hinweise auf spezifische Komplikationen wie Cholangitis oder Pankreatitis.

Diagnostisches Spektrum

Für die ERCP als invasive Untersuchungstechnik gelten klar definierte Indikationsbereiche.

Indikationen zur ERC

- Verschlußikterus: Differentialdiagnose intra- oder extrahepatischer Verschluß
- Verdacht auf Gallenwegserkrankungen bei negativer oder nicht verwertbarer konventioneller Gallengangdarstellung
- Verdacht auf Papillenstenose (evtl. mit Manometrie kombiniert)
- biliäre Pankreatitis
- Postcholezystektomiesyndrom
- biliodigestive Anastomose
- Kontrastmittelunverträglichkeit

Die retrograde Darstellung des Gallenwegsystems wird v. a. bei der Differentialdiagnose des intra- oder extrahepatischen Verschlußikterus erforderlich. Ihr besonderer Vorteil ist, daß sich in der gleichen Sitzung, falls erforderlich, operative Maßnahmen wie die endoskopische Papillotomie oder das Einbringen transpapillärer Endoprothesen anschließen lassen [5, 33, 34]. Das Papillenkarzinom läßt sich duodenoskopisch, evtl. nach diagnostischer Papillotomie, leicht sichern. Ein weiterer Schwerpunkt liegt in der Diagnostik von Gallenwegserkrankungen bei negativem oder nichtverwertbarem konventionellen Cholangiogramm. Der klinische Verdacht einer Papillenstenose kann durch die Beobachtung des Papillenspiels, evtl. kombiniert mit der Papillenmanometrie, erhärtet werden. Bei der biliären Pankreatitis führt der Nachweis von Konkrementen zu einer sofortigen therapeutischen Intervention in Form der endoskopischen Papillotomie. Die Untersuchung biliodigestiver Anastomosen (z. B. Cholangiophytiasis) sowie Gallefisteln in die Umgebung des biliären Systems stellt einen weiteren Schwerpunkt dar. Das sog. Postcholezystektomiesyndrom als Sammeltopf von Beschwerden nach einer Gallenoperation geht zwar in der Mehrzahl auf extrabiliäre Ursachen zurück (z. B. Colon spasticum); es lassen sich jedoch bei subtiler Untersuchung mittels ERCP als organische Ursachen nicht selten Gallengangstrikturen sowie Gallenwegsteine nachweisen [30]. Eine weitere wichtige Indikation ergibt sich aus einer Kontrastmittelunverträglichkeit jodhaltiger Röntgenkontrastmittel.

Indikationen zur ERP

- Verdacht auf chronische Pankreatitis oder Verlaufskontrolle, wenn Indikation zum operativen Eingriff ansteht
- Verdacht auf Pankreaskarzinom
- präoperativ vor Operation einer hämorrhagisch-nekrotisierenden Pankreatitis

Für die retrograde Darstellung des Pankreasgangsystems liegt der Indikationsschwerpunkt beim Verdacht auf Pankreaskarzinom. Typische Gangveränderungen sind Kontrastmittelabbrüche, Gangstenosen sowie Gangdilatationen. Die chronische Pankreatitis ist nur dann eine Indikation zur ERP, wenn ein operativer Eingriff diskutiert wird oder wenn im Verlauf Komplikationen einen solchen erforderlich machen. Typische Veränderungen sind Kaliberunregelmäßigkeiten der Haupt- und Nebenäste, Dilatationen, Schlängelungen, Stenosen und Abbrüche sowie zystische Auftreibungen. Der gleichzeitig mitdargestellte Choledochus kann im Sinne einer Röhrenstenose verändert sein; duodenoskopisch lassen sich isolierte Fundusvarizen sowie Duodenalstenosen sicher identifizieren. Mit der ERCP hat sich die Pankreaschirurgie entscheidend verändert; Pankreasoperationen sind in der Regel ohne präoperative Gangdarstellung nicht mehr denkbar [13, 32, 39]. Dies gilt in jüngster Zeit an der Erlanger Chirurgischen Klinik auch für die akute hämorrhagisch-nekrotisierende Pankreatitis, da aus dem Gangbild entscheidende Rückschlüsse auf die chirurgische Taktik gezogen werden können [14].
Die ERCP ist keine Screeningmethode; ihr diagnostischer Einsatz bleibt gezielten Fragestellungen vorbehalten.

Sensitivität und Spezifität

ERC

Auch die intravenöse Cholangiographie kann in 80–90% zu einer erfolgreichen Darstellung des Gallenwegsystems [42] führen. Dies setzt eine intakte Leberfunktion, ein optimales Kontrastmittel sowie eine sorgfältige Schichtuntersuchung voraus. Untersuchungen von Goodman et al. [16] haben gezeigt, daß nur in 50% der Fälle eine adäquate Anfärbung des Gallengangs erzielt wurde. Die Nebenwirkungsrate liegt zwischen 4,3 und 10% [38]. Eine retrospektive Studie i. v.-Cholegraphie versus ERC von Gundel [18] hat eine Übereinstimmung in 27%, eine falsch-negative Aussage in 20% und keine diagnostisch verwertbare Aussage in 55% für die i. v.-Cholegraphie erbracht. Neuere prospektive Untersuchungen von Trüber et al. [42] haben dagegen eine adäquate Darstellung der Gallenwege in 84% der Fälle ergeben. Dabei waren die Wahl des Kontrastmittels, die Applikationsform als Infusion sowie eine subtile Schichttechnik Hauptfaktoren für die Verbesserung der Darstellung. Limitierende Faktoren für die Anwendung indirekter Röntgenverfahren des biliären Systems sind daher erhöhte Bilirubinwerte sowie die eingeschränkte Leberfunktion.
Beim Verschlußikterus wird der Stellenwert der ERCP im Vergleich zur perkutanen transhepatischen Cholangiographie (PTC) unterschiedlich

Tabelle 3. Differentialdiagnose des Ikterus – ERC versus PTC

Autor	Methode	Versuche	Gelungen	Schlüssige Diagnose
		n	n [%]	[%]
Elias et al. [11]	Extrahepatische Cholestase			
	ERC	21	13/61,9	
	PTC	20	19/95	
	Intrahepatische Cholestase			
	ERC	25	76	
	PTC	24	25	
Matzen et al. [27]	ERC	35	86	91
	PTC	29	83	69

Tabelle 4. Differentialdiagnose des Ikterus – ERC versus PTC. Abhängigkeit von Ursache und Bilirubinwert. (Nach [27])

	Ursache des Ikterus		Serumbilirubin	
	Kein Verschluß	Verschluß	< 10 mg-%[a]	> 10 mg-%[a]
ERC (35 Versuche)				
Pos. Cholangiogramm	12/13 (92%)	18/22 (82%)	20/20 (100%)	10/15 (67%)
Schlüssige Diagnose	12/13 (92%)	20/22 (91%)	20/20 (100%)	11/15 (80%)
PTC (29 Versuche)				
Pos. Cholangiogramm	3/ 8 (38%)	21/21 (100%)	8/ 4 (73%)	16/18 (89%)
Schlüssige Diagnose	3/ 8 (38%)	17/21 (81%)	6/11 (55%)	14/18 (78%)

[a] $= 171$ µmol/l

diskutiert. Elias et al. [11] kamen aufgrund einer randomisierten Studie mit beiden Verfahren zu dem Schluß, daß der PTC der Vorzug vor der ERC zu geben sei. Diese Feststellung resultiert aus den geringeren Kosten und der hohen Trefferquote bei gestauten Gallenwegen (Tabelle 3) sowie der einfachen Handhabung der Methode [11]. Matzen et al. [27] sehen demgegenüber aufgrund einer prospektiven Untersuchung ERC versus PTC Vorteile für die ERC, da in 91% gegenüber 69% der Fälle mit der Methode eine schlüssige Diagnose zu erreichen sei. Diese Ansicht wird auch von anderen Autoren vertreten [9, 12, 19, 36]. Dabei sind für die Sensitivität und die Spezifität beider Methoden die Ursache des Ikterus sowie die Höhe des Bilirubinwertes ausschlaggebende Parameter (Tabelle 4). Nach erfolglosen PTC- und ERC-Versuchen ist die abdominelle Computertomographie als nichtinvasives Verfahren bei der Diagnostik der Gelbsuchtursache hilfreich [4].

ERP

In der Diagnose von Pankreaserkrankungen konkurriert die retrograde Füllung mit anderen bildgebenden Verfahren, insbesondere dem Ultraschall. Nach einer Studie von Gowland et al. [17] liegt die Sensitivität der ERP bei 80,8% (54,5% für Ultraschall) und die Spezifität bei 62,8% (88,9% für Ultraschall) (Tabelle 5). Demgegenüber fanden Lutz et al. [24] eine annähernd gleiche Leistungsfähigkeit beider Verfahren. Nach einer prospektiven Untersuchungsreihe von Di Magno et al. [10] erwies sich die Sonographie zusammen mit der Pankreassekretionsanalyse als die beste Methode zum Nachweis einer benignen oder malignen Erkrankung des Pankreas (Tabelle 6). Beim Pankreaskarzinom läßt die ERP aufgrund ihrer großen Sensitivität und Spezifität in 88–89% der Fälle eine Diagnose zu [15]. Ähnliche Angaben werden auch von anderen Arbeitsgruppen gemacht [25]. Tabelle 7 stellt die Sensitivität verschiedener diagnostischer Maßnahmen in der Diagnostik des Pankreaskarzinoms nach Untersuchungen von Moossa u. Levin zusammen [28].

Tabelle 5. ERP versus Ultraschall bei Pankreaserkrankungen. (Nach [17])

Methode	Sensitivität [%]	Spezifität [%]
ERP	80,8	62,8
Ultraschall	54,5	88,9

Tabelle 6. Wertigkeit verschiedener diagnostischer Verfahren bei Pankreaserkrankungen. (Nach [10, 15])

	Sensitivität [%]	Spezifität [%]
„Pankreatopathie"		
Ultraschall	74	84
Fermentsonde	88	78
CT	79	64
Szintigraphie	91	34
Thermographie	10	100
Pankreaskarzinom		
ERCP	95	90
Angiographie	69	95
Zytologie	20	90

Tabelle 7. Pankreaskarzinom – Sensitivität verschiedener diagnostischer Methoden. (Nach [28])

Methode	Nicht durchführbar	Sensitivität	
		Resezierbar	Nicht resezierbar
	[%]	[%]	[%]
ERCP	15	88	90
Ultraschall	10	90	84
CT	8	60	88
Angiographie	0	74	80
Zytologie	16	76	50

Gefahren

Die ERCP ist ein invasives Untersuchungsverfahren, das mit einer allerdings geringen Komplikationsrate behaftet ist (Tabelle 8). Nach großen Sammelstatistiken von Bilbao et al. [1] und Nebel et al. [29] sind die Hauptkomplikationen Cholangitis und Pankreatitis, wobei der Schwerpunkt eindeutig im Bereich der Bauchspeicheldrüse angesiedelt ist. Im eigenen Krankengut bei inzwischen über 9000 Untersuchungen liegt die Gesamtkomplikationsrate bei 0,9% und die Letalitätsrate bei 0,09%. In den letzten 4 Jahren wurden bei der diagnostischen ERCP keine schwerwiegenden Komplikationen oder Todesfälle mehr beobachtet. Komplikationshäufigkeit und Trefferquote bei der ERCP sind eindeutig abhängig von der Erfahrung des Untersuchers (Tabelle 9).
In bis zu 30% der Fälle wird nach retrograden Füllungen eine Hyperamylasämie beobachtet. Untersuchungen von Classen et al. [6] haben gezeigt, daß diese isolierte Fermententgleisung bei Fehlen des Ductus

Tabelle 8. Komplikationshäufigkeit bei der ERPC

	Zahl der ERCP	Cholangitis	Pankreatitis	Gesamt-Komplikationsrate	Letalitätsrate
		[%]	[%]	[%]	[%]
Nebel et al. [29]	3884	0,64	1,3	2,4	0,13
Bilbao et al. [1]	10435	0,8	1,0	3	0,2
Classen et al. [6]	1012	0,6	1,6	2,8	–
Med. Univ.-Klinik Erlangen, 1983	9500	0,3	0,4	0,9	0,09
Summe	24731	0,6	1	2,3	0,1

Tabelle 9. Komplikationshäufigkeit und Trefferquote bei der ERCP in Abhängigkeit von der Erfahrung des Untersuchers. (Nach [1])

		Komplikationen bei allen Untersuchungen [%]	Komplikationen bei erfolgreichen Untersuchungen [%]	Keine Gangdarstellung [%]
Zahl der Unter-	>200	3	3,5	15
suchungen	<200	7	15	62

Tabelle 10. Vorsichtsmaßnahmen bei der ERCP

1. Möglichst aseptisches Arbeiten
2. Vorsichtige Kontrastmittelinstillation
3. Keine wiederholten Anfärbungen des Ductus Wirsungianus
4. Keine Parenchymographie
5. Keine Füllung von Pseudozysten
6. Sparsame Kontrastmittelfüllung bei Obstruktion im Gallengang
7. Sorgfältige Nachbeobachtung

Santorini signifikant häufiger vorkommt. Ihm wird ja bekanntlich eine drainierende Funktion zugeschrieben. Die isolierte Hyperamylasämie ist klinisch ohne Bedeutung.

Neben der Antibiotikaprophylaxe haben eine Reihe von Vorsichtsmaßnahmen zu einer deutlichen Reduktion der Komplikationen bei der diagnostischen ERCP geführt (Tabelle 10). Hierzu gehören v. a. das möglichst aseptische Arbeiten des Personals, die vorsichtige Kontrastmittelinstillation, das Vermeiden einer Parenchymographie des Pankreas, die sparsame Kontrastmittelfüllung bei Obstruktionen im Gallengang sowie die sorgfältige Nachbeobachtung des Patienten [9, 19]. Das Komplikationsrisiko ist besonders groß bei Patienten, bei denen eine Obstruktion des biliopankreatischen Systems vorliegt. Hier müssen neben einer Antibiotikatherapie in der Regel sofort chirurgische Maßnahmen oder auf endoskopischem Wege drainierende Verfahren angeschlossen werden. Für die ERCP gelten die allgemeinen Kontraindikationen wie für jeden endoskopischen Eingriff. Akute Cholangitis und akute biliäre Pankreatitis stellen heute keine absoluten Kontraindikationen zur ERCP mehr dar, da in gleicher Sitzung durch entsprechende Therapiemaßnahmen (endoskopische Papillotomie, nasobiliäre Verweilsonde) eine günstige Beeinflußung des Krankheitsverlaufs erzielt werden kann.

Kosten

Nach der deutschen Krankenhausgebührenordnung belaufen sich die Kosten für die ERCP auf ca. 360,– DM [42]. Die Vergleichswerte für die PTC liegen bei etwa 200,– DM. Bei einer unkomplizierten Choledocholithiasis lassen sich die Behandlungskosten mit Hilfe der ERCP und der daran anschließenden endoskopischen Papillotomie und Steinextraktion gegenüber dem entsprechenden chirurgischen Verfahren auf ein Drittel senken, wenn man allein den Krankenhaustagessatz zugrunde legt.

Praktische Anwendung

Die ERCP ist v. a. beim Verschlußikterus indiziert. Dies gilt nicht nur für den steinbedingten Verschluß, sondern auch für den distal sitzenden Tumor des biliopankreatischen Systems, insbesondere das Papillenkarzinom. Die ERCP ermöglicht in dieser Situation nicht nur die Darstellung des Verschlußhindernisses, sondern mittels gezielter Biopsie aus dem Tumor entweder nach diagnostischer Papillotomie oder durch Choledochusbiopsie eine gewebliche Zuordnung. Sensitivität und Spezifität sind für diesen Indikationsbereich sehr hoch. Bei Kontrastmittelunverträglichkeit muß nicht mehr auf eine Cholangiographie verzichtet werden. Biliodigestive Anastomosen, insbesondere das Blindsacksyndrom nach Choledochoduodenostomie, lassen sich hervorragend darstellen. Keine andere Methode erlaubt eine bessere Differenzierung auch beginnender Formveränderungen des galleableitenden Systems, z. B. bei sklerosierender Cholangitis.
Pankreaschirurgische Eingriffe sind ohne die präoperative Darstellung mittels ERCP nicht mehr denkbar. Seit der Einführung der Methode ist die Zahl pankreaschirurgischer Eingriffe eindeutig gestiegen, wobei sich eine Schwerpunktverlagerung von den drainierenden zu den resezierenden Verfahren zeigt. Die retrograde Pankreatikographie ist für den Chirurgen eine Orientierungshilfe bei der Wahl des einzuschlagenden Verfahrens. Neuerdings scheint sich an einzelnen Zentren die präoperative ERP auch vor Eingriffen wegen einer akuten hämorrhagisch-nekrotisierenden Pankreatitis zu bewähren. Die Bedeutung liegt ebenfalls in der Entscheidungshilfe, ob eine Nekroseausräumung, ein resezierender Eingriff oder ein weiteres konservatives Vorgehen angezeigt ist. In der Diagnostik des Pankreaskarzinoms hat die ERP einen festen Platz.
Basisuntersuchung bei Erkrankungen der Gallenwege sollte aus Kosten-Nutzen-Gründen die Sonographie und nach Cholezystektomie evtl. die Infusionscholangiographie sein [42]. Die ERCP ist anschließend bei positivem Befund (z. B. Choledocholithiasis) bzw. bei nicht eindeutigem

Untersuchungsergebnis indiziert. Der besondere Stellenwert ergibt sich in der Differenzierung des Ikterus. Hier hat die Methode nach der Sonographie ihren fest umrissenen Platz, da mit ihrer Hilfe nicht nur die Diagnostik, sondern auch die therapeutische Strategie wesentlich beeinflußt werden kann [5, 12, 33, 34, 36]. Ob sie vor der PTC eingesetzt werden soll, hängt von den Möglichkeiten der Klinik ebenso wie vom Untersucher ab. In gastroenterologischen Zentren mit entsprechenden apparativen und personellen Voraussetzungen sollte bei einer unklaren Cholestase nach der Sonographie die ERCP durchgeführt werden. Vorteile sind die gleichzeitig mögliche Gastroduodenoskopie, die simultane Entnahme von Sekreten zu Spezialuntersuchungen sowie konsekutive therapeutische Manöver. Demgegenüber kann in einer nicht spezialisierten Abteilung mit einer geringen Untersuchungsfrequenz die PTC die Methode der Wahl für die Klärung der Cholestase sein.

In der Diagnostik der chronischen Pankreatitis steht die retrograde Füllung am Ende. Hier haben die funktionsanalytischen Untersuchungen sowie die bildgebenden Verfahren wie Ultraschall und CT eindeutig Vorrang. Allerdings gehört die ERP in das Repertoire präoperativer Maßnahmen vor pankreaschirurgischen Operationen. Für die Diagnose des Pankreaskarzinoms spielt sie ebenfalls eine wichtige Rolle.

Die ERCP ist in der Regel keine Methode der ambulanten Praxis. Sie sollte nach Möglichkeit streng auf die Klinik begrenzt bleiben. Gründe sind v. a. das aufwendige Instrumentarium sowie die Möglichkeit schwerwiegender Komplikationen, deren rechtzeitige Erkennung und differenzierte Therapie eine stationäre Betreuung erforderlich machen.

Bewertung

Die endoskopisch-retrograde Cholangiopankreatikographie (ERCP) erlaubt in vielen Fällen eine sichere Diagnose biliopankreatischer Erkrankungen. Die durch sie erhobenen Befunde ermöglichen häufig in gleicher Sitzung weitergehende operativ-endoskopische Maßnahmen, z. B. in Form der endoskopischen Papillotomie sowie des Einbringens transpapillärer Endoprothesen. Die ERCP ist keine Screeningmethode; sie bleibt differenzierten Indikationsstellungen vorbehalten. Das geringe Komplikationsrisiko, hauptsächlich schwere Pankreatitiden und septische Cholangitiden, läßt sich durch Beachtung von Vorsichtsmaßnahmen in engen Grenzen halten. Die Methode kann nur dann voll ausgeschöpft werden, wenn der Untersucher über praktische Fähigkeiten sowie Erfahrungen mit der Methode verfügt. Unverändert ist gültig, was Demling 1976 [8] als Schlußsatz im Bericht über ein Symposium „5 Jahre ERCP – Pro und Contra" schrieb: Unter der Voraussetzung der Beachtung von Indikationen und Kontraindikationen und im Hinblick auf die verbesserten Chancen einer operativen Behandlung pankreatischer und biliärer Erkrankungen ist die ERCP eine wertvolle Bereicherung der gastroenterologischen Diagnostik.

Literatur

1. Bilbao MK, Dotter CT, Lee TG, Katon RM (1976) Complications of endoscopic retrograde cholangio-pancreatography (ERCP). A study of 10 000 cases. Gastroenterology 70:314
2. Brandes JW, Scheffer B, Lorenz-Meyer H, Köest HA, Littmann KP (1981) ERCP: Complications and prophylaxis. A controlled study. Endoscopy 13:27
3. Bub H, Bürner W, Riemann JF, Stolte M (1983) Morphology of the pancreatic ductal epithelium following traumatization of the papilla of Vater or ERP with various contrast media in cats. Scand J Gastroenterol 18:581
4. Buck J, Bosnjakovic S, Heuck F, Schulze R (1979) Ein Beitrag der Röntgen-Ganzkörper-Computer-Tomographie zur Diagnose und Differentialdiagnose des Ikterus. Radiologe 19:353
5. Burcharth F (1982) Nonsurgical drainage of the biliary tract. Semin Liver Dis 2:75
6. Classen M, Hellwig H, Rösch W (1973) Anatomy of the pancreatic duct. An endoscopic-radiological study. Endoscopy 5:14
7. Cotton PB (1977) Progress report: ERCP. Gut 18:316
8. Demling L (1976) Fünf Jahre ERCP – Pro und Contra. Dtsch Med Wochenschr 101:797
9. Demling L, Koch H, Rösch W (1979) Endoskopisch retrograde Cholangio-Pankreatikographie – ERCP –. Schattauer, Stuttgart New York
10. Di Magno EP, Malagelada J-R, Taylor WF, Go VLW (1977) A prospective comparison of current diagnostic tests for pancreatic cancer. N Engl J Med 297:297
11. Elias E, Hamlyn AN, Jain S, Long RG, Summerfield JA, Dick R, Sherlock S (1976) A randomized trial of percutaneous transhepatic cholangiography with the Chiba needle versus endoscopic retrograde cholangiography for bile duct visualization in jaundice. Gastroenterology 71:439
12. Fölsch UR, Wurbs D, Classen M, Creutzfeldt W (1979) Vergleich der perkutanen transhepatischen Cholangiographie und der endoskopisch retrograden Cholangiopankreatographie. Dtsch Med Wochenschr 104:625
13. Gebhardt C (1981) Pancreatic surgery: Critical evaluation and perspectives. Hepatogastroenterology 28:179
14. Gebhardt C, Riemann JF, Lux G (1983) The importance of ERCP for the surgical tactic in haemorrhagic necrotizing pancreatitis (preliminary report). Endoscopy 15:55
15. Go LUW, Taylor WF, Di Magno EP (1981) Efforts at early diagnosis of pancreatic cancer. Cancer 47:1698
16. Goodman MW, Ansel HJ, Vennes JA et al. (1980) Is intravenous cholangiography still useful? Gastroenterology 79:642
17. Gowland M, Warwick F, Kalantzis N, Braganza J (1981) Relative efficiency and predictive value of ultrasonography and endoscopic retrograde pancreatography in diagnosis of pancreatic disease. Lancet II:190
18. Gundel H, Fritsch E von, Koch H (1975) Die Bedeutung der endoskopisch-radiologischen Cholangiographie bei Cholestase und Postcholezystektomie-Syndrom. Dtsch Med Wochenschr 100:1877

19. Koch H (1979) Duodenoskopie – endoskopisch-retrograde Cholangiopankreatikographie (ERCP). In: Domschke W, Koch H (Hrsg) Diagnostik in der Gastroenterologie. Methodik und Bewertung. Thieme, Stuttgart New York, S 85

20. Koch H, Belohlavek D, Schaffner O, Tympner F, Rösch W, Demling L (1975) Prospective study for the prevention of pancreatitis following endoscopic retrograde cholangiopancreatography (ERCP). Endoscopy 7:221

21. Koch H, Schneider A, Rösch W, Schaffner O (1977) Endoskopisch-retrograde Cholangiopankreatikographie (ERCP). Aktuelle Chir 12:91

22. Kühner W, Ottenjann R (1982) Endoskopische Feinnadelcholangiographie (EFC) – eine Alternative der transpapillären Cholangiographie (ERC). Vortrag X. Kongreß der Gesellschaft für Gastroenterologie in Bayern e. V., Hindelang, 29.–30. Okt. 1982

23. Low DE, Mieflikier AB, Kennedy JK, Stiver HG (1980) Infectious complications of endoscopic retrograde cholangiopancreatography. A prospective assessment. Arch Intern Med 140:1076

24. Lutz H, Petzoldt R, Hofmann KP, Rösch W (1975) Ultraschalldiagnostik bei Pankreaserkrankungen. Leistungsfähigkeit der Ultraschalldiagnostik bei Pankreaserkrankungen im Vergleich zur endoskopisch-retrograden Pankreasgangdarstellung. Klin Wochenschr 53:419

25. Mackie LR, Cooper MJ, Lewis MH, Moossa AR (1979) Non operative differentiation between pancreatic cancer and chronic pancreatitis. Am J Surg 189:480

26. Margulis AR (1981) Radiologic aging: Changing costs, greater benefits. AJR 136:657

27. Matzen P, Malchow-Møller A, Lejerstofte J, Stage P, Juhl E (1982) Endoscopic retrograde cholangio-pancreatography and transhepatic cholangiography in patients with suspected obstructive jaundice. Scand J Gastroenterol 17:731

28. Moossa AR, Levin B (1981) The diagnosis of "early" pancreatic cancer. Cancer 47:1688

29. Nebel OT, Silvis SE, Rogers G, Sugawa C, Mandelstam P (1975) Complications associated with endoscopic retrograde cholangiopancreatography. Gastrointest Endosc 22:34

30. Ottenjann R, Classen M (1979) Gastroenterologische Endoskopie. Lehrbuch und Atlas. Enke, Stuttgart

31. Peters PE, Katz G, Safrany L, Weitemeyer R (1978) Radiation exposure in patients undergoing endoscopic retrograde cholangiopancreatography and endoscopic papillotomy. Gastrointest Radiol 3:353

32. Phillip J (1979) Follow-up nach ERCP-orientierter Pankreaschirurgie. In: Demling L, Koch H, Rösch W (Hrsg) Endoskopisch retrograde Cholangio-Pankreatikographie – ERCP. Schattauer, Stuttgart New York, S 235

33. Riemann JF (1980) Endoskopische Papillotomie. Arzt Krankenhaus 33:411

34. Riemann JF (1982) Nichtchirurgische Gallenwegsdrainage. Internist Prax 22:637

35. Riemann JF, Demling L (1981) Antibiotikaprophylaxe bei ERCP. Dtsch Med Wochenschr 106:345

36. Rösch W (1981) Endoskopische Diagnostik: Allgemeine Endoskopie. In: Allgöwer M, Harder F, Hollender LF, Peiper H-J, Siewert JR (Hrsg) Chirurgische Gastroenterologie, Bd 1. Springer, Berlin Heidelberg New York, S 80

37. Rösch W, Burkhardt F, Schmack B, Schmied P, Schenk J, Stock K-P (1981) Biological and biochemical analysis of endoscopically aspirated bile. Endoscopy 13:33

38. Scholz FJ, Larsen CR, Wise RE (1976) Intravenous cholangiography: Recurring concepts. Semin Roentgenol 11:197

39. Schwemmle K (1976) Chirurgische Gesichtspunkte bei der Therapie der chronischen Pankreatitis. Dtsch Ärztebl 73:2065

40. Siegel JH, Berger SA, Sable RA, Ho R, Rosenthal WS (1979) Low incidence of bacteremia following endoscopic retrograde cholangiopancreatography (ERCP). Am J Gastroenterol 71:465
41. Staritz M, Günther R, Plagwitz R (1983) Endoskopisch-retrograde Cholangiographie (ERC) mit einem doppellumigen Ballonkatheter – eine Verbesserung der konventionellen ERC-Technik. Z Gastroenterol 21:134
42. Trüber E, Fuchs HF (1982) Die intravenöse Cholegraphie: Eine unverzichtbare Methode. Inn Med 9:57
43. Tympner F, Rösch W, Lutz H, Koch H (1978) Stellenwert von endoskopisch-retrograder Pankreatikographie, volumenverlustkorrigiertem Sekretin-Pankreozymin-Test und Sonographie. Dtsch Med Wochenschr 103:805
44. Urakami Y (1980) Peroral cholangiopancreatoscopy (PCPS) and peroral direct cholangioscopy (PDCS). Endoscopy 12:30
45. Vennes JA, Jacobson JR, Silvis SE (1974) Endoscopic cholangiography for biliary system diagnosis. Ann Intern Med 80:61

Indirekte Cholegraphie und perkutane transhepatische Feinnadelcholangiographie (PTC)

R. GÜNTHER

Fast 60 Jahre lang, seit der Einführung der oralen Cholegraphie durch Graham u. Cole 1924 [7], war die Röntgenuntersuchung unangefochten die Methode der Wahl zur Gallenwegsdiagnostik. Inzwischen stehen eine Reihe von Verfahren zur Auswahl:
- orale Cholegraphie (Cholezystographie)
- i. v.-Cholegraphie (Cholangiographie)
- Sonographie
- Computertomographie
- Szintigraphie
- perkutane transhepatische Feinnadelcholangiographie (PTC)
- endoskopisch retrograde Cholangiographie (ERC).

Die NMR-Tomographie sei als grundsätzliche Möglichkeit mit erwähnt. Die neuen bildgebenden Verfahren, insbesondere die Sonographie, haben zu entscheidenden Änderungen auf dem Gebiet der Gallenwegsdiagnostik geführt. Dies erfordert eine Neuorientierung bei der Anwendung bisheriger röntgendiagnostischer Methoden.

Indirekte Cholegraphie

Orale Cholegraphie (Cholezystographie)

Die orale Cholegraphie ermöglicht eine nichtinvasive Darstellung der Gallenblase durch orale Gabe von Kontrastmittel (3–6 g Solu-Biloptin), das etwa 12 h vor der Untersuchung als Einfach- oder Doppeldosis verabreicht wird. Die kontrastmittelgefüllte normale Gallenblase kontrahiert sich nach Reizmahlzeit. Die medikamentös induzierte Kontraktion mit Cholezystokinin oder Ceruletid ermöglicht in 70–80% der Fälle gleichzeitig ein Cholangiogramm. Leberfunktionsstörung, Zystikusverschluß oder Cholezystitis führen zu einem negativen Cholezystogramm,

Tabelle 1. Nachweis von Gallenblasensteinen ($n = 163$ Pat.). (Nach [15])

	Orale Cholezystographie	Ultraschall
Sensitivität [%]	95	91
Spezifität [%]	100	99

d. h. einer fehlenden Kontrastierung der Gallenblase. Durch nachfolgende intravenöse Kontrastmittelgabe gelingt bei offenem Zystikus trotzdem noch häufig (56%) eine Kontrastmittelfüllung der Gallenblase [20].

Ziel der oralen Cholegraphie ist in erster Linie der Nachweis von Gallenblasensteinen oder auch Gallenblasenpolypen, während sie zum Nachweis neoplastischer Prozesse ungeeignet ist. Nebenwirkungen sind aufgrund der enteralen Kontrastmittelapplikation selten. Die Treffsicherheit der Methode zum Steinnachweis schwankt nach Literaturangaben zwischen 85 und 95% [3, 14, 15] (Tabelle 1).

Basierend auf den in Tabelle 1 angeführten Werten liegen Sensitivität und Spezifität von oraler Cholezystographie und Sonographie beim Steinnachweis in etwa gleicher Größenordnung. Beide Verfahren verursachen vergleichbare Kosten.

Fehlende Strahlenbelastung und hohe Treffsicherheit der Sonographie führen zu einer erheblichen Einschränkung der oralen Cholegraphie. Die orale Röntgendarstellung der Gallenblase kann dennoch bei folgenden Problemen indiziert sein:
- technisch nicht durchführbares Sonogramm (Luftüberlagerung),
- fragliches Sonogramm oder negatives Sonogramm bei dringendem klinischen Verdacht auf Gallenblasensteine,
- Kontrolle bei mangelnder Ultraschallerfahrung,
- vor medikamentöser Litholyse [24].

Diese recht zahlreich erscheinenden Indikationen betreffen in Wirklichkeit eine geringe Zahl von Patienten. Im eigenen Institut beläuft sich die Zahl der oralen Cholegraphien auf etwa 100 Untersuchungen pro Jahr. Auf die Möglichkeit der Steinanalyse durch die Computertomographie sei ergänzend hingewiesen. Widersprüchliche oder fehlerhafte Ultraschallbefunde aufgrund unzureichender Ausbildung können den Wert der Cholezystographie als Referenzmethode erhöhen.

Im klinischen Routinebetrieb bevorzugen wir nach Ausschöpfen der sonographischen Möglichkeiten bei Verdacht auf eine Gallenwegsaffektion primär die intravenöse Cholangiographie. In der Röntgenpraxis wird die orale Cholezystographie, wenn es lediglich um den Nachweis von Gallenblasensteinen geht, nicht selten wegen der geringeren Nebenwirkung und des geringeren Aufwandes der i. v.-Cholangiographie vorgezogen.

Intravenöse Cholegraphie (Cholangiographie)

Die intravenöse Gabe von gallengängigem Kontrastmittel in Form einer Einzelinjektion oder Kurzzeitinfusion stellt sowohl Gallenblase als auch Gallenwege dar. Eine normale Ausscheidungsfunktion der Leber ist Voraussetzung für die Methode; bei hohem Bilirubin über 4 mg-% (68 μmol) ist keine verwertbare Darstellung der Gallenwege zu erwarten [19, 22]. Zusätzliche Schichtaufnahmen erhöhen den Informationswert der Methode.

Das diagnostische Spektrum der intravenösen Cholegraphie geht über das der oralen Cholezystographie hinaus, da zusätzlich die Gallenwege mit kontrastiert werden. Der Nachweis von Gallenblasen- oder Gallengangsteinen ist die häufigste Indikation zur Untersuchung. Gallenblasenpolypen, Papillome der Gallenblase und Gallenwege, auch hyperplastische Cholezystosen wie die seltene Adenomyomatose oder Cholesterose der Gallenblase lassen sich damit diagnostizieren. Neoplasien der Gallenwege sind seltene Zufallsbefunde. Im allgemeinen werden sie erst entdeckt, wenn sie zur Obstruktion und zum Bilirubinanstieg geführt haben, und sind dann nicht mehr durch intravenöse Kontrastmittelgabe darzustellen. Kompensierte Stenosen, wie sie etwa bei chronischer Pankreatitis oder Papillitis stenosans auftreten, sind wegen des meist nur gering erhöhten Serumbilirubins faßbar (Abb. 3). Gallenblasensteine lassen sich mit der i. v.-Cholangiographie zu über 95% nachweisen, bei Gallengangkonkrementen liegt die Nachweisquote mit 50–60% niedriger [20], ein nicht wesentlich erhöhtes Serumbilirubin vorausgesetzt.

Kontrastmittelüberempfindlichkeitsreaktionen sind selten und äußern sich in Form von Blutdruckabfall, Übelkeit, Erbrechen, Dyspnoe und anaphylaktischen Reaktionen [19, 20]. Nach Ansell [1] beträgt die Häufigkeit leichter Komplikationen 1:2000 und schwerer Komplikationen 1:14000. Todesfälle sind mit 1:40000 zu veranschlagen.

In der Sequenz der morphologischen Gallenblasen- und Gallenwegsdiagnostik steht die Sonographie an erster Stelle (Tabelle 2). Unsicherheiten können bei der Beurteilung des distalen Choledochus auftreten. Somit bleiben auch weiterhin wichtige Indikationen zur i. v. Cholangiographie bestehen:

Tabelle 2. Diagnostisches Vorgehen bei verschiedenen Gallenwegerkrankungen

Gallenblasen-steine	Gallengang-steine	Akute Cholezystitis	Tumor-obstruktion	Postoperative Obstruktion
US	US	US	US	US
OCG	IVC	Szintigraphie	PTC-ERC	(CT)
IVC	PTC, ERC		CT	PTC-ERC
			Angiographie	

US Ultraschall
OCG Orales Cholezystogramm
IVC Intravenöses Cholangiogramm
PTC Perkutane transhepatische Feinnadelcholangiographie
ERC Endoskopische retrograde Cholangiographie
CT Computertomographie

a) Bei Patienten ohne Voroperation an den Gallenwegen:

– Sonographisch fragliches Choledochuskonkrement,
– sonographisch nicht beurteilbarer Hepatocholedochus bei klinischem Verdacht auf Gallenwegskonkremente,
– unklare Choledochusstenose (bei Serumbilirubin unter 4 mg/dl) (Abb. 3),
– sonographisch unklarer Gallenblasenbefund, z. B. Gallenblasensteine im abgeschnürten Gallenblasenfundus (Abb. 4).

b) Bei Patienten mit Voroperation an den Gallenwegen:

– Klinischer oder sonographischer Verdacht auf Choledochuskonkrement nach Cholezystektomie (bei Serumbilirubin unter 4 mg/dl); zur grundsätzlichen Schwierigkeit der Sonographie der Beurteilung des distalen Choledochus kommen postoperativ Verwechslungsmöglichkeiten mit operativen Clips oder Narben hinzu (Abb. 5),
– Gallebeschwerden bei unklarer Voroperation.

Bewertung

Orale Cholezystographie und intravenöse Cholegraphie werden heute i. allg. in unklaren oder problematischen Fällen bei Steinerkrankungen des Gallentrakts in Ergänzung zur Sonographie gezielt eingesetzt. Beschränkt sich die Fragestellung auf die Gallenblase, kann die orale Cholezystographie ausreichend sein; bei ungenügender Füllung folgt die intravenöse Cholangiographie. Sie ermöglicht gleichzeitig die Darstellung von Gallenblase und Gallenwegen. Bedeutung hat die intravenöse Cholangiographie besonders bei Verdacht auf Choledochusstein oder unkla-

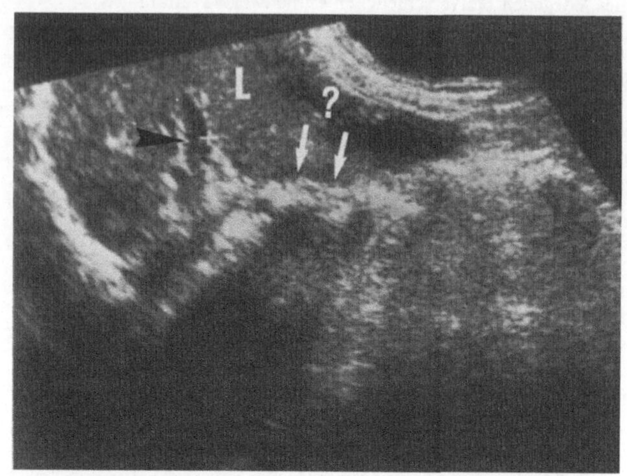

Abb. 1a

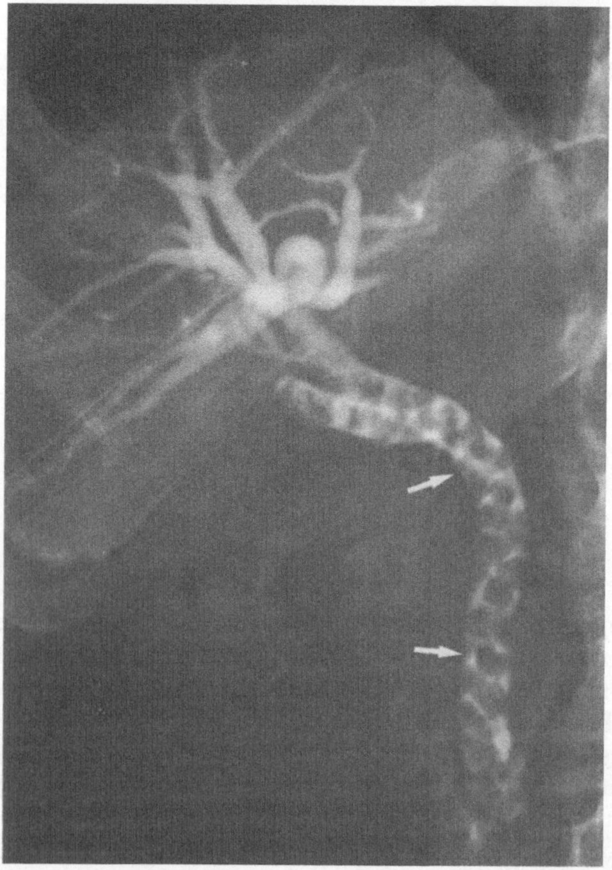

Abb. 1b

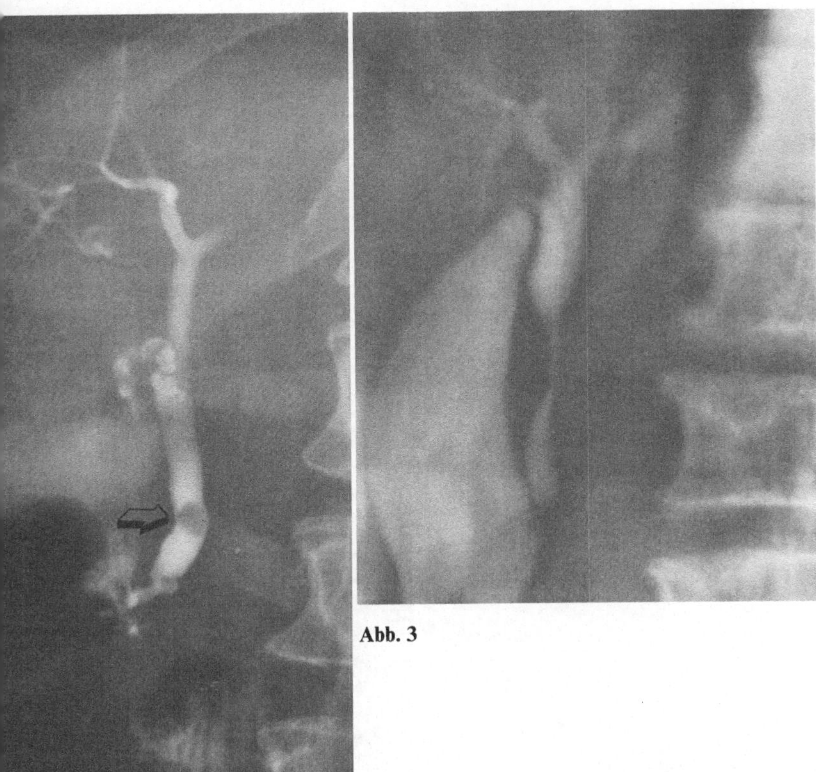

Abb. 3

Abb. 2

Abb. 2. Im Sonogramm nicht nachweisbares flottierendes distales Choledochuskonkrement. Kein Aufstau der Gallenwege (PTC)

Abb. 3. Sanduhrförmige Choledochusstenose bei chronischer Pankreatitis (i. v.-Cholangiogramm mit Tomographie). Sonographisch unklarer Befund

re Obstruktion bei einem Serumbilirubin unter 4 mg/dl. Da jedoch auch im i. v.-Cholangiogramm Steine übersehen werden können, sollte bei dringendem klinischen Verdacht die Diagnostik invasiv weitergeführt und eine PTC oder ERC durchgeführt werden (Abb. 1, 2).
Eine wichtige Indikation ist die präoperative Sicherung von sonographisch unklaren Befunden. Im Hinblick auf die Problematik der Gallensteinsonographie in ungeübter Hand muß darüber hinaus chirurgischerseits die Forderung einer überzeugenden Dokumentation von Gallen-

Abb. 1 a, b. Multiple Steine, die den gesamten Hepatocholedochus ausfüllen. **a** Sonogramm: Verdacht auf Gallengangsteine, ohne deren Ausmaß zu erkennen. **b** PTC: Nachweis multipler Konkremente im Hepatocholedochus. *L* Leber, *Pfeil* D. hepaticus

409

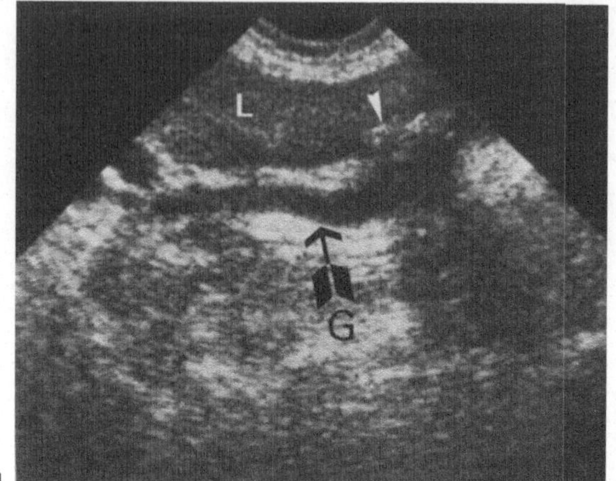

Abb. 4a–c. Stein im abgeschnürten Gallenblasenfundus. **a** Sonogramm mit steinverdächtigem Befund. **b** i. v.-Cholangiogramm (Tomogramm): unmittelbar nach KM-Infusion zunächst kein Steinnachweis. **c** Nach Reizmahlzeit füllt sich der abgeschnürte Fundus, dann erst Nachweis des Konkrements. *L* Leber, *G* Gallenblase

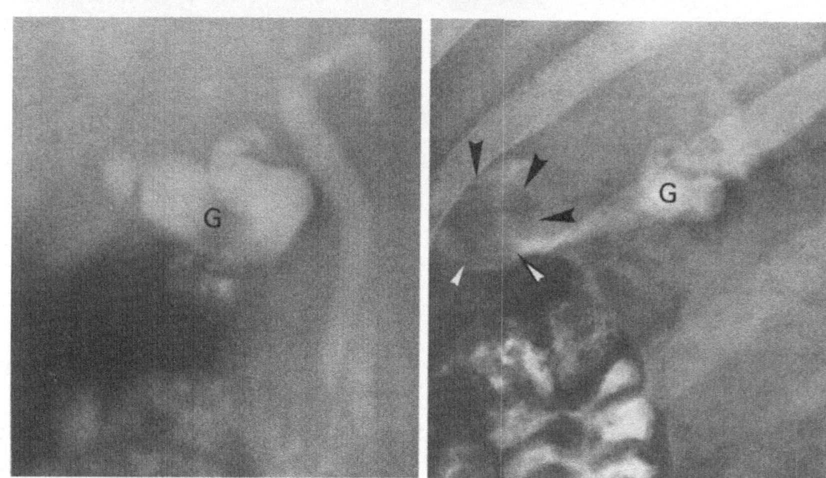

blasensteinen bestehen, um eine unnötige Laparatomie zu vermeiden. Gallengangsteine sollten bei Unsicherheit des Untersuchers oder in fraglichen Fällen ohnehin durch eine i. v.-Cholangiographie einschließlich Tomographie verifiziert werden (Tabelle 3).

Direkte Cholegraphie (perkutane transhepatische Feinnadelcholangiographie, PTC)

Die rein diagnostische Feinnadelcholangiographie hat in den letzten Jahren einen erheblichen Rückgang erlebt. Dies ist z. T. auf die neuen

410

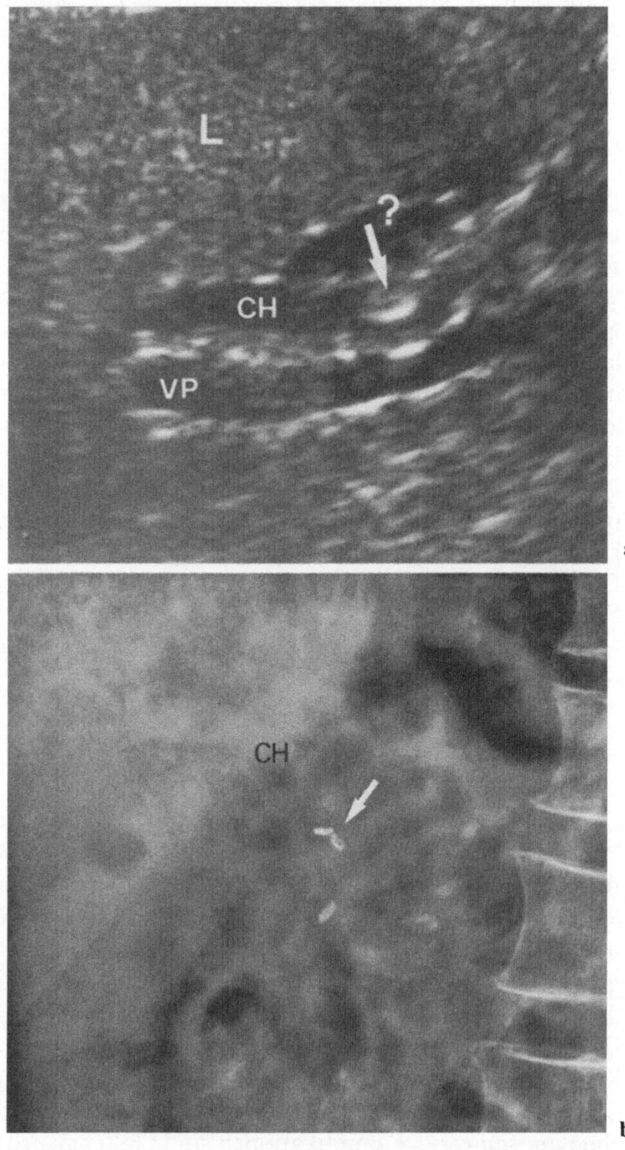

Abb. 5 a, b. Vorgetäuschtes Gallengangkonkrement im Ultraschall (Zustand nach Cholezystektomie). **a** Sonogramm mit Reflex, der sich in den Gallengang (*CH*) projiziert. **b** i. v.-Cholangiogramm mit Nachweis von operativen Clips, die im Sonogramm einen Stein vortäuschen. *L* Leber, *VP* V. portae

bildgebenden Verfahren zurückzuführen, z. T. auf die therapeutische Ausweitung der Methode in Form der perkutanen Gallenwegdrainage bei nachgewiesenem Gallengangverschluß.

Diagnostik

Die transhepatische Feinnadelcholangiographie ermöglicht eine kontrastreiche und exakte Darstellung der Gallenwege. Apparative Voraussetzung sind ein Röntgendurchleuchtungsgerät und eine 0,5–0,7 mm starke Feinnadel von 15 cm Länge. Wasserlösliches Kontrastmittel (Angiografin, Hexabrix) dient zur Direktinjektion. Am häufigsten wird der laterale Zugang zu den Gallenwegen von der mittleren Axillarlinie unterhalb des Sinus phrenicocostalis benutzt. Die Technik ist im einzelnen an anderer Stelle ausführlich beschrieben [9]. Der ventrale Zugang vom Epigastrium aus eignet sich zur Punktion des linksseitigen Gallengangsystems. Als besonders günstig hat sich unter diesen Umständen die ultraschallgesteuerte Punktion mit einem Real-time-Gerät erwiesen [17]. Der Eingriff erfolgt in Lokalanästhesie.

Der diagnostische Schwerpunkt der Feinnadelcholangiographie liegt im Nachweis von:

– intraluminalen Gallengangobstruktionen (Stein, Parasiten),
– extraluminalen Obstruktionen (postoperative Narbe, Pankreastumor),
– Wandprozessen (Gallengangkarzinom, sklerosierende Cholangitis, aszendierende Papillomatose).

Die Treffsicherheit der Feinnadelcholangiographie bei der Gallenwegspunktion schwankt nach Literaturangaben zwischen 90 und 100% bei Aufstau der Gallenwege und 25–89% bei fehlender Stauung [9, 18]. Vorteil der Methode ist die genaue Höhenbestimmung einer Obstruktion und die klare Gangbeurteilung. Die Differenzierung Stein/Tumor ist immer möglich, während die Beurteilung der Dignität einer nicht steinbedingten Obstruktion gelegentlich Schwierigkeiten bereiten kann.

Die Komplikationen der Feinnadelcholangiographie liegen nach einer Literaturzusammenstellung bei 2330 Eingriffen bei insgesamt 13,2%, davon 10,1% leichte und 3,1% schwere Komplikationen [9]. Hauptursachen der schweren Komplikationen sind Gallenaustritt und Cholangitis mit Schock [14]. Die Letalität des Eingriffs ist gering und liegt bei 0,08% [9]. Voraussetzung für die Anwendung der Methode ist ein normaler Blutgerinnungsstatus (Thrombozyten über 80000/mm^3, Quick-Wert über 50%).

Die Indikation zur Feinnadelcholangiographie ergibt sich in Problemfällen mit Ikterus bei Gallengangdilatation unklarer Genese:

412

- Hochsitzender Gallengangverschluß,
- mit anderen Methoden nicht nachweisbarer Choledochusstein,
- unklarer Wandprozeß der Gallenwege mit Obstruktion (kleiner Pankreas- oder Papillentumor, sklerosierende Cholangitis, aszendierende Papillomatose, Gallengangkarzinom) (Abb. 6, 7),
- Parasiten (Askariden, Leberegel) [21].

Die Feinnadelcholangiographie ist indiziert, wenn es um die exakte röntgenmorphologische Darstellung der ableitenden Gallenwege beim Verschlußikterus geht. Bleiben Ursache und Lokalisation eines Verschlusses nach nichtinvasiver Diagnostik unklar, ist die direkte Cholangiographie angebracht. Daß Unklarheiten nach nichtinvasiver Diagnostik der Gallenobstruktion nicht selten bestehen, verdeutlichen 2 prospektive Studien [2, 13]: Im Ultraschall wurde die exakte Lokalisation des Verschlusses in jeweils 27% und 70% und die Ursache in 23% und 38% der Fälle richtig angegeben. Die computertomographische Lokalisation erwies sich in 88% und die Beurteilung der Ursache nur in 60% der Fälle als richtig (Tabelle 3).

Für wichtig halten wir die Feinnadelcholangiographie bei hochsitzenden Verschlüssen zur Operationsplanung vor Erstoperationen, für unumgänglich vor Rezidiveingriffen nach Voroperationen an den Gallenwegen (z. B. Hepatikojejunostomie), wo zur Operationsplanung ebenfalls eine detaillierte präoperative Darstellung der Verhältnisse erforderlich ist.

Kleine flottierende Gallengangkonkremente, kleine Pankreas- oder Papillentumoren oder diskrete Wandprozesse wie aszendierende Papillomatose, sklerosierende Cholangitis oder das szirrhös wachsende Gallengangkarzinom können ebenso wie parasitäre Erkrankungen dem Ultraschall und der Computertomographie entgehen und sind daher Indikationen zur direkten Gallengangdarstellung (Abb. 1, 2 und 6).

Tabelle 3. Ultraschall und Computertomographie bei Gallenwegobstruktion: Beurteilung von Lokalisation und Ursache der Obstruktion. (Prospektive Studien von [2] * und [13] **)

	Verschluß			
	Lokalisation richtig [%]		Ursache richtig [%]	
CT	88*		60*	
Sonographie	70*	(27**)	38*	(23**)

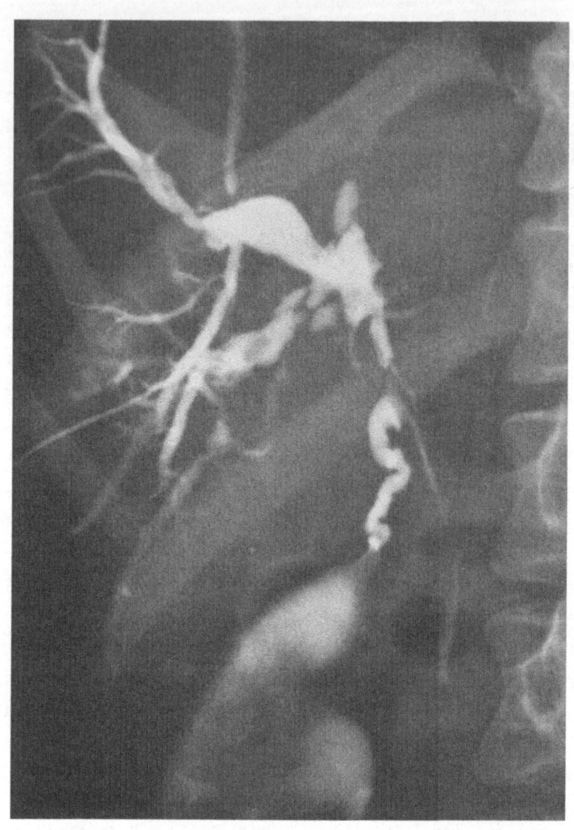

Abb. 6. Sklerosierende
Cholangitis (Cholan-
giogramm über eine
perkutane Gallenweg-
drainage)

Während die hochsitzenden und kompletten Verschlüsse Domäne der
transhepatischen Feinnadelcholangiographie sind, ist bei den anderen
auf Seite 413 aufgeführten Indikationen die ERC die diagnostische Konkurrenz. Welche Methode zur Anwendung kommt, hängt von den örtlichen Gegebenheiten ab. Die Häufigkeit schwerer Komplikationen liegt
für beide Verfahren in etwa der gleichen Größenordnung, während Aufwand und Kosten für die PTC vergleichsweise geringer sind.
Um die Komplikationen der PTC durch Gallenaustritt zu umgehen,
wird sie bei Gallenwegobstruktion immer mit einer nachfolgenden perkutanen Gallenwegdrainage (PTCD) kombiniert. Dies ermöglicht
gleichzeitig nach Absaugen der Galle eine bessere Darstellung der Obstruktion – bedeutsam bei massiv gestauten Gallenwegen – und eine zytologische oder bioptische Untersuchung der Läsion [12, 16].

Bewertung

Die PTC empfiehlt sich zur Diagnostik der Gallenwege bei Gangobstruktion für eine begrenzte Zahl von Indikationen:
- Die Frage einer Gallenwegdilatation ist fast immer auf nichtinvasivem Weg zu beantworten. Problematisch bleibt die intermittierende Obstruktion (z. B. Choledochusstein), die nicht unbedingt mit einer Gallenwegdilatation einhergehen muß.
- Die Differenzierung von Ort und Ursache eines Verschlusses, die sonographisch und computertomographisch besonders bei kleinen Prozessen nicht immer möglich ist.
- Die präoperative Verschlußlokalisation und -darstellung durch die PTC ist in unklaren Fällen für das chirurgische Vorgehen von wesentlicher Bedeutung. Die PTC sollte dabei immer mit einer perkutanen Gallenwegdrainage kombiniert werden.

Therapie

Therapeutische Hauptanwendung der perkutanen Gallengangpunktion ist die externe Gallenableitung beim Verschlußikterus. Einzelheiten zur Technik sind an anderer Stelle ausführlich beschrieben [8]. Ziele der perkutanen Gallenwegdrainage sind:
- präoperative Entlastung zur Verbesserung der Leberfunktion bei hohem Bilirubinspiegel oder Entlastung der Gallenwege bei Risikopatienten, bis ein operabler Zustand erreicht ist,
- Entlastung bei postoperativen Komplikationen (Gallenleck, Anastomosenödem nach biliodigestiver Anastomose),
- temporäre Drainage bei medikamentös oder strahlentherapeutisch angehbarer Obstruktion (z. B. Leberhiluslymphome bei Tuberkulose oder M. Hodgkin).
- palliative Dauerdrainage bei inoperablem malignen Verschluß.

Der perkutane transhepatische Weg zum Gallentrakt bietet außerdem die Möglichkeit verschiedener nichtoperativer endobiliärer Eingriffe:
- interne Gallenwegdrainage (Abb. 7),
- perkutane Ballondilatation von Gallengangstenosen [23],
- perkutane Papillendilatation [4],
- perkutane Elektroinzision von stenosierten biliodigestiven Anastomosen [10],
- perkutane Zertrümmerung und Extraktion von Gallengangsteinen [11],
- intraluminale Bestrahlung von inoperablen Gallengangkarzinomen [6].

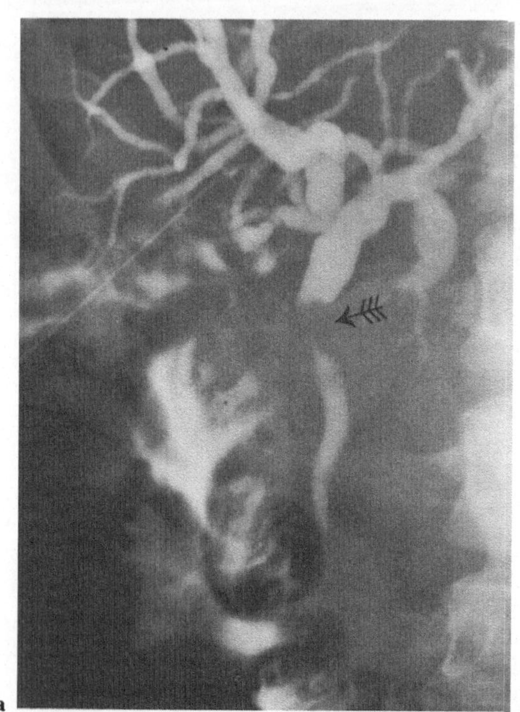

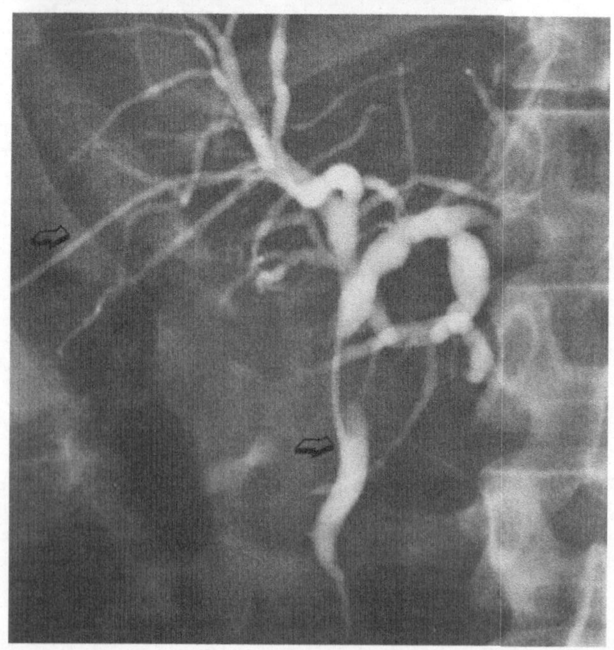

Abb. 7 a, b. Sonographisch nicht zu sicherndes Gallengangkarzinom. **a** Nachgewiesen durch PTC. **b** Perkutane transtumorale Choledochussplintung zur Gallenableitung

Literatur

1. Ansell G (1970) Adverse reaction to contrast agents. Scope of problem. Invest Radiol 5:374
2. Baron RL, Stanley RJ, Lee JKT, Koehler RE, Melson GL, Balfe DM, Weyman PJ (1982) A prospective comparison of the evaluation of biliary obstruction using computed tomography and ultrasonography. Radiology 145:91
3. Birnholz JC (1982) Population survey: Ultrasonic cholecystography. Gastrointest Radiol 7:165
4. Centola CAP, Jander HP, Russinovich NAE (1981) Balloon dilatation of the papilla of Vater to allow biliary stone passage. AJR 136:180
5. Ferrucci JT, Fordtran JS, Cooperberg PL, Weismann HS (1981) The radiological diagnosis of gallbladder disease. Radiology 141:49
6. Fletcher MS, Lawson JL, Wheeler PG, Brinkley D, Nunnerly H, William R (1981) Treatment of high bile duct carcinoma by internal radiotherapy with iridium-192 wire. Lancet II:172
7. Graham EA, Cole WH (1924) Roentgenologic examination of the gallbladder. Preliminary report of a new method utilizing intravenous injection of tetrabromophthalein. JAMA 82:613
8. Günther R, Thelen M (1980) Feinnadelpunktionsbesteck zur perkutanen Gallenwegsdrainage. Fortschr Röntgenstr 133:180
9. Günther R, Georgi M, Schaeffer HJ (1979) Transvenöse Cholangiographie und perkutane transhepatische Feinnadelcholangiographie. Dtsch Med Wochenschr 104:51
10. Günther R, Klose K, Schmidt HD (1983) Perkutane transhepatische Elektrospaltung stenosierter biliodigestiver Anastomosen. Chirurg 54:26–28
11. Günther R, Schmidt HD, Braun B (1983) Perkutane transhepatische Zertrümmerung von Gallensteinen und Fragmentextraktion. Fortschr Röntgenstr 139:256
12. Harell GS, Anderson MF, Berry PF (1981) Cytologic bile examination in the diagnosis of biliary duct neoplastic strictures. AJR 137:1123
13. Honickman SP, Mueller PR, Wittenberg J, Simeone JF, Ferrucci JT Jr, Cronan JJ, van Sonnenberg E (1983) Ultrasound in obstructive jaundice: Prospective evaluation of site and cause. Radiology 147:511
14. Kreek MJ, Balint JA (1980) "Skinny needle" cholangiography – results of a pilot study of a voluntary prospective method for gathering risk data on new procedures. Gastroenterology 78:598
15. Krook PM, Allen FH, Bush WH et al. (1980) Comparison of real-time cholecystosonography and oral cholecystography. Radiology 135:145
16. Klotter H-J, Rückert K, Klusemann H, Strimmig M-L (1981) Maligner Verschlußikterus: Aussagewert zytologischer, mikrobiologischer und radioimmunologischer Untersuchung der Galle. Diag Intensivther 6:73–78
17. Makuuchi M, Bandai Y, Ito T, Watanabe G, Wada T, Abe H, Muroi T (1980) Ultrasonically guided percutaneous transhepatic bile drainage. Radiology 136:165–169
18. Mueller PR, Harbin WP, Ferrucci JT Jr, Wittenberg J, van Sonnenberg E (1981) Fineneedle transhepatic cholangiography: Reflections after 450 cases. AJR 136:85–90
19. Scholz FJ, Larsen CR, Wise RE (1976) Intravenous cholangiography: Recurring concepts. In: Felson B (ed) Roentgenology of the gallbladder and the biliary tract. Grune & Stratton, New York San Francisco London, p 55
20. Swart B, Meyer G, Hermann FJ (1976) Die Röntgendiagnostik der Gallenblase und Gallenwege. In: Heuck F (Hrsg) Röntgendiagnostik der Leber und Gallenwege. Springer, Berlin Heidelberg New York, S 305–560
21. Uflacker R, Wholey MH, Amaral NM, Lima S (1982) Parasitic and mycotic causes of biliary obstruction. Gastrointest Radiol 7:173

22. Wise RE (1966) Current concepts of intravenous cholangiography. Radiol Clin North Am 4:521
23. Wolff KJ, Müller G (1982) Perkutane transhepatische Gallengangsdilatation mit Ballonkatheter. Fortschr Röntgenstr 136:600
24. Wolpers C (1982) Die Bedeutung der Cholegraphie für die Indikation zur Litholyse. Fortschr Röntgenstr 137:444

Kapitel 29

Laparoskopie

K. STUBY

Definition

Unter Laparoskopie versteht man eine endoskopische Inspektion der
Bauchhöhle. Der Sicht zugänglich sind Teile der Oberfläche von Leber,
Milz, Gallenblase, Magen, Dünn- und Dickdarm sowie Peritoneum parietale (Abb. 1). In Kopftieflagerung sind auch die Unterbauchorgane,
insbesondere Uterus und Adnexe einsehbar. Erstmals wird die Methode
1902 von Kelling [17] erwähnt, die Einführung in die klinische Diagnostik erfolgt durch Kalk u. Wildhirt [15], die erste Veröffentlichung 1929.
Breite Anwendung findet die Laparoskopie seit den 60er Jahren auch in
der Gynäkologie.

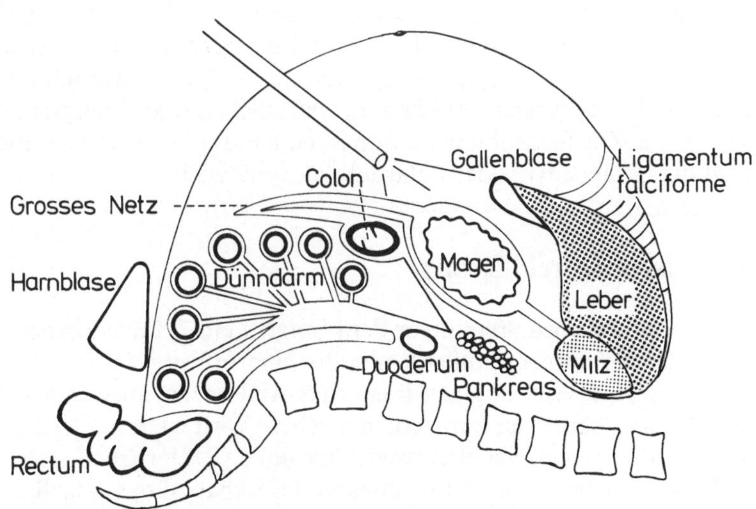

Abb. 1. Schematischer Situs der Laparoskopie

Physikalische Grundlagen

Die Anlage des Pneumoperitoneums kann prinzipiell mit Lachgas, Kohlendioxid, Stickstoff, atmosphärischer Luft und Sauerstoff erfolgen. Luft und Stickstoff werden zu langsam resorbiert, bei Verwendung von Sauerstoff besteht bei Verwendung eines Thermokauters Explosionsgefahr. Kohlendioxid und Lachgas werden sehr rasch resorbiert, Kohlendioxid verursacht aber eine peritoneale Reizung und kann daher nur in Narkose verabreicht werden [16, 25]. Für ein ausreichendes Pneumoperitoneum mit genügendem Abheben der Bauchdecken von den Intestinalorganen werden 2–4 l Gas benötigt. In den gasgefüllten Raum wird das Kaltlichtendoskop eingeführt.

Apparative und personelle Voraussetzungen

Wir führen die Laparoskopie in einem aseptischen Operationsraum durch, ausreichend wäre allerdings auch ein separater Endoskopieraum, der steriles Arbeiten erlaubt. Wenn das Instrumentarium vorbereitet ist, braucht die assistierende Endoskopieschwester nicht steril gekleidet zu sein. Die Assistenz eines zweiten Arztes ist nicht obligat, zur Ausbildung der Mitarbeiter jedoch zweckmäßig. Der Tisch muß eine sichere Fixierung des Patienten erlauben und nach allen Seiten kippbar sein. Das Instrumentarium (verschiedene Firmen, u. a. Storz und Olympus) besteht aus einem Insufflationsgerät mit Volumenbegrenzung und manometrischer Kontrolle des Innendrucks, der Veress-Nadel zur Gasinsufflation sowie dem Laparoskop mit Trokar und der Kaltlichtquelle, außerdem benötigt man Taststab, Punktionskanüle, Zangen sowie häufig einen zweiten kleinkalibrigen Trokar zum zusätzlichen Einführen weiterer Instrumente. Zur Bilddokumentation ist eine Fotoausrüstung mit Elektronenblitz (Diapositive oder Polaroidbilder) nützlich.

Technische Durchführung

Zur Sedierung wird 30 min vor dem Eingriff eine Prämedikation intramuskulär verabreicht, außerdem sollte eine Infusion in eine periphere Vene angelegt werden. Nach Rasur des Abdomens, ausgiebiger Desinfektion und Abdecken mit sterilen Tüchern wird zuerst unter Lokalanästhesie die Veress-Nadel entweder im linken Unterbauch oder in der Nabelgegend am späteren Eingangsort des Laparoskops eingeführt. Die manometrische Kontrolle (normal zwischen 0 und 20 mm Hg) ist wichtig, um eine Fehlpunktion zu vermeiden. Vor der Gasinsufflation muß man sich durch manuelle Aspiration sowie Insufflation von Luft von der intraperitonealen Lage der Veress-Nadel überzeugen. Falls kein Aszites vorliegt, kann keine Flüssigkeit aspiriert werden, die manuelle Luftinsufflation (10 ml) gelingt ohne Widerstand, die insufflierte Luft kann nicht wieder aspiriert werden. Die Gasinsufflation muß schmerzlos sein. Vor Einführen des Laparoskoptrokars vergewissern wir uns durch Aspiration mit der Anästhesienadel, daß ein genügend großes Pneumoperitoneum vorliegt. Das Einführen des Trokars wird erleichtert, wenn der Patient die Bauchmuskeln anspannt. Das Beschlagen des Laparoskops kann durch Vorwärmen oder Aufträufeln einer Antibeschlaglösung (Anti A, Firma Sipuro) verhindert werden.

Eine gezielte Leberpunktion, evtl. auch Milzpunktion kann durch den Biopsiekanal des Laparoskops (Aspirationsbiopsie nach Menghini) oder durch eine mit einem Zusatztrokar eingeführte Punktionskanüle (z. B. Vim-Silverman) ausgeführt werden. Die Punktion ist sowohl im Bereich des rechten als auch des linken Leberlappens möglich, jedoch sollte die Leber im Bereich des Gallenblasenbetts wegen der Möglichkeit einer Komplikation nicht punktiert werden (Abb. 2). Oberflächliche Organbefunde werden mit einer Zange biopsiert.

Voraussetzung für die Untersuchung ist eine ausreichende Blutgerinnung: Quick-Wert möglichst über 50%, Thrombozyten möglichst über 50 000/mm^3, eine partielle Thromboplastinzeitbestimmung führen wir nicht routinemäßig durch. Weitere Voruntersuchungen, wie Röntgenuntersuchung der Gallenblase, des Magens, Oberbauchsonographie sowie eine Röntgenaufnahme des Thorax halten wir nicht für erforderlich. Vorausgegangene Bauchoperationen verringern meist infolge von Verwachsungen die Aussagekraft der Untersuchung, stellen jedoch keine absolute Kontraindikation dar.

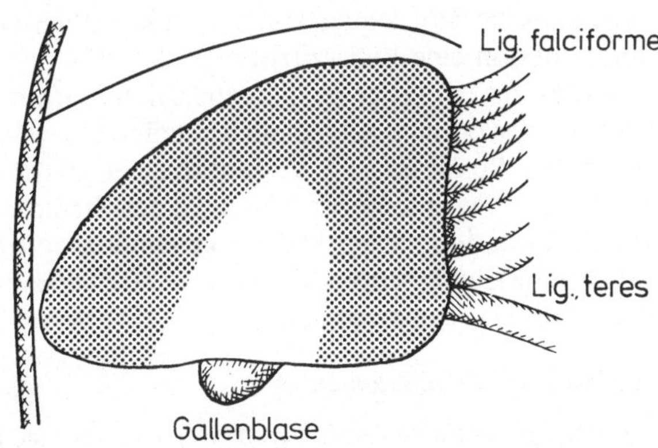

Abb. 2. Laparoskopische Leberpunktion: Das Gallenblasenbett (weißes Feld) darf nicht punktiert werden. (Nach Kalk [15])

Diagnostisches Spektrum

Unter Idealbedingungen (keine vorausgegangenen Operationen, keine ausgeprägte Adipositas, gute Mitarbeit des Patienten) lassen sich weite Teile der Leber (bis 70%), der Gallenblase sowie Teile der Milz einsehen. Gut sichtbar ist auch die Serosa der Magenvorderwand und des Darms. Der größte Teil des Peritoneum parietale wird ebenfalls mit dem Laparoskop erreicht.

Durch die Einführung nichtinvasiver Untersuchungsmethoden wie Sonographie und Computertomographie, welche in einem Untersuchungsgang auch die Retroperitonealorgane einschließlich Lymphknoten darstellen und jeweils mit einer Punktion kombiniert werden können, ist der Laparoskopie Konkurrenz entstanden. Zudem beschränkt sich die laparoskopische Inspektion auf die Organoberfläche, während mittels Sonographie und Computertomographie auch in der Tiefe liegende Veränderungen – allerdings erst ab einer Größe von mehr als 1 cm – erfaßt werden könnten (z. B. ein die Leberoberfläche nicht erreichendes Hepatom). Bei vielen Erkrankungen hat daher die Laparoskopie als diagnostische Methode an Bedeutung verloren. Tabelle 1 gibt eine Übersicht über das mögliche diagnostische Spektrum. Gleichzeitig versuchen wir, das diagnostische Feld abzugrenzen und die unserer Meinung nach auch heute noch gültigen Indikationen aufzuzeigen.

Leber

Diffuse Lebererkrankungen

Die chronische Hepatitis kann meistens mit einer Blindbiopsie diagnostiziert werden, was für den Fall der chronisch-aktiven Hepatitis auch therapeutische Konsequenzen hat. Bekanntlich wird jedoch mit einer Blindpunktion eine Leberzirrhose in 20–40% der Fälle nicht erfaßt [3, 6, 19, 24], da entweder ein Regeneratknoten mit unauffälliger Leberstruktur oder Bezirke mit lediglich entzündlichen Veränderungen getroffen werden. Somit ist zum Ausschluß einer Zirrhose eine Laparoskopie erforderlich. Da jedoch eine Therapie der Zirrhose nicht existiert, nützt diese Information wenig. Die Untersuchung sichert zwar die Diagnose und ist auch durch keine andere Methode zu ersetzen, es fehlt jedoch die therapeutische Konsequenz.

Umschriebene Lebererkrankungen

Auch kleine Tumoren unter 1 cm werden, falls sie an der Leberoberfläche liegen, erkannt und können biopsiert werden. Bei 80% der Patienten mit einem Hodgkin-Befall der Leber bringt die Laparoskopie mit Biop-

Tabelle 1. Indikationen der Laparoskopie

	Verdachtsdiagnose	Laparoskopie	
		Als erste bildgebende Untersuchung	Im späteren Verlauf der Abklärung
1) Leber	Akute Virushepatitis	Nicht indiziert	Bei fragl. Übergang in chron. Hepatitis, Zirrhose diskutierbar
	Chronische Hepatitis	Diskutierbar statt Blindbiopsie	Bei Widerspruch Klinik/Blutchemie/Biopsie (Blindpunktion und Sonographie) diskutierbar
	Zirrhose		● Bei Widerspruch Klinik/Blutchemie/Biopsie wünschenswert
	Hepatom	Nicht indiziert	● Bei unklarem Befund der sonogr./computertomogr. gesteuerten Punktion wünschenswert
	Metastasen	Präop. diskutierbar	
	Lymphom	Bei Hodgkin-Staging diskutierbar	
	Zyste	Nicht indiziert	● In Spezialfällen, z.B. bei Verdacht auf Hämangiom, wünschenswert
	Adenom		
	Hämangiom		
2) Gallenblase	Cholezystitis	Nicht indiziert	Bei Widerspruch Klinik/Sonographie in Fällen von steinfreier Gallenblase diskutierbar
	Karzinom	Nicht indiziert	● Präoperativ bei noch nicht gesicherter Diagnose wünschenswert
3) Milz	Splenomegalie	Nicht indiziert	In Spezialfällen, z.B. Hodgkin-Staging diskutierbar
4) Peritoneum	Tuberkulose	● Indiziert	
	Malignom	Diskutierbar	● Indiziert, falls Malignität nicht beweisbar/ausschließbar aus Aszites/Feinnadelbiopsie
	Perihepatitis	● Indiziert	
	Akute Peritonitis	Siehe [10]	
5) Pankreas	Karzinom	Nicht indiziert	Nicht indiziert, anderen Methoden (ERP, Sonogr./CT mit Feinnadelpunktion) unterlegen
	Akute Pankreatitis	Nicht indiziert	Bei Widerspruch Verlauf/Blutchemie in Spezialfällen diskutierbar
	Chron. Pankreatitis	Nicht indiziert	Anderen Methoden (ERP, Sonogr./CT) unterlegen

Tabelle 1 (Fortsetzung). Indikationen der Laparoskopie

	Verdachtsdiagnose	Laparoskopie	
		Als erste bildgebende Untersuchung	Im späteren Verlauf der Abklärung
6) Uterus, Adnexe	Sterilisation	● Indiziert für laparoskop. Sterilisation	Siehe gyn. Literatur
	Adnexitis u. a. gyn. Erkrankungen	s. gyn Literatur	
7) Verschlußikterus	Intrahepatisch	Nicht indiziert	Bei nicht dilatierten Gallenwegen im Sonogr. diskutierbar
	Extrahepatisch	Nicht indiziert	Nicht indiziert
8) Unklarer status febrilis		Nicht indiziert	● In Spezialfällen, z.B. Verdacht auf Peritonealtuberkulose, indiziert
9) Unklare Abdominalbeschwerden		Nicht indiziert	In Spezialfällen, z.B. Verdacht auf Perihepatitis, diskutierbar
10) Notfall	Blutung	Diskutierbar	Bei unklarem Befund der Lavage diskutierbar
	Akute Peritonitis	Nicht indiziert	In Ausnahmefällen diskutierbar

● Laparoskopie indiziert bzw. wünschenswert

sie einen positiven Befund [4, 7, 28] und somit die Diagnose eines Stadiums IV. Auf eine Staginglaparotomie kann verzichtet werden. Die Diagnose von Lebermetastasen ändert ebenfalls häufig die Therapiewahl. Obwohl die Laparoskopie eine sehr sensitive Methode ist, wird man bei Verdacht auf einen malignen Leberprozeß zuerst eine Sonographie oder eine Computertomographie, jeweils mit gezielter Punktion, durchführen. Barth [1] konnte in einer Studie, welche retrospektiv die Aussagekraft von Computertomographie und Laparoskopie bei abdominalen Neoplasien verglich, zeigen, daß Leberbefunde durch beide Methoden gleich gut erfaßt werden. Mit der Computertomographie konnten zusätzliche Befunde im Pankreas, den Nieren und im Retroperitoneum gefunden werden, während das Laparoskop umschriebene maligne Peritonealherde zeigte, welche der Computertomographie entgingen.

Gallenblase

Die Beurteilung der Gallenblase gehört zur laparoskopischen Routine. Entzündliche und tumoröse Veränderungen werden gesehen, bei Palpation mit dem Taststab können häufig auch Gallensteine diagnostiziert werden. Auch bietet die gestaute Courvoisier-Gallenblase einen eindrucksvollen Anblick. Trotzdem stellt sich heute selten eine primäre Indikation zur Laparoskopie: die Cholezystitis, insbesondere die akute Cholezystitis, wird klinisch diagnostiziert, das Gallenblasenkarzinom meist durch Röntgen, Ultraschall oder Computertomographie, evtl. mit Punktion, die Cholelithiasis durch Röntgen und Ultraschall. In unklaren Fällen kann die Laparoskopie zusätzliche Informationen geben, etwa bei der Abgrenzung einer akuten Cholezystitis von einer Perihepatitis gonorrhoica.

Milz

Die Beurteilung der Milz gehört ebenfalls zur laparoskopischen Routine. Im allgemeinen ist sie in Kopfhoch- und Rechtsseitenlage einsehbar, das häufig aufliegende große Netz kann meist abgestreift werden. Im Rahmen eines Hodgkin-Stagings können Lymphomherde in der Milz gesehen und biopsiert werden, die Ausbeute liegt jedoch nur bei etwa 30% [4], so daß die Laparoskopie als Routinemethode zur Suche nach einem Lymphombefall der Milz nicht empfohlen werden kann. Bei der Abklärung einer unklaren Splenomegalie kann die Laparoskopie nützlich sein: eine zugrundeliegende Leberzirrhose mit portaler Hypertonie wird sofort erkannt, Milztumoren, Tuberkulose- und Sarkoidoseherde etc. können biopsiert werden.

Peritoneum

Peritonealkarzinose und Peritonealtuberkulose sind die beiden häufigsten chronischen Peritonealerkrankungen. Die Laparoskopie ist hier die Methode der Wahl [8, 10, 12, 14, 23]. Weißliche Knoten unterschiedlicher Größe bis zu Tumorpaketen mit infiltrativer Ausbreitung leiten den Verdacht auf ein Malignom, während die Peritonealtuberkulose multiple miliare Knötchen auf Peritoneum parietale und viscerale zeigt [2]. Die histologische Bestätigung gelingt in der Regel bei beiden Krankheiten. Der zytologische Nachweis von Tumorzellen im Aszites macht eine Laparoskopie manchmal überflüssig, dagegen gelingt ein Mykobakteriennachweis im Aszites bei der Peritonealtuberkulose meist weder mikroskopisch noch kulturell.

Auch bei Aszites unklarer Ätiologie kann die Laparoskopie (nach laborchemischer Untersuchung der Aszitesflüssigkeit) erster diagnostischer Schritt sein. Neben einer Leberzirrhose mit portaler Hypertension (geschlängelte Gefäße im Lig. teres und falciforme und in Verwachsungssträngen) findet man ein Malignom, sehr selten eine Tuberkulose (s. oben).

Diagnostische Aussagekraft hat die Laparoskopie auch bei der durch Gonokokken oder Chlamydien hervorgerufenen Perihepatitis. Der Aspekt mit violinsaitenartigen feinen Fibrinfäden zwischen Leber und parietalem Peritoneum ist typisch.

Pankreas

Der laparoskopische Zugang zum Pankreas (supragastrisch nach Meyer-Burg [21], infragastrisch nach Strauch [30]) ist technisch sehr schwierig. Die zytologische und/oder histologische Diagnose eines Karzinoms ist in ungefähr 60% der Fälle möglich [9, 13]. Kontrollierte Studien gibt es nicht, und da eine Frühdiagnose nicht möglich ist, ist die Laparoskopie nicht die Methode der Wahl. Einfacher und weniger belastend sind Sonographie und Computertomographie [6], welche mit einer Punktion verbunden werden können.

Die Diagnose der akuten Pankreatitis kann zwar laparoskopisch gestellt werden (Kalkspritzer, ödematöse Pankreasregion), doch läßt sich die Diagnose i. allg. klinisch und laborchemisch, evtl. unter Zuhilfenahme von Sonographie und Computertomographie stellen. Auch in der Diagnostik der chronischen Pankreatitis und der Pseudozysten sind neben den Laboruntersuchungen Sonographie und Computertomographie ausreichend.

Uterus and Adnexe

Die Laparoskopie hat ihren festen Platz in der Diagnostik gynäkologischer Erkrankungen (Adnex- und Uterustumoren, Adnexitis, Sterilitätsabklärung). Wir verweisen auf die gynäkologische Fachliteratur [11].

Verdacht auf Verschlußikterus

Hier steht die Sonographie am Beginn der Diagnostik. Der Nachweis intrahepatisch erweiterter Gallenwege ist eine Operationsindikation. Bei malignem Verschluß kommt auch eine transhepatisch oder endoskopisch-retrograd eingelegte Katheterdrainage in Frage. Bei sonographisch nicht erweiterten Gallenwegen und somit Verdacht auf intrahepatische Cholestase kann eine Laparoskopie mit Biopsie weiterführen.

Unklarer Status febrilis

Schon Petersdorf [26] hat 1961 bei der Abklärung des „fever of unknown origine" die Leberblindpunktion erwähnt. Bei Hinweisen auf eine Abdominal- oder Lebererkrankung (Hepatomegalie, Splenomegalie, Aszites, Erhöhung von alkalischer Phosphatase (GT oder Bilirubin) war bei 60 von 70 Patienten mit unklarem Fieber die Laparoskopie diagnostisch hilfreich, dagegen nur bei 14 von 70 Patienten ohne Abdominalsymptome [27]. Eine Übersicht über die diagnostizierten Krankheiten gibt Tabelle 2.

Tabelle 2. Fieber unbekannter Herkunft, Laparoskopieresultate von 70 Fällen. (Nach [27])

Entzündliche Krankheiten	
Tuberkulose	3
Chronische Cholezystitis	1
Leberabszeß	1
Neoplasien	
Lymphom	4
Hepatom	1
Gallenblasenkarzinom	1
Metastasen	1
Kollagenkrankheiten	4
Andere	
Chronisch-aktive Hepatitis	3
Granulomatöse Erkrankung	10
Sarkoidose	1
Zyste	1

Unklare Abdominalbeschwerden

Die Diagnose der akuten Cholezystitis, der akuten Appendizitis und des Mesenterialinfarkts kann zuweilen durch die Laparoskopie erleichtert werden [18, 31], i. allg. kann die Diagnose jedoch mit weniger invasiven Methoden gestellt werden. Beim akuten Unterbauchschmerz der Frau kann die Indikation zur Laparoskopie großzügiger gestellt werden, da damit eine gynäkologische Erkrankung (Adnexitis, Extrauteringravidität, Ovarialzystenkomplikation) mit großer Sicherheit erkannt oder ausgeschlossen werden kann [22].

Notfallaparoskopie

Indikationen zur Notfallaparoskopie als präoperativer Untersuchung sind der Verdacht auf eine intraabdominelle Blutung (besonders nach stumpfen Bauchtrauma) oder auf eine akute eitrige Peritonitis. Steenbloc [29] ist der Meinung, daß eine Peritoneallavage schneller und sicherer zur Diagnose führt, weniger aufwendig ist und daher jederzeit durchgeführt werden kann. Wahrscheinlich können laparoskopisch kleinere Blutmengen diagnostiziert werden, die Lokalisation der Blutungsquelle gelingt jedoch meistens nicht. Demgegenüber kann bei unklarem Befund der Lavagekatheter einige Stunden in situ belassen werden, so daß auch damit kleinere oder protrahierte Blutungen erfaßt werden können.

Sensitivität und Spezifität

Bei strenger Indikationsstellung (Erkrankung des Peritoneums, Ausschluß einer Leberzirrhose, portale Hypertension) liegen Sensitivität und Spezifität bei fast 100%. Tuberkulöse Peritonitis, Peritonitis carcinomatosa und Perihepatitis können durch die Laparoskopie einschließlich Biopsie eindeutig diagnostiziert werden. Für die Diagnose Leberzirrhose stellt die Laparoskopie die Referenzmethode dar, bei erfahrenen Untersuchern kommen falsch-positive oder falsch-negative Befunde fast nie vor. Die Überlegenheit der Laparoskopie über die Leberblindpunktion zur Diagnosestellung einer Leberzirrhose ist hinlänglich bekannt.

Gefahren

Die Laparoskopie ist ein invasives und relativ aufwendiges Verfahren. Störungen der Blutgerinnung stellen eine absolute Kontraindikation dar (s. auch [4]), desgleichen eine akute kardiale oder pulmonale Insuffi-

Tabelle 3. Komplikationen und Zwischenfälle bei 63 845 Laparoskopien mit 48 766
gezielten Leberpunktionen. (Nach [5])

Blutungen	42
Gallige Peritonitis	34
Hautemphysem	366
Pneumoomentum	803
Mediastinalemphysem	50
Anstechen des Darms	47
Pneumothorax	18
Luftembolie	1
Zwerchfell- oder ander Hernien	8
Schwerer Kollaps	166
Verschiedene Zwischenfälle	40
Todesfälle	19
Insgesamt	1 594

zienz. Durchgemachte Bauchoperationen mit Verwachsungen sind keine
absolute Kontraindikation, zumal mit dem Elektrokauter Verwach-
sungsstränge gelöst werden können [25]. Immerhin ist die Aussagekraft
der Untersuchung beeinträchtigt und das Risiko einer Darmverletzung
erhöht.
Die Zahl der Zwischenfälle und Komplikationen hängt wie bei allen endoskopischen Eingriffen sehr von der Erfahrung des Untersuchers ab.
Nach einer Umfrage von Brühl [5] traten bei 63 845 Laparoskopien 1 594
Komplikationen und Zwischenfälle auf, die Letalitätsquote lag bei
0,029%, die Zahl der Komplikationen bei 2,49% (Tabelle 3). Ähnliche
Zahlen werden auch von anderen Untersuchern angegeben [20, 25]. Die
Laparoskopie ist somit eine risikoarme Untersuchungsmethode.

Kosten

Die Untersuchung kostet etwa so viel wie eine Gastroskopie oder Koloskopie.

Praktische Anwendung

Die Hauptindikationen an unserer Klinik sind der unklare Aszites, weiter die Frage nach Leberzirrhose, Lebermetastasen, Lymphombefall
und Perihepatitis. Die Diagnose einer akuten Cholezystitis, selten auch
einer akuten Pankreatitis kann ebenfalls laparoskopisch gesichert werden.

Bewertung

Trotz Sonographie und Computertomographie hat die Laparoskopie immer noch ihren Stellenwert in der Diagnostik, doch ist das Indikationsspektrum kleiner geworden. Die beste Aussagekraft hat die Laparoskopie bei unklaren Erkrankungen des Peritoneums, bzw. unklarem Aszites, hier kann sie durch keine andere Untersuchungsmethode ersetzt werden. Der sichere Nachweis oder Ausschluß einer Leberzirrhose gelingt ebenfalls nur laparoskopisch, auch hier sollte die Laparoskopie und nicht die Leberblindpunktion am Anfang aller Untersuchungen stehen. Desgleichen hat die Laparoskopie in der gynäkologischen Diagnostik ihren festen Platz. Bei den übrigen angeführten Indikationsmöglichkeiten können i. allg. weniger invasive Untersuchungsmethoden angewendet werden.

Literatur

1. Barth RA, Jeffrey RB, Moss AA, Liberman MS (1981) A comparison study of computed tomography and laparoscopy in the staging of abdominal neoplasms. Dig Dis Sci 26:253
2. Beck K, Dischler W, Oehlert W (1980) Farbatlas der Laparoskopie. Schattauer, Stuttgart New York
3. Belaiche J, Compain P, Chaput JC, Buffet C, Martin E (1976) Comparaison entre l'efficacité de la laparoscopie et la ponctionbiopsie dirigée a l'aiguille de Menghini dans le diagnostic de cirrhose du foie. Sem Hôp Paris 52:751
4. Beretta G, Spinelli P, Rilke F, Tancini G, Canetta R, Gennari L, Bonadonna G (1976) Sequential laparoscopy and laparotomy combined with bone marrow biopsy in staging Hodgkin's disease. Cancer Treat Rep 60:1231
5. Brühl W (1966) Zwischenfälle und Komplikationen bei der Laparoskopie und gezielter Leberblindpunktion. Dtsch Med Wochenschr 91:2297
6. Buffet C, Pelletier G, Etienne JP (1983) Que reste-t-il des indications de la laparoscopie 1983? Gastroenterol Clin Biol 7:134
7. Coleman M, Lightdale CJ, Vinciguerra VP et al. (1976) Peritoneoscopy in Hodgkin disease. Confirmation of results by laparotomy. JAMA 236:2634
8. Cunningham JT (1982) Peritoneoscopy: Use in the diagnosis of ascites of unknown origin. JSC Med Assoc 78:269
9. Cuschieri A, Hall AW, Clark J (1978) Value of laparoscopy in the diagnosis and management of pancreatic carcinoma. Gut 19:672
10. de Lope CR, Joglar GSM, Romero FP (1982) Laparoscopic diagnosis of tuberculous ascites. Endoscopy 14:178
11. Frangenheim H (1971) Die Laparoskopie und die Kuldoskopie in der Gynäkologie. Thieme, Stuttgart
12. Geake TMS, Spitaels JM, Moshal MG, Simjee AE (1981) Peritoneoscopy in the diagnosis of tuberculous peritonitis. Gastrointest Endosc 27:66
13. Ishida H, Furukawa Y, Kuroda H, Kobayashi M, Tsuneoka K (1981) Laparoscopic observation and biopsy of the pancreas. Endoscopy 13:68
14. Jorge AD (1984) Peritoneal tuberculosis. Endoscopy 16:10

15. Kalk H, Wildhirt E (1962) Lehrbuch und Atlas der Laparoskopie und Leberpunktion. Thieme, Stuttgart
16. Kaplan LR (1979) Medicine grand rounds. Laparoscopy in internal medicine. Minn Med 62:889
17. Kelling G (1902) Über Oesophagoskopie, Gastroskopie und Kölioskopie. Münch Med Wochenschr 49:21
18. Leape LL, Ramenofsky ML (1980) Laparoscopy for questionable appendicitis. Ann Surg 191:410
19. Lindner H, Henning H (1976) Die Laparoskopie als diagnostische Methode. Internist (Berlin) 17:214
20. Look D (1975) Risiken der laparoskopischen Untersuchung. In: Lindner H (Hrsg) Laparoskopie und Leberbiopsie. Witzstrock, Baden-Baden Brüssel Köln
21. Meyer-Burg J, Ziegler U, Kirstaedter HJ, Palme G (1973) Peritoneoscopy in carcinoma of the pancreas. Endoscopy 5:86
22. Murphy A, Fliegner J (1981) Diagnostic laparoscopy. Role in management of acute pelvic pain. Med J Aust 1:571
23. Nafeh MA, Shahwan MM, Mohammed SS, Rashwan NM (1983) Endoscopic diagnosis of ascites in Assiut Province, Upper Egypt. Endoscopy 15:347
24. Nord HJ (1982) Biopsy diagnosis of cirrhosis: Blind percutaneous versus guided direct vision techniques – a review. Gastrointest Endosc 28:102
25. Ottenjann R, Classen M (Hrsg) (1979) Gastroenterologische Endoskopie. Enke, Stuttgart
26. Petersdorf RG, Beeson PB (1961) Fever of unexplained origin: Report on loo cases. Medicine (Baltimore) 40:1
27. Solis-Herruzo JA, Benita V, Morillas JD (1981) Laparoscopy in fever of unknown origin – study of seventy cases. Endoscopy 13:207
28. Spinelli P, Beretta G, Bajetta E (1975) Laparoscopy and laparotomy combined with bone marrow biopsy in staging Hodgkin's disease. Br Med J IV:554
29. Steenbloc U, Dürig M (1979) Zur Diagnostik der intraabdominalen Blutung – Vergleich von Peritoneallavage und Laparoskopie. Helv Chir Acta 46:707
30. Strauch M, Lux G, Ottenjann R (1973) Infragastric pancreoscopy. Endoscopy 5:30
31. Sugarbaker PH, Sanders JH, Bloom BS, Wilson RE (1975) Preoperative laparoscopy in diagnosis of acute abdominal pain. Lancet I:442

Kapitel 30

Ösophagusmanometrie

G. Lux

Definition

Der Ösophagus ist im wesentlichen ein Transportorgan. Funktionell unterscheidet man den oberen und den unteren Ösophagussphinkter vom tubulären Teil der Speiseröhre. In den proximalen Teilen werden die Bewegungsabläufe von quergestreifter, in den distalen Teilen von glatter Muskulatur bestimmt. Ein ideales Meßverfahren der gastrointestinalen Motilität gibt es nicht. Direkte Methoden wie Registrierung mit aufgenähten Dehnungsmeßstreifen sind nur im Tierexperiment möglich. Die indirekte Erfassung der Speiseröhrenmotilität kann grundsätzlich durch die Registrierung elektrischer Phänomene oder intraluminaler Transportvorgänge mit szintigraphischen oder radiologischen Methoden und durch die Erfassung des intraluminalen Drucks erfolgen. Die Manometrie ist das am häufigsten angewandte Meßverfahren, einzig mit ihr lassen sich klinisch und wissenschaftlich Motilitätsphänomene der Speiseröhre quantitativ erfassen. Der intraluminale Druck kann als Parameter der Speiseröhrenmotilität sowohl des tubulären Teiles als auch der Sphinkteren gewertet werden, da die wesentlichen Kontraktionsabläufe des Ösophagus lumenwärts gerichtet sind und mit einer Druckerhöhung einhergehen [2, 5, 15, 17, 20]. Der Ruhedruck wird v. a. im Bereich des oberen und unteren Ösophagussphinkters bestimmt, funktionelle Druckänderungen wie die peristaltischen Wellen im Bereich des tubulären Ösophagus, außerdem werden die zeitliche Korrelation von Druckveränderungen, pharmakologisch verursachte Druckschwankungen und die Lokalisation von Hochdruckzonen registriert.

Physikalische Grundlagen

Zur intraluminalen Druckmessung werden perfundierte Katheter, Ballonkatheter, Druckmeßdosen und Mikrosensoren verwandt. In der Praxis haben sich am besten Systeme flüssigkeitsperfundierter Kunststoffkatheter mit einem inneren Durchmesser von etwa 0,7 mm bewährt. Durch Kompression der seitlichen Katheteröffnung am distalen Ende wird ein Druck im Übertragungssystem aufgebaut, der extraluminal über Druckwandler (z. B. Statham-Transducer) und Meßverstärker auf einen Schreiber registriert wird (Abb. 1). Bei nur einer seitlichen Öffnung des Druckmeßkatheters werden radiale Asymmetrien [19], z. B. im Bereich der Sphinkteren bzw. bei Divertikeln der Speiseröhre, nicht erfaßt. Befinden sich mehrere radiär angeordnete Perfusionsöffnungen in einem Katheter, wird der jeweils geringste Druck der Zircumferenz angezeigt. Die physikalischen Voraussetzungen des Meßsystems sollten rasche Druckänderungen möglichst unverzerrt übertragen lassen. Hierzu muß das Verhältnis von Eigenfrequenz der Meßkette (f_M) zur Eigenfrequenz des zu registrierenden Ereignisses (f_E) ein Mehrfaches von 1 betragen (Tabelle 1). Die gleiche Forderung muß für das Verhältnis der maximal übertragenen Druckänderungsgeschwindigkeit der Meßkette (d_{pM}/dt) zu der des zu registrierenden Ereignisses (d_{pE}/dt) gestellt werden [7, 8, 10, 17, 18]. Die maximal registrierbare Druckänderungsgeschwindigkeit ist direkt proportional zur Perfusionsrate und indirekt proportional zur Dehnbarkeit (Compliance) des Meßsystems. 85% der Gesamtcompliance können durch die Verwendung von hydraulischen Perfusionssystemen (z. B. nach Arndorfer [1]) eliminiert werden; letztere haben den Vorteil, daß die Perfusionsrate niedrig gehalten und dadurch verursachte Artefakte vermieden werden können. Da die registrierten Druckwerte von vielen Eigenschaften des Meßsystems wie Perfusionssystem, Perfusionsrate, Katheterdurchmesser und Compliance abhängig sind, lassen sich Normalwerte nur annähernd angeben (Tabelle 1). Die sehr guten

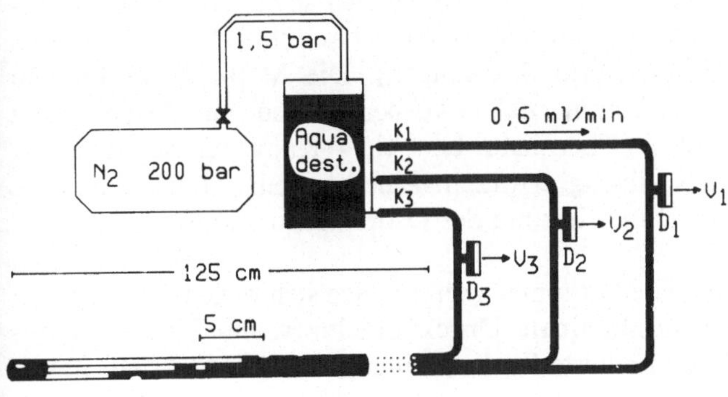

Abb. 1. Schematische Darstellung der Dreipunktmanometrie mit flüssigkeitsperfundierten Kathetern (K_{1-3}), Druckaufnehmern (D_{1-3}), Verstärkern (V_{1-3}) und kapillärem Perfusionssystem

Tabelle 1. Normalwerte der Ösophagusmanometrie (Perfusionsmanometrie)

Lokalisation	Kriterium	Normalwert [mmHg][a]	Weitere Angaben
Pharynx	Schluckakt	20– 80	
Oberer Ösophagussphinkter	Ruhedruck a.-p.	80–120	Erschlaffung 0,6–0,8 s
(Länge 3–5 cm)	li.-re.	30– 50	
Ösophagus	Ruhedruck	– 5+/–3	
	Ausbreitungsgeschwindigkeit der Kontraktionen: 2–4 cm/s		
Proximaler Ösophagus	Kontraktion	40–100	Dauer 2–4 s
Distaler Ösophagus	Kontraktion	60–100	Dauer 4–7 s
Unterer Ösophagussphinkter	Ruhedruck	15– 25	Erschlaffung 3–10 s
(Länge 3 cm)			
Magen	Ruhedruck	5+/–5	

[a] 1 mmHg = 0,133 kPA

Druckübertragungseigenschaften von Mikrotransducern (intraluminale Druckmessung) wurden lange Zeit durch die Störanfälligkeit und die hohen Anschaffungskosten dieser Systeme beeinträchtigt; ein interessantes ambulantes System (Imcomed, Belgien) mit 2 pH-Elektroden und 3 Druckregistrierungen wurde von Vantrappen für die 24-h-Messung angegeben.

Apparative und personelle Voraussetzungen

An apparativen Voraussetzungen für die Ösophagusmanometrie müssen vorhanden sein: ein 3-(oder mehr)Kanal-Schreiber mit Verstärker und 3 Druckwandler (z. B. Statham-Element) sowie ein Perfusionssystem nach Arndorfer bzw. alternativ ein mechanisches Perfusionssystem (z. B. Perfusor Unita, Braun Melsungen). Die Meßkatheter können selbst hergestellt oder kommerziell erworben werden. Zur Registrierung der Atmung hat sich ein Thermistor bzw. ein 4. Kanal zur Registrierung des Schluckakts als günstig erwiesen. Eine spezielle, länger dauernde Ausbildung ist zur Durchführung der Ösophagusmanometrie nicht erforderlich.

Für die oropharyngeale Manometrie empfehlen sich wegen der schnellen Funktionsabläufe intraluminale Druckaufnehmer, mit Einschränkungen können auch perfundierte Katheter angewandt werden (siehe physikalische Grundlagen).

Technische Durchführung

Die technische Durchführung des Ösophagusmanometrie berücksichtigt 2 gebräuchliche Varianten der Perfusionsmanometrie, die sich gegenseitig ergänzen: Um Funktionsabläufe mit Peristaltik und schluckreflektorischer Erschlaffung des oberen und unteren Sphinkters erkennen zu können, hat sich die Dreipunktmanometrie bewährt (Abb. 1). Zur quantitativen Erfassung der Stimulierung des unteren Ösophagussphinkters ist die Durchzugmanometrie nach Waldeck [17] vorteilhaft. Die Verwendung eines Sleevekatheters (Manschettenkatheter) nach Dent scheint eine Reihe von Vorteilen beider Verfahren in sich zu vereinigen [6]. Bei der Dreipunktmanometrie werden 3 Druckmeßkatheter mit einem Durchmesser von 0,7 mm, je einer seitlichen Öffnung (Durchmesser 1 mm), im Abstand von 5 cm mit einem hydraulischen Perfusionssystem (Perfusionsrate 0,6 ml/min) perfundiert. Die Sonde wird zunächst nach einer Nüchternperiode von 12 h nasal eingeführt, so daß die beiden distalen Öffnungen im Magen zu liegen kommen. Eine evtl. Medikation sollte abgesetzt sein. Die Messung erfolgt im Liegen, die Transducer sollen sich in Höhe der mittleren Axillarlinie befinden. Anschließend wird der Druckmeßkatheter in Etappen von 0,5–1 cm zurückgezogen, wobei in jeder Position für die Dauer von 30–60 s registriert wird. Befindet sich die mittlere Ableitung im Bereich des unteren Ösophagussphinkters, so wird dessen schluckreflektorische Erschlaffung durch einen Flüssigkeitsschluck (2 ml) wiederholt geprüft (Abb. 2). Von manchen Autoren wird der Bauchkompressionstest zur Prüfung des Common-cavity-Phänomens empfohlen. Bei entsprechenden klinischen Fragen erfolgt die Gabe von Parasympathomimetika, z. B. Doryl (1 Amp. s. c.), bei Achalasie

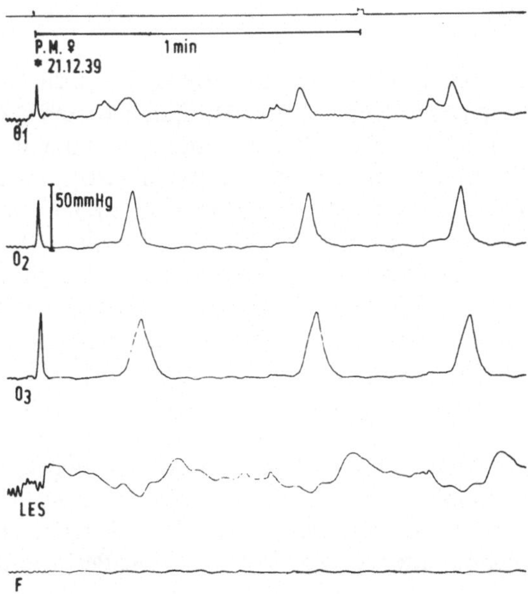

Abb. 2. Regelrechter Druckkurvenverlauf mit aboral gerichteter Peristaltik und zeitgerechter schluckreflektorischer Erschlaffung des unteren Ösophagussphinkters

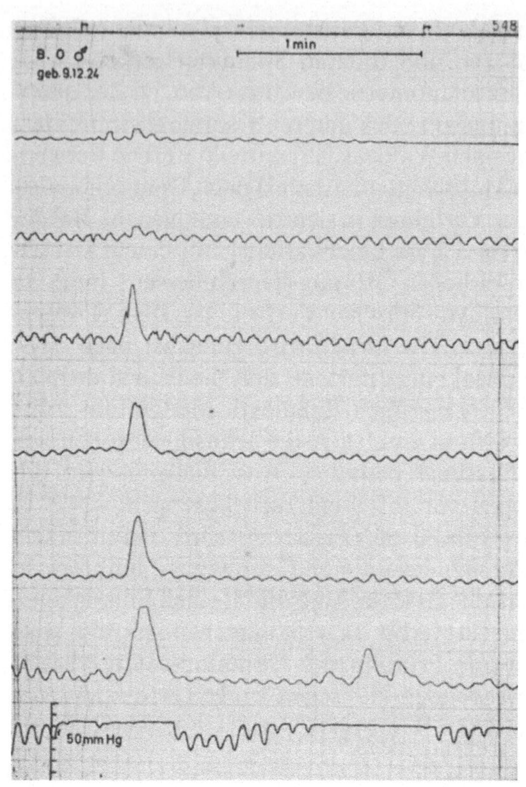

Abb. 3. Druckkurvenverlauf bei Achalasie. Fehlende Peristaltik, inkomplette und nicht zeitgerechte Erschlaffung des unteren Ösophagussphinkters

findet sich eine Hypersensitivität mit Druckanstieg und retrosternalen Schmerzen (Abb. 3 und 4). Durch weiteres Zurückziehen in Schritten von 0,5–1 cm erhält man einen Überblick über den maximalen Ruhedruck des unteren Ösophagussphinkters. Im tubulären Teil der Speiseröhre kann der Druckmeßkatheter in Schritten von ca. 5 cm nach proximal gezogen werden. Mit Einschränkung kann anschließend die Messung im Bereich des oberen Ösophagussphinkters erfolgen, einfacher, falls die apparativen Voraussetzungen vorhanden, ist sicher die Radiokinematographie [1 a]. Um die maximale Stimulierbarkeit des unteren Ösophagussphinkters, z. B. mit Pentagastrin, zu prüfen, empfiehlt sich die Durchzugsmanometrie [17]. Hierbei wird ein ca. 1,5 m langer PVC-Katheter von 4–5 mm Durchmesser, der 10 cm proximal des blind verschlossenen Endes 4 seitständige Öffnungen von je 1 mm Durchmesser in radiärer Anordnung aufweist, mit konstanter Geschwindigkeit von 5 mm/s aus dem Magen durch die Sphinkterzone des unteren Ösophagussphinkters gezogen (Abb. 5). Die Perfusionsrate beträgt hierbei 5 ml/

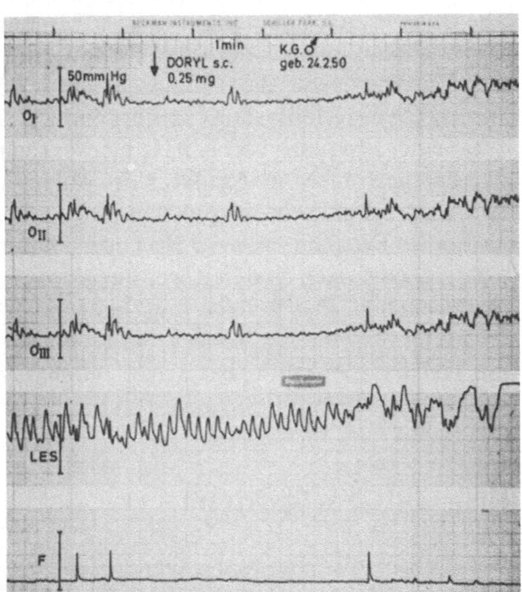

Abb. 4. Druckanstieg im Ösophagus und im unteren Ösophagussphinkter bei Achalasie nach Gabe von Doryl

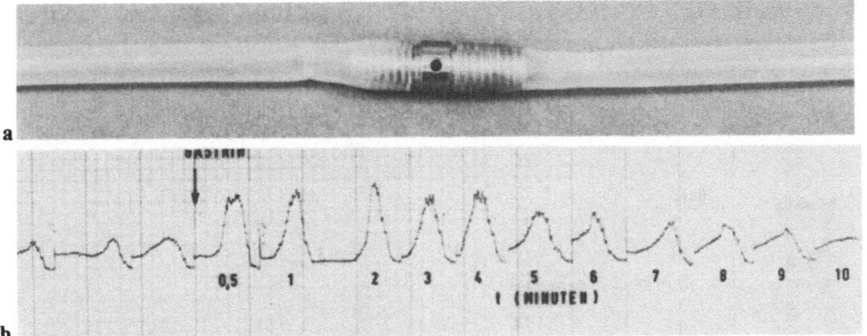

Abb. 5. a Durchzugmanometrie. Katheter mit 4 um 90° versetzten, auf einer Ebene liegenden Perfusionsöffnungen. **b** Druckkurvenverlauf vor und nach Stimulation mit 0,6 µg/kg KG Pentagastrin (Gastrodiagnost) bei der Durchzugmanometrie des unteren Ösophagussphinkters

min (Perfusor Unita, Braun Melsungen). Mit jedem Durchzug wird ein vollständiges Druckprofil des unteren Ösophagussphinkters nachgezeichnet. Der Abstand der einzelnen Messungen liegt bei 1–2 min, wobei der basale Druck 3- bis 4 mal ermittelt wird. Anschließend erfolgt die Stimulation des unteren Ösophagussphinkters, z. B. mit Pentagastrin (0,6 µg/kg KG in 10 ml Kochsalzlösung über 1 min i. v. appliziert). Die Messung wird bis 10 min nach der Pentagastrinstimulation durchgeführt.

Die qualitativen bzw. quantitativen Mindestansprüche an das Meßsystem richten sich nach der Lokalisation. Im Bereich des unteren Ösophagussphinkters bzw. des tubulären Teiles der Speiseröhre ist eine Ansprechrate des Meßsystems (dp/dt) von 150–200 mm Hg/s (20–26,7 kPa/s) bei einer Frequenz von 1–2 Hz erforderlich, für Messungen im Bereich der quergestreiften Muskulatur des oberen Ösophagussphinkters sollte die Ansprechbarkeit entsprechend höher bei 500 mm Hg/s (66,5 kPa/s) und einer Frequenz von 10 Hz liegen. Die zuletzt genannten Anforderungen lassen sich in der Regel nur durch intraluminale Druckaufnehmer erreichen. Der Bereich muß bei Messungen im oberen Ösophagussphinkter 300 mm Hg (40 kPa) und mehr betragen, während im tubulären Teil der Speiseröhre ein Bereich von 0–200 mm Hg (0–26,7 kPa) ausreichend erscheint.

Diagnostisches Spektrum

Die Ösophagusmanometrie eignet sich zum Nachweis von Funktionsstörungen im Bereich der Speiseröhre. Die entsprechenden klinischen Fragestellungen ergeben sich bei Schluckstörungen (Dysphagie, Odynophagie), retrosternalen Schmerzen ungeklärter Ätiologie, Systemerkrankungen wie Sklerodermie (Frage der Mitbeteiligung des Gastrointestinaltrakts) (Abb. 6) und bei der Refluxkrankheit der Speiseröhre im Rah-

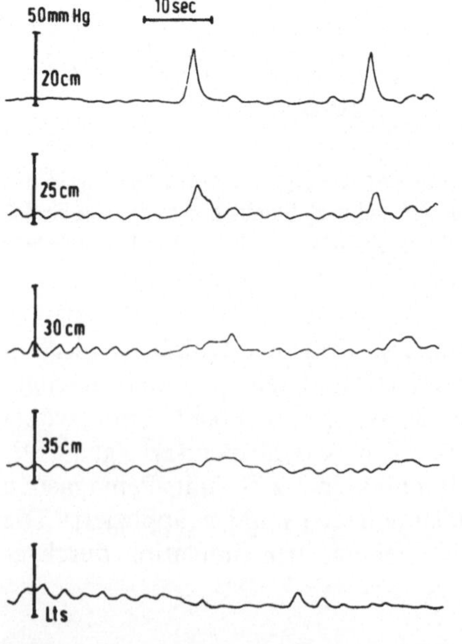

Abb. 6. Ösophagusmanometrie bei viszeraler Verlaufsform der Sklerodermie mit noch erhaltener Peristaltik im Bereich des oberen Ösophagussphinkters, fehlender Peristaltik im glattmuskulären Anteil der Speiseröhre, unterer Ösophagussphinkter inkompetent

Oesophagusspasm
K.R. ♀
*25.5.21
1 min
50mmHg
O1
O3
O3
LES
F

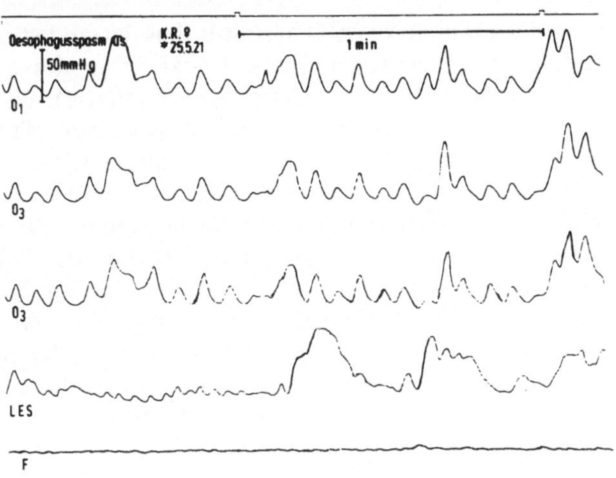

Abb. 7. Diffuser Ösophagusspasmus mit nicht fortgeleiteten Kontraktionen, erhöhter Amplitude und verlängerter Dauer der Kontraktionen

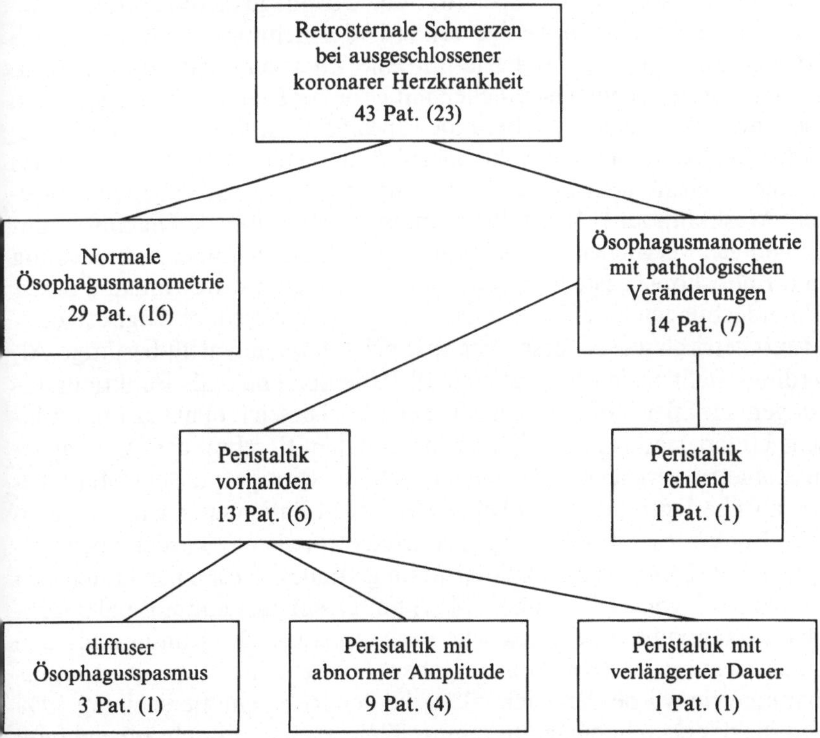

Retrosternale Schmerzen bei ausgeschlossener koronarer Herzkrankheit 43 Pat. (23)
Normale Ösophagusmanometrie 29 Pat. (16)
Ösophagusmanometrie mit pathologischen Veränderungen 14 Pat. (7)
Peristaltik vorhanden 13 Pat. (6)
Peristaltik fehlend 1 Pat. (1)
diffuser Ösophagusspasmus 3 Pat. (1)
Peristaltik mit abnormer Amplitude 9 Pat. (4)
Peristaltik mit verlängerter Dauer 1 Pat. (1)

Abb. 8. Diagnostik retrosternaler Schmerzen. (Nach [3]). In Klammer Patienten mit Dysphagie

men der präoperativen Diagnostik (basaler und stimulierter Druck des unteren Ösophagussphinkters, Lokalisation des unteren Ösophagussphinkters, Qualität der Ösophagusperistaltik). Die Ösophagusmanometrie eignet sich selbstverständlich nicht zum Nachweis morphologischer Veränderungen im Rahmen einer gastroösophagealen Refluxkrankheit oder eines Kardiakarzinoms. Auch die Frage eines gastroösophagealen Refluxes kann nur durch die Kombination mit der pH-Metrie geklärt werden. Bei Patienten mit retrosternalen Schmerzen, bei sicher ausgeschlossener koronarer Herzkrankheit im Koronarangiogramm finden sich seltener Befunde im Sinne eines diffusen Ösophagusspasmus (Abb. 7), häufiger lassen sich peristaltische Wellen mit erhöhter Amplitude nachweisen (Abb. 8); Schmerzen während der Manometrie finden sich spontan bei etwa 30% [3], nach Provokation bei bis zu 100% der Patienten [12].

Sensitivität und Spezifität

Über die Sensitivität und Spezifität der Ösophagusmanometrie existieren bislang erstaunlich wenige valide Untersuchungsreihen. Da es sich bei der Ösophagusmanometrie um eine Zusatzuntersuchung handelt, wird die Methode im wesentlichen mit gezielter Fragestellung eingesetzt, die Rate richtig-negativer Befunde (Spezifität) ist klinisch von untergeordneter Bedeutung. Die hohe Spezifität der Methode hat sich überdies in einer Vielzahl wissenschaftlicher Studien an Normalprobanden erwiesen. Meshkinpour [14] hat 363 manometrisch erhobene Diagnosen mit denjenigen verglichen, die anhand von Klinik, Röntgenuntersuchung und Endoskopie gestellt wurden. Bei 35 Patienten wurde anhand dieser Untersuchungen eine Funktionsstörung der Speiseröhre diagnostiziert. Manometrisch wurde diese Diagnose bei 4 Patienten nicht bestätigt. Allerdings stellten sich bei weiteren 19 Patienten ebenfalls Funktionsstörungen der Speiseröhre heraus (Tabelle 2), Russell [16] hat szintigraphische Untersuchungen der Speiseröhre mit dem Ergebnis der Ösophagusmanometrie verglichen. Hierbei hat sich die Szintigraphie der Manometrie als überlegen erwiesen (Tabelle 3). Bei 14 Patienten, die manometrische Funktionsstörungen der Speiseröhre aufwiesen, wurden auch entsprechende Störungen im Szintigramm gefunden. Zusätzlich hatten sich jedoch bei 9 von 14 Patienten (64%) mit Dysphagie und normaler Ösophagusmanometrie pathologische Verhältnisse bei der szintigraphischen Untersuchung der Speiseröhre ergeben. Die Sensitivität der Ösophagusmanometrie würde demnach 50%, die der Röntgenuntersuchung 39% und die des Ösophagusszintigramms 82% ergeben. Einschränkend muß jedoch gesagt werden, daß durch die Szintigraphie eine genaue Klassifikation der Motilitätsstörungen des Ösophagus nicht möglich ist.

Tabelle 2. Zuverlässigkeit der Ösophagusmanometrie. (Nach [15])

	Diagnosestellung durch Klinik, Röntgen und Endoskopie	Manometrie	Zusatzbefunde	Sensitivität [%]	
				Diagnosestellung durch Klinik, Röntgen und Endoskopie	Manometrie
Achalasie	27	31	$(+8, -4)$	87	100
Ösophagusspasmus	3	12	$(+9)$	25	100
Sklerodermie	5	7	$(+2)$	71	100
				70	

Tabelle 3. Funktionsstörungen der Speiseröhre. (Nach [9])

	Manometrie	Röntgen	Szintigraphie
Normal	14	17	5
Pathologisch	14	11	23

Tabelle 4. Oropharyngeale Dysphagie. (Nach [9])

Radiokinematographie	Ösophagusmanometrie	
	Normal	Pathologisch
Normal	1	4
Pathologisch	0	8

Hurwitz [9] hat 13 Patienten mit einer oropharyngealen Dysphagie untersucht. Er kommt zu dem Schluß, daß Radiokinematographie und Ösophagusmanometrie ergänzende und nicht konkurrierende Verfahren darstellen. Bei einem Patienten fielen beide Untersuchungsmethoden normal, bei 8 pathologisch aus; bei 4 Patienten erbrachte nur die Manometrie einen Hinweis auf die zugrunde liegende Störung (Tabelle 4).
Clements [4] fand beim Vergleich von Radiokinematographie und Ösophagusmanometrie bei Patienten mit Sklerodermie eine geringe Überlegenheit der Ösophagusmanometrie (Tabelle 5), Krejs [12] stellte hingegen keinen Vorteil einer der beiden Methoden fest.
Nach Krejs [11] kann die Diagnose einer Refluxkrankheit der Speiseröhre am besten durch folgende 4 Untersuchungsmethoden gestellt werden: Säureclearance, Säureperfusion, Probeexzision und radiologische Untersuchung. Obwohl ein signifikanter Unterschied des unteren Ösophagussphinkterdrucks zwischen Normalprobanden und Patienten mit Refluxkrankheit der Speiseröhre nachzuweisen war, fand sich in 4% der Fälle ein falsch-positiver und in 58% ein falsch-negativer Befund (Tabelle 6).

Tabelle 5. Sklerodermie. (Nach [4])		
Radio-kinemato-graphie	Ösophagusmanometrie	
	Normal	Pathologisch
Normal	3	3
Pathologisch	–	19

Tabelle 6. Gastroösophageale Refluxkrankheit ($n = 72$). (Nach [12])		
	Spezifität [%]	Sensitivität [%]
Manometrie	43	95
Radiol. Reflux	52	93
Säureclearance	63	90
Biopsie	67	93
Säureperfusion	49	90

Kontraindikation

Da zur Ösophagusmanometrie vom Patienten eine Sonde geschluckt werden muß, zählt das Verfahren zu den invasiven Untersuchungsmethoden. Kontraindikationen ergeben sich nicht; bei Patienten mit oropharyngealer Dysphagie sollte eine Aspiration jedoch sorgfältig vermieden werden.

Kosten

Die Neuanschaffungskosten für einen Manometrieplatz liegen zwischen 30 000,– und 40 000,– DM. Da die Untersuchung auch an gastroenterologischen Zentren und Spezialpraxen nicht sehr häufig durchgeführt wird, entfallen auf die einzelne Untersuchung relativ hohe Kosten, die von Meshkinpour [14] mit 250 US$ beziffert werden. Da in der bereits erwähnten Untersuchungsreihe von 363 Untersuchungen durch die Ösophagusmanometrie bei 6% der Fälle eine Änderung der Diagnose erreicht wurde, ergeben sich pro geänderter Diagnose Kosten von 2 945 US$, bei Patienten mit Refluxbeschwerden betragen diese Kosten 15 125 US$. Bei 4% der Patienten wurde die Therapie aufgrund des Manometriebefundes geändert, so daß die Kosten pro geänderter Therapie 6 482 US$ betragen.

Praktische Anwendung

Indikationen zur Ösophagusmanometrie bestehen bei Verdacht auf funktionelle Erkrankungen, bei den Symptomen Dysphagie, retrosternale Schmerzen und bei Kollagenosen sowie präoperativ bei der Refluxkrankheit der Speiseröhre (Tabelle 7). Die Ösophagusmanometrie bildet in jedem Fall ein ergänzendes Verfahren.

Bei der Dysphagie ist die Ösophagusmanometrie dann indiziert, wenn durch Röntgenuntersuchungen und Endoskopie keine Ursache der Beschwerden nachweisbar ist. Werden funktionelle Störungen wie Achalasie und diffuser Ösophagusspasmus nachgewiesen, ist eine Ösophagusmanometrie wünschenswert. Bei retrosternalen Schmerzen ist sie indiziert, wenn eine kardiale Ursache der Beschwerden ausgeschlossen ist. Die Ösophagusmanometrie empfiehlt sich bei Kollagenosen, wenn diese diagnostisch gesichert sind, da Funktionsstörungen der Speiseröhre als beweisend für eine viszerale Verlaufsform der Erkrankung gelten. Bei der gastroösophagealen Refluxkrankheit ist eine Ösophagusmanometrie nur im Rahmen der präoperativen Diagnostik sinnvoll (Tabelle 8), da bei funktionierendem unteren Ösophagussphinkter und bei eingeschränkter peristaltischer Aktivität der Speiseröhre die Indikation zur Fundoplikatio nur mit Zurückhaltung zu stellen ist. Weiterhin dient der präoperative manometrische Befund der Kontrolle des operativen Ergebnisses.

Tabelle 7. Indikationen zur Ösophagusmanometrie

Dysphagie	Indiziert, wenn durch Röntgenuntersuchung und Endoskopie keine Ursache nachweisbar
Funktionelle Störungen wie Achalasie und Ösophagusspasmus	Wünschenswert, auch wenn durch Röntgenuntersuchung und Endoskopie nachgewiesen (zum Ausschluß falsch-positiver Befunde)
Retrosternale Schmerzen	Indiziert, wenn koronare Herzkrankheit ausgeschlossen
Systemerkrankungen wie Sklerodermie, LE	Wünschenswert zum Nachweis einer viszeralen Verlaufsform (Prognose)
Refluxkrankheit der Speiseröhre	Wünschenswert im Rahmen der präoperativen Diagnostik

Tabelle 8. Präoperative Manometrie (unterer Ösophagussphinkter, Ösophagusperistaltik) bei Refluxkrankheit der Speiseröhre

Sphinkterruhedruck im oberen Normbereich oder erhöht:	Bei Fundoplicatio Gefahr der „Superkontinenz"
Sphinkterdruck nach Pentagastrininjektion oder bei Abdominalkompression und Beine anheben:	Erkennung der Funktionsreserven, falls vorhanden, konservativer Therapieversuch auch bei Refluxösophagitis III° gerechtfertigt
Lokalisation des Sphinkters:	Erforderlich bei Endobrachyösophagus und postoperativ (Radiomanometrie)
Common-Cavity-Phänomen:	Manometrischer Ausdruck eines gastroösophagealen Refluxes (besser: pH-Metrie)
Amplitude der Ösophagusperistaltik:	Abnorm kleine Druckwerte (evtl. Bolasretention) Vorsicht: Fundoplikatio kann zu postoperativen Beschwerden führen!

Da die Indikation zur Ösophagusmanometrie nicht sehr häufig gestellt wird, wird die Untersuchungsmethode an gastroenterologische Zentren bzw. Praxen gebunden sein.

Literatur

1. Arndorfer RC, Stef JJ, Dodds WJ, Linekan JH, Hogan WJ (1977) Improved system for intraluminal esophageal manometry. Gastroenterology 73:23
1a. Angüsting N, Wolfensberger M, Brühlmann W (1984) Die Bedeutung der Röntgen-Kinematographie bei der Diagnose des pharyngo-ösophagealen Übergangs. HNO 32:494
2. Biancani P, Goyal RK, Phillipps A, Spiro HM (1973) Mechanics of sphincter action. J Clin Invest 52:2973
3. Brand DL, Martin D, Pope CE (1977) Esophageal manometr in patients with angina-like chest pain. Am J Dig Dis 22:300
4. Clements PJ, Kadell B, Ippoliti A, Ross M (1979) Esophageal motility in progressive systemic sclerosis. Am J Dig Dis Sci 24:639
5. Cohen S, Harris LD (1970) Lower esophageal sphincter pressure as an index of lower esophageal sphincter strength. Gastroenterology 58:157
6. Dent J (1976) A new technique for continuous sphincter pressure measurement. Gastroenterology 71:263
7. Dodds WJ (1976) Instrumentation and methods for intraluminal esophageal manometry. Arch Intern Med 136:515
8. Dodds WJ, Stef JJ, Hogan WJ (1976) Factors determining pressure measurement accuracy by intraluminal esophageal manometry. Gastroenterology 76:117
9. Hurwitz AL, Nelson JA, Haddad JK (1975) Oropharyngeal dysphagia. Manometric and cineradiographic findings. Am J Dig Dis 20:313
10. Koltz HR, Lepsien G (1977) Motilitätsmessungen am Ösophagus und seinen Verschlußsystemen. Z Gastroenterol 15:167
11. Schmid P, Blum AL (1976) Gastroesophageal reflux disease: Correlation of subjective symptoms with 7 objective esophageal function tests. Acta Hepatogastroenterol (Stuttg) 23:130
12. Krejs GJ, Lobsiger MM, Rau R et al. (1976) Esophageal function in progressive systemic sclerosis. Acta Hepatogastroenterol (Stuttg) 23:40
13. London RL, Quyang A, Snape WJ, Goldberg S, Hirshfeld JW, Cohen S (1981) Provocation of esophageal pain by ergonovine or edrophonium. Gastroenterology 81:10
14. Meshkinpour H, Glick ME, Sanches P, Tarvin J (1982) Esophageal manometry. A benefit and cost analysis. Am J Dig Dis Sci 27:772
15. Pope CE (1970) Effect of infusion on force of closure measurements in the human esophagus. Gastroenterology 56:626
16. Russell COH, Hill LD, Holmes ER, Hull DA, Gannon R, Pope CE (1981) Radionuclide transit: A sensitive screening test for esophageal dysfunction. Gastroenterology 80:887
17. Waldeck F, Jennewein HM, Graubner P (1972) Methodische Untersuchungen zur Druckmessung im Ösophagus. Leber Magen Darm 2:14
18. Weihrauch TR (1981) Esophageal manometry. Urban & Schwarzenberg, München Baltimore
19. Winans CS (1977) Manometric asymmetry of the lower esophageal high-pressure zone. Am J Dig Dis 22:348
20. Winans CS, Harris LD (1967) Quantitation of lower esophageal sphincter competence. Gastroenterology 52:773

Kapitel 31

Anorektalmanometrie

W. Berges und M. Wienbeck

Definition

Die sog. untere Manometrie ist eine Untersuchungsmethode zur Registrierung von Druck- und Bewegungsvorgängen im Rektosigmoid- und Anorektalbereich. Höhere Abschnitte des Kolons lassen sich nur mit erheblichem Aufwand intubieren; deshalb werden Messungen in diesen Bereichen nur selten und dann meist mit wissenschaftlicher Fragestellung durchgeführt.

Physikalische und physiologische Grundlagen

Bei der unteren Manometrie sind einige Unterschiede zur Ösophagusmanometrie zu berücksichtigen, die sich aus den physikalischen und physiologischen Bedingungen des Kolons herleiten. Während der Ösophagus an seinem proximalen und distalen Ende durch Hochdruckzonen verschlossen und sein Lumen überwiegend kollabiert ist, bleibt die Lichtung des nur einseitig verschlossenen Kolons oft offen. Dies hat zur Folge, daß nicht jede Muskelkontraktion zu einem Druckanstieg im Kathetersystem führt. Der Druck steigt nur an, wenn die Muskulatur sich um den Druckaufnehmer schließt oder wenn bei einer Muskelkontraktion ein Entweichen des Druckes durch Lumenverschluß in der Nachbarschaft verhindert wird. Dies ist im Idealfall dann gegeben, wenn sich der offenendige Katheter zwischen 2 das Lumen verschließenden Haustren befindet [14]. Ursachen eines Druckanstiegs im Kolon können aber auch Änderungen des Umgebungsdrucks sein, die durch Husten, Pressen etc. hervorgerufen werden. Das Kolon weist seinen Aufgaben entsprechend komplexe Bewegungsmuster auf. Transport des Darminhalts, Durchmischung, Eindickung und zeitgerechte Entleerung werden durch aufeinander abgestimmte passagefördernde und -verzögernde Kräfte bewirkt [15]. Zu den ersten zählen propulsive Kontraktionen und Massenbewegungen. Propulsion kommt physiologischerweise überwiegend segmentär vor; es handelt sich dabei um Kontraktionen der Ringmuskulatur mit gleichzeitiger Erschlaffung des unmittelbar davor gelegenen Darmabschnitts. Der Transport der Fäzes erfolgt jeweils bis zur Hochdruckzone des nächsten Segments. Nur selten werden mehrere Segmente überschritten. Die Fortbewegung des Inhalts über lange Strecken erfolgt mit Hilfe der Massenbewegungen, die v. a. postprandial auftreten [4, 5]. Segmentale (nicht fortgeleitete) Kontraktionen führen zu einer Durchmischung des Darminhalts und verzögern die Passage. Sie wurden vorwiegend im distalen Kolon registriert, wo besonders starke propulsionshemmende Kräfte wirksam werden können. Hierzu zählen ein retrograd gerichteter Druckgradient und die Fähigkeit des Rektums zur Retropulsion sowie zur rezeptiven Relaxation. Das Rektum zeichnet sich mehr als die übrigen Kolonabschnitte durch diese Möglichkeit der plastischen Anpassung an eine Volumenzunahme aus. Dabei führt ein intrarektaler Volumenzuwachs zu einem kurzfristigen Druckanstieg mit anschließender langsamer Rückkehr auf den Ausgangswert [2]. Die Dehnbarkeit des Rektums (Compliance) läßt sich in einem Druck-Volumen-Diagramm darstellen. Für viele Patienten mit idiopathischer Obstipation ist es geradezu charakteristisch, daß auch eine ausgeprägte intrarektale Volumenzunahme nur einen geringfügigen Druckanstieg bewirkt. Die Volumen-Druck-Relation (Normalbereich 2,5–10 ml/mm Hg) beträgt bei diesen Patienten über 10 ml/mm Hg [2] (Abb. 1). Der distale Verschluß des Rektums erfolgt durch den Sphincter ani, der aus einem glatten (M. sphincter ani internus) und einem quergestreiften Muskelanteil (M. sphincter ani externus) besteht. Dieser Analsphinkter wird in seiner Funktion durch die Beckenbodenmuskulatur unterstützt, in erster Linie durch den M. levator ani und besonders durch die Puborectalisschlinge. Für den Ruhedruck der Verschlußzone ist der Sphincter ani internus maßgebend, obwohl auch die Beckenbodenmuskulatur zu tonischer

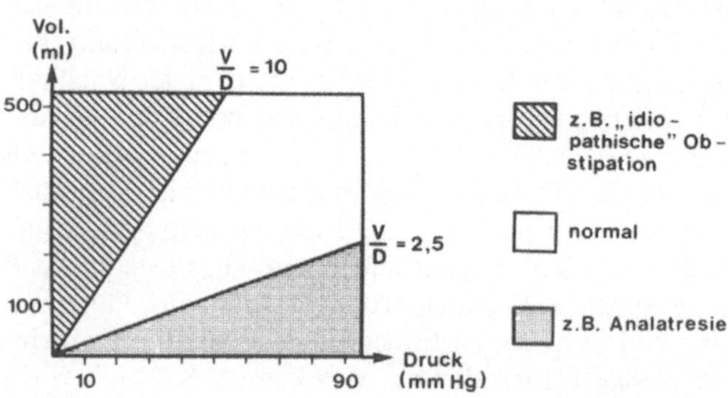

Abb. 1. Anorektales Druck-Volumen-Diagramm. (Nach Eisner [2])

Kontraktion befähigt ist. Bei plötzlichem intraabdominellem Druckanstieg wie Husten oder starkem Stuhldrang unterstützt der Sphincter externus durch eine zusätzliche kurzfristige Kontraktion die Kontinenz. Die Funktion des Sphincter internus läßt sich manometrisch gut erfassen, während sich die des quergestreiften Muskelanteils besser im Elektromyogramm darstellt. Eine Dehnung des Rektums führt zur Erschlaffung des Sphincter internus und zur Kontraktion des Sphincter externus. Bereits nach Gabe eines Luftbolus von 15 cm^3 in das Rektum ist eine Relaxation des inneren Analsphinkters zu registrieren. Dieser Reflex setzt einen intakten intramuralen Nervenplexus voraus; er ist deshalb bei Erkrankungen mit Schädigung der intramuralen Nerven (wie z. B. beim M. Hirschsprung) frühzeitig gestört [9, 13].

Apparative und personelle Voraussetzungen

Für die Rektummanometrie ist die gleiche Meßkette wie für die Ösophagusmanometrie zu benutzen. Deshalb kann an dieser Stelle auf detaillierte Angaben verzichtet werden. Als Druckaufnehmer kommen Mikroballons oder perfundierte Katheter zur Anwendung. Auf die früher benutzten großvolumigen Ballons sollte wegen der erheblichen Eigenwirkung dieser Ballons und der Artefakte durch ihre große Dehnbarkeit verzichtet werden.
Bei Verwendung von Kathetern ist – vergleichbar der Ösophagusmanometrie – eine Hochdruckperfusionsapparatur wünschenswert. Zur Auslösung des wichtigen rektosphinkteren Distensionsreflexes wird ein blähbarer Ballon benötigt, der zusätzlich eingeführt oder auf die Spitze des perfundierten Kathetersystems aufgebracht wird (Abb. 2). Da

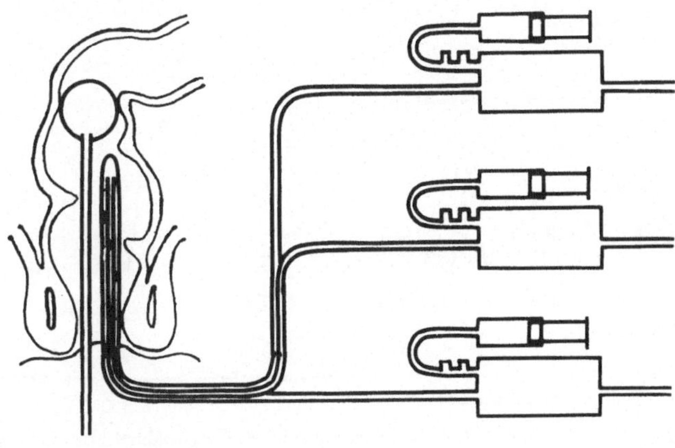

Abb. 2. Prinzip der rektalen Manometrie

altersabhängig unterschiedliche Volumina zur Auslösung des Reflexes notwendig sind, sollten verschieden große Ballons zur Verfügung stehen [13].

Technische Durchführung

Vor Durchführung einer anorektalen Manometrie sollte der Enddarm durch ein Klysma gereinigt werden. Damit lassen sich Verstopfen der Katheterperfusionsöffnungen und Behinderung bei der Aufblähung des Ballons weitgehend vermeiden. Der Katheter kann dann blind eingeführt und an die Perfusionsapparatur angeschlossen werden. Es folgt eine basale Registrierungszeit von 5 min, in der sich der Patient an den Katheter gewöhnen soll und Artefakte ausgeglichen werden können.
Der Katheter wird dann mit konstanter Geschwindigkeit (etwa 1 cm in 10 s) durch den Sphincter ani zurückgezogen. Es kommt dabei ein Druckplateau von etwa 50 mm Hg (6,7 kPa) über dem atmosphärischen Außendruck zur Darstellung. Dieser Meßvorgang wird zweimal wiederholt und der Mittelwert aus den 3 Registrierungen gebildet (Abb. 3). Der Durchzug des Katheters kann mit der Hand, besser jedoch mit einer Rückzugmaschine erfolgen, wie sie auch für die Ösophagusmanometrie benutzt wird. Im Anschluß an die Durchzugmanometrie wird der Katheter erneut in das Rektum vorgeschoben. Dabei sollten mindestens eine, besser 4 radiär angeordnete Perfusionsöffnungen im Sphincter ani und die Öffnungen von 2 weiteren Kathetern 5 und 10 cm oberhalb des Sphinkters positioniert werden. Da der Analsphinkter ähnlich wie die Ösophagussphinkteren eine asymmetrische Druckverteilung hat, ist es besser, mit 4 radiär zueinander angeordneten Öffnungen zu messen, um das höchste und niedrigste Druckniveau zu erfassen. Nach einer erneu-

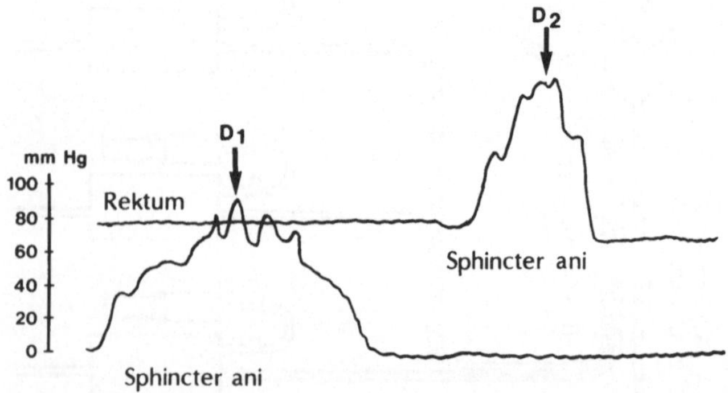

Abb. 3. Ruhedruck des M. sphincter ani internus; zunächst Durchzug des Ableitpunkts D_1, dann D_2

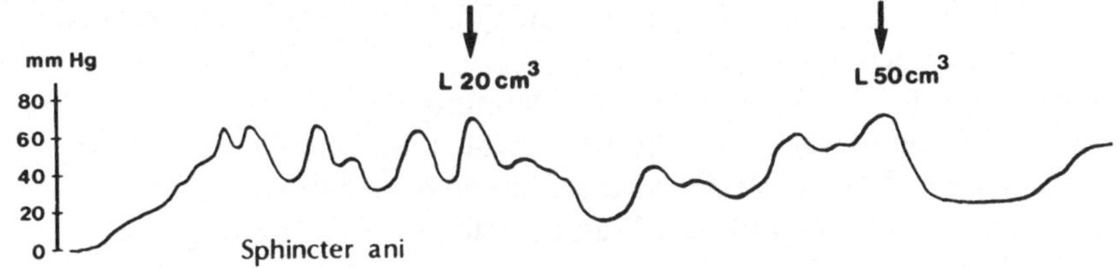

Abb. 4. Inkomplette Erschlaffung des M. sphincter ani internus nach Aufblähen des intrarektalen Ballons mit 20 cm³ Luft; zunehmende Erschlaffung nach weiteren 50 cm³

ten basalen Registrierungszeit von 5 min, in der die Motilität des Rektums und des Sphinkters zur Darstellung kommt, wird der Patient mehrmals aufgefordert, kräftig zu pressen. Die Zunahme des Druckes gegenüber dem Ruhedruck ist ein Maß für die Kontraktionskraft des M. sphincter externus. Im Anschluß wird der im oberen Rektum positionierte Ballon intermittierend und stufenweise mit ansteigenden Volumina aufgebläht, wobei die Pausen zwischen den einzelnen Blähphasen bis zum Erreichen des Ausgangsniveaus andauern sollten. Im Normalfall tritt dabei eine zunehmende Relaxation (Distensionsreflex) des M. sphincter ani internus ein, die bei einem Blähvolumen von ca. 70 ml vollständig wird (Abb. 4). Gleichzeitig wird dabei geprüft, ob die intrarektale Volumenzunahme propulsive Kontraktionen auslöst. Mit dem Volumenzuwachs steigt auch kurzfristig der Druck im Rektum an, um dann langsam jeweils wieder den Ruhedruck zu erreichen. Aus dem Quotienten $\Delta V/\Delta P$ läßt sich annähernd die Dehnbarkeit (Compliance) des Rektums berechnen. Die Registrierung der vollständigen Internusrelaxation schließt die anorektale Manometrie ab, die insgesamt einen Zeitaufwand von 15–20 min benötigt. Durchführung und Beurteilung der Rektummanometrie bedürfen einiger Erfahrung, um Störmöglichkeiten und Artefakte sicher erkennen und ausschließen zu können. Wie für die Ösophagusmanometrie gilt, daß jedes Labor seine eigenen Normalwerte erstellen muß.

Diagnostisches Spektrum

Die Rektummanometrie sollte zur Klärung besonders vor operativer Therapie einer schweren Obstipation sowie bei der Frage einer rektoanalen Inkontinenz durchgeführt werden. Bei der schweren und/oder lang bestehenden Obstipation stellen sich folgende Fragen:
1) Handelt es sich um einen M. Hirschsprung? Der manometrische Nachweis eines fehlenden anorektalen Distensionsreflexes kann diagnostisch wegweisend sein.

2) Besteht eine rektale Ursache für die Obstipation (sog. Dyschezie)?
Bei dieser auch als Superkontinenz bezeichneten Störung ist die Erschlaffung des Analsphinkters auf Dehnung des Rektums hin gestört. Erst bei hohem Druck im Rektum kommt es zur Auslösung des Distensionsreflexes. Ebenso ist die rektale Compliance deutlich erhöht [2].
Bei der Inkontinenz hilft die Manometrie zur Klärung folgender Fragen:
1) Besteht eine Sphinkterinsuffizienz? Ist die Inkontinenz auf einen niedrigen Ruhedruck (Sphincter ani internus) oder einen ungenügenden Druckanstieg bei Belastung zurückzuführen (Sphincter externus)?
2) Läßt sich manometrisch ein Therapieerfolg objektivieren?
Nicht geeignet sind Motilitätsstudien zur Erkennung organischer Veränderungen.

Sensitivität und Spezifität

Aussagen zu Sensitivität und Spezifität der unteren Manometrie können wegen der geringen Anzahl kontrollierter Studien bisher kaum gemacht werden. Für die Diagnose des M. Hirschsprung scheint dem Nachweis einer gestörten bzw. fehlenden Sphinktererschlaffung nach rektaler Distension eine hohe Empfindlichkeit zuzukommen. So konnte in allen Fällen eines histochemisch gesicherten M. Hirschsprung die typische Sphinkterfunktionsstörung manometrisch nachgewiesen werden [13] (Tabelle 1).
Die Spezifität dieses manometrischen Befundes ist geringer, da auch chronisch entzündliche Veränderungen im Analbereich zu einer (sekun-

Tabelle 1. Vergleich der Manometrie und Histologie bei M. Hirschsprung. (Nach [13])

Alter	n	Mano-metrie normal	Biopsie		Mano-metrie patho-logisch	Biopsie	
			Normal	Patho-logisch		Normal	Patho-logisch
Kinder							
<1 Monat	2	0	0	0	2	0	2
1 Monat–1 Jahr	9	5	2	0	4	0	4
1– 5 Jahre	22	19	5	0	3	0	3
5–10 Jahre	12	11	0	0	1	0	1
11–13 Jahre	6	5	0	0	1	0	1
Erwachsene							
20–60 Jahre	22	20	2	0	2	0	1

dären) Sphinktererschlaffungsstörung führen können. Die Fehlbeurteilungsrate der Rektummanometrie im Rahmen der Diagnostik des M. Hirschsprung ist nach den Untersuchungen von Holschneider altersabhängig [6]. Sie ist in den ersten Lebensmonaten relativ hoch (bis zu 18,5%), fällt aber ab dem 6. Lebensmonat auf einen Durchschnittswert von 5% ab. Damit ist die Manometrie nur wenig zuverlässiger als die röntgenologische Beurteilung. Die Auslösung des rektoanalen Distensionsreflexes unterliegt zahlreichen Irrtumsmöglichkeiten:
– ungenügende rektale Distension,
– stuhlhaltiges Rektum,
– falsche Positionierung des Ballons,
– fehlende Kooperation (Kinder).
Dies kann einen falsch pathologischen Befund zur Folge haben und damit ebenfalls zu Lasten der Spezifität gehen.

Ein wichtiger Faktor der analen Kontinenz ist die Verschlußkraft des M. sphincter ani internus. Es besteht eine signifikante Korrelation zwischen dem Verschlußdruck des Sphinkters und der Kraft, die zum Durchzug eines definierten Gegenstandes durch den Analsphinkter benötigt wird [1].

Untersuchungen bei Diabetikern zeigen, daß inkontinente Patienten einen signifikant niedrigeren Ruhe- und Preßdruck haben als kontinente Diabetiker [12]. Allerdings weisen die Werte beider Patientengruppen einen breiten Überlappungsbereich auf [3] (Abb. 5). Demnach ist die Sensitivität der Manometrie bei der Fragestellung der Kontinenz einge-

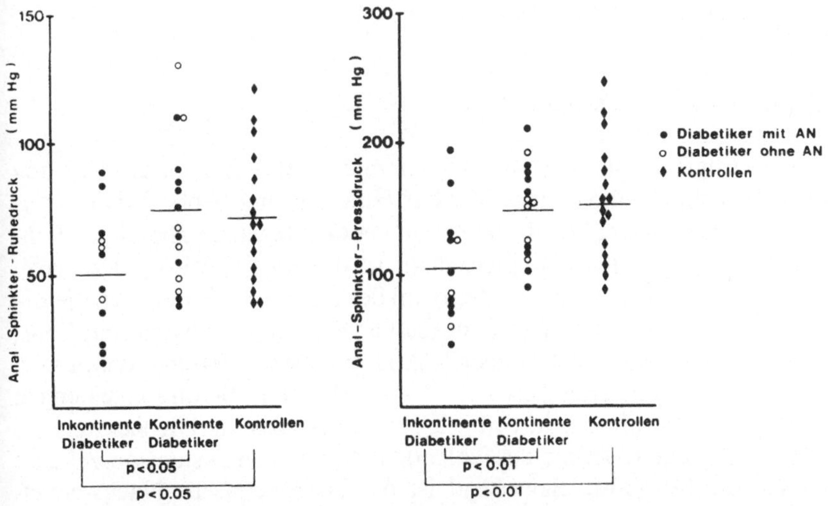

Abb. 5. Analsphinkter, Ruhe- und Preßdruck bei inkontinenten und kontinenten Diabetikern sowie bei gesunden Kontrollpersonen (*AN* autonome Neuropathie)

schränkt. Dies ist auch verständlich, da die Kontinenzreaktion auch durch andere Faktoren als allein durch den Sphinkterverschluß bestimmt wird.

Eine zuverlässige Methode zur Prüfung der Kontinenzleistung des Anorektums ist der Flüssigkeitsretentionstest [16]. Retentionstest und Druckmeßbefund bei der Rektummanometrie zeigen nur eine schwache Korrelation miteinander. Beide Verfahren messen unterschiedliche Leistungen des Kontinenzorgans. Sie ergänzen sich daher in der Aussage.

Gefahren

Obwohl die Rektummanometrie ein invasives Verfahren ist, gilt die Methode bei sorgfältiger Durchführung als gefahrlos. Potentielle Risiken liegen in dem blinden Einführen des Katheters begründet. Über Verletzungen, insbesondere über Perforationen, wurde jedoch bisher nicht berichtet.

Kosten

Eine Kosten-Nutzen-Analyse wie für die Ösophagusmanometrie wurde für die Rektummanometrie bisher noch nicht durchgeführt. Der Preis für eine Registrierung wird von Holschneider mit 80,– DM angegeben [5], liegt jedoch höher, wenn gleichzeitig Anschaffungskosten für die apparative Ausrüstung zu amortisieren sind.

Praktische Anwendung

Die wichtigste Indikation der Rektummanometrie liegt in der Klärung der Verdachtsdiagnose eines Morbus Hirschsprung (Abb. 6). Die Ursache der Erkrankung besteht in einem – in der Regel segmentalen – Fehlen der intramuralen Ganglienzellen. In diesem Bereich ist der Darm spastisch kontrahiert. In der Mehrzahl der Fälle manifestiert sich die Erkrankung bereits im frühen Kindesalter: Schwerste Obstipation, Ileus, galliges Erbrechen, aufgetriebenes Abdomen sind typische Symptome. Diagnostisch hinweisend ist der röntgenologische Befund eines engen Segments mit oralwärts davon gelegenem Megakolon. Die Rektummanometrie mit dem Befund des fehlenden rektoanalen Distensionsreflexes sichert die Diagnose. Beweisend ist der histochemische Nachweis einer vermehrten Azetylcholinesteraseaktivität in Stufenbiopsien. Mit dieser Methode läßt sich zusätzlich recht gut die Ausdehnung der Agan-

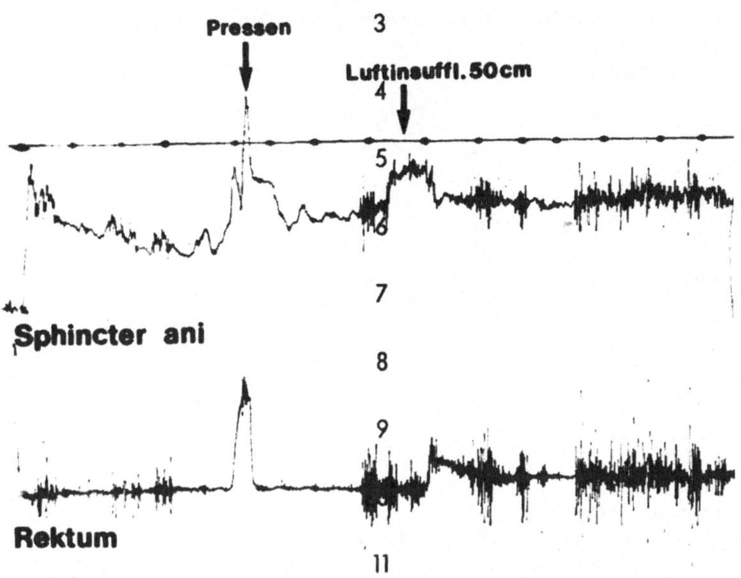

Abb. 6. 13jähriger Patient mit M. Hirschsprung, keine Erschlaffung des M. sphincter ani internus nach intrarektaler Luftinsufflation

gliose abschätzen, so daß die Resektion sicher im Gesunden erfolgen kann.

Da jeder Methode Fehlermöglichkeiten innewohnen, sollten im Zweifelsfall und vor geplanten Operationen möglichst alle Untersuchungen durchgeführt werden.

Die Dyschezie als weitere Ursache einer schweren Obstipation weist im Anorektum einige Besonderheiten auf, die sich allein manometrisch darstellen lassen. So sind der Ruhedruck im Rektum sowie der Volumen-Druck-Quotient und der Ruhedruck des Analsphinkters deutlich erhöht; die Erschlaffung des Analsphinkters nach rektaler Dehnung erfolgt verzögert und erst bei hohen Drücken [8]. Die Rektummanometrie sollte insbesondere dann durchgeführt werden, wenn bei sehr schwerem Verlauf eine operative Therapie geplant ist.

Die Inkontinenz ist bereits durch eine eingehende Befragung recht sicher zu diagnostizieren. Die Wertung der Symptome nach einem Punktescore ermöglicht zusätzlich eine Abschätzung des Schweregrades [5] (Tabelle 2). Die Palpation des Sphinkters wird eine Hochdruckzone weitgehend vermissen lassen; jedoch gibt der Palpationsbefund insgesamt nur ungenügend Aufschluß über den Sphinkterschluß. Kräftiges Pressen führt meist zu keiner wesentlichen Druckeinwirkung auf den eingeführten Finger. Der Anokutanreflex ist zumeist nicht auslösbar. Vor Einleitung einer Therapie (z. B. Operation) sollten nach Möglichkeit Funkti-

Tabelle 2. Symptomenscore bei anorektaler Inkontinenz. (Nach [5])

Beurteilungskriterien	Befund	Bewertung
Stuhlhäufigkeit	Normal 1- bis 2mal/Tag	2
	Mehrmals 3- bis 5mal/Tag	1
	Sehr häufig	0
Stuhlkonsistenz	Normal/geformt	2
	Breiig	1
	Flüssig	0
Stuhlschmieren	Nicht	2
	Bei Streß/Durchfall	1
	Ständig	0
Stuhldrang/Völlegefühl	Normal	2
	Unsicher	1
	Fehlend	0
Warnungsperiode	Normal (Minuten)	2
	Verkürzt (Sekunden)	1
	Fehlend	0
Diskrimination	Normal	2
	Mangelhaft	1
	Fehlend	0
Pflegebedarf	Nicht notwendig	2
	Gelegentlich	1
	Ständig	0

Beurteilung: 10–14 Punkte gut – kontinent
5– 9 Punkte ausreichend – partielle Kontinenz
0– 4 Punkte schlecht – inkontinent

onsuntersuchungen zur Abschätzung des Ausmaßes der Störung erfolgen. Die Rektummanometrie mißt im typischen Fall einen niedrigen Ruhe- und Preßdruck des Analsphinkters. Im Flüssigkeitsretentionstest beginnen inkontinente Patienten bereits bei Füllungsvolumina von weniger als 500 ml Flüssigkeit zu verlieren.
Grundsätzlich läßt sich die untere Manometrie in fast jedem Labor durchführen. Da die Apparatur jedoch kostenaufwendig ist und die Interpretation der Aufzeichnungen Erfahrung und Übung verlangt, wird die Manometrie bisher nur von wenigen Kliniken durchgeführt.

Bewertung

Bei der unteren Manometrie handelt es sich um eine intraluminale Druckmessung, die gewöhnlich nur im Bereich des Anorektum durchgeführt wird. Indikationen zu Untersuchungen sind insgesamt seltener als für die Ösophagusmanometrie. Sie beinhalten v. a. die Differentialdiagnose der schweren Obstipation und die präoperative Diagnostik bei analer Inkontinenz.

Literatur

1. Diamant NE, Harris LD (1969) Comparison of objective measurement of anal sphincter strength with anal sphincter pressures and levator ani function. Gastroenterology 56:110
2. Eisner M (1971) Funktionelle Untersuchungen an Rektum und Anus. Schweiz Med Wochenschr 101:1549
3. Erckenbrecht JE, Winter HJ, Cicmir J, Berger H, Gries FA, Berges W, Wienbeck M (1983) Recto–anal continence mechanisms in diabetes mellitus. Gastroenterology 84:1145
4. Holdstock DJ, Misiewicz M, Smith T, Rowlands EN (1970) Propulsion (mass movements) in the human colon and its relationship to meals and somatic activity. Gut 11:91
5. Holschneider AM (1983) Elektromanometrie des Enddarms, 2. Aufl. Urban & Schwarzenberg, München
6. Holschneider AM, Kraeft H (1981) Stellenwert und Fehlermöglichkeiten der Elektromanometrie des Enddarms. Z Kinderchir 33:25
7. Joppich I (1982) Die Diagnose des Megacolon congenitum Hirschsprung. Chirurg 53:407
8. Martelli H, Devrode G, Arhan P, Dugay C (1978) Mechanisms of idiopathic constipation: Outlet obstruction. Gastroenterology 75:623
9. Meier-Ruge W, Morger R (1968) Neue Gesichtspunkte zur Pathogenese und Klinik des Morbus Hirschsprung. Schweiz Med Wochenschr 98:209
10. Meunier P, Mollard P (1977) Control of the internal anal sphincter. Pflügers Arch 370:233
11. Meunier P, Mollard P, Jaubert de Beaujeu M (1976) Manometric studies of anorectal disorders in infancy and childhood: An investigation of the physiopathology of continence and defaecation. Br J Surg 63:402
12. Schiller LR, Santa Ana CA, Schmulen C, Hendler RS, Harford WV, Fordtran JS (1982) Pathogenesis of fecal incontinence in diabetes mellitus. N Engl J Med 207:1666
13. Vela R, Rosenberg AJ (1982) Anorectal manometry: A new simplified technique. Am J Gastroenterol 77:486
14. Wienbeck M (1977) Kolonmotilität. Z Gastroenterol 15:209
15. Wienbeck M (1979) Motilitätsstörungen von Kolon und Anus als pathogenetisches Prinzip. Internist (Berlin) 20:18
16. Wienbeck M, Erckenbrecht J (1983) Retentionstest zur Prüfung der anorektalen Kontinenz. In: Wienbeck M (Hrsg) Klinische Untersuchungsmethoden. Verlag Chemie, Weinheim

Kapitel 32

Langzeit-pH-Metrie

H. F. WEISER und A. H. HÖLSCHER

Definition

Unter Langzeit-pH-Metrie versteht man die kontinuierliche, elektrometrische Erfassung der H^+-Ionenkonzentration im Intestinalsekret über 24 h.

Physikalische und chemische Grundlagen der Langzeit-pH-Metrie

Im Rahmen der Refluxdiagnostik erlaubt allein die kontinuierliche Messung der H^+-Ionenkonzentration in der terminalen Speiseröhre eine Beurteilung der pathologisch verlängerten Kontaktzeit zwischen gastroösophagealem Regurgitat und Ösophagusmukosa. Die dazu entwickelte Festspeicher-Langzeit-pH-Metrie besteht im wesentlichen aus 2 Teilen:
– einem portablen Aufnahmegerät mit angeschlossener kombinierter Glasminiatur-pH-Elektrode,
– einer Wiedergabe- und Auswertungseinheit, bestehend aus Rechner, Kompensationsschreiber und Digitaldrucker (Abb. 1).

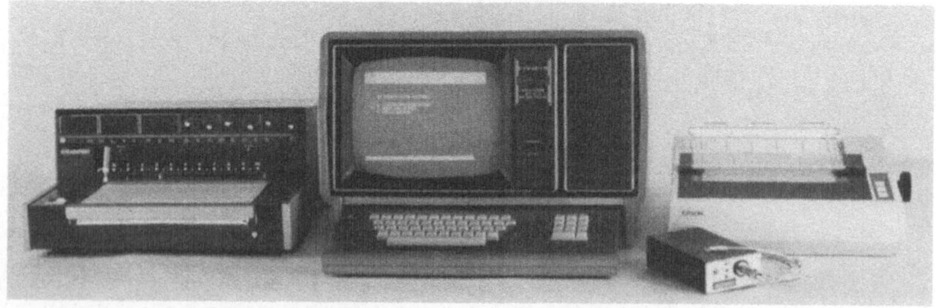

Abb. 1. Langzeit-Festspeicher-pH-Metrie. Aufnahmegerät mit konnektierter Diffusions-pH-Elektrode, Typ Ingold 440M4; Rechner, Drucker und Analogschreiber

Zur elektrometrischen Messung der H^+-Ionenkonzentration in wäßrigen Lösungen stehen prinzipiell 2 unterschiedliche Elektrodentypen zur Verfügung. Zum einen Redoxelektroden, als deren wichtigster Vertreter die Antimonelektrode zu betrachten ist. Wesentlicher Nachteil der Antimonelektrode ist ihre Meßungenauigkeit in pH-Bereichen >7, die auf den Umstand zurückzuführen ist, daß Antimon nicht nur von H^+-Ionen reduziert, sondern gleichzeitig von OH^--Ionen oxidiert wird, Das Antimonkristall somit eine Kombination aus Oxidations- und Reduktionselektrode darstellt. Die heute im Rahmen medizinischer Messungen gebräuchlichste pH-Sonde ist eine kombinierte Silber-Glas-Diffusionselektrode. Dabei handelt es sich um eine unipolare, mit einem Referenzelektrolyten gefüllte Silber-Glas-Elektrode, an deren Membran es in wäßrigen Lösungen zu einem Austausch von Na^+- und H^+-Ionen und somit zur Ausbildung eines als Spannung abgreifbaren Diffusionspotentials kommt (Abb. 2).
Silber-Glas-Elektroden ermöglichen die sichere H^+-Ionenbestimmung in einem Meßbereich von pH 1–9. Zudem liegt ihre Einpendelgeschwindigkeit für pH-Änderungen unter 5 s, so daß sie insgesamt als z. Z. genaueste und schnellste H^+-Ionendetektoren zu betrachten sind.
Die Datenerfassung erfolgt mikroprozessorgesteuert mit einem 18 KByte C-MOS-Festspeicher. Die Speicherkapazität entspricht bei einer Meßperiode von 5 s einer gesamten Meßzeit von 25,5 h. Der Meßbereich reicht von pH 1–9, die Meßgenauigkeit liegt bei 0,1 pH.
Um die aus mehr als 18 000 Meßwerten bestehenden Informationen anschaulich darzustellen, sind prinzipiell 2 Wege möglich: Der eine besteht darin, daß mit einem Kompensationsschreiber die pH-Werte über einer Zeitachse analog aufgezeichnet werden; der andere bietet die Möglichkeit, alle Werte zunächst im Rechner zu verarbeiten und dann über ein Display oder einen Drucker auszugeben.

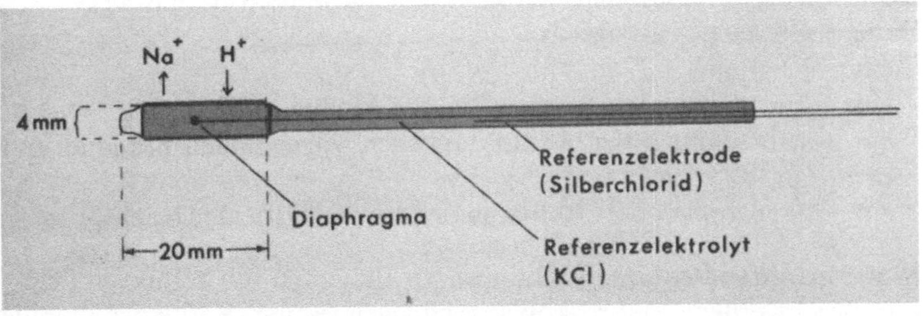

Abb. 2. Schematische Darstellung der Diffusions-pH-Elektrode Typ Ingold 44OM4

Technische Durchführung der Messung

Zur Messung wird die kombinierte, zuvor auf Steilheit (pH 1,68) und Asymmetrie (pH 7) geeichte Miniatur-pH-Sonde nasopharyngeal in den tubulären Ösophagus so eingelegt, daß sie 5 cm oral der Kardia zu liegen kommt. Die Lagekontrolle der pH-Sonde erfolgt durch Röntgenuntersuchung, vorausgegangene manometrische Kardialokalisation oder durch Beachtung des pH-Sprungs beim Zurückziehen der Sonde aus dem Magen in den distalen Ösophagus. Die Messung wird im häuslichen Milieu durchgeführt, und der Patient kann mit Ausnahme kohlensäurehaltiger Getränke Vollkost zu sich nehmen.

Um eine spätere Zuordnung von Speiseaufnahme, Körperposition etc. zu den ermittelten Refluxdaten vornehmen zu können, führt der Patient ein standardisiertes Protokoll, auf dem zeitlich exakt die jeweilige Körperposition, die Tätigkeit und die Art der aufgenommenen Nahrung registriert werden. Auf diese Weise gelingt es über 24 h unter annähernd physiologischen Bedingungen ein intraösophageales Refluxprofil aufzuzeichnen.

Nach Beendigung der Meßperiode werden die gespeicherten Daten sowohl graphisch dargestellt als auch rechnerisch bearbeitet.

Berechnet werden:

- mittlere Zahl der Refluxepisoden/h ($\bar{n}$ GER/h),
- mittlere Refluxdauer/h ($\bar{x}$ GER/h),
- relative Refluxdauer/h (% GER/h).

Diagnostisches Spektrum

Anhand erster pH-metrischer Untersuchungen an kardiagesunden Probanden konnte eine Definition von physiologischem bzw. pathologischem gastroösophagealem Reflux erarbeitet werden [1–3, 8–11]. Danach gilt als physiologisch:

- ein pH >4 und <7,
- eine Gesamtrefluxdauer von $<7\%$ pro Meßperiode,
- ein gastroösophagealer Reflux tagsüber, vornehmlich prandial und postprandial,
- ein gastroösophagealer Reflux in der ersten Hälfte der Nacht.

In weiterführenden Untersuchungen an Patienten mit refluxverdächtigen Beschwerden, makroskopisch nachgewiesener Refluxösophagitis und manometrisch verifizierter Funktionsstörung des unteren Ösophagussphinkters konnte gezeigt werden, daß sich sowohl während der Wach- als auch während der Schlafphase eine gute Korrelation zwischen

Tabelle 1. Korrelation von gastroösophagealem Reflux (*GER*) und Schweregrad der Reflux-ösophagitis bei gesunden Kontrollpersonen und Patienten mit Kardiainsuffizienz ($\bar{x}\pm$SD)

	Kontrollgruppe (n=31)		Gruppe I Kompensierte Kardiainsuffizienz (n=30)		Gruppe II Dekompensierte Kardiainsuffizienz (n=47)	
	Wach	Schlaf	Wach	Schlaf	Wach	Schlaf
Mittlere GER-Zahl/h	$1,3\pm0,3$	$0,3\pm0,1$	$2,6\pm0,8$	$1,3\pm0,3$	$3,7\pm1,2$	$1,7\pm0,9$
Mittlere GER-Dauer/h [min]	$2,3\pm0,7$	$0,7\pm0,3$	$5,0\pm2,9$	$4,7\pm1,0$	$13,4\pm1,4$	$18,4\pm2,4$
Relative GER-Dauer/h [%]	3,8	1,1	8,3	7,8	25,2	30,7
Ösophagitisgrad nach Savary			I–II		III–IV	

Refluxausmaß, morphologischen Refluxfolgen und Grad der Kardia-funktionsstörung aufzeigen läßt [12] (Tabelle 1).

Von zusätzlicher Bedeutung für die Diagnostik ist das Refluxmuster während der Wach- und der Schlafphase.

Wie aus Abb. 3 hervorgeht, zeigen Patienten mit einer kompensierten Kardiainsuffizienz (positives Common-cavity-Phänomen; ausreichende Pentagastrinstimulation des unteren Ösophagussphinkters) und einer Refluxösophagitis 1. bis maximal 2. Grades (Gruppe I) vornehmlich einen gesteigerten Nachtreflux mit absinkender Tendenz nach Erreichen der Schlafphase. Im Gegensatz dazu haben Patienten mit dekompensierter Kardiainsuffizienz (positives Common-cavity-Phänomen; unzureichende Pentagastrinstimulation des unteren Ösophagussphinkters) und Refluxösophagitis 3. bis 4. Grades (Gruppe II) einen pathologisch gesteigerten und persistierenden Nachtreflux sowie eine deutliche Verschiebung des Tagrefluxes zugunsten des Nüchternrefluxes (Abb. 4) [12]. Therapeutische Konsequenzen lassen sich aus den vorliegenden Befunden insofern ableiten, als eine medikamentöse Therapie zum Zeitpunkt des stärksten Refluxes stattfinden sollte, d. h. nachts bei leichten Formen und kontinuierlich bei schweren Formen der Refluxkrankheit. Zudem erlaubt die pH-metrische Langzeitanalyse das gastroösophagealen Refluxes sowohl eine stadiengerechte chirurgische Therapie der Refluxkrankheit als auch eine den Patienten wenig belästigende Therapiekontrolle.

Diagnostisch ohne Bedeutung ist die Methode im Rahmen von Motilitätsstörungen des terminalen Ösophagus sowie tumoröser Erkrankungen des oberen Intestinaltrakts. Hier sind spezielle Untersuchungen wie Röntgen, Endoskopie und Manometrie indiziert.

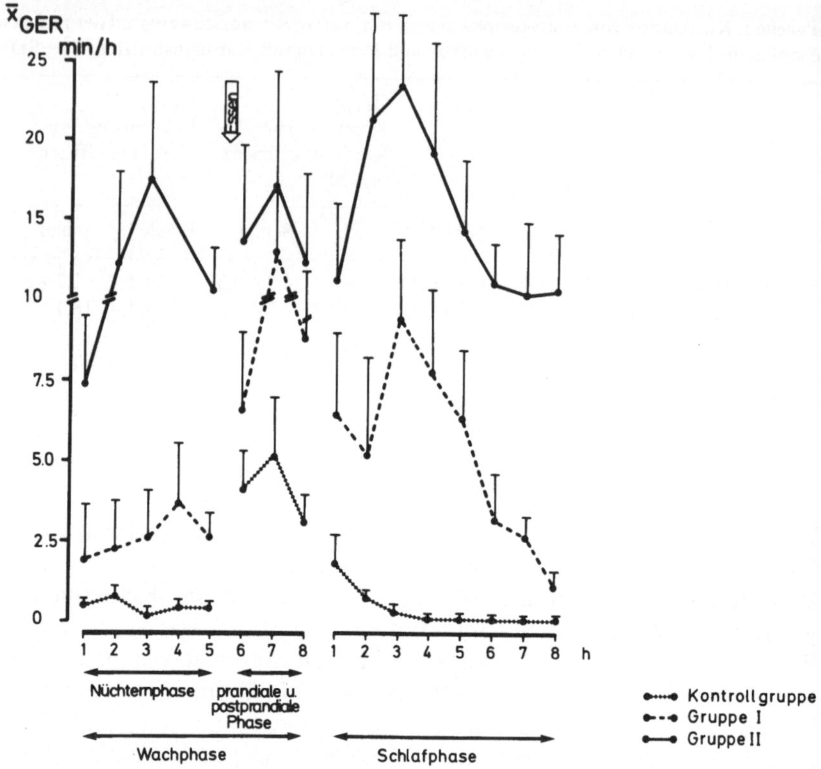

Abb. 3. Mittlere Refluxdauer während der gesamten Meßzeit: kontinuierlich abfallende Refluxintensität nach Schlafbeginn bei gesunden Kontrollpersonen, unzureichender Refluxabfall bei Patienten der Gruppe I und persistierender Reflux bei Patienten der Gruppe II während der gesamten Schlafphase

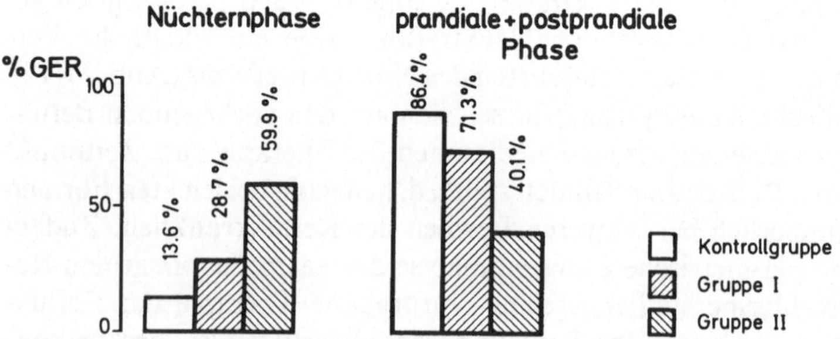

Abb. 4. Mittlere Refluxdauer (min/h). Nach Subtraktion des prandialen und postprandialen Refluxanteils vom Wachreflux findet sich bei Patienten der Gruppe II im Vergleich zu Gesunden und zu Patienten der Gruppe I eine signifikante Verschiebung zugunsten des Nüchternrefluxes auf 59,9% der Meßperiode (p <0,001; p <0,01). Funktionelle und schwere morphologische Veränderungen des Ösophagus gehen mit einem pathologisch gesteigerten gastroösophagealen Nüchternreflux einher

Sensitivität, Spezifität

Da mit Hilfe der Dichteverteilung der H^+-Ionenkonzentration im Regurgitat eine sichere Trennung zwischen kardiagesunden Probanden und Patienten mit leichten und schweren Formen der Refluxkrankheit nicht immer möglich ist, wurden Sensitivität und Spezifität der Langzeit-pH-Metrie mit pH 4 als Refluxgrenze unter Berücksichtigung der mittleren Anzahl der Refluxepisoden/h und der mittleren Refluxdauer/h mittels Diskriminanzanalyse und One-Hold-Out-Test überprüft.
Die Sensitivität lag mit 92,5%, die Spezifität mit >95% deutlich über den Werten der bislang verwandten Refluxnachweismethoden, so daß die Langzeit-pH-Metrie als z. Z. aussagefähigstes Refluxnachweisverfahren zu betrachten ist.

Probleme und Kosten der Methode

Aufgrund des hohen technischen Standards sind gerätebedingte Meßfehler so gut wie ausgeschlossen. Die Untersuchung ist nicht an einen speziellen Meßplatz gebunden und kann im häuslichen Milieu unter weitgehend physiologischen Bedingungen durchgeführt werden. Nachteilig sind die nasopharyngeale Ösophagusintubation und der Kostenaufwand von 82,– DM pro Einzeluntersuchung.

Praktische Anwendung

Trotz deutlicher Fortschritte im Rahmen der Ösophagusfunktionsdiagnostik ist die Diagnose der Refluxkrankheit nach wie vor eine Domäne der Endoskopie [5].
Davon ausgehend, daß die Kontaktzeit zwischen saurem Regurgitat und Ösophagusmukosa der wichtigste pathogenetische Faktor bei der Entstehung der Refluxkrankheit ist, ist die Langzeit-pH-Metrie, d. h. die direkte Erfassung dieser Kontaktzeit, als wichtigste Zusatzuntersuchung zur endoskopisch-makroskopischen Beurteilung der Ösophagusschleimhaut bei Patienten mit refluxverdächtigen Beschwerden anzusehen und erscheint aus 2 Gründen sinnvoll:
1) Beim Vorliegen typischer Refluxsymptome ohne nachweisbare morphologische Schädigungen der Ösophagusschleimhaut erlaubt die Langzeit-pH-Metrie als einziges direktes Nachweisverfahren des gastroösophagealen Refluxes die Sicherung der Diagnose Refluxkrankheit.
2) Aufgrund der Kenntnis des genauen 24-h-Refluxmusters ist sowohl eine zeit- und stadiengerechte konservative bzw. chirurgische Therapie

als auch eine den Patienten wenig belästigende Therapiekontrolle möglich.

Keine Aussagen erlaubt die Methode über die Qualität des gastroösophagealen Regurgitats.

Da experimentelle und klinische Untersuchungen auf die Bedeutung der Regurgitatqualität, d. h. der Gallensäuren-, Pepsin-, Lysolezithin- und evtl. Trypsinkonzentration, im Rahmen der Pathogenese der Refluxkrankheit hinweisen [4, 13], ist durch pH-gesteuerte Regurgitataspiration sowie die Auftrennung des Regurgitats mittels Hochdruckchromatographie eine weitere Analyse des gastroösophagealen Refluxverhaltens Gesunder und Refluxkranker zu erwarten.

Die bislang im Rahmen der Refluxdiagnostik eingesetzte Ösophagusmanometrie als indirektes Refluxnachweisverfahren, sollte heute nur noch zum Nachweis von Motilitätsstörungen des terminalen Ösophagus sowie in Hinblick auf die Verfahrenswahl bei erforderlicher chirurgischer Therapie der Refluxkrankheit herangezogen werden [2, 6, 7].

Bewertung

Die intraösophageale Langzeit-pH-Metrie ist die einzige direkte Methode zur Erfassung des gastroösophagealen Refluxes. Sie ist durch eine hohe Sensitivität und Spezifität gekennzeichnet.

Die Langzeit-pH-Metrie ermöglicht eine zeit- und stadiengerechte medikamentöse bzw. chirurgische Behandlung der Refluxkrankheit; gleichzeitig eignet sich die pH-Metrie als Methode zur Therapiekontrolle.

Im Rahmen der Refluxdiagnostik ist die gute Korrelation von funktionellen und morphologischen Befunden interessant. Damit wird bestätigt, daß in der Routinediagnostik die Endoskopie für die Klassifikation der Refluxkrankheit am besten geeignet ist.

Literatur

1. DeMeester TR, Johnson LF, Joseph GJ, Toscano MS, All AW, Skinner DB (1976) Patterns of gastroesophageal reflux in health and disease. Ann Surg 184:459
2. Dent J, Dodds WJ, Friedman RH, Sekiguchi T, Hogan WJ, Arndorfer RC, Petrie DJ (1980) Mechanisms of gastroesophageal reflux in recumbent asymptomatic human subjects. J Clin Invest 65:256
3. Euler AR, Byrne WJ (1981) Twenty-four-hour esophageal intraluminal pH-probe testing. A comparative analysis. Gastroenterology 80:957
4. Salo JA, Lehto V-P, Kivilaasko E (1983) Morphological alterations in experimental esophagitis. Dig Dis Sci 28/5:440–448
5. Savary M, Miller G (1977) Der Ösophagus – Lehrbuch und endoskopischer Atlas. Gassman, Solothurn

6. Siewert JR, Weiser HF, Jennewein HM, Waldeck F (1974) Clinical and manometric investigations of the lower esophageal sphincter and its reactivity to pentagastrin in patients with hiatus hernia. Digestion 10:287
7. Siewert JR, Blum AL, Waldeck F (1976) Funktionsstörungen der Speiseröhre. Springer, Berlin Heidelberg New York
8. Stanciu C, Hoare RC, Bennett JR (1977) Correlation between manometric and pH-tests for gastro-esophageal reflux. Gut 18:536
9. Wallin L, Madsen T (1979) 12-hour simultaneous registration of acid reflux and peristaltic activity in the esophagus. A study in normal subjects. Scand J Gastroenterol 14:561
10. Weiser HF (1982) Reflux characteristics or healthy volunteers, examined by 24-h-pH-recording. In: Wienbeck M (ed) Motility of the digestive tract. Raven, New York
11. Weiser HF, Pace F, Lepsien G, Müller-Lissner SA, Blum AL, Siewert JR (1982) Gastroösophagealer Reflux – was ist physiologisch? Dtsch Med Wochenschr 107:366
12. Weiser HF, Hölscher AH, Siewert JR (1983) Gastroösophagealer Reflux: Besteht eine Korrelation zwischen Refluxausmaß und Refluxfolgen? Dtsch Med Wochenschr 108:930–935
13. Weiser HF, Hölscher AH, Siewert JR (1983) Gastrooesophagealer Reflux: Neue Aspekte bei der Pathogenese der Refluxkrankheit. Acta Chir Austr [Suppl] 51:167–169

Kapitel 33

Magensekretion

H. R. KOELZ

Definition

Bei den Magensekretionsanalysen wird das Sekretionsvolumen und/
oder die physikalisch-chemische Zusammensetzung des Magensekrets
bestimmt. Im klinischen Gebrauch sind praktisch nur die Säuremenge
und die Konzentration der Säure von Bedeutung.

Grundlagen

Der Säuregehalt des Magensafts wird beurteilt anhand der *Wasserstoff-
ionenaktivität* (mittels pH-Metrie) oder anhand der *Wasserstoffionen-
konzentration* (mittels Titration mit Alkali). Durch die Pufferwirkung
von im Magensaft enthaltenen Zusatzsubstanzen (v. a. Proteinen) liegt
die H^+-Konzentration höher, als durch Umrechnung des pH-Wertes in
H^+-Aktivität zu erwarten wäre [58]. Üblicherweise werden nacheinan-
der die basale und anschließend eine stimulierte Säuresekretion gemessen. Direkt am Magen greifen Stimulanzien wie Pentagastrin oder Histamin an. Indirekt, d. h. vorwiegend über vagale Bahnen, kann die Säuresekretion durch Insulinhypoglykämie oder Scheinfütterung stimuliert
werden. Durch die im Gegensatz zum Insulintest harmlose Scheinfütterung wird wahrscheinlich eine spezifischere Vagusstimulation erreicht,
da es dabei nicht zu einer durch Katecholamine vermittelten Gastrinaus-
schüttung kommt [76].

Apparative und personelle Voraussetzungen

Zur Durchführung des Tests wird das folgende Material benötigt: Liege,
röntgendichte Magensonde (14–16 Charr.), Gleitmittel, intermittierende
Saugpumpe (z. B. Egnell), Durchleuchtungsapparat (wenn möglich mit

Bildverstärker), Bleischürzen, vorgewogene Gefäße oder Meßzylinder zum Sammeln der Fraktionen, pH-Meter, 0,1 molare Natronlauge, evtl. automatischer Titrator, Pentagastrin (Peptavlon, Gastrodiagnost), bei Scheinfütterung Scheinmahlzeit (z. B. Schinkensemmel, evtl. Kaugummi), verschiedenes Kleinmaterial wie Spritzen, Brechschale, Pipetten, Waage.
An Personal wird zur Überwachung ständig eine gründlich instruierte Person benötigt. Spezielle Fähigkeitszeugnisse sind nicht notwendig. Die Lage der Magensonde sollte durch einen Arzt kontrolliert werden.

Technische Durchführung

Vorbedingungen

Der Patient muß seit mindestens 12 h nüchtern sein, Rauchen und Trinken vor der Untersuchung sind verboten. Alle nicht absolut notwendigen Medikamente sollten 1–2 Tage vor der Untersuchung abgesetzt werden, insbesondere „Ulkusmedikamente", Sedativa, Anticholinergika und Carboanhydrasehemmer.

Standardverfahren der Säuresekretionsmessung

Einlegen der Sonde

Beim sitzenden Patienten wird die Magensonde transnasal ca. 60 cm weit eingeführt. Die korrekte Lage der Sondenspitze (Mitte des Antrums) wird mittels Durchleuchtung kontrolliert. Als weniger zuverlässige Alternative kann der sog. Recoverytest durchgeführt werden, wobei nach Aspiration des Residualvolumens 100–250 ml Wasser oder NaCl (0,9%) instilliert werden. Bei korrekter Lage der Sonde können mehr als 90% des Volumens zurückgewonnen werden.

Residualvolumen

Der Patient begibt sich in linke Seitenlage, die Aspirationspumpe wird angeschlossen und der Magensaft während 15 min aspiriert. Das Residualvolumen berechnet sich aus dem während dieser Zeit aspirierten Volumen.

Basalsekretion

Das aspirierte Magensekret wird in 15-min-Portionen während 30–60 min gesammelt. Auch bei Verwendung einer Pumpe mit intermittierendem Sog sollte von Zeit zu Zeit die Durchgängigkeit der Sonde durch Injektion von Luft geprüft werden.

Pentagastrinstimulierte Sekretion

Nach subkutaner Injektion von Pentagastrin (Peptavlon, Gastrodiagnost, 6 µg/kg KG) wird das Sekret während 4 15-min-Perioden gesammelt.

Durch Scheinfütterung stimulierte Sekretion

Scheinfütterung stimuliert die Magensekretion vorwiegend über einen vagalen Reiz. Der früher zu diesem Zweck verwendete Insulintest muß wegen gelegentlich schwerer Komplikationen als obsolet gelten. Bei der Scheinfütterung wird dem Patienten beispielsweise eine Schinkensemmel angeboten, die er im Sitzen während 15 min bissenweise gründlich kaut und wieder ausspuckt. Die Scheinmahlzeit darf nicht geschluckt werden. Das Magensekret wird während der Scheinfütterung und den folgenden drei 15-min-Perioden (Patient wieder in Linksseitenlage) gesammelt. Nach einem vorläufigen Bericht kann die Probemahlzeit möglicherweise durch Fruchtkaugummi ersetzt werden, welcher eine vergleichbare Stimulation der Magensekretion bewirkt [29].

Sequentielle Messung der Basalsekretion, Sekretion bei Scheinfütterung und nach Pentagastrin

Die 3 Bestimmungen können in einer Sitzung durchgeführt werden. Die pentagastrinstimulierte Sekretion wird durch eine vorherige Scheinfütterung aber nur dann nicht signifikant beeinflußt, wenn die Pentagastrinstimulation mindestens 2 h vor der Scheinfütterung stattfindet [62, 63].

Auswertung

Volumen, Farbe und Beimengungen (Nahrung, Blut) jeder 15-min-Fraktion werden tabellarisch festgehalten. Die Säurekonzentration wird durch Titration mit 0,1 molarer Natronlauge auf pH 7,0 bestimmt und daraus die H^+-Sekretionsrate in mmol/h errechnet. Die *Basalsekretionsrate* („basal acid output", BAO) entspricht der Summe der 4 basalen 15-min-Fraktionen oder dem doppelten Wert von 2 15-min-Fraktionen.
Die *maximale Sekretionsrate* („maximal acid output", MAO) ist die Summe der 4 15-min-Fraktionen in der ersten Stunde nach Beginn der Stimulation (mit Pentagastrin = MAO_{PG}, mit Scheinfütterung = MAO_{SF}).
Die besser reproduzierbare *Gipfelsekretionsrate* („peak acid output", PAO) ist der doppelte Wert der Summe der beiden höchsten konsekutiven 15-min-Fraktionen nach Stimulation (PAP_{PG} bzw. PAO_{SF}).

Normalwerte

Die Sekretionsraten sind von der Körpergröße abhängig; Geschlechts-
unterschiede, möglicherweise auch Altersunterschiede sind indirekt darauf zurückzuführen [5]. Das Residualvolumen liegt normalerweise unter
200 ml, höhere Werte weisen auf einen Retentionsmagen hin. Die normale BAO beträgt 0–5 mmol/h, die normale PAO_{PG} 10–40 mmol/h, der
Quotient BAO/PAO_{PG} weniger als 0,6. Die PAO_{SF} bei intaktem Magen
beträgt 30–60% der PAO_{PG}. Nach adäquater Vagotomie sinkt die BAO
um 60–90%, die PAO_{PG} um 50–70% [73] und der Quotient $PAO_{SF}/$
PAO_{PG} beträgt weniger als 0,1 [19].

Fehlerquellen

Die beiden wesentlichsten Fehlerquellen sind transpylorischer Verlust
von Magensaft und intragastrische Neutralisation der Magensäure
durch duodenogastrischen Reflux. Beide führen zu einer Unterschätzung der Säuresekretion. Bei korrekter Lage der Magensonde betragen
die transpylorischen Verluste im unoperierten Magen und nach Vagotomie ohne Drainageoperation um 10% [70], nach Vagotomie mit Drainageoperation um 25% [38, 70]. Auf eine Korrektur, die aus der Wieder-
gewinnung eines kontinuierlich in den Magen infundierten Volumen-
markers errechnet wird, kann somit beim Routinetest verzichtet werden.
Zur quantitativen Erfassung des duodenogastrischen Refluxes wäre ein
zusätzlicher Marker im Duodenum nötig, was den Test erheblich kom-
plizieren würde. Kontamination von Magensaft mit Duodenalsaft kann
an der galligen Verfärbung des Aspirats erkannt werden. Derartige
Fraktionen, besonders wenn gleichzeitig die Säurekonzentration niedrig
ist, sollten nicht verwertet werden. Bei Zustand nach Billroth-II-Operation sind sowohl Verluste von Magensaft in den Dünndarm wie auch
Neutralisation der Säure durch Reflux besonders ausgeprägt. Praktisch
heißt dies, daß hier nur hohen Sekretionsraten eine diagnostische Bedeutung zukommt.

Andere Verfahren der Säuresekretionsmessung

Die Säuresekretionsleistung des Magens läßt sich auch durch intragastrische Titration messen [18]. Bei diesem technisch aufwendigen Verfahren wird aus dem Verbrauch von intragastrisch instilliertem Alkali zur
Aufrechterhaltung eines bestimmten pH-Wertes (meist 4–5) auf die H^+
-Sekretion geschlossen. Sondenlose Verfahren zur Messung der Azidität
des Magens haben sich wegen fraglicher Zuverlässigkeit und/oder wegen
unverhältnismäßigen Aufwandes nicht durchgesetzt. Dazu gehören die

telemetrische pH-Messung mit der Heidelberger Kapsel, die pH-abhängige Absorption und renale Ausscheidung von Farbstoffen und die Technetiumszintigraphie [81]. Dagegen ist nicht ausgeschlossen, daß durch die intragastrische Langzeit-pH-Metrie [22] klinisch relevante Aussagen gemacht werden könnten, beispielsweise bei Patienten mit therapierefraktären Ulzera.

Andere Sekretionsparameter

Es ist bis jetzt keine klinische Situation bekannt, bei der eine zusätzliche Bestimmung von Pepsin im Magensaft gegenüber der Säurebestimmung vorteilhaft wäre. Dagegen ist die Bestimmung des gastralen Proteinverlustes mit einem modifizierten Chromalbumintest in der Diagnostik der exsudativen Gastroenteropathie gelegentlich wertvoll [46]. Eine Untersuchung der Laktatdehydrogenase oder der Milchsäure im Magensekret zur Diagnose von Magenkarzinomen [63] ist wegen ungenügender Spezifität und Sensitivität abzulehnen. Bisher von rein wissenschaftlichem Interesse sind die luminale Magensekretion von Bikarbonat, Schleim, Vitamin B_{12}, DNS oder gastrointestinalen Hormonen.

Diagnostisches Spektrum

Die Messung der Säuresekretion des Magens ist eine Hilfsuntersuchung, die allein zu keiner Diagnose führt.

Sensitivität und Spezifität

Ulkuskrankheit

Die Indikation zur Magensekretionsanalyse wird am häufigsten im Zusammenhang mit einer Ulkuskrankheit gestellt.

Nachweis des Ulkus (Abb. 1)

Bei Ulcus-duodeni-Patienten liegen basale und pentagastrin- oder histaminstimulierte Säuresekretion signifikant über denjenigen einer Kontrollgruppe, wobei aber nur etwa ein Drittel der Patienten über dem oberen Normalwert liegt [21]. Nach Heilung des Ulkus ließ sich eine Abnahme der Säuresekretion feststellen, was auf einen direkten Zusammenhang zwischen Ulkusaktivität und Magensekretion hindeutet [1]. Bei einem MAO von unter 12 mmol/h ist ein Ulcus duodeni unwahrscheinlich

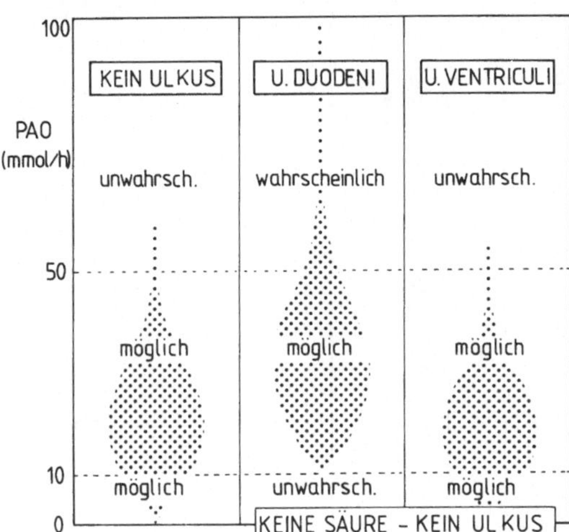

Abb. 1. Schematische Darstellung der Werte der Gipfelsekretion (PAO) in Abhängigkeit von Ulkuskrankheit und Ulkuslokalisation

[5], aber nicht ausgeschlossen [21]. Patienten mit Ulcus ventriculi zeigen im Mittel eine etwas verminderte Säuresekretion, die meisten Patienten liegen aber im Normbereich. Sehr fragwürdig ist die gelegentlich geäußerte Ansicht, daß eine erhöhte Säuresekretion bei Patienten mit Ulkusbeschwerden auch bei negativem radiologischen und/oder endoskopischem Befund für das Bestehen eines Ulkus spricht.

Dignität des Ulcus ventriculi

Eine Differenzierung zwischen benignem und malignem Ulcus ventriculi mittels Magensekretionsanalyse ist abzulehnen. Benigne Ulcera ventriculi bei Achlorhydrie sind zwar extrem selten, umgekehrt besteht aber nur bei etwa 20% der Magenkarzinome eine Achlorhydrie, wobei es sich praktisch immer um fortgeschrittene, inoperable Prozesse handelt [23]. Bei einem derartigen Test würden gerade die unter adäquater Therapie prognostisch günstigen Frühkarzinome verpaßt.

Zollinger-Ellison-Syndrom (ZES)

Die Magensekretionsanalyse wird bei Verdacht auf dieses seltene Syndrom noch immer als eine der wichtigsten diagnostischen Maßnahmen empfohlen. Als typisch für das Vorliegen eines ZES gelten eine Basalsekretion von mehr als 15 mmol/h (im operierten Magen mehr als 5 mmol/h), eine basale Säurekonzentration von mehr als 100 mmol/h und ein Quotient BAO/PAO von mehr als 0,6. Tabelle 1 zeigt, daß sowohl Sensitivität als auch Spezifität dieser Säuresekretionskriterien z. T. beträchtlich unter 100% liegen. Wichtig ist die prospektive Studie von Malage-

Tabelle 1. Sensitivität und Spezifität der Magensekretionsanalyse und des Serumgastrins in der Diagnostik des Zollinger-Ellison-Syndroms (ZES). *BAO* Basalsekretion, *BAC* basale Säurekonzentration, *PAO* Gipfelsekretion nach Histamin oder Pentagastrin

Autor	Kriterium			
	BAO $\geq$ 15 mmol/h (Nach Magenop. $\geq$ 5 mmol/h)	BAC $\geq$ 100 mmol/l	BAO/PAO $\geq$ 0,6	Nüchterngastrin > normal
	Anzahl Patienten mit ZES	Sensitivität [%]		
Ohne Magenoperation				
Aoyagi (1966) [4]	31	68	–	–	–
Bernades (1973) [7]	20	65	85	–	–
Lewin (1973) [55]	8	75	–	38	–
Malagelada (1982) [59]	16	69	–	88	94
Jensen (1983) [35]	31	97	–	83	–
Nach Magenoperation				
Aoyagi (1966) [4]	17	55	–	–	–
Lewin (1973) [55]	9	89	–	44	–
Thompson (1975) [82]	9	100	–	50[a]	100
Malagelada (1982) [59]	15	67	–	53	93
Jensen (1983) [35]	7	86	–	–	–

Tabelle 1 (Fortsetzung)

	Anzahl Patienten mit Ulcus duodeni ohne ZES	Spezifität [%]				
Ohne Magenoperation						
Aoyagi (1966) [4]	43	97	–	100	–	
Winship (1969 [84]	371	–	–	95	–	
Kaye (1970) [43]	90	81	–	97	–	
Bernades (1973) [7]	495	94	92	–	–	
Kirkpatrick (1980) [44]	100	89	–	88	–	
Malagelada (1982) [59]	203	89	–	83	95	
Nach Magenoperation						
Aoyagi (1966) [4]	17	94	–	–	–	
Lewin (1973) [55]	19	74	–	100	–	
Malagelada (1982) [59]	82	56	–	72	84	

[a] BAO/MAO

lada et al. [59], die zeigt, daß die Bestimmung des Nüchternserumgastrins nicht nur einen höheren diagnostischen Wert als die Messung der Säuresekretion aufweist, sondern auch, daß sich die Unterscheidung zwischen Ulkuspatienten mit und ohne ZES durch eine zusätzliche Säuremessung gegenüber der alleinigen Gastrinmessung nicht verbessern läßt.

Prognose der Ulkuskrankheit

Höhere Säuresekretionswerte bei Ulkuspatienten (auch ohne ZES) sollen auf einen besonders schweren Verlauf der Krankheit hinweisen [45]. Das Ausmaß der Säuresekretion korrelierte mit der Dauer der Ulkusanamnese [21, 30], mit der Häufigkeit von Komplikationen wie Blutung, Perforation oder Magenausgangsstenose [2, 60, 78, 85], mit der Therapieresistenz unter konservativer Behandlung sowie mit der Rezidivneigung nach chirurgischer Intervention (Tabelle 2). Wenn auch viele der erwähnten Studien retrospektiv sind und in der Mehrzahl anderer Untersuchungen derartige Assoziationen nicht gefunden wurden (z. B. [9, 10, 12, 36, 44, 63, 69]), so fällt doch auf, daß eine signifikante Verbindung von geringer Säuresekretion mit schwerer Ulkuskrankheit bisher nicht beschrieben wurde. Für den Einzelfall lassen sich jedoch keine genügend sicheren Schlüsse ableiten.

Indikation und Verfahrenswahl der chirurgischen Ulkustherapie

Eine Umfrage im Jahre 1970 ergab, daß bei einem großen Teil der englischen und amerikanischen Magenchirurgen die Indikation zur Operation und auch die Verfahrenswahl durch die Ergebnisse der Magensekretionsanalyse beeinflußt wurde [6]. Auch jetzt liegen keine schlüssigen Daten dafür vor, daß die Ulkuskrankheit bei Patienten mit hoher Säuresekretion nach chirurgischer Therapie günstiger verläuft als unter konservativer Behandlung. Die Ulkusrezidivrate nach Vagotomie und zusätzlicher Magenresektion ist deutlich niedriger als diejenige nach Vagotomie allein. Dies hat zu der Ansicht geführt, daß bei Patienten mit hoher präoperativer Säuresekretion (ohne ZES) eine Vagotomie und eine Magenresektion durchgeführt werden sollten. Wie bereits erwähnt, ist jedoch wenigstens individuell die Beziehung zwischen präoperativer Säuresekretion und Rezidivrisiko fraglich oder so schwach, daß die wesentlich erhöhte Komplikationsrate einer zusätzlichen Magenresektion kaum in Kauf genommen werden kann [11, 36, 40, 41].

Vollständigkeit der Vagotomie

Nach einer technisch adäquaten Vagotomie sind die basale und die pentagastrin- oder histaminstimulierte Sekretion um mehr als 50% gegen-

Tabelle 2. Prognostische Bedeutung der Magensäuresekretion vor Therapie. Diese Tabelle stellt eine Selektion von Studien mit signifikanter Korrelation dar. Es muß betont werden, daß in einer großen Mehrzahl anderer Untersuchungen keine derartigen Zusammenhänge gefunden wurden

Autor	Ausdruck für Therapieversagen	Ulkus-lokalisation (vor Therapie)	Therapie-versager/ Gesamt-patienten	Positives Test-kriterium [mmol/h]	Therapieversager [%]		Sensitivität [%]	Spezifität [%]
					Bei positivem Test	Bei negativem Test		
	Keine Ulkusheilung nach:							
Angorn (1982) [3]	– 6 Wochen Placebo	Duodenum	39/ 65	MAO>31	77	51	44	81
Angorn (1982) [3]	– 6 Wochen „aktive" Therapie	Duodenum	35/103	MAO>31	63	13	77	76
Massarat (1981) [61]	– 8 Wochen Antazida	Duodenum	33/ 80	PAO >30	54	21	86	53
Hasan (1981) [28]	– 12 Wochen Cimetidin	Duodenum, Magen[a]	80/160	MAO>37	67	41	71	78
	Ulkusrezidiv nach:							
Robbs (1973) [68]	– Vagotomie+Drainage	Duodenum	23/253	präop. MAO>25	13	4	82	46
Kronborg (1974) [48]	– trunk. Vagotomie+ Drainage	Duodenum	35/319	präop. PAO>46,1	20	4	75	63
Hood (1976) [33]	– Vagotomie+Drainage	?	15/253	Präop. BAO> 5	11	3	69	64

[a] Zusätzlich einige Patienten mit anderen peptischen Läsionen

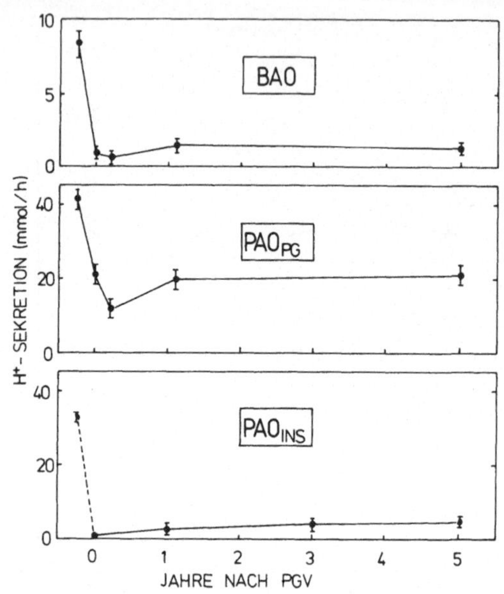

Abb. 2. Verlauf der Basalsekretion (BAO) und der pentagastrin- (PAO_{PG}) oder insulinstimulierten (PAO_{INS}) Gipfelsekretion nach proximal-gastrischer Vagotomie (PGV). (Nach [25] und [56])

über den präoperativen Werten vermindert [73]. Noch eindeutiger beeinflußt eine Vagotomie die Sekretionsantwort auf Insulinhypoglykämie (Abb. 2) oder Scheinfütterung [19, 77]. Dies führte dazu, daß früher der Insulintest, der jetzt zunehmend durch die harmlose Scheinfütterung abgelöst wird, zur „Messung der vagalen Denervation" diente [49].

Es gibt weder beim Insulintest noch bei der Scheinfütterung einen allgemein anerkannten Grenzwert der Säuresekretion, der klar zwischen vollständiger und unvollständiger Vagotomie unterscheiden läßt. Zumindest teilweise ist dies wohl dadurch bedingt, daß jede Vagotomie mehr oder weniger unvollständig bleibt. Am bekanntesten ist das Kriterium von Hollander [31], wonach eine Vagotomie als unvollständig gilt, wenn unter Insulinhypoglykämie die Säurekonzentration um mehr als 20 mmol/l über basal ansteigt oder auf mehr als 10 mmol/h bei Anazidität des Basalsekrets. Eine Vielzahl anderer Kriterien hat den prognostischen Wert bezüglich Rezidivulkus nicht wesentlich verbessert [5].

Für die Interpretation wichtig ist der Zeitpunkt des Tests. Die niedrigsten Sekretionswerte werden unmittelbar postoperativ gemessen [25, 38, 39, 56]. Bei geringer postoperativer Säuresekretion kommt es in den folgenden Monaten zu einem leichten Anstieg (Abb. 2). Ausgeprägtere Anstiege werden bei Patienten mit hoher Sekretion bereits früh postoperativ beobachtet [13, 32]. Der Grund für diese „Erholung" ist bisher nicht klar. In erster Linie wird seit Jahren eine Reinnervation des Magens diskutiert; direkte Anhaltspunkte dafür bestehen nur im Tierexperiment [37].

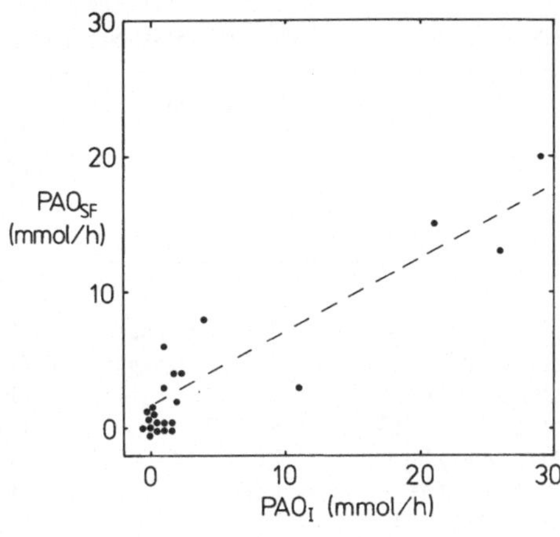

Abb. 3. Vergleich der Gipfelsekretion bei Scheinfütterung (PAO_{SF}) und im Insulintest (PAO_I) bei 23 Patienten nach proximal-gastrischer Vagotomie. Die Sekretionswerte nach Insulingabe sind höher als nach Scheinfütterung, doch besteht eine signifikante Korrelation ($y = 0{,}907 + 0{,}584x$, $r = 0{,}92$, $p = 0{,}001$). (Nach [52])

Die Anzahl von Studien, in denen die Scheinfütterung als Test benutzt wurde, ist noch beschränkt. Nach den bisherigen Ergebnissen scheint es jedoch wahrscheinlich, daß die Aussage dieses Tests weitgehend mit derjenigen des Insulintests übereinstimmt [51] (Abb. 3).

Qualitätskontrolle der chirurgischen Technik und Abschätzung des Rezidivrisikos. Durch prospektive Untersuchungen ist gesichert, daß zwischen postoperativer Säuresekretion auf Insulinhypoglykämie (Abb. 4) oder Scheinfütterung und Rezidivneigung ein signifikanter Zusammenhang besteht (Tabelle 3). Die postoperative Sekretion hängt ihrerseits ab von der chirurgischen Technik, beispielsweise dem Ausmaß der Ösophagusskelettierung [27, 54], von der chirurgischen Erfahrung (Abb. 5) und vom einzelnen Chirurgen [8]. Wie Tabelle 3 zeigt, ist die Aussagekraft dieser Tests in bezug auf das individuelle Rezidivrisiko ungenügend. Im Vergleich zu einem negativen Ergebnis deutet ein positives zwar auf ein

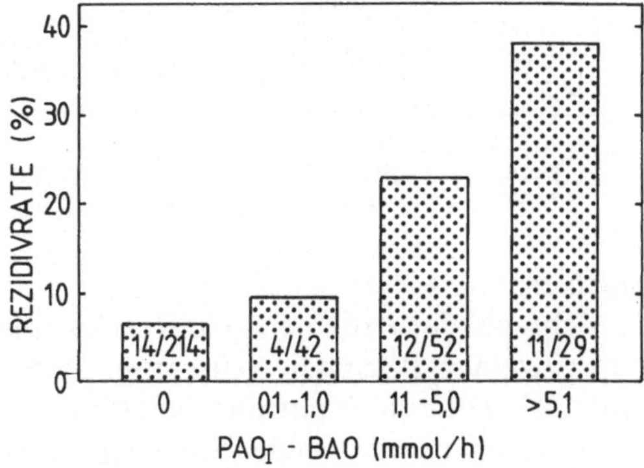

Abb. 4. Sekretionsantwort auf Insulinhypoglykämie (10 Tage nach Vagotomie und Drainageoperation) und Rezidivrate innerhalb von 1–7 Jahren nach der Operation. (Nach [50])

Tabelle 3. Prognostische Bedeutung postoperativer Sekretionstests für das Risiko eines Ulk[?]

Autor	Operation	Präoperative Ulkus- lokalisation	Zeitpunkt des Sekre- tionstests nach Operation	Beob- achtungs[?] zeit (Jahre)
Kronborg (1974) [48]	TV + Drainage	Duodenum	10 Tage	6– 8
Kronborg (1974) [48]	TV + Drainage	Duodenum	10 Tage	6– 8
Kronborg (1976) [53]	SV + P	Duodenum	10 Tage	1– 4
Kronborg (1976) [53]	SV + P	Duodenum	10 Tage	1– 4
Blackett (1981) [8]	PGV	Duodenum	4–6 Tage	5–12
Nilsell (1981) [64]	PGV	Duodenum	1–3 Monate	5– 9
Madsen (1982) [57]	TV + P	Magen	10 Tage	9–15
Feldman (1980) [19]	TV oder TV + Antrektomie	Duodenum	?	?
Overgaard-Nielsen (1982) [63]	PGV	Duodenum	?	?
Overgaard-Nielsen (1982) [63]	PGV	Duodenum	?	?
Overgaard-Nielsen (1982) [63]	PGV	Duodenum	?	?

[a] Kriterium nach Hollander s.S. 474

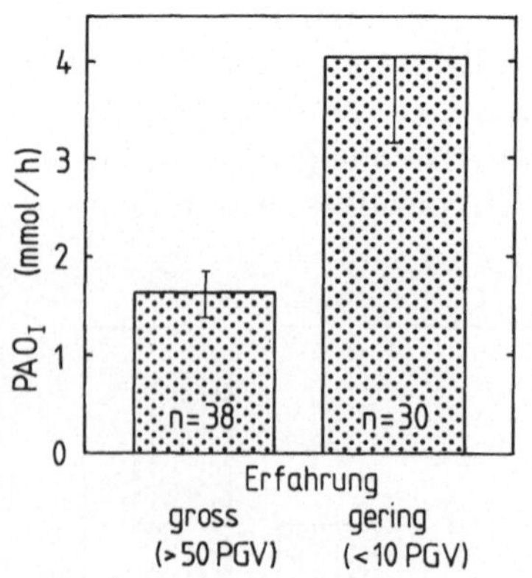

Abb. 5. Abhängigkeit der Säuresekretion auf Insulinhypoglykämie (PAO_I) 10 Tage nach proximal-gastrischer Vagotomie (PGV) von der chirurgischen Erfahrung. (Nach [50])

mehrfach erhöhtes Rezidivrisiko hin, aber auch dann wird die überwiegende Mehrzahl der Patienten kein Rezidiv erleiden. Somit ergeben sich für den einzelnen Patienten keine unmittelbaren Konsequenzen. Der Test sollte also nur zur Kontrolle der chirurgischen Technik und – indirekt – zugunsten nachfolgender Patienten durchgeführt werden.

...zidivs. *TV* trunkuläre Vagotomie, *SV* selektive Vagotomie, *PGV* proximalgastrische Vagotomie

...tienten ...t Rezidiv/ ...esamt- ...hl	Positives Testkriterium	Rezidive [%]		Sensitivität [%]	Spezifität [%]
		Bei positivem Test	Bei negativem Test		
	Insulintest				
...290	$PAO_I > 1{,}5$ mmol/h	27	5	70	76
...289	Hollander[a]	26	7	45	81
...75	$PAO_I > 1{,}9$ mmol/h	36	5	84	69
...75	Hollander[a]	30	8	76	62
...124	Hollander[a]	15	6	–	–
...114	Hollander[a]	53	7	53	84
...93	$PAO_I > 3{,}6$ mmol/h	33	7	30	94
	Scheinfütterung				
...56	$PAO_{SF}/PAO_{PG} > 0{,}11$	46	13	73	68
...44	$PAO_{SF}/PAO_{PG} > 0{,}07$	–	–	100	43
...44	$PAO_{SF}/PAO_{PG} > 0{,}10$	–	–	–	51
...44	$PAO_{SF} > 3{,}2$ mmol/h	–	–	100	59

Wahl des chirurgischen Verfahrens bei Rezidivulkus nach Vagotomie. Eine hohe Sekretionsrate im Insulintest deutet nach Vagotomie auf größere intakte Vagusäste hin [42, 80, 83]. Es scheint also möglich, durch einen derartigen Test bei gewissen Patienten vor einer Reoperation das „logische" chirurgische Verfahren, d. h. eine Revagotomie zu eruieren und sie vor der invasiveren Magenresektion zu bewahren. Die klinischen Resultate nach Revagotomie sind allerdings nicht überzeugend [74]. Eine prospektive kontrollierte Studie zu dieser Frage fehlt noch.

Gastritis, Achlorhydrie und Anämie

Patienten mit atrophischer Korpusgastritis zeigen im Mittel eine verminderte Säuresekretion [5]. Ein individueller Rückschluß von der Säuresekretion auf das histologische Bild ist aber außer bei Achlorhydrie nicht möglich. Zudem ist diese Diagnostik irrelevant, da die chronische Gastritis einen histologischen Befund ohne klinisches Korrelat darstellt. Bei Patienten mit makrozytärer Anämie läßt die Magensekretionsanalyse prinzipiell eine Entscheidung zu, ob die Ursache für einen Vitamin-

B$_{12}$-Mangel im Magen oder im Dünndarm liegt. Die Messung der Vitamin-B$_{12}$-Absorption (Schilling-Test) macht den Säuretest heute überflüssig.

Ein Zusammenhang von chronischer Gastritis, Hyposekretion von Säure und Eisenmangelanämie ist umstritten. Insbesondere ist auch die Behauptung, daß bei diesen Patienten eine Eisentherapie zur Verbesserung des histologischen Befundes und der Säuresekretion führt [15, 26], bisher nicht schlüssig bewiesen [34].

Diarrhö und/oder Steatorrhö

In etwa 7% der Fälle äußert sich ein Gastrinom klinisch allein durch diese Symptome [14]. Wenn bei solchen Patienten ohne Ulkuskrankheit ein hoher Serumgastrinwert gefunden wird, erscheint eine Magensekretionsanalyse nützlich.

Eine therapierefraktäre Steatorrhö bei Pankreasinsuffizienz kann gelegentlich durch eine Hypersekretion von Magensäure (ohne ZES) erklärt werden. Bei chronischer Pankreatitis mit exokriner Insuffizienz wurde im Mittel eine ähnliche Hypersekretion von Säure wie beim Ulcus duodeni gefunden [72]. Eine pH-Senkung im oberen Dünndarm [71] könnte somit zur Inaktivierung von Pankreasenzymen führen. Die praktische Folge wäre, daß Patienten mit Pankreasinsuffizienz und Hypersekretion von Säure besonders von einer Therapie mit Säureinhibitoren profitieren sollten [16, 75].

Gefahren und Nebenwirkungen

Die beschriebenen Standardverfahren sind für den Patienten zwar subjektiv unangenehm, jedoch praktisch gefahrlos. Gelegentliche Nebenwirkungen nach Pentagastrininjektion sind Nausea, Schwitzen, Bauchkrämpfe, Schwäche oder geringgradiger Blutdruckabfall, sehr selten eine relevante Bradykardie [5]. Beim Insulintest kommt es neben leichteren Nebenwirkungen bei etwa 2% der Untersuchungen zum Koma; tödliche Komplikationen, v.a. durch Herzrhythmusstörungen sind gesichert [17, 47]. Die Anwendung von Tolbutamid oder 2-Deoxy-D-Glukose birgt dieselben Gefahren.

Als mögliche Komplikation von Magensekretionsstudien sei eine Form epidemischer Gastritis erwähnt, bei der uncharakteristische Allgemeinsymptome von einer ausgeprägten Hypochlorhydrie begleitet waren [67].

Kosten

Eine Einzeluntersuchung mit Messung der basalen und pentagastrinstimulierten Säuresekretion kostet etwa 100 sfr. Wenn bei jedem Patienten mit Ulcus duodeni nach einem Zollinger-Ellison-Syndrom gesucht wird (Wahrscheinlichkeit etwa 1:1000), kostet die Erhärtung des Verdachtes durch Magensekretionsanalyse etwa 100000 sfr. Die Diagnose ist damit allerdings noch keineswegs gesichert, da bei etwa 10% der untersuchten Patienten ein falsch-positives Resultat erhalten wird (Tabelle 1), was weitere Kosten verursacht. Zudem wird mit den angegebenen Kriterien jeder fünfte Patient mit ZES nicht entdeckt. Eine Magensekretionsanalyse mit dieser Fragestellung sollte deshalb nur an ausgewählten Patienten vorgenommen werden.

Praktische Anwendung

Ulkuskrankheit

Die Frage nach einem Zollinger-Ellison-Syndrom und die Prüfung der Vollständigkeit einer Vagotomie sind die einzigen relevanten Indikationen für die Durchführung von Magensekretionsanalysen bei Ulkuskrankheit (Abb. 6).

Die Abklärung auf ZES mittels Nüchternserumgastrin und Pentagastrintest sollte bei atypischen, d. h. multiplen oder postbulbären Ulcera duodeni, bei gehäuften Ulkusrezidiven nach konservativer Therapie oder unter medikamentöser Rezidivprophylaxe sowie bei Rezidivulkus nach Magenoperation erfolgen. Bei geringem Verdacht auf ZES ist zuerst eine Gastrinbestimmung zu empfehlen (Blutentnahme durch den behandelnden Arzt). Erst bei fraglich oder sicher erhöhtem Wert sind Spezialuntersuchungen wie Magensekretionsanalyse, Sekretintest usw. indiziert (s. Kap. 39).

Zumindest in chirurgischen Ausbildungszentren erscheint die Prüfung der Vollständigkeit einer Vagotomie sinnvoll. Ein kombinierter Test (Basalsekretion, Sekretion nach Scheinfütterung und Pentagastrinstimulation) wird am besten präoperativ sowie 1–2 Wochen postoperativ durchgeführt. Aus früheren Ergebnissen mit dem Insulintest ist bekannt, daß die zu diesem Zeitpunkt erhaltenen Ergebnisse prognostisch bedeutsam sind. Zudem ist der erzieherische Wert unmittelbar postoperativ am größten, weil sich der Chirurg noch intensiv mit dem Patienten befaßt und sich auch an technische Details der Operation erinnert, was eine prompte und gezielte Korrektur der Operationstechnik ermöglicht. Schließlich ist der Patient vor der Krankenhausentlassung besonders gut zu dieser Untersuchung motivierbar.

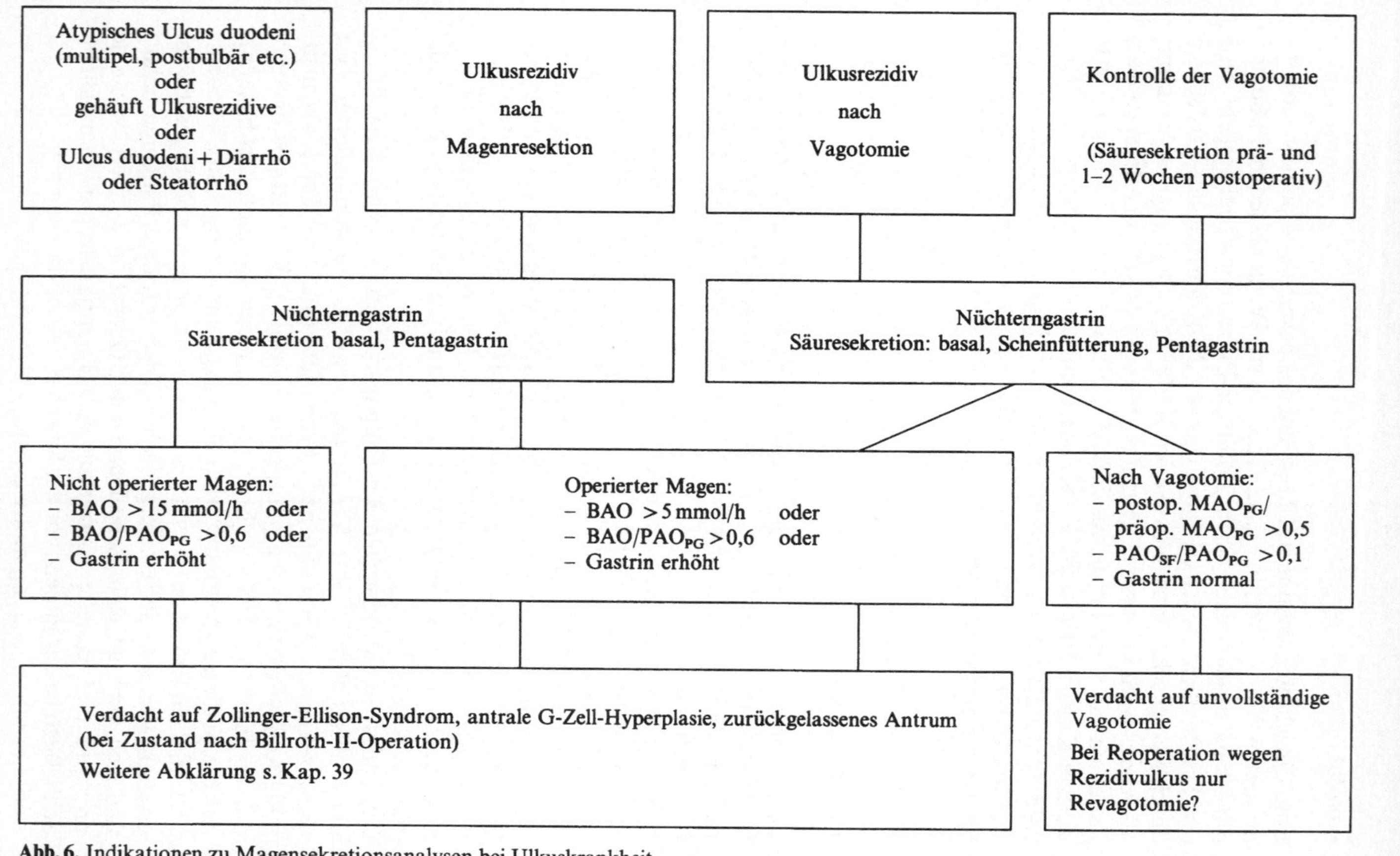

Abb. 6. Indikationen zu Magensekretionsanalysen bei Ulkuskrankheit

Bei Ulkusrezidiven nach Vagotomie dient der Sekretionstest zusammen mit der Gastrinbestimmung zum Ausschluß eines ZES sowie – bei vorgesehener Reoperation – als Entscheidungshilfe dafür, ob u. U. eine alleinige Revagotomie durchgeführt werden kann.
Andere Indikationen für Magensekretionsanalysen wie individuelle Prognose der Ulkuskrankheit, Operationsindikation oder Wahl des chirurgischen Verfahrens sind abzulehnen. Völlig ungeeignet sind Sekretionstests zum Nachweis eines Ulkus oder zur Differentialdiagnose von benignem und malignem Ulcus ventriculi.

Andere Indikationen

Tabelle 4 zeigt die Anwendung von Magensekretionsanalysen außerhalb der Ulkuskrankheit.

Tabelle 4. Magensekretionsanalysen außerhalb der Ulkuskrankheit

Klinische Situation und Fragestellung	Bemerkungen
Diarrhö oder Steatorrhö unklarer Ursache: Hypersekretion, Gastrinom?	Selten Indikation für Pentagastrintest. Durchzuführen nach Ausschluß einer Darm- oder Pankreaserkrankung und Serumgastrinbestimmung
Gastrointestinaler Proteinverlust: Gastraler Proteinverlust, Morbus Ménétrier?	Unterscheidung zwischen intestinalem und gastralem Proteinverlust durch modifizierten Chromalbumintest [46]. Voruntersuchung: Endoskopische und radiologische Abklärung des Magen-Darm-Trakts
Makrozytäre Anämie: Achlorhydrie, Perniziosa?	Serum-Vitamin-B_{12}, Serumfolsäure und Schilling-Test aussagekräftiger als Magensekretionsanalyse
Dyspepsie, gastoösophageale Refluxberschwerden: Hypersekretion?	Sekretionstest auch nach negativer Endoskopie nicht indiziert, da sich die Säuresekretion dieser Patienten nicht von Normalen unterscheidet [24, 66, 79]. Abklärung auf andere Ursachen
Chronische Gastritis- und Oberbauchbeschwerden: Hypersekretion? Hyposekretion?	Sekretionstest auch bei histologisch nachgewiesener Gastritis nicht indiziert, da keine Beziehung zwischen Säuresekretion und Beschwerden oder histologischem Befund und Beschwerden besteht

Bewertung

Eine klare Indikation zur Magensekretionsanalyse ist in der klinischen Diagnostik selten gegeben. Sie spielt noch immer eine Rolle als komplementäre Methode zur Gastrinbestimmung bei Verdacht auf das seltene Zollinger-Ellison-Syndrom und zur chirurgischen Qualitätskontrolle bei Vagotomie.

Literatur

1. Achord JL (1981) Gastric pepsin and acid secretion in patients with acute and healed duodenal ulcer. Gastroenterology 81:15–18
2. Angorn IB (1976) Acid secretion in Zulu and Indian patients with duodenal ulcers. S Afr Med J 50:143–145
3. Angorn IB, Moshal MG (1982) Acid secretion and duodenal ulcer healing in patients on medical treatment. S Afr Med J 1:199–201
4. Aoyagi T (1966) Gastric secretion with ulcerogenic islet cell tumor: Importance of basal acid output. Arch Intern Med 117:667–672
5. Baron JH (1978) Clinical tests of gastric secretion. Histology, methodology and interpretation. Macmillan, London, Basingstoke
6. Baron JH, Griffen WO, Alexander-Williams J (1975) Use and abuse of gastric function tests by British and American gastric surgeons. Am J Dig Dis 20:370–376
7. Bernades P, Mignon M, Bensalem R, Dubrasquet M, Bader JP, Bonfils S (1973) Discriminative interest of the study of basal acid secretion and pepsin-acid correlations in Zollinger-Ellison-syndrom and peptic ulcer. Digestion 9:1–7
8. Blackett RL, Johnston D (1981) Recurrent ulceration after highly selective vagotomy for duodenal ulcer. Br J Surg 68:705–710
9. Bock AA, Dutoit MW, Boyl IH (1972) Maximal acid output and the duration of symptoms before surgery in chronic duodenal ulceration. S Afr Med J 46:1297–1299
10. Bonnevie O, Kallehauge HE, Wulff HR, Wulff MR (1971) Prognostic value of the augmented histamine test in ulcer disease and x-ray negative dyspepsia. Scand J Gastroenterol 6:727–729
11. Boulos PB, Whitfield PF, Hobsley M (1980) Should the choice of operation for duodenal ulcer depend on preoperative gastric secretion? Gut 21:A924
12. Busman DC, Munting JDK (1982) Results of highly selective vagotomy in a non-university teaching hospital. Br J Surg 69:620–624
13. Butterfield DJ, Whitfield PF, Hobsley M (1982) Changes in gastric secretion with time after vagotomy and the relationship of recurrent duodenal ulcer. Gut 23:1055–1059
14. Creutzfeldt W, Arnold R, Creutzfeldt C, Track NS (1975) Pathomorphological biochemical and diagnostic aspects of gastrinomas (Zollinger-Ellison syndrome). Hum Pathol 6:47–76
15. Desai HG, Mehta BC, Borkar AV, Jeejeebhoy KN (1968) Effect of intravenous iron therapy on gastric acid secretion in iron-deficiency anaemia. Gut 9:91–95
16. DiMagno EP (1979) Medical treatment of pancreatic insufficiency. Mayo Clin Proc 54:435–442
17. Feifel G, Falkenberg P, Kemkes B, Geier E (1974) Die Problematik des Insulin-Tests als postoperative Vagotomiekontrolle. Münch Med Wochenschr 116:995–1000
18. Feldman M (1979) Comparison of acid secretion rates measured by gastric aspiration and by in vivo intragastric titration. Gastroenterology 79:954–957
19. Feldman M, Richardson CT, Fordtran JS (1980) Experience with sham feeding as a test for vagotomy. Gastroenterology 79:792–795
20. Fiddian-Green RG, Bank S, Marks IN, Louw JH (1976) Maximum acid output and risk of peptic ulcer. Lancet II:1367–1369
21. Fiddian-Green RG, Bank S, Marks IN, Louw JH (1976) Maximum acid output and position of peptic ulcers. Lancet II:1370–1373
22. Fimmel C, Pace F, Blum AL (1982) Wie wirksam sind H_2-Blocker? Z Gastroenterol 20:529
23. Fischermann K, Koster HH (1962) The augmented histamine test in the differential diagnosis between ulcer and cancer of the stomach. Gut 3:211–218

24. Gatzinsky P, Granerus G, Sandberg N (1980) Gastric acid secretion (GAS) and hiatal hernia. I. Relationship between GAS and oesophageal reflux complications. Acta Chir Scand 146:583–589

25. Greenall MJ, Lyndon PJ, Goligher JC, Johnston D (1975) Long-term effect of highly selective vagotomy on basal and maximal acid output in man. Gastroenterology 68:1421–1425

26. Gupta SP, Chugh TD, Dhawan RK (1972) The stomach in chronic iron deficiency anemia. Am J Gastroenterol 57:41–48

27. Hallenbeck G, Gleysteen JC, Aldrete JS (1976) Proximal gastric vagotomy: Effects of two operative techniques on clinical and gastric secretary results. Am Surg 184:435

28. Hasan M, Sircus W (1981) The factors determining success or failure of cimetidine treatment of peptic ulcer. J Clin Gastroenterology 3:225–229

29. Helman CA (1983) Chewing gum is equally effective as modified sham feeding in stimulating gastric acid secretion (Abstract). Gastroenterology 84:1185

30. Hobsley M, Whitfield PF, Faber RG, Parkin JU (1975) Hypersecretion and length of history in duodenal ulceration. Lancet II:101–104

31. Hollander F (1948) Laboratory procedures in the study of vagotomy (with particular reference to the insulin test). Gastroenterology 11:419–425

32. Holst-Christensen J, Hart Hansen O, Pederson T, Kronborg O (1977) Recurrent ulcer after proximal gastric vagotomy for duodenum and prepyloric ulcer. Br J Surg 64:42–46

33. Hood JM, Spencer EFA, Mac Rae KD, Kennedy T (1976) Predictive value of perioperative gastric acid tests. Gut 17:998–1000

34. Ikkala E, Salmi HJ, Siurala M (1970) Gastric mucosa in iron deficiency anaemia. Results of follow-up examination. Acta Haematol 43:228

35. Jensen RT, Gardner JD, Raufman JP, Pandol SJ, Doppman JL, Collen MJ (1983) Zollinger-Ellison syndrome: Current concepts and management. Ann Intern Med 98:59–75

36. Joffe SN, Primrose JN (1981) A prospective study evaluating preoperative gastric secretion and choice of an operation for duodenal ulcer. Surg Gynecol Obstet 152:421–423

37. Joffe SN, Crocket A, Doyle D (1982) Gastric vagal nerve regeneration after proximal gastric vagotomy. In: Baron JH et al. (eds) Vagotomy in modern surgical practice. Butterworths, London, pp 112–113

38. Johnston D, Wilkinson AR, Humphrey CS, Smith RB, Goligher JC, Kragelund E, Amdrup E (1973) Serial studies of gastric secretion in patients after highly selective vagotomy without a drainage procedure for duodenal ulcer. I. Effect of highly selective vagotomy on basal and pentagastrin-stimulated maximal acid output. Gastroenterology 64:1–11

39. Johnston D, Wilkinson AR, Humphrey CS, Smith RB, Goligher JC, Kragelund E, Amdrup E (1973) Serial studies of gastric secretion in patients after highly selective (parietal cell) vagotomy without a drainage procedure for duodenal ulcer. II. The insulin test after highly selective vagotomy. Gastroenterology 64:12–21

40. Johnston D, Pickford IR, Walker BE, Goligher JC (1975) Highly selective vagotomy for duodenal ulcer: Do hypersecretors need antrectomy? Br Med J I:716–718

41. Jordan PH Jr (1976) A prospective study of parietal cell vagotomy and selective vagotomy-antrectomy for treatment of duodenal ulcer. Ann Surg 183:619–628

42. Juler GL, Dagradi AE, Stempien SJ, Combs RC (1976) Evaluation of recurrent duodenal ulcer after vagotomy-pyloroplasty. Am J Surg 132:243–248

43. Kaye MD, Rhodes J, Beck P (1970) Gastric secretion in duodenal ulcer with particular reference for the diagnosis of Zollinger-Ellison syndrome. Gastroenterology 58:476–481

44. Kirkpatrick PM, Hirschowitz BI (1980) Duodenal ulcer with unexplained marked gastric acid hypersecretion. Gastroenterology 79:4–10
45. Krag E (1966) Long-term prognosis in medically treated peptic ulcer. A clinical, radiographical and statistical follow-up study. Acta Med Scand 180:657–670
46. Krejs GJ, Horica C, Benes I, Blum AL (1975) Modifizierter ^{51}Cr-Albumin-Test zur Unterscheidung von exsudativer Gastro- und Enteropathie. Schweiz Med Wochenschr 105:1135–1137
47. Kronborg O (1970) Methods and results of repeated insulin tests in patients with duodenal ulcer. Scand J Gastroenterol 5:577–583
48. Kronborg O (1974) Gastric acid secretion and risk of recurrence of duodenal ulcer within six to eight years after truncal vagotomy and drainage. Gut 15:714–719
49. Kronborg O (1981) Completeness of vagotomy: Anatomy, pathophysiology and clinical consequences. Scand J Gastroenterol 16:577–580
50. Kronborg O (1982) Secretion tests. In: Baron JH et al. (eds) Vagotomy in modern surgical practice. Butterworths, London, pp 107–109
51. Kronborg O, Andersen D (1980) Acid response to sham feeding as a test for completeness of vagotomy. Scand J Gastroenterol 15:119–121
52. Kronborg O, Andersen D (1982) Acid response to sham feeding as a test for completeness of vagotomy. In: Baron JH et al. (eds) Vagotomy in modern surgical practice. Butterworths, London, pp 110–112
53. Kronborg O, Madsen P (1976) Relationship between gastric acid secretion and recurrent duodenal ulcer after selective vagotomy and pyloroplasty. Scand J Gastroenterol 11:465–469
54. Kronborg O, Jörgensen PM, Holst-Christensen J (1977) Influence of different techniques of proximal gastric vagotomy upon risk of recurrent duodenal ulcer and gastric acid secretion. Acta Chir Scand 143:53–56
55. Lewin MR, Stagg BH, Clark CG (1973) Gastric acid secretion and diagnosis of Zollinger-Ellison syndrome. Br Med J II:139–141
56. Lyndon PJ, Greenall MJ, Smith RB, Goligher JC, Johnston D (1975) Serial insulin tests over a five-year period after highly selective vagotomy for duodenal ulcer. Gastroenterology 69:1188–1195
57. Madsen P, Schousen P (1982) Long-term results of truncal vagotomy and pyloroplasty for gastric ulcer. Br J Surg 69:651–654
58. Makhlouf GM, Moore EW, Blum AL (1970) Undissociated acidity of human gastric juice: Measurement and relationship to protein buffers. Gastroenterology 58:345–351
59. Malagelada JR, Davis CS, O'Fallon MW, Go VLW (1982) Laboratory diagnosis of gastrinoma. I. A prospective evaluation of gastric analysis and fasting serum gastrin levels. Mayo Clin Proc 57:211–218
60. Mason MC, Brennan TG, Giles GR (1973) Acid secretion in patients with a perforated duodenal ulcer. Scand J Gastroenterol 8:421–424
61. Massarrat S, Eisenmann A (1981) Factors affecting the healing rate of duodenal and pyloric ulcers with low-dose antacid treatment. Gut 22:97–102
62. Müller-Lissner SA (1983) Einfluß der Scheinfütterung auf die basale und mit Pentagastrin stimulierte Säure- und Pepsinsekretion. Z Gastroenterol 21:5–10
63. Nielsen H, Bekker C, Kronborg O, Andersen D (1982) Gastric acid response to sham feeding and pentagastrin before and after parietal cell vagotomy in patients with duodenal ulcer. Scand J Gastroenterol 17:133–136
64. Nilsell K, Ewerth S (1981) The acid secretory response to betazole and insulin hypoglycemia after selective proximal vagotomy for duodenal ulcer. Acta Chir Scand 147:431–434
65. Örnsholt J, Jörgensen HS, Marquersen J (1982) Recovery of gastric acid after vagotomy with and without a drainage. Eur Surg Res 14:56–64

66. Pflücke F, Dummler W, Pflücke M (1982) Refluxkrankheit und Magensäure-Sekretion. Z Ges Inn Med 37:19–21
67. Ramsey EJ, Carey KV, Peterson WL et al. (1979) Epidemic gastritis with hypochlorhydria. Gastroenterology 76:1449–1457
68. Robbs JU, Bank S, Marks IN, Louw JH (1973) Selection of operation for duodenal ulcer based on acid secretory studies – a reappraisal. Br J Surg 60:601–605
69. Rogers K, Roberts GM, Williams GT (1981) Gastric-juice enzymes – an aid in the diagnosis of gastric cancer? Lancet I:1124–1126
70. Roland M, Liavag I (1977) Is proximal gastric vagotomy an adequate operation in duodenal ulcer patients with high acid secretion? Scand J Gastroenterol [Suppl 45] 12:81
71. Saunders JHB, Wormsley KG (1977) Inhibition of gastric secretion in treatment of pancreatic insufficiency. Br Med J I:418–419
72. Saunders JHB, Cargill JM, Wormsley KG (1978) Gastric secretion of acid in patients with pancreatic disease. Digestion 17:365–369
73. Siewert JR, Bauer H (1982) Therapeutisches Prinzip: Vagotomie. In: Blum AL, Siewert JR (Hrsg) Ulcus-Therapie, 2. Aufl. Springer, Berlin Heidelberg New York, S 355–397
74. Stabile BE, Passaro E (1976) Recurrent peptic ulcer. Gastroenterology 70:124–135
75. Staub JL, Sarler H, Soule JC, Galmiche JP, Capron JP (1981) No effect of cimetidine on the therapeutic response to oral enzymes in severe pancreatic insufficiency. N Engl J Med 3034:1364–1365
76. Stenquist B (1979) Studies of a vagal activation of gastric acid secretion in man. Acta Physiol Scand [Suppl] 465:1–31
77. Stenquist B, Rehfeld JF, Olbe L (1979) Effect of proximal gastric vagotomy and anticholinergics on the acid and gastrin responses to sham feeding in duodenal ulcer patients. Gut 20:1020–1027
78. Sun DCH, Mirga AH, Mitchell CS (1977) Augmented histamine test – diagnostic and prognostic values. Am J Gastroenterol 67:338–344
79. Tandon RK, Pastakis B (1976) An endoscopic and gastric secretory study of non-ulcer dyspepsia. Indian J Med Res 64:1807–1813
80. Taylor TV, Pearson KW; Torrance B (1977) Revagotomy for recurrent peptic ulceration. Br J Surg 64:477–481
81. Taylor TV, Holt S, McLoughlin, Heading RC (1979) A single scan technique for estimating acid output. Gastroenterology 77:1241–1244
82. Thompson JC, Reeder DD, Villar HV, Fender HR (1975) Natural history and experience with diagnosis and treatment of the Zollinger-Ellison syndrome. Surg Gynecol Obstet 140:721–739
83. Venables CW (1970) The value of a combined pentagastrin/insulintest in studies of stomal ulceration. Br J Surg 57:757–761
84. Winship DH (1969) Problems in the diagnosis of Zollinger-Ellison syndrome by analysis of gastric secretion. In: Demling L, Ottenjann R (eds) Non-insulin-producing tumours of the pancreas – Modern aspects of the Zollinger-Ellison syndrome and gastrin. Thieme, Stuttgart, pp 129–138
85. Wormsley KG, Grossman MI (1965) Maximal histalog test in control subjects and patients with peptic ulcer. Gut 6:427–435

Kapitel 34

Magenmotilität – Entleerung, duodenogastraler Reflux

S. A. Müller-Lissner

Magenentleerung

Der Magen läßt sich hinsichtlich seiner Motilität in 2 Abschnitte unterteilen (Übersichten bei [54] und [65]): einen proximalen Abschnitt, bestehend aus Fundus und oralem Drittel des Korpus und einen distalen Abschnitt, bestehend aus den aboralen beiden Dritteln des Corpus, dem Antrum und dem Pylorus. Der proximale Abschnitt dient als Reservoir. Eine vorwiegend vagal vermittelte Druckregulation (rezeptive Relaxation und Akkomodation) reguliert die Flüssigkeitsentleerung. Nach Fundusresektion oder Vagotomie sinkt die Akkomodationsfähigkeit. Dadurch kommt es bei Füllung zum Druckanstieg und einer rascheren Entleerung von Flüssigkeiten. Der distale Magenabschnitt dient vorwiegend der Zerkleinerung fester Nahrungsbestandteile [38, 68]. Pathologische Veränderungen in diesem Magenteil schlagen sich deshalb in der Entleerung fester Mahlzeiten nieder. So führt eine Resektion von Antrum und Pylorus zu einer mangelhaften Zerkleinerung und überstürzten Entleerung fester Partikel [38]. Denervierung führt zu einer Stase fester Nahrungsbestandteile. Das Antrum hat wahrscheinlich keine Funktion in der Flüssigkeitsentleerung. Chirurgische Zerstörung des Pylorus hingegen läßt die Menge von Mageninhalt, die den Pylorus passiert, ansteigen. Da gleichzeitig jedoch der Reflux aus dem Duodenum erhöht wird, bleibt die Nettoentleerung der Flüssigkeiten aus dem Magen konstant [83, 84]. Eine dritte Form der Entleerung aus dem nicht operierten Magen stellt die Pyloruspassage nicht zerkleinerbarer Nahrungsbestandteile dar. Sie verbleiben im Magen, bis das digestive dem interdigestiven Motilitätsmuster Platz macht, und werden durch die Aktivitätsfront des ersten interdigestiven myoelektrischen Komplexes aus dem Magen entfernt [27, 80]. Die Konsequenzen dieser Tatsache für die medikamentöse Therapie, insbesondere mit magensaftresistenten Kapseln, sind noch nicht abzusehen [81]. Störungen des interdigestiven myoelektrischen Komplexes sind möglicherweise die Ursache für die Entstehung von Phyto- und Trichobezoaren.

Definition

Die Entleerung einer standardisierten Mahlzeit aus dem Magen wird über einen definierten Zeitraum verfolgt.

Grundlagen

Zur Messung der Magenentleerung existieren eine ganze Reihe quantitativer und nicht quantitativer Verfahren, bei denen i. allg. Einfachheit und Aussagekraft negativ korreliert sind. Die meisten dieser Verfahren können bzw. sollten aufgrund ihrer Komplexität nur in spezialisierten Labors durchgeführt werden.

Endoskopie

Die Endoskopie ist primär keine Methode zur Untersuchung der Motilität. Da sie bei der Abklärung entsprechender Beschwerden jedoch ohnehin durchgeführt wird, lohnt es sich, die möglichen Informationen gleich mit zu erfassen. Speisereste im Magen mehr als 12 h nach der letzten Nahrungseinnahme sind dringend verdächtig auf eine Entleerungsverzögerung. Eine Stenosierung im Bereich des Magenausgangs ist endoskopisch nicht nur sichtbar, sondern auch im Durchmesser grob abschätzbar und ggf. histologisch typisierbar. Eine Quantifizierung der Entleerung ist jedoch nicht möglich, eine beschleunigte Entleerung nicht erfaßbar.

Röntgenuntersuchungen

Ähnlich wie die Endoskopie wird die Breipassage häufig als Initialuntersuchung bei Verdacht auf Magenerkrankungen, die eine Motilitätsstörung beinhalten, eingesetzt. Eine Stenosierung als Ursache einer Entleerungsstörung ist ähnlich gut beurteilbar wie mit der Endoskopie, jedoch ist keine gleichzeitige Biopsie möglich. Im Gegensatz zur Endoskopie ist die Beurteilung der Peristaltik und lokaler Hypo- oder Akinesien gut möglich. Die Quantifizierung der Magenentleerung ist problematisch, da nur die totale Entleerungszeit sicher gemessen werden kann. Sie liegt nach Gabe von 250 ml einer konventionellen flüssigen Bariummahlzeit im Normalfall bei 1,5–2 h, Entleerungszeiten über 4 h sind sicher pathologisch [10].
Die Verwendung.von Bariumsulfat als Testmahlzeit wurde kritisiert, da es nicht mit einer kalorischen Mahlzeit vergleichbar sei [12] und seiner-

seits eine Beschleunigung der Entleerung bewirke [43]. Es wurde deshalb vorgeschlagen, Bariumsulfat zusammen mit einer kalorischen Mahlzeit („Bariumburger") zu verabreichen [11, 57, 86]. Es wurde allerdings nicht gezeigt, daß das Bariumsulfat sich dann gleich schnell entleert wie die Mahlzeit. Eine Entleerungsbeschleunigung durch das Bariumsulfat ist auch hier noch möglich. Außerdem verschlechtert die durch die Mahlzeit hervorgerufene Magensekretion die Schleimhautdarstellung [12]. Die Quantifizierung der Entleerung wird im übrigen durch den „Bariumburger" nicht verbessert.

Ein Versuch, die Nachteile des „Bariumburgers" zu umgehen, besteht darin, röntgendichte Marker zusammen mit einer kalorischen Mahlzeit zu verabreichen. Als Marker wurde magenresistentverkapseltes [9, 43] und mit Polyäthylen imprägniertes Bariumsulfat [5] vorgeschlagen. Der Durchmesser dieser Marker beträgt 0,5–3 mm [43] bzw. etwa 3 mm [5]. Die Marker werden zusammen mit der Mahlzeit vom Patienten geschluckt, z. B. 33 zu Beginn, 33 in der Mitte und 34 am Ende der Mahlzeit [5]. Dadurch wird über eine Zählung der im Magen befindlichen Marker eine Quantifizierung der Entleerung ermöglicht. Leider ist diese Methode schlecht validisiert. Abgesehen davon, daß es bald nach Einsetzen der Entleerung nicht mehr sicher möglich ist, zu entscheiden, ob ein Marker im Magen oder im Dünndarm liegt, kann die Entleerung der Mahlzeit und der Marker asynchron erfolgen. Dies ist sicher nach mehr als 2 h der Fall [5]. Der Grund hierfür dürfte sein, daß der Pylorus feste Bestandteile erst nach Zerkleinerung auf weniger als 1 mm Durchmesser passieren läßt [68] und größere Partikel bis zur ersten Aktivitätsfront des interdigestiven Motilitätsmusters retiniert [27].

Nuklearmedizinische Methoden

Eine elegante Methode der Entleerungsmessung stellt die Markierung der Mahlzeit mit Radionukliden dar (Abb. 1). Die entscheidenden Vorteile bestehen in der minimalen Belästigung des Patienten sowie darin, daß auch die Entleerung fester Nahrungsbestandteile gemessen werden kann. Die Messung der Magenentleerung mit der γ-Kamera ist derzeit die beste und auch gebräuchlichste Methode. Sie wird daher ausführlich beschrieben. Die Verwendung einer Szintillationssonde ist eine deutlich schlechtere Alternative.

Apparative und personelle Voraussetzungen

Zur nuklearmedizinischen Messung der Magenentleerung benötigt man eine γ-Kamera mit online angeschlossenem Computer sowie die Möglichkeit und die Erlaubnis zur Verwendung von Radioisotopen. Für die

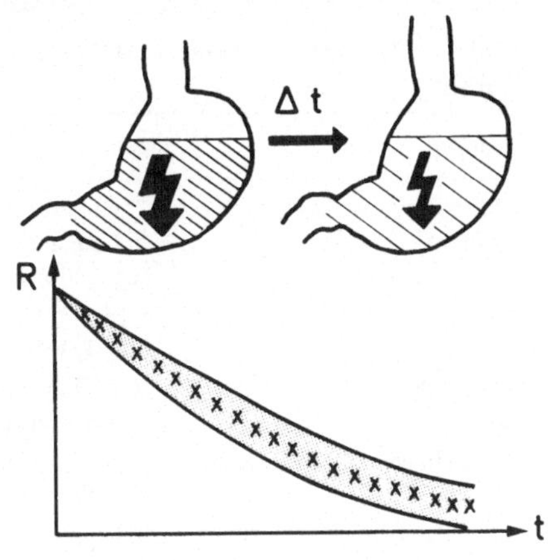

Abb. 1. Prinzip der Magenentleerungsmessung mit der γ-Kamera. Die Abnahme der Radioaktivität (R) über dem Magenareal während sequentieller Zeitintervalle der Länge Δ_t (1 min) wird gemessen. Man erhält eine Zeit-Aktivitäts-Kurve, die dem im Magen verbleibenden Teil der Testmahlzeit entspricht

Bereitstellung der Radionuklide ist eine entsprechend ausgebildete Laborantin erforderlich, die Untersuchung selbst sowie die Auswertung am Computer müssen ebenfalls durch eine entsprechend ausgebildete Kraft durchgeführt werden.

Technische Durchführung

Der über 12 h nüchterne Patient nimmt in einem bequemen Stuhl oder Sessel Platz und bekommt die γ-Kamera mit passendem Kollimator über das Abdomen positioniert. Alternativ kann der Patient auf einem Schemel Platz nehmen und sich mit dem Rücken an den Kollimator lehnen. Die einmal gewählte Stellung ist über die Untersuchungsdauer einzuhalten. Der Patient bekommt dann die Mahlzeit serviert, die je nach Gegebenheiten und Fragestellung aus flüssigen, festen oder kombiniert flüssigen und festen Anteilen besteht. Die empfohlenen Komponenten der Mahlzeiten sowie die zu ihrer Markierung verwendeten Radionuklidverbindungen sind in Tabelle 1 aufgeführt.
Nach Beendigung der Mahlzeit, die über einen standardisierten Zeitraum erfolgen sollte, beginnt die Messung der abdominellen Radioaktivität, die in Bildern von 1 min gespeichert wird. Nach dem Ende der Untersuchung, die 2 h dauern sollte, erfolgt die Auswertung der gespeicherten Daten. Dazu wird auf den initialen Bildern der Magen mit einer „region of interest" (ROI) umgeben und der Verlauf der Radioaktivität in dieser ROI über die Untersuchungsdauer verfolgt. An Hand der Verschwindekurve der Mahlzeit aus dem Magen wird die initiale Entleerung (während der ersten 10 min entleerte Aktivität in % der initialen Aktivität), die Zeit, in der die intragastrale Aktivität auf die Hälfte des Ausgangswerts abgesunken ist sowie der im Magen verbleibende Teil der Radioaktivität am Ende der Untersuchung bestimmt. Bei Verwendung einer kombinierten flüssigen und festen Mahlzeit mit Doppelmarkierung

Tabelle 1. Je nach verwendeter Mahlzeit empfohlene radioaktive Marker

Mahlzeit	Marker	Literatur
Wäßrig bzw. wasserlöslich– flüssig	^{99m}Tc-Schwefelkolloid	[62, 94]
	^{99m}Tc-DTPA	[48]
	^{51}Cr-Chlorid	[3]
	^{111}In-DTPA	[71, 79]
	^{113}In-DTPA	[15, 35, 51]
Fettig-flüssig	^{51}Cr-Chlorid	[85]
Fest	^{75}Se-Glycerol-Triäther	[49]
Leber (In-vivo-Markierung)	^{99m}Tc-Schwefelkolloid	[68, 74]
	^{113}In-Schwefelkolloid	[56]
Leber (In-vitro-Markierung)	^{99m}Tc-Schwefelkolloid	[56, 69]
Omelette	^{99m}Tc-Schwefelkolloid	[56, 58]
Brot (getränkt)[a]	^{99m}Tc-Schwefelkolloid	[92]
	^{99m}Tc-DTPA	[70]

[a] Die Stabilität dieser Markierung während Verdauung und Entleerung durch den Magen wurde nicht bewiesen, ist jedoch wahrscheinlich [69] und wegen ihrer Einfachheit interessant.

werden diese Parameter für beide Anteile der Mahlzeit getrennt ermittelt.

Die mit der Methode zu erhaltenden Normalwerte sind von der Zusammensetzung der Nahrung abhängig, so daß es sinnlos ist, generell verbindliche Normwerte anzugeben. Diese hat das durchführende Labor jeweils selbst zu ermitteln.

Die Messung der Magenentleerung mit der γ-Kamera birgt eine Reihe von Fehlermöglichkeiten. So kommt es während der Magenentleerung zu Änderungen des Abstands zwischen der markierten Mahlzeit und dem Kollimator, was zu gewissen Fehlberechnungen der Entleerungsrate führen kann [75]. Auch Bewegungen des Patienten in Richtung auf den Kollimator oder von ihm weg können zu solchen Fehlern führen. Theoretisch kann die Verwendung zweier Kollimatoren, die gleichzeitig von ventral und dorsal messen, diesen Fehler eliminieren [75]. Fehler durch septale Penetration innerhalb des Kollimators sind nur bei höherenergetischer Strahlung relevant und können rechnerisch eliminiert werden [75]. Nicht selten kommt es zu Überlagerungen zwischen proximalem Darm in der Höhe des Treitz-Bandes mit dem Magenantrum. Dadurch kann die Entleerung falsch-langsam gemessen werden. Dieser Fehler ist nicht zu vermeiden. Das Unvermögen, mit der γ-Kamera Magenvolumen und -sekretion zu messen, stellt für die klinische Anwendung keinen wesentlichen Nachteil dar.

Diagnostisches Spektrum

Das Verfahren erlaubt es, Abweichungen vom Normalverhalten bei der Entleerung flüssiger und fester Mahlzeiten zu erfassen.

Durchgeführte Studien

Die wichtigsten Studien zur Magenentleerung unter Verwendung der γ-Kamera befassen sich mit den Auswirkungen operativer Eingriffe am Magen auf die Magenentleerung, jedoch wurden auch pathophysiologische Studien an Ulkuspatienten durchgeführt. So fand sich eine raschere Entleerung 15%iger Glukoselösung bei Patienten mit Ulcus duodeni als bei Kontrollpersonen [62]. Eine trunkuläre Vagotomie mit Pyloroplastik beschleunigt die Entleerung flüssiger Mahlzeiten aus dem Magen v. a. initial, jedoch ist auch die Halbwertszeit kürzer [36]. Der Effekt ist angeblich nur in aufrechter Körperhaltung, nicht jedoch im Liegen nachweisbar [36]. Die Entleerung fester Nahrungsbestandteile ist nach Anlage einer trunkulären Vagotomie mit Pyloroplastik sowie einer trunkulären Vagotomie mit Antrektomie verzögert, während die selektiv-proximale Vagotomie allein keine Änderung bewirkt. Diese Entleerungsverzögerung bildet sich jedoch in den ersten 6 postoperativen Monaten zurück [24, 50]. Eine halbfeste Mahlzeit (Bircher-Müsli) wurde bei Patienten mit proximal-gastrischer Vagotomie oder trunkulärer Vagotomie mit Pyloroplastik 1–2 Jahre postoperativ schneller entleert als bei alleiniger SPV [6]. Dies legt nahe, daß breiige Nahrung bezüglich ihrer Entleerungscharakteristik Flüssigkeiten näher steht als festen Mahlzeiten, so daß sie diese nicht ersetzen kann. Eine initiale Sturzentleerung von Flüssigkeiten nach Magenteilresektion oder Pyloroplastik läßt sich durch isoperistaltische Jejunuminterposition normalisieren [62]. Patienten mit Monate oder Jahre zurückliegender Magenresektion mit Reanastomosierung nach Billroth II wiesen nur dann eine initial beschleunigte Entleerung für Omelette auf, wenn dies zusammen mit Wasser eingenommen wurde [58].

Daten zur Errechnung von Sensitivität und Spezifität der Magenentleerungsmessung lassen sich aus den verschiedenen Studien nur teilweise extrahieren. In allen Studien überlappen sich die erhaltenen Werte zwischen der Kontrollgruppe und der Patientengruppe, so daß Sensitivität und Spezifität niemals 100% betragen können. Zum Vergleich der verschiedenen Studien wurde deshalb folgendes Vorgehen gewählt: Es wurde der Grenzwert ermittelt, der 90% der Kontrollpersonen als richtignormal klassifiziert, der also zu einer Spezifität der Untersuchung von 90% führt. Legt man nun einheitlich eine solche Spezifität von 90% zugrunde, so läßt sich eine Verzögerung der Entleerung von flüssigen und festen Mahlzeiten mit einer Sensitivität von etwa 70% erfassen [24, 48].

Eine beschleunigte Entleerung einer breiigen Mahlzeit läßt sich mit einer Sensitivität von gut 80% erfassen [6], diejenige einer hochprozentigen Glukosemahlzeit mit einer Sensitivität von 90% [51].

Gefahren

Es handelt sich um ein ungefährliches Verfahren. Zu erwähnen ist die Strahlenbelastung durch die verwendeten Radionuklide. Bei Verwendung von ^{99m}Tc beträgt die Strahlenbelastung sowohl für den Magen als auch für die Gonaden weniger als 100 mrad/mCi [100]. Zum Vergleich sei die Strahlenbelastung durch eine Durchleuchtung des Abdomens genannt, die pro Minute über 100 mal höher liegt [100].

Aufwand und Kosten

Die Materialkosten sind von der verwendeten Mahlzeit und dem verwendeten Radionuklid abhängig. Der zeitliche Aufwand beträgt inklusive Auswertung der Untersuchung ca. 3 h. Von Materialbedarf und Aufwand her ist die Untersuchung in etwa der Leberfunktionsszintigraphie mit zusätzlichen Zeitaktivitätskurven vergleichbar, die mit 133 DM berechnet werden kann (GOÄ 5439).
Durch die initial notwendige Erstellung von Normalwerten ist zunächst allerdings mit einem wesentlich höheren Zeit- und Kostenaufwand zu rechnen.

Sonographie

Ein relativ junger Versuch, die Magenentleerung auf nichtinvasivem Wege zu messen, besteht in der sonographischen Volumenbestimmung des Magens über längere Zeit. Nach oraler Gabe einer wäßrigen Mahlzeit wird entweder festgehalten, wann im Magen keine Flüssigkeit mehr nachweisbar ist, und dies als Magenentleerungszeit betrachtet [98], oder der Magen wird vom Fundus zum Pylorus in Schichten beschallt; die Flächenmessung der einzelnen Schichten erlaubt dann die näherungsweise Berechnung des Magenvolumens [4]. Die sonographische Methode hat den prinzipiellen Nachteil, daß nur das Magenvolumen, nicht jedoch der im Magen verbleibende Teil der Testmahlzeit ermittelt werden kann. Zudem ist die Methode bisher nicht ausreichend validisiert. Sie kann deshalb zur Entleerungsmessung nicht empfohlen werden.

Sondenuntersuchungen

Der Vorteil der Sondenuntersuchungen liegt darin, daß sie in jedem Labor ohne großen apparativen Aufwand möglich sind. Der Nachteil der

Sondenuntersuchungen gegenüber sondenlosen Tests besteht darin, daß sich eine gewisse Belästigung des Patienten nicht vermeiden läßt. Einfache Sondentechniken für die Entleerungsmessung fester Mahlzeiten existieren nicht, so daß man auf die Entleerungsmessung flüssiger Mahlzeiten beschränkt ist. Die Magensonde selbst beeinflußt die Entleerung aus dem Magen nicht [82]. Zu beachten ist, daß die Entleerung niederkalorischer Mahlzeiten durch die Körperlage beeinflußt wird [13], während diese bei hochkalorischen Mahlzeiten keinen Einfluß hat [85].

Eines der ältesten Verfahren zur Quantifizierung der Magenentleerung ist die *serielle Testmahlzeit* (Abb. 2) [45]. Über eine Magensonde wird eine flüssige, z. B. mit Phenolrot markierte Testmahlzeit instilliert. Nach einem definierten Zeitintervall wird der Mageninhalt reaspiriert. Aus der Differenz zwischen instillierter und reaspirierter Markermenge läßt sich das Volumen der entleerten Testmahlzeit errechnen, aus der Verdünnung des Markers über die Zeit zusätzlich die mittlere Volumensekretionsrate während des Zeitintervalls. Mit dieser Methode wurden grundlegende Einsichten in die Physiologie der Magenentleerung flüssiger Mahlzeiten gewonnen, z. B. exponentielles Entleerungsmuster sowie Abhängigkeit von der Energiedichte [44, 46]. Der Vorteil der Methode besteht in ihrer Einfachheit und Reproduzierbarkeit. Ein entscheidender Nachteil ist, daß pro Untersuchung nur ein Wert erhalten wird, so daß sichere Schlüsse nur bei massiven Veränderungen der Entleerung oder mehrfachen Tests gezogen werden können. Änderungen im zeitlichen Ablauf ohne Änderung der mittleren Entleerung, z. B. initiale Sturzentleerung, sind nur bei mehrfachen Tests mit unterschiedlichen Zeitintervallen bis zur Reaspiration erfaßbar. Der Wert der Methode ist in klinischen Studien zum Einfluß von Operationsverfahren auf die Magenentleerung belegt [2, 37].

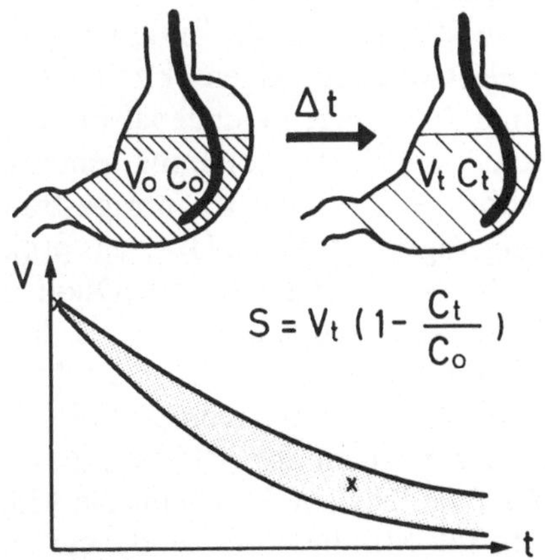

Abb. 2. Prinzip der seriellen Testmahlzeit. Die Testmahlzeit mit dem Volumen V_o und der Markerkonzentration C_o wird zum Zeitpunkt 0 in den Magen instilliert. Nach dem Zeitintervall $\varDelta_t$ wird der Magen komplett entleert und in dem gewonnenen Volumen V_t die Markerkonzentration C_t gemessen. Das während der Zeitdauer $\varDelta_t$ im Magen akkumulierte Sekretionsvolumen S kann errechnet werden. Pro Experiment wird nur ein Wert erhalten

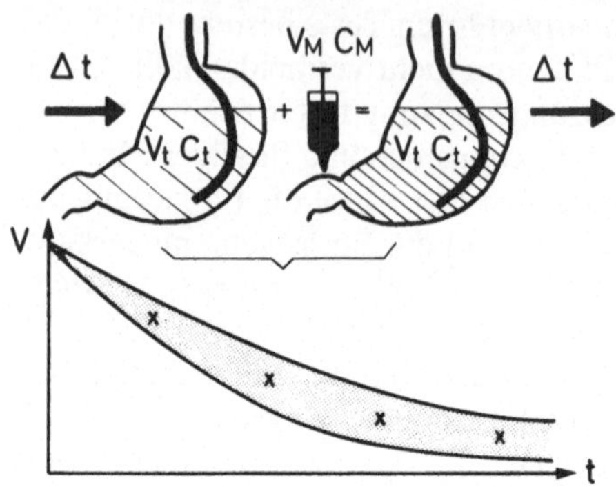

Abb. 3. Prinzip der Markerverdünnungstechnik. Am Ende des Zeitintervalls Δ_t wird die Markerkonzentration C_t in einer Probe bestimmt. Dann wird das Mischvolumen mit dem bekannten Volumen V_M und der bekannten Konzentration C_M injiziert und mit dem Mageninhalt vermischt. Nach dem Mischvorgang wird die neue Konzentration C_t' in einer neuen Probe bestimmt. Aus diesen Größen kann das unbekannte Volumen V_t errechnet werden. Es beginnt dann ein neues Zeitintervall Δ_t. Pro Experiment können mehrere Volumenbestimmungen durchgeführt werden

Die *Markerverdünnungstechnik* ermöglicht es, das gastrale Volumen zu messen, ohne es komplett aspirieren zu müssen (Abb. 3) [34]. Dadurch werden Mehrfachmessungen während einer Untersuchung möglich, so daß eine Zeitkurve des gastralen Volumens erstellt werden kann. Durch die Abnahme der Markermenge von Messung zu Messung kann die Magenentleerungsrate berechnet werden [83]. Die rechnerische Anwendung der Entleerungsrate auf die originale Mahlzeit erlaubt es dann, eine Zeitkurve für deren Verschwinden aus dem Magen zu erstellen. Zusätzlich kann die Magensekretion während der Entleerung erfaßt werden. Diese Methode stellt bei flüssigen Mahlzeiten eine Alternative zur Entleerungsmessung mit der γ-Kamera dar. Sie wird deshalb weiter unten detailliert beschrieben.

Eine Möglichkeit, die Entleerung auch fester Speisen aus dem Magen simultan mit der Magensekretion zu messen, wird durch die Verwendung einer dreilumigen Duodenalsonde eröffnet, über die die Intestinalpassage der entleerten Volumina gemessen wird. Eine dicke Magensonde erlaubt die Messung der intragastralen Konzentration des der Mahlzeit beigefügten Markers. Über das proximale Lumen der Duodenalsonde in Höhe der Papille wird ein Duodenalmarker perfundiert. Am distalen Ende der Duodenalsonde, in Höhe des Treitz-Ligamentums, wird Intestinalinhalt aspiriert. Über die Menge des Duodenalmarkers in diesen Aspiraten kann die Komplettheit der Aspiration errechnet werden. Das 3. Lumen dient zur Belüftung des Aspirationskanals. Die Anwesenheit der Duodenalsonde scheint die Magenentleerung nicht zu beeinflussen [60, 82]. Mit dieser Methode wurde eine Reihe von Studien zur Physiologie und Pathophysiologie der Magenentleerung durchgeführt [17, 22, 23, 59, 61, 64, 66, 67, 76, 77, 88]. Die Methode ist sehr aufwendig und für den Patienten lästig, so daß sie für die klinische Routine nicht in Frage kommt.

Apparative und personelle Voraussetzungen

Zur Messung der Magenentleerung mit der Markerverdünnungstechnik benötigt man lediglich eine Magensonde mit Luftkanal (16 Charr.), eine Spritze von wenigstens 50 cm^3 zur Mischung des Mageninhalts, die dicht auf die Magensonde aufgesteckt werden kann, sowie im Labor übliche Gefäße zum Ansetzen und Aufbewahren von Lösungen und Proben. Die apparativen Voraussetzungen zur Konzentrationsmessung des Markers hängen von dessen Beschaffenheit ab. Verwendet man Phenolrot, so genügt ein Photometer zur Extinktionsmessung bei 546 und 405 nm. Bei der Verwendung von Polyäthylenglykol 4000 (PEG) braucht man neben einem Photometer zur Extinktionsmessung bei 650 nm eine Zentrifuge. Bei radioaktiven Markern wird ein Counter verwendet. Zur Berechnung der Magenvolumina, der Entleerungs- und Sekretionsraten ist ein herkömmlicher Taschenrechner zwar ausreichend, ein programmierbarer Computer jedoch wünschenswert.
Die Versuchsdurchführung setzt äußerst präzises und sicheres Arbeiten voraus. Die Laboruntersuchungen können von jeder erfahrenen Laborantin durchgeführt werden.

Technische Durchführung

Untersuchungsgang (Abb. 4). Dem über wenigstens 12 h nüchternen Patienten, bei dem vor wenigstens 48 h alle Sekretionshemmer und motilitätswirksamen Pharmaka abgesetzt worden sind, wird die Magensonde transnasal unter Durchleuchtungskontrolle mit ihrer Spitze in den tiefsten Teil des Magens plaziert. Der Patient nimmt in einem bequemen Sessel eine halbsitzende Stellung ein und behält diese über die 2 h dauernde Untersuchung bei. Das Residualvolumen des Magens wird durch Aspiration mittels Handspritze oder, falls vorhanden, mittels Magensaftaspirationspumpe über wenigstens 15 min entfernt und verworfen. Dann wird über 2 min die Testmahlzeit in den Magen instilliert. Das empfohlene Volumen beträgt 400 ml. Die möglichen Probemahlzeiten sind in Tabelle 2 mit den für sie empfohlenen Markern aufgeführt. Generell ist es günstiger, kalorische Mahlzeiten zu verwenden, da sie den physiologischen Verhältnissen näher kommen als Kochsalzlösung. Besonders vorteilhaft sind in dieser Beziehung fetthaltige Mahlzeiten, da sie die höchste Energiedichte erlangen, ohne zur Dumpingsymptomatik zu führen. Da in fetthaltigen Lösungen aber die chemische Bestimmung

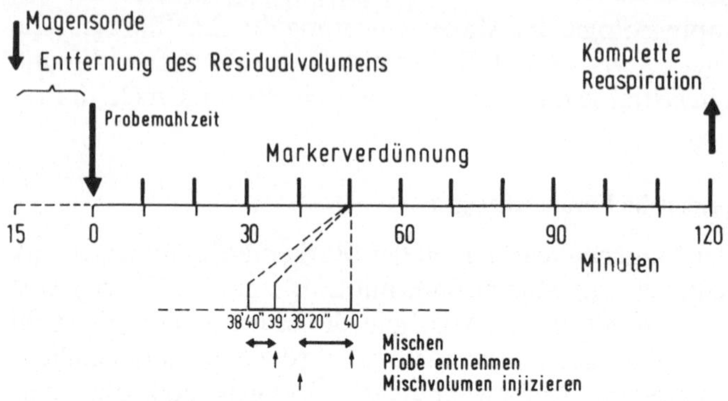

Abb. 4. Untersuchungsgang bei Verwendung der Markerverdünnungstechnik. Dargestellt ist eine Messung der Magenentleerung über 2 h in 12 Intervallen à 10 min. Die 10. Minute jedes Zeitintervalls dient der Volumenbestimmung, bereits 20 s vor ihrem Beginn wird das Magenvolumen nochmals gemischt. Der zeitliche Ablauf einer solchen Volumenbestimmung ist im unteren Teil der Abbildung vergrößert dargestellt

Tabelle 2. Mögliche Probemahlzeiten mit jeweils empfohlenen Markern

Mahlzeit	Marker
0,9% NaCl	Phenolrot
5 % Glukose, 10% Glukose	Phenolrot
20 %Bactopeptone	PEG 4000
10 % Intralipid	^{99m}Tc-Schwefelkolloid oder ^{51}Cr-Chlorid

von Markern Probleme bereitet, sind hier radioaktive Marker erforderlich. Bei Verwendung proteinhaltiger Lösungen ist als Marker PEG 4000 dem Phenolrot vorzuziehen, da eine Korrektur der erhaltenen Phenolrotwerte für Gallebeimischungen nicht möglich ist.

Über die folgenden 2 h wird in 10 minütigen Intervallen das Markerverdünnungsverfahren durchgeführt. Der zeitliche Ablauf ist in Abb. 4 schematisch dargestellt. Zunächst wird der Mageninhalt gemischt, dann eine Probe entnommen, darauf die Markerlösung injiziert, der Mageninhalt wieder gemischt und schließlich eine zweite Magenprobe entnommen. Die entnommenen Proben haben jeweils ein Volumen von 10 ml, die injizierte Markermenge ein Volumen von 20 ml. Dadurch bleibt das Magenvolumen unverändert. Es empfiehlt sich, die Markerkonzentrationen über das Experiment ansteigen zu lassen. Die Probemahlzeit selbst soll sehr wenig Marker enthalten, die Mischvolumina für die Zyklen 1–4, 5–8 bzw. 9–12 zunehmend höhere Markerkonzentrationen.

Tabelle 3. Empfohlene Konzentrationen der Marker in den Lösungen

Marker	Einheit	Mahlzeit	M 1[a]	M 2[b]	M 3[c]
Phenolrot	mg/l	5	25	125	500
PEG 4000	g/l	2	10	50	200
^{99m}Tc	µCi/l	10	50	250	1 000
^{51}Cr	µCi/l	10	50	250	1 000

[a] Mischvolumen der Fraktionen 1–4.
[b] Mischvolumen der Fraktionen 5–8.
[c] Mischvolumen der Fraktionen 9–12

Die empfohlenen Konzentrationen der verschiedenen Marker sind in Tabelle 3 wiedergegeben. Bei Verwendung niederkalorischer Mahlzeiten ist der Magen häufig vor dem Ende der 2. Stunde komplett entleert. Bei Verwendung höherkalorischer Mahlzeiten wird am Ende der 2. Stunde das Restvolumen aspiriert und dient im Vergleich mit dem letzten errechneten Magenvolumen zur Qualitätskontrolle der Messung.

Chemische Bestimmungen. In der Testmahlzeit, den 3 Mischvolumina sowie den maximal 24 Proben des Mageninhalts wird die Konzentration des Markers gemessen, zur Bestimmung der Säuresekretion werden die Magenproben zusätzlich titriert.
Bei Verwendung von Phenolrot als Marker werden 0,5 ml der Probe durch Zugabe von 4,5 ml Natriumphosphatlösung (2,5 g Na_3PO_4/l H_2O) alkalisiert. Die Extinktion wird bei 546 und 405 nm abgelesen. Die wahre Extinktion durch Phenolrot (E_w) wird zur Korrektur für beigemengten Gallenfarbstoff wie folgt berechnet:

$$E_w = E_{546} - (E_{405} - 0{,}023\, E_{546}) \cdot 0{,}25747.$$

Bei Verwendung von PEG 4000 folgt die Analyse den Angaben von Buxton [14]. Bei Verwendung radioaktiver Marker wird die Aktivität der Proben im γ-Counter bestimmt.

Berechnungen. Das Magenvolumen V zu einem bestimmten Zeitpunkt errechnet sich aus der Extinktion des jeweiligen Mischvolumens E_M und den Extinktionen der Magenproben vor bzw. nach dem Mischen nach folgender Formel:

$$V = 10 \cdot \frac{2\, E_M - E_{vor} - E_{nach}}{E_{nach} - E_{vor}}.$$

Unter der Annahme, daß die Entleerung einem exponentiellen Muster folgt [44], errechnet sich die fraktionelle Magenentleerungsrate g aus der Markermenge im Magen zu Beginn (M_1) und zu Ende (M_2) des 9 minütigen Intervalls zwischen 2 Volumenbestimmungen nach folgender Gleichung:

$$g = \frac{\ln(M_1/M_2)}{9}.$$

Die Volumensekretionsrate s während eines 10 minütigen Zeitintervalls errechnet sich aus der Gleichung:

$$s = \frac{S_2 - S_1 \cdot e^{-10g}}{(1 - e^{-10g})\,g},$$

wobei S_1 bzw. S_2 die intragastralen Mengen an Magensekret zu Beginn bzw. Ende des Intervalls repräsentieren. Die Herleitung dieser Gleichungen findet sich bei Müller-Lissner et al. [85]. Es ist vorausgesetzt, daß die errechneten Raten während eines 10-min-Intervalls konstant bleiben. Ein gewisser Fehler kommt in die Berechnungen dadurch, daß während des einminütigen Mischvorgangs Entleerung und Sekretion vernachlässigt werden. Wenn zur Berechnung der Daten ein Computer zur Verfügung steht, empfiehlt es sich daher, durch Iteration diesen Fehler zu eliminieren [31].
Jedes Labor, das die Untersuchung durchführt, sollte mit der von ihm verwendeten Probemahlzeit eigene Normwerte erstellen. Bei Verwendung von 0,9% iger NaCl-Lösung ist eine Entleerungsrate von 4%/min $\pm$ 2 SE zu erwarten, bei 10% iger Glukoselösung von 2,5 $\pm$ 0,3%/min, bei Verwendung von 10% iger Intralipidlösung von 2,1 $\pm$ 0,4%/min. Bei normaler Entleerung ist die Entleerungsrate über die Untersuchungsdauer etwa konstant.

Qualitätskontrolle. Die Genauigkeit der Volumenbestimmung durch die Markerverdünnungsmethode sollte für jede Person, die die Untersuchung neu durchführt, kontrolliert werden. Dazu wird ein bekanntes Volumen in den Magen instilliert, die Markerverdünnungstechnik durchgeführt, dann wird der Mageninhalt komplett reaspiriert. Das errechnete Magenvolumen wird mit dem Mittelwert aus instilliertem und reaspiriertem Volumen verglichen. Die Abweichung zwischen den beiden Werten sollte im Mittel unter 5% liegen. Quellen systematischer Fehler wurden von Hurwitz analysiert [47]. In der oben beschriebenen Methodik sind die Fehlerquellen, soweit möglich, eliminiert.

Diagnostisches Spektrum

Das Verfahren erlaubt es, Abweichungen vom Normalverhalten bei der
Entleerung flüssiger Mahlzeiten aus dem Magen zu erfassen, sowohl was
die mittlere Entleerungsgeschwindigkeit als auch, was den zeitlichen Ablauf (z. B. initiale Sturzentleerung) betrifft. Mit der Methode kann jedoch die Entleerung fester Nahrungsbestandteile nicht gemessen werden.

Durchgeführte Studien

Es liegen verschiedene Studien vor, in denen die Verwendung der Markerverdünnungsmethode validisiert wurde. So wurde in der Originalar-
beit von George [34] gezeigt, daß durch die Markerverdünnung praktisch identische Ergebnisse erhalten werden wie bei Verwendung der seriellen Testmahlzeit nach Hunt, die als besonders exakt und gut reproduzierbar gilt [45]. Auch die Reproduzierbarkeit der erhaltenen Ergebnisse ist sehr gut [20, 34].
Mit der Markerverdünnungstechnik wurde gezeigt, daß Patienten mit
Ulcus duodeni eine wäßrige Probemahlzeit schneller entleeren als Normalpersonen, während die Entleerung bei Patienten mit Ulcus ventriculi
langsamer verläuft [34]. Nach Gabe einer fetthaltigen Probemahlzeit
läßt sich dieser Unterschied nicht nachweisen [85]. Wesentlich stärker
vom normalen Entleerungsmuster abweichende Befunde werden nach
Magenoperationen erhoben. So wurde bei Patienten nach verschiedenen
Formen der Vagotomie eine initiale Sturzentleerung gezeigt [18, 20, 26,
72]. Interessanterweise war diese initiale Sturzentleerung bei den Patienten besonders ausgeprägt, die über postprandiales Völlegefühl klagten
[20]. Man könnte diesen Befund so interpretieren, daß die gestörte Akkommodationsfähigkeit des Magenfundus nach Vagotomie bei diesen
Patienten besonders ausgeprägt war und über eine vermehrte Druckant-
wort auf Magenfüllung sowohl zum Völlegefühl wie zur überstürzten
Entleerung führte. Die Sturzentleerung war bei Patienten mit Vagotomie
und Pyloroplastik durch Einnahme einer Linksseitenlage zu verhüten
[72].
Zahlenmaterial zur Errechnung von Sensitivität und Spezifität der Methode liegt nicht vor.

Gefahren

Es handelt sich um ein ungefährliches Verfahren. Denkbar ist eine Aspiration nach Erbrechen der Probemahlzeit, ein solcher Fall ist mir aber
nicht bekannt. Die Strahlenbelastung ist auch bei Verwendung radioaktiver Marker äußerst gering [100].

Aufwand und Kosten

Die Materialkosten für die Untersuchung sind gering und überschreiten nicht 10,– DM pro Untersuchung. Der zeitliche Aufwand ist ungleich größer. Der Untersuchungsgang inklusive aller Vorbereitungen nimmt ca. 3 h in Anspruch, die chemische und rechnerische Auswertung nochmals etwa diesen Zeitraum.

Da das durchführende Labor nicht umhinkommt, die Methode mit der von ihm verwandten Probemahlzeit zunächst an einem Normalkollektiv zu standardisieren, ist der Aufwand bei der Neueinführung der Untersuchung erheblich höher. Daten für eine Berechnung des Kosten-Nutzen-Verhältnisses bei der Anwendung von Magenentleerungsmessungen liegen meines Wissens nicht vor.

Für den Untersuchungsgang (entsprechend der Magensekretionsanalyse) lassen sich 45,– DM berechnen (GOÄ 231), für die Konzentrationsmessungen von Phenolrot (im Aufwand etwa einer Magensafttitration vergleichbar) scheint eine Berechnung von 5,– DM pro Analyse (GOÄ 3626) gerechtfertigt.

Praktische Anwendung

Die Untersuchung der Magenentleerung ist dann indiziert, wenn aufgrund anamnestischer Hinweise oder von Ergebnissen anderer Untersuchungen eine verzögerte oder beschleunigte Entleerung bewiesen bzw. ausgeschlossen werden soll, insbesondere dann, wenn geplant ist, eine funktionelle Entleerungsbeschleunigung nach Magenresektion durch einen Korrektureingriff zu beheben (z. B. Umwandlung einer Omega-Anastomose in eine Roux-Y-Anastomose). Einer Untersuchung mit der γ-Kamera ist wegen der größeren Einfachheit und geringeren Belästigung des Patienten prinzipiell der Vorzug vor der Sondentechnik zu geben.

Zusammenfassung und Schlußfolgerungen

Die Messung der Magenentleerung mit der γ-Kamera ist ein einfaches, die Messung mittels Markerverdünnungstechnik ein aufwendiges Verfahren. Beide Methoden ergeben gut reproduzierbare Ergebnisse. Wegen der Unterschiede im Aufwand, der Belästigung des Patienten sowie der Beschränkung der Markerverdünnungstechnik auf die Entleerungsmessung flüssiger Mahlzeiten ist, soweit vorhanden, der γ-Kamera der Vorzug zu geben. Die Sondentechnik ist der γ-Kamera darin überlegen, daß gleichzeitig die Sekretionsantwort des Magens auf die Probemahlzeit gemessen werden kann. Dies ist jedoch bei der klinischen Anwendung kein entscheidender Vorteil.

Duodenogastraler Reflux

Es ist nicht nur kontrovers, ob der duodenogastrale Reflux bei Läsionen der Magenschleimhaut pathopysiologisch eine Rolle spielt (Übersicht bei [8]), sondern es bestehen auch unterschiedliche Ansichten darüber, was zur Quantifizierung des duodenogastralen Refluxes eigentlich gemessen werden soll. Teils werden einfache qualitative Verfahren vorgeschlagen, so die endoskopische Beobachtung von Galle in Magen [19] oder der Reflux von Röntgenkontrastmittel aus dem Duodenum in den Magen [16, 21, 33, 53, 87, 89]. Diese sind sicher nutzlos, da der duodenogastrale Reflux ein physiologisches Ereignis ist [85]. Die Messung des duodenogastralen Volumenrefluxes in ml/min [83] ist zwar pathophysiologisch interessant, wegen der unterschiedlichen Zusammensetzung des Duodenalsafts jedoch klinisch nicht relevant. Die Markierung der Galle durch chemisch nachweisbare [32, 55, 89, 93] oder radioaktive Marker [63, 85, 97, 99] und der Nachweis dieser Marker im Magen sind zwar elegante Methoden, sie sagen aber ebenfalls nichts über das schleimhautschädigende Potential des Refluats aus. Da die Bestimmung von Gallensalzen im Magenaspirat zumindest im nüchternen Zustand technisch nicht wesentlich aufwendiger ist, liegt es nahe, sich dieses physiologischen Markers zu bedienen, da Gallensalze bekanntermaßen eine schädigende Wirkung auf die Magenschleimhaut ausüben [28–30]. Man muß sich allerdings darüber im klaren sein, daß Gallensalze nicht die einzigen im Zusammenhang mit dem duodenogastralen Reflux relevanten Noxen sind: So läßt sich die Symptomatik der sog. alkalischen Refluxgastritis zwar mit gallensalzhaltigem Dünndarminhalt, nicht jedoch mit einer reinen Gallensalzlösung auslösen [73]. Bis zur Entwicklung aussagekräftiger Tests stellt die Messung des Gallensäurenrefluxes im nüchternen Zustand dennoch die Methode der Wahl dar, zumal sie die einzige mit nachgewiesener klinischer Relevanz ist [41].

Definition

Der Reflux an Gesamtgallensalzen im nüchternen Zustand wird enzymatisch gemessen.

Grundlagen

Da bei der kontinuierlichen Magensaftaspiration 90–95% des Magensekrets gewonnen werden können, sollte durch Aspiration auch duodenogastrales Refluat fast komplett erhalten werden.

Die Bestimmung der Gallensalzkonzentration erfolgt mit dem Enzym 3α-Hydroxysteroiddehydrogenase. Da die Hydroxylgruppe in der 3α-Position allen Gallensalzen gemeinsam ist, werden diese damit quantitativ erfaßt. Von anderen Autoren [90] wurde versucht, durch Extraktion die löslichen von den unlöslichen Gallensalzen abzutrennen, und zwar mit der Vorstellung, damit nur die mukosaschädigende Fraktion zu messen. Da die Verteilung im Methanol-Chloroform-Gemisch jedoch nur teilweise durch die Wasserlöslichkeit bestimmt wird [29] und zudem nicht sicher ist, daß das Löslichkeitsverhalten der Gallensalze durch die Aspiration unverändert bleibt, kann die Extraktion nicht als zusätzlicher Gewinn betrachtet werden.

Apparative und personelle Voraussetzungen

Zur Gewinnung der Magensaftproben sind dieselben technischen Voraussetzungen erforderlich, wie für eine konventionelle Magensekretionsanalyse: Magensonde (14 oder 16 Charr., möglichst mit Luftkanal), Aspirationspumpe, Meßzylinder. Für die Bestimmung der Gallensalzkonzentration braucht man zusätzlich eine Zentrifuge (Eppendorf) sowie ein Photometer, das die Messung im Bereich von 340 nm erlaubt. Die Durchführung der Untersuchung entspricht in ihren Anforderungen ebenfalls denen für eine Magensekretionsanalyse. Die Bestimmung der Gallensalzkonzentration verlangt eine erfahrene, sorgfältig arbeitende Laborantin.

Technische Durchführung

Untersuchungsgang

Dem über wenigstens 12 h nüchternen Patienten wird die Magensonde transnasal unter Durchleuchtungskontrolle mit der Spitze in den tiefsten Teil des Magenantrums plaziert. Der Patient nimmt dann Linksseitenlage ein und behält diese über die Gesamtdauer der Untersuchung bei. Das Residualvolumen des Magens wird über wenigstens 15 min aspiriert und verworfen. Es folgen die Sammelperioden. Wird die Refluxmessung mit einer konventionellen Magensekretionsanalyse kombiniert, so sind 4 Perioden à 15 min üblich. Empfehlenswert ist eine längere Untersuchungsdauer, z. B. über 2 oder 3 h. Der Vorteil der längeren Untersuchung besteht darin, daß der duodenogastrale Reflux zur Aktivitätsfront des interdigestiven myoelektrischen Komplexes korreliert sein soll [52], so daß bei einer Zyklusdauer von 90 min eine Untersuchungsdauer von 60 min schlecht reproduzierbare Werte ergeben kann.

Bestimmungen

Das Volumen der erhaltenen Proben wird, am besten durch Differentialwägung, bestimmt. Proben zur Bestimmung der Gallensalzkonzentration werden bis zur Analyse bei -18 oder $-20°$ aufgehoben. Für die Bestimmung der Gallensalzkonzentration sind folgende Reagenzien erforderlich:

1) Glyzinpuffer: Zu 850 ml Aqua bidest. werden 34 g NaOH, 75 g Glyzin, 52 g Hydrazinsulfat und 2 g Titriplex gegeben. Das pH der Lösung
wird mit 10 molarer NaOH auf 9,4 eingestellt, die Lösung wird filtriert
und mit Aqua bidest. auf 1 000 ml aufgefüllt. Der Puffer kann in Plastikfläschchen abgefüllt bei $-18°$ aufgehoben werden.
2) NAD-Lösung: 4 mg NAD (z. B. Boehringer Nr. 15298, Reinheitsgrad I) werden in 1 ml Glyzinpuffer gelöst, was einer 6,03 millimolaren
Lösung entspricht. Die Lösung wird jeweils frisch zubereitet.
3) Enzymlösung: Das Enzym (3α-Hydroxysteroidhydrogenase, z. B.
von Sigma) wird in einer Konzentration von 0,7 U/ml Glyzinpuffer jeweils frisch zubereitet.
4) Standardlösungen: Sie werden aus Cholsäure in Methanol in einem
Konzentrationsbereich von 10–100 nmol/20 µl zubereitet und in kleinen
Portionen bei $-18°$ aufbewahrt.

Tabelle 4 zeigt die herzustellenden Ansätze.

Tabelle 4. Ansätze zur Bestimmung der Gallensalzkonzentration

	MENP	MEPP	Standard	PLW	Probe
Puffer	1,0	1,0	1,0	1,0	1,0
Methanol	0,02	0,02	–	–	–
Standard	–	–	0,02	–	–
Probe	–	–	–	0,02	0,02
NAD	0,1	–	0,1	–	0,1
Puffer		0,1	–	0,1	–
Enzym	0,1	0,1	0,1	0,1	0,1

(*MENP* Methanol-Enzym-NAD-Puffer, *MEPP* Methanol-Enzym-
Puffer-Puffer, *PLW* Probenleerwert)

Die Proben werden 30 min bei 26 °C im Wasserbad inkubiert, 2 min
scharf zentrifugiert und im Photometer bei 334 nm unter Verwendung
von Semimikroküvetten mit einer Schichtdicke von 1 cm gegen Wasser
abgelesen.

Die Gallensalzkonzentration (GSK) in der Probe enthält man dann nach folgender Gleichung:

$$GSK = \frac{Ext^1\ Probe - (Ext\ PLW + Ext\ MENP - Ext\ MEPP)}{Ext\ Standard - Ext\ MENP} \cdot Konzentration\ Standard$$

Durch Multiplikation mit dem Aspirationsvolumen erhält man die Menge an Gallensäuren im Aspirationsvolumen. Die Refluxrate wird berechnet in µMol aspirierter Gallensäuren pro Stunde.
Die Refluxrate liegt beim Gesunden sowie bei Patienten mit Zustand nach selektiv-proximaler Vagotomie in der Regel unter 50 µmol/h und daher nicht als pathologisch anzusehen. Werte über 100 µmol/h werden beim Gesunden sehr selten beobachtet.

Qualitätskontrollen

Die die Untersuchung durchführende Person sollte hinreichend Übung haben, den Mageninhalt fast quantitativ zu aspirieren. Dies läßt sich durch die Reaspiration eines instillierten Volumens kontrollieren. Es sollten über 90% wiedergewonnen werden können.
Die Exaktheit der Gallensäuremessung sollte von Zeit zu Zeit durch wiederholte Bestimmung derselben Proben an verschiedenen Tagen kontrolliert werden. Der Variationskoeffizient liegt im eigenen Labor unter 2%.

Diagnostisches Spektrum

Das diagnostische Spektrum der Gallensalzrefluxmessung ist eng umgrenzt. Neben wissenschaftlichen Fragestellungen beschränkt sie sich derzeit auf die Frage, ob Beschwerden nach Magenresektion mit an Sicherheit grenzender Wahrscheinlichkeit als refluxbedingt interpretiert werden können oder nicht.

Durchgeführte Studien

Da Gallensalze in der Lage sind, die Schleimhaut des Magens und der Speiseröhre zu schädigen [28–30, 78], liegt es nahe, dem duodenogastralen bzw. duodenogastroösophagealen Reflux von Gallensalzen eine pathogenetische Rolle in der Genese von peptischen Defekten der Ösophagus- und Magenschleimhaut zuzuschreiben. Diese These scheint durch

---

[1] Ext = Extinktion

einige Untersuchungen gestützt zu werden [7, 91, 96], sie ist jedoch angreifbar. Zum einen bestehen nur bei einem relativ kleinen Teil der Patienten hohe Konzentrationen von Gallensalzen im Magen [7, 91], die zudem durch eine verminderte Magensekretion bei ähnlichen absoluten Refluxraten interpretiert werden können [39], so daß den Gallensalzen – wenn überhaupt – nur bei wenigen Patienten eine pathogenetische Rolle zugesprochen werden kann. Außerdem ist es fraglich, ob die gemessenen Gallensalzkonzentrationen die menschliche Mukosa überhaupt schädigen können [29]. Schließlich gibt es Studien, die zwischen Gesunden und Patienten mit Magenulzera hinsichtlich des duodenogastralen Refluxes keinen Unterschied finden [8, 85, 95].

Chirurgische Eingriffe am Magen können den Gallensalzreflux steigern, z. B. trunkuläre Vagotomie mit Pyloroplastik, Antrektomie mit Gastroduodenostomie (Billroth I) sowie die Magenresektion nach Billroth II mit oder ohne Braun-Fußpunktanastomose [25, 40, 41, 91]. Klinische Bedeutung erhält der duodenogastrale Reflux dadurch, daß ein Teil der postoperativen Beschwerden nach Magenresektion als refluxbedingt aufgefaßt werden muß (Übersicht bei [1]). Die Beschwerden dieser Patienten bestehen in Übelkeit, epigastrischem Völlegefühl und bisweilen Erbrechen von Galle im Nüchternzustand. Das Erbrechen erleichtert charakteristischerweise die Beschwerden. Das morphologische Substrat dieses Zustandes, der „alkalische Refluxgastritis" genannt wird, ist ein

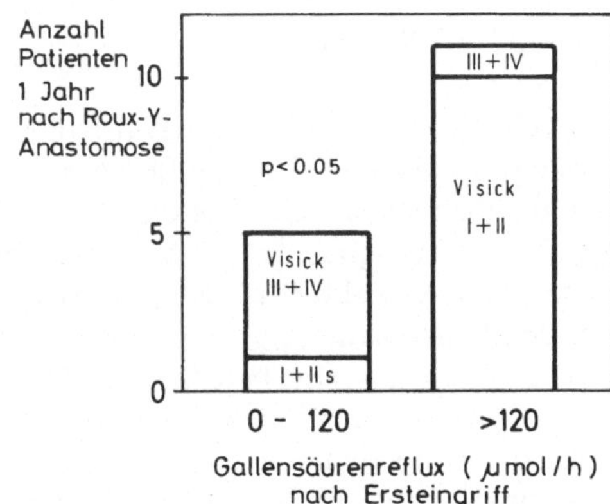

Abb. 5. Gallensäurenreflux nach Ersteingriff und klinisches Ergebnis 1 Jahr nach darauf folgendem Korrektureingriff. Von 16 Patienten mit postoperativen Beschwerden nach Magenteilresektion wurde der Gallensäurenreflux gemessen. Es wurde dann ein Korrektureingriff mit Anlage einer Roux-Y-Anastomose durchgeführt und das klinische Ergebnis nach einem weiteren Jahr beurteilt. Von den Patienten mit einem Gallensäurereflux von > 120 μmol/h waren 10 von 11 ein Jahr nach Korrekturoperation weitgehend beschwerdefrei, während von den Patienten mit niedrigeren Refluxraten 4 von 5 ein schlechtes Ergebnis aufwiesen. (Nach [41])

Erythem der Magenschleimhaut. Eine histologisch nachweisbare Gastritis ist hingegen nicht auf den Gallereflux zurückzuführen, sondern möglicherweise als (nicht erwünschte) Folge der operativ herbeigeführten Säurereduktion zu betrachten [41, 42].

Die Bedeutung der Gallensalzrefluxmessung liegt darin, daß durch sie mit hoher Wahrscheinlichkeit entschieden werden kann, ob die vom Patienten geklagten Symptome höchstwahrscheinlich refluxbedingt sind [42]. Die Konsequenzen für den Patienten sind erheblich. Es ist nämlich möglich, durch eine Umwandlungsoperation in eine Roux-Y-Anastomose den Gallenreflux auszuschalten und dadurch ggf. die Beschwerden zu beseitigen. Es ist nicht nur bewiesen, daß Patienten mit dieser Form der Anastomose Refluxraten wie in der Normalbevölkerung haben [91], sondern auch, daß die postoperativen Beschwerden der betroffenen Patienten in fast allen Fällen beseitigt oder entscheidend gebessert werden können (Abb. 5). Alternative Verfahren der Refluxmessung sind bezüglich ihrer klinischen Wertigkeit nicht hinlänglich untersucht.

Gefahren

Es sind keine Gefahren zu erwarten. Die Strahlenbelastung bei der Kontrolle der Sondenlage ist zu vernachlässigen.

Aufwand und Kosten

Der zeitliche Aufwand für die Durchführung der Untersuchung beträgt je nach Meßdauer 1–3 h, die Bestimmung der Gallensalzkonzentrationen und die rechnerische Auswertung 2–3 h. Von den verwendeten Chemikalien ist bezüglich der Kosten lediglich das Enzym nennenswert. Pro Untersuchung sind hier etwa 10,– DM zu veranschlagen.

Für den Untersuchungsgang (entsprechend der Magensekretionsanalyse) lassen sich 45,– DM berechnen (GOÄ 4231), für die Bestimmung der Gallensalzkonzentrationen je Analyse 20,– DM (GOÄ 3778).

Wird die Untersuchung auf die Patienten beschränkt, bei denen die Kombination aus „refluxogener" Magenoperation, galligem Erbrechen und/oder epigastrischem Völlegefühl, das durch Erbrechen erleichtert wird, besteht, ist in ca. 2/3 der Fälle mit einem pathologischen Ergebnis zu rechnen. Damit wäre das Kosten-Nutzen-Verhältnis außerordentlich günstig. Es ist allerdings noch unklar, ob nicht durch breitere Anwendung des Tests (mit einem dann niedrigeren Kosten-Nutzen-Verhältnis) wesentlich mehr Patienten mit weniger charakteristischen, aber dennoch refluxbedingten postoperativen Beschwerden zu erfassen wären.

Praktische Anwendung

Die Messung des Gallensalzrefluxes ist in allen Fällen indiziert, in denen vermutet wird, daß postoperative Beschwerden refluxbedingt sein könnten. Dem Verfahren kommt dann eine wesentliche Rolle zu, wenn entschieden werden muß, ob die postoperativen Beschwerden nach einer „refluxogenen" Magenoperation mit Wahrscheinlichkeit durch eine Umwandlungsoperation zu beseitigen sein werden. Sinnvollerweise wird die Refluxmessung dann durchgeführt, wenn die Anamneseerhebung den Verdacht auf refluxbedingte Beschwerden ergeben hat und morphologische Ursachen für die Beschwerden (z. B. Stenosierungen) endoskopisch ausgeschlossen worden sind.

Zusammenfassung und Schlußfolgerungen

Die Messung des duodenogastralen Gallensalzrefluxes ist ein relativ neues diagnostisches Verfahren, dessen Indikationsbereich noch eng umgrenzt ist. Die Refluxmessung ist vorläufig dann indiziert, wenn duodenogastraler Reflux aufgrund von Anamnese und Symptomatik als Ursache postoperativer Beschwerden möglich erscheint. Die Untersuchung ist einfach, kostengünstig und beim beschriebenen Indikationsbereich aussagekräftig.

Danksagung. Ich danke Herrn Priv.-Doz. Dr. B. Leisner, Klinik für Radiologie und Nuklearmedizin der Universität München, für die kritische Durchsicht des Abschnitts über die nuklearmedizinische Methodik, Frl. U. Lehmann für Sekretariatsarbeiten sowie der Deutschen Forschungsgemeinschaft, Projekt Mu 629/1–3 für finanzielle Unterstützung.

Literatur

1. Alexander-Williams J (1982) Alkaline reflux gastritis: A myth or a disease? Am J Surg 143:17–21
2. Aylett P, Wastell K, Wise I (1969) Gastric secretion and emptying before and after vagotomy and pyloroplasty, with and without continuous infusion of peptavlon pentagastrin. Am J Dig Dis 14:245–253
3. Baldi F, Corinaldesi R, Ferrarini F, Stanghellini V, Miglioli M, Luigi B (1981) Gastric secretion and emptying of liquids in reflux esophagitis. Dig Dis Sci 26:886–889
4. Bateman DN, Whittingham RA (1982) Measurement of gastric emptying by real-time ultrasound. Gut 23:524–527
5. Bertrand J, Metman E-H, Danquechin Dorval E, Rouleau P, D'Hueppe A, Itti R, Philippe L (1980) Etude du temps d'évacuation gastrique de repas nomaux au moyen de granules radioopaques. Applications cliniques et validation. Gastroenterol Clin Biol 4:770–776

6. Binswanger RO, Aeberhard P, Walther M, Vock P (1978) Effect of pyloroplasty on gastric emptying: Long term results as obtained with a labeled test meal. Br J Surg 65:27–29

7. Black RB, Gwenda R, Rhodes J (1971) The effect of healing on bile reflux in gastric ulcer. Gut 12:552–558

8. Blum AL, Sonnenberg A, Müller-Lissner S (1981) Der duodenogastrale Reflux, ein Grenzphänomen zwischen Physiologie und Pathophysiologie des Magens. In: Domschke W, Wormsley KG (Hrsg) Magen und Magenkrankheiten. Thieme, Stuttgart New York, S 58–69

9. Buckler KG (1967) Effects of gastric surgery upon gastric emptying in cases of peptic ulceration. Gut 8:137–147

10. Bücker J (1969) Die Erkrankungen des Magens und Zwölffingerdarmes. In: Brücker J, Casper H, Frik W, Vešín S, Wenz W (Hrsg) Röntgendiagnostik des Digestionstraktes und des Abdomens. Springer, Berlin Heidelberg New York (Handbuch der Medizin, Bd 11/Teil 1, Radiologie), S 345–604

11. Brandsborg O, Brandsborg M, Løvgreen NA, Mikkelsen K, Møller B, Rokkjaer M, Amdrup E (1977) Influence of parietal cell vagotomy and selective gastric vagotomy on gastric emptying rate and serum gastrin concentration. Gastroenterology 72:212–214

12. Burhenne HJ (1983) Technique of radiologic examination. In: Margulis AR, Burhenne HJ (eds) Alimentary tract radiology, 3rd edn. Mosby, St. Louis Toronto London, p 666 ff

13. Burn-Murdoch R, Fisher MA, Hunt JN (1980) Does lying on the right side increase the rate of gastric emptying? J Physiol 302:395–398

14. Buxton TB, Crochett JK, Moore WL III, Moore WL Jr, Rissing JP (1979) Protein precipitation by acetone for the analysis of polyethylene glycol in intestinal perfusion fluid. Gastroenterology 76:820–824

15. Campbell IW, Heading RC, Tothill P, Buist TAS, Ewing DJ, Clarke BF (1977) Gastric emptying in diabetic autonomic neuropathy. Gut 18:462–467

16. Capper WM, Airth GR, Kilby JO (1966) A test for pyloric regurgitation. Lancet II:621–623

17. Clain JE, Vay Liang W, Malagelada J-R (1978) Inhibitory role of the distal small intestine on the gastric secretory response to meals in man. Gastroenterology 74:704–707

18. Clarke RJ, Alexander-Williams J (1973) The effect of preserving antral innervation and of a pyloroplasty on gastric emptying after vagotomy in man. Gut 14:300–307

19. Clemençon G (1979) Der duodenogastrische Reflux – endoskopische Diagnose. Akt. Gastrol 8:461–470

20. Cobb JS, Bank S, Marks IN, Louw JH (1971) Gastric emptying after vagotomy and pyloroplasty. Dig Dis Sci 16:207–215

21. Cocking JB, Grech P (1973) Pyloric reflux and the healing of gastric ulcers. Gut 14:555–557

22. Cortot A, Phillips SF, Malagelada J-R (1979) Gastric emptying of lipids after ingestion of a homogenized meal. Gastroenterology 76:939–944

23. Cortot A, Phillips SF, Malagelada J-R (1982) Parallel gastric emptying of nonhydrolyzable fat and water after a solid-liquid meal in humans. Gastroenterology 82:877–881

24. Cowley DJ, Vernon P, Jones T, Glass HI, Cox AG (1972) Gastric emptying of solid meals after truncal vagotomy and pyloroplasty in human subjects. Gut 13:176–181

25. Dewar P, King R, Johnston D (1982) Bile acid and lysolecithin concentrations in the stomach in patients with duodenal ulcer before operation and after treatment by highly selective vagotomy, partial gastrectomy, or truncal vagotomy and drainage. Gut 23:569–577

26. Donovan IA, Clarke RF, Gunn IF, Alexander-Williams J (1974) A comparison of gastric emptying at 3 and 12 months after proximal gastric or selective vagotomy without pyloroplasty. Br J Surg 61:889–892

27. Dozois R, Kelly KA, Code CF (1971) Effect of distal antrectomy on gastric emptying of liquids and solids. Gastroenterology 61:675–681

28. Duane W, Wiegand D (1980) Mechanism by which bile salt disrupts the gastric mucosal barrier in the dog. J Clin Invest 66:1044–1049

29. Duane W, Wiegand D, Gilberstadt M (1980) Intragastric duodenal lipids in the absence of a pyloric sphincter: Quantitation, physical state, and injurious potential in the fasting and postprandial states. Gastroenterology 78:1480–1487

30. Duane W, Wiegand D, Sievert C (1982) Bile acid and bile salt disrupt gastric mucosal barrier in the dog by different mechanism. Am J Physiol 242:695–699

31. Dubois A, van Eerdewegh P, Gardner J (1977) Gastric emptying and secretion in Zollinger-Ellison syndrome. J Clin Invest 59:255–263

32. Fiddian-Green RG, Parkin JV, Faber RG, Russell RCG, Whitfield PF, Hobsley M (1979) The quantification in human gastric juice of duodenogastric reflux by sodium output and by bilelabelling using indocyanine green. Klin Wochenschr 57:815–824

33. Glint FJ, Grech P (1970) Pyloric regurgitation and gastric ulcer. Gut 11:735–737

34. George JD (1968) New clinical method for measuring the rate of gastric emptying: The double sampling test meal. Gut 9:237–242

35. Grimes DS, Goddard J (1977) Gastric emptying of whole meal and white bread. Gut 18:725–729

36. Gulsrud PO, Taylor IL, Watts HD, Cohen MB, Elashoff J, Meyer JH (1980) How gastric emptying of carbohydrate affects glucose tolerance and symptoms after truncal vagotomy with pyloroplasty. Gastroenterology 78:1463–1471

37. Hall W, Read RC (1970) Effect of vagotomy on gastric emptying. Am J Dig Dis 15:1947–2053

38. Hinder RA, San-Garde BA (1983) Individual and combined roles of the pylorus and the antrum in the canine gastric emptying of a liquid and a digestible solid. Gastroenterology 84:281–286

39. Hinder RA, Fimmel CJ, Pace F, Sabbatini F, Blum AL (1983) Gastric ulcer and duodenogastric reflux: Causal or casual relationship? Z Gastroenterol 21:21–26

40. Hoare AM, Keighley MRB, Starkey B, Alexander-Williams J (1978) Measurement of bile acids in fasting gastric aspirates: An objective test for bile reflux after gastric surgery. Gut 19:166–169

41. Hoare AM, McLeish A, Thompson H, Alexander-Williams J (1978) Selection of patients for bile diversion surgery: Use of bile acid measurement in fasting gastric aspirates. Gut 19:163–165

42. Hoare AM, Donovan IA, Keighley MRB, Thompson H, Dorricott MJ, Alexander-Williams J (to be published) A prospective randomized study of effect of proximal gastric vagotomy and vagotomy and antrectomy on bile reflux, endoscopic mucosal abnormalities and gastritis

43. Horton RE, Ross FGM, Darling GH (1965) Determination of the emptying time of the stomach by use of enteric-coated barium granules. Br Med J I:1537–1539

44. Hunt JN, MacDonald I (1954) The influence of volume on gastric emptying. J Physiol 126:459–474

45. Hunt JN, Spurrell WR (1951) The pattern of emptying of the human stomach. J Physiol 113:157–168

46. Hunt JN, Stubbs DF (1975) The volume and energy content of meals as determinants of gastric emptying. J Physiol 245:209–225
47. Hurwitz A (1981) Measuring gastric volumes by dye dilution. Gut 22:85–93
48. Ingram DM, Sheiner HJ (1981) Postoperative gastric emptying. Br J Surg 68:572–576
49. Jian R, Vigneron N, Najean Y, Bernier JJ (1982) Gastric emptying and intragastric distribution of lipids in man. Dig Dis Sci 27:705–711
50. Kalbasi H, Hudson FR, Herring A, Moss S, Glass HI, Spencer J (1975) Gastric emptying following vagotomy and antrectomy and proximal gastric vagotomy. Gut 16:509–513
51. Kaushik SP, Ralphs DNL, Hobsley M (1982) Gastric emptying and dumping after proximal gastric vagotomy. Am J Gastroenterol 77:363–367
52. Keane FB, Dimagno EP, Malagelada J-R (1981) Duodenogastric reflux in humans: Its relationship to fasting antroduodenal motility and gastric, pancreatic, and biliary secretion. Gastroenterology 81:726–731
53. Keet AD (1982) A new, tubeless radiological test for duodenogastric reflux. S Afr Med J 61:78–81
54. Kelly KA (1980) Gastric emptying of liquids and solids: Roles of proximal and distal stomach. Am J Physiol 239:G71–G76
55. Kliems G, Cordesmeyer R, von Bergmann K (1981) Quantitative Bestimmung des duodenogastrischen Refluxes bei verschiedenen Magenresektionsverfahren. Langenbecks Arch Chir 354:273–279
56. Knight LC, Fisher RS, Malmud LS (1982) Comparison of solid food markers in gastric emptying studies. In: Raynaud C (ed) Nuclear medicine and biology, vol 3. Proc. 3rd World Congr. Nucl. Med. Biol., Paris 1982. Pergamon, Paris Oxford New York Toronto Sidney Frankfurt, pp 2407–2410
57. Kronborg O, Madsen P (1972) Gastric emptying rate and acid secretion after truncal vagotomy and pyloroplasty for duodenal ulceration. Scand J Gastroenterol 7:515–518
58. Kropp HS, Long WB, Alavi A, Hansell JR (1979) Effect of water and fat on gastric emptying of solid meals. Gastroenterology 77:997–1000
59. Lavigne M, Wiley JD, Martin P, Way LW, Meyer JH, Sleisenger MH, Mac Gregor IL (1979) Gastric, pancreatic, and biliary secretion and the rate of gastric emptying after parietal cell vagotomy. Am J Surg 138:644–651
60. Longstreth GF, Malagelada JR, Go VLW (1975) The gastric response to a transpyloric duodenal tube. Gut 16:777–780
61. MacGregor I, Parent J, Meyer JH (1977) Gastric emptying of liquid meals and pancreatic and biliary secretion after subtotal gastrectomy or truncal vagotomy and pyloroplasty in man. Gastroenterology 72:195–205
62. Mackie CR, Hall AW, Clark J, Cuschieri A (1981) The effect of isoperistaltic jejunal interposition upon gastric emptying. Surg Gynecol Obstet 153:813–819
63. Mackie CR, Malcolm L, Cuschieri A (1982) Milk [99]Tc[m]-HIDA test for enterogastric bile reflux. Br J Surg 69:101–104
64. Malagelada J-R (1977) Quantification of gastric solid-liquid discrimination during digestion of ordinary meals. Gastroenterology 72:1264–1267
65. Malagelada J-R (1979) Physiologic basis and clinical significance of gastric emptying disorders. Dig Dis Sci 24:657–661
66. Malagelada J-R, Longstreth GF, Summerskill WHJ, Go VLW (1976) Measurement of gastric functions during digestion of ordinary solid meals in man. Gastroenterology 17:203–210

67. Malagelada J-R, Longstreth GF, Beering TB, Summerskill WHJ, Go VLW (1977) Gastric secretion and emptying after ordinary meals in duodenal ulcer. Gastroenterology 73:989–994

68. Mayer EA, Thomson JB, Jehn D, Reedy T, Elashoff J, Meyer JH (1982) Gastric emptying and sieving of solid food and pancreatic and biliary secretion after solid meals in patients with truncal vagotomy and antrectomy. Gastroenterology 83:184–192

69. McCallum RW, Saladino T, Lange R (1980) Comparison of gastric emptying rates of intracellular and surface-labeled chicken liver in normal subjects. J Nucl Med 21:67

70. McCallum RW, Berkowitz DM, Lerner E (1981) Gastric emptying in patients with gastroesophageal reflux. Gastroenterology 80:285–291

71. McCallum RW, Mensh R, Lange R (1982) Definition of the gastric emptying abnormality present in gastroesophageal reflux patients. In: Wienbeck M (ed) Motility of the digestive tract. Raven, New York, pp 355–362

72. McKelvey STD (1970) Gastric incontinence and postvagotomy diarrhoea. Br J Surg 57:141–147

73. Meshkinpour H, Marks JW, Schoenfield LJ, Bonnoris GG, Carter S (1980) Reflux gastritis syndrome: Mechanism of symptoms. Gastroenterology 79:1283–1287

74. Meyer JH, Ohashi H, Jehn D, Thomson JB (1981) Size of liver particles emptied from the human stomach. Gastroenterology 80:1489–1496

75. Meyer JH, VanDeventer G, Graham LS, Thomson J, Thomasson D (1983) Error and corrections with scintigraphic measurement of gastric emptying of solid foods. J Nucl Med 24:197–203

76. Miller LJ, Malagelada JR, Longstreth GF, Go VLW (1980) Dysfunctions of the stomach with gastric ulceration. Dig Dis Sci 25:857–864

77. Miller LJ, Malagelada JR, Taylor WF, Go VLW (1981) Intestinal control of human postprandial gastric function: The role of components of jejunoileal chyme in regulating gastric secretion and gastric emptying. Gastroenterology 80:763–769

78. Moffat RC, Berkas EM (1965) Bile esophagitis. Arch Surg 91:963–966

79. Moore JG, Christian PE, Coleman RE (1981) Gastric emptying of varying meal weight and composition in man. Dig Dis Sci 26:16–22

80. Müller-Lissner SA, Blum AL (1981) The effect of specific gravity and eating on gastric emptying of slow-release capsules. N Engl J Med 304:1365–1366

81. Müller-Lissner SA, Will N, Müller-Duysing W, Heinzel F, Blum AL (1981) Schwimmkapseln mit langsamer Wirkstoffabgabe. Dtsch Med Wochenschr 106:1143–1147

82. Müller-Lissner SA, Fimmel CJ, Will N, Müller-Duysing W, Heinzel F, Blum AL (1982) Effect of gastric and transpyloric tubes on gastric emptying and duodenogastric reflux. Gastroenterology 83:1276–1279

83. Müller-Lissner SA, Sonnenberg A, Schattenmann G, Hollinger A, Siewert JR, Blum AL (1982) Gastric emptying and postprandial duodenogastric reflux in pylorectomized dogs. Am J Physiol 242:G9–G14

84. Müller-Lissner SA, Sonnenberg A, Hollinger A, Schattenmann G, Siewert JR, Blum AL (1982) Gastric emptying and postprandial duodenogastric reflux in dogs with Heineke-Mikulicz pyloroplasty. Br J Surg 69:323–327

85. Müller-Lissner SA, Fimmel CJ, Sonnenberg A, Heinzel F, Müller R, Blum AL (1983) Novel approach to quantify duodenogastric reflux in healthy volunteers and in patients with type I gastric ulcer. Gut 24:510–518

86. Perkel MS, Moore C, Hersh T, Davidson ED (1979) Metoclopramide therapy in patients with delayed gastric emptying. Dig Dis Sci 24:662–666

87. Read NW, Grech P (1973) Effect of cigarette smoking on competence of the pylorus: Preliminary study. Br Med J III:313–316

88. Rees WDW, Go VLW, Malagelada JR (1979) Antroduodenal motor response to solid-liquid and homogenized meals. Gastroenterology 76:1438–1442
89. Rothmund M, Deisler G, Kaufmann A, Höhn P (1976) Duodenogastrischer Reflux nach Vagotomie und Pyloroplastik. Langenbecks Arch Chir 340:167–178
90. Schumpelick V, Begemann F (1981) Refluxgrößen des operierten Magens. Dtsch Med Wochenschr 106:497–500
91. Schumpelick V, Stemme D, Begemann F (1983) Ulkuskrankheit und duodenogastraler Reflux. Z Gastroenterol 21:11–20
92. Schwartz SE, Levine RA, Singh A, Scheidecker JR, Track NS (1982) Sustained pectin ingestion delays gastric emptying. Gastroenterology 83:812–817
93. Shay H, Katz AB, Schloss EM (1932) Experimental studies in gastric physiology. Arch Intern Med 50:605–620
94. Snape WJ, Battle WM, Schwartz SS, Braunstein SN, Goldstein HA, Alavi A (1982) Metoclopramide to treat gastroparesis due to diabetes mellitus. Ann Intern Med 96:444–446
95. Sonnenberg A, Eichenberger P, Müller-Lissner SA, Blum AL (1981) Cytolytic agents in the gastric juice. Scand J Gastroenterol [Suppl 67] 16:71–73
96. Stol DW, Murphy GM, Collins JL (1974) Duodeno-gastric reflux and acid secretion in patients with symptomatic hiatal hernia. Scand J Gastroenterol 9:97–101
97. Tolin RD, Malmud LS, Stelzer F, Menin R, Makler PT, Applegate G, Fisher RS (1979) Enterogastric reflux in normal subjects and patients with Billroth II gastroenterostomy. Gastroenterology 77:1027–1033
98. Tympner F, Rösch W (1982) Sonographische Messung der Magenentleerungszeit. Ultraschall Med 3:15–17
99. Wickremesinghe PC, Dayrit PQ, Manfredi OL, Fazio RA, Fagel VL (1983) Quantitative evaluation of bile diversion surgery utilizing ^{99m}Tc HIDA scintigraphy. Gastroenterology 84:354–363
100. Wu RK, Malmud LS, Knight LC, Siegel JA, Stern H, Zelac R (1982) Radiation dose calculations for orally administered radio-pharmaceuticals in upper gastrointestinal disease. In: Raynaud C (ed) Nuclear medicine and biology, vol 4. Proc. 3rd World Congr. Nucl. Med. Biol., Paris 1982. Pergamon, Paris Oxford New York Toronto Sidney Frankfurt, pp 2961–2963

Kapitel 35

Pankreasfunktion

P. G. LANKISCH

Allgemeine Definition

Mit Hilfe von Pankreasfunktionsprüfungen kann eine exokrine Pankreasinsuffizienz nachgewiesen oder ausgeschlossen werden. Die Ursache einer evtl. exokrinen Funktionseinschränkung (Tabelle 1) läßt sich durch keinen bisher bekannten Funktionstest ermitteln, insbesondere kann nicht unterschieden werden, ob es sich um eine gut- oder bösartige Erkrankung handelt.

Eine Indikation zur Prüfung der exokrinen Pankreasfunktion besteht bei Verdacht auf eine chronische Pankreaserkrankung, insbesondere bei rezidivierenden Oberbauchschmerzen, Verschlußikterus, Gewichtsverlust, Fettstuhl und frischem Diabetes mellitus. Funktionsprüfungen sind ferner indiziert bei bekannter chronischer Pankreaserkrankung zur Verlaufskontrolle und nach einer akuten Pankreatitis, um retrospektiv zu klären, ob es sich wirklich um eine akute Pankreatitis oder aber um einen akuten Schub einer chronisch-rezidivierenden Pankreatitis gehandelt hat. Nach der Definition von Marseille (Abb. 1) besteht der Unterschied den akut-reversiblen und chronisch-progressiven Formen darin, daß die Pankreasfunktion bei den ersteren wieder normal wird und bei den letzteren progredient zugrunde geht. Diese Unterscheidung läßt sich intra-

Tabelle 1. Ursachen einer exokrinen Pankreasinsuffizienz

Chronische und chronisch-rezidivierende Pankreatitis
Akute und rezidivierende akute Pankreatitis (meist nur passagere
  Insuffizienz)
Zustand nach Pankreasresektion
Zustand nach Pankreastrauma (oft passagere Insuffizienz)
Mukoviszidose
Angeborene Insuffizienz (Enzymdefekte, Zysten-Pankreas)
Kwashiorkor
Hämochromatose

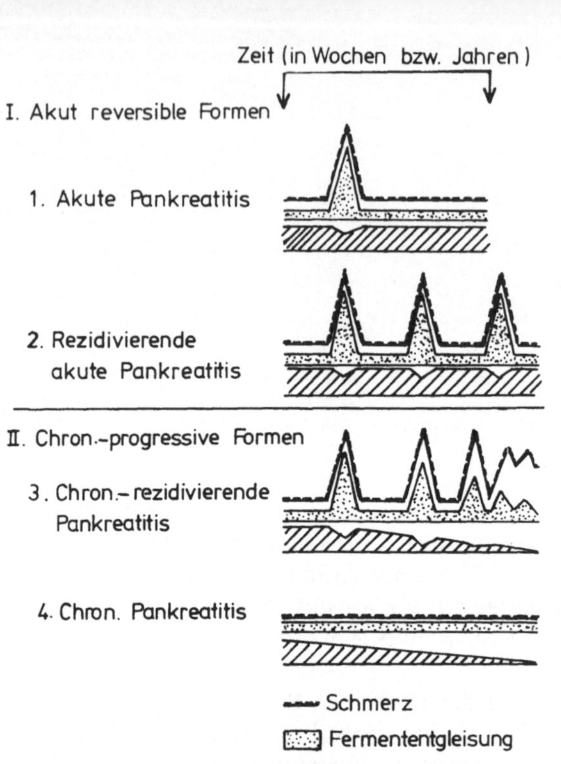

Abb. 1. Akut-reversible und chronisch-progressive Pankreatitis

operativ histologisch bestätigen, falls eine Operation indiziert ist, kann aber sonst nur durch einen Pankreasfunktionstest getroffen werden.

In den letzten Jahren sind durch die Einführung von ERCP, Sonographie und Computertomographie morphologische Kriterien beschrieben worden, mit deren Hilfe das Vorliegen einer chronischen Pankreatitis, der Hauptursache einer exokrinen Pankreasinsuffizienz, erkannt werden soll. Es ist vielfach diskutiert worden, ob durch diese morphologischen Verfahren exokrine Funktionsprüfungen entbehrlich sind. Vergleichende Untersuchungen haben gezeigt [24], daß das Ausmaß der durch ERCP darstellbaren Pankreasgangveränderungen und der durch Funktionstests nachweisbaren Funktionseinschränkungen häufig gut übereinstimmt. Trotzdem gibt es Patienten mit z. T. deutlicher exokriner Pankreasinsuffizienz, aber normalem Gangsystem und Patienten mit Gangveränderungen, aber (noch?) normaler Pankreasfunktion. Dies bedeutet, daß weiterhin exokrine Pankreasfunktionsprüfungen zur Diagnostik von Pankreaserkrankungen notwendig sind.

---

1. Direkte Pankreasfunktionsprüfungen
   - Sekretin-Pankreozymin-Test
   - Lundh-Test
2. Indirekte Pankreasfunktionsprüfungen
   a) Messung eines Enzyms
      - Chymotrypsin im Stuhl
      - Trypsin im Stuhl
      - Pankreasisoamylase im Serum
      - Serumtrypsin (RIA)
   b) Messung einer Enzymleistung
      - NBT-PABA-Test
      - Pankreolauryltest
      - Quantitative Stuhlfettanalyse

Zur Untersuchung der exokrinen Pankreasfunktion stehen 2 verschiedene Möglichkeiten zur Verfügung (Tabelle 2):
- direkte Verfahren, mit denen die Produkte der Pankreassekretion (Bikarbonat, Enzyme) unmittelbar erfaßt werden;
- indirekte Methoden, bei denen der Nachweis einer verminderten Verdauungsleistung (Maldigestion) auf eine verminderte Pankreassekretion schließen läßt.

Direkte Pankreasfunktionstests

Sekretin-Pankreozymin-Test

Prinzip

Durch intravenöse Injektion der physiologischen Stimulationshormone Sekretin und Cholezystokinin-Pankreozymin (CCK-PZ) wird das exokrine Pankreas stimuliert und das Sekret über eine Duodenalsonde gesammelt und analysiert.

Sekretin steigert die Volumen- und Bikarbonatsekretion (hydrokinetische Funktion). Der unter Sekretin beobachtete Enzymanstieg ist auf ein Ausspülen des Gangsystems zurückzuführen, wobei die Enzymkonzentration gegenüber dem Ruhesekret abfällt. Da diese Enzymsekretion unberechenbar ist und lediglich den wechselnden Enzymgehalt des Gangsystems widerspiegelt, ist eine anschließende Stimulation der Enzymsekretion (ekbole Funktion) durch CCK-PZ erforderlich [4].

Technische Durchführung

Die Durchführung des Tests wird von Klinik zu Klinik anders gehandhabt. Der Europäische Pankreas-Club bemüht sich seit Jahren um die Standardisierung dieses Tests; erste Ergebnisse sollen 1985 vorliegen. Bisher besteht Uneinigkeit darüber, ob Duodenalsonden mit oder ohne aufblasbare Ballons zur Verhinderung des Rückflusses von Pankreassekret in den Magen bzw. des Abflusses in den Dünndarm verwandt werden sollen, ob beide Hormone und, wenn ja, in welcher Form (Infusion oder Bolus) gegeben werden und schließlich, wie lange und in welchen Abständen der Duodenalsaft gesammelt werden muß.

Wir führen den Test in folgender Form durch: Nach 12 stündiger Nahrungskarenz wird eine doppelläufige Lagerlöf-Sonde (Fa. Rüsch, Waiblingen) unter Röntgenkontrolle in das Duodenum vorgeschoben. Zur Vermeidung von Pankreassekretverlusten soll der Patient während der Untersuchung in Rechtsseitenlage ruhen. Fließt aus dem Duodenalschlauch alkalischer, gallig gefärbter Duodenalsaft, aus dem Magenschlauch saurer Magensaft, wird zunächst 15 min lang die Leersekretion gemessen. Anschließend werden im Abstand von 30 min zunächst Sekretin (1 CU/kg KG, CU = „clinical unit"), dann CCK-PZ (1 IU/kg KG, IU = „ivy dog unit") injiziert. Der Duodenalsaft wird unter Eiskühlung nach jeder Hormonapplikation über 2 mal 15 min gesammelt. Die Sekretvolumina werden gemessen und die Bikarbonatkonzentration sowie die Enzymaktivitäten (Amylase, Trypsin und Lipase) bestimmt. Zur Beurteilung des Testergebnisses dienen in erster Linie die Sekretvolumina, die maximale Bikarbonatkonzentration, die innerhalb von 30 min nach Sekretininjektion sezernierte Bikarbonatmenge sowie die innerhalb von 30 min nach CCK-PZ-Injektion ausgeschiedenen Enzymmengen.

Um evtl. Volumenverluste nachträglich rechnerisch zu korrigieren, kann während der Sammelperiode eine definierte Menge ^{58}Co-markierten Vitamins B_{12} (in vielen Ländern aus ethischen Gründen nicht gestattet) oder Polyäthylenglykols (PEG) durch einen weiteren Sondenlauf kontinuierlich ins Duodenum instilliert und mit dem Pankreassekret wieder aspiriert werden. Nach eigenen Erfahrungen mit PEG als Markersubstanz liegen die Volumenverluste unter 5% und sind damit für die klinische Routinediagnostik zu vernachlässigen [17].

Entsprechend dem Testergebnis läßt sich die Pankreasinsuffizienz in folgende Schweregrade einteilen:

- Leichte Pankreasinsuffizienz: Volumen- und Bikarbonatoutput hochnormal, Enzyme teilweise erniedrigt.
- Mittelschwere Pankreasinsuffizienz: Volumen- und Bikarbonatoutput niedrignormal, Sekretion aller Enzyme erniedrigt.
- Schwere Pankreasinsuffizienz: alle Parameter erniedrigt.

Beurteilung

Der Sekretin-Pankreozymin-Test ist zwar eine technisch und zeitlich aufwendige und damit kostspielige Untersuchung, andererseits die derzeit sicherste Möglichkeit, eine exokrine Pankreasinsuffizienz zu sichern oder auszuschließen. Seine Durchführung gelingt nur ausnahmsweise (retrograde Sondierung der zuführenden Schlinge) nach Billroth-II-Resektion.

Nach einer bei über 2000 Patienten durchgeführten Untersuchung ist mit 8% falsch-pathologischer und 6% falsch-normaler Testergebnisse zu rechnen. Es ist unwahrscheinlich, daß diese hohe Spezifität und Sensitivität wegen der hohen Variationsbreite der normalen Pankreasfunktion noch verbessert werden kann [24].

Lundh-Test

Prinzip

Bei diesem direkten Pankreasfunktionstest wird das exokrine Pankreas endogen durch eine definierte Testmahlzeit stimuliert, d. h. es wird nicht nur die Sekretionsleistung des Organs, sondern auch sein nervaler und humoraler Stimulationsmechanismus geprüft [21].

Technische Durchführung

Nach Legen einer Duodenalsonde erhält der Patient eine standardisierte Testmahlzeit (40 g Glukose, 80 g Pflanzenöl und 15 g Protein in Form von Trockenmilchpulver in 300 ml Wasser) zu trinken. Anschließend wird der Duodenalinhalt über 2 h in 4 30-min-Portionen aspiriert. Gemessen werden Enzymkonzentrationen (in der Regel Trypsin) im Aspirat.

Beurteilung

Im Vergleich zum Sekretin-Pankreozymin-Test bietet der Lundh-Test einige Vorteile:
- Er ist einfacher und weniger kostspielig, da eine intravenöse hormonelle Stimulation nicht notwendig ist.
- Das Testergebnis beruht nicht auf einer nahezu maximalen, sondern auf einer physiologischen Stimulation des Pankreas.

Diesen Vorzügen stehen jedoch einige Nachteile gegenüber:
- Der Test ermöglicht weder eine Aussage über die Volumen- noch über die Bikarbonatkonzentration.

- Das Testergebnis ist abhängig von einer anatomisch intakten Magen-Darm-Passage und Innervation des Pankreas und daher nach Vagotomie und Magenresektion nur mit Einschränkung verwertbar.
- Der Test ist abhängig von der endogenen Hormonfreisetzung, die bei entzündlichen Dünndarmerkrankungen beeinträchtigt sein kann.

Wegen dieser Nachteile hat sich der Lundh-Test im deutschsprachigen Bereich gegenüber dem Sekretin-Pankreozymin-Test nicht durchsetzen können.

Vergleichende Untersuchungen haben gezeigt, daß zwischen beiden Tests eine gute Übereinstimmung besteht. Uneinigkeit besteht darüber, welche der beiden Untersuchungsmöglichkeiten eine höhere Sensitivität besitzt [15]. Nach früheren Untersuchungen ist bei der Diagnostik einer chronischen Pankreatitis mit einer Sensitivität von 90% und bei der eines Pankreaskarzinoms mit einer Sensitivität von 79% zu rechnen [8].

Indirekte Pankreasfunktionstests

Stuhlenzymbestimmungen (Chymotrypsin und Trypsin)

Prinzip

Die im Stuhl nachweisbare Enzymaktivität beträgt etwa 5‰ der vom Pankreas sezernierten Enzymmenge [1]. Trotz dieser geringen Restaktivität lassen sich Rückschlüsse auf die Pankreassekretion ziehen.

Technische Durchführung

Durch die Entwicklung synthetischer niedermolekularer Substrate ist eine spezifische Bestimmung von Trypsin und Chymotrypsin möglich. Mit Hilfe dieser Substrate gelingt es, die Ausscheidung aktiver Pankreasenzyme im Stuhl nachzuweisen. Die Bestimmung von Chymotrypsin erfolgt in der Regel an 2 willkürlich entnommenen Stuhlproben mit einer titrimetrischen Methode (Substrat ATE = N-Acetyl-Tyrosinäthylester). Die Restaktivität des Enzyms im Stuhl ist im Gegensatz zu der sonstigen Aktivität des Enzyms auch bei Raumtemperatur sehr stabil, so daß ein Postversand der Proben möglich ist. Es ist erforderlich, Pankreasenzympräparate 3 Tage vor der Abgabe der Stuhlprobe abzusetzen, da sie in die Bestimmung eingehen.

Beurteilung

In einer eigenen Untersuchung bei Patienten mit chronischer Pankreatitis betrug die Sensitivität der Chymotrypsinbestimmung 62% und die der Trypsinmessung 41% [18].

Wegen dieser auch in anderen Untersuchungen gefundenen schlechten Übereinstimmung mit dem Krankheitsbild ist die Trypsinbestimmung im Stuhl verlassen worden. Übereinstimmend haben mehrere Studien gezeigt, daß die Sensitivität der Chymotrypsinbestimmung im Stuhl, insbesondere bei Patienten mit schwerer exokriner Pankreasinsuffizienz, hoch ist [1, 6, 18, 20, 25]. In Fällen leichter oder mäßiger Insuffizienz erhielt man jedoch wiederholt falsch-normale Testergebnisse. Falsch-pathologische Ergebnisse sind möglich bei Patienten mit nichtpankreatogener Diarrhö bzw. fehlender endogener Stimulation, d. h. bei Patienten nach Billroth-II-Resektion oder reduzierter oraler Ernährung (Anorexia nervosa) oder mit Sprue.

Im Vergleich zu den direkten Pankreasfunktionsprüfungen kann eine MTA mehrere Stuhlenzymbestimmungen am Tag durchführen, wegen der unangenehmen Aufbereitung hat diese Bestimmung jedoch keine weite Verbreitung gefunden und ist auf größere Laboratorien, die mit einem Titrimeter ausgerüstet sind, beschränkt geblieben.

Serumenzymmessungen (Pankreasisoamylase und Trypsin)

Prinzip

Die Amylasebestimmung in Serum und Urin fällt bei der chronisch-rezidivierenden Pankreatitis außer im akuten Schub der Erkrankung normal aus und trägt somit nicht zur Diagnostik einer exokrinen Pankreasinsuffizienz bei. Eine Auftrennung der Gesamtamylase in Speichel- und Pankreasisoamylase ist säulenchromatographisch bzw. elektrophoretisch oder mit Hilfe eines Inhibitors einer der beiden Isoamylasen möglich. Die Bestimmung des Serumtrypsins wird radioimmunologisch durchgeführt. Bei einer exokrinen Pankreasinsuffizienz sollen im Serum niedrige Pankreasisoamylase- bzw. Trypsinwerte vorliegen.

Technische Durchführung

Es ist seit langem bekannt, daß säulenchromatographisch bzw. elektrophoretisch eine Auftrennung der Gesamtamylase in Speichel- und Pankreasisoamylase möglich ist. Diese Verfahren sind aber technisch und zeitlich so aufwendig, daß sie für die Routinediagnostik nicht verwandt werden konnten. Von einer irischen Arbeitsgruppe konnte vor einigen Jahren ein Amylaseinhibitor isoliert werden, der spezifisch die Speichelisoamylase hemmt [23]. Somit ist es durch ein einfaches photometrisches Verfahren möglich, die Gesamtamylase mit und ohne diesen Inhibitor zu messen und damit den Anteil der Pankreasisoamylase zu bestimmen (Pharmacia, Freiburg). Die Bestimmung des Serumtrypsins ist wesentlich aufwendiger mit einem Radioimmunoassay möglich (Behringwerke, Marburg; Isotopen Dienst West GmbH, Dreieich bei Frankfurt/M).

Beurteilung

Die radioimmunologische Bestimmung des Serumtrypsins scheint nur einen begrenzten Wert für die Diagnostik einer exokrinen Pankreasinsuffizienz zu haben. In verschiedenen Untersuchungen lag die Sensitivität zwischen 33 und 65% [12]. Größere Untersuchungen zur Wertigkeit der Pankreasisoamylasemessung im Serum stehen noch aus. In einer eigenen Untersuchung bei 200 Patienten, die sich einem Sekretin-Pankreozymin-Test unterzogen, fanden sich eine Spezifität von 98% und eine Sensitivität von 44%. Im Vergleich dazu lag die Spezifität der radioimmunologischen Messung des Trypsins bei 96% und die Sensitivität dieser Untersuchung bei 38%. Wenn man Patienten mit exokriner Pankreasinsuffizienz, bei denen die Serumenzyme ohnehin während oder kurz nach einem akuten Schub erhöht waren oder bei denen eine Pankreaspseudozyste vorlag, nicht berücksichtigte, lag die Sensitivität bei 68% (Pankreasisoamylase) und 59% (Trypsin) [16]. Somit besteht bei erniedrigten Serumenzymen der Verdacht auf eine exokrine Pankreasinsuffizienz. Bei normalen Werten kann eine Funktionsschädigung des Pankreas nicht ausgeschlossen werden.

Messung einer Enzymleistung

NBT-PABA-Test

Prinzip. Bei diesem sog. oralen oder sondenlosen Pankreasfunktionstest erhält der Patient zusammen mit einer Testmahlzeit zur Stimulation des Pankreas ein synthetisches Tripeptid (N-Benzoyl-L-Tyrosyl-p-Aminobenzoesäure = NBT-PABA), eine Substanz, die ungehindert den Magen passiert und im Duodenum durch das pankreasspezifische Chymotrypsin gespalten wird (Abb. 2). Ein Teil dieser Substanz (p-Aminoben-

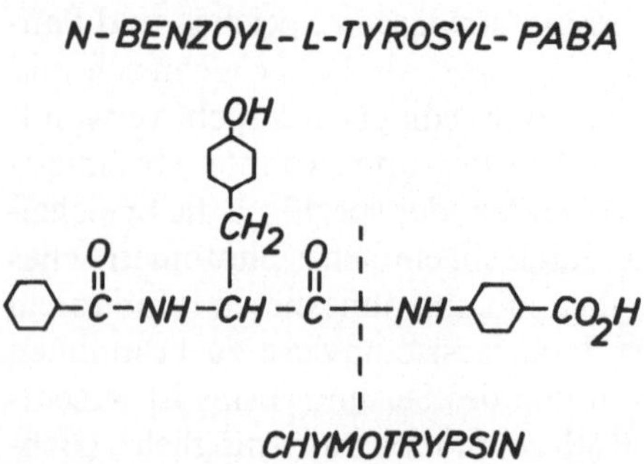

Abb. 2. Strukturformel von NBT-PABA

520

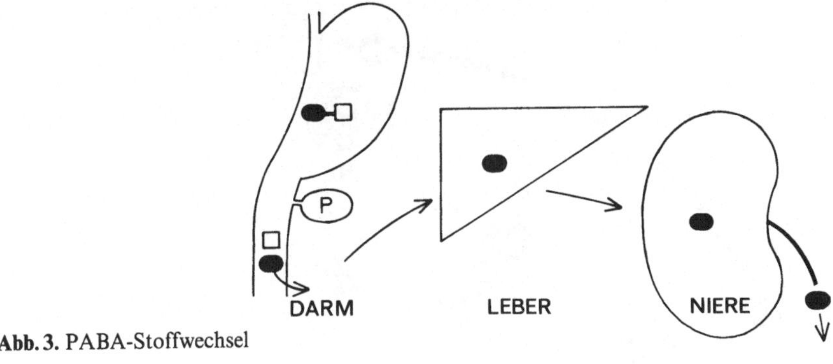

Abb. 3. PABA-Stoffwechsel

zoesäure = PABA) wird resorbiert, in der Leber verstoffwechselt und durch die Nieren ausgeschieden (Abb. 3). Die Ausscheidungsmenge dient dann als Maß für die exokrine Pankreasfunktion.

Technische Durchführung. Der NBT-PABA-Test ist erst seit kurzem kommerziell erhältlich und standardisiert. Er wurde bei uns bisher in folgender Form durchgeführt (Abb. 4): Nach Abgabe des Morgenurins erhält der Patient um 6 Uhr 1 g NBT-PABA zusammen mit einer Testmahlzeit. Zur Forcierung der Diurese bekommt er um 8, 9, 10 und 11 Uhr Tee oder Mineralwasser zu trinken. Die Sammelperiode dauert 6 h. Eine Verlängerung auf 9 h hat in einer eigenen Untersuchung zu keiner besseren Aussagekraft des Tests geführt [18].

Der NBT-PABA-Test ist für Patienten und Untersucher wenig belastend und technisch in jedem Routinelabor durchführbar. Er ist jedoch abhängig von der Kooperation des Patienten (genaues Urinsammeln) und kann durch eine Reihe von Medikamenten und Früchten (z. B. Pflaumen und Preiselbeeren) gestört werden. Der Test kann falsch-positiv ausfallen bei einer Resorptions- oder Leberstoffwechselstörung bzw. beim Vorliegen einer Niereninsuffizienz (Abb. 3). Die Pankreasspezifität kann jedoch verbessert werden, wenn der Test zur Untersuchung der individuellen Resorption, Konjugation und Exkretion nur mit der abgespaltenen Substanz (reine Paraaminobenzoesäure) wiederholt wird.

In einer großen Studie bei Patienten mit nichtpankreatogenen Erkrankungen betrug die Spezifität des NBT-PABA-Testes 92,9% [13]. In diese Untersuchung waren allerdings keine Patienten mit Niereninsuffizienz eingeschlossen. Weitere Untersuchungen zur Spezifität des Tests sind notwendig, da eine PABA-Exkretion auch bei Patienten nach totaler Pankreatektomie gefunden wurde [20]. Es ist z. Z. noch unklar, ob bei diesen Patienten die Pankreasenzymsubstitution zu kurzfristig abgesetzt wurde oder ob es tatsächlich eine intakte NBT-PABA-Resorption beim

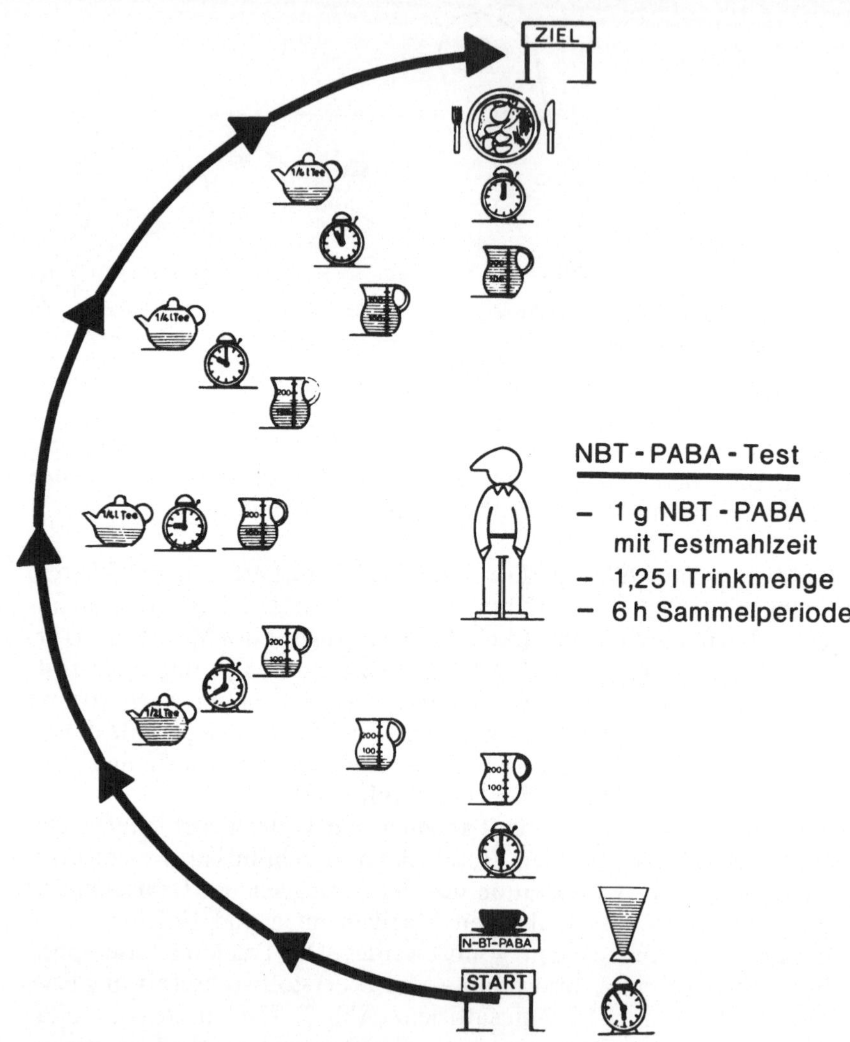

Abb. 4. Durchführung des NBT-PABA-Tests

Menschen gibt, wie sie tierexperimentell in vitro und in vivo bereits nachgewiesen wurde [3, 26]. Übereinstimmend haben mehrere Untersuchungen gezeigt, daß der NBT-PABA-Test eine hohe Treffsicherheit bei der Diagnostik einer schweren exokrinen Pankreasinsuffizienz besitzt, während bei leichter oder mäßiger Funktionsschädigung falsch-normale Testergebnisse registriert werden können [13, 20, 25].

Pankreolauryltest

Prinzip. Das Prinzip des Pankreolauryltests ähnelt dem des NBT-PA-BA-Tests. Der Patient erhält einen Fluoreszein-Dilaurinsäureester zusammen mit einer Testmahlzeit. Der Ester wird durch pankreasspezifische Arylesterasen in Fluoreszein und Laurinsäure aufgespalten (Abb. 5). Auch hier dient die ausgeschiedene Menge von Fluoreszein als Maß für die exokrine Pankreasfunktion. Abweichend vom NBT-PABA-Test wird dieser Test 2 Tage nach dem ersten Untersuchungstag wiederholt, um eine individuelle Resorptions- oder Leberstoffwechselstörung bzw. eine Niereninsuffizienz auszuschließen. Aus der Ausscheidung am Test- (T) und Kontrolltag (K) wird dann der T/K-Quotient ermittelt [9].

Technische Durchführung. Der Test ist standardisiert und kommerziell erhältlich (Temmler-Werke, Marburg). Er wird in folgender Weise durchgeführt:
Testtag: Der Patient erhält um 6.30 Uhr 0,5 l dünnen schwarzen Tee ohne Zucker und Sahne und um 7 Uhr ein genormtes Frühstück, das die Pankreassekretion anregt. Dieses Frühstück besteht aus 1 Brötchen, 20 g Butter und 1 Tasse Tee. Die intakten Testkapseln (2 mal 0,5 mmol Fluoreszein-Dilaurat) werden in der Mitte des Frühstücks mit zerkautem Brötchen eingenommen. Um die Diurese anzuregen, erhält der Patient um 10 Uhr 1 l Tee, der innerhalb von 2 h zu trinken ist. Der Urin wird von 7 Uhr bis zum Testende um 17 Uhr gesammelt und muß mindestens 600 ml betragen.
Kontrolltag: Der Ablauf des 2. Tages entspricht genau dem des 1. Tages, nur werden statt der Testkapseln Kontrollkapseln gegeben, die unverestertes Fluoreszein (0,5 mmol Fluoreszeinnatrium) enthalten. Die Resorption erfolgt ohne Mitwirken von Arylesterasen. Die Farbstoffaus-

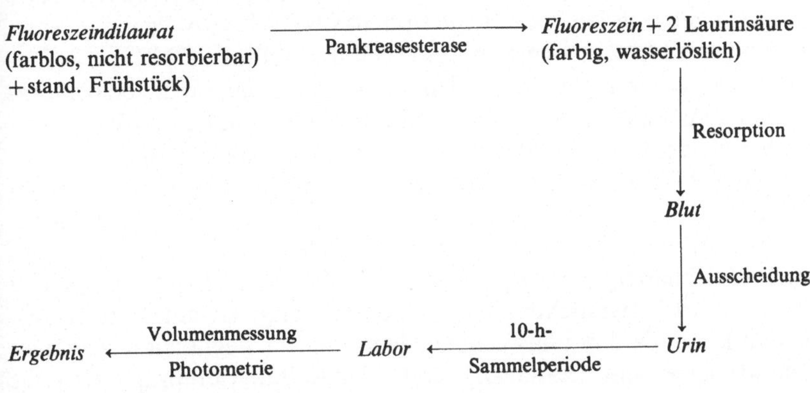

Abb. 5. Pankreolauryltest

scheidung wird photometrisch ermittelt. Nach Angaben der Hersteller zeigt ein T/K-Quotient über 30 eine normale, einer unter 20 eine pathologische Pankreasfunktion an. Bei Quotienten zwischen 20 und 30 wurde der Test wiederholt und als pathologisch angesehen, wenn der Quotient auch bei Kontrolle unter 30 lag.

Beurteilung. Alle bisherigen Untersuchungen zeigen, daß der Pankreolauryltest ebenso wie der NBT-PABA-Test mit hoher Treffsicherheit eine schwere exokrine Pankreasinsuffizienz anzeigen kann, während bei leichter oder mäßiger Insuffizienz falsch-normale Testergebnisse registriert werden können [20, 22, 25].
In einer vergleichenden Untersuchung bei Patienten mit pankreatogener Steatorrhö lag die Sensitivität für den Pankreolauryl-, den NBT-PABA-Test und die Stuhlchymotrypsinbestimmung zwischen 92 und 100%. Bei Patienten mit leichter bzw. mäßiger exokriner Pankreasinsuffizienz waren die beiden sondenlosen Tests der Stuhlenzymbestimmung deutlich überlegen [20].
Die Spezifität des Pankreolauryltests ist noch nicht abschließend geklärt. Falsch-pathologische Testergebnisse wurden berichtet bei Patienten mit Gallenabflußstörung (mangelhafte Hydrolyse des Esters?) und nach Billroth-II-Resektion (postzibale Asynchronie?), aber auch bei einigen Patienten mit entzündlichen Dünndarmerkrankungen [11, 22].
Ähnlich wie beim NBT-PABA-Test fand sich auch beim Pankreolauryltest eine gewisse Fluoreszeinausscheidung bei Patienten nach totaler Pankreatektomie. Nach neueren Untersuchungen sind offenbar bestimmte Bakterien in der Lage, Fluoreszeindilaurat zu hydrolysieren (Meyer-Bertenrath, persönl. Mitteilung 1981). Danach wäre die Fluoreszeinausscheidung nach totaler Pankreatektomie möglicherweise auf die nicht seltene bakterielle Überbesiedlung des Darmes bei diesen Patienten zurückzuführen. In diesem Zusammenhang ist von Interesse, daß einige Darmbakterien in der Lage sind, das NBT-PABA-Peptid zu spalten, und so zu falsch normalen Testergebnissen führen [7]. Diese Befunde müssen weiter abgeklärt werden, um festzustellen, ob die beiden oralen Pankreasfunktionstests eine quantitative oder nur qualitative Aussage über die exokrine Pankreasfunktion machen können [14].
Wie der NBT-PABA-Test ist auch der Pankreolauryltest für den Patienten und den Untersucher wenig belastend und technisch in jedem Routinelabor durchführbar. Er ist jedoch ebenfalls von der Kooperation des Patienten abhängig. Es wird z. Z. geprüft, ob man die Durchführbarkeit dieser beiden Untersuchungen durch Serum- statt Urinmessungen verbessern kann, da dann das genaue Urinsammeln wegfallen würde. Der Test interferiert mit Vitamin-B_2- und Salazosulfapyridinpräparaten, die ebenso wie Pankreasenzyme 5 Tage vorher abgesetzt werden müssen.

Quantitative Stuhlfettbestimmung

Prinzip und praktische Durchführung. Die chemische Messung der Stuhlfettausscheidung nach van de Kamer et al. [10] erfolgt titrimetrisch aus mindestens über 3 Tage unter konstanter Fettzufuhr (etwa 80–100 g) gesammeltem Stuhl.

Beurteilung. Dies ist eine verläßliche, auch leichte Steatorrhöen erfassende Methode, die jedoch technisch aufwendig ist. Sie hat, nicht zuletzt wegen der unangenehmen Stuhlaufbereitung, keine weite Verbreitung gefunden. Eine Steatorrhö liegt vor, wenn die tägliche Stuhlfettausscheidung 7 g überschreitet, und kann durch Maldigestion oder Malabsorption entstehen. Diese fehlende Spezifität schränkt die Brauchbarkeit des Tests als Pankreasfunktionsprüfung ein. Durch die Besserung einer Steatorrhö unter Pankreasenzympräparaten kann jedoch auf eine Pankreasinsuffizienz geschlossen werden.
Bei nachgewiesener Pankreasinsuffizienz tritt eine Steatorrhö in der Regel dann auf, wenn die stimulierte Lipasesekretion auf einen Wert von unter 10% abgefallen ist [5]. Nach eigenen Untersuchungen kann eine Steatorrhö auch bei einer geringeren Einschränkung der exokrinen Pankreasfunktion auftreten [19].
Die Messung der Stuhlfettausscheidung ist daher zur Prüfung der Restfunktion des Pankreas sowie zur Indikation und Erfolgskontrolle einer Enzymsubstitution von Bedeutung.

Bewertung

Hinsichtlich der praktischen Anwendung von Pankreasfunktionstests wird man das Laborpersonal und die technischen Einrichtungen, die den Untersuchern zur Verfügung stehen, berücksichtigen müssen. Ein gastroenterologisches Zentrum sollte bei gegebener Indikation für eine Pankreasfunktionsprüfung den Sekretin-Pankreozymin-Test wegen seiner hohen Sensitivität und Spezifität durchführen, um eine exokrine Pankreasinsuffizienz auszuschließen oder zu beweisen. In letzterem Falle kann dann eine quantitative Stuhlfettanalyse angeschlossen werden, um festzustellen, ob eine substitutionsbedürftige Steatorrhö vorliegt. Diese technisch und zeitlich aufwendigen Untersuchungen sind in kleineren Krankenhäusern oder in der Praxis oft nicht möglich. Hier ist in den letzten Jahren bei der Diagnostik von Pankreaserkrankungen weniger der Beweis als vielmehr der Ausschluß einer exokrinen Pankreasinsuffizienz das diagnostische Problem gewesen. Hierzu sind von den genannten Untersuchungen gleichermaßen der Pankreolauryltest, der

NBT-PABA-Test und die Stuhlchymotrypsinbestimmung zu empfehlen. Wenn diese Untersuchungen normal ausfallen, ist nach bisherigen Erfahrungen eine schwere oder mäßig schwere exokrine Pankreasinsuffizienz ausgeschlossen. Bei normalem Testergebnis und anhaltender, mit einer Pankreaserkrankung zu vereinbarender Symptomatik sind weitergehende Untersuchungen erforderlich (direkter Pankreasfunktionstest, morphologische Untersuchungen). Ein pathologisches Ergebnis bei den indirekten Untersuchungsverfahren beweist in der Regel eine exokrine Pankreasinsuffizienz, falsch-pathologische Resultate sind allerdings unter bestimmten Bedingungen möglich.

Literatur

1. Ammann R (1967) Fortschritte in der Pankreasdiagnostik. Springer, Berlin Heidelberg New York
2. Ammann R (1968) Die Differentialdiagnose zwischen akut-reversibler und chronisch-progressiver Pankreatitis. Schweiz Med Wochenschr 98:744–755
3. Caspary WF, Elsenhans B, Graf S, Lankisch PG, Creutzfeldt W (1979) Intestinale Resorption des synthetischen Tripeptids N-Benzoyl-L-Tyrosyl-p-Aminobenzoesäure (PABA) (Abstract). Z Gastroenterol 9:611
4. Creutzfeldt W (1964) Funktionsdiagnostik bei Erkrankungen des exokrinen Pankreas. Verh Dtsch Ges Inn Med 70:781–801
5. DiMagno EP, Go VLW, Summerskill WHJ (1973) Relation between pancreatic enzyme outputs and malabsorption in severe pancreatic insufficiency. N Engl J Med 288:813–815
6. Dürr HK, Otte M, Forell MM, Bode CJ (1978) Fecal chymotrypsin: A study on its diagnostic value by comparison with the secretin-cholecystokinin-test. Digestion 17:404–409
7. Gyr K, Felsenfeld O, Imondi AR (1978) Chymotrypsinlike activity of some intestinal bacteria. Am J Dig Dis 23:413–416
8. James O (1973) The Lundh test. Gut 14:582–591
9. Kaffarnik H, Klimkeit P, Zöfel P, Otte U, Meyer-Bertenrath JG (1977) Zur klinischen Wertigkeit des oralen Pankreasfunktionstests mit Fluoreszein-Dilaurat. Münch Med Wochenschr 119:1467–1470
10. van de Kamer JH, ten Bokkel Huinink H, Weijers HA (1949) Rapid method for the determination of fat in feces. J Biol Chem 177:347–355
11. Kay G, Hine P, Braganza J (1982) The pancreolauryl test. A method of assessing the combined functional efficacy of pancreatic esterase and bile salts in vivo? Digestion 24:241–245
12. Koop H, Lankisch PG, Arnold R (1980) Bedeutung des Trypsin-Radioimmunoassay. Dtsch Med Wochenschr 105:846–847
13. Lang C, Gyr K, Borer P, Kayasseh L, Stalder GA (1980) Die Prüfung der exokrinen Pankreasfunktion mit oral verabreichter N-Benzoyl-L-Tyrosyl-Paraaminobenzoesäure (BT-PABA-Test). Standortbestimmung nach 5 Jahren Erfahrung in der Klinik. Schweiz Med Wochenschr 110:522–528
14. Lankisch PG (1981) Tubeless pancreatic function tests. Hepatogastroenterology 28:333–338

15. Lankisch PG (1982) Exocrine pancreatic function tests. Progress report. Gut 23:777–798
16. Lankisch PG (in Vorbereitung, 1985)
17. Lankisch PG, Creutzfeldt W (1981) Effect of synthetic and natural secretin on the function of the exocrine pancreas in man. Digestion 22:61–65
18. Lankisch PG, Ehrhardt-Schmelzer S, Koop H, Caspary WF (1980) Der NBT-PABA-Test in der Diagnostik der exokrinen Pankreasinsuffizienz. Dtsch Med Wochenschr 105:1418–1423
19. Lankisch PG, Gutte G, Lembcke B (1982) Functioning reserve capacity of the exocrine pancreas. Digestion 25:48–49
20. Lankisch PG, Schreiber A, Otto J (1983) Pancreolauryl test. Evaluation of a tubeless pancreatic function test in comparison with other indirect and direct tests for exocrine pancreatic function. Dig Dis Sci 28:490–493
21. Lundh G (1962) Pancreatic exocrine function in neoplastic and inflammatory disease; a simple and reliable new test. Gastroenterology 42:275–280
22. Malfertheiner P, Peter M, Junge U, Ditschuneit H (1983) Der orale Pankreasfunktionstest mit FDL in der Diagnose der chronischen Pankreatitis. Klin Wochenschr 61:193–198
23. O'Donnell MD, Fitzgerald O, McGeeney KF (1977) Differential serum amylase determination by use of an inhibitor and design of a routine procedure. Clin Chem 23:560–566
24. Otte M (1979) Pankreasfunktionsdiagnostik. Internist (Berlin) 20:331–340
25. Stock KP, Schenk J, Schmack B, Domschke W (1981) Funktions-„Screening" des exokrinen Pankreas. FDL-, NBT-PABA-Test, Stuhl-Chymotrypsinbestimmung im Vergleich mit dem Sekretin-Pankreozymin-Test. Dtsch Med Wochenschr 106:983–987
26. Yamato C, Konoshita K (1978) Hydrolysis and metabolism of N-Benzoyl-L-tyrosyl-p-aminobenzoic acid in normal and pancreatic duct-ligated animals. J Pharmacol Exp Ther 206:468–474

Kapitel 36

Dünndarmfunktion – Resorption – Digestion – Sekretion

E. O. RIECKEN

Dünndarmfunktionstests prüfen Partialfunktionen des Organs. Hierzu gehören in erster Linie die *absorptiven* und *digestiv-absorptiven* Funktionen, darüber hinaus sind es *Sekretion* und *intraluminale Leistungen*. Diese Funktionen können isoliert oder „global" gestört sein; dabei kann die Funktionsstörung mehr proximal oder überwiegend distal lokalisiert sein und auch den gesamten Dünndarm betreffen.

Die Dünndarmfunktionstests sollten unter Berücksichtigung des klinischen Bildes gezielt eingesetzt werden. Es stehen *indirekte* und *direkte Tests* zur Verfügung.

Bei den indirekten Funktionsprüfungen handelt es sich um Toleranztests mit Bestimmung der Testsubstanz bzw. ihrer Metaboliten im Blut oder um Ausscheidungstests mit Bestimmung der Testsubstanzen und Metaboliten im Urin sowie in der Atemluft. Ihre Begrenzung liegt darin, daß sie vielfältigen Störungen unterliegen und digestiv-absorptive Funktionen nicht direkt prüfen. Ihre Brauchbarkeit ist dennoch gegeben, wenn sie kritisch bewertet werden, gegenüber den direkten Tests einfacher zu handhaben sind und mit Wahrscheinlichkeit eine Funktionsstörung anzeigen. Unter diesen Voraussetzungen haben sich von den vielen Tests der Xylosetest, der Laktosebelastungstest, der Schilling-Test, der ^{14}C-Glykocholattest und die H_2-Exhalationstests für den Nachweis einer gestörten Kohlenhydrataufnahme einen diskussionswürdigen Platz in der Diagnostik erworben.

Demgegenüber handelt es sich bei den direkten Funktionstests in der Regel um aufwendigere, aber überwiegend spezifische Untersuchungsverfahren, die resorptive, sekretorische oder digestive Leistungen direkt prüfen. Zu ihnen gehören die Fettbilanz, die Funktionsprüfungen mittels segmentaler Dünndarmperfusion, die bio- und zytochemischen Enzymaktivitätsbestimmungen der Bürstensaumhydrolasen in der Dünndarmbiopsie und die In-vitro-Akkumulationsmessung von aktiv aufgenommenen Substraten.

Als Bindeglied zwischen rein funktioneller Betrachtung und morphologischer Diagnostik gibt die funktionelle Interpretation der quantitativ analysierten Schleimhautstruktur zusätzliche Informationen.
Ein Problem für die Beschreibung der Wertigkeit der einzelnen Methoden besteht darin, daß nur wenige Tests gleiche oder zumindest ähnliche Funktionen des Dünndarms prüfen und damit oft nur bedingt vergleichbar sind. Das erklärt, warum Angaben zur Sensitivität und Spezifität nur in sehr beschränktem Umfang zur Verfügung stehen.

Indirekte Funktionstests

Die indirekten Funktionstests sollen wegen ihrer relativ einfachen Durchführung an erster Stelle diskutiert werden.

Xylosetoleranz- und -ausscheidungstest

Grundlagen. Mit der D-Xylose prüft man die Funktion des Glukosetransportsystems, zu dem sie als Pentose eine schwache Affinität besitzt [2]. Die Xylose wird dabei nach Eintritt in den oberen Dünndarm trotz der nur schwachen Affinität zum Glukosetransportsystem nach den Untersuchungen von Fordtran et al. [16] in größeren Mengen in den proximalen 100 cm des Jejunums aufgenommen. Weiter distal werden nur etwa 10% der Xylose resorbiert, obwohl die Xyloseresorption im Ileum selbst nie komplett ist. Das gilt auch, wenn die Xylose in isotoner Lösung in den verschiedenen Abschnitten direkt appliziert wird. So liegt die Absorptionsrate im oberen Jejunum im Schnitt bei 37%, während sie im Ileum bei 6,5% liegt [17]. Mit diesem Test wird also in erster Linie die Funktion des Jejunums geprüft. Insgesamt werden indessen nur 58% der applizierten Testdosis von 25 g resorbiert, und 25–30% dieser Gesamtmenge erscheinen im 5-h-Urin. Der Gipfel des Xyloseanstiegs im Blut wird zwischen 1 und 2 h nach Applikation der oralen Testdosis erreicht (Abb. 1). Die Xyloseausscheidung im Urin sinkt mit zunehmendem Alter [45]. Dies wird in Abb. 2 gezeigt.

Apparative und personelle Voraussetzungen. Es muß ein Spektrophotometer zur Verfügung stehen. Der Proband selbst wird genau instruiert. Die Urinsammlung muß penibel durchgeführt werden.

Technische Durchführung. Morgens nüchtern werden nach Entleerung der Blase 25 g D-Xylose in 500 ml Wasser gelöst getrunken. 1 bzw. 2 h nach dem Testtrunk werden Blutproben zur Bestimmung der Xylosese-

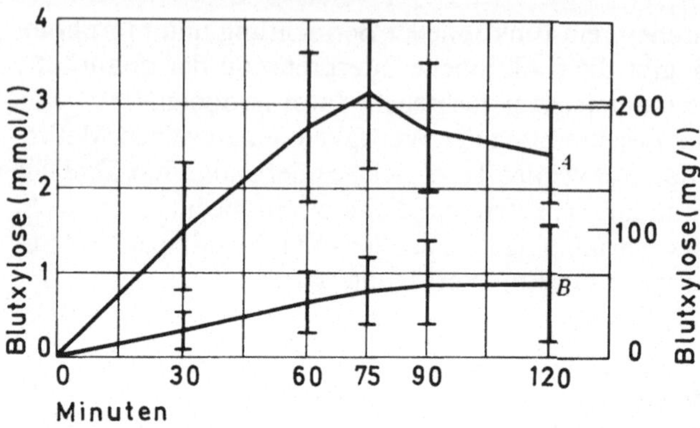

Abb. 1. Xylosekonzentration im Blut nach oraler Belastung mit 100 mmol D-Xylose. *A:* 30 Patienten ohne einheimische Sprue. *B:* 17 Patienten mit einheimischer Sprue. (Nach [44, 49])

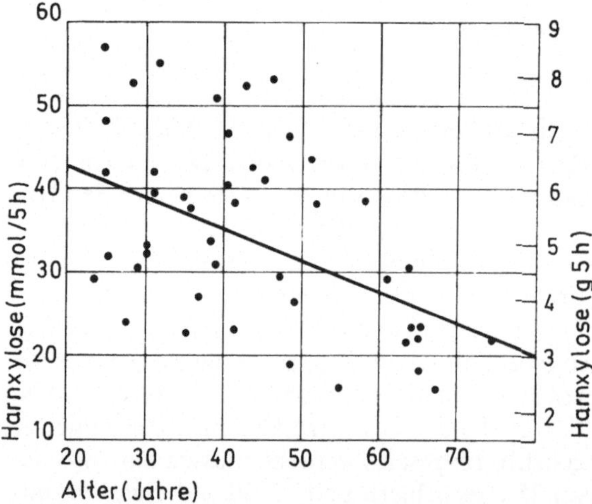

Abb. 2. Xyloseausscheidung im Harn nach oraler Belastung mit 167 mmol D-Xylose in Abhängigkeit vom Lebensalter. n = 46. (Nach [45, 49])

rumkonzentration entnommen. Der 5-h-Urin wird sorgfältig gesammelt und zur Bestimmung gebracht.

Die biochemische Bestimmung der Xylosekonzentration in Blut und Urin beruht auf der Bildung eines rotbraunen Chromogens der Pentosen mit p-Bromanilin, das im Eppendorf-Photometer bei 546 nm gemessen werden kann [11]. Der Urin wird vor der Bestimmung gefiltert, das Serum mit Trichloressigsäure enteiweißt. Reagenzien und Bestimmungsgang sind in den Tabellen 1–3 wiedergegeben. Die Bestimmungsmethode ist relativ spezifisch für Pentosen, das Ergebnis kann jedoch durch Hexosen beeinträchtigt werden, wenn ihre Konzentration im Urin 20 g/l überschreitet.

530

Tabelle 1. Reagenzien zur D-Xylosebestimmung. (Nach [11])

- 2 g p-Bromanilin (Merck Nr. 1599) mit Thioharnstoff (Merck Nr. 7979) [4 g in 100 ml Eisessig (Merck Nr. 60)] ad 100 ml lösen. In dunkler Flasche aufbewahren. Gefroren mehrere Wochen haltbar
- 10 g Trichloressigsäure (TCA) (Merck Nr. 807) ad 100 ml Aqua dest. Unbegrenzt haltbar
- Urin-Xylose-Standard: 0,5 g Xylose mit kalt gesättigter Benzoesäurelösung (Merck Nr. 136, ca. 0,2–0,25 g/100 ml Aqua dest.) ad 100 ml auffüllen
- Serum-Xylose-Standard: 0,01 g Xylose mit kalt gesättigter Benzoesäurelösung (wie oben) ad 100 ml auffüllen

Tabelle 2. Bestimmungsansatz zur D-Xylose-Messung im Urin. (Nach [11])

- Urin filtrieren

Probe	*Standard*	*Leerwert*
5 ml	5 ml	5 ml p-Bromanilin
0,02 ml	–	– Urin
–	–	0,02 ml Aqua dest.
–	0,02 ml	– Xylose-Standard

- 10 min. Wasserbad bei 70 °C
- Abkühlen auf Raumtemperatur und 60 min im Dunkeln stehen lassen
- Extinktionsmessung bei 546 nm gegen Wasser (1-cm-Küvette)

Tabelle 3. Bestimmungsansatz zur D-Xylose-Messung im Blut. (Nach [11])

- 0,1 ml Serum mit 0,2 ml TCA enteiweißen (5 min nach Zugabe bei 2000 g zentrifugieren)

Probe	*Standard*	*Leerwert*
1 ml	1 ml	1 ml p-Bromanilin
0,1 ml	–	– enteiweißtes Serum
–	0,1 ml	– Xylosestandard
–	–	0,1 ml TCA

- Bestimmung wie im Urin

In Abhängigkeit vom Alter liegen dabei die 5-h-Urinwerte zwischen 6,7 g ± 1,12 g und 3,04 g ± 0,78 g, bei unter 60 jährigen im Mittel bei 5,5 g ± 1,52 g [49].

Diagnostisches Spektrum. Der Test umfaßt in erster Linie Funktionsstörungen des proximalen Dünndarms. Da isolierte Resorptionsstörungen der Monosaccharide eine extreme Rarität sind, liegt seine praktische Bedeutung in der Erfassung sekundärer, mit organischen Veränderungen einhergehender Erkrankungen überwiegend des Jejunums, z. B. bei der Sprue (s. Abb. 1). Bei der unbehandelten Sprue werden Werte um 1,4 g ± 1,7 g gemessen [7].

Sensitivität und Spezifität. Beeinträchtigungen entstehen durch die allen indirekten Funktionstests eigenen Faktoren: Stoffwechsel, Speicherung, Ausscheidung, Motilität des Gastrointestinaltrakts. Gegenüber der Glukose als Testsubstanz besitzt die schlecht verstoffwechselbare Xylose jedoch deutliche Vorteile. Schädigungen werden eher erfaßbar, weil sich die Resorption infolge ihrer schwachen Affinität zum Glukosetransportsystem über ein längeres Darmsegment erstreckt [9]. In diesem Zusammenhang ist auch die Wahl der Testdosis von Bedeutung. Es ist gezeigt worden, daß bei einer Dosis von 5 g die Dünndarmfunktion gesunder Probanden nicht von der von Patienten mit nichttropischer Sprue unterscheidbar war, während dies nach 25 g Xylose gelang [38]. Dieses Ergebnis ist mit der bekannten Utilisation der Xylose durch Bakterien bei gleichzeitiger Kolonisation des Dünndarms erklärt worden. Bakterienüberwucherung beim Blindsacksyndrom aus verschiedenster Ursache beeinträchtigt das Testergebnis. Nierenfunktionsstörungen, Flüssigkeitssequestration und Myxödem sind weitere Ursachen einer Störung des Testergebnisses. Bei Vergleich mit Schwundratenmessungen zeigte der Xylosetest nur in 64% der Fälle eine vorhandene Resorptionsstörung im proximalen Jejunum an [31] (Tabelle 4). Trotz dieses Mangels

Tabelle 4. Beziehung zwischen Glukoseschwundraten (oberes Jejunum) und Ergebnissen einiger Dünndarmfunktionstests bei 25 Patienten mit spruetypisch umgebauter Schleimhaut verschiedenen Grades und solchen mit normal aufgebauter Schleimhaut. (Nach [31])

Korrelierte Parameter	r	p
Resorbierte Glukose [mg/cm Darm]		
Fettbilanz, 24-h-Ausscheidung [g]	−0,72	<0,001
Xylose im Serum nach 2 h [mg/100 ml]	0,56	<0,01
Xylose im Urin nach 5 h [g]	0,65	<0,001
Orale Glukosebelastung	0,48	<0,05

an Sensitivität und Spezifität ist dieser Test der wichtigste indirekte Test zum Nachweis einer gestörten proximalen Dünndarmfunktion.

Schilling-Test

Während der Xylosetest überwiegend eine Funktionsprüfung des proximalen Dünndarms ermöglicht, kann mit Hilfe der Vitamin-B_{12}-Resorption nach Schilling ausschließlich die Ileumfunktion geprüft werden [4].

Grundlage. Dieser Test beruht auf dem Vorhandensein von Rezeptoren für den Intrinsic-factor-Vitamin-B_{12}-Komplex in der Bürstensaummembran des Epithels im Ileum, dem physiologischen Resorptionsort für Vitamin B_{12} [41]. Die Vitaminaufnahme erfolgt in physiologischen Konzentrationen ausschließlich über diesen Darmabschnitt.

Apparative Voraussetzung. Für die Durchführung dieses Tests muß ein Flüssigkeitsszintillationszähler verfügbar sein, was an jedem diagnostischen nuklearmedizinischen Institut der Fall ist. Darüber hinaus muß das Personal über den Umgang mit radioaktiven Substanzen informiert sein. Der Patient erhält ein Formblatt über den Ablauf der Untersuchung und wird zusätzlich vom Personal über die Notwendigkeit der sorgfältigen Urinkollektion über 24 h informiert. Er darf vor dem Test eine Woche lang kein Vitamin B_{12} zu sich genommen haben.

Technische Durchführung. Die Untersuchung läßt sich einfach durchführen (Tabelle 5). Eine 24-h-Urinausscheidung unter 6–10% der applizierten Dosis ist pathologisch und kann bei Elimination von Störfaktoren

Tabelle 5. Vitamin-B_{12}-Resorptionstest. (Nach [40])

- Morgens nüchtern 1 µg Cyanocobalaminkapseln (^{57}Co), spezifische Aktivität >0,5 µCi/µg
- Nachtrinken (bis zu 50 ml)
- Urinsammlung über 24 h vom Zeitpunkt der Vitamin-B_{12}-Einnahme
- 2 h nach Kapseleinnahme 1 000 µg Vitamin-B_{12}-Flushdosis i.m. (= 1 ml Cytobion)
- Bei gestörter endogener Intrinsic-factor-Produktion mit der oralen Vitamin-B_{12}-Gabe 1 Intrinsic-factor-Kapsel à 1 USNF-Einheit (Fa. Amersham-Buchler)
- Bestimmung der ^{57}Co-Aktivität des 24-h-Urins im Flüssigkeitsszintillationszähler
- Bewertung: Weniger als 6–10% der applizierten Aktivität pathologisch bei
    - Resektion,
    - Rezeptordysfunktion

als Ausdruck einer Ileumfunktionsstörung interpretiert werden. Wurde der Test nicht primär mit der Gabe von Intrinsic factor kombiniert, so muß er bei pathologischem Ergebnis mit Intrinsic factor wiederholt werden. Dies kann frühestens 5 Tage nach der ersten Untersuchung geschehen.

Diagnostisches Spektrum. Erfaßt wird eine Rezeptorfunktionsstörung für Vitamin B_{12} im Ileum. Dies kann in extrem seltenen Fällen Ausdruck einer primären genetischen Störung sein [20, 23], in der Regel aber ist es Ausdruck einer sekundären Schädigung der Resorptionsmembran im Rahmen anderer Grunderkrankungen, z. B. des M. Crohn.

Sensitivität und Spezifität. Das Testergebnis kann durch verschiedene Faktoren beeinträchtigt werden (Tabelle 6). Häufigster technischer Fehler ist die inadäquate Urinsammlung. Nierenfunktionsstörungen führen zu fehlerhaftem Testausfall. Die kompetitive Vitamin-B_{12}-Aufnahme kann durch intestinale Bakterienkolonisation und Parasiten zu verminderter Vitamin-B_{12}-Ausscheidung im Urin führen. Resorptionshemmende Medikamente beeinträchtigen ebenfalls das Testergebnis. Bei der exkretorischen Pankreasinsuffizienz führen vermutlich vermehrt anfallende, in der Elektrophorese rasch wandernde Glykoproteine, sog. R-Proteine, zu einer Bindung des Vitamin B_{12}, das dann nicht mehr für die Resorption zur Verfügung steht [28]. Eine Pankreasenzymsubstitution korrigiert das Testergebnis.

Tabelle 6. Interpretation des pathologischen Schilling-Tests als Resorptionstest

---

- Verminderte ^{57}Co-Aktivitätsausscheidung im Urin → gestörte Ileumfunktion (Anwesenheit von Intrinsic factor vorausgesetzt)
- Empfindlichkeit (nach [13, 19]):

Ileumresektion [cm]	Pathologisches Testergebnis [%]
<30	4
30–60	45
60–90	71
>90	97

- Spezifität beeinträchtigt durch Störfaktoren:
  Bakterielle Übersiedlung / Parasiten } kompetitive Aufnahme zum Wirt
  Resorptionshemmende Medikamente (z.B. Neomycin, PAS, Biguanide)
  Exkretorische Pankreasinsuffizienz → Trypsin- und Alkalimangel
  Eingeschränkte Nierenfunktion

Die Sensitivität des Tests ist gering. Erst nach einer Resektion von mehr als 90 cm Ileum ist der Testausfall regelmäßig pathologisch. Bei weniger als 30 cm distaler Ileumresektion wird in der Regel ein normales Testergebnis gefunden [13, 19].

Kontraindiziert ist die Durchführung des Funktionstests in der Schwangerschaft. Eine erhöhte Strahlenbelastung ergibt sich bei gestörter Nierenfunktion, die deshalb vorher ermittelt werden muß, und wenn versäumt worden ist, die parenterale Flushdosis zu applizieren.

Der *praktische Anwendungsbereich* als Dünndarmfunktionstest umfaßt distale Störungen der Dünndarmfunktion, z. B. beim M. Crohn und bei Spruesyndromen aus verschiedenster Ursache.

Disaccharidbelastungstests

Eine Disaccharidmalabsorption kommt im Rahmen isolierter Enzymmangelzustände oder seltener sekundär als Folge anderer Erkrankungen vor. Ihr liegt also eine Digestionsstörung der Bürstensaummembran mit mangelhafter Spaltung des Disaccharids zugrunde [22, 25].

Grundlagen. Ihr Nachweis mittels Disaccharidtoleranztests beruht auf der mangelhaften Spaltung des Substrats und dem konsekutiven inadäquaten Anstieg des Serumglukosespiegels nach der Disaccharidbelastung. Die nachfolgende Wiederholung der Untersuchung mit Gabe der entsprechenden Monosaccharide belegt die Intaktheit der Monosaccharidresorption bei nunmehr adäquatem Glukoseanstieg. Der am häufigsten in Anspruch genommene Toleranztest ist der Laktosebelastungstest. Klinisch ist ein Enzymmangel zu vermuten, wenn es in zeitlichem Zusammenhang mit der Einnahme der Testsubstanz zu Leibschmerzen, Flatulenz und Durchfällen kommt.

Prinzip. Das physiologische Substrat wird oral angeboten, bei Laktasemangel aber ungenügend gespalten. Der normalerweise ansteigende Glukosespiegel bleibt unter 20–25 mg/dl bzw. 1,1–1,4 mmol/l.

Apparative Voraussetzungen. Erforderlich ist ein Photometer und die Überprüfung der Serumglukosespiegel nach Applikation der Testdosis über 2 h.

Technische Durchführung. Die Durchführung des Tests ist in Tabelle 7 dargestellt. Ein Glukoseanstieg unter 1,1–1,4 mmol/l bzw. 20–25 mg-% ist pathologisch. Ein grenzwertiger Anstieg des Glukoseserumspiegels weist auf eine „forme fruste" hin, einen mitigierten Laktasemangel. Bei diesen Patienten führt eine erneute Belastung mit 100 g Laktose zu drastischen Durchfällen, während 50 g Laktose noch ohne Durchfälle toleriert werden.

Tabelle 7. Laktosetoleranztest. (Nach [25])

- 50 g Laktose werden, in 400 ml Wasser gelöst, morgens nüchtern getrunken
- Glukosebestimmung im Blut nach 0, 30, 60, 90 und 120 min
- Am folgenden Tag ggf. Wiederholung des Toleranztests mit 25 g Glukose plus 25 g Galaktose

Diagnostisches Spektrum. Dieser Test erfaßt in erster Linie den isolierten Laktasemangel, darüber hinaus bei Verwendung der entsprechenden Disaccharide seltene isolierte Disaccharidmalabsorptionssyndrome wie den Saccharase- und Trehalasemangel.

Sensitivität und Spezifität. Das Testergebnis unterliegt den generellen Schwächen indirekter Toleranztests. Magenentleerungsstörungen, Erbrechen und Diabetes mellitus können darüber hinaus das Testergebnis beeinträchtigen. In einem prospektiven Vergleich [32] war der H_2-Exhalationstest dem Laktosetoleranztest mit Bestimmung der Glukose, der alternativen Galaktosebestimmung nach voraufgehender Blockade des Galaktosestoffwechsels mit Alkohol und dem $^{14}CO_2$-Laktose-Atemtest überlegen [14]. Der sichere Nachweis eines Disaccharidasemangels erfolgt durch die Enzymbestimmung im Biopsat. Die Bedeutung des Disaccharidbelastungstests liegt in seiner einfachen Durchführbarkeit und in der für den klinischen Regelfall einfachen und ausreichenden Interpretierbarkeit (Auftreten von Diarrhöen). Er hat dort seinen Platz, wo die H_2-Exhalationsmessung nicht durchführbar ist.
Wesentliche Gefahren birgt der Test für den Patienten nicht in sich. Auf die Möglichkeit des Auftretens von Blähungen und Durchfällen muß der Patient hingewiesen werden.

H_2-Exhalationstest zum Nachweis einer Kohlenhydratmalabsorption

Elegant und unblutig sowie ohne Verwendung von Isotopen läßt sich eine Laktose- oder Kohlenhydratmalabsorption mit Hilfe der H_2-Exhalation nachweisen [8].

Grundlage. Diese Methode basiert auf der Tatsache, daß nicht resorbierte Kohlenhydrate durch Darmbakterien metabolisiert werden, wobei sie Wasserstoff freisetzen, der nach Diffusion ins Blut über die Lungen abgeatmet wird [27].

* In Plastikbeuteln – "total collection procedure"
* Geschlossenes System mit Rückatmung
* Über modifiziertes Haldane-Priestley-Rohr mit endexspiratorischer Probenentnahme (Single-breath-Technik)

Technische Voraussetzungen. Ein Gaschromatograph oder eine elektrochemische Meßtechnik müssen verfügbar sein, wobei für die Probenkollektion unterschiedliche Verfahren zur Verfügung stehen (Tabelle 8). In dem von Newcomer et al. [32] angegebenen Verfahren zum Nachweis einer Laktosemalabsorption wurde durch die H_2-Exhalation 2 h nach der oralen Gabe von 50 g Laktose eine sichere Abgrenzung der Patienten mit Laktasemangel von solchen mit normaler Laktaseaktivität erzielt. Ein Anstieg auf über 20 ppm zeigte einen Laktasemangel an.

Diagnostisches Spektrum. Dieses Verfahren umfaßt alle primären und sekundären Kohlenhydratmalabsorptionssyndrome, wobei der Test bei Verfügbarkeit der Meßtechnik wegen seiner Einfachheit und geringen Belastung für den Patienten als primäres Screeningverfahren einsetzbar ist. Aus diesen Gründen wird er in der Pädiatrie besonders als Suchmethode für eine Laktosemalabsorption eingesetzt.

Sensitivität und Spezifität. Seine höhere Sensitivität gegenüber den übrigen indirekten Nachweisverfahren zur Auffindung eines Laktasemangels ist durch die Untersuchungen von Newcomer et al. [32] belegt. Die Spezifität des Verfahrens ist hoch. Für die nicht auf einem Laktasemangel beruhenden Kohlenhydratmalabsorptionssyndrome liegen vergleichende Untersuchungen der verschiedenen indirekten Funktionstests nicht vor.

$^{14}CO_2$-Glykocholatatemtest

Grundlage. Dieser ursprünglich für eine Gallensäurenmalabsorption nach Ileumresektion gedachte Funktionstest [18] beruht auf einer Dekonjugation konjugierter Gallensäuren durch Darmbakterien (Tabelle 9). Diese kann Ausdruck einer bakteriellen Überwucherung des Dünndarms sein oder aber Folge einer Ileumfunktionsstörung mit konsekutiver Dekonjugation von Gallensäuren im Kolon. Der $^{14}CO_2$-Exhalationstest unterscheidet diese Ursachen nicht. Die Differenzierung wird ermöglicht durch gleichzeitige Messung der ^{14}C-Aktivität in der Atemluft und in den Fäzes. Liegt die ^{14}C-Recovery in der Fäzes über 6–

Tabelle 9. ^{14}C-Glykocholatatemtest. (Nach [18])

- Konjugiertes ^{14}C-Glykocholat verbleibt normalerweise im enterohepatischen Kreislauf
- Bakterielle Übersiedlung des Dünndarms führt zur Dekonjugation der Gallensäuren
- Das freigesetzte ^{14}C-Glycin wird jetzt zu ^{14}CO$_2$ metabolisiert und über die Lunge abgeatmet
- Bewertung erhöhter ^{14}CO$_2$-Ausatmung:
  - Bakterielle Überwucherung des Dünndarms
  - Fehlresorption von Gallensäuren und Dekonjugation im Kolon
- Differenzierungsmöglichkeiten durch simultane ^{14}C-Aktivitätsmessung in der Atemluft und im Stuhl

---

8%, so ist eine Gallensäurenmalabsorption anzunehmen. Ist sie normal bei erhöhter ^{14}CO$_2$-Exhalation, so liegt eine Gallensäurendekonjugation infolge intestinaler Bakterienüberwucherung vor.

Meßtechnische Voraussetzung ist ein Flüssigkeitsszintillationszähler und bei Bestimmung der ^{14}C-Aktivität in den Fäzes zusätzlich ein Combuster.

Technische Durchführung. Der Test wird am nüchternen Patienten durchgeführt. 5 µCi ^{14}C-Glykocholsäure werden in 50 ml Wasser oral verabreicht. 2 h später ißt der Patient sein Frühstück, weitere 3 h später sein Mittagessen. 2, 4 und 6 h nach Verabfolgung der Testsubstanz atmet der Patient direkt über ein Schlauchsystem (über Calciumchlorid zur Lufttrocknung) in ein Szintillationsgefäß, das Hyaminhydroxid als Fangflüssigkeit enthält und nach Bindung von 1 mmol CO$_2$ durch Umschlag eines Indikators farblos wird.

Das ^{14}CO$_2$ wird dann als Anteil am nicht markierten CO$_2$-Volumen bestimmt und kann eine Dekonjugation anzeigen.

Der *klinische Anwendungsbereich* ist heute der qualitative Nachweis einer bakterienbedingten Gallensäurendekonjugation, wobei die Lokalisation der Dekonjugation zusätzlichen Untersuchungen vorbehalten bleibt und die gleichzeitige ^{14}C-Aktivitätsmessung in den Fäzes von den Initiatoren wegen des Aufwandes inzwischen selbst wieder verlassen worden ist.

Sensitivität und Spezifität. Im Vergleich mit einem 1980 entwickelten ^{14}C-D-Xylosetest als Nachweismethode einer bakteriellen Übersiedlung des Dünndarms [24] scheint der ^{14}C-Glykocholattest weniger sensitiv und spezifisch zu sein. Bestechend ist die Einfachheit der Handhabung bei vorhandener Meßtechnik. Die Mehrdeutigkeit ist jedoch ein entscheidender Nachteil.

Direkte Funktionstests

Fettbilanz

Grundlagen. Die Fettbilanz ist die einzige klinisch verfügbare Bilanzmethode, die darauf basiert, daß die Testsubstanz, das Fett, unverändert und quantitativ – soweit nicht im Dünndarm resorbiert – im Stuhl wieder erscheint und dort gemessen werden kann.

Apparative Voraussetzungen. Der apparative Aufwand zur Durchführung ist im Grunde gering (Homogenisator, Titrator), wobei die Stuhlhomogenisation am besten direkt im Auffanggefäß erfolgt. Die Geruchsbelästigung erfordert Arbeiten unter dem Abzug. Zur Aufbewahrung des kollektierten Stuhls ist eine separate Toilette mit adäquater Entlüftung erforderlich.

Praktische Durchführung. Eine Aufnahme von mindestens 60 g Neutralfett mit der Nahrung pro 24 h muß gewährleistet sein; die Fettzufuhr sollte jedoch 150 g nicht überschreiten. Bei dieser Belastung liegt die Fettausscheidung normalerweise zwischen 2 und 7 g/24 h.
Die Fettbestimmung erfolgt in einem Aliquot des homogenisierten 3- bis 5-Tage-Stuhls. Nach Verseifung mit Kaliumhydroxid werden die freigesetzten Fettsäuren extrahiert (Petroläther und Alkohol) und anschließend titrimetrisch bestimmt. Aus der Fettsäuremenge wird sodann die Neutralfettmenge berechnet. Eine Fettausscheidung über 7 g/24 h ist pathologisch [34].

Interpretation. Ein pathologisches Ergebnis kann erwartet werden bei Erkrankungen des Jejunums und des Ileums, doch ist die Reservekapazität des Darms hoch, so daß ein pathologischer Ausfall erst bei ausgedehnter proximaler und auch distaler Schädigung beobachtet wird. So konnten Booth et al. [6] zeigen, daß nach ausgedehnter proximaler Dünndarmresektion in einer Länge von 245 cm eine Steatorrhö nicht auftrat. Ebenso ließ sich eine Steatorrhö erst nach distaler Resektion von 90 cm regelmäßig nachweisen [13]. Dem entspricht, daß die Fettbilanz eine mit der segmentalen Dünndarmperfusion nachgewiesene proximale Funktionsstörung nur in 72% der Fälle aufdeckt [31]. Trotz dieses Mangels an *Sensitivität* war sie dem Xylosetest bei der Aufdeckung einer proximalen Funktionsstörung gering überlegen. Eine weitere Limitation dieser Bilanzmethode ist die Mehrdeutigkeit des pathologischen Testausfalls in der Abgrenzung zur Pankreopathie. Fehlerquellen bestehen in zu geringer Fettbeladung, Stuhlsammelfehlern und inadäquater Erfassung mittel- und kurzkettiger Fettsäuren.

Tabelle 10. ^{14}C-Trioleinatemtest. (Nach [33])

- 5 µCi ^{14}C-Triolein morgens nüchtern in Form eines hochkalorischen Trunks von 30 ml (Lipomul)
- Ausatmung stündlich bis zu 6 h in quarternäre Aminhydroxidlösung (Äthanolamin), die mit Phenolphthalein als Indikator versetzt ist. Umschlag in Farblosigkeit bei Bindung von 2 mmol CO_2
- Bestimmung des $^{14}CO_2$-Anteils an der Gesamt-CO_2-Menge im Flüssigkeitsszintillationszähler
- Weniger als 3,4% des $^{14}CO_4$-Anteils pathologisch. Keine Diskriminierung zwischen Malabsorption und Maldigestion
- Sensitivität bei Vergleich mit Fettbilanz 100%, Spezifität 96%
- Störfaktoren: Stoffwechselstörungen wie Diabetes mellitus, Hyperlipidämie, Hyper- und Hypoparathyreoidismus, Lebererkrankungen, Fieber, obstruktive Lungenerkrankung

Die Suche nach alternativen indirekten Tests ist deshalb verständlich. Newcomer et al. [33] stellten einen ^{14}C-Trioleinatemtest (Tabelle 10) vor, mit dem im Vergleich zur Fettbilanz eine 100%ige Sensitivität und eine 96%ige Spezifität erreicht wurde. Dieses günstige Ergebnis konnte indessen bei der Nacharbeitung der Methode durch Einarsson et al. [12] nicht ganz erreicht werden.

Segmentale Dünndarmperfusion

Die wohl aussagefähigste, aber auch aufwendigste Funktionsprüfung des Dünndarms ist die segmentale Dünndarmperfusion [15, 39]. Sie gestattet die Erfassung von Nettobewegungen der verschiedenen Anionen und Kationen und auch die Messung sekretorischer Leistungen.

Prinzip. Ein Dünndarmsegment definierter Länge wird mit einer definierten Testlösung durchströmt und die Änderung der Testlösung mittels eines nicht resorbierbaren Markers ermittelt. Die Methode gestattet die selektive Beurteilung definierter gesunder und kranker Darmabschnitte.

Apparative und personelle Voraussetzungen. Es sind eine Rollerpumpe (Harvard Apparatur Co. Inc., Typ 1201) mit präzisem Regelbereich, eine dreilumige Sonde sowie ein Spektrophotometer zur Bestimmung der Testsubstanzen erforderlich. Personell ist die Verfügbarkeit einer speziell ausgebildeten MTA Voraussetzung.

Technische Durchführung. Der Patient schluckt eine dreilumige Sonde, das Testsegment von 30 cm Länge wird im oberen Jejunum plaziert. Ihm ist ein 15 cm langes Mischsegment vorgeschaltet. Eine Vorperfusion von

0–60 min dient der Schaffung von Gleichgewichtsbedingungen (Fluß-geschwindigkeit, Solutakonzentration, Konstanz der unbewegten Flüs-sigkeitsschicht an der Grenzmembran). Kollektion von 15-min-Proben über 90 min. Als nicht resorbierbare Marker werden PEG (Polyäthylen-glykol) und Phenolrot verwandt. Die Meßergebnisse sind bei Beachtung der Kautelen gut reproduzierbar [4]. Bei Reduktion der resorbierenden Oberfläche wie bei der Sprue sind die Schwundraten der aktiv resorbier-ten Glukose herabgesetzt, Wasser und Elektrolyte z. T. im Sinne der Se-kretion umgekehrt. Morphologische Untersuchungen zeigten, daß Zot-tenhöhen und Mukosaoberfläche unter diesen Bedingungen mit den Schwundraten untereinander eng korreliert waren (Abb. 3), während in-direkte Funktionstests und Fettbilanz eine nachgewiesene morphologi-sche Veränderung nur unsicher erfaßten [35]. Aus der Zottenhöhe ließ sich unter den Bedingungen der spruetypischen Schleimhautumformung mit hinreichender Sicherheit auf die absorptive Funktion rückschließen, umgekehrt konnte das Ergebnis der morphologischen Analyse weitge-hend nach den Schwundraten vorhergesagt werden [5] (Abb. 4). Prinzi-

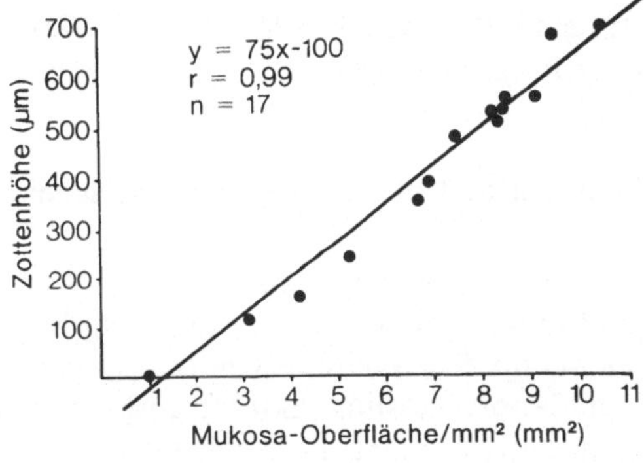

Abb. 3. Beziehung zwischen Zottenhöhen und Mukosaoberfläche pro mm² bei Dünndarmgesunden und Patienten mit einheimischer Sprue. Oberes Jejunum. (Nach [36])

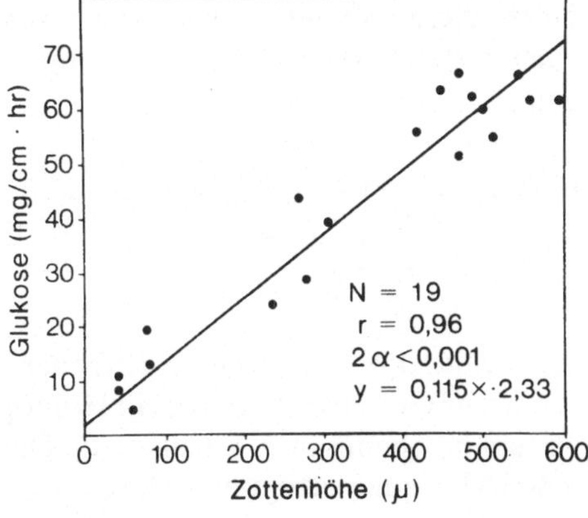

Abb. 4. Beziehung zwischen Gluko-seresorption gemessen mittels seg-mentaler Dünndarmperfusion und Zottenhöhen bei Dünndarmgesun-den und Patienten mit einheimi-scher Sprue. Oberes Jejunum. (Nach [5])

piell können mit der segmentalen Perfusionstechnik die Defekte der verschiedenen Enzymsysteme (Laktase, Saccharase, Isomaltase, Trehalase) und Transportsysteme (Galaktose/Glukose, Neutral- und basische Aminosäuren) diagnostiziert werden, indem der Perfusionslösung die verschiedenen Substrate zugesetzt werden [26]. Bei Verwendung reiner Elektrolytlösungen sind darüber hinaus Sekretionsvorgänge, die durch Toxine und Hormone hervorgerufen werden, zu belegen [29].

Diagnostisches Spektrum. Die Interpretation der Befunde (und der Vergleich der Daten unter physiologischen und krankhaften Bedingungen) hat zu berücksichtigen, daß in die Schwundraten der Substrate ihre Metabolisation mit eingeht, daß die Resorptionskinetiken bei pathologischen Schleimhautbildern geändert sein können und deshalb zum Vergleich der Daten überprüft werden müssen und daß eine Reihe anderer Störfaktoren das Untersuchungsergebnis beeinträchtigen kann.
Die Methode erfaßt Störungen der enteralen Digestion, der Resorption und Sekretion. Sensitivität und Spezifität des Verfahrens sind hoch. Technische Probleme, apparativer und personeller Aufwand sowie Belastung des Patienten beschränken das Verfahren jedoch auf wissenschaftliche Fragestellungen.

Funktionelle Untersuchungen am Schleimhautgewebe des Dünndarms

Die direkte Untersuchung von Biopsiematerial aus Dünndarmschleimhaut erlaubt die präzise Bestimmung hydrolytischer Enzymaktivitäten und damit den Nachweis von Enzymmangelzuständen, die In-vitro-Akkumulationsmessung aktiv transportierter Substrate und über eine quantitative Analyse der Schleimhautstrukturen indirekte Aussagen zur Resorption der Schleimhaut [30].
Unter diesen Verfahren hat die *Enzymaktivitätsbestimmung im Gewebe* einen festen Platz, v. a. zur Erfassung von Disaccharidasemangelzuständen.

Grundlagen. Die Enzymaktivität wird im Homogenat durch Spaltung des natürlichen Substrats und enzymatische Bestimmung der freigesetzten Glukose ermittelt.

Apparative Voraussetzungen. Erforderlich sind eine Dünndarmbiopsiesonde zur Gewebsentnahme, ein Homogenisator und ein Photometer sowie ein biochemischer Arbeitsplatz. Darüber hinaus muß eine eingewiesene MTA zur Verfügung stehen.

Tabelle 11. Disaccharidasennachweis im Biopsiehomogenat. (Nach [21])

- 5–10 mg Feuchtgewicht Gewebe/eisgekühlte 0,9%ige NaCl-Lösung
- Homogenisation im Potter-Elvehjem-System; 2 min bei 1 000 Umdrehungen, nicht mehr als 50 Hübe bei Eiskühlung
- 100 µl vom Überstand und 100 µl Puffer-Substrat-Lösung (50 mmol Endkonzentration Saccharose oder Laktose in 0,1 mol Zitronensäure-Phosphat-Puffer pH 6). Inkubation bei 37 °C für 10 bzw. 20 min
- Stoppen der Reaktion durch 2minütiges Kochen, Danach Eisbad
- Metabolitennachweis über Hexokinase/Glukose-6-Phosphatdehydrogenase

Technische Durchführung. Die biochemische Bestimmung in einer Modifikation nach Dahlqvist [10] ist in Tabelle 11 wiedergegeben. Die in Einheiten/g Protein ermittelten Enzymaktivitäten schwanken unter physiologischen Bedingungen erheblich. Stets läßt sich auch bei ausgeprägter Laktosemalabsorption infolge eines Laktasemangels eine Restaktivität in der Biopsie nachweisen.

Sensitivität und Spezifität der Lactasebestimmung sind hoch. Bei der Bestimmung von α-Glukosidasen nehmen mehrere Aktivitäten an der Substratspaltung teil [42].

Alternative Bestimmungsmöglichkeiten ergeben sich durch zytochemische Untersuchungen am Schnitt. Dabei ist die spektrophotometrische Quantifizierung bei Verwendung natürlicher Substrate problematisch. Diese Problematik wird eliminiert bei der Verwendung künstlicher Substrate (Tabelle 12) [21]. Wo diese Untersuchungstechnik etabliert ist, ist ihr Aufwand der biochemischen Analyse im Homogenat vergleichbar oder geringer. Die apparativen Voraussetzungen (Mikrodensitometer) sind jedoch erheblich.

Das klinische Spektrum des Einsatzes der biochemischen und zytochemischen Enzymbestimmung sind derzeit v. a. unklare Malabsorptionszustände primärer und sekundärer Art, die mit indirekten Funktionstests nicht hinreichend definiert werden können.

Tabelle 12. Zytochemischer Disaccharidasennachweis mit künstlichen Substraten. (Nach [21])

- Substrat und Enzym im Schnitt
- Enzym-Substrat-Komplex
- Initiales Reaktionsprodukt ⎫
- Endgültiges Reaktionsprodukt ⎬ Kupplungsreagens
- Spektrophotometrische Quantifizierung im Schnitt

Risiken für den Patienten ergeben sich aus den Komplikationsmöglichkeiten der Dünndarmbiopsie, v. a. Blutung und Perforation (bei 2 538
Fällen traten 2 Blutungen und 2 Perforationen auf [43]).
Die Enzymbestimmung in der Biopsie kann durch die *In-vitro-Akkumu-
lation aktiv transportierter Substrate* ergänzt werden [3, 37]. Dieses im
Prinzip einfache Verfahren ist bislang auf einzelne Zentren begrenzt,
kann aber in Ergänzung zur morphologischen Analyse quantitativ und
qualitativ die diagnostische Aussage erweitern und ökonomisieren.

^{51}Cr-Albumintest zum Nachweis eines enteralen Eiweißverlusts

Ein wichtiger diagnostischer Parameter der gestörten Dünndarmfunkti-
on ist die Beurteilung des enteralen Eiweißverlusts über den ^{51}Cr-Albu-
mintest [47, 48].
Das *Prinzip* des Tests beruht auf der Unfähigkeit des Darmes, Chrom-
salze zu resorbieren. Der Austritt von ^{51}Cr-Albumin nach parenteraler
Applikation in einer Dosis von 25 µCi kann deshalb über die Aktivitätsmessung im Stuhl quantifiziert werden.
Die technische Durchführung der Untersuchung ist einfach. Die ^{51}Cr-
Albumindosis wird parenteral appliziert. Anschließend erfolgt die
Sammlung des Stuhls über 96 h. Die Aktivitätsmessung im Stuhl wird
angeschlossen. Normalpersonen scheiden weniger als 0,1–0,7% der Aktivität in 96 h aus. Ausgeprägte Proteinverluste gehen mit Ausschei-
dungswerten der ^{51}Cr-Aktivität zwischen 2 und 40% einher.
Der Test erlaubt keine Bestimmung der Proteinumsatzraten, ist aber ein
gutes Maß für die enteralen Albuminverluste.

Rationaler Einsatz der Funktionstests

Aufwand und Belastung der Dünndarmfunktionsdiagnostik für Patient
und Personal zwingen zu ökonomischem, d. h. gezieltem Einsatz der diagnostischen Tests. Wegweisend sind hier Anamnese, klinischer Befund
und einfach zugängliche Laborparameter: Blutbild, Gesamteiweiß,
Elektrophorese, Kalzium, Kalium, Natrium, Quick-Wert, Cholesterin,
Eisen. Hinzu kommt die Stuhlinspektion, besser noch die Stuhlgewichts-
bestimmung.
Wird eine isolierte Funktionsstörung vermutet, so reicht in der Regel der
indirekte Nachweis einer Disaccharidmalabsorption mit einem der zur
Verfügung stehenden indirekten Tests. Dabei geht es meist um die Laktosemalabsorption. Wird eine proximale globale Funktionsstörung vermutet, so gelingt ihr Nachweis in der Regel mit Hilfe zweier Funktions-

tests, der Xylosebelastung und der Fettbilanz. Der rascheste und ökonomischste Zugang ist die Dünndarmbiopsie und ihre funktionelle und morphologische Analyse. Eine relevante distale Funktionsstörung kann mit mäßiger Sensitivität durch Schilling-Test und aufwendiger durch den ^{14}C-Glykocholatexhalationstest in Kombination mit der ^{14}C-Ausscheidung im Stuhl faßbar werden.

Kostenbetrachtung

Eine Kosten-Nutzen-Analyse hat v. a. die Aufwendungen für die Dauer der stationären Diagnostik in Rechnung zu stellen. Bei Zugrundelegung der GOÄ-Ziffern für die Vergütung der Kosten (wobei einige Positionen analog anderer Verfahren eingesetzt werden mußten) werden für die Gesamtheit der hier besprochenen diagnostischen Tests – ausschließlich der Dünndarmbiopsie und der ^{51}Cr-Albuminmessung – bei einem Multiplikator von 1,8 DM 577,– erstattet, bei einem Multiplikator von maximal 2,5 DM 801,– (Grunderstattung bei Zugrundelegung des Einfachsatzes: DM 320,–). Bei einem Tagegeldsatz von DM 328,– pro Tag ist somit der ökonomische Einsatz der Testmethoden zur Abkürzung der Aufenthaltskosten zwingend.

Literatur

1. Alpers DH (1976) Quantitation of protein loss by the gastrointestinal tract. In: Dietschy JM (ed) Disorders of the gastrointestinal tract, disorders of the liver, nutritional disorders. Grune & Stratton, New York, p 553
2. Alvarado F (1966) d-xylose active transport in the hamster small intestine. Biochem Biophys Acta 112:292
3. Beck JT, Dinda PK, Da Costa LR, Beck M (1976) Sugar absorption by small biopsy samples from patients with primary lactase deficiency and with adult celiac disease. Dig Dis Sci 21:946
4. Bloch R, Menge H, Lorenz-Meyer H, Riecken EO (1971) Automatisierte segmentale Dünndarmperfusion. Klin Wochenschr 49:1218
5. Bloch R, Menge H, Lingelbach B, Lorenz-Meyer H, Haberich PJ, Riecken EO (1973) The relationship between structure and function of small intestine in patients with a sprue syndrome and in healthy controls. Klin Wochenschr 51:1151
6. Booth CC, Alldis D, Read AE (1961) Studies on the site of fat absorption, 2. Fat balances after resection of varying amounts of the small intestine in man. Gut 2:168
7. Butterworth CE, Perez-Santiago E, Martinez de Jesus J, Santini R (1959) Studies on the oral and parenteral administration of d(+)xylose. N Engl J Med 261:157
8. Calloway DH, Murphy EL, Bauer D (1969) Determination of lactose intolerance by breath analysis. Am J Dig Dis 14:811
9. Caspary WF (1972) On the mechanism of d-xylose absorption from the intestine. Gastroenterology 63:531

10. Dahlqvist A (1964) Method for assay of intestinal disaccharidases. Anal Biochem 7:18
11. Domschke W, Koch H (1979) Diagnostik in der Gastroenterologie. Methodik und Bewertung. Thieme, Stuttgart, S 220
12. Einarsson K, Björkhem I, Eklöf R, Blomstrand R (1983) ^{14}C-Triolein breath test as a rapid and convenient screening test for fat malabsorption. Scand J Gastroenterol 18:9
13. Filipsson S (1977) Malnutrition and malabsorption in Crohn's disease. A clinical study with reference to the effects of surgery. MD Thesis, University Göteborg
14. Fischer W, Zapf J (1965) Zur erworbenen Lactoseintoleranz. Klin Wochenschr 43:1243
15. Fordtran JS, Levitan V, Bikerman SB, Burrow A, Ingelfinger FJ (1961) The kinetic of water absorption in the human intestine. Trans Assoc Am Physicians 74:195
16. Fordtran JS, Clodi PH, Soergel KH, Ingelfinger FJ (1962) Sugar absorption tests, with special reference to 3-0-methyl-d-glucose and d-xylose. Ann Intern Med 57:883
17. Fordtran JS, Soergel KH, Ingelfinger FJ (1962) Intestinal absorption of d-xylose in man. N Engl J Med 267:274
18. Fromm H, Hofmann AF (1971) Breath test for altered bile-acid metabolism. Lancet II:621
19. Gerson CD, Cohen N, Janowitz HD (1973) Small intestinal absorptive function in regional enteritis. Gastroenterology 64:907
20. Gräsbeck R, Gordin R, Kantero I et al. (1960) Selective vitamin B_{12} malabsorption and proteinuria in young people – a syndrome. Acta Med Scand 167:289
21. Gutschmidt S, Kaul W, Riecken EO (1979) A quantitative histochemical technique for the characterization of α-glucosidases in the brush-border membrane of rat jejunum. Histochemistry 63:81
22. Haemmerli UP, Kistler HJ (1966) Disaccharide malabsorption. Disease-a-month. Year Book Medical Publ., Chicago
23. Imerslund O (1960) Idiopathic chronic megaloblastic anemia in children. Acta Paediatr Scand [Suppl 119] 49:1
24. King CE, Toskes PP, Guilark TR, Lorenz E, Welkos SL (1980) Comparison of the one-gram d-(^{14}C) xylose breath test to the (^{14}C) bile acid breath test in patients with small intestine bacterial overgrowth. Dig Dis Sci 25:53
25. Kistler HJ, Haemmerli UP (1966)Disaccharid-Malabsorptionssyndrome als Ausdruck intestinaler Enzymopathien. Internist (Berlin) 7:242
26. Launiala K (1977) Congenital disaccharide malabsorption. MD Thesis, University Helsinki
27. Lembcke B, Caspary WF (1983) H_2-Exhalationstests. In: Caspary WF (Hrsg) Verdauungsorgan Teil 3A, Dünndarm. Springer, Berlin Heidelberg New York Tokyo (Handbuch der inneren Medizin, 5. Aufl., Bd 3, S 778)
28. Marcoullis G, Parmentier Y, Nicolas JP et al. (1980) Cobalamin malabsorption due to non-degradation of R-proteins in the human intestine. Inhibited cobalamin absorption in exocrine pancreatic dysfunction. J Clin Invest 66:430
29. Matuchansky C, Bernier JJ (1973) Effect of prostaglandine E_1 on glucose, water and electrolyte absorption in the human jejunum. Gastroenterology 64:1111
30. Menge H, Riecken EO (1978) Dünndarmfunktionsdiagnostik. Gastroenterologie 16:198
31. Menge H, Gottesbüren H, Riecken EO (1973) Zum diagnostischen Aussagewert von segmentaler Perfusionsmethode, Fettbilanz und indirekten Dünndarmfunktionstests. Dtsch Med Wochenschr 98:2397
32. Newcomer AD, McGill DB, Thomas PJ, Hofmann AF (1975) Prospective comparison of indirect methods for detecting lactase-deficiency. N Engl J Med 293:1232

33. Newcomer AD, Hofmann AF, DiMagno EP, Thomas PJ, Carlson GL (1978) Triolein breath test. A sensitive and specific test for fat malabsorptions. Gastroenterology 76:6
34. Pimparkar BD, Tulsky EG, Kalser MH (1961) Correlation of radioactive and chemical fecal fat determinations in the malabsorption syndrome. I. Studies in normal man and in functional disorders of the gastrointestinal tract. Am J Med 30:910
35. Riecken EO (1976) Aktive Transportmechanismen der Dünndarmschleimhaut und ihre Funktionsstörungen. Z Gastroenterol 14:407
36. Riecken EO, Lorenz-Meyer H, Sahlfeld M, Bloch R (1976) Relationship between structure and function in the human intestine. In: Robinson JWL (ed) Intestinal ion transport. MTP Press, Lancaster, p 371
37. Riecken EO, Zennek A, Lay A, Menge H (1979) Quantitative study of mucosal structure, enzyme activities and phenylalanine accumulation in jejunal biopsies of patients with early and late onset diabetes. Gut 20:1001–1007
38. Rinaldo JA, Gluckman RF (1964) Maximal absorption capacity for xylose in nontropical sprue. Gastroenterology 47:248
39. Schedl HP, Clifton JA (1961) Kinetics of intestinal absorption in man: Normal subjects and patients with sprue. J Clin Invest 40:1079
40. Schilling RF (1953) Intrinsic factor studies. II. The effect of gastric juice on the urinary excretion of radioactivity after the oral administration of radioactive vitamin B_{12}. J Lab Clin Med 42:860
41. Seetharam B, Alpers DH, Allen RH (1981) Isolation and characterization of the ileal receptor for intrinsic factor-cobalamin. J Biol Chem 256:3785
42. Semenza G (1968) Intestinal oligo- and disaccharidases. In: Code CF (ed) Alimentary canal. American Physiological Society, Washington (Handbook of physiology, vol 5/6, p 2543)
43. Sheehy TW (1964) Intestinal biopsy. Lancet I:959
44. Stevens FM, Watt DW, Bourke MA, McNicholl B, Fottrell PF, McCarthy CF (1977) The 15 g d-xylose absorption test: Its application to the study of coeliac disease. J Clin Pathol 30:76
45. Texter EC, Cooper JAD, Vindili M, Finlay JM (1964) Laboratory procedures in the diagnosis of malabsorption. Med Clin North Am 48:117
46. Van de Kamer JH, Huinink HTB, Weyers HA (1949) Rapid method for the determination of fat in feces. J Biol Chem 177:347
47. Waldmann TA (1961) Gastrointestinal protein loss demonstrated by ^{51}Cr-labelled albumin. Lancet II:121
48. Waldmann TA (1966) Protein-losing enteropathy. Gastroenterology 50:422
49. Wissenschaftliche Tabellen Geigy (1977) Teilband Körperflüssigkeiten, 8. Aufl. Geigy, Basel, S 143

Kapitel 37

Leberfunktion

G. POTT und U. GERLACH

Definition

Leberfunktionstests im engeren Sinn sind Belastungstests z. B. mit Farbstoffen, Zuckern oder radioaktiv markierten Metaboliten, die über Parenchymschäden der Leber und über sekretorische und metabolische Funktionsstörungen Aussagen ermöglichen. Im weiteren Sinn sind es Laboruntersuchungen des Serums und Plasmas, mit denen die Funktion der Leber erfaßt werden kann. Beispiele dafür sind Synthese und Biotransformation der Hepatozyten, Funktion des retikuloendothelialen Systems (RES)[1] und des Kollagenstoffwechsels in der Leber. Der Begriff Leberfunktionsproben wird häufig synonym gebraucht [1, 3].

Belastungstests

Durch Belastung mit Farbstoffen, z. B. *Bromsulphalein* (BSP), *Indocyaningrün* (ICG) und *Bengalrosa* werden Parenchymschäden der Leber sehr früh erfaßt [4, 7, 8, 18–20]. Die Elimination von Farbstoffen durch die Leber wird durch folgende Faktoren bestimmt:
a) Intrahepatisch:
– Aufnahme an der Zellmembran,
– Bindung an Proteine des rauhen endoplasmatischen Retikulums,
– Rückdiffusion,
– biliäre Sekretion,
– Metabolisierung (gilt nur für BSP).
b) Extrahepatisch:
– Bindung an Plasmaproteine,
– Durchblutung der Leber (geändert z. B. bei Herzinsuffizienz),
– Abfluß der Galle,
– Medikamente.

---

[1] Neu vorgeschlagene Bezeichnung: Monozyten-Phagozyten-System (MPS)

Diese unterschiedlichen Einflüsse bedingen, daß die Diagnostik mit Farbstoffen nicht einen spezifischen Defekt, wie z. B. die Störungen der Gallesekretion, erkennen läßt.

Die Elimination von Farbstoffen wird gemessen durch Bestimmung
- der kompletten Abstromkurve,
- der Retention,
- des Transportmaximums und der relativen Speicherkapazität,
- der Stoffwechselprodukte.

Die Erfassung des verbliebenen Farbstoffs, die Retentionsmessung, ist das gebräuchlichste Verfahren.

Für Einzelheiten, insbesondere der technischen Durchführung, wird auf die Literatur verwiesen [18].

In der Klinik gebräuchlich ist die Retentionsmessung von *Bromsulphalein* (BSP). Sie ist die am besten untersuchte und in ihren Nebenwirkungen charakterisierte Substanz. Nach i. v. Injektion von 5 mg BSP/kg KG wird nach 45 min aus Blut, das aus dem anderen Arm entnommen wurde, die BSP-Konzentration im Serum bestimmt. Eine Konzentration über 7% ist pathologisch. Die Konzentrationserhöhung weist auf einen Parenchymschaden hin, nicht nur selektiv auf eine Störung der Gallesekretion. Bei bestimmten Formen des postmikrosomalen Ikterus, z. B. Dubin-Johnson-Syndrom und Rotor-Syndrom, ist der Wert nach 45 min normal, jedoch nach 90 min pathologisch erhöht. Mißt man *Speicherkapazität* und *Ausscheidungskapazität,* die bei Parenchymschäden der Leber beide herabgesetzt sind, so findet man entsprechend der Pathogenese eines postmikrosomalen Ikterus für das Dubin-Johnson-Syndrom eine normale Speicherkapazität, hingegen eine stark herabgesetzte Ausscheidungskapazität.

Für die Planung von Teilresektionen der Leber und Anlage von portokavalen Shunts kann die BSP-Ausscheidung eine Angabe über die Leberdurchblutung ermöglichen, genauere Aussagen gibt die Indocyaningrünausscheidung nach Lebervenenkatheterisierung [7, 8, 19, 20]. Wegen allergischer Reaktionen (100 schwere Zwischenfälle mit 15 tödlichen Ausgängen bis 1976 publiziert) verzichten heute die meisten Kliniken auf den BSP-Belastungstest als Routinesuchtest zum Nachweis von Leberschäden. Zur Differenzierung spezieller Hyperbilirubinämien ist er unter Beachtung von Nebenwirkungen jedoch für die klinische Diagnostik notwendig. *Indocyaningrün* und *Bengalrosa* [6, 19, 20] sowie die radioaktiv markierten Formen der genannten Farbstoffe werden für spezielle Fragestellungen erprobt, sie haben noch keinen breiten Eingang in die Klinik gefunden [2, 6, 19].

Die *Demethylierung von Aminopyrin* korreliert mit der Funktion der mikrosomalen mischfunktionellen Oxidasen der Hepatozyten. Nach Gabe von ^{14}C-Aminopyrin oral wird die Radioaktivität von ^{14}C-markiertem

CO_2 in der Ausatmungsluft gemessen. Das Testergebnis kann beeinflußt werden durch

- Resorption,
- Induktion der mischfunktionellen Oxidasen der Leber durch Medikamente,
- Veränderungen der Lungenfunktion.

Für Gesunde ist die Eliminationskonstante K > 24%/h. In größeren Untersuchungsserien zeigte sich, daß der ^{14}C-Aminopyrinatemtest möglicherweise noch empfindlicher als die BSP-Belastung früheste Parenchymschäden der Leber erfassen kann [17, 21]. In Anbetracht der Aufwendigkeit des Tests und der Frage, ob eine klinische Notwendigkeit besteht, zum frühest möglichen Zeitpunkt leichte Parenchymschäden der Leber zu erfassen, wird der Einsatz als Routinediagnostikum in der Klinik kontrovers diskutiert.

Die Funktion des Leberparenchyms kann auch durch Belastung der Leber mit *Galaktose* und ihre Umwandlung in Glukose (Walden-Umkehrung) erfaßt werden. Dieser Test hat keinen Eingang in die klinische Routinediagnostik gefunden, da er weder über eine besondere Sensitivität noch Spezifität verfügt.

Zum Nachweis einer Gilbert-Erkrankung (Synonym: Morbus Meulengracht) wird der *Nikotinsäurebelastungstest* versucht. Nach Injektion von 50 mg Nikotinsäure i. v. werden über 4 h die Serumbilirubinspiegel total und konjugiert gemessen. Der Test beruht auf dem Phänomen, daß Nikotinsäure das indirekte Bilirubin bei Gesunden und bei Patienten mit Gilbert-Erkrankung erhöht. Der Kurvenanstieg ist bei Gilbert-Patienten deutlich steiler, der Gipfel später und der Abfall nach 120 min wesentlich verzögert. Der Test wird routinemäßig an einigen Kliniken zum Ausschluß der Gilbert'schen Erkrankung durchgeführt. Nebenwirkungen sind Gesichtsrötung und Kreislaufreaktionen [16].

Klinisch-chemische Blutuntersuchungen

Hepatozyten synthetisieren Eiweißkörper des Blutes. Ihr Nachweis und ihre unterschiedliche Konzentration geben die Aktivität der Proteinsynthese in der Leber wieder. Von den unterschiedlichen, in der Leber synthetisierten Proteinen werden solche ausgewählt, die leicht nachzuweisen sind und die eine unterschiedliche Halbwertszeit besitzen. So sind *Faktor VII* der Blutgerinnung und *Prothrombin* schon nach Stunden bzw. nach wenigen Tagen zur Hälfte aus dem Blut eliminiert. Die *Pseudocholinesterase* hat eine Halbwertszeit von 10 Tagen, *Albumin* ist erst nach 3 Wochen bei ausbleibender Synthese um die Hälfte vermindert (Tabelle 1). Bei Leberinsuffizienz ist auf diese Weise festzustellen, ob ein akutes oder

Tabelle 1. Halbwertszeiten einiger in der Leber synthetisierter Plasmaproteine

Faktor VII	2– 6 h
Prothrombin	2– 3 Tage
Pseudocholinesterase	8–10 Tage
Albumin	18–23 Tage

ein chronisches Versagen vorliegt. Die Bestimmung des Faktor VII hat sich insbesondere bei Patienten mit akutem Leberversagen und Plasmapheresetherapie bewährt, da der Abfall des Faktor VII nach wenigen Stunden eine Aussage darüber zuläßt, ob Faktor VII mit dem Frischplasma zugeführt wurde oder ob eine Eigensynthese der Leber wieder begonnen hat [5, 14].

Fibronektin ist ein Glykoprotein von Zelloberflächen, das in nennenswerten Konzentrationen [15–30 mg/dl) auch im Blutplasma des Menschen gefunden wird. Es wird durch Radioimmunoassay, für klinische Routinezwecke ausreichend gut durch Laserimmunoassay, nachgewiesen [10]. Fibronektin wird in Hepatozyten und Endothelzellen der Gefäßsysteme synthetisiert [13]. In Blutkoagula wird es nur gering eingebaut. Bei Schock und Sepsis ist deshalb die deutliche Fibronektinverminderung ein Hinweis für die nachlassende Funktion der Hepatozyten und insbesondere für die verminderte Phagozytose der Zellen des retikuloendothelialen Systems [11] (Abb. 1).

Die Fibrosierung des Lebergewebes bei chronischen Leberkrankheiten ist weitgehend unabhängig von der Ätiologie ein wesentlicher Faktor für die Progredienz. Wesentlicher Bestandteil der Fibrose sind verschiedene Kollagentypen. Insbesondere sind die Kollagentypen I und III vermehrt. Durch einen Radioimmunoassay [12, 15] mit einem spezifischen Antikörper gegen das N-terminale Peptid vom *Prokollagen-Typ III* ist es möglich, die Syntheseleistung von Myofibroblasten der fibrotischen menschlichen Leber [10] zu messen. Der normale Prokollagen-III-Peptid-(P-III-P)Spiegel im Blut beträgt $8,1 \pm 3,2$ ng/ml. Bei Patienten mit chronisch-aktiver HB-Ag-induzierter Hepatitis, Fettleberhepatitis oder aktiven Zirrhosen werden Werte bis 100 ng/ml im Blut gemessen (Tabelle 2).

Zur Abschätzung der Fibroseaktivität im Lebergewebe wird auch die Aktivitätsbestimmung der N-Acetyl-β-Glukoseaminidase (β-NAG) im Serum herangezogen. Das lysosomale Enzym N-Acetyl-β-Glukoseaminidase ist am Abbau der Proteoglykane beteiligt. In Tabelle 2 werden die Enzymaktivitäten im Lebergewebe und der Konzentration von Prokol-

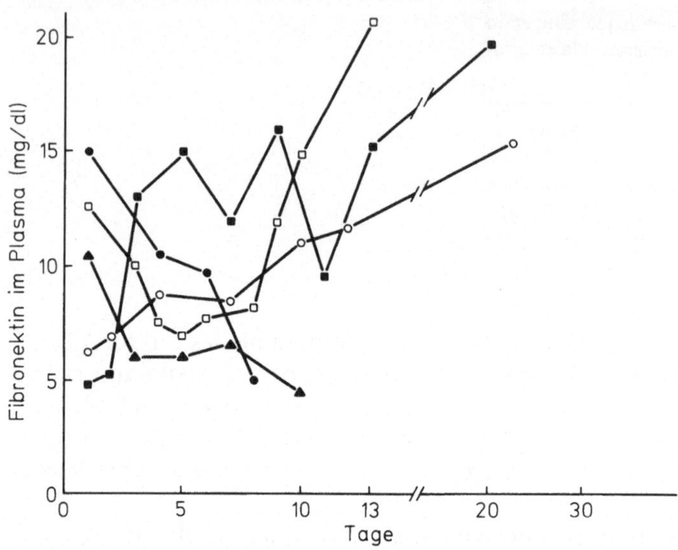

Abb. 1. Verlaufsbeobachtungen der Plasmakonzentration von Fibronektin bei 4 Patienten mit Sepsis und einer Patientin mit Leberzerfallskoma (Schwangerschaftsfettleber) und Schock. Terminal niedriges Fibronektin und Wiederanstieg nach Besserung. Patienten mit: □ Leberkoma; ○, ●, ■ Staphylokokkensepsis; ▲ Erreger nicht sicher identifiziert. ●, ▲ verstorben

Tabelle 2. Histologisch geschätzte Fibroseaktivität (I–III) der Leber. Konzentration von Prokollagen-III-Peptid *(P-III-P)* und Aktivität von N-Acetyl-β-Glukosaminidase *(β-NAG)* im Serum von Patienten mit chronisch-aktiven Lebererkrankungen (chronisch-aktive HBsAg-induzierte Virushepatitis, Fettleberhepatitis, aktive Leberzirrhose)

	Fibroseaktivität			
	I ($n = 214$)	II ($n = 103$)	III ($n = 54$)	Normbereiche
P-III-P [ng/ml]	$13,8 \pm 4,1$	$19,7 \pm 5,6$	$28,2 \pm 7,8$	$8,5 \pm 3,4$
β-NAG [U/l]	$25,2 \pm 7,6$	$29,5 \pm 7,8$	$33,4 \pm 9,5$	$21,5 \pm 4,7$

lagen-III-Peptid im Serum der gleichen Patienten verglichen. β-NAG zeigt sowohl zur Fibroseaktivität als auch zur P-III-P-Konzentration eine signifikante Korrelation [9, 10, 12].

Bewertung

Belastungstests mit Farbstoffen und ^{14}C-Aminopyrin können geringe Parenchymschäden schon zu einem so frühen Zeitpunkt anzeigen, zu dem die Transaminasen GPT und GOT im Blut noch nicht signifikant erhöht sind. Entweder wegen allergischer Reaktionen – gilt für BSP – oder wegen aufwendiger Testanordnung – gilt für den ^{14}C-Aminopyrintest – werden die aufgeführten Belastungstests in der klinischen Routine nicht oder nicht mehr angewendet.

Dagegen sind klinisch-chemische Blutuntersuchungen zum Nachweis der Proteinbiosynthese in der Leber weit verbreitet. Durch Bestimmung von Faktor VII, Prothrombin, Pseudocholinesterase (PCHE) und Albumin kann eine Insuffizienz der Leber und auch der ungefähre Zeitpunkt des Auftretens erfaßt werden. Bei den Substanzen mit längerer Halbwertszeit (PCHE, Albumin) ist die Spezifität der Untersuchung größer als ihre Sensitivität; in der Leber synthetisierte Proteine wie Faktor VII und Prothrombin haben wegen ihrer kürzeren Halbwertszeit eine höhere Sensitivität. Die Indikationen zur Leberfunktionsdiagnostik sind in Tabelle 3 zusammengefaßt.

Noch im Stadium der Erprobung sind folgende Bestimmungen: Nach bisher vorliegenden Untersuchungen mehrerer Arbeitsgruppen korreliert der Abfall von Fibronektin im Blutplasma mit der nachlassenden Funktion des retikuloendothelialen Systems. Für die Prognose und die Schwere eines Schocks und einer Sepsis gibt die Veränderung der Fibronektinkonzentration im Blutplasma möglicherweise Anhaltspunkte.

Zur Erfassung der Fibroseaktivität im Lebergewebe wird die Bestimmung von Prokollagenpeptid Typ III und N-Acetyl-β-Glukosaminidase im Blut verwendet. Nach bisher vorliegenden größeren Untersuchungsserien (s. Tabelle 2) korrelieren die Aktivität der N-Acetyl-β-Glukos-

Tabelle 3. Indikationen zur Leberfunktionsdiagnostik

Belastungstests	Klinische Routine	Spezielle Krankheitsbilder
Farbstoffbelastungstests	$\varnothing$	Zum Beispiel Abklärung spezieller Bilirubinämien
[14]C-Atempyrintest	$\varnothing$	$\varnothing$
Nikotinsäurebelastungstest	$\varnothing$	M. Meulengracht (M. Gilbert)
Laborproben zur Erfassung der Proteinbiosynthese in der Leber		
Faktor VII, Prothrombin } Akute, PCHE, Albumin } Chronische } Leberinsuffizienz		Akutes Leberversagen, Erkennung des Behandlungserfolgs durch Leberassistenz
Zum Beispiel bei Alkoholhepatitis, chronisch-aktive (aggressive) Virushepatitis, Leberzirrhose		

Tabelle 4. Durch Labordiagnostik erfaßbare Störungen der Leberfunktion

Wo?	Wodurch erkennbar?	Worauf weist der pathologische Testausfall hin?
Hepatozyt	GPT, GOT, γ-GT	Zellmembran gestört
	GOT, GLDH	Zellnekrose
	Faktor VII	
	Prothrombin	
	PCHE	Synthesestörung, Falschsynthese
	Albumin	
	α-Fetoprotein	
	Bilirubin	
	BSP-Belastungstest	
	Ammoniak	Biotransformation gestört
	Gallensäuren	
	^{14}C-Aminopyrin-Atemtest	Mikrosomale Störung
Hepatozyt, RES-Zellen	Fibronektin	Synthesestörung, RES-Funktion vermindert
Myofibroblasten, Sinusendothelzellen	P-III-P, β-NAG	Fibrosierung aktiviert

aminidase und die Konzentration von P-III-P im Blut der Patienten gut mit der histologisch geschätzten Fibroseaktivität im Lebergewebe. Mit den genannten Laborproben allein ist es nicht möglich, eine Fibrosierung organspezifisch zu erfassen. Erhöhungen dieser Substanzen finden sich auch bei Lungenfibrosen und rheumatischen Erkrankungen, jedoch gelingt im Zusammenhang mit der Bestimmung von z. B. PCHE, GLDH, GOT, GPT, γ-GT und anderen Laborproben, also bei Bestimmung eines „Musters", eine Lokalisation des geschädigten Organs. Leberpunktionen wird man nicht wesentlich einsparen können; die Bedeutung dieser Laborproben könnte jedoch in der Überwachung einer immun- oder mesenchymsuppressiven Therapie liegen.

Tabelle 4 faßt die Laborproben zusammen, die eine Störung verschiedener Kompartimente der Hepatozyten und auch von Nichtparenchymzellen angeben. Laborbestimmungen zur Erfassung von Nekrose und Membranschaden des Hepatozyten und zur Erfassung von Störungen des Gallensäurestoffwechsels werden in Kapitel 38 beschrieben.

Literatur

1. Gerlach U, Pott G (1982) Erkrankungen der Leber. In: Losse H, Wetzels E (Hrsg) Rationelle Diagnostik in der Inneren Medizin, 3. Aufl. Thieme, Stuttgart
2. Hengst W, Mosler D (1973) Kritische Untersuchungen zum Leberfunktionstest mit [131]J-Bromsulfan und Bromthalein. ROFO 118:330
3. Husen N van, Gerlach U (1979) Wertigkeit von Leberfunktionsproben im Blut. In: Kühn HA, Wernze H (Hrsg) Klinische Hepatologie. Thieme, Stuttgart
4. Imesch B, Häcki W, Bircher J (1973) Was mißt die BSP-Retention? Schweiz Med Wochenschr 103:397
5. Krummenerl T, Lohmann J, Kamanabroo D, Pott G, Wawerka J, Gerlach U (1983) Behandlung des akuten Leberversagens durch Plasmapherese. Dtsch Med Wochenschr 108:261
6. Lüders D (1969) Der [125]J-Bengalrot-Test beim Ikterus mit Verschlußsymptomatik. Z Kinderheilk 105:273
7. Paumgartner G, Longueville J, Leevy CM (1967) Bestimmungen der Indocyaningrün-clearance mittels dichromatischer Ohrdensitometrie zur Beurteilung der Leberfunktion. Wien Z Inn Med 48:227
8. Paumgartner G, Probst P, Kraines R, Leevy CM (1970) Kinetic of indocyanine green removal from the blood. Ann NY Acad Sci 170:134
9. Pott G, Eberhardt G, Gerlach U (1978) Zur Beurteilung der Mesenchymreaktion bei Patienten mit chronischen Leberkrankheiten. Z Gastroenterol 16:32
10. Pott G, Voss B, Rauterberg J, Gerlach U (1980) Die Fibrosierung des Lebergewebes bei chronischen Leberkrankheiten. Therapiewoche 30:7154
11. Pott G, Lohmann J, Zündorf P, Gerlach U (1981) Vermindertes Fibronectin in Plasma bei Patienten mit Sepsis und Schock. Dtsch Med Wochenschr 106:532
12. Pott G, Rauterberg J, Voss B, Gerlach U (1982) Connective tissue of the normal and fibrotic human liver. II. Clinical aspects. Klin Wochenschr 60:1
13. Pott G, Zündorf P, Gerlach U, Voss B, Rauterberg J (1982) Die Bedeutung struktureller Glykoproteine, dargestellt am Beispiel der Fibronectine. Z Gastroenterol 20:649
14. Pott G, Krummenerl T, Lohmann J, Gerlach U (1983) Diagnose des akuten Leberversagens. Dtsch Med Wochenschr 108:1324
15. Rohde H, Hahn E, Kalbfleisch H, Bruguera M, Timpl R (1979) Radioimmunoassay for type III procollagen peptide and its application to human liver disease. Eur J Clin Invest 9:45
16. Röllinghoff W, Preisig R (1980) Neue Erkenntnisse zur Pathogenese und Diagnose der konstitutionellen Hyperbilirubinämie (Gilbert-Syndrom, Icterus intermittens juvenilis Meulengracht). Ther Umsch 35:742
17. Saunders JB, Lewis KO, Paton A (1980) Early diagnosis of alcohol cirrhosis by the aminopyrine breath test. Gastroenterology 79:112
18. Spech HJ, Wernze H (1974) Vergleichsanalysen von Bromsulphthalein-Eliminationskurven, relativer Speicherkapazität, Transportmaximum und Farbstoffretention nach 45 min. Klin Wochenschr 52:499
19. Wernze H (1979) Funktionsdiagnostik mit Fremdfarbstoffen. In: Kühn HA, Wernze H (Hrsg) Klinische Hepatologie. Thieme, Stuttgart
20. Wernze H, Spech HJ (1976) Funktionsdiagnostik der Leber mit Farbstoffen. Dtsch Med Wochenschr 101:620
21. Wildgrube HJ, Stang H (1979) Untersuchungen zur Wertigkeit des Aminopyrin-Atemtests für die Diagnose von Leberkrankheiten. Z Gastroenterol 17:634

Kapitel 38

Blutchemie bei Leberkrankheiten

G. PAUMGARTNER

In der Gastroenterologie spielen blutchemische Untersuchungen zur Erfassung von Leberkrankheiten eine wichtige Rolle. Viele Tests wurden für diesen Zweck vorgeschlagen, einige davon sind in Tabelle 1 zusammengefaßt. Das Überangebot von Tests und auch neue Entwicklungen machen es dem Kliniker schwer, die Untersuchungen mit dem größten Nutzen und bei vergleichbarem Nutzen die Tests mit dem besten Kosten-Nutzen-Verhältnis auszuwählen. Dabei sollte der Nutzen daran gemessen werden, wie sehr das Testergebnis das Denken und Handeln des Arztes bei der Betreuung des Patienten beeinflußt.

In dieser Situation ist es erforderlich, Tests aufgrund ihrer Sensitivität, Spezifität und ihres Vorhersagewerts zu beurteilen und miteinander zu vergleichen. Die *Sensitivität* wird definiert als die Häufigkeit des positiven Ausfalls eines Tests (Prozentsatz positiver Testergebnisse) bei Vorliegen der gesuchten Erkrankung, die *Spezifität* als der Prozentsatz negativer Testergebnisse bei Fehlen der Erkrankung. Um das Vorliegen einer Erkrankung auszuschließen, bedarf es eines Tests mit hoher Sensitivität.

Tabelle 1. Lebertests

Serumenzyme	*Gallepflichtige Substanzen*
Häufig:	Bilirubin
Alkalische Phosphatase	Gallensäuren
Aminotransferasen	
Alaninaminotransferase	*Proteine*
Aspartataminotransferase	Albumin
Cholinesterase	Gerinnungsfaktoren (Prothrombinkomplex)
γ-Glutamyltransferase	
Seltener:	*Ammoniak*
Glutamatdehydrogenase	
Isozitratdehydrogenase	
Laktatdehydrogenase	
Leuzinaminopeptidase	
5'-Nukleotidase	

Um das Vorliegen einer Erkrankung zu bestätigen, ist jedoch ein Test mit hoher Spezifität erforderlich. Wenige Tests erfüllen beide Anforderungen gleich gut. Deshalb gibt es wenige Tests, die für den Ausschluß und für die Bestätigung einer Erkrankung gleich gut geeignet sind [4]. Der *Vorhersagewert eines positiven Testergebnisses* wird definiert als der Prozentsatz richtig-positiverTestergebnisse bezogen auf alle positiven Testergebnisse. Er gibt an, mit welcher Wahrscheinlichkeit ein positives Testergebnis das Vorliegen der gesuchten Erkrankung anzeigt. Der *Vorhersagewert eines negativen Testergebnisses* wird definiert als der Prozentsatz richtig-negativer Testergebnisse bezogen auf alle negativen Testergebnisse. Er gibt an, mit welcher Wahrscheinlichkeit ein negatives Testergebnis eine Erkrankung ausschließt. Der Vorhersagewert wird nicht nur von den Eigenschaften des Tests, sondern auch von der Prävalenz der gesuchten Erkrankung im untersuchten Patientenkollektiv bestimmt [3].
Blutchemische Untersuchungen werden bei Leberkrankheiten v. a. aus folgenden Gründen durchgeführt:
- *Screening* nach einer Lebererkrankung, z. B. bei allgemein-internistischen Durchuntersuchungen;
- *Diagnose* einer vermuteten Lebererkrankung;
- Erfassung des *Schweregrades* einer Lebererkrankung und der *Prognose;*
- *Therapieüberwachung.*

Die im einzelnen zu besprechenden Laboruntersuchungen sind für Screening, Diagnose und Erfassung des Schweregrades einer Lebererkrankung oft ganz unterschiedlich gut geeignet. So kann z. B. ein Test für die Diagnose einer vermuteten Lebererkrankung gut geeignet sein, weil sein Vorhersagewert in einem vorselektierten Patientenkollektiv groß ist, er kann aber als Suchtest bei Vorsorgeuntersuchungen ungeeignet sein, weil sein Vorhersagewert in einem nicht vorselektierten Kollektiv zu niedrig ist. Weiter kann ein Test für das Screening oder für die Diagnosestellung geeignet sein, er kann aber unbrauchbar sein für die Erfassung des Schweregrades und der Prognose der Erkrankung, weil er keine quantitative Bewertung erlaubt. Im folgenden soll auf die unter den Punkten 1 bis 3 aufgezählten Aspekte von Lebertests eingegangen werden. Die Ausführungen werden sich auf die Enzymtests und auf die Bestimmung der gallepflichtigen Substanzen Bilirubin und Gallensäuren im Serum beschränken und Funktionstests der Leber im engeren Sinne nicht berücksichtigen, da diese bereits in Kap. 37 abgehandelt wurden.

Screening

Serumenzyme

Beim Screening nach einer Leberkrankheit geht es v. a. darum, ihr Vorliegen auszuschließen. Entsprechende Tests müssen daher sehr sensitiv sein. Aufgrund ihrer hohen Sensitivität haben sich hier Bestimmungen von Serumenzymen durchgesetzt. Bei Untersuchungen an großen gemischten Kollektiven von Patienten mit ganz verschiedenen leichten und schweren hepatozellulären und cholestatischen Lebererkrankungen hat sich die *γ-Glutamyltransferase* (γ-GT) als das Enzym erwiesen, welches das Vorliegen einer Leberkrankheit mit der höchsten Sensitivität anzeigt [1, 13]. Dabei schwanken die Angaben über die Sensitivität der γ-GT beim Screening nach hepatobiliären Erkrankungen zwischen 75 und 95% [1, 13]. Dies ist wahrscheinlich dadurch bedingt, daß die Untersuchungen an verschieden zusammengesetzten Patientenkollektiven durchgeführt wurden. Die Aminotransferasen stehen hinsichtlich Sensitivität nach der γ-GT an 2. Stelle. Während die Sensitivität der *Aspartataminotransferase* (AST) etwas mehr als 70% beträgt, schwanken die Angaben über die Sensitivität der *Alaninaminotransferase* (ALT) zwischen 56 und 83% [1, 13]. Schmidt u. Schmidt [13] messen der ALT eine höhere Sensitivität als der AST bei. Hingegen fanden Ferraris et al. [1], daß die AST das empfindlichere der beiden Enzyme war. Diese Unterschiede in der Bewertung der beiden Aminotransferasen könnten dadurch bedingt sein, daß im Patientenkollektiv von Ferraris et al. [1] ein höherer Anteil von Zirrhotikern enthalten war und die Sensitivität der AST in dieser Patientengruppe höher ist als jene der ALT. Eine Verminderung der *Cholinesterase* findet sich nach Schmidt u. Schmidt [13] bei 67% aller Patienten mit hepatobiliären Erkrankungen.

Durch Kombination der γ-GT mit der Bestimmung einer Aminotransferase und der Cholinesterase können Leberkrankheiten mit viel höherer Sensitivität erfaßt werden, als wenn nur ein Enzym bestimmt wird. So konnten Schmidt u. Schmidt [11, 13] eine klinisch relevante Lebererkrankung in ihrem Patientenkollektiv mit annähernd 95%iger Wahrscheinlichkeit ausschließen, wenn alle 3 Enzyme im Referenzbereich lagen [11, 13]. Der besondere Wert dieser Kombination beruht darauf, daß die einzelnen Tests verschiedene Informationen liefern. Dies deshalb, weil die Mechanismen, die zur Erhöhung dieser Enzyme im Serum führen, verschieden sind.

Liegen die γ-GT, eine Transaminase und die Cholinesterase im Normbereich, so ist es ohne begründeten klinischen Verdacht auf eine Leberkrankheit i. allg. nicht erforderlich, weitere Enzymbestimmungen wie die Bestimmung der *alkalischen Phosphatase,* der *Leuzinaminopeptidase* (LAP) oder der *Glutamatdehydrogenase* (GLDH) durchzuführen.

Gallepflichtige Substanzen

Von den gallepflichtigen Substanzen wurde bisher nur das *Bilirubin* routinemäßig bestimmt. Obwohl diese Untersuchung in der Basisdiagnostik weit verbreitet ist, eignet sie sich aufgrund ihrer geringen Sensitivität von nur 56% [1] aber nicht als Suchtest. Auf den geringen Wert der Bilirubinbestimmung beim Screening nach einer Leberkrankheit haben Schmidt u. Schmidt [12] bereits früher hingewiesen.

Neuerdings steht mit der Bestimmung der *Gallensäuren* im Serum [6, 8] ein Test mit ähnlich hoher Sensitivität, aber höherer Spezifität als die γ-GT zur Verfügung. Es erhebt sich deshalb die Frage, ob dieser Test beim Screening nach einer Lebererkrankung die Bestimmung von γ-GT oder Aspartataminotransferase (AST) ersetzen sollte [5]. Zur Beantwortung dieser Frage müssen Sensitivität, Spezifität und der Vorhersagewert dieser Tests verglichen werden. Hierzu liegt eine größere Untersuchung von Ferraris et al. [1] an 579 Personen (gesunde Probanden, Patienten mit verschiedenen internen Erkrankungen und Patienten mit gesicherten hepatobiliären Erkrankungen mit einer Prävalenz von 59,4%) vor, deren Ergebnisse in Tabelle 2 wiedergegeben sind. Die im Nüchternserum gemessenen Gallensäuren unterschieden sich hinsichtlich Sensitivität nicht signifikant von der γ-GT und der AST. Sie übertrafen hinsichtlich Spezifität zwar die γ-GT, nicht aber die AST. Hinsichtlich des Vorhersagewerts waren die 3 Tests nicht signifikant verschieden. Linnet et al. [6] haben die Receiver-operating-characteristics (ROC)-Kurven der im Nüchternserum gemessenen Gallensäuren und der γ-GT miteinander verglichen. Diese Kurven stellen die Beziehung zwischen Spezifität und Sensitivität dar, die man erhält, wenn man die Cut-off-Werte der beiden Tests

Tabelle 2. Vergleich verschiedener Tests zur Erfassung hepatobiliärer Erkrankungen. (Nach [1])

	Sensitivität [%]	Spezifität [%]	Vorhersagewert[a]	
			Pos. Test [%]	Neg. Test [%]
Gallensäuren	78	93	94	74
γ-GT	75	85	89	70
AST (GOT)	74	92	93	70
ALT (GPT)	56	90	90	58
Alkalische Phosphatase	65	83	84	63
Bilirubin	56	91	91	57

[a] In einem Krankenhauskollektiv mit einer Prävalenz hepatobiliärer Erkrankungen von 60%

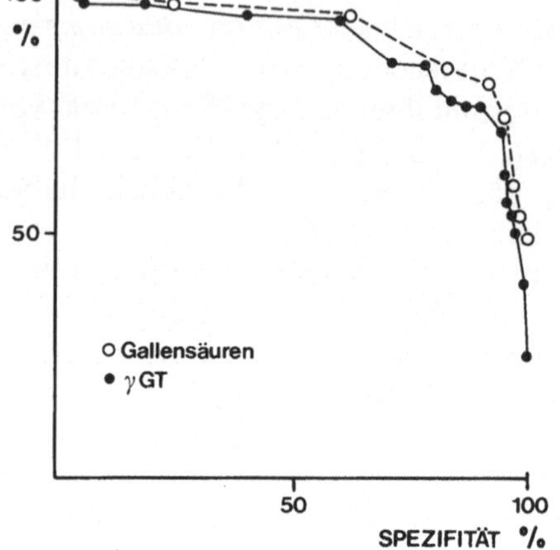

Abb. 1. ROC-Kurven der Nüchterngallensäuren und der γ-Glutamyltransferase. (Nach [6])

variiert. Die diagnostische Leistung der beiden Tests war in dieser Darstellung nicht signifikant verschieden (Abb. 1). In dieser Situation erscheint es gerechtfertigt, dem einfacheren und billigeren Test, nämlich der Bestimmung der γ-GT beim Screening nach einer Lebererkrankung den Vorzug zu geben. Die Bestimmung der postprandialen Gallensäuren bringt keinen Vorteil gegenüber den Nüchterngallensäuren, wenn für die Bestimmung der Nüchterngallensäuren eine empfindliche Methode mit ausreichender Meßgenauigkeit bei niedrigen Konzentrationen verwendet wird [2, 7, 8].

Sollte die Bestimmung der Serumgallensäuren in die klinische Routine Eingang finden, so wird sie sicherlich nicht als einzelner Test durchgeführt, sondern mit konventionellen Lebertests kombiniert werden. Festi et al. [2] haben deshalb die übliche „Batterie" von Lebertests (AST, ALT, Albumin, γ-Globuline, Bilirubin, alkalische Phosphatase, γ-GT, Prothrombinzeit) mit den Serumgallensäuren und mit einer Kombination von beiden hinsichtlich der Fähigkeit verglichen, Erkrankungen der Leber zu erkennen. Der Prozentsatz korrekter Zuordnung betrug für die „Batterie" von Lebertests 75%, für die alleinige Bestimmung konjugierter Cholsäure 65% und für die Kombination aller Tests 79%.

Die Ergebnisse der Suchtests können natürlich mehr Aufschluß geben als den bloßen Hinweis auf eine hepatobiliäre Erkrankung. Dies v.a. dann, wenn man die Höhe der einzelnen Enzymwerte und das Muster der Testergebnisse betrachtet. So kann z.B. jedes der Screeningenzyme (γ-GT, AST, ALT, Cholinesterase) isoliert verändert sein. Schon daraus lassen sich Verdachtsdiagnosen ableiten, die weiterer Abklärung bedürfen. Ist lediglich die γ-GT gering bis mäßiggradig erhöht, so muß man

560

v. a. an alkoholbedingte und andere toxische Leberschädigungen, aber auch an eine extrahepatische Cholestase, raumfordernde Prozesse in der Leber und schließlich auch an eine sich in Abheilung befindliche Virushepatitis denken. Bei isolierter geringgradiger Erhöhung der ALT kommt am ehesten eine in Abheilung befindliche Virushepatitis oder eine chronisch persistierende Hepatitits in Frage. Die isolierte Verminderung der Cholinesterase kann ein wichtiger Hinweis (von allerdings geringer Spezifität) auf eine inaktive Leberzirrhose sein.

Diagnose

Aus der Befundkonstellation der Screeningenzyme oder aus der klinischen Symptomatik kann sich bereits der Verdacht auf eine von zwei Konstellationen einer hepatobiliären Erkrankung ergeben, nämlich der Verdacht auf eine hepatozelluläre Schädigung oder auf eine Cholestase. Auf dieser Stufe der Diagnostik ist der Einsatz von Laboruntersuchungen mit höherer Spezifität für die jeweils vermutete Störung erforderlich. So muß der Verdacht auf eine Cholestase durch Bestimmung der alkalischen Phosphatase erhärtet werden. Die alkalische Phosphatase ist zwar aufgrund der geringen Sensitivität von 60–65% für das Screening nach einer hepatobiliären Erkrankung weniger gut geeignet als γ-GT und AST, sie hat aber bei einem vorselektierten Patientengut für die Diagnose einer Cholestase einen hohen Vorhersagewert. Die weitere Entscheidung, ob es sich um eine intra- oder eine extrahepatische Cholestase handelt, kann jedoch durch keinen blutchemischen Test, sondern nur mittels eines bildgebenden bzw. morphologischen Verfahrens getroffen werden, welches „anatomische Evidenz" der biliären Obstruktion liefern kann.
Bei der Diagnose hepatozellulärer Schädigungen spielen die Transaminasen im Verein mit der Elektrophorese und der Prothrombinzeit eine wichtige Rolle. Die daraus resultierenden Befundkonstellationen erlauben auch Rückschlüsse darauf, ob es sich um eine akute oder chronische Lebererkrankung handelt. Mit all diesen Laboruntersuchungen kann aber häufig nicht mehr als eine Verdachtsdiagnose gestellt werden. So wie es zur Unterscheidung von intra- und extrahepatischen Cholestasen nötig ist, ein bildgebendes Verfahren einzusetzen, so ist es zur Differenzierung von Leberparenchymschäden meist nötig, eine Leberbiopsie durchzuführen, es sei denn, die Diagnose ergibt sich eindeutig aus Klinik und/oder serologischen Befunden (Marker der Hepatitis-B-Infektion etc.).
Bei einer kleinen Zahl von Patienten finden sich aufgrund der Anamnese und/oder der körperlichen Untersuchung Hinweise auf eine Leberzir-

Tabelle 3. Sensitivität verschiedener Tests zur Erfassung
hepatobiliärer Erkrankungen. (Nach [1])

	Sensitivität	
	Zirrhose [%]	Leichte Leber-parenchymerkrankungen [%]
Gallensäuren	93	42
γ-GT	80	70
AST	81	70
ALT	45	58

rhose bei fast oder völlig normalen Screeningenzymen. Dieser kleine
Prozentsatz von etwa 5% von Patienten kann mit den beschriebenen
Screeningenzymen also nicht erfaßt werden. In dieser Situation fanden
wir [7, 8] und auch andere Autoren [1, 2] die Gallensäurenbestimmung
im Nüchternserum wertvoll. Ferraris et al. [1] konnten zeigen, daß die
Sensitivität der Gallensäurenbestimmung mit 93% größer ist als jene der
γ-GT und der AST, wenn man die Sensitivität bei Patienten mit Zirrhose
ermittelt (Tabelle 3). Mittels Diskriminanzanalyse konnten kürzlich
auch Festi et al. [2] zeigen, daß die Nüchterngallensäuren bei Patienten
mit Leberzirrhose eine größere Sensitivität und einen größeren Vorhersagewert besitzen als die konventionellen Lebertests. Diese Autoren fanden auch, daß die Gallensäurekonzentrationen bei schweren chronischen Lebererkrankungen (chronisch-aktive Hepatitis, Zirrhose) signifikant höher lagen als bei leichten Lebererkrankungen. Die im Vergleich
zu den konventionellen Lebertests größere Empfindlichkeit der Serumgallensäuren bei der Erfassung von Zirrhosen dürfte durch portosyste-
mische Shunts und durch Kapillarisierung der Sinusoide bedingt sein,
welche die First-pass-Elimination der Gallensäuren vermindern. Offenbar spiegeln die Gallensäuretests diese funktionellen Störungen bei Leberzirrhose besser wider als die konventionellen Lebertests. Aus diesem
Grund sehen wir in der Gallensäurenbestimmung einen Test der 2. Stufe,
wenn es z. B. darum geht, bei Verdacht auf Leberzirrhose, jedoch normalen oder nur grenzwertigen Laborbefunden diesen Verdacht zu unter-
mauern, um die Indikation zu einer Leberbiopsie zu stellen.

Prognose

Zur Erfassung des Schweregrades und der Prognose einer Lebererkrankung können auch Tests, die weder sehr sensitiv noch sehr spezifisch sind, gut geeignet sein. Als Beispiel kann hier die Bestimmung des Bilirubins genannt werden, welche sich für die Beurteilung der Prognose einer primären biliären Zirrhose besser eignet als andere bisher in der klinischen Routine verwendeten blutchemischen Untersuchungen [9, 14]. Sauerbruch et al. [10] haben eine Reihe von Laboruntersuchungen auf ihre Fähigkeit hin untersucht, die Prognose von Patienten mit Leberzirrhose und blutenden Ösophagusvarizen unter einer Langzeitsklerosierungstherapie anzuzeigen. Die beste Diskriminierung zwischen Patienten, die 6 Monate überlebten und jenen, die innerhalb von 6 Monaten starben, ergaben das Bilirubin und die Prothrombinzeit. Im Vergleich dazu waren AST, ALT und Cholinesterase von geringerem Wert. Die Zweierkombination, die Überleben oder Tod innerhalb der ersten 6 Monate nach einer Varizenblutung am besten vorhersagte, war die Kombination von Bilirubin und Prothrombinzeit. Den Serumgallensäuren, die in diese Untersuchungen noch nicht einbezogen worden waren, scheint ebenfalls ein hoher Stellenwert für die Prognose zuzukommen.

Literatur

1. Ferraris R, Colombatti G, Fiorentini MT et al. (1983) Diagnostic value of serum bile acids and routine function tests in hepato-biliary diseases. Sensitivity, specificity, and predictive value. Dig Dis Sci 28:129–136
2. Festi D, Morselli Labate AM, Roda A et al. (1983) Diagnostic effectiveness of serum bile acids in liver disease as evaluated by multivariate statistical methods. Hepatology 3:707–713
3. Galen RS, Gambino SR (1975) Beyond normality: The predictive value and efficiency of medical diagnoses. Wiley, New York
4. Griner PF, Glaser RJ (1982) Misuse of laboratory tests and diagnostic procedures. N Engl J Med 21:1336–1339
5. Hofmann AF (1982) The aminopyrine breath test and the serum bile acid level: Nominated but not yet elected to join the common liver tests. Hepatology 2:512–517
6. Linnet K, Kelbaek H, Bahnsen M (1983) Diagnostic values of fasting and postprandial concentrations in serum of 3α-hydroxy-bile acids and gamma-glutamyl transferase in hepatobiliary disease. Scand J Gastroenterol 18:49–56
7. Mannes GA, Stellaard F, Paumgartner G (1982) Increased serum bile acids in cirrhosis with normal transaminases. Digestion 25:217–221
8. Paumgartner G, Mannes GA, Stellaard F (1983) Serum bile acids and bile acid tolerance tests in liver disease. In: Barbara L, Dowling RH, Hofmann AF, Roda E (eds) Bile acids in gastroenterology. MTP-Press, Lancaster, pp 217–222

9. Roll J, Boyer JL, Barry D, Klatskin G (1983) The prognostic importance of clinical and histologic features in asymptomatic and symptomatic primary biliary cirrhosis. N Engl J Med 308:1–7
10. Sauerbruch T, Weinzierl M, Köpcke W, Paumgartner G (1983) Prognose der Ösophagusvarizenblutung unter einer Langzeitsklerosierungstherapie. Verh Dtsch Ges Inn Med 89:815–818
11. SchmidtE, Schmidt FW (1980) Klinik. In: Lang H, Rick W, Büttner H (Hrsg) Validität klinisch-chemischer Befunde. Springer, Berlin Heidelberg New York, S 92–112
12. Schmidt E, Schmidt FW (1981) Strategie – Probleme bei der Diagnostik von Leberkrankheiten. In: Lang H, Rick W, Büttner H (Hrsg) Strategien für den Einsatz klinisch-chemischer Untersuchungen. Springer, Berlin Heidelberg New York, S 152–169
13. Schmidt E, Schmidt FW (1982) Fundamentals and evaluation of enzyme patterns in serum. In: Popper H, Schaffner F (eds) Progress in liver disease. Grune & Stratton, New York, pp 411–428
14. Shapiro JM, Smith H, Schaffner F (1979) Serum bilirubin: A prognostic factor in primary biliary cirrhosis. Gut 20:137–140

Kapitel 39

Gastrointestinale Hormone

R. ARNOLD und H. KOOP

Einleitung

Aus klinisch-diagnostischer Sicht verdienen nur wenige der zahlreichen im Gatrointestinaltrakt vorkommenden Peptidhormone unser Interesse. Sie können v. a. dann, wenn sie in endokrinen Tumoren vermehrt gebil-

Tabelle 1. Krankheitsbilder, die auf einer Überproduktion gastrointestinaler Hormone beruhen

Hormon	Ursache der Hormon-überproduktion	Leitsymptome
Insulin	Insulinproduzierender, meist im Pankreas gelegener Tumor	Neuroglukopenie
Gastrin	a) Gastrinproduzierender, meist im Pankreas, seltener im Duodenum oder Magen gelegener Tumor b) Antrale G-Zellüberfunktion c) am Duodenalstumpf nach Billroth-II-Operation belassener Antrumrest	Peptische Ulzera Säurehypersekretion wäßrige Diarrhöen
Glukagon	Glukagonproduzierender, meist im Pankreas gelegener Tumor	Erythema necrolyticans migrans, Diabetes mellitus Stomatitis, Anämie
Vasoaktives intestinales Polypeptid	VIP-produzierender, meist im Pankreas, seltener im Grenzstrangbereich gelegener Tumor	Wäßrige Diarrhöen Hypokaliämie
Somatostatin	Somatostatinproduzierender, meist im Pankreas gelegener Tumor	Diabetes mellitus Abdominalschmerzen Steatorrhö, Diarrhö Subazidität
Pankreatisches Polypeptid	PP-produzierender, meist im Pankreas gelegener Tumor	Wahrscheinlich kein charakteristisches Krankheitsbild

det und aus diesen ungebremst freigesetzt werden, dramatische Krankheitsbilder verursachen, welche durch eine charakteristische klinische Symptomatik gekennzeichnet sind. Diese Krankheitsentitäten, die für sie verantwortlichen Hormone sowie die Ursache der Hormonüberproduktion sind in Tabelle 1 zusammengefaßt.

Definition

Der Radioimmunoassay gilt derzeit als das diagnostische Prinzip der Wahl mit der höchsten Spezifität und Sensitivität zum Nachweis gastrointestinaler Peptidhormone. Prinzip und Durchführung des Radioimmunoassays sind am Beispiel des Hormons Gastrin in den Abb. 1–3 dargestellt.

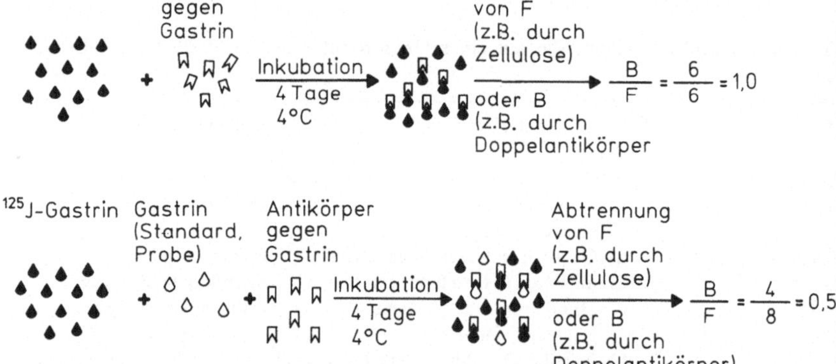

Abb. 1. Prinzip des Radioimmunoassays, gezeigt am Beispiel des Peptidhormons Gastrin. Eine konstante Menge ^{125}J-markierten Gastrins wird entweder allein (*oben*) oder in Gegenwart eines nichtmarkierten Gastrinstandards mit einer bekannten Gastrinkonzentration über 4 Tage zusammen mit einer konstanten Menge eines Gastrinantiserums bei 4 °C inkubiert. Nach 4 Tagen erfolgt die Abtrennung des nicht an den Antikörper gebundenen Gastrins (*F*) durch dessen Absorption an Amberlit. Der an die Zellulose gebundene Anteil freien Gastrins (*F*) und der Anteil des an den Antikörper gebundenen Gastrins (*B*) werden in einem γ-Counter gezählt. Aus dem Verhältnis B/F, welches sich mit der Zugabe steigender Konzentrationen des nichtmarkierten Gastrinstandards ändert, läßt sich eine Standardkurve ermitteln. An dieser kann dann der B-F-Wert einer Gastrinprobe mit unbekannter Gastrinkonzentration abgelesen und daraus der aktuelle Gastrinwert ermittelt werden

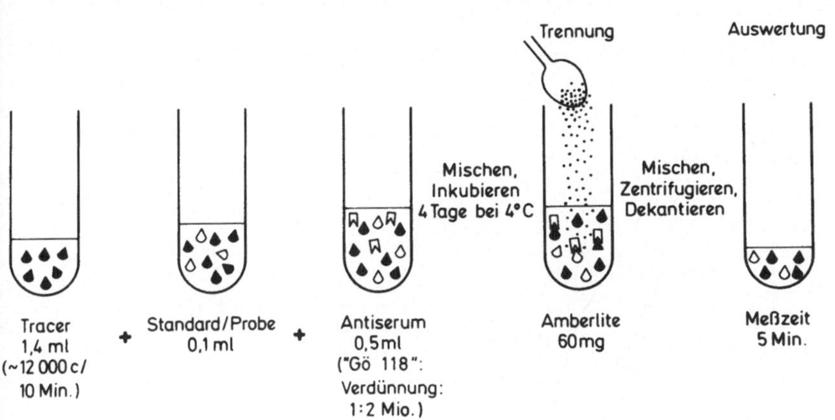

Abb. 2. Praktische Durchführung des Gastrinradioimmunoassays nach dem in Abb. 1 dargestellten Prinzip

Biochemische Grundlagen des Radioimmunoassays

Teilnehmer an einem Radioimmunoassay sind eine stets konstante Menge des radioaktiv markierten Antigens, eine variable Menge des gleichen, aber nichtmarkierten Antigens und eine wiederum stets konstante Menge eines hochspezifischen, d. h. mit anderen Hormonen nicht reagierenden Hormonantikörpers (Abb. 1 und 2). Im Assay konkurrieren das markierte und das nichtmarkierte Hormon (Standard, Probe mit unbekanntem Hormongehalt) um die spezifischen Bindungsstellen des Antikörpers. Anforderungen an einen Radioimmunoassay sind dessen *Spezifität,* d. h. keine Kreuzreaktionen mit anderen Peptidhormonen ähnlicher Aminosäuresequenz, und dessen *Sensitivität,* d. h. Erfassung geringer Hormonkonzentrationen, wie sie im Plasma oder Gewebe vorkommen. Ein guter Radioimmunoassay zeichnet sich ferner durch eine hohe *Präzision,* d. h. geringe Abweichung bei Mehrfachbestimmungen der gleichen Probe aus. Voraussetzung hierfür sind eine genügend „steile" Standardkurve und natürlich exaktes Pipettieren. Hohe Spezifität, hohe Sensitivität und hohe Präzision sind die wesentlichen Voraussetzungen für die *Richtigkeit* der erhaltenen Ergebnisse.

Fast alle gastrointestinalen Hormone zirkulieren in mehreren molekularen Formen im Blut; diese entsprechen entweder Prohormonen in der Biosynthese eines Hormons [16], oder sie entstehen beim Verlassen eines Hormons in der Zelle [6]. Man spricht von der molekularen Heterogenität eines Hormons. Besonders das Gastrin ist kein einheitliches Hormon, sondern liegt im Blut und im Gewebe in zahlreichen Komponenten unterschiedlicher Größe und unterschiedlicher biologischer Aktivität vor

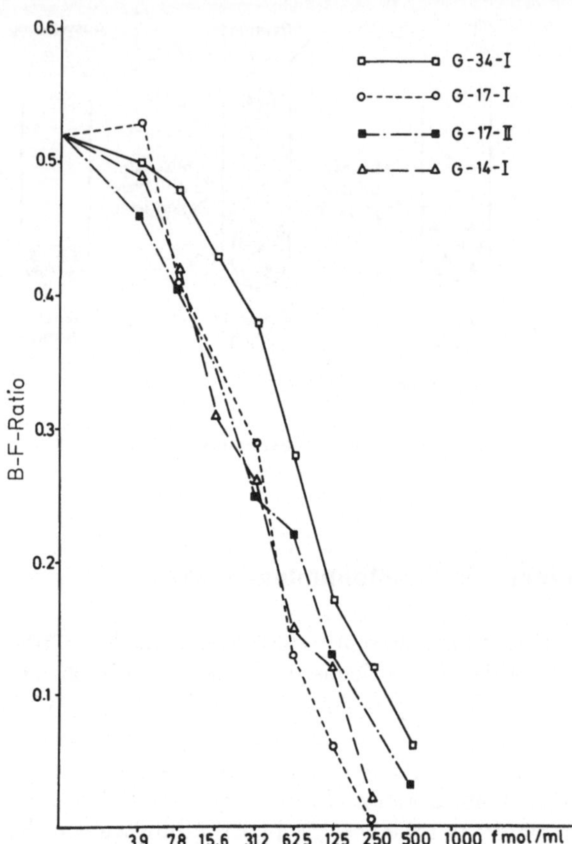

Abb. 3. Standardkurven eines Gastrinradioimmunoassays. Auf der Ordinate ist das Verhältnis des an den Antikörper gebundenen (B) und des nichtgebundenen (F) radioaktiv markierten Gastrins angegeben. Ohne Zugabe kalten, d. h. nichtmarkierten Gastrinstandards beträgt das Verhältnis B/F 0,5. Durch Zugabe steigender Mengen Gastrin (Abszisse) ändert sich das B-F-Verhältnis zuungunsten des an den Antikörper gebundenen Anteils markierten Gastrins, die B-F-Ratio nimmt also ab. Die Abbildung zeigt 4 Standardkurven, die durch Zugabe von kaltem, d. h. nichtmarkiertem sulfatiertem G-17 (o——o), und nicht-sulfatiertem G-17 (■—·—■), sulfatiertem G-34 (□——□) und sulfatiertem G-14 (△——△), erhalten wurden. Der unterschiedliche Verlauf der Kurven läßt erkennen, daß der verwendete Antikörper G-17 und G-14 besser erkennt als G-34. Weitere Einzelheiten s. Text

[6, 12, 16]. Der im Radioimmunoassay eingesetzte Antikörper sollte idealerweise entweder sämtliche vorkommenden Hormonkomponenten in gleicher Weise erkennen oder er sollte, um beispielsweise Freisetzung, biologische Wirkung und Metabolismus einer bestimmten Hormonkomponente untersuchen zu können, nur diese eine Komponente erfassen. Letzteres ist durch die Erzeugung „regionspezifischer" Antikörper

568

heute möglich. Aus klinischer Sicht ist aber die gleichartige Erkennung sämtlicher biologisch aktiver Hormonkomponenten entscheidender. Die für klinisch-diagnostische Fragestellungen verwendeten Hormonantikörper erfassen die zirkulierenden Hormonkomponenten, wenn auch in unterschiedlicher Weise. Abbildung 3 zeigt, daß der von uns verwendete Gastrinantikörper beispielsweise die im Serum und im Gewebe vorkommende molekulare Gastrinkomponente G-34-I schlechter bindet als die Komponenten G-17-I und G-17-II. G-17-I und G-17-II unterscheiden sich durch einen zusätzlichen Sulfatrest am Gastrinmolekül. Andere für klinische Fragestellungen verwendete Gastrinantikörper erkennen demgegenüber die Komponente G-34 ebensogut wie die Komponente G-17. Da aber im Serum die Komponente G-34 gegenüber G-17 dominiert, wird man mit einem Antikörper mit höherer Affinität gegenüber G-17 geringere immunreaktive Serumgastrinspiegel messen als mit einem Antikörper, der die gleiche Affinität zu beiden Hormonkomponenten besitzt. Aus dieser unterschiedlichen Spezifität erklären sich unter anderem die von einem zum anderen Laboratorium differierenden „Normalwerte" für ein bestimmtes Hormon, in dem hier gewählten Beispiel für das Hormon Gastrin.

Apparative und personelle Voraussetzungen zur Durchführung eines RIAS

Die allgemeinen Voraussetzungen zur Durchführung eines Radioimmunoassays sind heute in jedem Krankenhaus, das über ein klinisch-chemisches Labor verfügt, gegeben. Vorbedingung ist das Vorhandensein einer Umgangsgenehmigung für offene radioaktive Substanzen, die in erster Linie an die Gewährleistung einer adäquaten Beseitigung flüssiger und fester radioaktiver Abfälle sowie an die Einhaltung bestimmter Sicherheitsvorschriften im Labor gekoppelt ist.
Der personelle und apparative Aufwand zur Durchführung von Radioimmunoassays für klinische Fragestellungen ist gering. Neben den genannten allgemeinen Voraussetzungen ist das Vorhandensein eines γ-Counters zur Bestimmung der Radioaktivität in den zu messenden Proben erforderlich. Da die wichtigsten gastrointestinalen Hormone heute in Form von „Kits" verfügbar sind, die sowohl das ^{125}J-markierte Hormon, den Antikörper, Standard, Proben mit bekanntem Hormongehalt zur internen Kontrolle und darüber hinaus eine genaue Bedienungsanleitung enthalten (Tabelle 2), ist die Bestimmung der klinisch wichtigsten gastrointestinalen Hormone heute nahezu in jedem Krankenhauslaboratorium möglich. Die Kosten, beispielsweise für einen Gastrinkit, mit dem etwa 50 Proben gemessen werden können, belaufen sich auf etwa

Tabelle 2. Kommerzielle RIAs (Kits)

Hormon	Hersteller
Insulin	Behringwerke, Novo, Serono, IDW, Diagnostic Products Corporation (USA)
Glukagon	Novo, Medical Diagnostics (Cambridge)
Gastrin	IDW, Medical Diagnostics (Cambridge), Radioassay Systems Lab. (USA)
VIP	Bioproducts (USA)

600,– DM, sind also relativ hoch, wenn beispielsweise nur wenige Proben anfallen. In diesem Fall ist es aus dem Gesichtspunkt der Kostenersparnis sinnvoll, Blutproben in ein Speziallaboratorium zu versenden, in welchem die verschiedenen Radioimmunoassays aus wissenschaftlichen Gründen etabliert sind und der Aufwand, auswärtige Einzelproben mitzubestimmen, gering ist. Dies gilt insbesondere für die nur selten anfallenden Hormonanalysen wie VIP, pankreatisches Polypeptid, Glukagon und Somatostatin.

Diagnostisches Spektrum der radioimmunologischen Bestimmung gastrointestinaler Hormone

Das diagnostische Spektrum, das durch die Bestimmung gastrointestinaler Hormone erfaßt werden kann, betrifft im wesentlichen die in Tabelle 1 aufgelisteten Syndrome. Im folgenden sollen besondere Gesichtspunkte, welche sich bei der praktischen Anwendung der verschiedenen Hormonbestimmungen ergeben, nur für das Hormon Gastrin im einzelnen besprochen werden, weil eine Gastrinbestimmung aus klinischer Sicht von den in Tabelle 1 aufgeführten gastrointestinalen Peptidhormonen am häufigsten zu erwarten ist. Bezüglich der Technik der übrigen Radioimmunoassays (VIP, PP, Somatostatin, Glukagon, Insulin) sei auf ausführliche Darstellungen in neueren Monographien verwiesen [3, 4]. Für den Fall, daß die Hormonbestimmungen mittels kommerziell angebotener Kits durchgeführt werden, sei auf die jedem Kit beigefügten technisch-methodischen Details verwiesen.

Gastrinbestimmung

Technik des Gastrinradioimmunoassays

Für sämtliche Untersuchungen wird ein im Kaninchen gegen synthetisches menschliches Gastrin (G-17) erzeugter Antikörper (118/2/3) verwandt. Die Markierung des Gastrins mit ^{125}J erfolgt mittels schonender

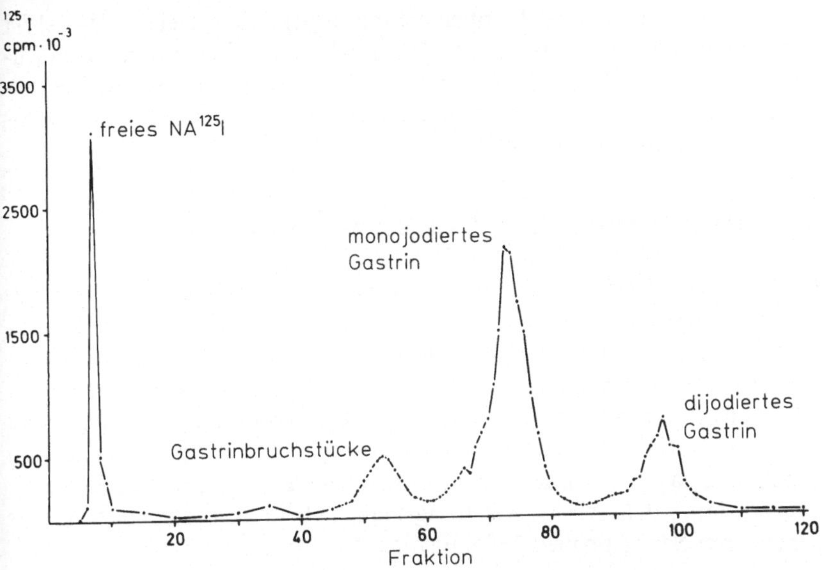

Abb. 4. Elutionsdiagramm eines Reaktionsgemisches (5 µg G-17-I-; 200 µCi Na-^{125}J; 5 µg Chloramin-T) nach Auftrennung auf einer Aminoäthylzellulosesäule (30 · 0,5 cm). Das Volumen der auf der Abszisse aufgetragenen Einzelfraktionen beträgt 2 ml

Chloramin-T-Oxidation nach einer von Stadil u. Rehfeld angegebenen Methode [13]. Der Vorzug der Technik liegt darin, daß man durch Chromatographie des markierten Gastrins über Aminoäthylzellulose ein monojodiertes Gastrin erhält, das im gefrorenen Zustand über Wochen haltbar ist und eine hohe spezifische Aktivität besitzt.

Abbildung 4 zeigt das Elutionsdiagramm eines Reaktionsgemisches, in dem 5 µg G-17-I (I.C.I. Ltd., Macclesfield, Ceshire, England) mit 200 µCi Na-^{125}J durch Zugabe von 5 µg Chloramin-T markiert wurden. Dem im „void volume" der Aminoäthylzellulose (Säule: 30 · 0,5 cm) erscheinenden, nicht reagierenden Na-^{125}J folgt in den Fraktionen 70–80 ein scharfer Peak, der dem monojodierten Gastrin entspricht, wenn das molare Verhältnis zwischen Na-^{125}J und G-17 während der Markierung 1 : 15 beträgt.

Im Assay beträgt das Probenvolumen 2 ml [10]. Es setzt sich zusammen aus 1–2 pg ^{125}J-G-17-I gelöst in 1 400 µl 0,01 molarem Phosphatpuffer (pH 7,5), dem 0,15 molares NaCl, 0,5% humanes Serumalbumin und 0,03 molare NaN$_3$ zugesetzt sind, 100 µl Standardlösung (6,25–400 pg/ml G-17-I) bzw. 100 µl der zu messenden Probe und 500 µl Gastrinantiserum (118/2/3) in einer Endverdünnung von 1 : 2 000 000. Die Inkubationszeit beträgt 96 h, die Inkubationstemperatur 4 °C. Die Messung der

Einzelproben erfolgt in Doppelbestimmungen. Das freie ^{125}J-G-17-I wird von dem an den Gastrinantikörper gebundenen Hormon durch Zugabe von 50 mg Amberlit CG 400 II (Serva Feinbiochemica, Heidelberg) abgetrennt [10]. Die Messung der an Amberlit gebundenen Radioaktivität erfolgt in einem γ-Counter.

Spezifität und Sensitivität des Gastrinradioimmunoassays

Bezüglich der Spezifität sei auf Abb. 3 verwiesen. Nicht in Abb. 3 enthalten ist der Befund, daß der von uns verwendete Antikörper keine Kreuzreaktionen mit anderen gastrointestinalen Peptidhormonen aufweist, welche die Bestimmung von Gastrin beeinflußen könnten. Die Sensitivität des Radioimmunoassays, also die untere Nachweisgrenze liegt etwa bei 3–5 pg/ml. Die Intraassayvarianz, also die Abweichung mehrfach im gleichen Assay bestimmter Serumproben beträgt 8%, während die Interassayvarianz, d. h. die Abweichung mehrfach in verschiedenen Assays gemessener Serumproben 13% ausmacht.

Kriterien zur Beurteilung eines Serumgastrinwerts

Bedingt durch die molekulare Heterogenität des Gastrins bedeutet die Angabe eines bestimmten Wertes in beispielsweise pg/ml oder pmol/l stets die Gesamtgastrinimmunoreaktivität. Da, wie betont, die von den verschiedenen Laboratorien verwendeten Gastrinantikörper fast immer ein unterschiedliches Spezifitätsspektrum aufweisen, d. h. die verschiedenen, im Serum zirkulierenden Gastrinkomponenten in unterschiedlichem Ausmaß erkennen, sind die von diesen Laboratorien mitgeteilten und die mittels verschiedener kommerzieller Gastrinkits gemessenen Serumgastrinspiegel nicht vergleichbar. In Tabelle 3 sind die Variationen ein und derselben Serumproben dargestellt, die von verschiedenen Labo-

Tabelle 3. Serumgastrinkonzentrationen (pg/ml) von 5 verschiedenen Blutproben, die in 4 verschiedenen Laboratorien mit unterschiedlichen Radioimmunoassaymethoden gemessen wurden. (Nach [11])

Serum	Labor A	Labor B	Labor C	Labor D
1	30	24	58	3
2	68	80	76	33
3	86	130	90	70
4	204	120	135	87
5	210	165	222	130

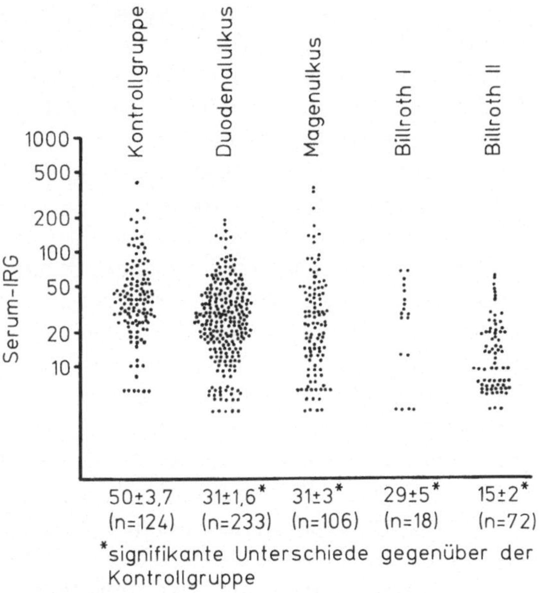

Abb. 5. Serumgastrinspiegel bei Patienten mit dyspeptischen Beschwerden, jedoch ohne peptisches Ulkus, bei Patienten mit Ulcus duodeni, Ulcus ventriculi sowie bei Patienten nach Billroth-I- und Billroth-II-Operation

ratorien gemessen wurden. Die Streuung ist teilweise recht erheblich, so daß die von einigen Laboratorien beschriebenen höheren Normalwerte bereits in einem Bereich liegen, der von anderen Laboratorien mit niedrigeren Normalwerten als pathologisch erhöht betrachtet würde. Die Beurteilung eines bestimmten Serumgastrinwerts setzt also immer die Kenntniss des „Normalbereichs" des entsprechenden Laboratoriums voraus.

Die in unserem Laboratorium gemessenen Serumgastrinwerte bei Magengesunden, Patienten mit peptischer Ulkuskrankheit sowie bei Patienten nach Magenteilresektion sind in Abb. 5 dargestellt. Es handelt sich um eine Auflistung von Werten, die wir in den uns über einen längeren Zeitraum zur Gastrinbestimmung eingesandten Serumproben gemessen haben. Die Streuung der Werte bei den Kontrollen und Duodenalulkuspatienten ist recht erheblich, der Mittelwert beider Kollektive liegt aber zwischen 20 und 30 pg/ml und ist damit nicht signifikant unterschiedlich. Die auffallende Streuung in den Kollektiven könnte z. T. daher stammen, daß es sich bei einzelnen Proben nicht um Nüchtern- sondern um postprandiale Werte gehandelt hat und daß sich Patienten mit erniedrigter Säuresekretion in den Kollektiven befanden. Sowohl Nahrungsaufnahme wie Erniedrigung der Säuresekretion führen zu einem Serumgastrinanstieg. So zeichnen sich Patienten mit perniziöser Anämie, die charakteristischerweise mit einer Achlorhydrie einhergeht, durch extrem hohe Serumgastrinspiegel aus, wie man sie auch beim Zollinger-Ellison-Syndrom finden kann. Ein hoher Serumgastrinspiegel ist also ohne Kenntnis der Säuresekretion nicht interpretierbar. Wir empfehlen daher, bei Patienten mit erhöhten Serumgastrinspiegeln stets eine Säuresekretionsanalyse nachzuholen, die dann in der Regel eine Beurteilung des Serumgastrinspiegels erlaubt. Dies ist u. a. für Patienten mit hochsitzenden Ulcera ventriculi wichtig, bei denen nicht selten eine zunehmende Gastritis der Korpus- und Fundusschleimhaut vorliegt. Diese führt zur Subazidität und bedingt so über die fehlende Säurehemmung der antralen G-Zellen den Anstieg des Serumgastrins. Auch eine Vagotomie verändert den Serumgastrinspiegel. So werden Nervenfasern beeinflußt, die im Korpus-Fundus-Gebiet ihren Ausgang nehmen, zum Antrum ziehen und dort einen hemmenden Impuls auf die G-Zellen ausüben, d. h. die Freisetzung von Gastrin hemmen. Die G-Zelle steht also unter einer vom Magenkorpus ausgehenden vagusvermittelten cholinergen Hemmung. Darüber hinaus wird die antrale G-Zelle natürlich durch direkte vagale, cholinerge stimulierende Fasern beeinflußt. Hemmende, aus dem Korpus stammende cholinerge und direkte, stimulierende cholinerge Impulse halten sich die Waage und regulieren so die Gastrinsekretion. Selektiv-proximale Vagotomie führt zur Ausschaltung des vom Korpus ausgehenden hemmenden Reflexbogens und damit zum Anstieg des Serumgastrins. Die durch die Vagotomie verursachte Verminderung

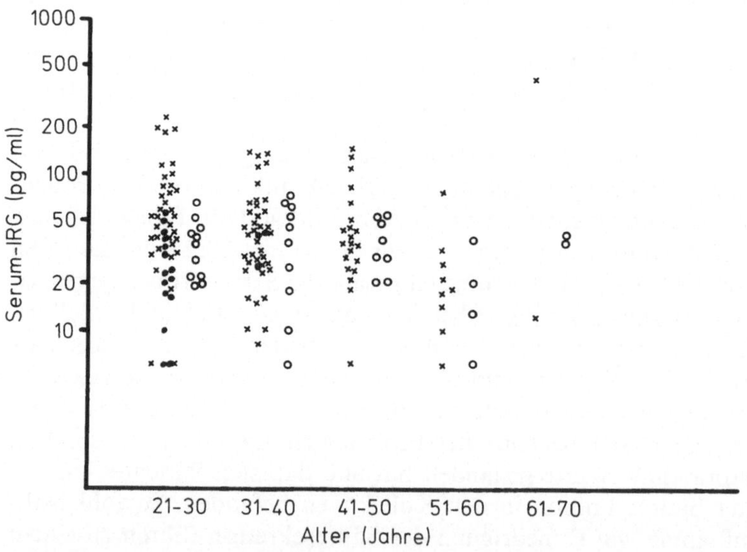

Abb. 6. Serumgastrinspiegel bei Magengesunden mit normaler (●) und unbekannter (x) Magensekretion sowie bei Ulcus-duodeni-Patienten (○) mit bekannter Magensekretion in Abhängigkeit vom Lebensalter

der Säuresekretion scheint für den Gastrinanstieg nach Vagotomie dagegen von untergeordneter Bedeutung zu sein.

Abbildung 6 enthält eine Aufstellung der Serumgastrinspiegel von magengesunden Kontrollpersonen und Ulcus-duodeni-Patienten mit bekannter normaler (Kontrollen) bzw. leicht erhöhter Säuresekretion (Ulkuspatienten). Die Darstellung zeigt, daß die Serumgastrinspiegel altersbedingt nicht ansteigen und bei normaler oder leicht erhöhter Säuresekretion stets unter 90 pg/ml liegen.

Zusammenfassend gehen also folgende Kriterien in die Beurteilung eines Serumgastrinspiegels ein: Normalbereich des Labors, welches die Bestimmung durchführt, bzw. des Kits, der für die Bestimmung herangezogen wird; Kenntnis der Säuresekretion; Zustand nach Vagotomie; Nahrungsaufnahme. Von nur untergeordneter Bedeutung ist die Frage, ob die Patienten zum Zeitpunkt der Blutentnahme unter einer säureneutralisierenden oder säuresupprimierenden Therapie standen. Beides führt zwar zu einem Gastrinanstieg, der jedoch innerhalb des Streubereichs eines Kollektivs Magengesunder oder Ulcus-duodeni-Patienten liegt. Der Anstieg führt keinesfalls in einen Bereich, der auf die Gegenwart eines Gastrinoms schließen ließe.

Klinische Bedeutung der Serumgastrinbestimmung

Die zentrale klinische Fragestellung bei einer Gastrinbestimmung betrifft die Differentialdiagnose der schweren rezidivierenden Ulkuskrankheit. Gastrinbestimmungen bei der unkomplizierten Ulkuskrankheit sind ohne diagnostische Bedeutung, da die Serumgastrinspiegel mit denen von Magengesunden stark überlappen (Abb. 5 und 6). Indiziert ist andererseits eine Serumgastrinbestimmung bei jeder rezidivierenden oder mit Komplikationen einhergehenden Ulkuskrankheit, insbesondere auch bei Rezidivulzera nach vorausgegangener Vagotomie oder Magenteilresektion. Finden sich signifikant erhöhte Hormonspiegel, kommen ein Zollinger-Ellison-Syndrom, eine antrale G-Zellüberfunktion sowie nach einer Billroth-II-Operation ein am Duodenalstumpf belassener Antrumrest in Betracht („excluded antrum"). Die Nüchternserumgastrinspiegel beim Zollinger-Ellison-Syndrom und bei der antralen G-Zellüberfunktion sind in Abb. 7 den Gastrinspiegeln bei der unkomplizierten Ulkuskrankheit und nach selektiv-proximaler Vagotomie gegenübergestellt. Beim „excluded antrum" liegen die Serumgastrinspiegel in einem dem Zollinger-Ellison-Syndrom vergleichbaren Bereich. Aus Abb. 7 ergibt sich als vordringliche, bereits diskutierte Notwendigkeit, das Säuresekretionsverhalten zu kennen, da nur bei hoher Säuresekretion ein erhöhter Serumgastrinspiegel klinisch-pathologische Relevanz

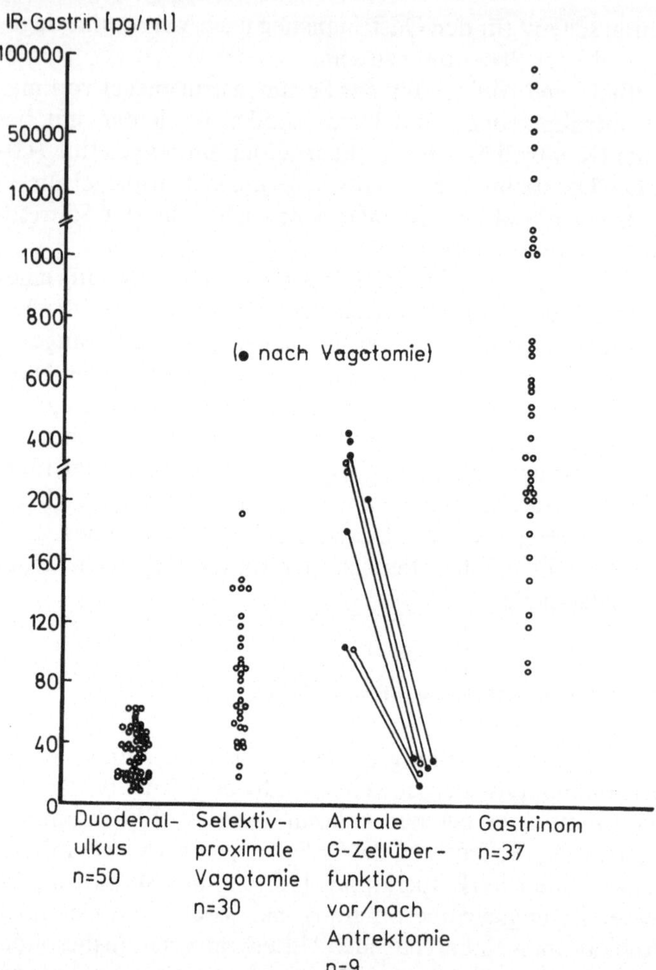

Abb. 7. Basale Serumgastrinspiegel bei Patienten mit Zollinger-Ellison-Syndrom und antraler G-Zellüberfunktion im Vergleich zu Patienten mit unkomplizierter Ulkuskrankheit und Patienten nach selektiv-proximaler Vagotomie wegen rezidivierender Ulkuskrankheit

besitzt. Zur weiteren Differenzierung sind dann Zusatzuntersuchungen erforderlich, mit deren Hilfe es gelingt, die Hypergastrinämie infolge eines Antrumrests oder infolge einer G-Zellüberfunktion von der beim Zollinger-Ellison-Syndrom zu unterscheiden.

Provokationstests

Sekretintest

Der Sekretintest gilt als einfacher und hinreichend verläßlicher Test zum Nachweis bzw. Ausschluß eines Zollinger-Ellison-Syndroms. Er ist v. a. in Fällen indiziert, in denen das basale Serumgastrin nur gering oder mäßig erhöht ist und sich hier die Differentialdiagnose gegenüber der antralen G-Zellüberfunktion und dem Rezidivulkus nach Vagotomie ohne Gastrinmechanismus ergibt.

Durchführung. Zum Zeitpunkt 0 werden einem nüchternen Patienten 75 KU Sekretin (Karolinska-Institut, Stockholm; Fa. Höchst) rasch intravenös verabfolgt. Blutentnahmen (je 5 ml Nativblut) erfolgen basal sowie 2, 5, 10, 15 und 30 min nach Sekretininjektion.

Beurteilung des Tests. Beim Zollinger-Ellison-Syndrom kommt es in der Regel innerhalb der ersten 10 min nach Sekretininjektion zu einem deutlichen Anstieg des basal erhöhten Serumgastrins (Abb. 8). Allerdings schließt das Fehlen eines Anstiegs ein Zollinger-Ellison-Syndrom nicht aus. Dies gilt insbesondere für Patienten mit extrem erhöhten Serumgastrinspiegeln, bei denen sich eine weitere Diagnostik durch Provokationstests allein durch den Nachweis so stark erhöhter Gastrinspiegel bei entsprechender klinischer Symptomatik und Tumornachweis erübrigt.

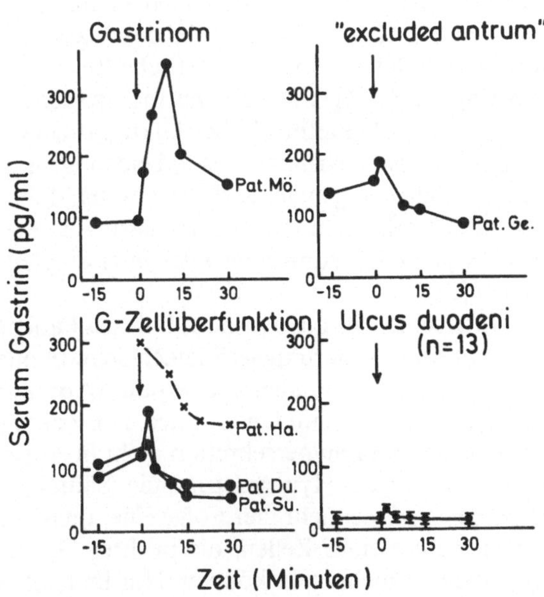

Abb. 8. Verhalten von Serumgastrin nach i. v.-Injektion von 75 KU Sekretin bei Patienten mit Gastrinomen, antraler G-Zellüberfunktion und „excluded antrum". Zu beachten sind die in den 3 Gruppen vergleichbaren basalen Serumgastrinspiegel, die den oberen Grenzbereich der Serumgastrinspiegel von Patienten mit unkomplizierter Ulkuskrankheit nur gering überschreiten (vgl. Abb. 7)

Tabelle 4. Interpretation des Sekretintests für die Diagnostik des Zollinger-Ellison-Syndroms

Gastrinom wahrscheinlich, wenn	Autor
Δ Gastrin: $>100\%$	Arnold et al. (1974) [1]
Δ Gastrin: $>100\,\mathrm{pg/ml}$	Deveney et al. (1976) [4a]
Δ Gastrin: $>110\,\mathrm{pg/ml}$	Deveney et al. (1977) [5]
Δ Gastrin: $>100\,\mathrm{pg/ml}$	Mihas et al. (1978) [10a]
Δ Gastrin: $>\ 50\%$	Lamers et al. (1978) [9]
Zweifelhafter diagnostischer Wert	Stage et al. (1978) [14]

Uneinigkeit herrscht in der Literatur hinsichtlich der Interpretation eines positiven Sekretintests (Tabelle 4). Wir selbst halten das Vorliegen eines Gastrinoms für wahrscheinlich, wenn der stimulierte Gastrinanstieg mehr als 100% über basal beträgt [1]. Deveney et al. schlugen dagegen einen Anstieg des basalen Gastrins um mehr als 110 pg/ml als diagnostisches Kriterium vor [5]. Das von Deveney vorgeschlagene Bewertungskriterium ist besonders gut bei Gastrinompatienten mit gering erhöhtem basalem Serumgastrin anwendbar und deckt sich für dieses Patientenkollektiv mit dem von uns angegebenen Kriterium (Beispiel: basales Serumgastrin: 90 pg/ml; Anstieg auf 250 pg/ml nach Sekretin; in diesem Fall ist der Anstieg nach allen in Tabelle 4 aufgelisteten Bewertungskriterien positiv).

Es soll jedoch nicht unerwähnt bleiben, daß der Sekretintest von einigen Autoren als für die Diagnostik des Gastrinoms unbrauchbar eingeschätzt und daher seine diagnostische Relevanz bezweifelt wird. So fanden Stage et al. [14] zwar bei Gastrinompatienten ausgeprägtere Gastrinanstiege nach Sekretin als bei Ulkuspatienten. Die Überlappung des Ausmaßes des Gastrinanstiegs in beiden Gruppen sowie die bereits von anderen Autoren gemachte Beobachtung, daß einige Gastrinompatienten auf Sekretin nicht mit einem Gastrinanstieg reagieren, veranlaßte die Autoren, den Sekretintest als relevantes diagnostisches Verfahren abzulehnen [14].

Im Unterschied zum Gastrinom fällt bei Patienten mit antraler G-Zellüberfunktion das Serumgastrin nach Sekretininjektion ab bzw. weist nur einen transienten initialen Anstieg auf (Abb. 8) [1]. Bei der antralen G-Zellüberfunktion ist im Unterschied zum Zollinger-Ellison-Syndrom die Ursache der Säurehypersekretion nicht in einem gastrinproduzierenden Tumor zu suchen. Hypergastrinämie, Säurehypersekretion und Ulkuskrankheit sind vielmehr hier Folge einer quasi autonomen Gastrinsekretion der antralen G-Zellen, die in ihrer Gesamtzahl entweder normal oder auch vermehrt sein können. Nur im letzteren Fall würde man von einer die G-Zellüberfunktion begleitenden G-Zellhyperplasie sprechen. Die Ätiologie dieses dem Zollinger-Ellison-Syndrom klinisch vergleichbaren Krankheitsbildes ist unbekannt. Charakteristisch ist neben dem negativen Sekretintest eine vermehrte Ansprechbarkeit der antralen G-Zelle auf den Stimulus einer Nahrungsaufnahme sowie eine Normalisierung der Gastrinspiegel und das Verschwinden der klinischen Symptomatik nach Antrektomie [9].

Auch bei dem heute kaum noch zu beobachtenden, durch einen am Duodenalstumpf blind verschlossenen und belassenen Antrumrest verursachten, dem Zollinger-Ellison-Syndrom vergleichbaren Krankheitsbild des „excluded antrum" ist der Sekretintest negativ [2].

Kalziuminfusionstest

Die Infusion von Kalzium führt beim Gesunden zu einer signifikanten Freisetzung des antralen Gastrins und bewirkt bei der Mehrzahl der Patienten mit Zollinger-Ellison-Syndrom eine ausgeprägte Hormonsekretion aus dem Tumor [1]. Eine Indikation zur Durchführung dieses Tests ergibt sich nach unserer Ansicht nicht, da die Diskrimination des Ausmaßes des Gastrinanstiegs bei Patienten mit Hypergastrinämie infolge eines Gastrinoms und einer Hypergastrinämie anderer Ursachen nur selten weiterhilft [5].

Testmahlzeit

Eine Testmahlzeit mit nachfolgender Bestimmung des postprandialen Gastrins zeigt bei Gastrinompatienten inkonstant eine Freisetzung von Tumorgastrin [1]. Diese Beobachtung macht deutlich, daß der Nachweis eines postprandialen Gastrinanstiegs für den Gastrinomnachweis nicht weiterhilft. Dagegen ist ein exzessiver postprandialer Gastrinanstieg für Patienten mit einer antralen G-Zellüberfunktion typisch (Abb. 9). Wir sehen eine Indikation zur Durchführung des Tests bei Patienten mit basaler Hypergastrinämie und Säurehypersekretion, aber negativem Sekretintest. Findet man bei diesen Patienten einen ausgeprägten postprandialen Gastrinanstieg, der deutlich über dem nach Vagotomie liegt (Abb. 9), so wird der Verdacht auf das Vorliegen einer antralen G-Zellüberfunktion untermauert. Wegen der geringen publizierten Fallzahl von Patienten mit gesicherter antraler G-Zellüberfunktion liegen Bemessungskriterien bezüglich Spezifität und Sensitivität für diesen Test nicht vor. Nach unseren eigenen Beobachtungen lag der Gastrinanstieg über den Basalwert bei allen Patienten mit antraler G-Zellüberfunktion über 200 pg/ml.

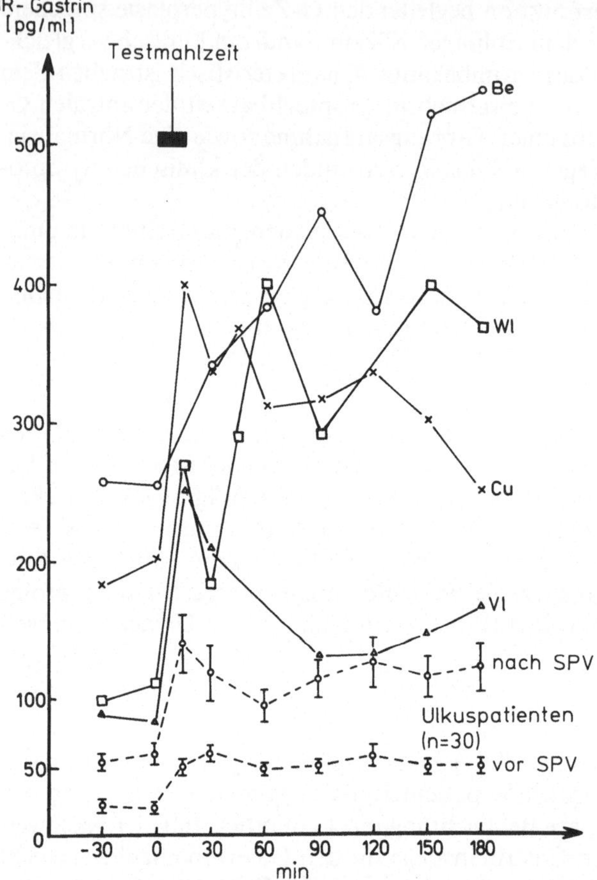

Abb. 9. Verhalten des Serumgastrins bei 4 Patienten mit antraler G-Zellüberfunktion nach einer Testmahlzeit. Im Vergleich dazu sind die Gastrinspiegel von Patienten mit unkomplizierter Ulkuskrankheit vor und nach selektiv-proximaler Vagotomie dargestellt

Durchführung. Zum Zeitpunkt 0 erhält der nüchterne Proband eine Testmahlzeit bestehend aus 400 ml Dextro-OGT (Boehringer Mannheim), 100 ml Sahne und 100 g Milchpulver. Das Mahl ist innerhalb von 15 min zu trinken. Blutabnahmen (je 5 ml Nativblut) erfolgen basal sowie 30, 60, 90, 120, 150 und 180 min nach Beginn der Nahrungsaufnahme.

Bestimmung der übrigen gastrointestinalen Hormone (Insulin, Glukagon, pankreatisches Polypeptid, Somatostatin, vasoaktives intestinales Polypeptid)

Klinische Fragestellungen, die zur Bestimmung dieser Hormone Anlaß geben, sind – das Stoffwechselhormon Insulin einmal ausgenommen – außerordentlich selten und rechtfertigen daher die Etablierung der entsprechenden Radioimmunoassays für die klinische Routine nicht. Aus diesem Grund wird auf die Technik dieser Hormonbestimmungen, die in Spezialpublikationen ausführlich beschrieben sind [3], hier nicht eingegangen. Die klinischen Leitsymptome, die durch eine Überproduktion von Insulin, Glukagon, VIP, Somatostatin und PP hervorgerufen werden, sind in Tabelle 1 aufgeführt.

Besteht der Verdacht auf eines dieser Syndrome, so genügt es, Serum oder Plasma vom nüchternen Patienten zu entnehmen und darin die Hormonbestimmungen vorzunehmen. Die Maßnahmen, die bei den Blutentnahmen zu beachten sind, um einem vorzeitigen Hormonabbau vorzubeugen, sind folgende:

Zur Bestimmung von Gastrin, Insulin und pankreatischem Polypeptid	Zur Bestimmung von Glukagon, vasoaktivem intestinalem Polypeptid, Somatostatin
Nativblut	10 000 kIE Aprotinin + 0,2 ml Heparin + 5 ml Blut
	(sofort zentrifugieren)
Serum	Plasma
− 30 °C	− 30 °C

Diagnostisch hilfreiche Stimulationstests sind mit Ausnahme für das Insulinom nicht bekannt. Die Diagnostik bei Verdacht auf einen insulin-, glukagon-, somatostatin- oder VIP-produzierenden Tumor basiert also auf dem Nachweis oder Ausschluß erhöhter Serum- bzw. Plasmaspiegel des entsprechenden Hormons. Daß ein PP- oder ein neurotensinproduzierender Tumor eine charakteristische klinische Symptomatik aufweist, ist nach eigenen Erfahrungen unwahrscheinlich. PP-produzierende Zellen kommen in Insulinomen, Gastrinomen oder VIP-produzierenden Tumoren sehr häufig, neurotensinproduzierende Zellen seltener in enger Nachbarschaft zu den für das klinische Bild verantwortlichen hormonproduzierenden Zellen vor. Beide Hormone werden auch in das Serum abgegeben. Ihr Nachweis im Serum entspricht am ehesten dem eines Markers für endokrine Tumoren.

**Spezielle Diagnostik
bei Verdacht auf Insulinom**

Das Prinzip der Insulinomdiagnostik besteht im Nachweis einer Hypoglykämie zum Zeitpunkt der für diesen Tumor typischen klinischen Symptomatik, die im wesentlichen auf eine Neuroglukopenie zu beziehen ist und auf der Beobachtung, daß sich diese Symptome durch intravenöse Glukosezufuhr bessern (sog. Whipple-Trias).

Hungerversuch

Der Hungerversuch ist der zuverlässigste Test in der Diagnostik des Insulinoms. Häufig bewirkt bereits Fasten über wenige Stunden das Auftreten einer schweren Hypoglykämie mit Blutzuckerwerten unter 30 mg/dl. Spätestens nach 36–48 h treten aber auch bei den übrigen Patienten Symptome auf.

Bestimmung des „korrigierten" Insulin-Glukose-Quotienten

Beim Insulinom ist der Quotient von Insulin und Glukose bedingt durch die persistierende Insulinsekretion trotz niedriger Glukosespiegel erhöht. Turner et al. haben als diagnostisch brauchbarer die Berechnung des „korrigierten" Insulin-Glukose-Quotienten angegeben [15]. Seine Berechnung erfolgt nach der Formel:

$$100 \cdot \frac{IRI}{\text{Glukose} - 30}$$

[μE/ml] und unterscheidet sich vom nichtkorrigierten Quotienten dadurch, daß vom aktuell gemessenen Blutzuckerwert 30 mg/dl subtrahiert werden in der Vorstellung, daß unterhalb dieses Werts von der normalen B-Zelle keine Insulinsekretion mehr erfolgt. Die Berechnung dieses Quotienten unterstützt in den meisten Fällen die Diagnose eines Insulinoms, ein normaler Quotient schließt jedoch ein Insulinom nicht aus [7].

Provokationstests

Die früher durchgeführte intravenöse Stimulation mit Glukose, Glukagon, blutzuckersenkenden Sulfonamidderivaten und Leuzin haben alle den entscheidenden Nachteil, daß die Reaktion sehr unterschiedlich ist und eine beträchtliche Überlappung mit dem Insulinanstieg bei Kontrollpatienten besteht.
Die wenigsten falsch-negativen Befunde beobachtet man beim Tolbutamidtest, der andererseits den gravierenden Nachteil hat, daß die durch

Tolbutamid ausgelösten Hypoglykämien negative Auswirkungen auf das zentrale Nervensystem besitzen. Diesen Nachteil hat der von Frerichs und Creutzfeldt angegebene Glukose-Kalzium-Stimulationstest nicht, da die durch Kalzium induzierte Insulinsekretion und die dadurch mögliche Hypoglykämie durch die gleichzeitige Gabe von Glukose verhindert wird [8].

Durchführung.:

Tag 1: i. v.-Glukosetoleranztest (IVGTT) mittels 0,5 g Glukose/kg KG
Berechnung des Glukoseassimilationskoeffizienten (K_g)

Tag 2: Glukoseinfusionstest (GIT). Zunächst erfolgt die Injektion eines Glukosebolus, der den Blutzucker auf 300 mg/dl anhebt. Die erforderliche Glukosemenge errechnet sich nach der Formel: IVGTT-Glukosebolus [mg] mal (3 000 – basaler Glukosewert [mg/dl]) geteilt durch beobachteter Glukoseanstieg von basal nach t_o [mg/l]. Im Anschluß an den Glukosebolus erfolgt eine Glukoseinfusion über 60 min. Die hierfür erforderliche Glukosemenge (mg Glukose/min) berechnet sich nach der Formel: Körpergewicht [kg] $\cdot K_g \cdot 6$.

Tag 3: GIT plus Kalziuminfusion: Wiederholung des GIT wie Tag 2. Gleichzeitig erfolgt vom Zeitpunkt 0 über 180 min eine Kalziuminfusion, wobei 0,125 mmol. Ca^{2+}/kg KG/h verabfolgt werden.

Beurteilung: Nach Frerichs u. Creutzfeldt [8] liegt der Insulinanstieg unter Glukose und Kalzium nach 2 h bei Insulinompatienten deutlich über dem von Kontrollpersonen. Bildet man ein Verhältnis (Ratio) von *Insulinanstieg unter GIT* plus Kalzium vs. *Insulinanstieg unter GIT,* so findet man bei 4 von 14 Insulinompatienten eine Ratio < 1,51 und bei 3 von 22 Kontrollpersonen eine Ratio > 1,51. Die Treffsicherheit dieses Tests ist also sehr hoch.

Literatur

1. Arnold R, Fuchs K, Siewert R, Peiper HJ, Creutzfeldt W (1974) Zur Morphologie, Klinik, Diagnostik und Therapie des Zollinger-Ellison-Syndroms. Dtsch Med Wochenschr 99:607–616
2. Arnold R, Creutzfeldt C, Creutzfeldt W, Peiper HJ (1976) Befunde beim Antrumtest nach Billroth-II-Operation („excluded antrum") – Ein Beitrag zur Differentialdiagnose des Rezidivulkus mit Hypergastrinämie. Verh Deutsch Ges Inn Med 82:1002–1006
3. Bloom SR, Long RG (eds) (1982) Radioimmunoassay of gut regulatory peptides. Saunders, London Philadelphia Toronto
4. Creutzfeldt W (ed) (1980) Gastrointestinal hormones. Clin Gastroenterol 9
4a. Deveney C, Way L, Deveney K, Jones S, Jaffe B (1976) Calcium and secretin test in diagnosis of gastrinoma. Gastroenterology 70:968–973

5. Deveney CW, Deveney KS, Jaffe BM, Jones RS, Wag LW (1977) Use of calcium and secretin in the diagnosis of gastrinoma (Zollinger-Ellison-syndrome). Ann Intern Med 87:680–686

6. Dockray GJ, Gregory RA, Tracy HJ, Zhum WY (1982) Postsecretory processing of heptadecapeptide gastrin: Conversion to C-terminal immunoreactive fragments in the circulation of the dog. Gastroenterology 83:224–232

7. Frerichs H, Creutzfeldt W (1976) Hypoglycemia. I. Insulin secreting tumors. Clin Endocrinol Metab 5:747–749

8. Frerichs H, Creutzfeldt W (1980) Glukose-calcium infusion test for the diagnosis of insulinoma. In: Adriani D, Lefebvre PJ, Marks V (eds) Proc. of the Serono Symposia, vol 30. Academic Press, London, pp 259–267

9. Lamers CB, Ruland CM, Joosten HJM, Verkoyen HCM, van Tongeren JHM, Rehfeld JF (1978) Hypergastrinemia of antral origin in duodenal ulcer. Am J Dig Dis 23:998–1002

10. Mayer G, Arnold R, Feurle G, Fuchs K, Ketterer H, Track NS, Creutzfeldt W (1974) Influence of feeding and sham feeding upon gastrin and gastric acid secretion in control subjects and duodenal ulcer patients. Scand J Gastroenterol 9:703–710

10a. Mikas AA, Hirschowitz BI, Gibson RG (1978) Calcium and secretin as provocation stimuli in the Zollinger-Ellison-syndrome. Digestition 17:1–10

11. Rayford PL, Reeder DD, Thompson JC (1975) Interlaboratory reproducibility of gastrin measurements by radioimmunoassay. J Lab Clin Med 86:521–527

12. Rehfeld JP, Stadil F (1973) Gel filtration studies on immunoreactive gastrin in serum from Zollinger-Ellison patients. Gut 14:369–373

13. Stadil F, Rehfeld JF (1973) Determination of gastrin in serum. Scand J Gastroenterol 8:101–112

14. Stage JG, Stadil F, Rehfeld JF, Fahrenkrug J, Schaffalitzky de Muckadell (1978) Secretin and the Zollinger-Ellison syndrome: Reliability of secretin tests and pathogenetic role of secretin. Scand J Gastroenterol 13:501–511

15. Turner RC, Oakley NW, Nabarro JDM (1971) Control of basal insulin secretion with special reference to the diagnosis of insulinoma. Br Med J II:132–136

16. Walsh JH (1971) Gastrin heterogeneity: Biological significance. Fed Proc 36:1948–1951

Kapitel 40

Mikrobiologie

H. WERNER

Definition

Die mikrobiologische Diagnostik von enteralen Infektionskrankheiten beruht auf dem mikroskopischen, kulturellen oder immunologischen Nachweis von enteropathogenen Erregern im Darminhalt, seltener in Erbrochenem oder in Blutkulturen.

Für den Nachweis der enteropathogenen Bakterien, enteralen Viren sowie der darmpathogenen Pilze, Protozoen und Helminthen stehen Standardmethoden zur Verfügung. Bei einigen bakteriellen Darmkrankheiten sind die Erreger nach Generalisation in der Blutkultur nachweisbar. Unspezifische Darmfloraveränderungen lassen sich, v. a. wegen der Komplexität der normalen enteralen Mikrobiozönose, nicht routinemäßig bakteriologisch erfassen. Bei manchen Formen von Diarrhö bleibt die ätiologische Bedeutung von Mehrfachnachweisen (z. B. Salmonella plus Campylobacter u. a). offen.

Mikrobiologische Grundlagen

Im Prinzip besteht die ätiologische Diagnose von Infektionskrankheiten des Darmes im Nachweis enteropathogener Erreger im Darminhalt. Da das Untersuchungsmaterial neben den aufzufindenden Darmpathogenen so gut wie immer (Ausnahme: Dünndarminhalt eines an Cholera Gestorbenen) auch die übrige enterale Flora enthält, sind selektive Nachweismethoden die Voraussetzung für eine erfolgreiche Diagnostik.

Bei Protozoen und Helminthen ist der mikroskopische Nachweis der typischen Morphen, ggf. unter Zuhilfenahme von sog. Anreicherungsverfahren [6, 10], möglich. Viren können, nach physikalischer (Filtration) oder antibiotischer Eliminierung von Bakterien, auf Zellkulturen gezüchtet (Enteroviren), elektronenoptisch gefunden bzw. durch spezifische Immunreaktionen, z. B. RIA, als Antigen nachgewiesen werden

(Adeno-, Calici- und Rotaviren). Zur Anzüchtung von potentiell enteropathogenen Pilzen aus Darminhalt werden selektive, das Bakterienwachstum hemmende Medien eingesetzt. Mit Hilfe von speziellen Selektivmedien wird auch der kulturelle Nachweis enteropathogener Bakterien realisiert. Besonderheiten der Gasatmosphäre (Kohlendioxidanreicherung bzw. strikt anaerobe Bedingungen) machen, außer der Verwendung der speziellen Selektivmedien, die Züchtung von Campylobacter jejuni bzw. Clostridium difficile erst möglich.
Der Erregernachweis durch Züchtung erfolgt routinemäßig nicht quantitativ, sondern lediglich qualitativ. Da dem Soorpilz Candida albicans, der sich bei vielen Menschen in niedrigen Keimzahlen im Darm findet, erst nach massenhafter Vermehrung eine enteropathogene Bedeutung beigemessen wird, erscheint der Einsatz quantitativer Verfahren bei der Abklärung der Frage Darmmykose besonders wünschenswert.

Apparative und personelle Voraussetzungen

Da im Regelfall die klinische Materialentnahme sich des einfachsten nichtinvasiven Verfahrens, nämlich der Stuhlgewinnung, bedient, ist das diagnostische Spektrum in erster Linie von der verfügbaren Laborkapazität und -erfahrung abhängig.
Angesichts der Vielzahl der möglichen bakteriellen und viralen Erreger, Pilze, Protozoen und Helminthen steht die Realisierung einer vollständigen mikrobiologischen Diagnostik der Darmkrankheiten vor nicht unerheblichen Schwierigkeiten. Manche Untersuchungsverfahren, z. B. der Enterotoxinnachweis [12], sind nur über Speziallaboratorien zugänglich. Für den Kliniker gilt daher, daß die Diagnostikmöglichkeiten mit wachsender Entfernung von den großstädtischen und universitären Zentren abnehmen, dies um so mehr, als manche enteropathogene Erreger nach Postversand der Proben dem Nachweis entgehen [6].

Technische Durchführung

Der mikrobiologische Erregernachweis erfolgt in der Regel aus Stuhl. Wegen der Hinfälligkeit mancher enteropathogener Keime müssen Stuhlproben möglichst schnell ins Laboratorium gebracht und dort unverzüglich bakteriologisch verarbeitet werden. Ebenso erhöht die Untersuchung mehrerer Stuhlproben die Nachweiswahrscheinlichkeit. Da es keine bakteriendichten, gegen sukzessive Kontaminationen geschützte Sonden oder dergleichen gibt, ist eine Gewinnung von Darminhalt für die bakteriologische Untersuchung aus höheren Darmabschnitten nicht möglich. Aus den genannten Gründen ist auch eine routinemäßige bakteriologische Diagnostik bei Malabsorptionssyndrom, wofür ja eine kontaminationsgeschützte Gewinnung von Duodenalinhalt nötig wäre, ausgeschlossen. In seltenen Fällen wird anläßlich von Laparotomien durch Darmresektion oder -punktion Material für die bakteriologische Untersuchung anfallen.

Als extraintestinales Untersuchungsmaterial für die Diagnostik von Darmkrankheiten kommen Blutkulturen (bei Typhus und Paratyphus, septischer Salmonellose, septischer Yersiniose und Campylobacterinfektion) in Betracht.

Bei Gruppenerkrankungen im Sinne einer Lebensmittelinfektion (alimentäre Toxininfektion) kann auf die mikrobiologische Untersuchung von Erbrochenem manchmal nicht verzichtet werden. Entbehrlich erscheint die Untersuchung von Erbrochenem jedoch bei Verdacht auf Botulismus (der ja, außer beim Säuglingsbotulismus [1], keine enterale Infektionskrankheit im engeren Sinn darstellt); denn in den meisten Fällen läßt sich das enteral resorbierte Toxin ohne weiteres im Serum des Kranken nachweisen [6].

Diagnostisches Spektrum

Ätiologisch faßbar in Form qualitativer Erregernachweise sind v. a. die spezifischen enteralen Infektionskrankheiten (Tabelle 1). Dagegen entziehen sich komplexe Vorgänge wie Darmfloraveränderungen u. ä. unter Routinebedingungen der diagnostischen Abklärung.

Tabelle 1. Spektrum der mikrobiologischen Diagnostik von Darmkrankheiten

Ätiologisch faßbare enterale Infektionskrankheiten		Diagnostisch nicht zugänglich
Spezifische Bakteriosen:	Cholera	Sog. Dysbakterie, Dysbakteriose u. ä.
	Salmonellosen	
	Shigellosen	Darmfloraveränderungen
	Yersiniosen usw.	
Außerdem:	Überwuchern resistenter Keime unter Antibiotikatherapie	Malabsorption
Protozoonosen, Helminthosen		Ohne quantitative Pilzbestimmung: Soormykose u. a. Sekundärmykosen des Darmes
Virosen:	Enterovirusinfektionen	
	Adenovirusinfektionen	
	Rotavirusinfektionen	
	Calicivirusinfektionen	
Primäre Darmmykosen (z. B. bei südamerikanischer Blastomykose)		

Sensitivität und Spezifität

Im Vordergrund der mikrobiologischen Diagnostik enteraler Infektionskrankheiten steht der qualitative Enteropathogennachweis aus Darminhalt. Die Nachweisempfindlichkeit bei den einzelnen Erregern hängt ab von

a) der Erregerzahl (und -vitalität), v. a. auch im Verhältnis zu den übrigen Darmkeimen;

b) der Selektivität des verwendeten Isolierungsmediums;

c) der Anwendung einer selektiven Anreicherung.

Flüssige Anreicherungsmedien, welche nach Beimpfung mit Stuhl den spezifischen Enteropathogenen einen Vermehrungsvorteil bieten und nach Aussaat auf festen Medien den Nachweis erleichtern bzw. verbessern, stehen insbesondere für Salmonellen zur Verfügung [6]. Für fast alle bakteriellen Enteropathogene sind Selektivmedien bekannt, die nach oberflächlicher Beimpfung mit Stuhl das Wachstum meist nur des speziellen Keimes zulassen [2, 4, 6]. Insgesamt dürfte die Sensitivität des bakteriellen Erregernachweises von Fall zu Fall verschieden sein.

Bei viralen Erregern, Protozoen usw. ergibt sich die Sensitivität ebenfalls aus der natürlichen Erregerdichte und der verwendeten Methode. Die Nachweisempfindlichkeit ist bei der RIA-Technik als sehr hoch einzuschätzen [9]. Der Protozoen- und Helminthennachweis wird durch Anreicherungsverfahren (welche jedoch nicht in kultureller Erregervermehrung bestehen) verbessert [10].

Während die Sensitivität eine stark wechselnde Größe ist, ist bei der mikrobiologisch-diagnostischen Spezifität in der Regel eine 100% ige Exaktheit zu unterstellen: Salmonella paratyphi B, Campylobacter jejuni, Rotavirus usw. stellen auf der Basis der modernen Erregerdiagnostik unverwechselbare, verläßlich individualisierbare Entitäten dar.

Gefahren

Da normalerweise kein invasives Entnahmeverfahren zur Anwendung kommt, ist mit der bakteriologischen Diagnostik keine Gefährdung des Patienten verbunden.

Zur Vermeidung der Übertragung enteropathogener Keime vom Patienten auf den Arzt und das Pflegepersonal sind die üblichen Hygienevorschriften zu beachten.

Nicht völlig von der Hand zu weisen ist auch eine gewisse Gefahr, daß der Arzt aufgrund von verwirrenden Befunden oder unhaltbaren Prämissen unzutreffenden diagnostischen und ggf. therapeutischen

Schlußfolgerungen anheimfällt. Zu beachten sind in diesem Zusammenhang u. a. die Frage Keimträger oder spezifische Krankheitsbedeutung bei positivem Enteropathogennachweis, die differentialdiagnostische Abklärung von Mehrfachnachweisen (Salmonellen *und* Campylobacter usw.) und die Gefahr einer Überbewertung der sog. Dysbakterie-Diagnostik bei Fehlen spezifischer Enteropathogene.

Kosten

Untersuchungen auf Seuchenerreger (Typhusbakterien, sonstige Salmonellen, Shigellen usw.) werden von der öffentlichen Hand getragen und sind für Arzt und Patient in der Regel kostenlos. Die übrigen Nachweise enteraler Erreger sind in den Gebührenordnungen mit Beträgen von etwa 25–50,– DM ausgezeichnet. Es erscheint daher ratsam, von dem klinischen Bild und den epidemiologischen Umständen her den Untersuchungsauftrag ggf. auf bestimmte Erreger zu beschränken.

Praktische Anwendung

Darmflora

Wegen der geradezu überwältigenden Vielfalt der intestinalen Mikrobiozönose (ca. 500 vorwiegend anaerobe Bakterienarten in Keimzahlen bis zu 10^{11}/g Darminhalt, außerdem Pilze, Protozoen und Viren; vgl. [5, 8]) sind Darmfloraanalysen nirgendwo auf der Welt routinemäßig durchführbar.
Aus den erwähnten Gründen müssen auch Untersuchungen zur Frage „Darmfloraveränderungen unter Antibiotikatherapie" u. ä. letzthin als nicht realisierbar gelten (die umfangreiche Literatur zu diesem Thema steht nach kritischer Wertung nicht in Widerspruch zu dieser Aussage). Durchführbar sind jedoch Kontrollen auf Überwuchern resistenter Keime, z. B. Klebsiella, Enterobacter, Pseudomonas aeruginosa oder Pilze, im Darmkanal unter Antibiotikatherapie. Hierzu ist eine Absprache mit dem zuständigen mikrobiologischen Laboratorium nötig, damit die antibiotikumhaltigen Selektivmedien vorbereitet werden können. Die Stuhlproben sind unverzüglich ins Laboratorium zu bringen und zu verarbeiten. Bei Verwendung von Selektivmedien mit Zusatz des speziellen Antibiotikums kann in etwa 24 h ein vorläufiger und nach 2–3 Tagen ein endgültiger Befund mit Keimidentifizierung erwartet werden.
In bestimmten klinischen und diagnostischen Zentren [3, 7] können darüber hinaus „gnotobiotische" Darmflora-Untersuchungen an dekonta-

minierten, zytostatisch usw. behandelten Leukämiepatienten durchgeführt werden. Das Untersuchungsmaterial besteht aus Stuhl oder Analabstrichen; unverzügliche bakteriologische Verarbeitung ist unabdingbar. Da auch diese Methode nicht routinemäßig verfügbar ist, sind spezielle Absprachen mit den in Betracht kommenden mikrobiologischen Instituten erforderlich.

Nachweis enteropathogener Erreger

Bakterien

Aus Stuhlproben wird durch den kulturellen Erregernachweis auf speziellen Selektivmedien bei folgenden Krankheiten die ätiologische Diagnose gestellt:
- Salmonellosen (Typhus und Paratyphus, Gastroenteritis),
- Shigellosen (Bakterienruhr),
- Cholera,
- Yersiniosen,
- Campylobacterenteritis.

Befunde sind bei Cholera schon wenige Stunden nach Eingang des Materials, bei den übrigen Infektionskrankheiten nach 1–3 Tagen zu erwarten.
Bei der Darmtuberkulose und der Darmaktinomykose werden die Erreger – histologisch bzw. gelegentlich auch kulturell – meist erst aus dem Operationspräparat nachweisbar [15].
Bei Kolienteritis („Dyspepsiekoli"), Infektionen durch enterotoxinbildende Kolibakterien, Enterokolitis durch Staphylococcus aureus, antibiotikainduzierter pseudomembranöser Kolitis durch Clostridium difficile und Enteritis necroticans (Clostridium perfringens) beruht die ätiologische Diagnose zwar grundsätzlich ebenfalls auf dem kulturellen Erregernachweis, doch sind Untersuchungen auf enterotoxinbildende Escherichia-coli-Stämme oder auf Clostridium difficile meist nur in Speziallaboratorien möglich. Bei den letzterwähnten Krankheitsdiagnosen werden Stuhl bzw. (z. B. bei Enteritis necroticans) operativ durch Punktion gewonnener Darminhalt oder exstirpierte Darmstücke untersucht.
Auf die diagnostischen Schwierigkeiten, die bei gleichzeitigem Nachweis von mehreren darmpathogenen Spezies entstehen, ist in der Literatur wiederholt hingewiesen worden [4].

Pilze

Da Darmmykosen selten sind, kann der diagnostische Auftrag des Klinikers je nach Anamnese und Befund des individuellen Falles gezielt entweder den Sekundärmykoseerreger Candida albicans oder den einzigen in Betracht kommenden Erreger einer primären intestinalen Mykose, nämlich Paracoccioides brasiliensis, betreffen [13, 15].

Viren

Von den meisten virologischen Laboratorien wird als Routinemethode der Nachweis von Enteroviren, Adenoviren, Rotaviren [11] und Caliciviren [9] durchgeführt. Während Enteroviren (ECHO-Viren) aus Stuhlproben angezüchtet werden können, bestehen die bevorzugten diagnostischen Methoden bei Adeno-, Calici- und Rotavirusinfektionen in Radioimmunassay, Enzymimmunoassay (ELISA), Gegenstromelektrophorese und elektronenmikroskopischem Nachweis [9, 11, 14].

Protozoen, Helminthen

Vor allem in warmen Ländern sind Dünndarmerkrankungen durch Lamblia intestinalis möglich. Neuere Forschungen haben die Aufmerksamkeit auch auf Isospora belli und Sarcocystis suihominis gelenkt.
Im Stuhl von Lambliasepatienten lassen sich (nach Jodfärbung) regelmäßig die charakteristischen ovalen Zysten nachweisen. In diarrhoischen Stühlen kommen auch die taumelnd beweglichen Trophozoiten von Lamblia intestinalis vor. Die Untersuchung von Duodenalsaft bringt meist keine Verbesserung der diagnostischen Treffsicherheit.
Zum mikroskopischen Nachweis der Oozysten von Isospora belli und Sarcocystis suihominis im Stuhl sollten Konzentrationsverfahren [6, 10] angewendet werden.
Bei Verdacht auf eine Amöbeninfektion des Dickdarms sollten mit Hilfe besonderer Konzentrationsverfahren wenigstens 3 Stuhlproben in mehrtägigem Abstand untersucht werden. Für den Nachweis der Zysten von Entamoeba histolytica (latente Infektion) ist kein frischer Stuhl erforderlich; die hämatophagen Stadien der akuten Amöbenruhr können nur in frischem Stuhl gefunden werden.
Balantidium coli (aus der Gruppe der Ziliaten) läßt sich mikroskopisch nur in frischen, evtl. mit physiologischer Kochsalzlösung verflüssigten Stuhlproben nachweisen. Die Diagnose wird durch Größe und Bewegungsweise des Erregers erleichtert.
Bei Verdacht auf Wurmbefall (z. B. mit Ascaris, Enterobius) sollte der frische Stuhl zunächst auf spontan abgegangene ganze Würmer kontrolliert werden. Bei Bandwurmbefall können makroskopisch erkennbar einzelne Glieder oder Gliederketten im Stuhl auftreten. Bei den meisten Arten gelingt der Nachweis jedoch erst durch eine mikroskopische Stuhluntersuchung auf Wurmeier (z. B. Schistosoma mansonii) oder Wurmlarven (z. B. Strongyloides stercoralis). Da Wurmeier im Stuhl oft

nur spärlich vorhanden sind, müssen Konzentrations- oder Anreicherungsverfahren (Zink-Sulfat-Anreicherung; MIF-Verfahren u. a.) angewendet und die Untersuchungen bei begründetem Verdacht mindestens 2 mal wiederholt werden.

Bewertung

Für die ätiologische Diagnose von bakteriell und viral bedingten Darmkrankheiten sowie von enteralen Protozoonosen und Helminthosen stehen Methoden von hoher Spezifität und meist guter Sensitivität zur Verfügung. Bei der Abklärung von Sekundärmykosen des Darmes muß die qualitative Diagnostik durch den quantitativen Erregernachweis komplettiert werden.
Wegen des Fehlens von routinemäßig verfügbaren Analyseverfahren fallen komplexe Fragestellungen (Darmfloraveränderungen u. ä.) nicht in das diagnostische Spektrum.

Literatur

1. Arnon SS, Damus K, Midura TF, Wood RM, Chin J (1978) Intestinal infection and toxin production by Clostridium botulinum as one cause of sudden infant death syndrome. Lancet I:1273–1277
2. Butzler JP, Skirrow MB (1979) Campylobacter enteritis. Clin Gastroenterol 8:737–765
3. E.O.R.T. Gnotobiotic Project Group (1982) A prospective cooperative study of antimicrobial decontamination in granulocytopenic patients. Comparison of two different methods. Infection 10:131–138
4. Falsen E, Kaijser B, Nehls L, Nygren B, Svedhem A (1980) Clostridium difficile in relation to enteric bacterial pathogens. J Clin Microbiol 12:297–300
5. Finegold SM (1970) Interaction of antimicrobial therapy and intestinal flora. Am J Clin Nutr 23:1466–1471
6. Hallmann L, Burkhardt F (1974) Klinische Mikrobiologie. Thieme, Stuttgart
7. Haralambie H, Linzenmeier G, Nowrousian M, Schäfer R, Schmidt CG (1980) Gnotobiotische Untersuchungen – ein mikrobiologischer Beitrag zur Dekontamination von knochenmarktransplantierten Leukämiepatienten. Immun Infekt 8:89–95
8. Holdeman LV, Good IJ, Moore WEC (1976) Human fecal flora: Variation in bacterial composition within individuals and a possible effect of emotional stress. Appl Environ Microbiol 31:359–375
9. Nakata S, Chiba S, Terashima H, Sakuma Y, Kogasaka R, Nakao T (1983) Microtiter solid-phase radioimmunoassay for detection of human calicivirus in stools. J Clin Microbiol 17:198–201
10. Piekarski G (1973) Parasitäre Erkrankungen des Darmes. In: Demling L (Hrsg) Klinische Gastroenterologie. Thieme, Stuttgart, S 348–358

11. Riepenhoff-Talty M, Saif LJ, Barrett HJ, Suzuki H, Ogra PL (1983) Potential spectrum of etiological agents of viral enteritis in hospitalized infants. J Clin Microbiol 17:352–356
12. Sack RB (1980) Enterotoxigenic escherichia coli: Identification and characterization. J Infect Dis 142:279–287
13. Seeliger HPR, Heymer T (1981) Diagnostik pathogener Pilze des Menschen und seiner Umwelt. Thieme, Stuttgart
14. Spratt HC, Marks MI, Gomersall MI, Gill P, Pai CH (1978) Nosocomial infantile gastroenteritis associated with minirotavirus and calicivirus. J Pediatr 93:922–926
15. Werner H (1973) Infektiöse Erkrankungen des Darmes. In: Demling L (Hrsg) Klinische Gastroenterologie. Thieme, Stuttgart, S 338–347

Sachverzeichnis